C. v. d. Planitz, T. Lorz

Homöopathie bei Multipler Sklerose

Christa von der Planitz, Thomas Lorz

Homöopathie bei Multipler Sklerose

Ein gesamtmedizinisches Therapiekonzept mit neurologischem Repertorium

Mit Beiträgen von
Christine Holzinger, Eckersdorf
Steffen Rabe, München

ELSEVIER
URBAN & FISCHER

URBAN & FISCHER
München · Jena

Zuschriften und Kritik an:
Elsevier GmbH, Urban & Fischer Verlag, Lektorat Komplementäre und Integrative Medizin, Karlstraße 45, 80333 München
Für die Autoren: Dr. med. Thomas Lorz, Richard-Wagner-Straße 54, 95444 Bayreuth

Wichtiger Hinweis für den Benutzer
Die Erkenntnisse in der Medizin unterliegen laufendem Wandel durch Forschung und klinische Erfahrungen. Herausgeber und Autoren dieses Werkes haben große Sorgfalt darauf verwendet, dass die in diesem Werk gemachten therapeutischen Angaben (insbesondere hinsichtlich Indikation, Dosierung und unerwünschten Wirkungen) dem derzeitigen Wissensstand entsprechen. Das entbindet den Nutzer dieses Werkes aber nicht von der Verpflichtung, seine Verordnung in eigener Verantwortung zu treffen.

Bibliografische Information der Deutschen Nationalbibliothek
Die Deutsche Nationalbibliothek verzeichnet diese Publikation in der Deutschen Nationalbibliografie; detaillierte bibliografische Daten sind im Internet über http://dnb.d-nb.de abrufbar.

1. Auflage Juni 2007

Der Urban & Fischer Verlag ist ein Imprint der Elsevier GmbH.

07 08 09 10 11 5 4 3 2 1

Um den Textfluss nicht zu stören, wurde bei Patienten und Berufsbezeichnungen die grammatikalisch maskuline Form gewählt. Selbstverständlich sind in diesen Fällen immer Frauen und Männer gemeint.

Planung und Lektorat: Elisabeth Harth, München; Stefanie Regensburger, München
Redaktion: Elisabeth Harth, München
Herstellung: Marion Kraus, München
Satz: Kösel, Krugzell
Druck und Bindung: Krips b. v., Meppel
Fotos/Zeichnungen: s. Abbildungsnachweis
Umschlaggestaltung: SpieszDesign, Neu-Ulm
Titelfotografie: © GettyImages/Russell Thurston
Gedruckt auf 100 g Primaset matt 1,01-faches Volumen

ISBN 978-3-437- 57250-0

Aktuelle Informationen finden Sie im Internet unter **www.elsevier.de** und **www.elsevier.com.**

Vorwort

In Deutschland haben rund 80 Prozent aller MS-Patienten Erfahrung mit komplementärmedizinischen Methoden. Unter diesen Heilverfahren hat die Homöopathie einen hohen Stellenwert. Obwohl eine kausale Therapiemöglichkeit fehlt, besteht kein Zweifel, dass die Behandlung der Multiplen Sklerose mit immunmodulatorischen Präparaten die Situation vieler MS-Patienten deutlich verbessert hat. Trotzdem brechen bis zu einem Drittel der Patienten, die mit Interferon-β-Präparaten behandelt werden, die Therapie innerhalb von fünf Jahren, und 10 bis 20 Prozent bereits innerhalb der ersten sechs Monate ab. Unerträgliche Nebenwirkungen oder fehlende Wirksamkeit spielen bei der Entscheidung zum Therapieabbruch eine wichtige Rolle. Diese Patienten wenden sich vermehrt der Homöopathie zu. Eine weitere Patientengruppe lehnt eine immunmodulierende Behandlung grundsätzlich ab, und eine dritte Gruppe wünscht eine additive homöopathische Behandlung.

Schulmedizin und Homöopathie sind zwei verschiedene Behandlungssysteme, in denen die Begriffe von Gesundheit und Krankheit unterschiedlich definiert sind. Aufgabe der konventionellen Medizin ist die technische oder chemische „Reparatur" eines umschriebenen Schadens namens „Krankheit". Die Homöopathie geht in ihrem Heilansatz vom Individuum als einem offenen, sich anpassenden System aus, in dem therapeutische Maßnahmen die eigenen Heilkräfte unterstützen.

Die Debatte um die Homöopathie wird seit ihrem Bestehen emotional und polemisch geführt. Sie ist kontraproduktiv und hilft dem Patienten gar nicht. Was letztlich zählt, ist nicht die Plausibilität einer medizinischen Methode, sondern der Wirksamkeitsnachweis. Selbstverständlich müssen bei der homöopathischen Behandlung die gleichen Wirksamkeitskriterien wie bei der immunmodulierenden Behandlung angewendet werden. Anzahl und Schwere der Schübe müssen im Vergleich zum Zeitraum vor der Behandlung merklich und kontinuierlich abnehmen, und es darf zu keiner Verschlechterung der Krankheit kommen.

Wegen der Chronizität und des oft schubförmigen Verlaufs der Multiplen Sklerose ist zur Beurteilung eines Therapieeffekts ein Beobachtungszeitraum von mindestens zwei bis drei Jahren nötig. Die Kasuistiken in diesem Buch mit Behandlungszeiträumen von bis zu 16 Jahren dokumentieren den homöopathischen Behandlungserfolg. Da für die homöopathische Behandlung der MS auch fundierte Kenntnisse über das Krankheitsbild und dessen schulmedizinische Behandlung erforderlich sind, wurden ausführliche Informationen über den aktuellen Stand des Wissens zur konventionellen Diagnostik, Klinik und Therapie dem homöopathischen Teil vorangestellt.

Dieses Buch wendet sich in erster Linie an homöopathische Ärzte. Bei der Ausarbeitung standen aber auch die Patienten im Blick. Gerade MS-Betroffene sind über ihre Krankheit und die unterschiedlichen Behandlungsmöglichkeiten überdurchschnittlich gut informiert und haben erfahrungsgemäß das Bedürfnis nach aktiver Teilnahme an der Behandlung ihrer Erkrankung, was sich auch in der Anwendungshäufigkeit von alternativen Therapien und der regen Tätigkeit der Selbsthilfeorganisationen und -gruppen widerspiegelt.

Mein Dank richtet sich an Stefanie Regensburger vom Verlag Elsevier/Urban&Fischer und dort insbesondere an Elisabeth Harth, ohne deren Sachverstand und Betreuung dieses Buch in dieser Form nicht möglich gewesen wäre.

Bayreuth, im April 2007
Thomas Lorz

Die Entstehung dieses Buches geht auf die Anregung von Kollegen zurück, die mich baten, den Inhalt meiner MS-Seminare zu veröffentlichen. Von der Idee bis zur Umsetzung verging allerdings einige Zeit, da es mir wichtig war, nicht nur das homöopathische Heilverfahren und aussagekräftige Kasuistiken ausführlich darzustellen, sondern auch über die schulmedizinische Sichtweise dieses Krankheitsbildes mit den aktuellen Forschungsergebnissen zu informieren. Um meine Kollegen hinsichtlich ihrer Arzneientscheidungen unterstützen zu können, halte ich genaue Kenntnisse über Klinik und Verlauf dieser vielgestaltigen Krankheit für unabdingbar. Wie sollte man sonst das Individuelle und Besondere eines MS-Patienten, das für die homöopathische Arzneidiagnose entscheidend ist, erfassen und herauskristallisieren können?

Zum Glück fand ich in dem Neurologen Thomas Lorz einen sehr kooperativen und kompetenten Partner, der sich in beiden Therapieverfahren gleichermaßen gut auskennt und diesen Anteil übernahm.

Das homöopathische Heilverfahren eignet sich wie kein anderes zur Behandlung chronischer Krankheiten. Trotz umfangreicher internationaler Literatur findet man jedoch selten lange Verlaufsbeobachtungen über chronische Nervenleiden. Als ich vor mehr als 25 Jahren mit der homöopathischen Behandlung der Multiplen Sklerose begann, war es aus homöopathischer Sicht ein günstiger Umstand, dass die damaligen therapeutischen Möglichkeiten noch sehr begrenzt waren und die Immuntherapien erst am Anfang ihrer Entwicklung standen. Das verhalf mir zu der Legitimation, bereits während meiner sechsjährigen neurologischen Kliniktätigkeit Homöopathie einsetzen zu dürfen. Noch am Beginn meiner homöopathischen Ausbildung stehend, war es zu diesem Zeitpunkt nicht einfach, mit solch komplexen Krankheitsbildern konfrontiert zu werden. In vielen Fällen waren die Verläufe jedoch durchaus ermutigend. Die Faszination der Homöopathie bewog mich daraufhin, die Klinik zu verlassen, um mich noch eingehender mit chronischen – auch neurologischen und psychiatrischen Krankheiten – befassen zu können.

Mit dem vorliegenden Buch möchte ich alle vorläufigen Erkenntnisse weitergeben, die ich im Lauf von 25 Jahren Behandlungserfahrung mit an MS erkrankten Patienten sammeln durfte. Bestätigt wurde ich auf diesem Weg durch die Wiener Seminare des kanadischen Arztes André Saine in den Jahren 1994 bis 1996, der sich vorrangig mit der klassisch-homöopathischen Therapie neurologischer und psychiatrischer Krankheitsbilder – vor allem auch der MS – befasst. Sein umfangreiches Wissen und viele parallel gemachte Erfahrungen waren mir eine entscheidende Hilfe und bestärkten mich darin, den eingeschlagenen Weg weiterzuverfolgen.

Großer Wert wird in diesem Buch auf die genaue Erklärung der Fallstrategie gelegt, die sehr detailliert dargestellt wird, damit sich auch der homöopathisch unerfahrene Therapeut und der interessierte Laie einen Eindruck von der Vielfalt der homöopathischen „Schachzüge“ machen können, die während des Verlaufs einer chronischen Krankheit wie der Multiplen Sklerose oft nötig sind.

Bei den geschilderten Kasuistiken handelt es sich um Langzeittherapien mit Verläufen zwischen 4 und 16 Jahren, wobei unterschiedliche Fallstrategien ausgewählt wurden: die Verordnung von Polychresten (zum Glück lässt sich die überwiegende Zahl chronischer Krankheiten auf diese Weise gut behandeln), Verläufe mit besonderen Schwierigkeitsgraden wie z. B. hochgradiger Infektanfälligkeit oder psychischen Auffälligkeiten, oder Fälle, die seltene Arzneimitteldiagnosen erforderten. Auf diese Weise soll ein möglichst realitätsnahes Spektrum der homöopathischen Therapiemöglichkeiten bei diesem vielgestaltigen Krankheitsbild gezeigt werden.

Weiterhin war es mir wichtig, Hilfestellung bei der Auswahl der bei Nervenleiden relevanten Repertoriumsrubriken zu geben. Sie wurden z. T. in die heutige Wissenschaftssprache umgesetzt, damit das homöopathische Repertorium als Handwerkszeug für die Praxis besser nutzbar ist. Außerdem finden die Anwender des Repertoriums Hinweise auf die vielfältigen Verknüpfungen der neurolo-

gischen Symptome mit psychischen und Allgemeinsymptomen, die üblicherweise in den gängigen Repertorien weit verstreut sind und erfahrungsgemäß nicht erfragt werden, wenn man nicht weiß, wo sie zu finden sind.
Unseren Lektorinnen Stefanie Regensburger und Elisabeth Harth sei für die überaus interessierte und kompetente Begleitung gedankt, die uns mit viel Sachverstand und Geduld unterstützten.
Großer Dank gilt unseren Mitautoren Steffen Rabe für das hervorragend recherchierte Impfkapitel und Christine Holzinger für die gelungenen Beiträge zur Physio- und Hippotherapie. Gerade diese Behandlungen lassen sich bei fortgeschrittenen MS-Fällen durch keine Arznei ersetzen und sind für den Behandlungserfolg überaus wichtig.
Mit großer Dankbarkeit denke ich vor allem an meine Patienten, die sich voller Vertrauen und Geduld auf das homöopathische Heilverfahren einließen. Die Arbeit mit ihnen ist der Fundus der mitgeteilten Erfahrungen. Auf dem gemeinsamen Weg werde ich immer wieder dazu angeregt, meine homöopathischen Standpunkte zu überdenken und mit den Vorgaben unseres großen Meisters Samuel Hahnemann und den heutigen wissenschaftlichen Erkenntnissen abzugleichen.
Ich hoffe, dass es mit diesem Buch gelingt, viele Kollegen und Patienten zu motivieren, sich der homöopathischen Behandlung dieser in so bedrückendem Ausmaß zunehmenden Krankheit „Multiple Sklerose“ zuzuwenden und niemals aufzugeben, auch wenn nicht jeder Therapieschritt von Erfolg gekrönt sein kann.
Mein größter Wunsch wäre es, dass dieses Buch vielen Homöopathen eine Hilfe sein und sie bei schwierigen Arzneidiagnosen unterstützen kann.

Bayreuth, im April 2007
Christa v. d. Planitz

Inhaltsverzeichnis

I Multiple Sklerose aus schulmedizinischer Sicht

1 Grundlagen

Thomas Lorz, mit einem Beitrag von Steffen Rabe (1.3.4)

1.1 Geschichte

Geschichte und Beschreibungen der Multiplen Sklerose sind faszinierend und reichen bis in das 13. Jahrhundert zurück. Im 19. Jahrhundert wurde die MS erstmals als eigenständige Erkrankung beschrieben. Aber erst mit der Entwicklung moderner bildgebender Verfahren wurde es möglich, Details über die Entstehung und Pathologie der MS zu erkennen und moderne und wirksame Behandlungsmöglichkeiten zu finden (☞ Tab. 1-1).

Island Saga von St. Thorlakr (13. Jh.)

In der Island Saga von St. Thorlakr wird berichtet, dass bei der Wikingerfrau Hala vorübergehend Blindheit und Sprachstörungen auftraten, die sich innerhalb weniger Tage zurückbildeten. Poser (1995) ordnet diese Symptome der MS zu.

Lidwina von Schiedham (1380 – 1433)

In einer Aufzeichnung des Holländers Jan van Beieren aus dem Jahr 1421 wird die Erkrankung der Nonne Lidwina von Schiedham beschrieben, die seit einem Sturz unter Schmerzen im Gesicht und Lähmungen in den Beinen litt. Im weiteren Verlauf wird eine 38 Jahre andauernde Erkrankung mit schubartigen Verschlechterungen und geringen Besserungen beschrieben. Es kam u. a. zur Erblindung des linken Auges und zur Lähmung des rechten Armes. Ob es sich dabei wirklich um eine MS gehandelt hat, ist umstritten. Sie starb mit 53 Jahren an der Pest.

Auguste d'Este (1794 – 1848)

Anerkannt als Zeugnis einer MS-Erkrankung sind die Tagebuchaufzeichnungen und Briefe des adeligen Briten Auguste d'Este. Im Alter von 28 Jahren traten zunächst Sehstörungen auf. In den folgenden Jahren kam es zu Lähmungen der Beine, dann zu Schmerzen, Blasen- und Mastdarmstörungen, Sensibilitätsstörungen und Schwindel.

Jean Cruveilhier (1791 – 1873)

1835 beschreibt der französische Mediziner Jean Cruveilhier im zweiten Band seines pathologisch-anatomischen Atlasses vier Krankengeschichten mit einem „sonderbaren Krankheitsbefund am Rückenmark". Die dazugehörige Abbildung trägt die Bildunterschrift „Paraplegie par dégénération". Cruveilhier weist auf die harte Konsistenz der Herde hin. Als erster dokumentiert er die Krankengeschichte einer Patientin, bei der man später Störungen des Nervensystems feststellte. In seinen Notizen hält er fest, dass die Frau „ohne Grund sechs Jahre lang krank war […], sie bemerkte, dass ihr linkes Bein nicht mehr ihrem Willen gehorchte, so dass sie sogar auf der Straße hinfiel."

Cruveilhier schildert, wie sich bei der Patientin über einige Jahre hinweg Schwäche in beiden Beinen und Armen, Krämpfe, Schluckschwierigkeiten und Sehstörungen ausbildeten. Anhand dieser Symptome diagnostiziert er „eine Schädigung des oberen Abschnitts des Rückenmarks".

Robert Carswell (1793 – 1857)

Im Jahr 1838 bezeichnet der englische Pathologe Robert Carswell die verhärteten Rückenmarksherde als „Flecken" oder „Inseln". Er beschreibt in seinem Werk „Pathological Anatomy: Illustrations of Elementary Forms of Disease" ein MS-typisches Krankheitsbild und fügt der Beschreibung eine von Hand gezeichnete Illustration der Läsionen bei. Beides zusammen erscheint in seinem „Atlas of Pathology", der im Jahr 1838 veröffentlicht wird. Carswell bezeichnet den pathologischen Befund als „einen merkwürdig krankhaften Zustand des

Tab. 1-1: Überblick über die Geschichte der Multiplen Sklerose

Datum	Quelle/Meilenstein der MS-Forschung
13. Jh.	Island Saga von St. Thorlakr
15. Jh.	Lidwina von Schiedham in den Aufzeichnungen des Jan van Beieren
Anfang des 19. Jh.	Tagebuch und Briefe des Auguste d'Este, Krankheitsprotokoll eines Falles von Multipler Sklerose
1835	4 Krankengeschichten im Anatomie-Atlas von Jean Cruveilhier
1838	Beschreibung MS-typischer Rückenmarksläsionen im „Atlas of Pathology" von Robert Carswell
1849	Erste MS-Diagnose bei einem lebenden Patienten durch Friedrich Theodor von Frerichs
1857	Entdeckung „fetter Körperchen" in MS-Läsionen durch Karl von Rokitansky
1863	Rückführung der Demyelinisierung auf einen elementaren Entzündungszustand im Gehirn durch Eduard Rindfleisch
1872/1873	Beschreibung typischer Symptome und verschiedener Verlaufsformen durch Jean Martin Charcot
1884	Postulat eines infektiösen Erregers als Ursache von MS durch Pierre Marie
1933	Sammlung statistischer Daten zu Auftreten und Verlauf der MS durch Walter Russel Brain
	Thomas M. Rivers: Tiermodell der experimentellen Autoimmun-Enzephalomyelitis (EAE) als Grundlage zur Untersuchung der Immunpathogenese der MS
1937	MS wird mittels Temperaturempfindlichkeit diagnostiziert („Heißbadtest")
1942	Entdeckung eines erhöhten Anteils an Gammaglobulin der Gehirn- und Rückenmarksflüssigkeit (Liquor) bei MS-Patienten durch Elvin A. Kabat
1944	Untersuchung der Folgen des Myelinabbaus im geschädigten Nervengewebe durch Derek Denny-Brown
1978	Anwendung von Licht- und Elektronenmikroskopverfahren zur Untersuchung von MS-Läsionen durch John W. Prineas
1981	Anwendung von MRT als Diagnoseverfahren bei MS durch Ian R. Young
1983	Einführung neuer Diagnosekriterien durch das Poser-Komitee (Poser et al.)
1986	MRT-Darstellung entzündlicher Areale im Gehirn unter Gadolinium-DPTA-Gabe durch Robert I. Grossman
1993	Zulassung des ersten immunmodulierenden MS-Medikamentes (Betaseron®/Betaferon®)
1996	Zwillingsstudien bestätigen einen genetischen Einfluss in der MS-Ätiologie (Ebers)
	Unter Interferontherapie Nachweis von neutralisierenden Antikörpern, die den Behandlungserfolg abschwächen können (Paty et al.)
2000	Untersuchungen belegen eine große histopathologische Heterogenität der MS, Einteilung in vier histopathologische Haupttypen (Lucchinetti et al.)
2001	MS-Bild im Wandel: weg von der primären Erkrankung der Myelinscheiden, hin zur frühzeitigen Schädigung der Axone und der normal erscheinenden weißen Substanz (De Stefano et al.)
	Einführung neuer Diagnosekriterien (McDonald et al.)
2002	Erkenntnis der Bedeutung neurodegenerativer Prozesse (Lassmann).
	Zulassung von Mitoxantron (Ralenova®) in Deutschland für die Behandlung der schubförmigen und sekundär progredienten MS
2003	Nachweis von Serumantikörpern (MOG, MBP), die bei der Frühdiagnose der MS eventuell eine bedeutende Rolle spielen. Das Auftreten von Myelin-Antikörpern im Serum sichert die Diagnose der MS möglicherweise schon im ersten Schub (Berger et al.)
2007	Neuer therapeutischer Ansatz mit monoklonalen Antikörpern (z. B. Natalizumab)

Strangs und der Pons Varolii (Brücke), begleitet von Rückbildung der verfärbten Abschnitte".

Friedrich Theodor von Frerichs (1819 – 1895)

1849 stellt der deutsche Arzt Friedrich Theodor von Frerichs in Göttingen erstmals bei einem lebenden Patienten die Diagnose „Multiple Sklerose". Sein Schüler Valentiner bestätigt die Diagnose 1856, nachdem der Patient gestorben war. Frerichs führt die von Cruveilhier gelieferte klinische Beschreibung von MS näher aus und identifiziert spezifische Symptome der Krankheit.

Frerichs' klinischer Bericht nennt zum ersten Mal vorübergehende Besserungsphasen als eines der charakteristischen Merkmale von MS. Außerdem erkennt er im Nystagmus ein Symptom der Krankheit – ein körperliches Anzeichen, das später dem bekannten Krankheitszeichen Charcot-Trias (s. u.) zugeordnet wird.

Frerichs erkennt außerdem die mögliche Auswirkung von MS auf kognitive und andere höhere Funktionen des Gehirns, was ihn zu einem weiteren bedeutenden Beitrag in der MS-Forschung veranlasst: die erste medizinische Beschreibung von mentalen Störungen bei MS.

Karl von Rokitansky (1804 – 1878)

Die Entwicklungen in der Mikroskoptechnik gestatten bei den Untersuchungen der Pathologie von ZNS-Läsionen im weiteren Verlauf des 19. Jahrhunderts immer eingehendere Analysen. Karl von Rokitansky, einer der herausragenden morphologischen Pathologen dieses Jahrhunderts, arbeitete am Institut für Pathologie in Wien und war der erste, der MS-Läsionen mikroskopisch untersuchte.

Im Jahre 1857 entdeckt er „fette Körperchen" in MS-Läsionen, was das pathologische Verständnis von MS als demyelinisierende Erkrankung entscheidend voranbringt.

Eduard Rindfleisch (1836 – 1908)

Einen weiteren Einblick in die Pathophysiologie von MS liefert der deutsche Pathologe Eduard Rindfleisch, indem er Proben der Gehirne von verstorbenen MS-Patienten analysiert. Im Jahr 1863 gelingt ihm ein Durchbruch. Seine Vermutung, dass entzündliche Prozesse eine Rolle spielen, wird durch die Beobachtung gestützt, dass alle Proben in der Mitte jeder Läsion ein Blutgefäß aufweisen. Er kommt zu dem Schluss, dass ein elementarer Entzündungszustand für die Demyelinisierung verantwortlich ist.

Jean Martin Charcot (1825 – 1893)

Der französische Neurologe Jean Martin Charcot arbeitete am Hôpital Salpêtrière in Paris. Er beschreibt erstmals Symptome einer Kleinhirnschädigung wie Nystagmus, Intentionstremor und skandierende Sprache (Charcot-Trias). In seinen „Lectures on Diseases of the Nervous System" (1872 – 1873) weist er auf verschiedene Verlaufsformen der MS hin und dokumentiert mit Zeichnungen Markscheidenverlust, Gliaproliferation und Fettablagerungen bei erhaltenen Achsenzylindern.

Pierre Marie (1853 – 1940)

Pierre Marie war Charcots engster Schüler. Er übernimmt seine Position als Chefarzt der Neurologie an der Salpêtrière. Sein gesamtes Arbeitsleben hindurch beschäftigt er sich mit der Erforschung der MS. Die Pathologie ist bekannt, und die klinischen Symptome sind anerkannt. Jedoch ist die Ursache von MS nach wie vor unklar. Louis Pasteurs Entdeckungen von Mikroorganismen und seine Erkenntnisse aus der Immunologie veranlassen Marie, MS in einem neuen Licht zu sehen. 1884 vertritt er als erster die Theorie, dass ein infektiöser Erreger Ursache der Krankheit sein könnte.

Walter Russell Brain (1895 – 1966)

Der englische Neurologe Walter Russel Brain veröffentlicht 1930 eine größere Abhandlung über „Disseminating Sclerosis". Sein Lehrbuch „Diseases of the Nervous System" enthält einen Abschnitt über MS. Es erscheint im Jahr 1933 und wird danach von Brain regelmäßig bis zu seinem Tod 1966 überarbeitet. Brain ist der erste, der statistische Daten zu Auftreten und Verlauf von MS sammelt. Außerdem verfasst er klare Beschreibungen der ursächlichen Pathologie. Brain weist darauf hin, dass das Bild der postvakzinalen Enzephalomyelitis nicht von der MS zu unterscheiden ist.

Thomas Milton Rivers (1887 – 1963)

Der amerikanische Virologe Rivers erkennt im Jahr 1933, dass eine postvakzinale, experimentelle allergische Enzephalomyelitis (EAE) nach Tollwutimpfung durch Injektion von Rückenmarkshomogenat ausgelöst werden kann. Die EAE gilt daraufhin für lange Zeit als maßgebliches Krankheitskonzept einer Autoimmunpathogenese (☞ 1.6.1). Weitere Erreger wie Spirochäten, Plasmodien, Masernviren, Herpesviren, EBV-Viren, Cytomegaloviren, HIV-Viren und Chlamydien werden im weiteren Verlauf als Auslöser diskutiert.

Elvin Abraham Kabat (1914 – 2000)

Anfang der 40er Jahre nutzt Elvin Kabat am Department of Neurology an der amerikanischen Columbia University die erst kurz zuvor entwickelte Methode der Elektrophorese, um Proben von MS-Patienten zu untersuchen. Dabei findet er heraus, dass die Gehirn- und Rückenmarksflüssigkeit von MS-Patienten einen erhöhten Anteil von Gammaglobulin enthält. Seine Entdeckung bestätigt die immunologische Komponente bei der MS.

Derek Denny-Brown (1901 – 1981)

Im Jahr 1944 stellt Derek Denny-Brown, Harvard-Professor für Neurologie, die Auswirkungen des Myelinabbaus fest. Er beobachtet, dass ein geschädigter Nerv, wenn er stimuliert wird, den Impuls nicht an den in Verbindung stehenden Muskel weiterleitet. Daraus folgert Denny-Brown, dass die Demyelinisierung in Zusammenhang mit Läsionen am Nerv für die blockierte oder verzögerte Leitung verantwortlich ist und zu neurologischen Ausfällen führt.

John W. Prineas (*1937)

In den 1970er und 1980er Jahren verwendet John Prineas in den USA spezielle Licht- und Elektronenmikroskopverfahren, um die Gewebestruktur von MS-Läsionen zu untersuchen. Es galt bereits als erwiesen, dass MS-Läsionen infolge einer lokalen Immunreaktion auf ein unbekanntes Antigen Lymphozyten und Plasmazellen enthalten. Prineas' Beobachtungen zeigen, dass sowohl Makrophagen als auch Mikroglia für den Abbau von Myelin benötigt werden.

Ian R. Young (*1932)

Bildgebenden Verfahren wie Computertomographie (CT) und Magnetresonanztomographie (MRT) haben auf vielen Gebieten der medizinischen Forschung bedeutende Fortschritte möglich gemacht. Die Abbildung des Gehirns und des Rückenmarks wurde durch die Arbeit von Ian Young grundlegend verbessert. 1981 veröffentlicht Young einen Artikel, der die effektive Anwendung der MRT bei der Diagnose von MS demonstriert.
Youngs Vorhersagen über den vielfältigen Nutzen der MRT im Umgang mit MS wurden mittlerweile in der Praxis bestätigt: „Die MRT-Untersuchung verspricht sowohl für Patienten wertvoll zu sein, die Symptome und Anzeichen haben, die auf das Gehirn verweisen, als auch für diejenigen, bei denen sich die Krankheit auf das Rückenmark zu beschränken scheint. Dieses Verfahren kann auch die Schwere der Krankheit messen [...] und im Zusammenhang damit eingesetzt werden, um die Effektivität der Therapien zu überprüfen".

Robert I. Grossman (*1945)

Im Anschluss an Young findet der Radiologe Robert Grossman1986 heraus, dass sich einige MS-Läsionen nach Gabe des Kontrastmittels Gadolinium-DPTA im MRT verstärkt darstellen, während dies bei anderen nicht der Fall ist. Er erkennt, dass Gadolinium eine Störung der Blut-Hirn-Schranke sichtbar macht und so die entzündeten Areale anzeigt. Seitdem ist es möglich, neue und aktive MS-Läsionen zu identifizieren, wobei erstmals eine objektive bildgebende Überwachung der Krankheitsaktivität und Therapiekontrolle möglich ist.

Interferone Betaseron®/Betaferon® (1993)

Mit den Interferonen wurden erstmals Medikamente erprobt, die auf der Ebene der Immunmodulation angreifen, d. h. sie beeinflussen nicht nur die Bildung von Immunzellen, sondern auch deren Wechselwirkung untereinander. Diese Substanzen wurden in multizentrischen Studien (Noseworthy 1993) placebokontrolliert getestet und haben eine stärker schubreduzierende Wirkung als bis dahin eingesetzte Immunsuppressiva.

Neue Diagnosekriterien nach McDonald (2001)

Zu Beginn der 1980er Jahre wurde der Liquorbefund in die Diagnosestellung mit einbezogen und in den Poser-Kriterien berücksichtigt (Poser et al. 1983). Diese ermöglichten es allerdings nicht, bereits nach dem ersten Krankheitsschub eine Multiple Sklerose sicher zu diagnostizieren. Da der Stellenwert der MRT in der Frühdiagnose der MS ab den 90er Jahren zunehmend an Bedeutung gewinnt, trifft sich im Jahr 2000 ein internationaler Expertenkreis in London, um die Diagnosekriterien für die MS zu überarbeiten. 2001 werden die „Neuen diagnostischen MS-Kriterien“ nach McDonald formuliert und veröffentlicht, die auch den prädiktiven Wert früherer MRT-Veränderungen berücksichtigen. Neben der exakten Definition pathologischer MRT-Kriterien bei der Multiplen Sklerose ist nun der Nachweis einer zeitlichen Dissemination allein aufgrund wiederholter MRT-Untersuchungen im Abstand von mindestens drei Monaten möglich, wenn in dem besagten Zeitraum neue Herdläsionen im T2-gewichteten Bild bzw. zusätzliche Gadolinium anreichernde Herde in den T1-Bildern nachzuweisen sind.
Im März 2005 erfolgt eine Revision der Diagnosekriterien nach McDonald (National MS Society 2005). Die MS-Diagnose wird hierdurch sicherer und kann schneller gestellt werden.

1.2 Epidemiologie

1.2.1 Inzidenz und Prävalenz

> Die Multiple Sklerose ist, nach der Epilepsie, die zweithäufigste neurologische Erkrankung. In Deutschland sind zwischen 51 und 170 Menschen pro 100 000 Einwohner betroffen.

Die genaue Anzahl der Erkrankungen ist nicht bekannt. Hochrechnungen ergeben Zahlen zwischen 67 000 und 138 000 Patienten (Hein 2000).
Insgesamt ist ein Anstieg der Erkrankungshäufigkeit zu beobachten. Bei der Verteilung auf die verschiedenen Altersgruppen zeigt sich, dass rund die Hälfte aller Betroffenen vor dem 30. Lebensjahr an MS erkrankt. Jeweils 25% der Erkrankungen beginnen zwischen dem 30. und 40. Lebensjahr bzw. zwischen dem 40. und 55. Lebensjahr.
Bei 0,2 – 0,5% der Betroffenen kann die Erkrankung vor dem zehnten Lebensjahr auftreten. Kleinkinder und Säuglinge sind nur selten betroffen. Ebenfalls sehr selten ist das Auftreten der Krankheit nach dem 60. Lebensjahr. Grundsätzlich kann Multiple Sklerose aber bis in die achte Lebensdekade hinein vorkommen.

1.2.2 Geschlechtsverteilung

Frauen sind zweimal häufiger von Multipler Sklerose betroffen als Männer. Dieser Unterschied wird insbesondere bei sehr frühem (vor dem 16. Lebensjahr) oder spätem (nach dem 45. Lebensjahr) Krankheitsbeginn beobachtet.
Bereits aus früheren Studien ist bekannt, dass Frauen mehr Interferon-γ (IFNγ, ☞ 1.3.1) produzieren als Männer. Bei den betroffenen Frauen überwiegt eine Genvariante, die eine besonders hohe Interferonproduktion begünstigt. Da bei Männern diese Form deutlich seltener vorkommt, könnte diese Variante des IFN-γ-Gens erklären, warum die MS-Häufigkeit bei Frauen doppelt so hoch ist wie bei Männern.

1.2.3 Geographisches Vorkommen

Bei Betrachtung der weltweiten Krankheitsverteilung wird deutlich, dass die Krankheit in südlichen Breitengraden selten ist und nördlich des Äquators an Häufigkeit zunimmt. Während die Erkrankung in der schwarzen Bevölkerung Afrikas nahezu unbekannt ist, nehmen Prävalenz und Inzidenz in nördlicher oder kälterer Richtung langsam zu. In Skandinavien und Nordamerika werden die höchsten Prävalenzwerte von ca. 80 – 150/100 000 und Inzidenzwerte von ca. 3 – 4,5/100 000 erreicht. Die Ursache dieses Phänomens liegt wahrscheinlich mehr als 2000 Jahre zurück. Es wurde beobachtet, dass die Bevölkerungen der nordatlantischen Inseln mit einer hohen Multiple-Sklerose-Prävalenz einer Einwanderungswelle von Wikingern (☞ 1.1) ausgesetzt waren (Poser 1995).

Die Hypothese, dass ein Pool von MS-Prädispositionsgenen (☞ 1.3.1) seinen Ursprung in Skandinavien hat, führte in den 60er und 70er Jahren des vergangenen Jahrhunderts zu einer Reihe von Migrationsstudien, die zeigten, dass neben genetischen Einflüssen auch Umwelteinflüsse (☞ 1.3.2) in frühen Lebensjahren die Erkrankung beeinflussen. Menschen, die während ihrer Kindheit aus einer Region mit hoher MS-Prävalenz in eine Region mit niedriger Prävalenz migrieren, erkranken nur noch mit dem Risiko ihres Gastlandes. Umgekehrt erhöht sich das Risiko für Menschen, die aus einem Land mit niedriger Prävalenz in ein Land mit hoher Prävalenz umsiedeln. Die relevante Altersgrenze zum Erwerb des „Gastlands-Risikos" scheint vor dem zehnten bis 15. Lebensjahr zu liegen. Danach behält der Migrant das Erkrankungsrisiko der Region, in der er aufgewachsen ist (Alter et al. 1966, Dean et al. 1971).

1.2.4 Hypothese einer MS-Epidemie

Eine oft zitierte Studie zur Häufigkeit der Multiplen Sklerose betrifft die Verbreitung der Krankheit auf den Färöer Inseln im Nordatlantik westlich von Norwegen nach der Besetzung durch knapp 2000 britischer Soldaten zwischen 1941 und 1944 (Kurtzke 1977, 1980, 1995). Zwischen 1943 und 1973 kam es in drei „Epidemien" zunächst bei 20, neun und drei Fällen zum erstmaligen Auftreten einer MS. Kurtzke hat diesen Anstieg als Epidemie charakterisiert, obwohl andere Autoren diese Ansicht angefochten haben (Benedikz 1994, Poser 1988). Die Beziehung zwischen dem gehäuften Auftreten von MS bei den Färöern und der Anwesenheit britischer Soldaten auf den Inseln wird durch die Tatsache gestützt, dass die MS-Fälle alle bei Inselbewohnern auftraten, die in der Nähe der britischen Stützpunkte lebten (Kurtzke 1980).

Kurtzke (1977) interpretierte dieses Phänomen dahingehend, dass Soldaten der britischen Truppen mit einem infektiösen Agens infiziert waren und die Inselbewohner ansteckten. Dagegen spricht die Tatsache, dass weniger als 2000 britische Soldaten auf den Färöern stationiert waren. Legt man die Verbreitung für MS in Großbritannien von 90/100 000 Erwachsenen zugrunde, gab es statistisch höchstens zwei Soldaten mit MS. Kurtzke (1995) trat diesem Argument mit der Behauptung entgegen, dass es symptomlose Träger des MS-Virus geben könnte, wofür es jedoch bislang keine eindeutigen Hinweise gibt. Ebenso gibt es keine gesteigerte Häufigkeit von MS bei Kindern mit Stiefgeschwistern, die an MS leiden, oder bei Menschen, deren Ehepartner MS haben.

> Diese Fakten machen deutlich, dass die Behauptung eines spezifischen Virus als hauptsächlicher auslösender, äußerer Faktor nicht länger haltbar ist.

Diesen Schluss zog auch Poser (1993), der feststellte: „Das stetige Scheitern beim Nachweisen der Rolle eines spezifischen Organismus in der Pathogenese der MS hat ernste Zweifel an seiner Existenz aufgeworfen".

1.3 Ätiologie

1.3.1 Genetik

Familiäre Häufung

Die Multiple Sklerose kann familiär gehäuft auftreten. Das Risiko einer Erkrankung steigt um ungefähr das 15-Fache an, wenn in der nächsten Verwandtschaft ein Krankheitsfall vorkommt. Die meisten MS-Zwillingsstudien zeigen eine Konkordanzrate von 20 – 50% bei monozygotischen Zwillingen und zwischen 0 – 17% bei dizygotischen Zwillingen. Eine Metaanalyse der Zwillingsstudien deutet auf eine Konkordanzrate von ungefähr 25% bei monozygotischen Zwillingen hin (Sadovnick 1993). Zwillingsstudien bestätigen somit einen genetischen Einfluss in der MS-Ätiologie.
Es existiert jedoch kein vorherrschendes Gen, das die genetische Empfänglichkeit vorausbestimmt, sondern man geht davon aus, dass mehrere Gene mit jeweils geringem Einfluss daran beteiligt sind (Ebers 1996).

Kandidatenantigene

Seit den frühen 1970er Jahren des vergangenen Jahrhunderts ist bekannt, dass bestimmte erbliche Merkmale bei MS-Kranken häufiger zu finden sind als in der Durchschnittsbevölkerung. Einige so genannte prädisponierende Gene oder Kandidatenantigene, welche die Erkrankungswahrscheinlichkeit erhöhen, sind mittlerweile identifiziert worden. Die Bedeutung dieser Gene für die Auslösung der Krankheit wurde durch Stammbaumanalysen bestätigt. Als Kandidatenantigene kommen vor allem Gene in Betracht, die bei Autoimmunprozessen eine Rolle spielen. Im Rahmen der Transplantationsforschung wurden die HLA-Antigene entdeckt – vererbbare Merkmale an der Oberfläche von körpereigenen Zellen. Inzwischen ist eine Vielzahl von Untergruppen mit zahlreichen Einzelmerkmalen bekannt. Diese Merkmale finden sich u. a. an der Oberfläche von Leukozyten, wo sie bei der Immunregulation eine wichtige Rolle spielen. Wichtig ist der so genannte HLA-Locus auf Chromosom 6, der in die T-Zell-vermittelte Immunantwort involviert ist.
Eine Häufung betrifft die HLA-Antigene A3, B7 und insbesondere DR2. Untersuchungen bei der weißen Bevölkerung in verschiedenen Ländern Europas und Nordamerikas ergaben, dass Träger von HLA-DR2 ein drei- bis fünfmal so hohes MS-Risiko aufweisen wie Nichtträger dieses Merkmals. Eine direkte Assoziation im Sinne eines Mendelschen Erbgangs besteht nicht.
In den vergangenen Jahren wurde eine große Zahl weiterer Polymorphismen und Mutationen anderer Gene mit der MS in Verbindung gebracht. Dazu zählen unter anderem die T-Zell-Rezeptoren, Gene für Tumornekrosefaktoren (McDonald et al. 1999) und andere Zytokine, Myelingene sowie mitochondriale Mutationen. Auch dem Komplementsystem wird eine verlaufsmodifizierende Rolle zugeordnet. Der Pathomechanismus, der zu einer erhöhten Empfindlichkeit für die Erkrankung führt, ist jedoch nach wie vor unklar.

Tab. 1-2: MS-Kandidatengene

- HLA-Antigene (A3, B7, DR2)
- T-Zell-Rezeptoren
- Zytokine (insbes. TNF-α, TNF-β)
- Mitochondriale Mutationen
- Komplementsystem
- Myelinantigene

Signalmolekül PD-1

Patienten mit einer Veränderung im Gen für das Signalmolekül PD-1 haben ein höheres Risiko für eine rasch voranschreitende Verlaufsform der Multiplen Sklerose (☞ 2.1.2). Normalerweise hat das Signalmolekül PD-1 im Organismus eine entzündungshemmende Wirkung. Außerdem unterdrückt es die Aktivität der T-Lymphozyten, die bei Autoimmunkrankheiten wie der MS eine Rolle spielen. Beide Funktionen von PD-1 sind bei MS-Patienten, bei denen die Genveränderung nachgewiesen wurde, gestört. Eine Testung auf die Genveränderung und das damit einhergehende Risiko eines schneller voranschreitenden Krankheitsverlaufs könnte zukünftig Auswirkungen auf Patientenberatung und Therapiegestaltung bekommen (Kroner et al. 2005).

Interferon-γ (IFN γ)

Das Interferon-γ-Gen spielt bei der Entstehung der Multiplen Sklerose eine Schlüsselrolle. IFNγ aktiviert die Phagozyten des Immunsystems, die eindringende Organismen unschädlich machen sollen. Bei einer Überstimulation können sich die Immunzellen auch gegen eigenes Körpergewebe wenden. Bereits aus früheren Studien ist bekannt, dass Frauen mehr IFN-γ produzieren als Männer. Bei den betroffenen Frauen überwiegt eine Genvariante, die eine besonders hohe Interferonproduktion begünstigt. Dadurch ist das Immunsystem bei Frauen im Durchschnitt aggressiver als bei Männern und greift eher körpereigenes Gewebe an. Die Variante des Interferon-γ-Gens könnte eine Erklärung sein, warum die Häufigkeit von MS bei Männern und Frauen so unterschiedlich hoch ist (☞ 1.2.2) (Kantarci et al. 2005).

Die Untersuchungen erbrachten deutliche Hinweise auf eine Beteiligung von genetischen Faktoren bei der Krankheitsentstehung. Allerdings ist derzeit eine exakte Voraussage über das MS-Risiko bei Kindern von MS-Kranken aufgrund des HLA-Musters oder anderer Struktureigenschaften von Molekülen noch nicht möglich.

> **Zusammenfassung der genetischen Aspekte bei MS**
>
> Es ist davon auszugehen, dass verschiedene Gene für die Krankheitsentstehung und -ausprägung verantwortlich sind und dass dabei kein Gen eine überproportional wichtige Rolle spielt. Krankheitsausbruch und -verlauf werden durch sehr verschiedene, bisher unbekannte, vererbungsunabhängige Faktoren beeinflusst. Daher können Krankheitsbeginn, -ausprägung und -verlauf auch bei verschiedenen Mitgliedern ein und derselben Familie sehr unterschiedlich sein.

1.3.2 Risiko- und Schutzfaktoren

Stress

Stress und unbefriedigende Lebensumstände werden immer wieder mit der Entstehung einer Multiplen Sklerose in Verbindung gebracht. Viele MS-Betroffene sind davon überzeugt, dass extremer Stress die Ursache für einen MS-Schub war. In einer Untersuchung von Mohr (2001) produzierten die stimulierten Lymphozyten von MS-Patienten mit schubförmigem Krankheitsverlauf (☞ 2.1.1) während einer Depression deutlich mehr Interferon-γ (☞ 1.3.1). Nach einer viermonatigen antidepressiven Therapie hatten sich die Werte normalisiert. Die Autoren diskutieren den günstigen neuroimmunologischen Einfluss von Antidepressiva, wobei die Evidenz dieser Aussage ohne Placebogruppe nur eingeschränkt ist.

Den Zusammenhang zwischen Stress und Multipler Sklerose beleuchtet eine große amerikanische Untersuchung im „British Medical Journal“. Mohr et al. (2004) nehmen darin eine systematische Durchsicht und Metaanalyse vorhandener Studien vor. Dabei verwenden sie folgende Einschlusskriterien:

- Anwendung standardisierter Diagnosekriterien für MS,
- Feststellung einer Verschlimmerung durch einen Neurologen,
- Benutzung von Standardinterviews oder -fragebögen zur Messung stressiger Lebensumstände.

Von den 20 gefundenen Artikeln erfüllten 14 die Einschlusskriterien, wovon sieben Fallkontroll- und sieben Längsschnittstudien waren. Die Autoren entdeckten, dass Stress in Verbindung mit akuten Exazerbationen der MS steht.

Die negativen Effekte von Stress auf den Krankheitsverlauf sind somit nicht zu vernachlässigen. Die unterschiedlichen Wirkungen verschiedener Stressarten und deren Einfluss auf die Entzündung sind allerdings noch nicht bekannt, sodass keine spezifischen Stressoren benannt werden können.

Trauma

Seit Anfang des vergangenen Jahrhunderts gibt es publizierte Beobachtungen, dass Verletzungen verschiedener Art dem Erstauftreten einer MS vorangehen können. Im Wesentlichen kommen Hirn- und Rückenmarksverletzungen in Betracht, die zu einer Störung der Blut-Hirn-Schrankenfunktion führen. Dadurch können autoreaktive T-Zellen

als Initiatoren einer Autoimmunreaktion leichter in das Gehirn einwandern. Damit ist prinzipiell die Möglichkeit der Entstehung einer demyelinisierenden Plaque gegeben.
Da sich die veröffentlichten Befunde zum Teil widersprechen, wurde von einer Expertengruppe der American Academy of Neurology versucht, die aus den publizierten Studien resultierende Evidenz kritisch zu bewerten. In einer Metaanalyse wurden insgesamt fünf Studien zum Zusammenhang von physischem Trauma und MS sowie sieben Studien zu den Auswirkungen von psychischem Stress auf MS (s. o.) analysiert. Die Autoren kommen zu dem Schluss, dass es anhand der vorhandenen Klasse-II-Evidenz keinen bestätigten Hinweis für eine Assoziation von physischem Trauma und dem Beginn einer MS-Erkrankung sowie deren Schubaktivität gibt (Goddin 1999).

Infektionen

Seit mehr als 30 Jahren werden aufgrund der intrathekalen Antikörperproduktion verschiedene Erreger wie Masern, Röteln, HHV-6, Chlamydien, Borrelien und zuletzt der Epstein-Barr-Virus als kausales Agens diskutiert – neuerdings auch Retroviren (☞ 1.6.2). Der Nachweis dieser Erreger im Gehirn von MS-Patienten wird in seiner Aussagewertigkeit dadurch eingegrenzt, dass die Durchseuchungsrate in der Normalpopulation extrem hoch ist. Deshalb ist die pathogenetische Bedeutung des Erregernachweises für die Entstehung von Multipler Sklerose nur eingeschränkt beurteilbar (Hunter et al. 2000). Der Versuch, durch eine kausal angreifende antivirale oder antibiotische Therapie bei HHV-6 und Chlamydien die MS zu „heilen", blieb leider bislang erfolglos.
Mitte der 80er-Jahre wurde intensiv die Borrelienhypothese untersucht (Martin et al. 1990). MS-Patienten wurden hochdosiert parenteral mit Penicillin und Cephalosporinen behandelt. Nur selten konnten entzündliche Erkrankungen des Nervensystems durch eine antibiotische Therapie ausgeheilt werden. Die meisten Patienten entwickelten weiter schubförmige Verschlechterungen und erfüllten alle Kriterien einer MS.

Unbestritten ist, dass vorangehende Infektionen bei bestehender MS akute Schübe triggern können (Moriabadi et al. 2001). Bereits in den 80er Jahren erbrachten erste Untersuchungen die Erkenntnis, dass nach akuten Infektionen die Schubrate erhöht ist. Sibley (1984) fand eine positive Korrelation bei viralen Infekten des oberen Respirationstraktes. Eine Studie von De Keyser et al. (1998) zeigte, dass vermehrte Schübe nach Influenzaerkrankungen auftreten. Eine prospektive Studie aus Holland zeigt, dass Schübe nach Infekten in der Regel schwerer verlaufen (Buljevac et al. 2002). Von einer direkten infektiösen Auslösung des Schubes wird jedoch nicht ausgegangen.

Nikotin

Rauchen wird schon länger in Verbindung mit Autoimmunerkrankungen wie beispielsweise der rheumatoiden Arthritis gebracht. Eine norwegische Studie mit 22 000 Teilnehmern im Alter von 40 – 47 Jahren hat nachgewiesen, dass Raucher 1,8-fach gefährdeter sind, an Multipler Sklerose zu erkranken (Riise et al. 2003). Wissenschaftler der Universität Bergen fanden heraus, dass der Risikoanstieg bei Männern mit einem 2,75-fach gesteigerten Risiko höher war als bei Frauen (1,61-fach). Die Erhöhung des Risikos stand in keinem Zusammenhang damit, ob beim Auftreten der ersten Symptome noch geraucht wurde oder nicht. Die Studienteilnehmer wurden nach ihrem Zigarettenkonsum und nach einer MS-Erkrankung befragt. Bei 87 Teilnehmern war Multiple Sklerose diagnostiziert. Die Krankheit brach durchschnittlich 15 Jahre nach Beginn des Rauchens aus.

Anästhetika

Dass flüchtige organische Lösungsmittel den Ausbruch einer Multiplen Sklerose begünstigen können, ist seit den 80er Jahren bekannt. Viele Narkotika sind chemische Verwandte organischer Lösungsmittel, sodass ein Zusammenhang nahe liegend ist. Schwedische Wissenschaftler untersuchten an MS erkrankte OP-Schwestern um zu klären, ob ein Zusammenhang zwischen Narkosemittel und MS-Erkrankung besteht (Flodin 2003).

Mehr als 80 Krankenschwestern beantworteten per Fragebögen detaillierte Fragen zu Erkrankung und Arbeitstätigkeit. Aus diesen Daten wurde für Narkoseschwestern, die regelmäßig an ihrem Arbeitsplatz Anästhetika ausgesetzt waren, ein dreifach erhöhtes MS-Risiko ermittelt.

Die Ergebnisse der Studie erlauben jedoch nicht den Schluss, dass eine Narkose generell einen neuen Schub auslösen kann. Es ist davon auszugehen, dass die Anästhesieschwestern über einen langen Zeitraum einer ungleich größeren Menge an Betäubungsgasen ausgesetzt waren als ein Patient, der sich einer Operation unterziehen muss.

Bislang gibt es keinen begründeten Anlass, wichtige Operationen aufgrund der Angst vor Narkosemitteln und einem evtl. damit verbundenen MS-Risiko aufzuschieben oder abzusagen.

Sonnenlicht

Schon in den 1960er Jahren (Acheson 1960) wurde festgestellt, dass Multiple Sklerose in Regionen mit geringer Sonneneinstrahlung häufiger auftritt ist als in Regionen mit viel Sonne. Eine UV-Bestrahlung kann Immunantworten abschwächen, die von bestimmten T-Helferzellen ausgelöst werden. Auch Vitamin D (s. u.), das unter der Einwirkung von Sonnenlicht in der Haut gebildet wird, hat in experimentellen Modellen eine Schutzwirkung gegen die Enzephalomyelitis gezeigt.

In einer Fall-Kontroll-Studie wurden in Tasmanien 136 MS-Kranke mit kernspintomographisch gesicherter Diagnose 272 alters- und geschlechtsentsprechenden Kontrollen gegenübergestellt. Alle Studienteilnehmer wurden befragt, wie häufig sie als Kinder und Jugendliche im Sommer und Winter der Sonne ausgesetzt waren. Für die Exposition im Sommer wurden Informationen zu jedem einzelnen Lebensjahr erhoben. Außerdem wurde anhand der Hautoberfläche das Ausmaß der Strahlenschädigung festgestellt und der Haut-Phänotyp identifiziert. Studienteilnehmer, die im Alter von sechs bis 15 Jahren an den Sommerwochenenden und in den Ferien jeweils zwei bis drei Stunden täglich an der Sonne verbrachten, hatten ein stark reduziertes MS-Risiko. Der Einfluss der UV-Bestrahlung im Alter über 15 Jahren war dagegen nicht von großer Bedeutung. Dabei war für das unterschiedliche MS-Risiko offensichtlich die UV-Bestrahlung im Sommer wichtiger als die im Winter (van der Mei 2003).

Vitamin D

Vitamin D, das in erster Linie durch UV-Strahlen im Körper produziert oder mit der Nahrung aufgenommen wird, scheint das Risiko, an Multipler Sklerose zu erkranken, um bis zu 40% zu senken (Munger 2004).

Da Multiple Sklerose mit zunehmender Entfernung vom Äquator immer häufiger wird, war bereits früher ein Zusammenhang zwischen diesem Vitamin und der Erkrankung vermutet worden. Munger et al. (2004) werteten Daten von rund 190 000 Krankenschwestern aus, deren gesundheitlicher Werdegang und Ernährungsgewohnheiten zehn bzw. 20 Jahre lang verfolgt worden waren. In diesem Zeitraum erkrankten 173 Teilnehmerinnen an Multipler Sklerose. Bei den Frauen mit der höchsten Gesamtaufnahme von Vitamin D war die Häufigkeit der Erkrankung 33% niedriger auf als bei den Frauen mit der niedrigsten Aufnahme. Nahmen die Studienteilnehmerinnen zusätzlich Vitamin-D-Tabletten ein, sank ihr Erkrankungsrisiko sogar um 40%. Nach Meinung der Autoren lassen sich daraus aber noch keine Empfehlungen ableiten. Bei aller Euphorie ist es verfrüht zu glauben, dass allein die Einnahme einer ausreichend hohen Dosis an Vitamin D das Erkrankungsrisiko für die MS reduzieren würde.

Hormonale Kontrazeptiva

Das Hormon Östrogen beeinflusst das Immunsystem. Frauen, die oral verhüten oder schwanger sind (☞ 1.3.3), haben erhöhte Östrogenmengen im Blut. Um den Östrogeneinfluss auf den Krankheitsverlauf der MS zu untersuchen, wurde bei 106 Frauen, bei denen MS diagnostiziert worden war, und bei 1001 Frauen, die nicht an MS litten, ermittelt, ob sie die „Pille“ genommen oder in den vergangenen drei Jahren ein Kind geboren hatten. Bei den Frauen, die seit drei Jahren die Pille einnahmen, war das MS-Risiko um 40% geringer als bei denjenigen, die nicht oral verhüteten (Álvaro et al. 2005).

1.3.3 Schwangerschaft

Während einer Schwangerschaft nimmt das Risiko, einen MS-Schub zu erleiden, mit der Dauer der Gravidität ab und ist im letzten Drittel am geringsten. Vermutlich spielen hierbei die veränderten Hormonspiegel eine protektive Rolle. Außerdem kommt es während der Schwangerschaft zu Veränderungen im Immunsystem, die eine geringere Krankheitsaktivität bewirken. Grundlegende immunologische Untersuchungen zeigen, dass die „schützende" T-Helfer-2-Antwort während der Schwangerschaft besonders stark ausgeprägt ist (Kruse et al. 2000). Das Ausmaß der Schubreduktion während einer Schwangerschaft liegt zwischen 30 und 50% (Damek 1997).
In den ersten sechs Monaten nach der Schwangerschaft steigt das Risiko eines Schubes und liegt dann zwei- bis dreimal höher ist als bei den Kontrollpersonen (PRISMS 1998, Confavreux et al. 1998).
Ein weiterer Aspekt ist der Einfluss einer Schwangerschaft auf den Langzeitverlauf der MS-Erkrankung. Nach den vorliegenden Studien kann davon ausgegangen werden, dass auf lange Sicht der Krankheitsverlauf durch eine oder mehrere Schwangerschaften nicht beeinflusst wird (Damek 1997). Auch die Schwangerschaft selbst wird durch die Erkrankung nicht beeinflusst. Ebenso unterscheiden sich die Geburt und die Fehlbildungsrate bei den Kindern nicht von der Normalbevölkerung.

1.3.4 Schutzimpfungen und demyelinisierende Erkrankungen

Unter allen in diesem Buch an anderer Stelle aufgeführten möglichen Ursachen und Auslösern demyelinisierender Erkrankungen des ZNS (☞ 1.3.1 – 1.3.3) kommt Schutzimpfungen eine Sonderrolle zu, handelt es sich bei diesen doch nicht um schicksalhafte Faktoren genetischer oder immunologischer Konstitution oder nicht beeinflussbare sonstige äußere Einwirkungen, sondern um willkürlich und in mutmaßlich bester präventiver Absicht iatrogen herbeigeführte Maßnahmen. Da Schutzimpfungen, wie alle Verfahren präventiver Medizin, per definitionem an gesunden Kindern und Erwachsenen durchgeführt werden, von denen zum Zeitpunkt der Impfung niemand vorherzusagen vermag, ob die durch die Impfung verhinderte Erkrankung diese Menschen überhaupt jemals bedrohen wird, sind an die Untersuchung der Impfstoffsicherheit bzw. der mit der Impfung verbundenen Risiken besonders hohe Ansprüche zu stellen. Umso mehr verwundert das Eingeständnis höchster zuständiger Stellen, zuverlässige Aussagen zur Sicherheit der in Deutschland verwendeten Impfstoffe seien auf der Grundlage der zur Verfügung stehenden Daten nicht zu treffen (Keller-Stanislawski 2004) – dies gelte sowohl für die Sicherheit bestimmter Impfstoffe im Allgemeinen als auch für die Häufigkeit einzelner unerwünschter Nebenwirkungen im Besonderen und damit selbstverständlich auch für das Vorkommen demyelinisierender Erkrankungen nach Impfungen. Mit diesem Problem stehen die deutschen Behörden jedoch nicht allein da: Auch z. B. in Frankreich wurde im Zusammenhang mit der Kontroverse über die Hepatitis-B-Impfung eine Verbesserung der Impfstoffüberwachung dringend angemahnt (Jefferson 2001).
Da wir die pathophysiologischen und immunologischen Vorgänge beim Entstehen demyelinisierender Erkrankungen des ZNS im Detail bis heute nicht kennen, bleiben als Quelle für Verdachtsmomente bezüglich des Zusammenhanges zwischen einer Impfung und der entsprechenden Erkrankung im Wesentlichen (mit Ausnahme der Hepatitis-B-Impfung) anekdotisch-kasuistische Einzelfallberichte oder Ergebnisse tierexperimenteller Studien. Erstere leiten die vermutete Kausalität lediglich aus der zeitlichen Koinzidenz von Impfung und Erkrankung her, bei letzteren bleiben naturgemäß Fragen nach der Übertragbarkeit auf den Menschen.

Derartige Verdachtsmomente bestehen der Literatur zufolge bei folgenden Impfungen:
- Hepatitis B (Girard 2005, Hernan et al. 2003, Hernan et al. 2004, Tourbah et al. 1999),
- Tetanus (Gout 2001, Bolukbasi 1999), passiv (Hamidon 2003),
- Keuchhusten/Pertussis (Gout 2001),
- Kinderlähmung/Poliomyelitis (Ozawa et al. 2000, Arya 2001),
- Masern (Duclos 1998),
- Röteln (Tsuru et al. 2000),
- Influenza (Garea Garcia-Malvar et al. 2004, Vilain et al. 2000, Iyoda et al. 2004),
- FSME (Schattenfroh 2004),
- Gelbfieber (Gout 2001),
- Tollwut (Kulkarni et al. 2004, Poser 2004),
- Japanische Enzephalitits (Kurane 2005, Okabe 2005).

Wie wenig wir zur Zeit noch über den beobachteten Zusammenhang zwischen Impfungen und demyelinisierenden Erkrankungen wissen und erklären können, beweisen auch aktuelle Untersuchungen, die der Tetanus-Impfung einen protektiven Effekt gegenüber der Multiplen Sklerose nachweisen: In einer Metaanalyse mehrerer Studien errechnete Hernan eine Odds ratio für Multiple Sklerose nach Tetanusimpfung von 0,67 (Hernan 2006).

Formen demyelinisierender Erkrankungen nach Impfung

Bei der Mehrzahl der berichteten klinischen Fälle handelt es sich um eine zeitnah nach der betreffenden Impfung auftretende akute disseminierte Enzephalomyelitis (ADEM). Diese mit den typischen Symptomen einer Enzephalomyelitis einhergehende demyelinisierende Erkrankung zeigt meist einen monophasischen Krankheitsverlauf, rezidivierende Verläufe (mit Rezidiven z. B. nach Auffrischimpfungen) (Konstantinou et al. 2001) und solche mit Residualsymptomen sind jedoch immer wieder beschrieben worden. Obwohl die ADEM vor allem im Kindesalter auftritt und in der Regel eine gute Prognose hat, sind mehrfach Fälle auch bei Erwachsenen (Gallas et al. 2006) und solche mit fulminantem Verlauf (z. B. bei immunkompromittierten Patienten (Raychaudhuri et al. 2006)) beschrieben worden.

Inwieweit schon die erste enzephalomyelitische Episode einer ADEM diagnostisch sicher von der Erstmanifestation einer „klassischen" MS abgegrenzt werden kann, wird in der Literatur kontrovers diskutiert (Hynson et al. 2001): Während viele Autoren die Abwesenheit oligoklonaler Banden im Liquor bei der ADEM als differentialdiagnostisches Kriterium anführen (Tenembau et al. 2002), finden sich diese anderen Arbeiten zufolge zumindest vorübergehend eventuell auch bei einer nachträglich klar als ADEM zu klassifizierenden demyelinisierenden Erkrankung (Menge et al. 2005). Gerade bei rezidivierenden ADEM-Verläufen ist eine sichere Abgrenzung gegen eine MS erst aus der längerfristigen Beobachtung möglich (Erazo-Torricelli 2006), wobei umstritten bleibt, ob ein Teil der ADEM-Patienten im späteren Verlauf eine MS entwickelt (Garg 2003). Ob es sich zusammenfassend bei der ADEM um eine eigene Entität oder eine Sonderform der MS handelt, bleibt Gegenstand kontroverser Diskussion (Schwarz et al. 2001).

Eine MS im engeren Sinne wurde beobachtet nach der Hepatitis B- (Tourbah et al. 1999) und der Tollwutimpfung (Poser 2004).

Tierexperimentell wird die experimentelle allergische Enzephalitis (EAE) (auch CREAE für chronisch-rezidivierende EAE) als Modell für die MS verwendet. Hierfür werden Versuchstiere mit Nervengewebe inokuliert, worauf es bei ihnen zu einem autoimmunologischen Prozess des ZNS mit Demyelinisierung kommt (☞ 1.6.1) (Jones 2003).

Immunologische Mechanismen

Auch wenn die zugrunde liegende immunologischen Prozesse noch weitgehend unverstanden sind, werden folgende Erklärungsmodelle für den Zusammenhang zwischen Impfungen und demyelinisierenden Erkrankungen diskutiert: Am leukoenzephalopathischen Prozess scheinen sowohl Mechanismen der primären als auch der sekundären Autoimmunreaktion beteiligt zu sein (Menge et al. 2005), ausgelöst z. B. durch die Impfung mit Impfstoffen, die Bestandteile von Nervengewebe enthalten (Jones 2003). Neben einer zytokinvermittelten, unspezifischen Stimulation autoreaktiver T-Zellen (Bystander-Effekt) (McCoy et al. 2006), die z. B. von in Impfstoffen enthaltenen Additiva wie Thiomersal oder Aluminiumhydroxid hervorgerufen werden kann (Fournie et al. 2001), ist der Mechanismus des „molekularen Mimikrys" bei diesem Prozess von besonderer Bedeutung (Murthy 2002). Hierbei ist eine antigenetische Ähnlichkeit z. B. zwischen Viruskapsidproteinen (Tsunoda et al. 2006) und menschliche Myelinantigenen die Ursache einer immunologischen Kreuzreaktion und damit der Bildung entsprechender Autoantikörper. Die immunologische Initiation dieses Prozesses kann zumindest nach Virusinfektionen offensichtlich subklinisch verlaufen, nach entsprechender Prädisposition (Priming) kann dann lange nach diesem Vorgang ein unspezifischer Reiz ausreichen, um die eigentlichen Entmarkungsprozesse auszulösen (Theil et al. 2001). In letzter Konsequenz kommt es zu einer – bei der ADEM unter Umständen nur vorübergehenden (Murthy 2002) – T-Zell-vermittelten Autoimmunreaktion gegen das Myelinbasiseiweiß mit der Folge der bekannten Demyelinisierung (Garg 2003).

Neben den Zytokinen scheinen auch andere Transmitterstoffe eine entscheidende Rolle zu spielen – so kann das Blockieren bestimmter Rezeptoren für Tumornekrosefaktor (TNF)-assoziierte Mediatorsubstanzen im Tierversuch den Verlauf einer EAE positiv beeinflussen (Mueller et al. 2005). Diese Blockierung wurde durch eine spezifische Impfung mit entsprechenden Antigenpräparationen erreicht, sodass in ferner Zukunft Impfungen vielleicht auch eine therapeutische Rolle bei demyelinisierenden Erkrankungen zukommen könnte (McDevitt 2004). Auch eine durch entsprechende Vakzine provozierte Blockierung von Faktoren, die das Nervenwachstum inhibieren (Nogo A) konnte im Tierversuch eine EAE günstig beeinflussen bzw. die Regeneration deutlich verbessern (Karnezis et al. 2004).

Selbst bei modernen DNA-Impfstoffen ließ sich im Tierexperiment nachweisen, dass die häufig als Vektor des eigentlichen Impfstoffes verwendete bakterielle Plasmid-DNA in der Lage ist, über eine Stimulation von Zytokinen und Interleukinen demyelinisierende Erkrankungen des ZNS auszulösen (Tsunoda et al. 1999).

Gerade der Zusammenhang zwischen MS und Hepatitis-B-Impfung wurde über lange Zeit mit dem Argument von der Hand gewiesen, es bestünden zwischen menschlichem Gewebe und dem verwendeten Impfstoff keine immunologischen Ähnlichkeiten, die eine autoimmunologische Reaktion ermöglichen würden. Erst jüngere Arbeiten konnten die Lücke schließen: Die produktionsbedingte Kontamination auch moderner HB-Impfstoffe mit HB-Polymerase, welche deutliche Eiweißähnlichkeiten mit menschlichem Myelinprotein aufweist, könnte via molekulares Mimikry (s. o.) der Auslöser der Autoimmunreaktion sein (Faure 2005). Zusätzlich gibt es offensichtlich sequenzielle Ähnlichkeiten in der Aminosäurestruktur zwischen Teilen des HB-Oberflächen-Antigens auf der einen Seite und Myelinbasisproteinen (MBP) bzw. Myelin-Oligodendrozyten-Glykoprotein (MOG) auf der anderen Seite, wodurch es nach einer Hepatitis-B-Impfung zu einem zumindest vorübergehenden, signifikanten Anstieg von Autoantikörpern gegen körpereigene Myelinbestandteile kommt (Bogdanos et al. 2005).

Epidemiologie

Die Assoziation zwischen der Hepatitis-B-Impfung und demyelinisierenden Erkrankungen gehört zu den am intensivsten untersuchten Impfnebenwirkungen überhaupt: Als die französischen Gesundheitsbehörden nach entsprechenden Fallberichten die flächendeckende Hepatitis-B-Impfung in Frankreich vorübergehend aussetzten, wurde (auch von Seiten der WHO) eine große Zahl von Studien initiiert, die – trotz unterschiedlicher Ergebnisse – letztendlich zur Wiedereinführung der Impfung führten. In einer Metaanalyse dieser Untersuchungen kommt der französische Epidemiologe Marc Girard jedoch zu dem Ergebnis, dass die Aussagen zur Sicherheit des Hepatitis-B-Impfstoffes tendenziös seien und die verantwortlichen offiziellen Stellen systematisch diejenigen Studien, die den Impfstoff entlasteten, trotz nachweislicher schlechterer Studienqualität und minderer statistischer Aussagekraft in den Vordergrund der Argumentation stellten, wohingegen kritische Untersuchungen, die einen Zusammenhang zwischen HB-Impfung und demyelinisierenden Erkrankungen nahe legen, trotz besserer Studienqualität und stärkerer statistischer Aussagekraft ignoriert worden seien. Die letztgenannten Untersuchungen wie z. B. die Arbeiten von Hernan (2003, 2004) legen ein signifikant erhöhtes MS-Risiko nach Hepatitis-B-Impfung nahe. Laut Girard falle – parallel zur Einführung der flächendeckenden HB-Impfung bei Säuglingen – eine deutliche Zunahme von MS-Fällen bei Kindern auf, in einer Altersgruppe also, wo eine Multiple Sklerose bis vor einigen Jahren noch zu den medizinischen Raritäten zählte.

1.4 Immunologie

Das Immunsystem ist für die Abwehr körperfremder Substanzen (Antigene) und für die Elimination anomaler (z. B. maligne entarteter) Körperzellen verantwortlich. Die Immunabwehr wird über das lymphatische System vermittelt. Organe des lymphatischen Systems sind im gesamten Organismus verteilte Zellen und Moleküle (Immunglobuline, Lymphokine).

Zum menschlichen Immunsystem gehören unspezifische sowie spezifische Abwehrmechanismen. Die unspezifische Immunabwehr richtet sich gegen alle Fremdstoffe im Körper, die spezifische gegen bestimmte Krankheitserreger oder Fremdkörper (Antigene), die vom immunologischen Gedächtnis wiedererkannt werden. Die Immunreaktionen der spezifischen Abwehr sind somit erworben. Es wird zwischen zellulärer und humoraler Abwehrreaktion unterschieden.

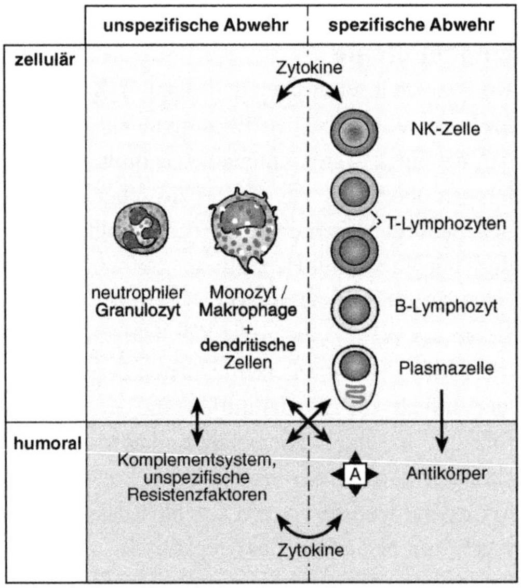

Abb. 1-1: Das Immunsystem des Menschen.

1.4.1 Zelluläre Abwehr

Die zelluläre Abwehr erfolgt durch bestimmte Immunzellen wie z. B. T-Lymphozyten, Makrophagen und neutrophile Granulozyten. T-Lymphozyten werden unter Einfluss des Thymus (Bries/Brustdrüse: primäres Organ des lymphatischen Systems, von grundlegender Bedeutung für die immunologische Prägung der zellvermittelten Immunität) in Perinatalperiode und Kindheit aus Stammzellen geprägt.

Sie siedeln sich nach ihrer Ausdifferenzierung während der so genannten Thymuspassage als Träger der zellvermittelten Immunität größtenteils in den sekundären Organen des lymphatischen Systems (Milz und Lymphknoten) an. T-Lymphozyten üben verschiedene Funktionen als Helfer-, Gedächtnis-, Killer- und Suppressorzellen aus.

Sie können als T-Helferzellen Antigene auf antigenpräsentierenden Zellen erkennen. Dazu erkennt Ihr T-Zell-Rezeptor ein spezielles Molekül auf den antigenpräsentierenden Zellen (MHC-Molekül), das mit dem speziellen Antigen auf dem T-Zell-Rezeptor zusammenpasst. Durch diesen Vorgang der Erkennung werden T-Effektorzellen produziert, die einerseits als zytotoxische Zellen infizierte Zellen angreifen und abtöten. Als T-Helferzellen können sie andererseits Makrophagen aktivieren und die Antikörperproduktion in den B-Zellen anregen. T-Suppressorzellen hemmen und kontrollieren eine Immunantwort. Sie wirken reduzierend auf die Ausschüttung von Zytokinen, löslichen Mediatoren, die von Zellen des Immunsystems wie Makrophagen und Lymphozyten sezerniert werden und das Verhalten anderer Zellen beeinflussen. Sie sind wiederum nötig zur Aktivierung von T-Zellen.

1.4.2 Humorale Abwehr

Die humorale Abwehr beruht hauptsächlich auf der Funktion von Antikörpern, die von ausdifferenzierten B-Lymphozyten (Plasmazellen) gebildet werden. B-Lymphozyten entstehen im Knochenmark und fungieren außer als Plasmazellen auch als Gedächtniszellen.
Antikörper sind eine zu den Gammaglobulinen gehörende heterogene Gruppe von Glykoproteinen (Immunglobuline), die nach Kontakt des Organismus mit Antigenen in Körperflüssigkeiten sezerniert werden. Sie reagieren dann mit dem entsprechenden Antigen spezifisch (Antigen-Antikörper-Reaktion). Ein Teil der B-Zellen bleibt nach einer solchen Infektion im Körper als Gedächtniszellen erhalten. Dieses so genannte immunologische Gedächtnis ermöglicht eine schnellere und stärkere immunologische Antwort auf eine Reinfektion.

1.5 Pathologie

Definition
Encephalomyelitis disseminata. Disseminierte Entzündung des Gehirns und des Rückenmarks. Multiple Sklerose (MS).
Die charakteristischen Läsionen der MS sind mehrere (multiple) disseminiert verteilte, verhärtete (sklerosierte) Herde (Plaques). Aufgrund der Narbenbildung in den Herden ist die Konsistenz gegenüber umgebenden Gebieten erhöht bzw. sklerosiert.

Bei der Multiplen Sklerose lassen sich als typisches Merkmal disseminiert verteilte Entmarkungsherde (Plaques) im zentralen Nervensystem nachweisen.

Tab. 1-3: Histopathologie der Multiplen Sklerose

Subtyp I	Primär immunologisch induzierte Entmarkung (Makrophagen-/T-Zell-vermittelt)
Subtyp II	Antikörper-/Komplement-mediiert
Subtyp III	Vermutete Störung des Oligodendrozytenstoffwechsels (Oligodendrozytenapoptose, Verlust von Myelin-assoziiertem Glykoprotein (MAG), Hypoxiezeichen
Subtyp IV	Untergang von Oligodendrozyten in der periläsionalen weißen Substanz

Charakterisierung der MS-typischen Plaques:
- Aktivierte Mikrogliazellen, T-Lymphozyten und Makrophagen,
- Demyelinisierte Axone,
- Infiltrationen mit Immunzellen.

Plaques sind hauptsächlich, aber nicht ausschließlich in der weißen Substanz des ZNS und besonders im Bereich der Ventrikel mit Beziehung zu kleinen Blutgefäßen lokalisiert. Gefäßnah finden sich eher infiltrierende $CD4^+$-T-Helferzellen, während $CD8^+$-T-Zellen (Suppressorzellen) eher innerhalb der Läsionen vorkommen. Weiterhin sind B-Zellen, Plasmazellen und Antikörperablagerungen nachweisbar (☞ 1.4).
Neuere Untersuchungen belegen eine große histopathologische Heterogenität der MS. Nach derzeitigem Kenntnisstand gibt es vier histopathologische Haupttypen mit sehr variabler Liquorzytologie (Lucchinetti et al. 2000, Lassmann et al. 2001, Aboul-Enein et al. 2003).

1.6 Pathophysiologie

1.6.1 Konzept der Autoimmun-Enzephalomyelitis

$CD4^+$-T-Helferzellen-vermittelte Pathogenese

Historisch beruht das Konzept der Autoimmun-Enzephalomyelitis auf Beobachtungen von akut demyelinisierenden Enzephalomyelitiden beim Menschen, die nach Gabe von mit Myelin-Antigenen kontaminiertem Tollwutimpfstoff aufgetreten waren (Remlinger 1928). Auch im Tier konnte nach peripherer Gabe von Myelin-Antigenen und einem Adjuvans eine akute oder chronische Entzündung des ZNS ausgelöst werden (Rivers et al. 1933). Damit war das Tiermodell der experimentellen Autoimmun-Enzephalomyelitis (EAE) geschaffen, das in verschiedenen Modifikationen bis heute das zentrale Modell für die Untersuchung der Immunpathogenese der MS und ihrer Therapie ist.

Das EAE-Konzept beruht auf der Annahme, dass $CD4^+$-T-Helferzellen (☞ 1.4), die spezifisch gegen Antigene der Myelinscheiden gerichtet sind, die Blut-Hirn-Schranke überwinden, in das ZNS eindringen und zumindest in den frühen Stadien der schubförmigen MS (☞ 2.1.1) eine grundlegende Rolle spielen. Dort aktivieren sie durch Th1-Zytokine Mikrogliazellen als Immunoeffektorzellen, die dann ihrerseits durch Freisetzung großer Mengen toxischer Zytokine und freier Sauerstoff- und Stickstoffradikale Oligodendrozyten schädigen. Darüber hinaus kommt es zur klonalen Expansion von B-Zellen und zur Produktion von Antikörpern, die gegen die Myelinscheidenproteine MBP und MOG gerichtet sind. Da diese Antikörper in Serum, Liquor und Gehirn sowie MBP-spezifische T-Zellen im Blut von MS-Patienten nachgewiesen werden konnten, schien die weitgehende Parallelität zwischen der EAE im Tiermodell und der menschlichen MS offenkundig.

Insgesamt überwiegen im Zytokinmuster der MS die Th1-Zytokine wie TNF-α und IFN-γ. Externe Gaben von IFN-γ lösen beim Menschen verstärkt MS-Schübe aus (Panitsch 1987). Die sensibilisierten T-Zellen finden ihren Weg ins Zentralnervensystem nur dann, wenn sie von anderen Zellen geleitet werden. Dazu wird ein Eiweiß der Zielstruktur (Antigen) präsentiert. Diese Vermittlerrolle wird offensichtlich von dendritischen Zellen wahrgenommen, die sich bei Multipler Sklerose an der Blut-Hirn-Schranke befinden, wo sie den T-Zellen als Lotsen dienen. Wie Tierexperimente zeigen, sind die dendritischen Zellen für die Entwicklung der Krankheit absolut notwendig. Ohne sie können die T-Zellen ihre Zielstrukturen nicht erkennen, sodass die sonst typischen Entzündungsherde im Nervengewebe (Plaques) ausbleiben.

Weitere Experimente widerlegen zudem die verbreitete Ansicht, wonach bei der MS bestimmte Gehirnzellen oder Zellen aus lymphatischen Organen als Vermittler zwischen Immun- und Nervensystem agieren. Darüber hinaus scheint es einen Zusammenhang zwischen der Anzahl dendritischer Zellen an der Blut-Hirn-Schranke und dem Schweregrad der Erkrankung zu geben, was diese Zellen als neues Ziel einer MS-Therapie interessant macht (Greter 2005).

Zweifel am geltenden Immunkonzept

Entgegen den Erwartungen aus der Interpretation des EAE-Modells besserte eine Therapie mit TNF-α-bindenden Antikörpern (Infliximab) oder löslichen TNF-α-Rezeptoren (Etanercept, Lenercept) die Erkrankung nicht, sondern verschlimmerte sie sogar (The Lenercept Multiple Sclerosis Study Group and The University of British Columbia MS/MRI Analysis Group 1999, Van Oosten et al. 1996). Weitere Beobachtungen führten schließlich zu dem Schluss, dass Th1-Zellen oder Th1-Zytokine keine unabdingbare Voraussetzung für die Entwicklung einer Autoimmun-Enzephalomyelitis darstellen.

Diese neuen Erkenntnisse über die Immunpathogenese der Multiplen Sklerose stellen das geltende Krankheitskonzept einer $CD4^+$-Th1-Zell-vermittelten Autoimmunpathogenese infrage. Das Modell der experimentellen Autoimmun-Enzephalomyelitis an Tierstämmen, in denen sich schubförmig remittierende Krankheitsverläufe auslösen und alle histopathologischen Kennzeichen der humanen Erkrankung finden lassen, hat ohne Zweifel seine Berechtigung als Analogie. Die Erkrankung im Tier lässt sich jedoch nicht vollständig mit der MS des Menschen zur Deckung bringen.

1.6.2 Heterogene Erkrankung

Nicht nur die neu gewonnenen Daten, auch die klinische Vielfalt der Krankheitsverläufe weist darauf hin, dass die MS eine heterogene Erkrankung ist, der möglicherweise verschiedene Pathomechanismen oder gar Ätiologien zugrunde liegen. Nach neueren Erkenntnissen ist der neuronalen Schädigung als Ursache der Funktionsverluste und des klinischen Bildes mehr Bedeutung beizumessen. Es konnte gezeigt werden, dass eine axonale Schädigung bereits in frühen Stadien der Erkrankung auftritt (☞ 3.3.4) (Bitsch et al. 2000, Bo et al. 2003). Das Ausmaß des axonalen Defekts korreliert mit dem permanenten klinischen Defizit der Patienten (Davie et al. 1995).

Entzündungsmediatoren

Die genauen Mechanismen, die dafür verantwortlich sind, dass Axone in MS-Plaques geschädigt werden, sind noch unklar. Löslichen und zellulären entzündlichen Mediatoren kommt dabei wohl eine entscheidende Rolle zu (Kuhlmann et al. 2002). Obwohl die MS traditionell als eine Erkrankung des Myelins und somit der weißen Substanz betrachtet wird, haben neuere pathologische Studien auch einen Befall der grauen Substanz (Kortex und tiefe Hirnkerne) nachgewiesen. Diese Areale sind myelinisiert, wenn auch weniger ausgeprägt als die weiße Substanz. In Läsionen der grauen Substanz können Entzündungsmediatoren und -zellen direkt auf Nervenzellen einwirken.

Retroviren

Als Ursache einer nicht autoimmun bedingten Entzündung werden neuerdings auch MS-assoziierte Retroviren diskutiert, die immunstimulierende Substanzen bilden. Solche Superantigene können im zentralen Nervensystem zu einer Entzündungsreaktion im Zentralnervensystem wie bei der MS führen (Perron et al. 2005).

Remyelinisierung

Neben entzündlich-entmarkenden und degenerativen Vorgängen laufen im Gehirn von MS-Patienten gleichzeitig reparative Prozesse ab – vor allem eine Neubildung von Markscheiden. Allerdings lassen sich interindividuell große Unterschiede bei der Effizienz der Remyelinisierung feststellen. Oft findet man am Rand der Läsion einen Saum mit neugebildeten Markscheiden. Der Remyelinisierungsprozess scheint jedoch aus noch ungeklärten Gründen plötzlich zu stoppen und nicht weiter ins Zentrum der Läsion vorzudringen (Bruck et al. 2003).

Über die axonale und neuronale Regeneration bei der MS ist noch wenig bekannt.

1.6.3 Neurodegenerative Prozesse

Bei der Erforschung der Krankheitsprogression rücken, unabhängig von der Entzündung, zunehmend neurodegenerative Entwicklungen ins Zentrum des Interesses. Diese spielen vor allem bei den histopathologischen Subtypen III und IV (☞ Tab. 1-3) eine Rolle. Unbestritten ist, dass in der Phase schleichender Progression entzündliche Prozesse in den Hintergrund treten.

> Wenn die Krankheitsprogression überwiegend auf einer nicht entzündlichen Degeneration beruht, darf am Dogma der langfristigen Vermeidung einer Behinderung durch eine frühzeitige Immuntherapie gerüttelt werden.

Confavreux und Mitarbeiter fanden heraus, dass 37% von 1074 MS-Patienten nach dem ersten MS-Schub ohne Immuntherapie über einen Zeitraum von fünf Jahren schubfrei blieben und 24% einen weiteren Schub erlitten. Eine Behandlung mit Interferon-β führt zum Rückgang entzündlicher Herde, aber gleichzeitig nehmen eine diffuse Axonschädigung, Demyelinisierung und Behinderung zu. Kann der Patient weniger als 500 Meter als ununterbrochene Gehstrecke zurücklegen, haben Schübe oder Immuntherapie kaum noch Einfluss auf eine zunehmende Behinderung (Kornhuber et al. 2005).

Literatur

Aboul-Enein F, Rauschka H, Kornek B, Stadelmann C, Stefferl A, Bruck W et al.: Preferential loss of myelin-associated glycoprotein reflects hypoxia-like white matter damage in stroke and inflammatory brain diseases, J Neuropathol Exp Neurol 2003(62):25 – 33

Acheson ED, Bachrach CA Wright FM: Some comments on the relationship of the distribution of multiple sclerosis to latitude, solar radiation, and other variables, Acta psychiatr Scand 1960(35), suppl. 147:132

Acheson ED: Multiple sclerosis in British Commonwelath countries in the southern hemisphere, Br J Prev Soc Med 1961(15):118

Alter M, Okihiro M, Rowley W, Morris T: Multiple sclerosis among Orientals and Caucasians in Hawaii, Neurology 1971(21):122-130

Alter M., Leibowitz U, Spector J: Risk of multiple sclerosis related to age at immigration. Arch Neurol 1966(15):234-237

Álvaro A, Jick SS, Olek MJ, Ascherio A, Jick H, Hernán MAL: Recent Use of Oral Contraceptives and the Risk of Multiple Sclerosis, Arch Neurol 2005(62):1362-1365

Arya SC: Acute disseminated encephalomyelitis associated with poliomyelitis vaccine, Pediatr Neurol 2001(24):325

Bauer HJ: Irrwege und Fortschritte in der Behandlung der Multiplen Sklerose, Broschüre der DMSG 1999

Benedikz J, Magnusson H, Guomundsson G: Multiple Sclerosis in Iceland with observations on the alleged epidemic in the Faroe Islands, Ann Neurol 1994(36), suppl. 2:S175-S179

Berger T et al.: Antimyelin Antibodies as a Predictor of Clinically Definite Multiple Sclerosis after a First Demyelinating Event, NEJM 2003(349):139-145

Bitsch A, Schuchardt J, Bunkowski S, Kuhlmann T, Brück W: Acute axonal injury in multiple sclerosis. Correlation with demyelination and inflammation, Brain 2000(123):1174-1183

Bo L, Vedeler CA, Nyland H, Trapp BD, Mork SJ: Intracortical multiple sclerosis lesions are not associated with increased lymphocyte infiltration, Mult Scler 2003(9):323-331

Bogdanos DP, Smith H, Ma Y, Baum H et al.: A study of molecular mimicry and immunological cross-reactivity between hepatitis B surface antigen and myelin mimics, Clin Dev Immunol 2005(12): 217-224

Bolukbasi O, Ozmenoglu M: Acute disseminated encephalomyelitis associated with tetanus vaccination, Eur J Neurol 1999(41):231-232

Brain WR: Critical rewiew: disseminated sclerosis, Quart J Med 1930(23):243-291

Bruck W, Kuhlmann T, Stadelmann C: Remyelination in multiple sclerosis, J Neurol Sci 2003(206):181-185

Buljevac D et al.: Prospective study on the relationship between infections and multiple sclerosis exacerbations, Brain 2002(125): 952-960

Carswell R: Pathological anatomy: illustrations of the elementary forms of disease, Longman, London 1838

Charcot JM: Histologie de la sclérose en plaques, Gaz Hop 1868:554-555, 557-558

Charcot JM: Lectures on diseases of the nervous system. The New Sydenham Society, London 1877

Compston DAS: The dissemination of multiple sclerosis. The Langdon-Brown lecture 1989, J R Coll Physicians Lond 1990(24): 207-218

Confavreux et al.: Pregancy Multiple Sclerosis Group. Rate of pregnancy-related relaps in multiple sclerosis, N Egl J Med 1998(339): 285-291

Cruveilhier J: Anatomie pathologique du corps humain, Bailliere, Paris 1842

Damek DM, Shuster EA: Pregancy and multiple sclerosis, Mayo Clin Proc 1997(72):977-989

Davie CA, Barker GJ, Webb S, Tofts PS, Thompson AJ, Harding AE et al.: Persistent functional deficit in multiple sclerosis and autosomal dominant cerebellar ataxia is associated with axon loss, Brain 1995(118):1583-1592

De Keyser J et al.: Effects of influenza vaccination and influenza illness on exacerbation in multiple sclerosis, J Neurol Sci 1998(159):51-53

Dean G, Kurtzke J: On the risk of multiple sclerosis according to age at immigration to South Africa, BMJ, 1971(3):725-729

Denny-Brown D, Brenner C: Lesion in peripheral nerve resulting from compression by spring clip, Archive of Neurology and Psychiatry 1944(52):1-19

Duclos P, Ward BJ: Measles vaccines: a review of adverse events, Drug Saf 1998(19):435-454

Ebers G, Bulman D, Sadovnick A et al.: A population-based study of MS-twins, N Engl J Med 1986(315):1638-1642

Ebers G, Sadovnick AD, Risch NJ: A genetic basis for familial aggregation in multiple sclerosis, Nature 1995(377):150-151

Ebers GC, Sadovnick AD: Epidemiology, in: Paty DW, Ebers GC (eds.): Multiple sclerosis. FA Davis, Philadelphia 1998

Ebers GC, Sadovnick AD: The geographic distribution of multiple sclerosis: a review, Neuroepidemiology 1993(12):1-5

Erazo-Torricelli R: Acute disseminated encephalomyelitis in children, Rev Neurol 2006(42, suppl 3):S75-82

Faure E: Multiple sclerosis and hepatitis B vaccination: could minute contamination of the vaccine by partial hepatitis B virus polymerase play a role through molecular mimicry?, Med Hypotheses 2005(65):509-520

Firth D: The case of Augustus d'Esté (1794-1848):The first account of disseminated sclerosis, Proc Roy Soc Med 1940(34):381-384

Flodin U et al.: Multiple sclerosis in nurse anaesthetists, Occupational & Environmental Med 2003(60):66-68

Fournie GJ, Mas M, Cautain B, Savignac M et al.: Induction of autoimmunity through bystander effects. Lessons from immunological disorders induced by heavy metals, J Autoimmun 2001(16): 319-326

Frerichs FT: Über Hirnsklerose, Arch Ges Med 1849(10):334-337

Gallas S, Pombourcq F, Delcourt C, Toubas O et al.: ADEM: a rare and serious demyelinating disorder of adults, J Neuroradiol. 200(33):194-200

Garea Garcia-Malvar MJ, Moche Loeri JA, Bachiller Luque P, Fernandez Gomez C: Acute disseminated encephalomyelitis secondary to influenza vaccination, An Med Interna 2004(21):462-463

Garg RK: Acute disseminated encephalomyelitis, Postgrad Med J 2003(79):11-17

Girard M: Autoimmune hazards of hepatitis B vaccine, Autoimmunity Rev 2005(4):96-100

Goddin DS, Ebers GC, Johnson KP, Rodriguez M, Sibley WA, Wolinsky JS: The relationship of MS to physical trauma and psychological stress, Neurology 1999(52):1737-1745

Gout O: Vaccinations and multiple sclerosis, Neurol Sci 2001(22): 151-154

Greter M, Heppner F, Lemos MP, Odermatt BM et al.: Dendritic cells permit immune invasion of the CNS in an animal model of multiple sclerosis, Nature Med 2005(328):334

Grossman RI et al.: Multiple sclerosis: gadolinium enhancement in MR imaging, Radiology 1986(161):721-725

Hamidon BB, Raymond AA: Acute disseminated encephalomyelitis (ADEM) presenting with seizures secondary to anti-tetanus toxin vaccination, Med J Malaysia 2003(58):780-782

Hein T, Hopfenmüller W: Hochrechnung der Zahl an Multiple Sklerose erkrankten Patienten in Deutschland, Nervenarzt 2000(71): 288-294

Hernán MA, Alonso A, Hernández-Díaz S: Tetanus vaccination and risk of multiple sclerosis, Neurology. 2006(67):212-215

Hernan MA, Jick S, Olek M, Jick H: Recombinant hepatitis B vaccine and the risk of multiple sclerosis: a prospective study, Neurology 2004(63):838-842

Hernan MA, Jick SS, Olek MJ, Ascherio A, Jick H: Recombinant hepatitis B vaccine and the risk of multiple sclerosis, Pharmacoepidemiol Drug Saf 2003(12):S189-90

Hunter SF, Hafler DA: Ubiquitous pathogens – Links between infection and autoimmunity in MS?, Neurology 2000(55):164 – 5
Hynson JL, Kornberg AJ, Coleman LT, Shield L et al.: Clinical and neuroradiologic features of acute disseminated encephalomyelitis in children, Neurology 2001(56):1308 – 1312
Iyoda K, Mitsuda N, Ogawa K, Okazaki T: The head MRI by fluid attenuated inversion recovery (FLAIR) was useful for diagnosis in the patient with post influenza vaccinal acute disseminated encephalomyelitis (ADEM), No To Hattatsu 2004(36):401 – 406
Jefferson T, Heijbel H: Demyelinating disease and hepatitis B vaccination: is there a link?, Drug Saf. 2001(24):249 – 254
Jones CT: Childhood autoimmune neurologic diseases of the central nervous system, Neurol Clin 2003(21):745 – 764
Kabat EA et al.: An electrophoretic study of the protein components in cerebrospinal fluid and their relationship to the serum proteins, J Clin Invest 1942(21):571 – 577
Kantarci O, Goris A, Hebrink D et al.: IFNG polymorphisms are associated with gender differences in susceptibility to multiple sclerosis, Genes and Immunity 2005(6):153–161
Karnezis T, Mandemakers W, McQualter JL, Zheng B et al.: The neurite outgrowth inhibitor Nogo A is involved in autoimmune-mediated demyelination, Nat Neurosci 2004(7):736 – 744
Keller-Stanislawski B, Heuß N, Meyer C: Verdachtsfälle von Impfkomplikationen nach dem Infektionsschutzgesetz und Verdachtsfälle von Nebenwirkungen nach dem Arzneimittelgesetz vom 1.1.2001 bis zum 31. 12. 2003, Bundesgesundheitsblatt 2004(47): 1151 – 1164
Konstantinou D, Paschalis C, Maraziotis T, Dimopoulos P et al.: Two episodes of leukoencephalitis associated with recombinant hepatitis B vaccination in a single patient, Clin Infect Dis 2001(33): 1772 – 177
Kornhuber ME, Presek P, Zierz S: Unterschiedliche Wirkung der Immuntherapie auf Schübe und schleichende Progression bei Multipler Sklerose: Deutung und Konsequenzen für die Therapie, Fortschr Neurol Psychiatr 2005(73):143 – 149
Kroner A, Mehling M, Hemmer B, Rieckmann P, Toyka K, Mäurer M, Wiendl H: „A PD-1 polymorphism is associated with disease progression in multiple sclerosis“, Ann Neurol 2005(58):50 – 57
Kruse N et al.: Complex immunoregulatory changes during normal human pregnancy, Clin. Exp Immunol 2000(119):317 – 322
Kuhlmann T, Lingfeld G, Bitsch A, Schuchardt J, Brück W: Acute axonal damage in multiple sclerosis is most extensive in early disease stages and decreases over time, Brain 2002(125): 2202 – 2212
Kulkarni V, Nadgir D, Tapiawala S, Malabari A et al.: Biphasic demyelination of the nervous system following anti-rabies vaccination, Neurol India 2004(52):106 – 108
Kurane I: Evaluation of mouse brain-derived, inactivated Japanese encephalitis vaccine, Uirusu 2005(55):307 – 312
Kurtzke J.F: Epidemiologic contributions to multiple sclerosis: an overview, Neurology 1980(30):61 – 79
Kurtzke JF: MS epidemiology worldwide. One view of current status, Acta Neurol Scandin 1995, suppl. 161:23 – 33
Kurtzke JF: Multiple sclerosis from an epidemiological point of view, in: Field EJ (ed.): Multiple Sclerosis: A critical conspectus. MTP, Lancaster 1977
Kurtzke JF: Multiple sclerosis in time and space – geographic clues to cause, J Neurovirol 2000(6), suppl. 2:134 – 140
Larner AJ: Aetiological role of viruses in multiple sclerosis: A review, J Roy Soc Med 1986(79):412 – 417
Lassmann H, Bruck W, Lucchinetti C: Heterogeneity of multiple sclerosis pathogenesis: implications for diagnosis and therapy, Trends Mol Med 2001(7):115 – 121
Lauer K, Firnhaber W: Erbliche Faktoren bei Multiplen Sklerose. Schriftenreihe der DMSG (Hrsg.), MS-Information Nr. 2.1.3, 05/1994
Leyden E: Über graue Degeneration des Rückenmarks, Dtsch Klin 1863(15):121 – 128
Lucchinetti C, Bruck W, Parisi J et al.: Heterogeneity of multiple sclerosis lesions: implications for the pathogenesis of demyelination, Ann Neurol 2000(47):707 – 717
Martin R, Meinck HM, Schulte-Mattler W, Ricker K, Mertens HG: Borrelia burgdorferi myelitis presenting as a partial stiff man syndrome, J Neurol 1990(237):51 – 54
McCoy L, Tsunoda I, Fujinami RS: Multiple sclerosis and virus induced immune responses: autoimmunity can be primed by molecular mimicry and augmented by bystander activat, Autoimmunity 2006(39):9 – 19
McDevitt H: Specific antigen vaccination to treat autoimmune disease, Proc Natl Acad Sci USA 2004(101, suppl 2):14627 – 14630
McDonald GV, Kirk CW, Middleton D et al.: Genetic association studies of tumor necrosis factor receptor 1 and 2 polymorphisms across the clinical spectrum of multiple sclerosis, J Neurol 1999(246):1051 – 1058
McDonald W, Compston A, Edan G, Goodkin D et al.: Recommended diagnostic criteria for multiple sclerosis: guidelines from the international panel on the diagnosis of multiple sclerosis, Ann Neurol 2001(50):121 – 127
Medaer R: Does the history of multiple sclerosis go back as far as the 14th century?, Acta Neurol Scand 1979(60):189 – 92
Menge T, Hemmer B, Nessler S, Wiendl H et al.: Acute disseminated encephalomyelitis: an update, Arch Neurol 2005(62):1673 – 1680
Mohr DC, Goodkin DE, Islar J et al.: Treatment of depression is associated with suppression of nonspecific and antigen-specific Th1 responses in multiple sclerosis, Arch Neurol 2001(58):1081 – 1086
Mohr DC, Hart SL, Julian L, Cox D, Pelletier D: Association between stressful life events and exacerbation in multiple sclerosis: a meta-analysis, BMJ 2004(28):731
Moriabadi NF, Niewiesk S, Kruse N et al.: Influenza vaccination in MS: absence of T-cell response against white matter proteins, Neurology 2001(56):938 – 43
Mueller AM, Pedre X, Kleiter I, Hornberg M, Steinbrecher A, Giegerich G: Targeting fibroblast growth factor-inducible-14 signaling protects from chronic relapsing experimental autoimmune encephalomyelitis, J Neuroimmunol 2005(159):55 – 65
Munger KL et al.: Vitamin D intake and incidence of multiple sclerosis, Neurology 2004(62):60 – 65
Murthy JM: Acute disseminated encephalomyelitis, Neurol India 2002(50):238 – 243
National MS Society: Research/Clinical update (www.nationalmssociety.org/research.asp)
Noseworthy JH: Clinical trials in multiple sclerosis. Curr Opin Neurol Neurosurg 1993(6): 209-215
Okabe N: Background of recent JE vaccine issues, Uirusu 2005(55):303 – 306
Ozawa H, Noma S, Yoshida Y, Sekine H, Hashimoto T: Acute disseminated encephalomyelitis associated with poliomyelitis vaccine, Pediatr Neurol 2000(23):177 – 179
Panitsch HS, Hirsch HL, Schindler J et al: Treatment of multiple sclerosis with gamma interferon: exacerbations associated with activation of the immune system, Neurology 1987(37):1097 – 1102
Paty DW, Goodkin D, Thompson A, Rice G: Guidelines for physicians with patients on IFN beta-1 b: The use of an essay for neutralizing antibodies (NAB), Neurology 1996(47):865 – 866

Perron H, Lazarini F, Ruprecht K et al.: Human endogenous retrovirus (HERV)-W ENV and GAG proteins: physiological expression in human brain and pathophysiological modulation in multiple sclerosis lesions, J Neurovirol 2005(11):23 – 33

Poser C et al.: An analysis of the „epidemic" of MS in the Faroe Islands. I. Clinical and epidemiological aspects, Neuroepidemiology, 1988:168 – 1SO

Poser C: Multiple sclerosis. Observations and reflections – a personal memoir, J Neuro Sci 1992(107):127 – 140

Poser C: The pathogenesis of multiple sclerosis. Additional considerations, J Neuro Sci 1993(115), suppl.:S3 – S15

Poser C: Trauma and multiple sclerosis, J Neurol 1987(254): 155 – 159

Poser CM, Brinar VV: The nature of multiple sclerosis, Clin Neurol Neurosurg 2004(106):159 – 171

Poser CM, Paty DW, Scheinberg LC, McDonald WI, Davies FA, Ebers GC, Johnson KP, Sibley WA, Silberberg DH, Tourtellotte WW: New diagnostic criteria for multiple sclerosis: Guidlines for research protocols. Ann Neurol 1983;227-231

Poser CM: Pathogenesis of multiple sclerosis, Acta Neuropathol 1986(71):1 – 10

Poser CM: The epidemiology of multiple sclerosis: a general overview, Ann Neurol 1994:S181 – S193

Poser CM: Viking voyages: the origin of multiple sclerosis?, Acta Neurol Scandin 1995, suppl. 161:11 – 22

Poser CM: Viking voyages: the origin of multiple sclerosis?, Acta Neurol Scand, Suppl 1995(161):11 – 22

Prineas JW, Wright RG: Macrophages, lymphocytes, and plasma cells in the perivascular compartment in chronic multiple sclerosis, Laboratory Investigation 1978(38): 409 – 421

PRISMS Study Group: Randomised, double-blind placebo-controlled study of interferon beta-1a in relapsing remitting multiple sclerosis, Lancet 1998(352):1498 – 1504

Rasmussen HB, Clausen J: Genetic risk factors in multiple sclerosis and approaches to their identification, J Neurovirol 2000(6), suppl. 2:23 – 27

Raychaudhuri M, de Silva T, Connor S, Poulton M: Haemorrhagic acute disseminated encephalomyelitis: an unusual case of blindness in an HIV-infected patient, Int J STD AIDS 2006(17): 495 – 497

Remlinger P: Les paralysies du traitement antirabique, Annals Inst. Pasteur 1928(55):35 – 68

Riise T et al.: Smoking is a risk factor for multiple sclerosis, Neurology 2003(61):1122 – 1124

Rindfleisch E: Histologisches Detail zu der grauen Degeneration von Gehirn und Rückenmark, Arch pathol Anat Physiol klin Med 1863(26):474 – 483

Rivers TM, Sprunt DH, Gerry BP: Observations on attemps to produce acute disseminated encephalomyelitis in monkeys, J Exp Med 1933(58):39 – 53

Roche Lexikon Medizin, 5. Aufl., Urban & Fischer 2003

Rokitansky K v: Handbuch der Pathologischen Anatomie (3 Bde), Braumüller & Seidel, Wien 1842 – 1846

Sadovnick AD et al.: A population-based study of multiple sclerosis in twins: updated, Ann Neurol 1993(33):281 – 285

Schattenfroh C: Acute disseminated encephalomyelitis after active immunization against early summer encephalitis, Nervenarzt 2004(75):776 – 779

Schwarz S, Knauth M, Mohr A, Wildemann B et al.: Acute disseminated encephalomyelitis (ADEM), Nervenarzt 2001(72):241 – 254

Seboun E, Oksenberg JR et al. (The multiple sclerosis genetic group): Linkage analysis of candidate myelin genes in familial multiple sclerosis, Neurogenetics 1999(2):155 – 162

Sibley WA et al.: Triggering factors in multiple sclerosis, in: Poser CM, Paty DW, Scheinberg L et al. (eds): The Diagnosis of Multiple Sclerosis. Thieme, Stuttgart/New-York 1984

Stefano N de, Matthews PM, Filippi M, Agosta F et al:. Evidence of early cortical atrophy: relevance to white matter changes and disability, Neurology 2003(60):1157 – 1162

Steiner G: Regionale Verteilung der Entmarkungsherde in ihrer Bedeutung für die Pathogenese der multiplen Sklerose, in: Steiner S: Krankheitserreger und Gewebsbefund bei Multipler Sklerose, Springer, Berlin 1931

Tenembaum S, Chamoles N, Fejerman N: Acute disseminated encephalomyelitis: a long-term follow-up study of 84 pediatric patients, Neurology 2002(59):1224 – 1231

The Lenercept Multiple Sclerosis Study Group and the University of British Columbia MS/MRI Analysis Group: TNF neutralization in MS: results of a randomized, placebo-controlled multicenter study, Neurology 1999(53):457 – 465

Theil DJ, Tsunoda I, Rodriguez F, Whitton JL, Fujinami RS: Viruses can silently prime for and trigger central nervous system autoimmune disease, J Neurovirol. 2001(7):220 – 227

Tourbah A, Stievenart A, Gout O, Liblau R, Lyon-Caen O et al.: Localized proton magnetic resonance spectroscopy in relapsing remitting versus secondary progressive multiple sclerosis, Neurology 1999(53):396 – 401

Tsunoda I, Libbey JE, Kobayashi-Warren M, Fujinami RS: IFN-gamma production and astrocyte recognition by autoreactive T cells induced by Theiler's virus infection: role of viral strains and capsid proteins, J Neuroimmunol 2006(172):85 – 93

Tsunoda I, Tolley ND, Theil DJ, Whitton JL et al.: Exacerbation of viral and autoimmune animal models for multiple sclerosis by bacterial DANN, Brain Pathol 1999(9):481 – 493

Tsuru T, Mizuguchi M, Ohkubo Y, Itonaga N, Momoi MY: Acute disseminated encephalomyelitis after live rubella vaccination, Brain Dev 2000(22):259 – 261

Van der Mei IA, Ponsonby AL, Dwyer T et al.: Past exposure to sun, skin phenotype, and risk of multiple sclerosis: case-control study, BMJ 2003(327): 316 – 321

Van Oosten BW, Barkhof F, Truyen L et al.: Increased MRI activity and immune activation in two multiple sclerosis patients treated with the monoclonal anti-tumor necrosis factor antibody cA2, Neurology 1996(47):1531 – 1534

Vilain S, Waterschoot MP, Mavroudakis N: Encephalomyelitis and bilateral optic perineuritis after influenza vaccination, Bull Soc Belge Ophtalmol 2000(277):71 – 73

Young IR et al.: Nuclear magnetic resonance imaging of the brain in multiple sclerosis, Lancet 1981:1063 – 1066

2 Klinik

Thomas Lorz

2.1 Klinische Verlaufsformen

Klinisch beginnt die Multiple Sklerose bei über 80% der Patienten mit einem schubförmigen Verlauf (☞ 2.1.1). Unbehandelt kommt es bei ca. 40% der Patienten nach zehn Jahren zu einer sekundären Progredienz (☞ 2.1.3), d. h. zu einer schleichenden Zunahme klinischer Symptome auch ohne eindeutigen Schub. Nur bei wenigen Patienten verschlechtern sich die Symptome im gesamten Krankheitsverlauf schleichend (☞ 2.1.2).

Definition „Schub"

Neue Ausfälle und Symptome oder eine Reaktivierung bereits zuvor aufgetretener klinischer Ausfälle und Symptome, die subjektiv berichtet oder durch die Untersuchung objektiviert werden können und

- mindestens 24 Stunden anhalten,
- mit einem Zeitintervall von ≥ 30 Tagen zu vorausgegangenen Schüben auftreten,
- nicht durch Änderungen der Körpertemperatur (Uhthoff-Phänomen) oder im Rahmen von Infektionen erklärbar sind.

Die Häufigkeit schubartiger Verschlechterungen des Krankheitsbildes ist altersabhängig. Im jüngeren Lebensalter ist die Schubhäufigkeit erhöht. Die Anzahl der Krankheitsschübe nimmt in der Regel während des Krankheitsverlaufs ab. Durchschnittlich tritt bei einem an Multipler Sklerose leidenden Patienten etwa alle zwei Jahre ein Schub auf. (Matthews 1991)

Besonders relevant für die Betroffenen ist das Rückbildungspotential nach einem abgelaufenen Schub. In den meisten Fällen kommt es nach ein bis zwei Monaten zu einer vollständigen Rückbildung. Wenn Einschränkungen, die im Verlauf eines Schubes aufgetreten sind, länger als sechs Monate bestehen, ist die Chance für eine Besserung mit etwa 10% allerdings gering. (Matthews 1991)

Im Folgenden werden die allgemein anerkannten Verlaufsformen besprochen (Lublin und Reingold 1996).

2.1.1 Schubförmiger Verlauf

Diese Variante des Krankheitsverlaufs führt zu unvorhersehbaren Schüben mit einer Zunahme schon bestehender oder dem Auftreten neuer Symptome (☞ Abb. 2-1). Die Symptome können sich vollständig zurückbilden oder es verbleiben Residuen.

Davon abzugrenzen sind neurologische Ausfälle, die infekt- oder fieberassoziiert sind oder auf eine

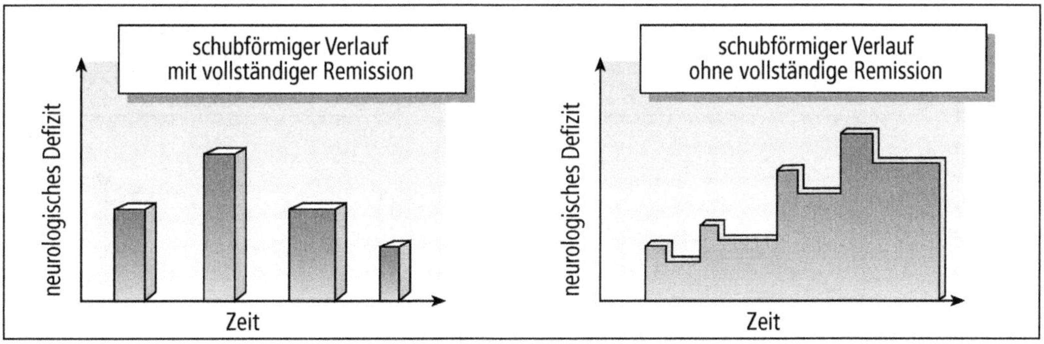

Abb. 2-1: Schubförmiger Verlauf der Multiplen Sklerose (nach Schmidt et al. 2002).

anders verursachte Erhöhung der Körpertemperatur (Uhthoff-Phänomen) zurückzuführen sind (McDonald et al. 2001).

2.1.2 Primär chronisch-progredienter Verlauf

Bei der selteneren, primär progressiven MS (PPMS) bleiben einzelne Krankheitsschübe von vornherein aus (10 – 15% der Patienten). Die Krankheit beginnt schleichend und schreitet mit ständiger, gleichmäßiger Zunahme der Symptome meist über Jahre voran. Definitionsgemäß wird beim chronisch-progredienten Verlauf eine kontinuierliche Verschlechterung der Symptome über mindestens ein Jahr gefordert. Dieser Prozess kann irgendwann zum Stillstand kommen. Gelegentliche Plateaus und geringfügige Remissionen sind möglich (☞ Abb. 2-2).

2.1.3 Sekundär chronisch-progredienter Verlauf

Bei etwa 40% der Kranken geht ein anfänglich schubweiser Verlauf mit Remissionen später in ein Stadium mit kontinuierlich fortschreitender Zunahme der Symptomatik über (☞ Abb. 2-3). Bei der sekundär progredienten MS (SPMS) können gelegentliche Schübe, geringfügige Remissionen oder Plateaus auftreten.

2.2 Leitsymptome

Die Multiple Sklerose ist eine chronisch-entzündliche Erkrankung des Zentralnervensystems mit unterschiedlicher Ausprägung von Demyelinisierung und axonalem Schaden (☞ 1.6.2). Verschiedene pathogenetische Muster der Entmarkung werden in Subgruppen von MS-Patienten gefun-

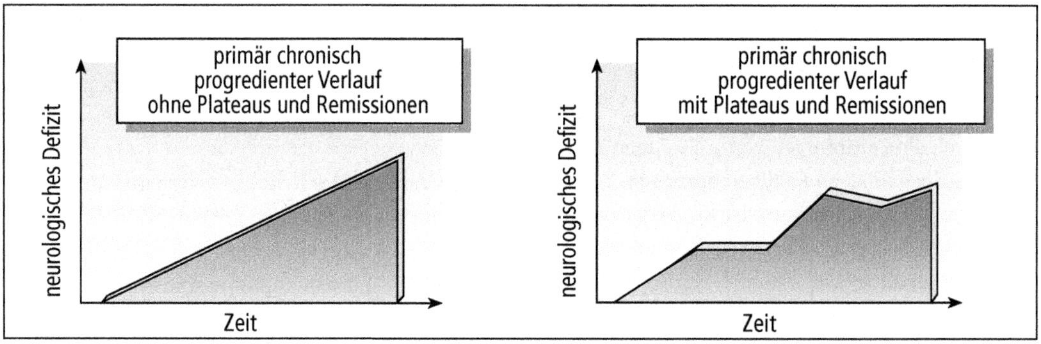

Abb. 2-2: Primär chronisch-progredienter Verlauf der Multiplen Sklerose (nach Schmidt et al. 2002).

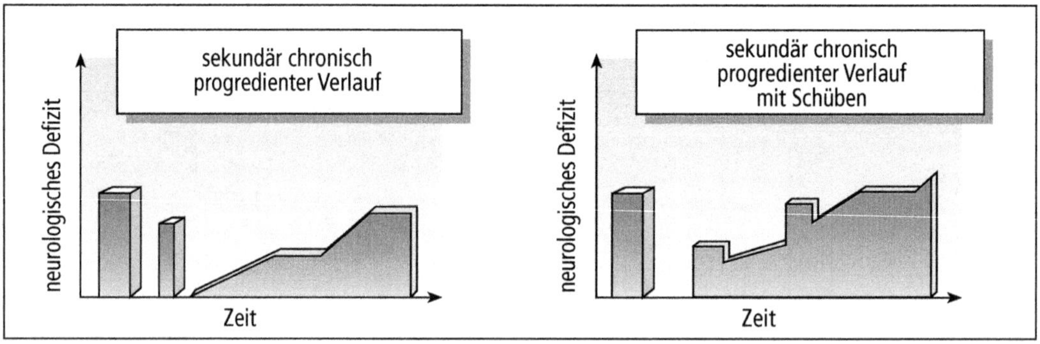

Abb. 2-3: Sekundär chronisch-progredienter Verlauf der Multiplen Sklerose (nach Schmidt et al. 2002).

Tab. 2-1: Die häufigsten Erstsymptome bei Multipler Sklerose nach Poser (1980)

Klinisches Symptom	Häufigkeit als Erstsymptom	Häufigkeit im Gesamtverlauf
Spastik	29%	85%
Paresen	45%	85%
Hirnstamm- oder zerebelläre Symptome	24%	79%
Sensibilitätsstörungen	42%	86%
Blasen-/Darmstörungen	9%	61%
Optikusneuritis	33%	62%
Mentale oder psychische Störungen	4%	39%
Funktionsstörungen des N. trigeminus oder N. facialis	10%	30%
Okulomotorikstörungen	14%	36%

den. Da bei der MS entzündliche Läsionen an den unterschiedlichsten Lokalisationen im ZNS auftreten, ist die klinische Symptomatik sehr vielseitig. Häufige Symptome sind spastische Paresen, Sensibilitätsstörungen, Koordinationsstörungen, Sehstörungen, Doppelbilder und Störungen der Blasen- und Sexualfunktion (☞ Tab. 2-1).

2.2.1 Zentrale Paresen und Spastik

Die häufigsten motorischen Symptome bei der MS werden durch eine Schädigung der Pyramidenbahnen im zentralen Nervensystem hervorgerufen. Für die Willkürmotorik sind lange Nervenfasern zuständig, die von der Hirnrinde bis zu den Vorderhornzellen im Spinalmark verlaufen. Die Zellen dieser Fasern befinden sich in der motorischen Region (Gyrus praecentralis). Im Spinalmark erfolgt die synaptische Umschaltung auf die Vorderhornzellen, die den Ursprung der peripheren motorischen Neurone markieren.

Im Anfangsstadium der Erkrankung stehen oft rasche Ermüdbarkeit, Ungeschicklichkeit, Schwere und Spannungsgefühl im Vordergrund. Bei fortschreitender Schädigung kommt es zu einer Steigerung der Muskeleigenreflexe, zu Kloni (rhythmische Kontraktion von Muskelgruppen), zu einem Ausfall der Bauchhautreflexe, zu Pyramidenbahnzeichen und zu spastischen Lähmungen.

Die Spastik ist eines der wichtigsten neurologischen MS-Symptome. Sie ist gekennzeichnet durch einen erhöhten Muskeltonus, der proportional zur Geschwindigkeit einer passiven Muskeldehnung zunimmt. Die Spastik ist ein komplexes, erst ungenügend verstandenes Phänomen, das nur eine Komponente des so genannten Syndroms des ersten motorischen Neurons darstellt. In der Regel sind bei der MS die unteren Extremitäten von der Spastik stärker betroffen. Die Muskelspannung kann permanent erhöht sein, aber auch plötzlich auftreten. Die Spastik kann die Lebensqualität erheblich einschränken. So werden z. B. die Blasenentleerung und die Intimpflege durch eine Spastik der Adduktorenmuskulatur stark behindert.

2.2.2 Zerebelläre Symptome

Zeichen einer Kleinhirnschädigung sind bei Multipler Sklerose sehr häufig und betreffen 75% der Patienten. Im Vordergrund stehen Störungen des Bewegungsablaufs (Ataxie) und ein Intentionstremor der Extremitäten. Der Tremor ist sehr behindernd und störend, beeinflusst die Funktionen der Arme, des Gehens und in schweren Fällen des Stehens und Sitzens. Insbesondere der Gang ist unsicher, schwankend und oft breitbasig.

2.2.3 Sensibilitätsstörungen

Je nach Lokalisation der Schädigung von sensiblen Bahnen kommt es zu unterschiedlichen Symptomen wie Missempfindungen, Kribbeln, Taubheitsgefühle, Kälte- oder Wärmeempfindungen, Gürtel-, Spannungs- oder Druckgefühlen, Empfindlichkeit gegenüber Berührungen, Schmerzempfinden bei leichten Berührungen, herabgesetztes Vibrations- und Lageempfinden und Beeinträchtigung der Oberflächensensibilität. Bei

42% der MS-Patienten sind Sensibilitätsstörungen nachweisbar. Nach Poser (1980) findet sich eine Störung der Oberflächensensibilität bei 39% und der Schmerzempfindung bei 17%.

Lhermitte-Zeichen

Bei einem Drittel der Patienten wird das Lhermitte-Nackenbeugungszeichen beobachtet, das sich durch ein elektrisierendes Gefühl bei starkem Vorbeugen des Kopfes äußert. Die elektrisierenden Missempfindungen können über die Schultern und die Wirbelsäule bis zu den Armen und Beinen ziehen.

Schmerzen

Über 50% der Patienten leiden unter Schmerzen mit erheblichen Auswirkungen auf die Lebensqualität. Bei der überwiegenden Mehrheit sind die Schmerzzustände chronisch, bei 15% der Patienten treten die Schmerzen akut und in der Regel paroxysmal auf. Selten sind Schmerzen das Anfangssymptom der Krankheit. Ebenfalls unter die Schmerz-Kategorie fallen das Lhermitte-Nackenbeugezeichen (s. o.) und die schmerzhaften tonischen Spasmen (tonische Hirnstammanfälle). Chronische Schmerzen treten vor allem im unteren Rückenbereich bei proximalen Paresen und Haltungsstörungen in Verbindung mit Spastik oder infolge Sensibilitätsstörungen auf.

2.2.4 Blasen- und Mastdarmstörungen

Blasenfunktionsstörungen treten im Verlauf der Erkrankung bei 80% aller MS-Erkrankten auf – in manchen Fällen als erste Anzeichen einer MS oder als deren einziges Symptom. Sie haben einen deutlich negativen Einfluss auf die Lebensqualität. Die Blasenfunktion wird auf drei Ebenen im ZNS reguliert, die miteinander in Verbindung stehen: durch den Frontallappen, das Miktionszentrum im Hirnstamm und das Miktionszentrum im Sakralmark. Die Blasenfunktionsstörungen bei der MS werden meistens durch eine Rückenmarksbeteiligung verursacht und gehen deshalb oft mit Sexualfunktionsstörungen (☞ 2.2.9) und Pyramidenbahnsymptomen wie Spastik (☞ 2.2.1) und Schwäche (☞ 2.2.6) einher.

Blasenstörungen bei MS lassen sich anhand ihrer Ursachen in zwei Gruppen einteilen:

- Detrusor-Sphinkter-Dyssynergie,
- Hyperreflexie des Detrusors.

Die häufigste Form ist die „spastische Blase“: Die Blase hat eine eingeschränkte Speicherfunktion, der Patient verspürt plötzlichen heftigen Harndrang, muss häufig Wasser lassen und kann den Harn nicht halten. Blasenfunktionsstörungen können sich aber auch in unvollständiger Entleerung der Blase mit daraus folgendem, erhöhtem Restharnvolumen äußern. Infektionen der Harnwege und Schlafstörungen sind weitere unangenehme Begleiterscheinungen. Blasenfunktionsstörungen können im Verlauf einer MS-Erkrankung in verschiedenen Formen auftreten.

Störungen der Darmentleerung im Sinne von Obstipation oder Inkontinenz treten bei ca. 70% der Patienten im Verlauf der Krankheit auf. Der Zusammenhang mit MS ist aber anhand der Häufigkeit von Obstipation bei der Normalbevölkerung nicht immer sicher.

2.2.5 Optikusneuritis

Bei fast der Hälfte aller Patienten – insbesondere bei jüngeren –, die unter einer schubförmigen Multiplen Sklerose leiden (☞ 2.1.1), kommt es zu einer Retrobulbärneuritis bzw. Optikusneuritis. Sie ist bei 20 – 30% der Betroffenen das erste Symptom der Multiplen Sklerose. In etwa drei Viertel der Fälle wird im gesamten Verlauf der MS eine Optikusläsion diagnostiziert.

Zu Beginn erscheint bei der Untersuchung des Augenhintergrundes in der Hälfte der Fälle die Sehnervenpapille normal. Bei sorgfältiger Untersuchung finden sich bei einem Viertel verschwommene Papillenränder und bei bis zu 17% streifenförmige Blutungen in Papillennähe. Regelmäßig zeigt sich nach Pupillendilatation eine Periphlebitis retinae (Engell et al. 1999). Eine akute Optikusneuritis führt fast immer zu einer Latenzverzögerung

Tab. 2-2: Risikofaktoren für eine MS-Erkrankung bei Vorliegen einer Optikusneuritis

Risikofaktoren	MS-Risiko
Genetische Faktoren (z. B. DR2-positiv)	4-fach erhöht
Saisonale Unterschiede: Optikusneuritis im Winter	3-fach erhöht
Rezidivierende Optikusneuritis	4-fach erhöht
Hyperintense MRT-Läsionen	75%iges Risiko innerhalb von 10 Jahren
Keine MRT-Läsionen	10%iges Risiko innerhalb von 10 Jahren

bei Ableitung der visuell evozierten Potentiale (☞ 3.4.1).

Die typischen Symptome wie Schmerzen im Bereich des Augapfels, Mydriasis, Verschwommensehen, Visusminderung und Lichtsensationen bei Augenbewegungen beginnen meistens einseitig. Gelegentlich werden einige Tage vor dem akuten Schub Augendruck und Schmerzen bei Augenbewegungen empfunden. Auch das Sehen von Farben kann beeinträchtigt sein. Bei Schädigung des Chiasmas, des Tractus opticus oder der Sehbahn kommt es zu typischen Gesichtsfelddefekten.

Nach akuter Optikusneuritis kann in ca. 90% der Fälle mit einer Erholung des Visus gerechnet werden (Barnes 1992). Einen Monat nach Symptombeginn hat sich bei 50% der Erkrankten der Visus erholt. Bei 5% bleibt eine Visuseinschränkung von 0,1 bestehen. Das Ausmaß der initialen Schädigung lässt keine prognostischen Aussagen zu.

Die Literaturangaben über den prozentualen Anteil der Optikusneuritis-Fälle, die in eine MS übergehen, schwanken zwischen 13 und 85%. Das MS-Risiko wird durch verschiedene Faktoren beeinflusst (☞ Tab. 2-2). (Kesselring et al. 2005)

2.2.6 Müdigkeit (Fatigue)

Müdigkeit und erhöhte Ermüdbarkeit im Sinne eines überwältigenden Gefühls von Erschöpfung, das über das Maß hinausgeht, was im Zusammenhang mit einer alltäglichen Aktivität erwartet werden kann, gelten als häufigste und am stärksten behindernde Symptome der Multiplen Sklerose. Die zugrunde liegenden Mechanismen sind nicht geklärt. Mehr als 75% der an MS Erkrankten leiden in ihrem Krankheitsverlauf unter Fatigue. Sie wirkt sich sowohl auf die Berufstätigkeit als auch auf das soziale Leben einschränkend aus und ist eine wesentliche Verminderung der Lebensqualität.

2.2.7 Kognitive Störungen

Kognitive Ausfälle kommen bei bis zu 60% der MS-Patienten vor und betreffen vor allem die Aufmerksamkeit, das konzeptuelle Denken, Ausführungsfunktionen, die visuell-räumliche Wahrnehmung und das Kurzzeitgedächtnis, während Sprachfunktionen und intellektuelle Funktionen in der Regel erhalten bleiben. Störungen der Wahrnehmung und des Denkens wirken sich auf alle Aspekte des Alltags aus, insbesondere auf die Berufsausübung, und beschränken oft die Möglichkeiten einer Rehabilitation. Vor allem schwere chronisch-progrediente Verläufe (☞ 2.1) können gravierende kognitive Leistungseinbußen bis hin zur Demenz hervorrufen. Eine genaue Zuordnung der einzelnen Defizite ist wichtig, um Strategien zu ihrer Überwindung oder Kompensation zu entwickeln. (Plohmann 1998)

2.2.8 Psychische Störungen

Bei der Multiplen Sklerose können eine allgemeine emotionale Labilität sowie eine ängstliche Grundhaltung vorliegen. Gelegentlich zeigt sich auch bei fortgeschrittener Erkrankung eine euphorische Stimmungslage. Psychische Veränderungen können auch als Erstsymptom einer Multiplen Sklerose auftreten. Im weiteren Krankheitsverlauf stehen in der Regel depressive Symptome im Vordergrund.

2.2.9 Störungen der Sexualität

Sexualfunktionsstörungen sind bei an Multipler Sklerose Erkrankten häufig und kommen bei bis zu 70% der Männer (Betts et al. 1994) und bei ca. 50%

der Frauen vor (Borrelo-France et al. 2004). Bei MS sind die Ursachen oft organischer Natur. Weitere Symptome der MS wie Müdigkeit, Spastik in den Beinen oder Stuhl- und Harninkontinenz erschweren unter Umständen zusätzlich eine erfüllte Sexualität. Auch unterdrücken seelische Belastungen häufig die sexuelle Lust. Sowohl die neurologischen Störungen als auch die Ausbildung einer Behinderung können sich negativ auf Selbstbild und Selbstvertrauen der Betroffenen auswirken, was wiederum die Sexualfunktionen und Partnerbeziehungen beeinflussen kann (Foley et al. 2001).

Sexuelle Störungen (☞ 16) im Frühstadium der Multiplen Sklerose sind zwar häufig, aber meist nur leicht bis mäßig ausgeprägt. Es besteht eine positive Korrelation zum Schweregrad einer Depression und in manchen Fällen zu dem demyelinisierenden Prozess im Zentralnervensystem.

Frauen können von folgenden Symptomen betroffen sein:

- verminderte Empfindung im Bereich der Scheide und der Klitoris,
- Trockenheit der Scheide,
- Schwierigkeit, einen Orgasmus zu erreichen,
- Missempfindungen im Bereich der Scheide und der Klitoris,
- Libidoverlust.

Bei Männern können folgende Symptome auftreten:

- Störung oder Verlust der Erektionsfähigkeit,
- verringerte Empfindung im Glied,
- Störung oder Verlust des Ejakulationsvermögens,
- Libidoverlust.

2.2.10 Augenmotilitätsstörungen

Bei 13% der Patienten kommt es bei Krankheitsbeginn zu Augenmuskelparesen und damit zu Doppelbildern. Am häufigsten sind der N. abducens (10%) und der N. oculomotorius (6%) betroffen (Poser 1980). In 1 – 5% der Fälle findet sich eine internukleäre Ophtalmoplegie, die durch eine Läsion des Fasciculus longitudinalis medialis im Hirnstamm bedingt ist. Klinisch imponieren eine meist einseitige Adduktionshemmung und ein dissoziierter Nystagmus des anderen Auges. Oft tritt auch ein horizontaler oder vertikaler Blickrichtungsnystagmus auf.

2.2.11 Andere Hirnstammsymptome

In Anbetracht der anatomischen Nähe der verschiedenen Bahnen im Hirnstamm können schon kleine Plaques größere Störungen hervorrufen. Bei 5 – 8% der MS-Patienten tritt eine Fazialisparese auf, die sich jedoch in der Regel rasch zurückbildet. Die Trigeminusneuralgie kommt bei Multipler Sklerose bis zu 300-mal häufiger vor als im Durchschnitt der Bevölkerung. Weitere Beschwerden im Bereich des Trigeminusnervs sind Sensibilitätsstörungen sowie Kribbel- und Kältegefühle im Gesicht.

Häufig kommt es auch zu anderen Zeichen einer Hirnstammschädigung, z. B. zu Schwindel und Gleichgewichtsstörungen, begleitet von Übelkeit und Erbrechen. Klassische Formen des Dreh- und Schwankschwindels und akute Schwindelattacken sind dagegen seltener. Bei etwa 2% der Betroffenen zeigen sich Hörstörungen. Auch Heiserkeit und Schluckstörungen sind mögliche Symptome.

2.2.12 Paroxysmale Symptome

Paroxysmale Symptome sind charakteristisch für die MS, kommen aber selten vor. Dazu gehören die paroxysmale Dysarthrie und Ataxie, tonische Hirnstammanfälle und paroxysmale sensorische Symptome. Sie werden zurückgeführt auf eine ephaptische Impulsübertragung (Erregunsübertragung an einer unphysiologischen Kontaktstelle zweier Nervenfasern als Folge einer Defektheilung nach Nervenläsion). Sie dauern weniger als zwei Minuten an, können aber sehr häufig (bis zu 20 – 30 Mal pro Tag) während einer zwei bis sechs Wochen dauernden Periode vorkommen.

2.2.13 Epilepsie

Eine Epilepsie kommt bei etwa 2,4 – 2,7% der MS-Betroffenen vor (Kesselring 2005). Es gibt

Hinweise, dass epileptische Anfälle vor allem bei kortikalen oder subkortikalen Läsionen, längerem Krankheitsverlauf und großen Plaques (☞ 1.5) auftreten. (Thompson et al. 1993)

2.3 MS im Kindesalter

Epidemiologische Untersuchungen belegen etwa 50 Neuerkrankungen bei Kindern pro Jahr in Deutschland. In ca. 3% der Fälle beginnt die Erkrankung vor dem 17. Lebensjahr, selten sogar schon im Kleinkindalter. Entsprechend dem Erkrankungsalter unterscheidet man zwei Formen der MS im Kindesalter (Bauer und Hanefeld 1993):

- präpubertäre MS,
- juvenile Form nach dem 16. Lebensjahr.

Grundsätzlich handelt es sich bei der Multiplen Sklerose des Kindes und des Erwachsenen um die gleiche Erkrankung, allerdings ist noch unklar, inwieweit Symptomatik, Verlauf und therapeutische Beeinflussbarkeit altersabhängige Besonderheiten aufweisen.

Der Beginn der Erkrankung ist im Kindesalter in etwa der Hälfte der Fälle monosymptomatisch. Häufige Initialsymptome sind visuelle Störungen, Sensibilitätsstörungen, Ataxien und Paresen. Uncharakteristische Beschwerden wie Schwindel, Konzentrationsschwäche und Müdigkeit sind weitere mögliche Erstmanifestationen.

Sowohl die präpubertäre als auch die juvenile Form der MS verlaufen meistens in Schüben. Bei präpubertärem Krankheitsbeginn kommt die Krankheit häufiger als bei Erwachsenen zum Stillstand. Bei der juvenilen Form muss allerdings mit dem Auftreten weiterer Schübe gerechnet werden. Insgesamt ist die Prognose günstiger als die von Erwachsenen (Pinhas-Hamiel et al. 1998). Therapeutisch gelten im Wesentlichen die gleichen Empfehlungen wie im Erwachsenenalter (☞ 4).

Literatur

Abraham S, Scheinberg LC, Smith CR, LaRocca NG: Neurologic impairment and disability status in outpatients with multiple sclerosis reporting dysphagia symptomatology, J Neuro Rehab 1997(11):7 - 13

Archibald CJ, McGrath PJ, Ritvo PG et al.: Pain prevalence, severity and impact in a clinic sample of multiple sclerosis patients, Pain 1994(58):89 - 93

Baran Y et al.: Sexual dysfunction in relapsing-remitting multiple sclerosis: magnetic resonance imaging, clinical, and psychological correlates, J Psychiatry Neurosci 1996(21):255 - 258

Barnes D, McDonald WI: The ocular manifestations of multiple sclerosis (I). Abnormalities of the afferent visual system, J Neurol Neurosurg Psychiatry 1992(55):747 - 752

Barnes MP: Local treatment of spasticity, in: Miller DH (ed.): Baillière's Clinical Neurology (vol. 2), Baillière Tindall, London 1993

Bauer HJ, Hanefeld F: Multiple Sclerosis, its impact from childhood to old age, WB Saunders, London 1993

Bauer JH, Kesselring J: Medizinische Rehabilitation und Nachsorge bei Multipler Sklerose unter Mitarbeit von S. Beer - Klinische Grundlagen, Krankheitsrelevante Daten, Hilfsmaßnahmen und Verlauf, 2. Aufl., Urban & Fischer, München 1995

Betts CD, D'Mellow MT, Fowler CJ: Urinary symptoms and the neurological features of bladder dysfunction in multiple sclerosis, J Neurol Neurosurg Psychiatry 1993(56):245 - 250

Betts CD, Jones SJ, Fowler CG, Fowler CJ: Erectile dysfunction in multiple sclerosis. Associated neurological and neurophysiological deficits, and treatment of the condition, Brain 1994(117): 1303 - 1310

Borello-France D, Leng W, O'Leary M, Xavier M et al.: Bladder and sexual function among women with multiple sclerosis, Mult Scler 2004(10):455 - 461

Broggi G, Ferroli P, Franzini A, Servello D, Dones I: Microvascular decompression for trigeminal neuralgia: Comments on a series of 250 cases, including 10 patients with multiple sclerosis, J Neurol Neurosurg Psychiatry 2000(68):59 - 64

Duus P: Neurologisch-topische Diagnostik, 4. Aufl., Thieme, Stuttgart 1987

Engell T, Sellebjerg F, Jensen C: Changes in retinal veins in acute optic neuritis, Acta Neurol Scand 1999(100):81 - 83

Flachenecker P, Hartung HP: Krankheitsverlauf und Prognose der Multiplen Sklerose. 1. Teil: Der natürliche Krankheitsverlauf, Nervenarzt 1996(67):435 - 443

Foley FW, LaRocca NG, Sanders AS, Zemon V: Rehabilitation of intimacy and sexual dysfunction in couples with multiple sclerosis, Mult Scler 2001(7):417 - 421

Fowler CJ: Investigation of the neurogenic bladder, J Neurol Neurosurg Psychiatry 1996(60):6 - 13

Hinds JP, Eidelman BH, Wald A: Prevalence of bowel dysfunction in MS, Gastroenterology 1990(98):1538 - 1542

Schmidt RM, Hoffmann F: Multiple Sklerose, 3. Aufl., Urban & Fischer München 2002

Hohlfeld R: Multiple Sklerose, in: Brand T, Dichgans J, Diener HC (Hrsg.): Therapie und Verlauf neurologischer Erkrankungen, 3. Aufl., Kohlhammer, Stuttgart 2000

Howard RS, Wiles CM, Hirsch NP et al.: Respiratory involvement in multiple sclerosis, Brain 1992(115):479 - 494

Kesselring J, Thompson AJ: Spasticity, ataxia and fatigue in multiple sclerosis, in: Miller DH (ed.): Baillière's Clinical Neurology. International Practice and Research: Multiple Sclerosis, Bailliere Tindall, London 1997

Kesselring J: Multiple Sklerose, 4. Aufl., Kohlhammer, Stuttgart 2005

Khan OA: Gabapentin relieves trigeminal neuralgia in multiple sclerosis patients, Neurology 1998(51):611 - 614

Krupp LB: Mechanisms, measurement, and management of fatigue in multiple sclerosis, in: Thompson AJ, Polman C, Hohlfeld R (eds.): Multiple Sclerosis: Clinical Challenges and Controversies, Martin Dunitz, London 1997

Lublin FD, Reingold SC: Defining the clinical course of multiple sclerosis: results of an international survey. National Multiple Sclerosis Society (USA) Advisory Commitee on Clinical Trials of New Agents in Multiple Sclerosis, Neurology 1996(46):907 – 911

Matthews WB: Clinical aspects – course and prognosis, in: Matthews WB (ed.): McAlpines's multiple sclerosis, Churchill Livingstone, New York 1991

MS Council for Clinical Practice Guidelines: Urinary Dysfunction and Multiple Sclerosis. Evidence-Based Management Strategies for Urinary Dysfunction in Multiple Sclerosis, Paralyzed Veterans of America, Washington DC 1998

Multiple Sklerose Therapie Konsensus Gruppe (MSTKG): Immunmodulatorische Stufentherapie der Multiplen Sklerose: 1. Ergänzung Dezember 2000, Nervenarzt 2001(72):150 – 157

Mumenthaler N, Mattle H: Neurologie, Thieme, Stuttgart 1997

Pinhas-Hamiel O, Barak Y, Siev-Ner I et al.: Juvenile multiple sclerosis: Clinical features and prognostic characeristics, J Pediatr 1998(132):735 – 737

Plohmann AM, Kappos L, Ammann W et al.: Computer assisted retraining of attentional impairments in patients with multiple sclerosis, J Neurol Neurosurg Psychiatry 1998(64):455 – 462

Pohl D, Hanefeld F: Multiple Sklerose bei Kindern und Jugendlichen, Akt Neurol 2001(28):8 – 11

Ron MA, Logsdail SJ: Psychiatric morbidity in multiple sclerosis: A clinical and MRI study, Psychol Med 1989(19):887 – 895

Sheean G: Pathophysiology of spasticity, in: Sheean G (ed.): Spasticity Rehabilitation, Churchill Communications, Edinburgh 1998

Thompson A, Montalban X, Barkhof F et al.: Diagnostic criteria for primary progressive multiple sclerosis: a position paper, Ann Neurol 2000(47):831 – 835

Thompson AJ: Spasticity rehabilitation: A rational approach to clinical management, in: Sheean G (ed.): Spasticity Rehabilitation, Churchill Communications, Edinburgh 1998

Thompson AJ. Kermode AG, Mosely IF, MacManus DG, McDonald WI: Seizures due to multiple sclerosis: seven patients with MRI correlations, J Neurol Neurosurg Psychiatry 1993(56):1317 – 1320

Vahtera T, Haaranen M, Viramo-Koskela AL, Ruutiainen J: Pelvic floor rehabilitation is effective in patients with multiple sclerosis, Clin Rehabil 1997(11):211 – 219

Zorzon M, Zivadinov R, Bosco A et al.: Sexual dysfunction in multiple sclerosis: A case-control study. 1. Frequency and comparison of groups, Mult Scler 1999(5):418 – 427

3 Diagnostik

Thomas Lorz

3.1 Liquordiagnostik

Die Liquoranalyse ist bei der Diagnostik der Multiplen Sklerose von besonderem Vorteil, da mit ihrer Hilfe Aussagen über pathologische Veränderungen des Gehirns und des Rückenmarks getroffen werden können.

3.1.1 Lumbalpunktion

Die Lumbalpunktion wird oft fälschlicherweise als „Rückenmarkspunktion“ bezeichnet und ist trotz verbesserter Techniken mit Vorurteilen und Ängsten belastet, die größtenteils unbegründet sind. Die Punktion, die nur wenige Minuten dauert, wird mit einer Hohlnadel durchgeführt, die in Höhe der Beckenkämme zwischen den Dornfortsätzen der Wirbelkörper in den Rückenmarkskanal eingeführt wird (☞ Abb. 3-1). Eine Verletzung des Rückenmarks, das sechs bis zehn Zentimeter darüber endet, ist dabei ausgeschlossen. Eine örtliche Betäubung ist nicht erforderlich.

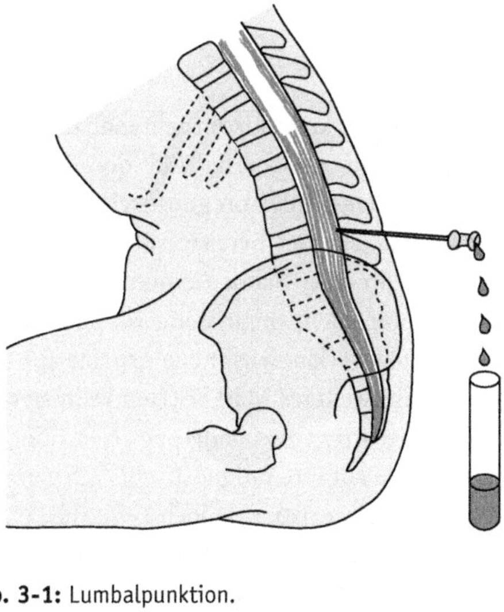

Abb. 3-1: Lumbalpunktion.

Die Punktion führt bei regelrechter Durchführung weder zu einer Verschlechterung der Multiplen Sklerose noch zu einer Lähmung. Als einzige relevante Folge können aufgrund des Liquorverlustes (Nachsickern) selten für einige Tage lästige, aber harmlose „postpunktionelle“ Kopfschmerzen auftreten, die sich typischerweise bei Flachlagerung deutlich bessern. Durch die Verwendung von atraumatischen Nadeln wird die Lumbalpunktion heute weitgehend nebenwirkungsfrei toleriert. (Müller et al. 1994)

3.1.2 Befundmuster

Veränderungen im Liquor kommen unter anderem bei entzündlichen Prozessen im Gehirn oder im Rückenmark vor. Es gibt jedoch keinen pathognomonischen Liquormarker, dessen Nachweis die Diagnose der Multiplen Sklerose ermöglicht. Allerdings existiert ein MS-typisches Befundmuster, das sich aus mehreren Parametern zusammensetzt (☞ Tab. 3-1).

Lymphozytäre Pleozytose

Bei jedem dritten Patienten findet sich eine leicht erhöhte Anzahl von T-Helferzellen (5 – 50 Zellen/µl) vom CD4-Subtyp (☞ 1.6.1). Eine höhere Zellzahl sollte immer differentialdiagnostisch an andere Entzündungen des ZNS (z. B. Neuroborreliose) denken lassen. Im Verlauf der MS-Erkrankung nimmt die Zellzahl in der Regel ab. Es besteht kein Zusammenhang zwischen der Zellzahl und den schubförmigen Verschlechterungen.

Albumingehalt

Albumine sind in der Leber synthetisierte, gut wasserlösliche Proteine, die u. a. als Transportproteine für wasserunlösliche Stoffe eine wichtige Rolle spielen. Albumine kommen auch im Liquor cere-

Tab. 3-1: Liquorbefund bei Multipler Sklerose

Parameter	Befund	Diagnostische Wertigkeit
Lymphozytäre Pleozytose	• 5–50 Zellen/µl • Überwiegend vom CD4-Subtyp	• ⅓ der MS-Patienten betroffen • DD: Entzündungen des ZNS (z. B. Neuroborreliose)
Albumingehalt	• 77% normal (< 55 g/l) • 99% < 65 g/l	Störung der Blut-Hirn-Schranke eher untypisch, bei deutlicher Eiweißerhöhung Überprüfung der Diagnose nötig
Intrathekale IgG-Synthese	Nachweis oligoklonaler IgG-Banden im Liquor	• 90% der MS-Patienten betroffen • DD: ZNS-Entzündungen (z. B. Neurosarkoidose, Neuroborreliose)
	Liquor/Serum-Quotient für IgG und Albumin (Reiber/Felgenhauer-Schema)	• Bei > 90% der Patienten erhöht • DD: ZNS-Entzündungen (z. B. Neurosarkoidose, Neuroborreliose)
Virusspezifische Antikörper	Masern-, Röteln-, Zosterviren (MRZ-Reaktion)	Bei 95% der Patienten als Zeichen einer entzündlichen Mitreaktion (Felgenhauer 1985)

brospinalis vor. Der normale Albumingehalt im Liquor beträgt < 55 g/l. Bei einem Teil der MS-Patienten ist der Albumingehalt im Liquor als Zeichen einer Störung der Blut-Hirn-Schranke erhöht.

Intrathekale IgG-Synthese

Ein wichtiges Charakteristikum bei MS-Patienten ist die im Nervensystem ablaufende Synthese von Immunglobulin G (autochthone IgG-Produktion), deren Bestimmung heute zur Routinediagnostik mittels isoelektrischer Fokussierung gehört: Gleiche Mengen von Serum- und Liquorproteinen werden nebeneinander aufgetragen und entsprechend ihres isoelektrischen Punktes aufgetrennt. Bei MS-Patienten finden sich typische oligoklonale IgG-Banden nur im Liquor.

Eine weitere Methode zum Nachweis einer intrathekalen IgG-Synthese ist die Darstellung des Liquor-/Serum-Quotienten für IgG und Albumin im so genannten Reiber/Felgenhauer-Schema. Dieser Befund findet sich bei über 90% der MS-Patienten, ist jedoch nicht pathognomonisch und kommt auch bei anderen Entzündungen des ZNS vor (z. B. Neurosarkoidose, Neuroborreliose).

Virusspezifische Antikörper

Spezifische Antikörper gegen Masern-, Röteln- und Zosterviren (MRZ-Reaktion) sind typisch für eine MS, haben aber in ihrer diagnostischen Wertigkeit an Bedeutung verloren. Eine MRZ-Reaktion findet sich bei 95% der MS-Patienten (Felgenhauer 1985). Sie ist am ehesten als Zeichen einer entzündlichen Mitreaktion zu interpretieren und spiegelt möglicherweise eine frühe Prägung des Immunsystems in der Jugendzeit wieder. Sie erlaubt aber nicht den direkten Schluss, dass die Viren ätiologisch mit der MS verknüpft sind.

3.1.3 Beurteilung des Liquorprofils

Die MS-typischen Liquorveränderungen sind bereits im Frühstadium der Erkrankung nachweisbar und spielen eine wichtige Rolle bei der Frühdiagnose.

Nach aktuellen Erkenntnissen geht man davon aus, dass bei bereits gesicherter MS den Liquorbefunden keine eindeutige prognostische Bedeutung zukommt, sodass bei bereits früher nachgewiesenen oligoklonalen Banden eine nochmalige Liquorentnahme nicht mehr nötig ist, es sei denn, der Krankheitsverlauf wirft neue Aspekte auf.

Eine Vielzahl weiterer Marker (Demyelinisierung, Remyelinisierung, Gliaschädigung, Neurodegeneration) wurde auf ihre prognostische Relevanz untersucht. Derzeit existiert jedoch kein Marker, der die notwendigen Kriterien erfüllt, die einen routinemäßigen Einsatz rechtfertigen würden.

In neueren Untersuchungen wurde versucht, den Gehalt an Myelinprotein als prognostischen Parameter für die Aktivität der Erkrankung heranzuziehen. In zwei kleineren spanischen Untersuchungen fand sich eine Häufung von intrathekal produziertem IgM bei Patienten mit höherem Behinderungsgrad und neuen Schüben (Villar et al. 2002a, Villar et al. 2002b). Sollten diese Ergebnisse durch weitere Studien bestätigt werden, könnte die Liquordiagnostik zusätzlich an Bedeutung für die Prognostik der Erkrankung gewinnen.

3.2 Blutuntersuchung

3.2.1 Allgemeine diagnostische Abklärung

Die Bestimmung von Blutbild, Blutzucker, Leber- und Nierenwerten wird in der Regel routinemäßig bei der diagnostischen Abklärung durchgeführt. Da es keine MS-typischen Veränderungen gibt, sind eventuelle Auffälligkeiten vor allem für differentialdiagnostische Überlegungen von Bedeutung (z. B. Neurolues, Neuroborreliose, Kollagenosen, Vaskulitiden, Sonderformen demyelinisierender Erkrankungen; ☞ Tab. 3-4).

3.2.2 Myelin-Antikörper

Regelmäßige Blutuntersuchungen sind bei einer medikamentösen Langzeittherapie zur Kontrolle möglicher Nebenwirkungen erforderlich. Eine HLA-Typisierung als Nachweis einer vorliegenden „Empfänglichkeit" für MS (☞ 1.3.1) kann in manchen Fällen zur diagnostischen Absicherung beitragen.
Neuere Untersuchungen haben gezeigt, dass die Bestimmung von Serumantikörpern bei der Frühdiagnose der Multiplen Sklerose eventuell eine bedeutende Rolle spielt. Der Nachweis von Myelin-Antikörpern im Serum (☞ 1.6.1) – gegen das Myelin-Oligodendrozyten-Glykoprotein (MOG) oder das Myelin-basische Protein (MBP) – sichert die Diagnose der MS möglicherweise schon im ersten Schub. Darauf deuten die Ergebnisse der CHAMPS-Studie mit 103 MS-Patienten hin (Berger et al. 2003). Dabei zeigte sich eine klare Korrelation zwischen der Menge der Antikörper und der Schubfrequenz. War die Anzahl der Antikörper im Blut hoch, war innerhalb von sieben Monaten mit einem weiteren Schub zu rechnen. Waren keine MOG-Antikörper nachweisbar, trat über einen Zeitraum von bis zu 45 Monaten kein Schub auf. Dieser Test erscheint im Licht von „Early-treatment-Studien" mit Interferon-β1a besonders wichtig, die gezeigt haben, dass ein frühestmöglicher Therapiebeginn zum Zeitpunkt des ersten Krankheitsschubes die Prognose deutlich verbessert. Die Wahrscheinlichkeit für das Auftreten eines zweiten Schubes innerhalb eines bestimmten Zeitraums kann durch einen Myelin-Antikörper-Test um 66% vermindert werden (Jacobs et al. 1996).
In einer italienischen Studie wurden bei 262 MS-Betroffenen, 131 Patienten mit anderen neurologischen Erkrankungen und 307 gesunden Kontrollprobanden Anti-MOG-Antikörper in Serum und Liquor mittels ELISA bestimmt. Es zeigte sich, dass sich Anti-MOG-Antikörper vorwiegend bei Patienten mit Erkrankungen des zentralen Nervensystems finden, jedoch nicht spezifisch für die MS sind. Bei den progredienten MS-Formen (☞ 2.1) zeigten die Studienergebnisse einen direkten Zusammenhang zwischen dem Grad der Behinderung und dem Anti-MOG-Level (Mantegazza 2004).
Weitere Untersuchungen sind erforderlich. Ein präziser Bluttest ist für die MS-Diagnose noch nicht in Sicht.

3.3 Kernspintomographie (Magnetresonanztomographie, MRT)

3.3.1 Diagnostische Bedeutung der MRT

Die größte Bedeutung unter den paraklinischen Untersuchungsmethoden hat die Magnetresonanztomographie (MRT). Die Methode wurde erstmals im Jahr 1981 (Young 1981) angewendet (☞ 1.1), ihre hohe Empfindlichkeit wurde seitdem immer wieder bestätigt. Etwa 90–97% aller Patienten mit klinisch gesicherter MS haben sichtbare Herde im Gehirn. Veränderungen im Rückenmark lassen sich insbesondere bei chronisch-progredienten Verlaufsformen (☞ 2.1) nachweisen. Allerdings sind kernspintomographische Veränderungen allein nicht beweisend für die Diagnose, da sie in ähnlicher Form auch bei anderen Erkrankungen und – insbesondere bei älteren Personen – auch bei gesunden Kontrollpersonen als unspezifische Entmarkungsherde anzutreffen sind.

Zusätzliche Informationen lassen sich nach Kontrastmittelgabe (Gadolinium-DTPA) gewinnen, wobei die aktuelle Störung der Blut-Hirn-Schranke als Maß für die Krankheitsaktivität herangezogen werden kann. Gleichzeitig kann die zeitliche Dissemination dokumentiert werden, also das Vorhandensein alter und neuer gadoliniumaufnehmender MS-Herde (Heun et al. 1987).

Charakteristisch für die MS sind multiple, umschriebene, rundliche bis ovale Signalveränderungen der weißen Substanz (☞ Abb. 3-2) mit folgenden Lokalisationen:

- im periventrikulären Marklager einschließlich des Balkens,
- an der Mark-Rinden-Grenze,
- im Hirnstamm,
- im Kleinhirn,
- im Rückenmark.

Diese Veränderungen sind das MR-Korrelat der histologischen Plaques (☞ 1.5). Die Zahl der Läsionen, ihre Verteilung und ihr Kontrastmittelverhalten werden bei den formalen Kriterien eines die MS stützenden MRT-Befundes bewertet (☞ Tab. 3-2, ☞ Tab. 3-3) (McDonald et al. 2001).

3.3.2 Periventrikuläre Läsionen

Periventrikuläre Herde sind bei 98% der Patienten mit gesicherter MS nachzuweisen und finden sich besonders zahlreich um die Trigona und Cellae mediae der Seitenventrikel. Balkenherde sind mit 93% ebenfalls sehr häufig. Da auch der Balken bevorzugt ventrikelnah befallen ist, entsteht an der Balkenunterseite ein hahnenkammartiges Muster. Ausläufer periventrikulärer und im Balken gelegener Herde entlang der Venen in die angrenzende weiße Substanz werden in Anlehnung an den histopathologischen Namensgeber auch als „Dawson-Finger“ bezeichnet.

Schwieriger nachzuweisen sind die histopathologisch zahlreichen Herde an der Mark-Rinden-Grenze. Ebenso charakteristisch sind Herde im Hirnstamm (68%) und im Kleinhirn (49%), die bevorzugt am Boden des IV. Ventrikels, in Kleinhirnstielen und Pons lokalisiert sind (Ormerod 1987).

Funktionelle MRT-Techniken haben gezeigt, dass die Schädigung des ZNS über die in der konventionellen MRT sichtbaren Demyelinisierungsherde hinausgeht. Die Multiple Sklerose verursacht frühzeitig neuroaxonale Schäden und manifestiert sich im gesamten Hirnparenchym, auch in der normal erscheinenden weißen Substanz (☞ 3.3.4). Anhand dieser Veränderungen den Verlauf und Schweregrad der Erkrankung vorauszusagen und frühzeitig zu behandeln, ist Ziel von Studien, die zusätzlichen zu den Parametern der konventionellen MRT funktionelle Techniken wie Diffusions-Imaging, Magnetisierungs-Transfer-Messungen und Magnetresonanzspektroskopie sowie Volumetrie-Daten verwenden.

Aus Verlaufsuntersuchungen ist bekannt, dass die Krankheitsaktivität in der MRT – gemessen am Auftreten neuer Herde oder der Kontrastmittelaufnahme vorhandener Herde – bis zu zehnmal häufiger ist als klinisch beobachtete Schübe. D. h. neun von zehn Schüben laufen klinisch stumm ab („stumme Herde“). Somit kann die Kernspintomographie einen aktiven Krankheitsprozess mit höherer Empfindlichkeit anzeigen als der klinische Verlauf. Umgekehrt können Schübe auftreten, ohne dass sich in der MRT neue Veränderungen zeigen.

> Häufige und standardisierte kernspintomographische Untersuchungen sind ein wichtiger Zielparameter in therapeutischen Studien zur Beurteilung der Krankheitsaktivität und des Therapieeffektes neuer Medikamente.

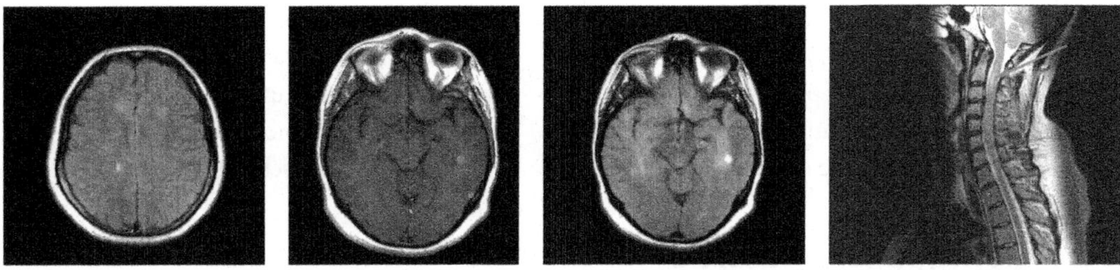

a b c d

Abb. 3-2a–d: MRT-Befunde bei MS, a) FLAIR-Sequenz: multiple radiär um den Balken angeordnete Marklagerläsionen; b) FLAIR-Sequenz zeigt mehrere temporale Marklagerläsionen; c) Kontrastmittelenhancement einer links temporalen Marklagerläsion, als Zeichen eines aktiven Demyelinierungsherdes, die rechts temporalen Herde nehmen kein KM auf und entsprechen Narben vorangegangener MS-Schübe; d) T2-gewichtete sagittale Sequenz des HWS und oberen BWS, längliche, zentral im Myleon gelegene Signalintensität auf Höhe HWK2–HWK3.

3.3.3 Spinale Läsionen

Spinale Symptome sind bei der MS häufig und machen etwa 50% der Erstmanifestationen aus (O'Riordan et al. 1998). Zwar findet man bei einem Drittel dieser Patienten charakteristische Veränderungen in der kranialen MRT, es können allerdings auch isolierte spinale Veränderungen vorliegen (Ormerod et al. 1987).

> **Wichtig**
> Bei primär spinalen Symptomen Ausschluss anderer organischer Ursachen wie Kompressionssyndrome durch degenerative Veränderungen der Wirbelsäule, raumfordernde Läsionen sowie Fehlbildungen von Schädel und Gehirn.

3.3.4 Prognostischer Wert der MRT

Während der Stellenwert der MRT für die Diagnosestellung mittlerweile unbestritten hoch ist, herrschte bei bereits gesicherter MS zunächst Unklarheit über die prognostische Aussagekraft dieser Methode für den weiteren Krankheitsverlauf. Die ersten Untersuchungen fanden keinen Zusammenhang zwischen den kernspintomographischen Veränderungen und klinischen Ausfällen. Mithilfe verbesserter Auswertemethoden wie dem halbautomatischen oder automatischen Ausmessen des Läsionsvolumens, der Betrachtung von Herdveränderungen oder mithilfe neuerer Techniken, die den neuronalen Verlust sowie die Atrophie des Rückenmarkes besser darstellen und quantifizieren können, lässt sich neuerdings eine bessere Korrelation zu den neurologisch fassbaren Behinderungen finden (Fillipi et al. 1995).

3.3.5 Neuroaxonale Schädigung und diffuse Schädigung der normal erscheinenden weißen Substanz

Das Bild der Multiplen Sklerose als einer primären Erkrankung der Myelinscheiden mit fokalen Demyelinisierungsherden der weißen Substanz ist inzwischen dem einer diffusen Erkrankung des zentralen Nervensystems mit frühzeitiger Schädigung sowohl der Axone als auch der normal erscheinenden weißen Substanz gewichen (☞ 1.6.2, ☞ 1.6.3). Die diffuse, neuroaxonale Schädigung wird zunehmend für die klinischen Symptome verantwortlich gemacht und in Zusammenhang mit der Schwere und dem unterschiedlichen Verlauf der Erkrankung gebracht (De Stefano et al. 2001).

Histopathologisch sind in der normal erscheinenden weißen Substanz abnorm dünne Myelinscheiden, eine Astrozytenhyperplasie und eine Reduktion der Axone um bis zu 50% nachweisbar (☞ 1.5) (Evangelou et al. 2000). Nicht nur die Axone der weißen Substanz, sondern auch der Kortex ist von der MS betroffen. Das Volumen des Neokortex und der weißen Substanz ist im Vergleich zu gesunden

Kontrollpersonen frühzeitig reduziert (De Stefano et al. 2003, Rudick et al. 1999). Im Verlauf entsteht eine deutliche, zentrale Atrophie der weißen Substanz, die zu einer Erweiterung der Ventrikel und zu einer Volumenminderung des Balkens führt.

3.4 Neurophysiologische Untersuchungen

Demyelinisierende Läsionen mit Remyelinisierung oder eine axonale Degeneration führen zu Störungen in der Impulsübertragung, die durch Ableitung der evozierten Potentiale (EP) bzw. der Hirnstammreflexe objektiviert werden können. Die Potentialänderungen am Gehirn werden durch Reizung eines Sinnesorgans oder seiner afferenten Nerven ausgelöst (☞ Abb. 3-3 – 3-7).

3.4.1 Demyelinisierung

Demyelinisierende Prozesse können eine diskrete Abnahme der Markscheidendicke bewirken oder zum vollständigen Verlust führen:

- Bei einer fokalen Demyelinisierung mit erhaltener Axonkontinuität kommt es zu verplumpten oder aufgesplitterten Potentialen, die meist amplitudengemindert sind.
- Eine ausgedehnte Demyelinisierung kann zu einem vollständigen Leitungsblock führen. Eine Fortleitung der Erregung über den entmarkten Nervenabschnitt ist nicht möglich. Die Folge ist eine komplette Auslöschung des Potentials.

3.4.2 Axonale Degeneration

Bei vollständigem Untergang der Axone kommt es zu einem Ausfall der Impulsleitung. Ein teilweiser Untergang bewirkt eine leicht verlangsamte Impulsleitung, wobei die Amplitude entsprechend dem Axonuntergang gemindert ist. Es gibt allerdings keine spezifischen Befunde, die eine Multiple Sklerose belegen könnten.

Der Einsatz der evozierten Potentiale in der MS-Diagnostik spielt eine wichtige Rolle bei der Identifikation von klinisch stummen Läsionen und bei der Objektivierung von subjektiven Befunden. Evozierte Potentiale können auch zur Verlaufsbeobachtung der Erkrankung herangezogen werden.

3.4.3 Ableitung evozierter Potentiale

In der Regel werden mithilfe der evozierten Potentiale die Funktionsfähigkeit der Seh- oder Hörbahnen sowie das sensible- und das motorische System untersucht. Dabei werden verschiedene

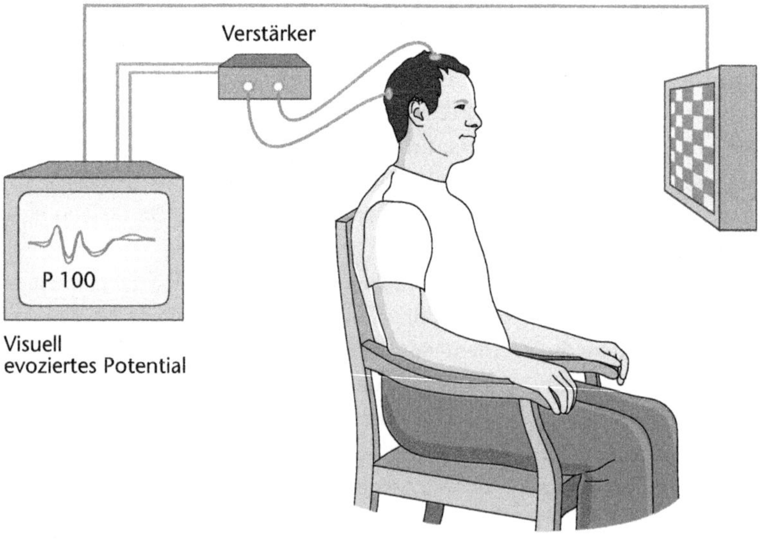

Abb. 3-3: Visuell evozierte Potentiale.

Reize ausgelöst und einerseits die Zeit zwischen Reizauslösung und Auftreten des Potentials gemessen sowie andererseits die Stärke des Potentials anhand seiner Amplitude in der Ableitungskurve abgelesen.
Die evozierten Potentiale werden als Erweiterung der klinischen Untersuchung betrachtet. In der MS-Diagnostik haben sich VEP, MEP und SSEP (s. u.) bewährt. Diagnostisch weniger aussagekräftig sind die AEP (s. u.).

Visuell evozierte Potentiale (VEP)

Mithilfe der visuell evozierten Potentiale wird die Sehbahn untersucht. Halliday und Mitarbeiter führten die VEPs 1972 in die klinische Diagnostik ein. Ausgelöst werden die optischen Reize z. B. mit einem Schachbrettmuster, das der Patient auf einem Bildschirm beobachtet. Dabei verändert das Muster in schnellen, regelmäßigen Abständen sein Schwarz-Weiß-Profil (☞ Abb. 3-3). Es werden beide Augen zusammen und getrennt untersucht.
Es können sowohl akute Sehnervenentzündungen als auch ältere Läsionen nachgewiesen werden. Gemessen werden eine verlangsamte Erregungsleitung, eine verspätete Antwort auf den Reiz und manchmal verkleinerte Potentialschwankungen. Der erste positive Gipfel der gemessenen Kurve tritt nach ca. 100 ms auf (P 100). Typischerweise misst man bei einer Retrobulbärneuritis (☞ 2.2.5) eine Verzögerung der P-100-Reizantwort. Es können jedoch auch andere entzündliche Erkrankungen eine Latenzverzögerung verursachen (z. B. Lues, Kollagenosen, Vitamin-B-12-Mangel).
Aussagekraft bei der MS-Diagnostik: Sensitivität bei gesicherter MS ca. 80%.
In den McDonald-Kriterien wurden von den evozierten Potentialen nur die VEPs berücksichtigt (☞ Tab. 3-2, ☞ Tab. 3-3), da ihnen zum Nachweis einer subklinischen Optikusneuritis und damit der örtlichen Dissemination die größte Bedeutung zukommt. Typischerweise liegt eine demyelinisierende Schädigung der Sehbahn bei MS vor, wenn die VEPs latenzverzögert, aber in ihrem Potentialverlauf gut erhalten sind. McDonald und Mitarbeiter (2001) empfehlen die ergänzende Durchführung

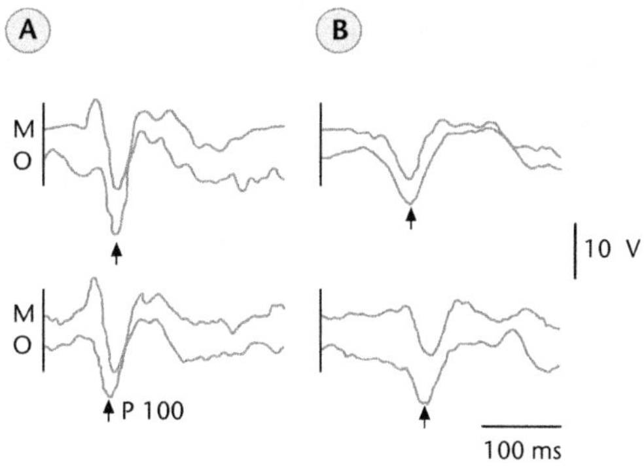

Abb. 3-4: Normales (A) und pathologisches (B) Beispiel von visuell evozierten Potentialen. Die Latenz der positiven Komponente (P 100) ist mit 130 ms (B) deutlich pathologisch, rechts (A) ist sie mit 104 ms normal.

von VEPs vor allem beim Vorliegen nur einer klinischen Läsion, die nicht die Sehbahn betrifft.

Magnetisch evozierte Potentiale (MEP)

Die Ableitung magnetisch evozierter Potentiale ermöglicht die unkomplizierte Untersuchung zentraler motorischer Funktionen. Technische Grundlage: Kortikale Neurone werden durch magnetische Ströme erregt, die im Gewebe Ströme induzieren (Barker et al. 1985). Nach Stimulation über den entsprechenden kortikalen motorischen Arealen für die Arm- und Beinfunktion werden mit Oberflächenelektroden die Potentiale an den Extremitätenmuskeln abgeleitet (☞ Abb. 3-5). Typischerweise findet sich bei der MS eine verlängerte zentralmotorische Leitungszeit.
Aussagekraft bei der MS-Diagnostik: Sensitivität bei gesicherter MS 72% (Hess 1987).

Somatosensibel evozierte Potentiale (SSEP)

Somatosensibel evozierte Potentiale können nach Reizung von Arm- und Beinnerven (v. a. N. medianus und N. tibialis) sowie des N. trigeminus mittels Oberflächenelektroden über dem sensiblen Kortex abgeleitet werden und ermöglichen eine objektive Beurteilung des sensiblen Systems (☞ Abb. 3-6). Durch Ableitung von spinalen SSEPs über der LWS oder der HWS lässt sich eine periphere Schädigung

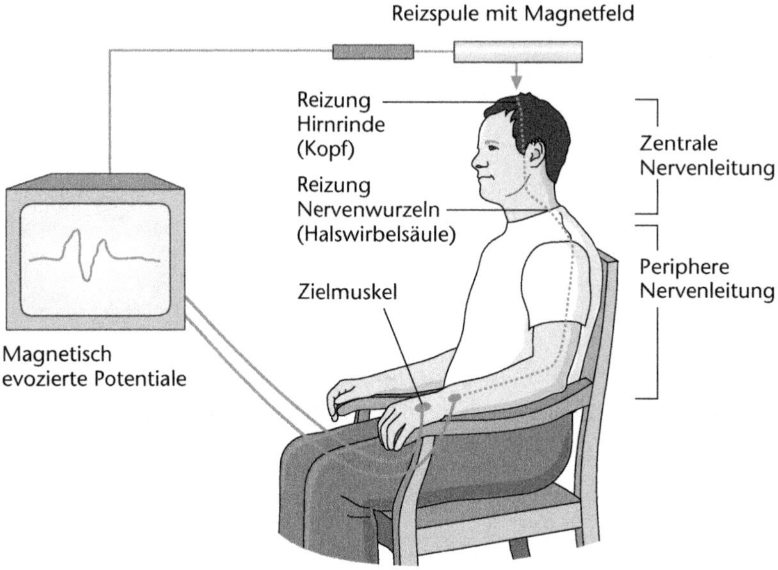

Abb. 3-5: Magnetisch evozierte Potentiale.

des ZNS genauer lokalisieren. Eine periphere Ableitung kann am Erb'schen Punkt oder in der Fossa poplitea erfolgen. Auch hier kommt es bei der MS zu Latenzverlängerungen, Deformierungen oder Amplitudenminderungen.
Aussagekraft bei der MS-Diagnostik: Sensitivität bei gesicherter MS 77% (Chiappa 1997).

Akustisch evozierte Potentiale (AEP)

Geprüft wird die Hörbahn, die bei der MS häufig betroffen ist. Wie bei den VEPs (s. o.) finden sich Latenzverzögerungen und eine Amplitudenminderung. Zur Ableitung der AEPs werden über einen Kopfhörer kurze einzelne Rechteckimpulse (Klicks) jeweils einem Ohr dargeboten, während das andere Ohr durch Rauschen „vertäubt" wird (☞ Abb. 3-7). Bei peripheren Hörstörungen ist die Aussagekraft der Untersuchung eingeschränkt. Von den verschiedenen Komponenten der AEPs sind vor allem die ersten fünf Wellen von Bedeutung. MS-typische Veränderungen sind die Verlängerung der Interpeak-Latenzen II – V (Zeit-

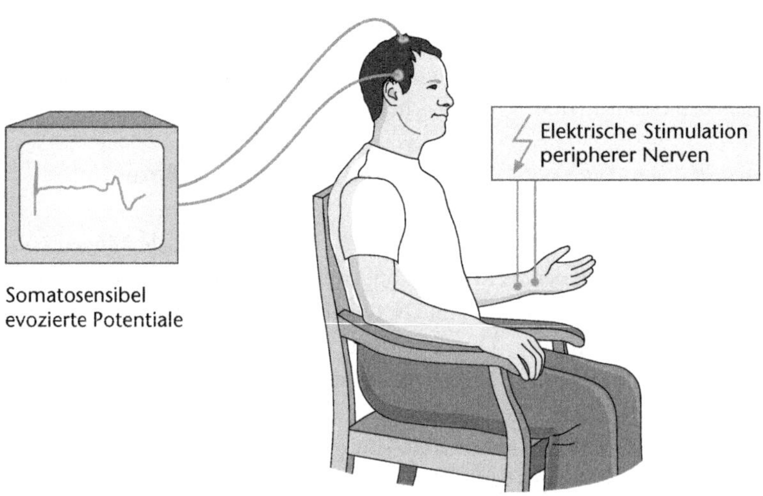

Abb. 3-6: Somatosensibel evozierte Potentiale.

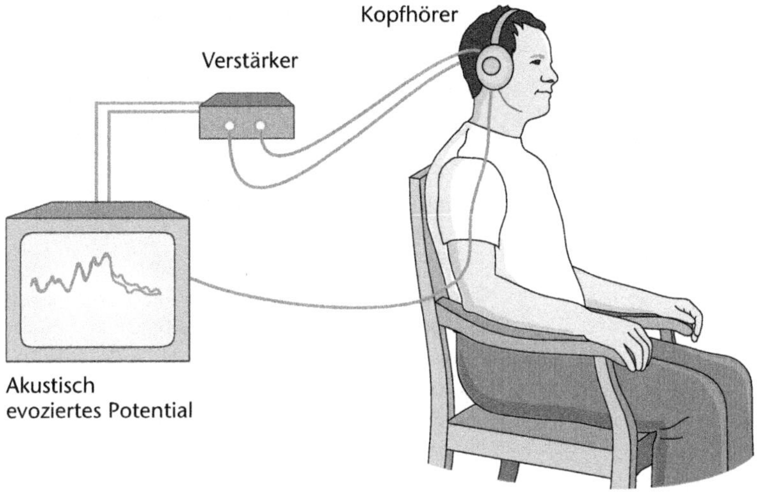

Abb. 3-7: Akustisch evozierte Potentiale.

dauer zwischen den einzelnen Wellen) sowie die schlechte Ausprägung bzw. niedrigamplitudige Reizantwort der Welle V.

Diese Krankheitszeichen finden sich jedoch nur bei 30% der MS-Patienten im Frühstadium. Bezüglich der Sensitivität bei der MS-Diagnostik haben die akustisch evozierten Potentiale die geringste Aussagekraft (Chiappa 1990).

3.5 Diagnosekriterien

3.5.1 Poser-Kriterien

Die Voraussetzung für eine gesicherte Diagnose der Multiplen Sklerose war bis in die 1980er Jahre deren klinisch nachweisbare, örtliche und zeitliche Dissemination. Die Diagnose wurde erst dann gestellt, wenn mindestens zwei schubförmige Ereignisse in neuroanatomisch unterschiedlicher Lokalisation im zentralen Nervensystem aufgetreten waren, die sich auf einen entzündlichen Prozess zurückführen ließen und mindestens vier Wochen auseinander lagen. Zu Beginn der 80er Jahre gewann die differenzierte Liquoruntersuchung (☞ 3.1) zunehmend an Bedeutung. Die Ergebnisse dieser Zusatzdiagnostik wurden als „paraklinische Befunde" in die Diagnosestellung mit einbezogen und als Poser-Kriterien formuliert (Poser et al. 1983). Jedoch war es auch mithilfe der Poser-Kriterien nicht möglich, bereits nach dem ersten Krankheitsschub eine MS sicher zu diagnostizieren.

3.5.2 Diagnosekriterien nach McDonald

Version von 2001

Die neuen „diagnostischen MS-Kriterien" nach McDonald aus dem Jahr 2001 (☞ Tab. 3-2) berücksichtigen auch den prädikativen Wert früher MRT-Veränderungen. Eine wesentliche Neuerung der McDonald-Kriterien besteht außerdem darin, dass paraklinische Befunde aus dem Magnetresonanztomogramm (☞ 3.3) und der Elektrophysiologie klinische Ereignisse (☞ 3.4) ersetzen können. Neben der exakten Definition pathologischer MRT-Kriterien bei der Multiplen Sklerose ist nun der Nachweis einer zeitlichen Dissemination unter bestimmten Voraussetzungen allein mithilfe wiederholter MRT-Untersuchungen im Abstand von mindestens drei Monaten möglich. MRT-Aufnahmen der Wirbelsäule können eine wertvolle Ergänzung sein, wenn der Nachweis von zerebralen Läsionen nicht gelingt. Dies ist bei primär progressiven Verläufen oder bei klinisch isolierten Symptomen denkbar. In diesem Fall erfüllt der Nachweis von zwei in Zeit und Ort disseminierten

Tab. 3-2: McDonald Kriterien zur Diagnose der MS (McDonald et al. 2001)

Klinische Präsentation (Schübe)	Objektivierbare klinische Läsion	Weitere erforderliche Kriterien
2 oder mehr	2 oder mehr	• Keine • Klinische Evidenz ausreichend (zusätzliche Evidenz wünschenswert, die dann mit MS vereinbar sein muss)
2 oder mehr	1	• Räumliche Dissemination im MRT • **Oder** positiver Liquorbefund und 2 oder mehr MS-typische Läsionen im MRT • **Oder** weiterer klinischer Schub
1	2 oder mehr	• Zeitliche Dissemination im MRT • **Oder** zweiter klinischer Schub
1 (monosymptomatische Präsentation)	1	• Räumliche Dissemination im MRT oder 2 oder mehr MS-typische Läsionen im MRT mit positivem Liquorbefund • **Und** zeitliche Dissemination im MRT oder zweiter klinischer Schub
0 (primär progredienter Verlauf)	1	• Positiver Liquorbefund • **Und** räumliche Dissemination im MRT – 9 T2-Läsionen im Gehirn – **Oder** 2 Läsionen im Rückenmark – **Oder** 4–8 zerebrale + 1 RM-Läsion – **Oder** positive VEPs + 4–8 zerebrale MRT-Läsionen – **Oder** positive VEPs + 4 zerebrale MRT-Läsionen + 1 RM-läsion • **Und** zeitliche Dissemination im MRT • Oder kontinuierliche Progression für 1 Jahr

spinalen Läsionen die Diagnosekriterien vollkommen.

> Die McDonald-Diagnosekriterien erlauben unter bestimmten Voraussetzungen eine definitive Sicherung der Diagnose nach nur einem Schub, wodurch die Zeitspanne bis zum Einleiten einer immunmodulatorischen Sekundärprophylaxe verkürzt und dem Patienten frühzeitig eine verlässliche Diagnose mitgeteilt werden kann.

Revision aus dem Jahr 2005

Die McDonalds-Kriterien sind seit ihrer ersten Publikation (2001) weltweit verwendet und getestet worden. Daraus ergab sich eine Fülle von Veröffentlichungen zu diesem Thema. Im März 2005 traf sich das internationale MS-Diagnose-Forum, das von der amerikanischen MS-Gesellschaft und der MSIF (Multiple Sclerosis International Federation) unterstützt wird, um diese Informationen auszuwerten und die Original-McDonalds-Kriterien zu aktualisieren (☞ Tab. 3-3).

1. In den Original-McDonald-Kriterien (☞ Tab. 3-2) gab es spezifische Richtlinien für die Verwendung des MRT zur Demonstration der zeitlichen Dissemination der Erkrankung (Auftreten neuer Läsionen im Gehirn oder Rückenmark in zeitlichem Abstand), was vorrangig auf Kontrastmittel anreichernde Läsionen zielte und schwieriger anwendbar war bei nicht anreichernden T2-Läsionen. Nach der Revision durch die National MS Society kann nun wie folgt verfahren werden: Ein MRT-Befund, der im Vergleich mit einer Referenzaufnahme (mindestens 30 Tage nach dem Auftreten des ersten klinischen Ereignisses/Symptoms) eine neue T2-Läsion zeigt, reicht aus zur Demonstration der zeitlichen Dissemination.
2. In den Original-McDonald-Kriterien war angegeben, wie die MRT anzuwenden ist, um

MS-typische Abweichungen hinsichtlich einer räumlichen Dissemination aufzuzeigen. Diese Richtlinien waren auf Hirn-MRT und Hirnläsionen bezogen. Genauso brauchbar können aber auch Rückenmarksläsionen sein. Die Revision führt nun aus, wie Rückenmarksläsionen noch spezifischer zur Feststellung MS-typischer Abweichungen in MRT-Bildern beitragen können.
3. Die Original McDonald-Kriterien wiesen auf die Schwierigkeit der Diagnose einer primär progressiven MS (PPMS) (☞ 2.1.2.) hin und forderten dazu den Nachweis abweichender Ergebnisse in der Liquoruntersuchung. Die seitdem gesammelten Daten weisen darauf hin, dass ein beträchtlicher Teil der Patienten mit sicherer primär progressiver MS normale Liquorwerte haben können. Die Revision macht darauf aufmerksam, dass abweichende Liquorbefunde für die Diagnose zwar nützlich, jedoch bei entsprechenden MRT-Aussagen in Gehirn und Rückenmark nicht für eine endgültige Diagnose notwendig sind.

3.5.3 Praktische Bedeutung der MS-Diagnosekriterien

Nach den revidierten McDonald-Kriterien kann die Diagnose „Multiple Sklerose" frühestens einen Monat nach Auftreten des ersten Schubes gestellt werden. Allerdings sind die zum Nachweis einer zeitlichen Dissemination der Läsionen im MRT aufgestellten Kriterien (☞ Tab. 3-3) in der Praxis aus Kostengründen schwer umzusetzen.
In der radiologischen Praxis sind einheitliche Standards hinsichtlich der zu untersuchenden Schnittbildsequenzen, der zu verabreichenden Kontrastmitteldosis und der Mindestwartezeit von 10 – 15 Minuten zwischen Kontrastmittelgabe und Beginn des Tomogramms zu fordern.
Auf Kritik stoßen die starke Betonung der MRT und die relativ geringe Bedeutung der Liquoranalyse in Deutschland (Petereit 2002). Die Liquoranalyse (☞ 3.1) ist jedoch die einzige Untersuchung, mit deren Hilfe die Entzündung im ZNS zu beweisen ist. Insbesondere der Nachweis oligoklonaler Banden ist bei MS mit über 95% hochsensitiv. Fer-

Tab. 3-3: Revision der McDonald-Kriterien zur Diagnose der MS (National MS Society 2005)

Klinische Präsentation (Schübe)	Objektivierbare klinische Läsion	Weitere erforderliche Kriterien
2 oder mehr	2 oder mehr	**keine**
2 oder mehr	1	• Räumliche Dissemination im MRT • **Oder** 2 oder mehr MS-typische Läsionen plus positiver Liquorbefund • **Oder** weiterer klinischer Schub
1	2 oder mehr	• Zeitliche Dissemination im MRT • **Oder** zweiter klinischen Schub
1 (monosymptomatische Präsentation)	Klinisch isoliertes Syndrom	• Räumliche Dissemination im MRT • **Oder** 2 oder mehr MS-typische Läsionen im MRT mit positivem Liquorbefund • Und zeitliche Dissemination, nachgewiesen durch: – MRT – **Oder** einen zweiten klinischen Schub
0 (primär progredienter Verlauf)	Neurologische Progression, die auf eine MS hinweist	• Ein Jahr Krankheitsprogression (retrospektiv oder prospektiv festgestellt) • **Und** zwei von drei der folgenden Kriterien: – a) positives Hirn-MRT (9 T2-Läsionen oder 4 oder mehr T2-Läsionen mit positiven VEPs – b) positives Rückenmarks-MRT (2 oder mehr herdförmige T2-Läsionen – c) positiver Liquorbefund

ner ist die einmalige Liquoruntersuchung zum Zeitpunkt der Erstsymptomatik zum differentialdiagnostischen Ausschluss ähnlicher Krankheitsbilder wichtig.

3.5.4 Differentialdiagnosen

Da es für die MS keinen spezifischen Test gibt, und sich die Erkrankung gerade zu Beginn atypisch präsentieren kann, ist die differentialdiagnostische Abklärung gegenüber anderen multifokalen Erkrankungen des zentralen Nervensystems von erheblicher Bedeutung (☞ Tab. 3-4).

Tab. 3-4: Differentialdiagnose der Multiplen Sklerose

Nicht demyelinisierende Erkrankungen	Vaskulitiden, Neurosarkoidose, Anti-Cardiolipin-Antikörpersyndrom, Sjögren-Syndrom, Metastasen, paraneoplastische Erkrankungen, Lupus erythematodes
Infektionskrankheiten	Neuroborreliose, AIDS, Neurolues
Demyelinisierende Erkrankungen	Akut disseminierte Enzephalomyelitis (ADEM), Marburg-Variante der akuten MS, multiphasische Enzephalomyelitis
Genetisch bedingte Myelinerkrankungen	Z. B. Leukodystrophien

Literatur

Barker AT, Jalinous R, Freeston IL: Non-invasiv magnetic stimulation of the human motor cortex, Lancet 1985(I):1106 - 1107

Berger T et al.: Antimyelin Antibodies as a Predictor of Clinically Definite Multiple Sclerosis after a First Demyelinating Event, NEJM 2003(349):139 - 145

Chiappa KH: Evoked Potentials in Clinical Medecine, Raven Press, New York 1990

Chiappa KH: Evoked Potentials in Clinical Medecine, 3rd ed., Lippincott-Raven, Philadelphia 1997

Stefano N de, Narayanan S, Francis GS, Arnaoutelis R et al.: Evidence of axonal damage in the early stages of multiple sclerosis and its relevance to disability, Arch Neurol 2001(58):65 - 70

De Stefano N, Matthews PM, Filippi M, Agosta F et al.: Evidence of early cortical atrophy: relevance to white matter changes and disability, Neurology 2003(60):1157 - 1162

Evangelou N, Esiri MM, Smith S, Palace J, Matthews PM: Quantitative pathological evidence for axonal loss in normal appearing white matter in multiple sclerosis, Ann Neurol 2000(47): 391 - 395

Felgenhauer K, Schädlich HJ, Nekic M, Ackermann R: Cerebrospinal fluid virus antibodies. A diagnostic indicator for multiple sclerosis?, J Neurol Sci 1985(71):291 - 299

Felgenhauer K, Beusche W: Labordiagnostik neurologischer Erkrankungen, Thieme, Stuttgart/New York 1999

Fillipi M, Paty DW, Kappos L et al.: Correlations between changes in disability and T2-weighted brain MRI activity in multiple sclerosis: a follow-up study, Neurol 1995(45):225 - 260

Gold R, Rieckmann P: Pathogenese und Therapie der Multiplen Sklerose, UniMed, Bremen 2004

Halliday AM, McDonald W, Mushin J: Delayed visual evoked response in optic neuritis, Lancet 1972(i):982 - 985

Harting I, Meyding-Lamadé U, Hähnel S: Formale MRT-Kriterien in der Diagnose der Multiplen Sklerose, www.thieme-connect.com/ejournals/abstract/rad-u2d/doi/10.1055/s-2004-825825 (2004)

Hess CW, Mills KR, Muray NM, Schriefer TN: Magnetic brain stimulation: central motor conduction studies in multiple sclerosis, Ann Neurol 1987(22):744 - 752

Heun R, Kappos L et al.: Magnetic resonance imaging and early diagnosis of multiple sclerosis (letter), Lancet 1987(2):1202 - 1203

Jacobs L et al.: Intramuscular interferon beta-1a therapy initiated during a first demyelinating event in multiple sclerosis, CHAMPS Study Group, N Engl J Med 1996(343):898 - 904

Kahmann A, Sindern E: Die neuen Diagnosekriterien der Multiplen Sklerose, Psychoneuro 2003(29):332 - 335

Kleinschnitz C, Rieckmann P: Multiple Sklerose. Aktuelle Diagnostik, Schubtherapie und Sekundärprophylaxe, www.thieme-connect.com/ejournals/html/klinikarzt/doi/10.1055/s-2004-825249 (2004)

Mantegazza R, Cristaldini P, Bernasconi P et al.: Anti-MOG autoantibodies in Italian multiple sclerosis patients: specificity, sensitivity and clinical association, Int Immunol 16, 2004(4), 559 - 565

McDonald W, Compston A, Edan G, Goodkin D et al.: Recommended diagnostic criteria for multiple sclerosis: guidelines from the international panel on the diagnosis of multiple sclerosis, Ann Neurol 2001(50):121 - 127

Muller B, Adelt K, Reichmann H, Toyka K: Atraumatic needle reduces the incidence of post-lumbar puncture syndrom, J Neuro Sci 1994(241):376 - 380

National MS Society: Research/Clinical update, www.nationalmssociety.org/research.asp (2005)

O'Riordan JI, Thompson AJ, Kingsley DPE, MacManus DG, Kendall BE, Rudge P, McDonald WI, Miller DH: The prognostic value of brain MRI in clinically isolated syndromes of the CNS, A 10-year follow-up, Brain 1998(121):495 - 503

Ormerod IE, Miller DH, McDonald WI, du Boulay EP, Rudge P, Kendall BE, Moseley IF, Johnson G, Tofts PS, Halliday AM et al.: The role of NMR imaging in the assessment of multiple sclerosis and isolated neurological lesions. A quantitative study, Brain 1987(110):1579 - 1616

Petereit HF, Heiss WD et al.: New diagnostic criteria for multiple sclerosis, Ann Neurol 2002(51):533 - 534

Poser C, Paty D, Scheinberg L et al.: New diagnostic criteria for multiple sclerosis: Guideline for research protocols, Ann Neurol 1983(13):227 - 231

Schipper HI: Die diagnostische Bedeutung der Liquorbefunde bei der Multiplen Sklerose, Verhandl der deutschen Gesellschaft für Neurologie 1990(6):138 - 142

Schmidt RM, Hoffmann F: Multiple Sklerose, 3. Aufl., Urban & Fischer München 2002

Villar LM, Masjuan J, Gonzales-Porque P et al.: Intrathecal IgM synthesis in neurologic diseases: Relationship with disability in MS, Neurology 2002a(58):824 - 826

Villar LM, Masjuan J, Gonzales-Porque P et al.: Intrathecal IgM synthesis predicts the onset of new relapses and a worse disease course in MS, Neurology 2002b(59):555 – 59

Yetkin FZ, Haughton VM, Papke RA, Fischer ME, Rao SM: Multiple sclerosis: specificity of MR for diagnosis, Radiology 1991(178): 447 – 451

Young IR, Hall AS, Pallis CA et al.: Nuclear magnetic resonance imaging of the brain in multiple sclerosis, Lancet, 1991(ii): 1063 – 1066

4 Therapie

Thomas Lorz

4.1 Beurteilung des Therapieeffekts und therapeutische Optionen

Bei kaum einer anderen neurologischen Erkrankung haben sich die therapeutischen Möglichkeiten in den vergangenen Jahren derart verändert wie bei der Multiplen Sklerose. Seit der ersten Beschreibung der MS Mitte des 19. Jahrhunderts (☞ 1.1) sind weit mehr als 100 verschiedene Therapien angewendet worden, deren widersprüchliche Ergebnisse die Schwierigkeiten bei der Therapiebeurteilung aufzeigen. Schumacher und Mitarbeiter (1965) und Brown et al. (1979) haben auf wesentliche Probleme bei der Beurteilung von Therapieeffekten hingewiesen wie z. B.

- Ungenauigkeit der Diagnose,
- unvorhersehbarer Verlauf mit häufigen Spontanremissionen, fehlende Methode zur Beurteilung der Krankheitsaktivität,
- Einfluss psychologischer Probleme der Patienten bis hin zu somatoformen Störungen.

Das diagnostische Problem ist inzwischen durch die Anwendung der Kriterien nach Poser und McDonald (☞ 3.5) weitgehend gelöst. Für die Verlaufsbeurteilung sind große Patientenzahlen erforderlich, die nach dem Zufallsprinzip (randomisiert) auf parallele Therapiegruppen verteilt werden müssen. Wegen der Chronizität der Erkrankung ist zur Beurteilung eines Therapieeffektes darüber hinaus ein Beobachtungszeitraum von mindestens zwei bis drei Jahren nötig. Aufgrund des Placeboeffekts (Noseworthy et al. 1994) ist ein Doppelblind-Design erforderlich.

Therapeutische Optionen

- Verlaufsbeeinflussende Langzeittherapie (☞ 4.2)
- Therapie des akuten Schubes (☞ 4.3)
- Therapie einzelner Symptome (☞ 4.4)

> Eine therapeutische Empfehlung sollte sich grundsätzlich an mehreren Faktoren orientieren:
> - Krankheitsstadium,
> - Behinderungsgrad,
> - aktuelle Symptomatik,
> - Verlaufsform und -dynamik,
> - Alter,
> - Geschlecht,
> - bestehender Kinderwunsch,
> - Begleiterkrankungen.

4.2 Verlaufsbeeinflussende Langzeittherapie (immunmodulatorische Basistherapie)

Die Multiple Sklerose ist nicht allein als entzündliche und demyelinisierende Erkrankung charakterisiert. Eine wichtige Rolle scheinen auch neurodegenerative Prozesse zu spielen (☞ 1.6) (Lassmann 2002). Moderne MS-Therapien regeln nicht die Funktion des gesamten Immunsystems herunter, sondern greifen mithilfe gezielter Suppression aktiver entzündlicher Autoimmunmechanismen spezifisch und differenziert in das immunologische Geschehen (☞ 1.4) ein.

Therapieziel

Der aktive Einstrom von Entzündungszellen durch die Blut-Hirn-Schranke soll verhindert und potenziell autoreaktive Zellen sollen in Richtung auf eine entzündungshemmende Aktivität beeinflusst werden. Neuere Studien haben deutlich gemacht, dass die Anzahl degenerierter Axone in den inflammatorischen Läsionen am höchsten ist. Anhand von Biopsien konnte außerdem gezeigt werden, dass

Tab. 4-1: Empfehlung der MSTKG zur Einleitung einer immunmodulatorischen Therapie (MSTKG 1999, 2001, 2002)

Nachweis intrathekaler IgG-Synthese (oligoklonale Banden)	• **Und** subklinische Dissemination in der Kernspintomographie • **Und** Ausschluss anderer Ursachen
Eine funktionell beeinträchtigende Schubsymptomatik bildet sich unter Cortison-Pulstherapie innerhalb von zwei Monaten nicht ausreichend zurück	• **Oder** eine hohe Läsionslast (≥ 6 Herde) ist im kraniellen MRT nachweisbar • **Oder** in der zweiten kraniellen MRT innerhalb von 6 Monaten nach dem 1. Schub finden sich aktive Entzündungsherde (mit Gadoliniumaufnahme) oder eine eindeutige Zunahme der T2-Läsionen im MRT

vor allem im ersten Erkrankungsstadium bereits eine massive Degeneration von Axonen stattfindet (☞ 1.6.3) (Kuhlmann 2002). Die sich daraus ableitende Schlussfolgerung der Notwendigkeit eines frühen Behandlungsbeginns konnte mit der ETOMS- (Comi et al. 2001) und der CHAMPS-Studie (Jacobs et al. 2000) untermauert werden: Bei Therapiebeginn nach dem ersten klinischen Ereignis und dem Nachweis klinisch stummer Läsionen im zerebralen MRT sowie Ausschluss anderer möglicher Ursachen lässt sich der zweite Schub um neun Monate hinauszögern. Außerdem zeigten beide Studien eine geringere Zunahme der kernspintomographischen Veränderungen (☞ 3.3) innerhalb eines Beobachtungszeitraumes von bis zu zwei Jahren.
Die Ergebnisse der 2005 in Thessaloniki anlässlich des ECTRIMS-Kongresses (European Committee for Treatment and Research in Multiple Sclerosis) vorgestellten BENEFIT-Studie (Betaferon® in Newly Emerging MS for Initial Treatment) verdeutlichen die Wirksamkeit einer frühen immunmodulatorischen Behandlung. Ein Beginn der MS-Therapie unmittelbar nach einem ersten auf MS hinweisenden Ereignis verschob in dieser Studie den zweiten MS-Schub um ein Jahr.

Bei aktiver Krankheit ist generell ein frühzeitiger Therapiebeginn empfehlenswert.

Indikation

Die Mitglieder der ärztlichen Beiräte der deutschsprachigen MS-Gesellschaften (Österreich, Schweiz, Deutschland) haben erstmalig im Jahre 1999 Therapieempfehlungen zur „Immunmodulatorischen Stufentherapie der MS" erarbeitet und publiziert. Die Multiple Sklerose Therapie Konsensus Gruppe (MSTKG empfiehlt die Einleitung einer immunmodulatorischen Therapie entweder nach dem zweiten Schub innerhalb von zwei Jahren oder unter bestimmten Bedingungen bereits nach dem ersten Schub (☞ Tab. 4-1).

Wirkstoffe

Große randomisierte, kontrollierte klinische Studien mit immunmodulierenden und immunsuppressiven Medikamenten haben dazu geführt, dass mehrere Substanzen zur Verminderung des Schweregrades und der Häufigkeit von Schüben anerkannt und in Deutschland zugelassen sind (☞ Tab. 4-2).

4.2.1 Interferon-β (IFN-β)

Das erste in Deutschland zugelassene Präparat zur Behandlung der schubförmig-remittierenden Ver-

Tab. 4-2: Immunmodulatoren/Immunsuppressiva in der MS-Langzeittherapie

Wirkstoff	Präparat	
Interferone	Betaferon®, Avonex®, Rebif®	(☞ 4.2.1)
Glatirameracetat	Copaxone®	(☞ 4.2.2)
Azathioprin	Imurek®	(☞ 4.2.3)
Mitoxantron	Relanova®	(☞ 4.2.5)
Immunglobuline	Sandoglobin®, Octagamm®	(☞ 4.2.1)
Natalizumab	Tysabri®	(☞ 4.2.9)

laufsform (☞ 2.1.1) war 1995 Betaferon®, ein Interferon-β1b, das 1998 eine erweiterte Zulassung zur Therapie auch bei sekundär progredient verlaufender MS (☞ 2.1.3) erhielt. Seit 1997 bzw. 1998 stehen mit Avonex® und Rebif® für die Behandlung der schubförmigen MS auf dem deutschen Markt außerdem zwei Interferone-β1a zur Verfügung.
Bereits in den 1970er Jahren gab es erste Studien, in denen der Einsatz von IFN-α und IFN-β bei der Therapie der MS überprüft wurde. Mitte der 80er Jahre gelang es, Interferone in größeren Mengen herzustellen (aus E. coli oder in Ovarzellen des Chinesischen Hamsters). Inzwischen gehören Interferone zur Basistherapie der MS.
Auf Basis der BENEFIT-Studie (Polman et al. 2006) erfolgte die Zulassung von Betaferon® (IFN-β1b) bei Patienten mit erstmaligem demyelinisierenden Ereignis und hohem Risiko für das Auftreten einer klinisch gesicherten MS. Für Avonex® und für Rebif® (beide IFN-β1a) besteht ebenfalls eine Zulassung für die Frühtherapie mit den gleichen Einschränkungen.

Wirkmechanismus

Interferone sind Proteine, die bei Entzündungsreaktionen produziert werden und die Immunreaktionen sowohl verstärken als auch verringern können. Inzwischen sind mehr als 20 verschiedene Interferone bekannt. Man unterscheidet zwei Interferontypen:

- Typ 1: Interferon alpha/beta/omega (IFN-α/-β/-ω),
- Typ 2: Interferon-γ (IFN-γ).

Merkmale der immunmodulatorischen Wirkung von Interferonen (Gold 2003)

- Unterdrückung proinflammatorischer Zytokine wie Interferon-β und Tumor-Nekrose-Faktor-β
- Induktion immunmodulatorischer TH2-Zytokine wie Interleukin-10
- Steigerung der T-Lymphozyten-Suppressor-Aktivität (☞ 1.4.1)
- Induktion löslicher Adhäsionsmoleküle
- Herabsetzung der Permeabilität der Blut-Hirn-Schranke

Applikation

Applikationsfrequenz

Viele Patienten empfinden die einmal wöchentlich verabreichte Injektion (Avonex®) als Vorteil gegenüber höherfrequenten Therapieregimen. Andererseits geben die EVIDENCE- und die INCOMIN-Studie Hinweise auf eine zumindest kurz- bis mittelfristige Überlegenheit der höherfrequenten und höherdosierten Präparate (Panitch et al. 2002, Durelli et al. 2002). Ob dieser Vorteil im Langzeitverlauf durch die unter Rebif® und Betaferon® eindeutig höhere Inzidenz neutralisierender Antikörper (s. u.) wieder ausgeglichen wird, ist noch nicht bekannt. Im Rahmen einer Metaanalyse der verschiedenen Vergleichsstudien kam ein Expertengremium der American Academy of Neurology zu dem Schluss, dass von einem etablierten Effekt der Schubreduktion durch INF-β-Präparate auszugehen ist und eine dosis-/frequenzabhängige Wirkung als wahrscheinlich angesehen werden kann (Goodin et al. 2002).

Applikationsweg

Avonex® wird als einziges Präparat intramuskulär appliziert. Die intramuskuläre Selbstinjektion ist etwas aufwändiger, auch mag die „psychologische Barriere“ im Einzelfall höher liegen als bei der subkutanen Selbstinjektion. Die intramuskuläre Applikationsform hat jedoch aufgrund der geringeren Inzidenz von Hautreaktionen und des verminderten Auftretens neutralisierender Antikörper eindeutige Vorteile gegenüber der subkutanen Anwendung (Hartung et al. 2004).

Dosierung

In zwei Studien (CHAMPS, ETOMS) wurden wöchentliche Einzeldosierungen verwendet. Eine Erhöhung der Dosis oder der Applikationsfrequenz (bei Rebif®) bzw. ein Wechsel des Interferonpräparates (bei Avonex®) sollte in Betracht gezogen werden, wenn mindestens zwei weitere Schübe innerhalb einer Behandlungszeit von zwei Jahren auftreten (Jacobs et al. 2000, Comi et al. 2001). Die Vierjahres-Daten im Follow-up der ETOMS-Studie wiesen außerdem darauf hin, dass subkutan verabreichtes Interferon-β1a zu späteren Studienzeitpunkten weniger effektiv war.

Empfehlung

Nach Diagnosestellung einer aktiven schubförmigen MS sollte das jeweilige Präparat gemäß Zulassung angewendet werden:

- IFN-β1a:
  - Avonex®: 30 µg i. m. 1 x/Wo.
  - Rebif®: 22 µg bzw. 44 µg s. c. 3 x/Wo.
- IFN-β1b (Betaferon®): 8 MIE s. c. jeden 2. Tag.

Nach derzeitigem Wissensstand kann keines der zugelassenen Präparate – sofern es indiziert ist – von vornherein als zu gering dosiert betrachtet werden, da die individuelle Dosis-Wirkungs-Beziehung der einzelnen Patienten nicht bekannt ist. Die Entscheidung, mit welchem IFN-β-Präparat in welcher Dosierung und mit welcher Häufigkeit ein Patient die Therapie beginnen soll, liegt im Ermessen des behandelnden Arztes (MSTKG 2004).

Es gibt derzeit keine verfügbaren Daten über andere immunmodulatorische Wirkstoffe, die nach dem ersten Schub eingesetzt werden könnten. Jedoch kann davon ausgegangen werden, dass die generellen Überlegungen zu einer frühen Behandlung (s. o.) auch auf die anderen verfügbaren Basistherapien übertragbar sind. Aus dem Sechsjahres-Beobachtungszeitraum der Copaxone®-Studie können Hinweise gewonnen werden, dass ein frühzeitiger Behandlungsbeginn mit einem verminderten Risiko hinsichtlich des Fortschreitens der Erkrankung verbunden ist (Johnson et al. 2000).

Nebenwirkungen

Die zu erwartenden Nebenwirkungen sind bei allen drei Interferon-Präparaten (Betaferon®, Avonex®, Rebif®) ähnlich: Bei mehr als der Hälfte der Patienten kommt es insbesondere in der Einstellungsphase (einschleichend) zu grippeähnlichen Symptomen wie Fieber, Myalgien, Kopfschmerzen und Abgeschlagenheit (Therapie mit nichtsteroidalen Antirheumatika, z. B. Paracetamol, Ibuprofen). Um Nebenwirkungen vorzubeugen, sollte das Medikament abends injiziert werden.

Weitere typische Nebenwirkungen sind Lymphopenie, Transaminasenanstieg und Hautreaktionen an der Injektionsstelle (v. a. bei Applikation s. c.). In seltenen Fällen kann es zu einer Verstärkung von Spastik und Fatigue (☞ 2.2) kommen. Das Auftreten von depressiven Störungen im Rahmen einer Interferon-β-Therapie wird kontrovers diskutiert (Walter 1999).

Interferon-β-Therapie bei sekundär progredienter Multipler Sklerose

Widersprüchliche Ergebnisse wurden in MS-Studien der vergangenen Jahre bezüglich der Wirkung von IFN-β bei sekundär progredienter MS (SPMS, ☞ 2.1.3) gewonnen:

- In der europäischen Betaferon®-SPMS-Studie konnten signifikant positive Wirkungen auf das Fortschreiten der Erkrankung, auf die Anzahl der Schübe sowie auf zahlreiche MRT-Parameter bei Patienten beobachtet werden, die mit Interferon-β1b (Betaferon®) behandelt worden waren (European Study Group on Interferon-β1b in Secondary Progressive MS 1998).
- Scheinbar im Gegensatz dazu konnte die SPECTRIMS-Studie mit IFN-β1a (Rebif®) keine signifikante Verzögerung im Fortschreiten der Erkrankung nachweisen (Li et al 2001). Allerdings konnte in einer Untergruppe von Patienten, die noch Schübe hatten, ein Nutzen der Medikation hinsichtlich des Fortschreitens der Erkrankung klar nachgewiesen werden.

Mit Blick auf die kontroversen Studienergebnisse schließt die MSTKG, dass im Fall der SPMS eine Behandlung mit rekombinantem Interferon-β wahrscheinlich nur dann effektiv ist, wenn noch klinische Anzeichen oder MRT-Nachweise einer entzündlichen Krankheitsaktivität (z. B. gadoliniumanreichernde Läsionen) vorhanden sind. Bei Fehlen klinisch nachweisbarer Schübe bzw. ohne subklinische entzündliche Aktivitäten und bei geringem Fortschreiten der Behinderung innerhalb der letzten zwei Jahre wird eine IFN-β-Behandlung für SPMS-Patienten gegenwärtig nicht empfohlen.

Dauer der Interferon-β-Behandlung bei rezidivierender Multipler Sklerose

Es gibt noch keine evidenzbasierten Empfehlungen hinsichtlich der optimalen Gesamtdauer einer Behandlung mit Interferon-β oder mit einem anderen immunmodulatorischen Therapieansatz bei Multipler Sklerose. Aus den verfügbaren Daten von Patienten, die innerhalb kontrollierter Studien oder in offenen Langzeitbeobachtungen über Zeiträume bis zu zehn Jahren nach der Behandlung beobachtet wurden, lassen sich keine Hinweise auf eine Abnahme der klinischen Wirksamkeit ableiten.

> Die Entscheidung über die Dauer der Interferontherapie muss individuell für jeden einzelnen Patienten neu getroffen werden und sollte von drei Bedingungen abhängig gemacht werden:
> - Anzahl und Schwere der Schübe sind im Vergleich zum Zeitpunkt vor der Behandlung merklich und kontinuierlich reduziert.
> - Es gibt keine Verschlechterung der Krankheit um einen Punkt oder mehr auf der EDSS (Expanded Disability Status Scale, ☞ Tab. 4-5) über zwölf Monate.
> - Es sind während der Behandlung keine schweren Nebenwirkungen aufgetreten, die die Lebensqualität des Patienten einschränken.
>
> Die Langzeittherapie mit IFN-β erfolgt unter engmaschiger Kontrolle durch den behandelnden Neurologen.

Welchen Einfluss eine Unterbrechung der immunmodulatorischen Therapie bei einem stabilen MS-Patienten (z. B. im Falle einer Schwangerschaft) auf die Langzeitfolgen der MS hat, ist noch nicht geklärt.

Filippini und Mitarbeiter (2003) stellten in einer Metaanalyse die Evidenz einer positiven Langzeitwirkung der Interferone auf die Multiple Sklerose infrage – insbesondere über das erste Behandlungsjahr hinaus. Aufgrund methodischer Mängel ist diese Studie jedoch nicht geeignet, die Wirkung der Medikamente nach einjähriger Behandlungsdauer zu beurteilen (MSTKG 2004). Langzeitbeobachtungen von bis zu 16 Jahren zeigen für alle drei Interferon-β-Präparate, dass im Verlauf der Behandlung nicht mit neuen, schwerwiegenden Nebenwirkungen gerechnet werden muss (Rio et al. 2005, Kinkel et al. 2006).

Biologische Marker in der Interferon-β-Therapie

Der klinische Erfolg der Interferon-Therapie ist erst nach monatelanger Verabreichung beurteilbar. Daher war die Entwicklung von „Biomarkern“ erforderlich, um möglichst früh jene Patienten identifizieren zu können, die am meisten von einer Interferon-β-Therapie profitieren.

Tumor necrosis factor (TNF)-related apoptosis-inducing ligand (TRAIL)

Dieses Protein zählt zur Familie der Nerven-Wachstumsfaktoren, hat antientzündliche Eigenschaften und wird als Antwort auf eine Therapie mit IFN-β produziert. Bei erfolgreicher Therapie liegen hohe TRAIL-Spiegel im Blut der Patienten vor. Hat der Körper jedoch neutralisierende Antikörper gegen das Interferon gebildet (s. u.), wird kein TRAIL produziert. Wird TRAIL gehemmt oder ganz ausgeschaltet, ist der Krankheitsverlauf ungünstiger. Patienten, die während des Krankheitsverlaufs vermehrt den Schutzfaktor TRAIL bilden, sind geeignete Kandidaten für eine Behandlung mit IFN-β: Unter Interferon-Gabe erhöht sich die Konzentration von TRAIL bei ihnen schnell und bleibt konstant hoch. TRAIL ist ein potenzieller Marker des klinischen Therapieerfolges einer IFN-β-Behandlung bei der Multiplen Sklerose und ein vielversprechendes Zielmolekül für neue therapeutische Strategien (Wandinger et al. 2003).

Neutralisierende Antikörper

Unter der Behandlung mit Interferon-β kann es zur Bildung von neutralisierenden Antikörpern kommen. Sie können die Bioverfügbarkeit von IFN-β beeinträchtigen, da sie die Bindung des Interferons an die Rezeptoren verhindern. Die Immunogenität hängt ab vom gewählten Interferon-β, vom Reinigungs- und Herstellungsverfahren, der Anwendungshäufigkeit, der Dosierung, der Behandlungsdauer und der Applikationsart. Patienten, in deren Serum diese Antikörper in hohem Titer vorlagen, zeigten ab dem 36. Monat der Behandlung mit IFN-β einen signifikanten Anstieg der EDSS-Werte (☞ Tab. 4-5) im Vergleich zu Patienten, bei denen keine neutralisierenden Antikörper nachweisbar waren (Kieseier 2004, Walter 1997). Intramuskulär injiziertes Interferon-β1a (Avonex®) induziert im Vergleich mit subkutan injizierten Präparaten am wenigsten Antikörper (Kivisakk 2000). Dies zeigten auch Studienergebnisse einer italienischen Studiengruppe (Bertolotto et al. 2002). Bis neutralisierende Antikörper auftreten, vergehen 12–18 Monate. Prinzipiell können die Antikörper im weiteren Verlauf wieder verschwinden (Rice 1999).

Der Antikörpertest wird derzeit noch nicht als Routineverfahren, sondern nur bei Therapieresistenz unter Interferontherapie empfohlen. Bei Verdacht auf ein Therapieversagen ist die Bestimmung von neutralisierenden Antikörpern sinnvoll. Der reproduzierbare Nachweis neutralisierender Antikörper beim klinischen Eindruck eines Therapieversagens erleichtert die Entscheidung zum Wechsel der Therapiestrategie. Derzeit werden standardisierte Testverfahren und eine akkreditierte Routineanalytik gemäß den gültigen EU-Normen etabliert. Eine Änderung der Therapiestrategie können eine Dosissteigerung, ein Wechsel der immuntherapeutischen Substanz oder eine Kombinationstherapie sein.

Kritische Beurteilung der Interferon-Therapie

Erwähnenswert sind die hohen Behandlungskosten. In einer der großen Studien wurde die Schubzahl innerhalb von zwei Jahren von 0,90 Schüben bei unbehandelten auf 0,61 Schübe bei behandelten Patienten pro Jahr reduziert (Jacobs 1996). Die „Number needed to treat" beträgt demnach 3,44. Man muss also 3,44 Patienten ein Jahr mit Beta-Interferonen behandeln, um einen einzigen Schub zu verhindern. Die Therapie kostet pro Patient rund 15 000 Euro jährlich. Damit betragen die Kosten für einen verhinderten Schub 51 600 Euro.

Da manche Patienten nicht von einer Interferontherapie profitieren, sprechen nicht nur die hohen Behandlungskosten gegen einen generellen Einsatz von Interferonen. Häufig kommt es zu einer deutlichen, nebenwirkungsbedingten Einschränkung der Lebensqualität. Außerdem gibt es klare Hinweise, dass die Wirkung von Interferon-β in weiter fortgeschrittenen Krankheitsphasen geringer ausgeprägt ist und bei einem Teil der Patienten mit sekundär progredientem Verlauf (☞ 2.1.3) nicht mehr nachweisbar ist.

Ermutigend hinsichtlich des Langzeitverlaufs ohne medikamentöse Therapie ist eine aktuelle Studie, die zeigte, dass die meisten unbehandelten Erkrankten innerhalb von zehn Jahren nur geringfügige körperliche Symptome entwickelten (Pittcock 2004).

Ein gewisses Unbehagen bezüglich der Objektivität von Pro-Interferon-Studien erzeugt die Tatsache, dass die meisten von den Pharma-Firmen finanziert, geplant und ausgewertet werden, und dass viele namhafte MS-Experten finanzielle Beziehungen zu den Arzneimittelherstellern haben.

4.2.2 Glatirameracetat (GLAT)

Der Wirkstoff Glatirameracetet (Copaxone®) wurde 2001 in Deutschland für die Behandlung der schubförmigen MS (☞ 2.1.1) zugelassen.

Wie bei den Interferonen (☞ 4.2.1) konnten auch bei Glatirameracetat in placebokontrollierten Studien positive Auswirkungen auf den Krankheitsverlauf belegt werden (Johnson et al. 1995). So zeigten sich eine signifikant niedrigere durchschnittliche Schubrate und eine Reduktion entzündlicher Läsionen in der Kernspintomographie. Ebenso konnte der Übergang gadoliniumaufnehmender Läsionen (☞ 3.3.1) in anhaltend hypointense T1-Läsionen vermindert werden (Filippi 2001). Anhand der vorliegenden Studien ist die Wirksamkeit von GLAT beim schubförmigen Verlauf derjenigen der Beta-Interferone vergleichbar, auch wenn vermutlich ein anderer Wirkmechanismus vorliegt. Bei nicht ausreichender Wirksamkeit erscheint demnach ein Therapiewechsel zwischen den Substanzgruppen sinnvoll. Insgesamt ist GLAT besser verträglich als die Beta-Interferone.

Wirkmechanismus

Glatirameracetat ist ein synthetisch hergestelltes Tetrapeptid aus den vier Aminosäuren L-Glutaminsäure, L-Lysin, L-Alanin und L-Tyrosin in zufälliger Mischungsreihenfolge und unterschiedlicher Größe. GLAT induziert spezifische T-Zellen, die TH2-Zytokine und neurotrophe Faktoren produzieren (z. B. BDNF: brain derived neurotrophic factor). Glatirameracetat hemmt T-Zelllinien, die den Einweißstoff Myelin-basisches Protein erkennen und angreifen (MBP, ☞ 1.6.1) (Gold 2003).

Indikation

Es besteht die gleiche Indikation wie bei den Interferonen (☞ 4.2.1).

Dosierung

Copaxone®: 20 mg s.c. 1 × tgl.

Nebenwirkungen

Vorrangig lokale Nebenwirkungen an der Injektionsstelle wie Rötungen, Schwellungen, Schmerzen und Gewebsindurationen, die jedoch im Verlauf der Therapie in der Regel abnehmen. In den ersten sechs Monaten nach Therapiebeginn kann es bei ca. 15% der Patienten zu einer „systemischen Postinjektionsreaktion“ (SPIR) kommen, die mit Herzrasen, Atemnot, thorakalem Druckgefühl, Schweißausbrüchen und Blutdruckabfall einhergeht. Auslöser ist wahrscheinlich eine Histaminfreisetzung. In der Regel klingen die Symptome nach 30 Sekunden bis 30 Minuten ohne Folgen wieder ab. Gelegentlich werden Lymphknotenschwellungen beobachtet, die aber keinen Effekt auf die Wirksamkeit der Therapie haben und sich meist spontan zurückbilden.
Im Gegensatz zu den Interferonen (☞ 4.2.1) scheinen Antikörper gegen GLAT keinen Effekt auf die biologische Wirksamkeit der Substanz zu entfalten. Studiendaten zeigen den besten therapeutischen Effekt bei Beginn der Therapie im niedrigen EDSS-Bereich (0 – 2, ☞ Tab. 4-5), sodass der bevorzugte therapeutische Einsatz im frühen schubförmigen Stadium liegt. Inzwischen liegen auch Langzeitbeobachtungen vor, die zeigen, dass Patienten mit frühem Therapiebeginn in zahlreichen klinischen Parametern besser abschnitten als Patienten, die erst nach der dreijährigen Placebophase Copaxone® erhielten (Johnson et al. 2003).

4.2.3 Azathioprin

In Deutschland zur Therapie der schubförmigen MS zugelassen seit 2001. Es wurde jedoch bereits seit Ende der 1960er Jahre bei der MS-Behandlung eingesetzt. Auch wenn die überwiegend in den 70er und 80er Jahren publizierten offenen Therapiestudien nicht mehr den heutigen Studienanforderungen genügen, konnte in einer Metaanalyse eine Wirksamkeit von Azathioprin bei MS sowohl auf die Anzahl der Schübe als auch auf die Krankheitsprogression bei schubförmiger MS gezeigt werden (Yudkin et al. 1991).

Wirkmechanismus

Das Purinanalogon Azathioprin (z. B. Imurek®) wirkt als Immunsuppressor und kann oral eingenommen werden. Es greift in den Purinnukleotid-Stoffwechsel ein und wirkt über einen Metabolit durch Hemmung der Aktivierung und Teilung von Lymphozyten. Eine immunsuppressive Wirkung ist nach drei bis sechs Monaten zu erwarten.

Indikation

Es besteht ein eingeschränktes Indikationsspektrum. Bis heute liegen für Azathioprin keine doppelblinden placebokontrollierten Studien unter Berücksichtigung von MRT-Daten vor. Ein weiterer Einschränkungsgrund ist das breite Nebenwirkungsprofil (s. u.). Die Therapie mit Azathioprin erscheint deshalb nur dann indiziert, wenn ein Patient unter keinen Umständen bereit ist, ständige Injektionen in Kauf zu nehmen, wenn Kontraindikationen gegen die anderen zugelassenen Immunmodulatoren vorliegen oder wenn unter diesen ein unzureichender Therapieeffekt besteht.

Dosierung

Die Dosis richtet sich nach der absoluten Lymphozytenzahl im Serum, wobei ein Wert zwischen 800 – 1200/μl angestrebt wird. Die Standarddosis von 2,5 mg/kg KG sollte eingeschlichen werden.

Leitlinien zur Azathioprin-Therapie

- Einschleichende Behandlung mit 50 mg/d, dann innerhalb einer Woche auf 2,5 mg/kg pro Tag steigern (typische Dosis 150 mg/d in 2 – 3 Einzeldosen).
- Therapieziel: absolute Lymphozytenzahl 700 – 900 (bzw. 1200)/μl, bei ausbleibender Lymphopenie Dosiserhöhung bis auf maximal 250 mg/d.
- Bei Gesamtleukozytenzahlen < 3500/μl Dosisreduktion um 50%, bei < 3000/μl Medikamentenpause bis zur Normalisierung der Leukozytenwerte.
- Eine maximal vierfache Erhöhung der Leberenzyme wird toleriert.
- Wirklatenz mindestens zwei, maximal sechs Monate.

Nebenwirkungen

Bei einer langjährigen Azathioprin-Behandlung wird ein erhöhtes Malignomrisiko (v. a. aus dem hämatologischen Formenkreis) diskutiert. Wegen der Gefahr schwerer bakterieller Infektionen (Endocarditis lenta) oder einer Tuberkulose sind Thorax-Röntgenkontrollen im Verlauf empfehlenswert. Außerdem sind regelmäßige Blutbildkontrollen und Kontrollen der Leberwerte notwendig. In seltenen Fällen kommt es nach Einnahme von Azathioprin zu unstillbarem Erbrechen, das therapeutisch nicht zu beeinflussen ist und zum Therapieabbruch zwingt. Da eine Teratogenität nicht sicher auszuschließen ist, muss unter der Therapie und bis sechs Monate nach Absetzen eine sichere Kontrazeption gewährleistet sein.

Kombinationstherapie

Möglicherweise profitieren Patienten von einer Kombinationstherapie mit Interferonen und Azathioprin, insbesondere wenn hohe Antikörper gegen Interferone (☞ 4.2.1) gebildet werden. Die klinische Verträglichkeit einer Kombinationstherapie konnte in einer halbjährigen Studie beobachtet werden (Moreau et al. 1999).

4.2.4 Intravenöse Immunglobuline (IVIG)

Innerhalb einer kontrollierten Studie (Fazekas et al. 1997) konnte für die Gabe intravenöser Immunglobuline eine Reduktion der Schubfrequenz bei schubförmiger MS nachgewiesen werden. In einer Doppelblindstudie, an der 91 Patienten mit erstmaliger wahrscheinlicher MS-Erkrankung teilnahmen, war die Entwicklung neuer Herde und neuer Symptome innerhalb eines Jahres bei den mit IVIG behandelten Patienten signifikant weniger ausgeprägt als in der Kontrollgruppe (Achiron et al. 2004).

In einer randomisierten placebokontrollierten Studie wurden 318 Patienten mit klinisch gesicherter, sekundär progredienter Multipler Sklerose mit IVIG 1 g/kg pro Monat (n = 159) oder Placebo (Albumin 0,1%; n = 159) über einen Zeitraum von 27 Monaten behandelt. Es zeigte sich keinerlei positiver Effekt auf den Verlauf oder die klinischen Symptome (Hommes et al. 2004). Diese Studie dürfte die Waagschale weiter gegen einen Einsatz von IVIG verschieben. Immerhin traten in der Behandlungsgruppe ohne Wirkung bei sechs Patienten Nebenwirkungen wie tiefe Venenthrombosen oder Lungenembolien auf. Die Wirksamkeit von Immunglobulinen in der MS-Therapie wird deshalb noch unterschiedlich beurteilt.

Die Evidenz, dass IVIG die bekannte postpartale Erhöhung der Schubfrequenz bei Frauen mit MS reduziert, wurde allerdings durch eine größere retrospektive Studie untermauert. Bei der Analyse von 108 Schwangerschaften zeigte sich, dass die Schubraten bei den kontinuierlich mit IVIG behandelten Patientinnen signifikant niedriger waren (Haas et al. 2005).

Wirkmechanismus

Diskutiert werden komplexe immunregulatorische Eigenschaften auf zellulärer und humoraler Ebene (☞ 1.4).

Indikation

Indiziert sind Immunglobuline nur dann, wenn andere Therapieverfahren versagt haben. Voraussetzung ist, dass die zur MS-Therapie zugelassenen Beta-Interferone (☞ 4.2.1) oder Glatirameracetat (☞ 4.2.2) nicht wirken oder kontraindiziert sind. Immunglobuline können während der Schwangerschaft und der Stillzeit eingesetzt werden.

> Nach den Empfehlungen der MSTKG gelten Immunglobuline ebenso wie Azathioprin (☞ 4.2.3) als Mittel der zweiten Wahl für die immunmodulatorische Basistherapie der MS. Allgemein gültige Indikationsempfehlungen existieren nicht, weshalb eine vorherige Genehmigung durch die Krankenkassen eingeholt werden sollte.

Ein IgA-Mangel (vermehrtes Auftreten von allergischen Reaktionen) muss vor Therapiebeginn ausgeschlossen sein, Nierenwerte, Hepatitis- und HIV-Serologie sollten vor Beginn der Behandlung bekannt sein.

Dosierung

Obwohl es keine einheitlichen Dosierungsempfehlungen gibt, ist davon auszugehen, dass mit einmalig 10 g Immunglobulin/Monat ein ausreichender Therapieeffekt zu erzielen ist.

Nebenwirkungen

Die IVIG-Behandlung ist in der Regel relativ nebenwirkungsarm. Zu nennen sind unter anderem Hautexantheme, kardiovaskuläre Komplikationen, Nierenversagen, Kopfschmerzen und sehr selten anaphylaktische Reaktionen oder Thrombosen. Die Nebenwirkungen können durch eine langsame Infusionsgeschwindigkeit von unter 10 g Immunglobulin/Stunde reduziert werden (Wittstock 2003). Aufgrund der geringen Nebenwirkungsrate und der fehlenden Zulassung anderer Präparate ist die Behandlung mit IVIG besonders bei Kindern und Jugendlichen unter 18 Jahren und bei einer notwendigen Behandlung während und nach der Schwangerschaft indiziert (Off-label-use).

4.2.5 Mitoxantron

Das Zytostatikum Mitoxantron ist ein synthetisches Anthracenedoin, das in der Onkologie überwiegend bei der Therapie des Mammakarzinoms und verschiedener Lymphome eingesetzt wird. Seit Ende 2002 ist Mitoxantron (Ralenova®) in Deutschland auch für die Behandlung der schubförmigen und sekundär progredienten MS zugelassen.
Eine europäische Dosisvergleichsstudie mit Mitoxantron zeigte bei 194 Patienten mit hoher Schubfrequenz bzw. sekundär progredientem Verlauf einen signifikanten Effekt auf Schubrate, Kernspinveränderungen und Krankheitsprogression bei beiden Verlaufsformen. Untersucht wurden 5 bzw. 12 mg/m^2 Körperoberfläche Mitoxantron i. v. in dreimonatlichen Abständen versus Placebo über einen Zeitraum von zwei Jahren in Abständen von drei Monaten. Die Substanz hatte auf alle Zielparameter (Progression, Schubrate, MRT) eine signifikante Wirkung. (Hartung 2002)

Wirkmechanismus

Mitoxantron bewirkt Einzel- und Doppelstrangbrüche der DNS und trägt so zu einer Hemmung der Nukleinsäuresynthese bei. Auf diese Weise kommt es zu einer Suppression von proliferierenden Zellen, u. a. von B-Lymphozyten. (Gold 2003)

Indikation

Mitoxantron ist besonders für Patienten mit Therapieversagen unter einer immunmodulatorischen Basistherapie mit IFN-β (☞ 4.2.1) oder Glatirameracetat (☞ 4.2.2) geeignet. Grundsätzlich auch bei hochaktiver schubförmiger MS (> zwei Schübe/Jahr) und progredienter Behinderung oder rasch verlaufender sekundär-progredienter MS (Progression > 1 EDSS-Punkt/Jahr, ☞ Tab. 4-5).

Dosierung

Die Behandlung mit Mitoxantron wird in der Regel in der Klinik durchgeführt.

> **Leitlinien zur Mitoxantron-Therapie**
> - 1 x/Monat bzw. alle 3 Monate 5–12 mg/m^2 Körperoberfläche i. v. (Kurzinfusion). Vor jeder Infusion klinischer und laborchemischer Infektausschluss.
> - Bei Leukozyten < 3500/µl vor Infusion Aufschub der Gabe bis Anstieg > 3500/µl.
> - Bei Leukozyten nach letzter Infusion < 2000/µl Dosisreduktion um 25%.
> - 30–60 Min. vor Mitoxantron-Infusion begleitende Gabe eines Antiemetikums (z. B. 50 mg Alizaprid oder 8 mg Ondansetron).
> - Anlegen eines Chemotherapiepasses mit Dokumentation der verabreichten Einzeldosen, der kumulativen Gesamtdosis und der Blutbildkontrollen.

Nebenwirkungen

> **Merke**
> Aufgrund des kardiotoxischen Potentials (irreversible Kardiomyopathien) darf Mitoxantron unter halbjährlichen EKG- und Echokardiographiekontrollen nur bis zu einer kumulativen Gesamtdosis von maximal 140 mg/m^2 Körperoberfläche verabreicht werden.

Die Therapiedauer ist durch die kardiotoxische Wirkung begrenzt, was in Abhängigkeit von der initialen Dosis und nach eventueller Reduktion der Dosierung nach fünf Einzeldosen bei stabilem Verlauf einem ungefähren Behandlungszeitraum von fünf bis sechs Jahren entspricht.
Bei vielen Patienten tritt eine behandlungsbedürftige Übelkeit und Abgeschlagenheit in den Tagen nach der Infusion auf, bei einem Drittel der behandelten Frauen bleibt die Regel vorübergehend aus. Ein dunkler Urin ist ohne besondere Bedeutung. Haarausfall kommt vor. Ungewöhnlich lange dauernde Infekte, Schwellungen oder Geschwüre im Mund oder an anderen Schleimhäuten müssen umgehend abgeklärt werden.

4.2.6 Cyclophosphamid

In einer multizentrischen nordamerikanischen Studie konnte ein günstiger Effekt von Cyclophosphamid auf den Krankheitsverlauf der MS gezeigt werden (Weiner 1993), der sich allerdings in anderen Studien nicht bestätigen ließ (Noseworthy et al. 1991).

Wirkmechanismus

Cyclophosphamid (z. B. Endoxan®) ist ein Alkylans, lagert kovalent Alkylgruppen an die DNA an und wirkt während des gesamten Zellzyklus zytotoxisch. Die konsekutive immunsuppressive Wirkung führt zu einer Reduktion von B-Lymphozyten sowie von CD4- und CD8-T-Lymphozyten.

Indikation

Der Einsatz von Cyclophosphamid in der MS-Behandlung ist angezeigt, wenn eine Unverträglichkeit oder Kontraindikationen gegen Mitoxantron (☞ 4.2.5) vorliegen. Eine Zulassung des Präparats zur MS-Therapie liegt bisher nicht vor.

Dosierung

Als Initialdosis ist eine Kurzinfusion von 600 mg/m^2 Körperoberfläche alle 4–6 Wo. zu empfehlen.

Nebenwirkungen

Gastrointestinale Störungen mit Übelkeit und Erbrechen, die eine antiemetische Prophylaxe vor und nach den Infusionen erforderlich machen. Hämorrhagische Zystitis (Therapie mit 2-Mercapto-Ethansulfonat, zusätzlich drei bis vier Liter Flüssigkeitsaufnahme am Infusionstag). Des Weiteren kommt es zu Blutbildveränderungen, weshalb nach jedem Behandlungszyklus (Tag 7 und 14) engmaschige Blutbildkontrollen notwendig sind. Gelegentlich kommt es unter der Therapie zu einer reversiblen Alopecia.

4.2.7 Intravenöse Corticosteroid-Pulstherapie

Schubförmiger Verlauf

Eine prospektive, randomisierte, einfach geblindete Studie untersuchte die Wirksamkeit einer wiederholten Corticosteroid-Pulstherapie (Methylprednisolon) bei schubförmig verlaufender Multipler Sklerose (☞ 2.1.1). Die Phase-II-Studie zeigte, dass die Zunahme persistierender hypointenser T1-Läsionen deutlich reduziert wurde, was als möglicher Indikator einer Verhinderung einer fortschreitenden strukturellen Schädigung im Gehirn interpretiert werden kann. Zusätzlich fand sich eine signifikante Reduktion der Wahrscheinlichkeit klinischen Fortschreitens während der Beobachtungszeit von fünf Jahren (Zivadinov et al. 2001). Eine signifikante Abnahme der Schubrate oder Unterschiede in der T2-Läsionslast wurde nicht beobachtet. Wegen der fehlenden Verblindung bei den klinischen Untersuchungen sollten die Ergebnisse, die das Fortschreiten der Erkrankung betreffen, jedoch mit entsprechender Vorsicht interpretiert werden. Zum gegenwärtigen Zeitpunkt empfiehlt die MSTKG wiederholte intravenöse Corticosteroid-Pulstherapie als eine untergeordnete Alternative zu den immunmodulatorischen „Basis"-Therapien (IFN-β, Glatirameracetat; ☞ 4.2.1, ☞ 4.2.2).

Primär chronisch-progredienter Verlauf

Im Gegensatz zur schubförmigen und zur sekundär-progredienten Verlaufsform der MS fehlen beim primär progredienten Verlauf (☞ 2.1.2) klare Therapiekonzepte auf dem Boden von Studien. Als Therapieoption kommt eine probatorische zyklische Steroidpulstherapie (1 g Methylprednisolon i.v. tgl. an 5 aufeinander folgenden Tagen alle 3 Monate) infrage (Cazzato et al. 1994).

4.2.8 Immunmodulatorische Wirkung von Statinen

Statine sind Hemmer eines bei der Bildung von Cholesterin notwendigen Enzyms (3-Hydroxy-3-methylglutaryl-Coenzym A (HMG-CoA) Reduktase) und werden weitverbreitet als Cholesterinsenker verschrieben.

Wirkmechanismus

Sie vermindern das Fortschreiten von Arteriosklerose und damit das Risiko, einen Herzinfarkt oder Schlaganfall zu erleiden, was hauptsächlich auf ihre cholesterinsenkenden Eigenschaften zurückgeführt wird. Neuere Forschungsergebnisse zeigen, dass Statine zusätzlich immunmodulatorische Effekte haben und damit als therapeutische Möglichkeiten für immunvermittelte Erkrankungen wie Multiple Sklerose infrage kommen (Ota et al. 1990, Cutts et al. 1989, Kobashigawa et al. 1995, Kurakata et al. 1996, Weitz-Schmidt 2002).

Erkenntnisse aus dem Tiermodell zeigen, dass das Statin Atorvastatin bei der experimentellen Autoimmun-Enzephalomyelitis (EAE, ☞ 1.6.1) das Ausbrechen der Krankheit in Mäusen verhindert (Youssef et al. 2002). Auf immunologischer Ebene wurde beobachtet, dass Statine dabei eine Verschiebung von pro-entzündlichen zu anti-entzündlichen Verhältnissen verursachen.

Ein anderer Wirkmechanismus ist der Eingriff in den Zellzyklus im Sinne einer Beförderung regulatorischer (also auch entzündungshemmender) Lymphozyten (Aktas et al. 2003). Eine andere Studie konnte einen immunologischen Effekt von Statinen auf menschliche Zellen nachweisen (Neuhaus et al. 2002). Im direkten Vergleich mit Interferon-β1b zeigte sich, dass Statine nicht nur sehr ähnliche immunologische Wirkungen haben, sondern dass beide Substanzen zusammen ihre Effekte addieren. Diese Beobachtung weist darauf hin, dass eventuell die Kombination eines Interferon-β-Präparates mit einem Statin die Wirksamkeit von Interferonen bei MS noch verstärkt.

Wirksamkeitsnachweis

Bislang gibt es zwei kleinere klinische Studien über die Behandlung der MS mit Statinen:

- Sieben Patienten mit schubförmiger MS wurden über zwölf Monate mit Lovastatin behandelt. Obwohl keine eindeutige klinische Verbesserung nachweisbar war, zeigte sich ein positiver Effekt auf die kernspintomographischen Veränderungen (Sena et al. 2003).

- Auch in einer sechsmonatigen Studie mit Simvastatin bei 28 Patienten mit schubförmiger MS zeigte sich eine 44%ige Abnahme der gadoliniumaufnehmenden Läsionen (Vollmer et al. 2004).

Zusammenfassung

Die bisherigen Studien zeigen, dass Statine für MS-Patienten als Monotherapie oder als Zusatz zu anderen MS-Medikamenten von Nutzen sein können. Als zusätzlich vorteilhaft erwiesen sich bislang das günstige Nebenwirkungsprofil und die Möglichkeit der oralen Einnahme. Da die Datenlage für eine generelle Empfehlung in der MS-Therapie noch unzureichend ist, sind weitere klinische Studien erforderlich. Derzeit sind multizentrische, randomisierte, placebokontrollierte Studien in der Planungs- oder Rekrutierungsphase, um die klinische Wirksamkeit von Statinen besser zu belegen.

4.2.9 Natalizumab

Natalizumab (Tysabri®) ist zur Behandlung der hochaktiven, schubförmig remittierend verlaufenden Multiplen Sklerose bei Patienten mit hoher Krankheitsaktivität trotz Beta-Interferon-Therapie oder bei Patienten mit rasch fortschreitender, schubförmig remittierend verlaufender MS zugelassen (☞ 2.1.1). Eine rasch fortschreitende, schubförmig remittierend verlaufende Multipler Sklerose ist durch zwei oder mehr Schübe mit Behinderungsprogression in einem Jahr und mit einem oder mehr gadoliniumanreichernden Läsionen in der MRT des Gehirns oder mit einer signifikanten Erhöhung der T2-Läsionen im Vergleich zu einer früheren, in jüngerer Zeit angefertigten MRT definiert (☞ Tab. 3-2, ☞ Tab. 3-3).

Zwei große randomisierte Studien legen nahe, dass durch die Behandlung mit Tysabri® eine Verzögerung der fortschreitenden Behinderungen und eine Verringerung der Schubhäufigkeit erreicht werden kann. An der AFFIRM-Studie (Polman et al. 2006) nahmen 942 Patienten mit MS teil. Mindestens zwei Jahre lang erhielten 575 Patienten alle vier Wochen 300 mg Natalizumab und 281 Patienten ein Placebo. Bei der Verumgruppe reduzierte sich die Schubrate um 68% und die Behindertenprogression um 54%. In der SENTINEL-Studie (Rudick et al. 2006) wurden Daten von 1171 Patienten ausgewertet. Die Einschlusskriterien entsprachen weitgehend denen der AFFIRM-Studie, mit dem Hauptunterschied, dass diese Patienten vor Untersuchungsbeginn mindestens ein Jahr lang mit Interferon-β1a therapiert worden waren. Alle Patienten erhielten wöchentlich 30 mg Interferon-βα1a, 589 Studienteilnehmer zusätzlich alle vier Wochen 300 mg Natalizumab und 582 ein Placebo. Die Kombinationstherapie reduzierte die jährliche Schubrate auf 0,34, wohingegen sich in der Placebogruppe eine Schubrate von 0,75 ergab. Nach zwei Jahren kam es bei 54% in der Verumgruppe zu keinem weiteren Krankheitsschub, in der Vergleichsgruppe lediglich bei 32%.

Wirkmechanismus

Der Wirkstoff Natalizumab (Tysabri®) gehört zu den monoklonalen Antikörpern. Tysabri® blockiert die Rezeptoren auf der Zelloberfläche von Immunzellen, die für den Übertritt aus den Blutgefäßen in Entzündungsregionen von Bedeutung sind. Das Blockieren dieser Rezeptoren (Alpha 4-integrin) hindert die Immunzellen an ihrer Wanderung durch die Blut-Hirn-Schranke. Auf diese Weise kann die Bildung neuer Entzündungsherde im Gehirn und Rückenmark verhindert werden.

Indikation

Bei Vorliegen einer hochaktiven schubförmigen MS bei Patienten mit hoher Krankheitsaktivität trotz Behandlung mit einem IFN-β-Präparat oder bei unbehandelten Patienten mit rasch fortschreitender, schubformig remittierend verlaufender MS (mindestens zwei schwere Schübe pro Jahr) (Europäische Arzneimittel Agentur 2006).

Dosierung

Tysabri®: 300 mg, alle 4 Wo. 1 × i. v. Die Infusion sollte ca. 1 Stunde dauern.

Nebenwirkungen

Die häufigsten Nebenwirkungen sind Kopfschmerzen, leichte Harnwegsinfektionen, Depressionen, Atemwegsinfektionen in Verbindung mit Schmerzen und Bauchbeschwerden.
Als schwere Nebenwirkung wurde unter einer immunmodulatorischen Kombinationstherapie bei drei Patienten das Auftreten einer progressiven multifokalen Leukenzephalopathie (PML) beobachtet. Der Tod von zwei Studienteilnehmern unter Kombinationstherapie führte zum Abbruch der SENTINEL-Studie und zu einer Neubewertung des Sicherheitsprofils. Anhand der Daten von 3116 Patienten untersuchten Yousry et al. (2006) gesondert das Risiko, unter Natalizumab an PML zu erkranken. Die Wissenschaftler errechneten für eine 1,5 Jahre währende Exposition mit Natalizumab ein PML-Risiko von etwa 1:1000, was für eine Natalizumab-Monotherapie spricht. Bisher ist kein sicheres Testverfahren verfügbar, um das individuelle Risiko für diese seltene Komplikation im Vorfeld zu erfassen.
Unter Natalizumab besteht außerdem die Möglichkeit opportunistischer Infektionen.

> **Merke**
> Die Patienten müssen über das Infektionsrisiko aufgeklärt werden und benötigen einen Patientenpass.

In Studien konnten bei MS-Patienten persistierende Anti-Natalizumab-Antikörper nachgewiesen werden, die mit einem erheblichen Rückgang der Wirksamkeit von Tysabri® und einer erhöhten Inzidenz für Überempfindlichkeitsreaktionen assoziiert werden. Weitere infusionsbedingte Reaktionen im Zusammenhang mit persistierenden Antikörpern waren Rigor, Übelkeit, Erbrechen und Hitzewallungen.

4.3 Therapie des akuten Schubs

Die Multiple Sklerose tritt zu Erkrankungsbeginn bei 80% der Patienten schubförmig auf. Bei Schüben entwickeln sich subakut neurologische Ausfälle, die mindestens 24 Stunden bestehen und sich von selbst komplett oder inkomplett zurückbilden können (☞ 2.2).
Das Therapieziel bei der Schubbehandlung besteht in der Abkürzung des akuten Schubes, der Minderung des Schweregrades der schubbedingten neurologischen Ausfälle sowie der Verzögerung der Behinderungsprogression. Bislang gibt es jedoch keine zufriedenstellenden Studienergebnisse, die zeigen würden, dass eine Schubtherapie strukturelle Schäden auch über längere Zeit verhindert.

4.3.1 Glucocorticoide

Die intravenöse Verabreichung von hoch dosiertem Methylprednisolon (z. B. Urbason® solubile forte 1000 mg) ist die Standardtherapie eines akuten MS-Schubes. Die intravenöse Gabe hat sich aufgrund der Ergebnisse der Optikusneuritis-Studie (Beck et al. 1992) gegenüber der oralen Gabe überlegen gezeigt. Für den Einsatz von Methylprednisolon spricht seine geringe mineralocorticoide Wirkung. Während der vergangenen zwei Jahre sind einige Studien der Frage nachgegangen, welche therapeutischen Möglichkeiten verwendet werden könnten, wenn funktionelle Defizite bei einem schweren Schub nicht auf die Cortison-Pulstherapie ansprechen. Eine Studie mit einer kleinen Anzahl von Patienten deutet darauf hin, dass eine zusätzliche Plasma-Austausch-Therapie (Plasmapherese) einigen Nutzen bringen kann (Keegan M et al. 2002).

Wirkmechanismus

Die Wirkung von Glucocorticoiden beruht auf antiödematösen, antiinflammatorischen, immunsuppressiven Mechanismen sowie auf der Induktion insbesondere der T-Zellapoptose und auf einer Membranstabilisierung (Gold et al. 2003).

Indikation
Therapie des akuten Schubs, unter Umständen bei chronisch-progredienter Verlaufsform.

Intravenöse Therapie
Dosierung
Methylprednisolon: 1 g/d an 3 aufeinander folgenden Tagen.
Diese Empfehlung wurde aus der umfangreichen Studie zur Optikusneuritis abgeleitet (Optic neuritis Study Group 1997). Es gibt keine vergleichbaren Studien für andere Schubtypen, die im Verlauf einer MS auftreten. Ebenso gibt es keine überzeugenden evidenzbasierten Daten für ein orales Ausschleichen nach einer intravenösen Cortisontherapie. Deshalb sollte die Entscheidung für oder gegen ein orales Ausschleichen individuell und im Hinblick auf Nebenwirkungen (s. u.) und den klinischen Kurzzeiteffekt der intravenösen Pulstherapie getroffen werden.

Nebenwirkungen
Diabetische Stoffwechsellage, Blutdruckkrisen, Schlafstörungen, Infektprovokation, gastrale Reizung, Thromboseentstehung oder psychotische Entgleisungen. Eine Thromboseprophylaxe ist besonders bei immobilisierten Patienten sinnvoll.

> **Empfehlung**
> Stationäre Durchführung der hochdosierte Steroidgabe, um auf eventuelle Nebenwirkungen angemessen reagieren zu können. Ein „Magenschutz" (Protonenpumpenhemmer) sollte gegeben werden.

Orale Therapie
Falls eine intravenöse Therapie nicht möglich ist, kann nach Ergebnissen klinischer Studien (Sellebjerg et al. 1999) stattdessen eine orale Therapie mit Prednisolon als mögliche Alternative in Betracht gezogen werden.

Dosierung
Prednisolon (z. B. Decortin®): 500 mg/d.
Einige Studienergebnisse deuten darauf hin, dass ultrahohe Dosen Methylprednisolon (mehr als 1 g) wirksamer sind als die gegenwärtig übliche Dosierung (Gold R et al. 2001). Der endgültige Nachweis für die Überlegenheit ultrahoher Dosierungen steht allerdings noch aus.

Nebenwirkungen
(s. o.)

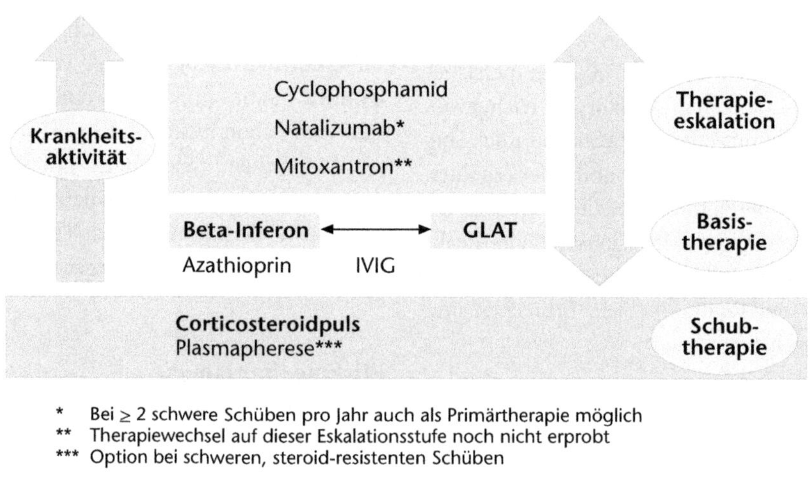

Abb. 4-1: Empfehlungen der MSTKG zur Eskalationstherapie (MSTKG 2006).

4.3.2 Eskalationstherapie

Bei Therapieversagen bzw. einem Nachlassen der Wirksamkeit der Basistherapien (☞ 4.2 – 4.3.1) mit unveränderter oder zunehmender Schubfrequenz bzw. Übergang in eine chronisch-progrediente Verlaufsform mit stetiger Krankheitsprogression muss die Indikation zur Eskalationstherapie (Mitoxantron, Natalizumab, Cyclophosphamid) überprüft werden.

4.4 Symptomatische Therapie

4.4.1 Spastik

Die durch eine primäre Pyramidenbahnläsion hervorgerufenen zentralen Paresen können bis heute noch nicht symptomatisch beeinflusst werden. Wesentlich bessere Möglichkeiten stehen für die symptomatische Therapie der Spastik (☞ 2.2.1) zur Verfügung.
Spastik führt über verschiedene Mechanismen zu einer geschwindigkeitsabhängigen Zunahme der Muskelspannung, Verminderung der Kraft- und Ausdauerleistung sowie zu einer Störung des natürlichen Bewegungsablaufes. Die Muskelspannung kann permanent, aber auch plötzlich auftretend (einschießende Spastik) erhöht sein. Begleitend können Schmerzen und Kontrakturen auftreten. Spastik kann die Lebensqualität erheblich einschränken, so wird z. B. die Blasenentleerung und Intimpflege durch eine erhebliche Adduktorenspastik behindert.

Therapieempfehlungen

Physikalische Therapie
Regelmäßige und intensive Physiotherapie (u. a. Bobath, Vojta) ist die Basis der Behandlung (☞ 14.1). Empfohlen werden außerdem Bewegungstraining, Laufbandtherapie und aerobes Fitnesstraining sowie passive Maßnahmen wie spezielle Lagerungen, Dehnungen, passives Bewegen, dynamische oder statische Schienen.

Medikamentöse Therapie
Vorsichtig und individuell dosierte orale Antispastika (Baclofen, Tizanidin) zur Modifikation des spastisch erhöhten Muskeltonus, sodass ein funktioneller Gewinn messbar wird. Die Therapie mit Baclofen wird mit einer Tagesdosis von 2 – 3 × 5 mg begonnen und anschließend stufenweise bis zu einer Tageshöchstdosis von ca. 75 mg gesteigert. Bei Tizanidin beginnt man in der Regel mit 2 mg abends und steigert dann in Stufen bis auf ca. 30 mg pro Tag. Aufgrund der aus Studien gewonnenen Datenlage ist auch eine Behandlung mit Gabapentin möglich. Der Einsatz von Benzodiazepinen kann aufgrund möglicher unerwünschter Wirkungen nur in Ausnahmefällen (z. B. bei Angsterkrankung oder als kurzfristige Gabe bei akuter Zunahme der Spastik) befürwortet werden.

Invasive (operative) Verfahren
Lokale Anwendung von Botulinumtoxin zur Behandlung einer ausgeprägten Adduktorenspastik; kontinuierliche intrathekale Baclofen-Gabe bei schwerster, anders nicht zu kontrollierender Spastik.

Behandlung mit Cannabinoiden

Cannabinoide werden von vielen Patienten mit MS als alternative Therapie von Spastik und Schmerzen (☞ 4.4.11) angewendet. Pathophysiologische Überlegungen, experimentelle Ergebnisse, Fallberichte sowie kleine Fallserien enthalten Hinweise auf günstige Effekte von Cannabinoiden, wobei die Studienlage insgesamt uneinheitlich ist.

Wirksamkeitsnachweis

In tierexperimentellen Modellen (experimentelle Autoimmun-Enzephalomyelitis, ☞ 1.6.1) (Baker et al. 2000) und in klinischen kontrollierten Studien (Clifford 1983, Petro et al. 1981) konnte durch die Gabe von Cannabinoiden eine Reduktion von Tremor (☞ 4.4.12) und Spastik herbeigeführt bzw. nachgewiesen werden. Eine doppelblinde, placebokontrollierte Studie ergab uneinheitliche Ergebnisse (Killestein et al. 2002).

2003 wurden die Ergebnisse der ersten multizentrischen, randomisierten, placebokontrollierten Phase-III-Studie (CAMS-Studie) zur Behandlung von Spastizität bei MS mit Cannabinoiden veröffentlicht (Zajicek et al. 2003). Bei 630 MS-Patienten, die in 33 britischen Zentren behandelt wurden, untersuchten die Autoren die Effekte von oralen Cannabinoiden (Cannabisextrakt, D-9-Tetrahydrocannabinol) auf spastische und andere, mit MS assoziierte Symptome. Nach 15 Wochen wurden die Veränderungen der spastischen Symptome wie Steifheit der Muskeln und zuckende Bewegungen untersucht und bewertet. Hinsichtlich der spastischen Symptome zeigten sich keine Unterschiede. Bei allen Patienten verkürzte sich geringfügig die Zeit, die sie für das Zurücklegen einer kurzen Strecke benötigten (THC-Gruppe 4%, Cannabisextrakt/Placebo 12%). 60% der mit Cannabisextrakt behandelten Patienten berichteten von subjektiv wahrgenommenen Verbesserungen der spastischen Symptome, verglichen mit 46% der Placebogruppe. Von den mit Cannabisextrakt behandelten Patienten berichteten zudem 54% von verringerten Schmerzen gegenüber 37% in der Placebogruppe. Die Bewertung der Studie ist problematisch, weil ein Großteil der Patienten, die Cannabinoide erhalten hatten, durch die psychotropen Nebeneffekte die aktive Medikation zuordnen konnten, sodass die Studie nicht mehr als verblindet bezeichnet werden kann. Vor diesem Hintergrund sind die positiven Teilergebnisse der Studie zu relativieren.

Die Evidenz für einen positiven Effekt von Cannabinoiden als symptomatische Therapie bei MS wird durch die Ergebnisse der CAMS-Studie nicht eindeutig bewiesen. Dem muss entgegengehalten werden, dass insbesondere bei der Therapie der Spastik auch für die etablierten Wirkstoffe eine schwache Evidenzlage herrscht. Die unterschiedlichen Studienergebnisse sind wahrscheinlich auch durch die multiplen Wirkmechanismen und Wirkorte der Cannabinoide im Organismus bedingt (Feuerstein et al. 2005).

Verordnungsmöglichkeiten von Cannabinoiden

Grundsätzlich ist in Deutschland eine Verordnung zu Lasten der GKV möglich, wobei die Verordnung mit entsprechender Begründung dokumentiert werden sollte. Die gesetzlichen Krankenkassen sind nicht zur Kostenübernahme verpflichtet.

Dronabinol (Delta-9-THC) kann auf einem Betäubungsmittelrezept verschrieben werden und wird in Apotheken als Rezepturarzneimittel angefertigt. Als Fertigarzneimittel kann das aus den USA zu beziehende Marinol® verordnet werden.

Im Schweizer Nationalrat wird aktuell die Zulassung von Cannabis-Präparate als Heilmittel diskutiert ((vgl. www.multiplesklerose.ch/wDeutsch/aktuelles/news_liste.php)). In Österreich sind Cannabinoid-Einzelsubstanzen medizinisch erlaubt und verschreibbar (z. B. Dronabinol, vgl. http://derstandard.at/?url=/?id=2 678 157).

Dosierung

Unterschiedliche Indikationen verlangen unterschiedliche Dosierungen, um einen befriedigenden Effekt zu erzielen. Das Spektrum der interindividuellen Ansprechbarkeit auf Cannabinoide ist groß. Daher ist zur Erzielung eines optimalen therapeutischen Effekts die Ermittlung der besten individuellen Dosierung wichtig. Sofern möglich, sollte zur Vermeidung unerwünschter Nebenwirkungen (v. a. psychische Wirkungen und Wirkungen auf das Herz-Kreislauf-System) eine einschleichende Dosierung erfolgen, z. B. Beginn mit 2 × 2,5 mg, 1 × 5 mg oder 2 × 5 mg THC pro Tag.

Fazit für die Praxis

- Eine Verordnung von Cannabinoiden ist gerechtfertigt, wenn die bisherigen Therapieversuche keine ausreichende Besserung bewirkt haben.
- Eine mehrwöchige Testphase bis zu einer Dosierung, die noch tolerable Nebenwirkungen hervorruft, erscheint notwendig. Danach ist eine Dosisreduktion erstrebenswert.
- Bei fehlender Besserung sollte der Therapieversuch beendet werden.

4.4.2 Blasenfunktionsstörungen

Blasenfunktionsstörungen treten im Verlauf der Erkrankung bei 80% aller MS-Patienten auf – manchmal sogar als erste Anzeichen einer MS oder als deren einziges Symptom (☞ 2.2.4). Sie beeinträchtigen die Lebensqualität erheblich. Die häufigste Form ist die „spastische Blase" mit eingeschränkter Speicherfunktion, plötzlichem heftigen Harndrang, häufigerem Wasserlassen und Inkontinenz.

Eine Blasenfunktionsstörung liegt ebenfalls bei unvollständiger Entleerung der Blase mit erhöhtem Restharnvolumen vor. Die Detrusor-Sphinkter-Dyssynergie führt zu erhöhten Restharnmengen durch eine Dyssynergie der Blasenmuskulatur beim Miktionsvorgang mit Detrusorschwäche und Hyperaktivität des Blasensphinkters. Aufgrund des erhöhten intravesikalen Drucks droht ein vesikorenaler Reflux. Diese Art der Blasenfunktionsstörung ist oft schwierig zu therapieren.

Standardmäßig sollte vor Therapiebeginn ein Harnwegsinfekt ausgeschlossen, eine Basisdiagnostik sowie eine Beratung über regelmäßige und ausreichende Flüssigkeitsaufnahme und über verfügbare Hilfsmittel (Vorlagen, Windeln, Urinale) durchgeführt werden.

Therapieempfehlungen

Speicherstörungen der Blase

Bei niedrigem Behinderungsgrad, fehlenden Komplikationen und zumindest teilweise erhaltener Schließmuskelkontrolle:

- Beckenboden- und Toilettentraining.
- Medikamentöse Therapie mit Anticholinergika, die die Blasenentleerung bewirkende Muskulatur dämpfen und die Speicherkapazität der Blase erhöhen, z. B.
  - Oxybutynin (z. B. Dridase® 5 mg, 2 – 3 × tgl.) oder Tolterodin (z. B. Detrusitol® 1 – 2 mg, 2 × tgl.).
  - Der selektive Muskarin-3-Rezeptorantagonist Darifenacin (Emselex® 7,5 – 15 mg tgl.) hat ein besseres Verträglichkeitsprofil.
  - Auch das leicht aktivierende Antidepressivum Imipramin (z. B. Tofranil® 3 × tgl. 10 – 25 mg) kann eingesetzt werden.

Wenn erhöhter Harndrang oder Dranginkontinenz aufgrund einer unzureichenden Kontraktion des Blasenverschlusssystems (M. sphincter vesicae) bestehen, können Alpha-Adrenergika wie Midodrin (z. B. Gutron® 2 – 3 × tgl. 2,5 mg) eingesetzt werden.

Häufiges nächtliches Wasserlassen

Antidiuretische Behandlung mit Desmopressin (Desmopressin TAD® 20 µg nasal) zur Verminderung der nächtlichen Urinproduktion.

Entleerungsstörungen der Blase

Zunächst urodynamische Abklärung. Eine Therapie in Zusammenarbeit mit einem Urologen oder einem urologischen Zentrum wird empfohlen. Dämpfung der die Blasenentleerung bewirkenden Muskulatur (s. o.) in Kombination mit steriler Einmalkatheterisierung. Bei überaktivem Blasensphinkter Alpha-Rezeptorenblocker wie Phenoxybenzamin (z. B. Dibenzyran® bis zu 3 × tgl. 10 mg) zur Muskelrelaxation oder intravesikalen Therapie (Cholinergika oder lokale Therapie des Sphinkters mit Botulinumtoxin).

Schwere Blasenstörungen

Insbesondere bei Störungen mit erhöhtem Restharn ist oft eine stetige externe Harnableitung erforderlich, z. B. über einen suprapubischen Blasenkatheter. Bei erhaltener Armfunktion ist die mehrfache tägliche Selbstkatheterisierung zu bevorzugen.

Rezidivierende Harnwegsinfekte

Beratung und Optimierung der symptomatischen Therapie, Ansäuerung des Urins mit Methionin (z. B. Acimethin® 500 mg 3 × 2/d). Keine Dauertherapie mit Antibiotika. Operationen und Katheterdauerableitung aufgrund von Irreversibilität/Spätkomplikationen und des nicht vorhersagbaren Krankheitsverlaufes nur als letzte Möglichkeit.

4.4.3 Darmfunktionsstörungen

Störungen der Darmentleerung (Obstipation, Inkontinenz, ☞ 2.2.4) treten im Verlauf der Krankheit bei ca. 70% der MS-Patienten auf. Obstipation ist ein häufiges Phänomen auch bei der Normalbevölkerung, deshalb ist nicht immer sicher zu beurteilen, ob sie jeweils im Zusammenhang mit der MS steht. Unbestritten ist die negative Auswirkung von Darmfunktionsstörungen auf einzelne MS-Symptome wie Blasenfunktionsstörungen oder Spastik.

Therapieempfehlungen

- Obstipation: ausreichende Flüssigkeitszufuhr (1,5 – 2 l/d), ballaststoffreiche Mischkost. Physiotherapie (Stehständer, Beintrainer, Darmmassagen), Beckenbodengymnastik.
- Harte Stuhlkonsistenz: Gabe von Lactulose oder Macrogol (cave bei gleichzeitig bestehender Inkontinenz), Glyzerinzäpfchen, evtl. Klistiere. In Einzelfällen gezielte Nutzung von „Reflexentleerungen", Suche nach Stimulationspunkten im Afterbereich. Strenge Indikationsstellung für Anticholinergika und Antispastika.
- Schmerzhafte Spastik des Schließmuskels: Versuch mit niedrig dosiertem Botulinumtoxin.
- Stuhlinkontinenz: gezieltes regelmäßiges Abführen (z. B. Klistier alle drei bis vier Tage. Bei Frauen mit Beckenbodenschwäche und noch teilweiser Kontrolle des Schließmuskels hauptsächlich Beckenbodentraining. Gegebenenfalls Abklärung der Muskelaktivität bei nicht funktionsfähigem Schließmuskel, Hilfsmittelversorgung, Hautpflege, Dekubitusprophylaxe.

4.4.4 Müdigkeit (Fatigue)

Mehr als 75% der an Multiple Sklerose Erkrankten leiden in ihrem Krankheitsverlauf unter z. T. stark behindernder, körperlicher und geistiger Ermüdbarkeit (Fatigue, ☞ 2.2.6). Diese unterscheidet sich deutlich von normaler Erschöpfung, wirkt sich sowohl auf eine Berufstätigkeit als auch auf das soziale Leben einschränkend aus und ist eine wesentliche Verminderung der Lebensqualität. Wärme verstärkt diese Beschwerden oft.

Therapieempfehlungen

- Ausschluss anderweitig behandelbarer Ursachen (Depression, Schilddrüsenunterfunktion etc.).
- Kühlungsmaßnahmen: Die Kühlung des Körpers oder einzelner Gliedmaßen durch Kühlelemente, Kühlwesten, kühle Bäder oder Klimaanlagen kann sehr hilfreich sein – ein Vorteil für den Patienten ist die leichte Verfügbarkeit als Selbsttherapie.
- Medikamentöse Therapie: beginnend mit Amantadin (z. B. PK Merz® 2 × 100 mg oral), bei nicht ausreichender Wirksamkeit Versuch mit 4-Aminopyridin (Beginn mit 5 mg, Tageshöchstdosis 40 – 60 mg) oder Modafinil (Vigil®, 200 – 400 mg/d).
- Zusätzliche Maßnahmen: Ergänzend können Rehabilitationsmaßnahmen (Physiotherapie, ☞ 14.1) helfen. Auch durch die Anwendung von körperkühlenden Maßnahmen (s. o.) kann eine Linderung erzielt werden.

4.4.5 Kognitive Störungen

Störungen neuropsychologischer Leistungen, vor allem Aufmerksamkeits- und Gedächtnisfunktionen, sind bei MS in sehr unterschiedlichem Ausmaß anzutreffen (☞ 2.2.7). Mehr als 40% der Erkrankten leiden darunter.

Therapieempfehlungen

Individuell zugeschnittene Maßnahmen durch Fachkräfte (Aufmerksamkeits- und Gedächtnistraining). Gegebenenfalls komplexe neuropsychologische Therapien im Rahmen umfassender Rehabilitationsmaßnahmen. Unter immunmodulatorischer Therapie (☞ 4.2) kann evtl. auch eine kognitive Stabilisierung erfolgen.

4.4.6 Depressionen

Depressive Reaktionen kommen bei bis zu 50% aller MS-Patienten vor. Dabei müssen unterschieden werden:

- Nur zeitweise auftretende depressive Stimmungsschwankungen und Anpassungsstörungen, die oft nach der Erstdiagnose auftreten.
- Depressionen unterschiedlichen Schweregrades (leicht, mittelschwer, schwer).

Therapieempfehlungen

Gesprächstherapeutische Unterstützung, ggf. Einsatz von Antidepressiva (z. B. Trevilor®, Fluctin®, Remergil®), strukturierte Psychotherapie mit anerkannten Verfahren (z. B. kognitive Verhaltenstherapie).

4.4.7 Störungen der Sexualität

Beeinträchtigungen der Sexualität (☞ 2.2.9) sind nicht nur ein individuelles Problem, sondern oft auch der Grund für Partnerschaftskonflikte. Bei MS-Patientinnen kann es zu einer verminderten Libido, Störungen der Orgasmusfähigkeit durch herabgesetzte Sensibilität im Genitalbereich oder Schmerzen beim Geschlechtsverkehr kommen. Bei Männern stehen erektile Dysfunktionen im Vordergrund.

Therapieempfehlungen

- Diagnostik und Behandlung bestehender Partnerschaftskonflikte. Verhaltensänderungen und phantasievoller, vorurteilsfreier Umgang mit den eigenen sexuellen Bedürfnissen. Psychotherapie ist v. a. im Hinblick auf eine Verbesserung der Partnerkommunikation und den Abbau von Hemmungen sinnvoll.
- Sexuelle Störungen der Frau (Libidoverlust oder Schmerzen beim Verkehr): Gleitmittel bei geringer Lubrikation, Hormonpräparate (Östrogen-, Gestagen- oder auch Progesteronsubstitution).
- Sexuelle Störungen des Mannes (erektile Dysfunktion): Absetzen aller Medikamente, die eine erektile Dysfunktion hervorrufen oder verstärken können. Behandlung von Harnwegsinfekten sowie einer lokalen Spastik.
  Anwendung von Sildenafil (Viagra®) unter strenger Beachtung der Kontraindikationen (u. a. Herzinfarkt oder Schlaganfall vor weniger als sechs Monaten, Herzrhythmusstörungen, schwere KHK, Hypotonie, Therapie mit nitrathaltigen Medikamenten). Bei bestehender Kontraindikation oder Sildenafil-Unverträglichkeit Versuch mit Apomorphin sublingual, ggf. Versuch mit Vakuumpumpen oder Schwellkörperinjektionstherapie mit vasoaktiven Substanzen (SKAT-Therapie). In schweren Fällen von Erektionsstörungen ist als Ultima Ratio der Einsatz einer Penisprothese möglich.

Pragmatisches Verhalten des Partners wie z. B. die Intensivierung von sensiblen Reizen durch Vibratoren etc. können helfen, bei Frauen eine Verbesserung der sexuellen Erfüllung zu bewirken.

4.4.8 Augenmotilitätsstörungen

Augenbewegungsstörungen (☞ 2.2.10) sind bei etwa einem Drittel aller an MS Erkrankten zu finden; über die Hälfte leiden unter Nystagmus (Augenzittern). Oft gehören solche Störungen zur Erstsymptomatik, in der Regel als Schubsymptom: Der Patient klagt über Doppelbilder und Verschwommensehen. Auch Augenmuskellähmungen können auftreten.

Therapieempfehlungen

- Nystagmus: Gabapentin als Mittel der ersten Wahl (900 – 3600 mg/d).
- Besondere Nystagmusformen (Schlagrichtung nach oben/unten: Up-/downbeat-Nystagmus): Baclofen als Mittel der ersten Wahl (5 – 75 mg/d).

4.4.9 Paroxysmale Störungen

Neben der im Gesicht auftretenden Trigeminusneuralgie treten bei Multipler Sklerose auch andere, auf einen kurzen Zeitraum beschränkte klinische Symptome auf, entweder spontan oder ausgelöst durch Reize wie Bewegung, Lageänderung etc. (☞ 2.2.12). Diese anfallartigen Störungen können unter Umständen sehr oft im Verlauf eines Tages auftreten, auch in Kombination verschiedener Symptome.

Therapieempfehlungen

- Auf einzelne Nerven bezogene Symptome und krampfartige Hirnstammanfälle: Beginn mit Carbamazepin (z. B. Tegretal®, 100 – 1200 mg/d). Bei nicht ausreichender Wirkung oder Verschlechterung anderer MS-Symptome Versuch mit einem anderen Antikonvulsivum (Gabapentin).
- Motorische Symptome (Spasmen, Muskelzuckungen: Versuch mit Clonazepam (z. B. Rivotril®, bis 8 mg/d). Bei ausgeprägter Wärmeempfindlichkeit ggf. 4-Aminopyridin. Bei mit Medikamenten nicht beherrschbarer Trigeminusneuralgie kommen operative Methoden in Betracht.

4.4.10 Epilepsie

Epileptische Anfälle werden bei 0,9 – 7,5% aller MS-Fälle angegeben (☞ 2.2.13). Anfälle können bei jedem Verlaufstyp und in jedem Krankheitsstadium auftreten, auch als Symptom eines akuten Schubes. Das Anfallsleiden kann Erstmanifestation wie auch alleiniges Symptom einer Multiplen Sklerose sein.

Therapieempfehlungen

Beginn einer antikonvulsiven Therapie nach dem ersten epileptischen Anfall.
Auswahl des Medikaments entsprechend den Leitlinien der Deutschen Gesellschaft für Neurologie (http://www.uni-duesseldorf.de/WWW/AWMF/ll/index.html).

4.4.11 Schmerzen

Schmerzen bei MS sind ein bisher immer noch zu wenig beachtetes Symptom. Sie können MS-bedingt sein; häufig kommt es aber auch zu Überschneidungen mit anderen Erkrankungen, z. B. bei Kopf- und Rückenschmerzen (☞ Tab. 4-3).

Wichtig

Den Patienten gezielt nach Schmerzen fragen, da Schmerzzustände von vielen Patienten nicht spontan berichtet werden. Die Schmerzen sollten in einem „Schmerztagebuch" als Basis für die Therapiebeurteilung sowie zur Unterscheidung des Schmerztyps dokumentiert werden.
In der Regel ist bei Schmerzen eine langfristige multidisziplinäre Behandlung erforderlich.

Tab. 4-3: Einteilung der Schmerzen bei Multipler Sklerose

I	Schmerzen als direkte Folge der MS	• Sehnervenentzündung • Kopfschmerzen durch Herde im Hirnstamm • Sensibilitätsstörungen
II	Schmerzen als indirekte Folge der MS	• Gelenk oder Muskelschmerzen infolge Fehlhaltung, Spastik, Kontrakturen • Druckschmerz • Schmerzen durch Blasen- oder Darmstörungen
III	Schmerzen unter medikamentöser Therapie	• Spritzenbeschwerden • Grippeähnliche Symptome bei Interferon-Behandlung
IV	MS-unabhängige Schmerzen	• Rückenschmerzen (DD: Rückenschmerzen durch MS-bedingte Fehlhaltungen) • Osteoporose • Primäre Kopfschmerzen

Therapieempfehlungen

Schmerzhafte Missempfindungen (I)
Amitriptylin oder Carbamazepin, alternativ Gabapentin.

Gelenk-, Schulter-, Nackenschmerzen (II)
Aufklärung über Fehlhaltungen, Erlernen alternativer Strategien, ggf. Hilfsmittelversorgung

(z. B. Gehhilfen). Individuell überwachte Physiotherapie. Medikamentöse Schmerztherapie, Cannabinoide, Spasmolytika.

Grippale Symptome und Muskelschmerzen unter Interferontherapie (III)
Paracetamol oder andere nichtsteroidale Rheuma-Medikamente, bei lokalen Schmerzen Kühlung an den Einstichstellen, bei verstärkten Kopfschmerzen Anwendung der Empfehlungen der Deutschen Gesellschaft für Neurologie (http://www.dgn.org) bzw. der Deutschen Migräne- und Kopfschmerzgesellschaft (http://www.dmkg.de).

Rückenschmerzen (IV)
Physiotherapie, Massagen. Medikamentöse Therapie. Neu auftretende Schmerzen sollten nicht automatisch auf die MS zurückgeführt, sondern müssen entsprechend abgeklärt werden.

4.4.12 Tremor und Ataxie

An Ataxie (Störungen der Koordination von Bewegungsabläufen) und Tremor (Zittern) leiden etwa 80% der MS-Patienten im Laufe ihrer Erkrankung (☞ 2.2.2). Die Ausprägung der Symptome ist oft von der individuellen Tagesform, der Belastbarkeit und aktuellen psychischen Situationen des Patienten abhängig.

Therapieempfehlungen

- Regelmäßige Physio- und Ergotherapie (☞ 14.1, ☞ 14.2).
- Tremor: In vielen Fällen ist eine kurzzeitige lokale Kühlung hilfreich, die der Patient selbst erlernen und einsetzen kann. Nur bei starkem Vorherrschen des Tremors ist ein zusätzlicher medikamentöser Therapieansatz zu empfehlen: zuerst Monotherapie mit einem Betablocker; bei ausbleibendem Erfolg Umsetzen auf Monotherapie mit Carbamazepin, Primidon oder Clonazepam; bei weiterer Eskalation Kombinationstherapie. Bei Versagender Kombinationstherapie Versuch mit Oxitriptan.
- Bei weiterhin nicht beherrschbarem Tremor oder Nebenwirkungen eventuell operative Elektrostimulation des Thalamus.
- Ataxie: Physio- und Ergotherapie (☞ 14.1, ☞ 14.2).

4.4.13 Sprechstörungen

Das Spektrum der MS-begleitenden Sprechstörungen reicht von „kaum wahrnehmbar" bis zur kompletten Unverständlichkeit. Man findet bei MS-Patienten vor allem eine gestörte Lautstärkesteuerung, Rauheit der Stimme, Artikulationsstörung, gestörte Betonung, gestörte Tonhöhensteuerung und verminderte Vitalkapazität.

Therapieempfehlungen
Sprechtherapie (☞ 14.3). Mitbehandlung der mit der Störung verbundenen Symptome (Fatigue, Spastik, Tremor etc.). Bei extrem herabgesetzter Verstehbarkeit (trotz Sprechtherapie): Verordnung von Kommunikationshilfen (Wortlisten, computerunterstützte Kommunikation).

4.4.14 Schluckstörungen

Bei Schluckstörungen können alle Phasen des komplizierten Schluckvorgangs isoliert oder kombiniert gestört sein. Arzneimittelnebenwirkungen können verstärkend hinzukommen. Schluckstörungen führen zu immer wieder auftretendem Hustenreiz, vermehrter Speichelbildung; in besonderen Fällen auch zu Mangelernährung oder Austrocknung sowie zu Aspiration (Verschlucken von fester oder flüssiger Nahrung in die Lunge) mit der Gefahr einer evtl. lebensbedrohlichen Lungenentzündung. Die Lebensqualität kann stark beeinträchtigt sein.

Therapieempfehlungen
Schlucktherapie: z. B. Übungen zur Verbesserung der Mundmotorik , Behandlung mit Kälte- oder Berührungsreizen. Anlegen eines direkten Magenzugangs für Sondenernährung bei länger anhaltender unzureichender Nahrungs- und Flüssigkeitsaufnahme.

4.4.15 Rehabilitation

Rehabilitative Maßnahmen (☞ 14) umfassen unterschiedliche Methoden und Verfahren:

- Physiotherapie,
- Ergotherapie,
- allgemeine Bewegungstherapie,
- Sprach- und Sprechtherapie,
- kognitive und psychologische Therapie,
- Entspannungstherapien,
- Techniken zur Krankheitsbewältigung,
- Schulung und Information sowie Vorbereitung auf ein möglichst selbstständiges Leben.

> Das Rehabilitationsprogramm muss immer individuell für jeden einzelnen Patienten geplant und auf seine Bedürfnisse abgestimmt werden.

Die Rehabilitationsmaßnahmen werden ambulant bzw. teilstationär oder stationär durchgeführt. Indikation und Planung, insbesondere die Kostenübernahme, sollten möglichst frühzeitig geprüft und geklärt werden.

Tab. 4-4: Indikationen für Rehabilitationsmaßnahmen bei Multipler Sklerose
• Ungenügende Erholung von einem Schub trotz hochdosierter Steroidtherapie (☞ 4.2.7, ☞ 4.3.1) und bleibender, funktionell bedeutsamer Behinderung und Handicap • Drohender Verlust wichtiger Körperfunktionen und/oder von Selbstständigkeit und/oder erhebliche Zunahme körperlicher Funktionsstörungen oder psychische bzw. psychosomatische Belastung trotz ambulanter Therapien • Patienten mit Mehrfachdefiziten und Bedarf eines vielfältigen Therapieprogramms sowie schwerstbehinderte Patienten mit klar definierten Therapiezielen

Therapieempfehlungen

- Beratung: eingehende Besprechung und Zielfestsetzung mit Patienten/Betreuern, frühzeitige Anmeldung in einer geeigneten Klinik mit möglichst realistischen Zielvorgaben.
- Ambulante/teilstationäre Rehabilitation: weitgehend mobile Patienten mit wenigen Symptomen.
- Stationäre Rehabilitation: insbesondere Patienten mit leichter bis mittelschwerer Beeinträchtigung infolge mehrerer Funktionsstörungen (v. a. Einschränkungen der Mobilität).

4.4.16 Palliative Versorgung von MS-Patienten

Definition „Palliativmedizin" (WHO)

Aktive, ganzheitliche Betreuung von Patienten und deren Familien durch ein interdisziplinäres Team in den Fällen, wo die Krankheit nicht mehr auf eine kurative (d. h. auf Heilung ausgerichtete) Behandlung anspricht und die Lebenserwartung kurz ist.

Oft fallen schwerstbetroffene Patienten darunter, bei denen die Lebenserwartung auch höher sein kann.

Therapieempfehlungen

Ausreichende symptomatische Behandlung (zur Schmerzfreiheit etc.) unter Einbeziehung eines multidisziplinären Behandlungsteams. Diesem sollten neben den Angehörigen und professionellen Pflegekräften insbesondere der Hausarzt und der Neurologe, bei Bedarf auch Urologen, Psychiater, Schmerztherapeuten, Krankengymnasten, Sozialarbeiter, Ergotherapeuten, Psychologen, Logopäden, Diätassistenten, Seelsorger und selbstverständlich auch Selbsthilfegruppen angehören.
Oft sind es nicht die körperlichen Symptome, die den Patienten am meisten belasten. Der Lebensqualität des Patienten sollte besondere Aufmerksamkeit zuteil werden. Ein Gespräch über die gewünschten/nicht gewünschten Maßnahmen in lebensbedrohlichen Situationen sollte angestrebt werden. Bei kognitiven Einschränkungen rechtzeitige Erstellung einer Patienten- bzw. Betreuungsverfügung. Einbeziehung der Angehörigen in die Kommunikation und Entscheidungen (MSTKG 2004).

4.5 Feststellung des Behandlungserfolges, Therapiedauer

Trotz bislang fehlender Studiendaten zur Therapiedauer ist die Fortführung der Behandlung unter neurologischer Kontrolle gerechtfertigt, wenn

a) im Verlauf weiterhin ein Therapieeffekt nachweisbar ist (z. B. reduzierte Schubzahl und -schwere im Vergleich zur prätherapeutischen Phase, verminderte Krankheitsprogression) und
b) keine schwerwiegenden Nebenwirkungen die Lebensqualität des Patienten einschränken.

Bei anhaltender oder zunehmender Krankheitsaktivität unter der begonnenen Basistherapie (☞ 4.2) Umstellung auf ein anderes Beta-Interferon-Präparat mit höherer Applikationsfrequenz bzw. höherer Dosierung. Bei erneutem Therapieversagen bzw. einem Nachlassen der Wirksamkeit nach der Umstellung mit unveränderter oder zunehmender Schubfrequenz bzw. Übergang in eine chronisch-progrediente Verlaufsform (☞ 2.1) mit stetiger Krankheitsprogression muss die Indikation zur Eskalationstherapie (Mitoxantron, Natalizumab, Cyclophosphamid; ☞ 4.3.2) überprüft werden.

4.6 Prognose

Der Krankheitsverlauf der Multiplen Sklerose ist höchst variabel und im Einzelfall nur schwer vorhersagbar. Das Spektrum der Erkrankung kann von einem einzigen Schub ohne nennenswertes neurologisches Defizit bis hin zur raschen, progredient eintretenden Behinderung reichen, die zum Tod führen kann. Obwohl es keine direkten Prognosemarker gibt, die im Einzelfall eine Vorhersage erlauben, haben zahlreiche Untersuchungen beim natürlichen Verlauf (unbehandelte Erkrankung) bestimmte Krankheitssymptome beschrieben, die eine prognostische Aussage zulassen.

Expanded Disability Status Scale (EDSS)

Studien zur Prognose der Multiplen Sklerose berücksichtigen als Zielparameter fast ausschließlich die Kurtzke-Skala, eine nicht-lineare 20-Punkte-Skala (☞ Tab. 4-5) zunehmender Behinderung (Kurtzke 1983). Sie ermöglicht es, die klinische Behinderung von Multiple Sklerose Patienten zu beurteilen und Rückschlüsse auf die Wirksamkeit des therapeutischen Vorgehens zu ziehen. Hierbei werden acht Funktionssysteme (Motorik, Zerebellum, Hirnstamm, Sensibilität, Blase und Mastdarm, Visus, mentale Funktionen und andere Störungen) bewertet und zu einem gemeinsamen Maß von 0 (normale neurologische Untersuchung) bis 10 (Tod durch MS) zusammengesetzt, wobei Zwischenschritte zu 0,5 möglich sind. Die Behinderungen werden nach Graden eingeteilt (Grad 0 = normal, Grad 1 = abnorme Zeichen ohne Behinderung, Grad 2 = leichte Behinderung, Grad 3 – 6 = mäßige bis schwere Beeinträchtigung). Eine EDSS 4,5 beschreibt Patienten, die weitgehend uneingeschränkt mobil sind, während Patienten mit EDSS 5,0 in Abhängigkeit von der Einschränkung der Gehstrecke beurteilt werden.

Trotz vielfältiger Kritikpunkte an dieser Skala ist die EDSS nach wie vor der Goldstandard zur Bewertung neurologischer Behinderungen und wird als klinischer Parameter in allen jüngeren und laufenden Therapiestudien eingesetzt. Die Skala ist in zehn Stufen eingeteilt.

Natürlicher Krankheitsverlauf

Zur Beschreibung des natürlichen Krankheitsverlaufs bei der MS dienen Verlaufsform, Häufigkeit, Schwere und Dauer von Schüben, die Lebenserwartung sowie der Schweregrad der Behinderung. Bei der unbehandelten Erkrankung ist die Schubrate mit bis zu 1,8 Schüben pro Jahr am höchsten und nimmt dann in den Folgejahren um bis zu 80% ab (☞ Tab. 4-6) (Matthews 1991). Die Erstdiagnose einer MS ist in der Vorstellung der Betroffenen oft gleichbedeutend mit dem baldigen Verlust der Gehfähigkeit und einer verkürzten Lebenserwartung. Mehrere Studien belegen, dass die Prognose der MS wesentlich besser ist als befürchtet.

Tab. 4-5: Kurtzke-Skala (Expanded disability Status scale, EDSS) zur Bewertung des Ausmaßes der Behinderung bei Multipler Sklerose (Kurtzke 1983)	
Normale neurologische Untersuchung in allen funktionellen Systemen (FS)	**0,0**
Keine Behinderung, minimale Abnormität in einem FS (Grad 1)	**1,0**
Keine Behinderung, minimale Abnormität in mehr als einem FS (mehr als ein FS Grad 1)	**1,5**
Minimale Behinderung in einem FS (ein FS Grad 2, andere 0 oder 1)	**2,0**
Minimale Behinderung in 2 FS (zwei FS Grad 2, andere 0 oder 1)	**2,5**
Mäßige Behinderung in einem FS (Grad 3, andere 0 oder 1) oder leichte Behinderung in 3 oder 4 FS (Grad 2, andere 0 oder 1), aber noch voll gehfähig	**3,0**
Voll gehfähig, aber mäßige Behinderung in einem FS (Grad 3) und einem oder 2 FS Grad 2, oder 2 FS Grad 3 oder 5 FS Grad 2 (andere 0 oder 1)	**3,5**
Gehfähig ohne Hilfe und Rast für mindestens 500 Meter. Aktiv während ca. 12 Stunden pro Tag trotz relativ schwerer Behinderung	**4,0**
Gehfähig ohne Hilfe und Rast für mindestens 300 Meter. Ganztägig arbeitsfähig. Gewisse Einschränkung der Aktivität; benötigt minimale Hilfe, relativ schwere Behinderung mit einem FS Grad 4 (andere 0 oder 1)	**4,5**
Gehfähig ohne Hilfe und Rast für etwa 200 Meter. Behinderung schwer genug, um tägliche Aktivität zu beeinträchtigen	**5,0**
Gehfähig ohne Hilfe und Rast für etwa 100 Meter. Behinderung schwer genug, um normale tägliche Aktivität zu beeinträchtigen	**5,5**
Bedarf intermittierender oder auf einer Seite konstanter Unterstützung durch Gehilfe, um etwa 100 Meter ohne Rast zu gehen	**6,0**
Benötigt konstant beidseits Hilfsmittel, um etwa 20 Meter ohne Rast zu gehen	**6,5**
Unfähig, selbst mit Hilfe mehr als 5 Meter zu gehen, weitgehend an den Rollstuhl gebunden. Bewegt Rollstuhl selbst, transferiert ohne Hilfe	**7,0**
Unfähig, mehr als ein paar Schritte zu tun. An den Rollstuhl gebunden. Benötigt Hilfe für Transfer. Bewegt Rollstuhl selbst, aber vermag nicht den ganzen Tag im Rollstuhl zu verbringen	**7,5**
Weitgehend an Bett oder Rollstuhl gebunden, pflegt sich weitgehend selbstständig. Meist guter Gebrauch der Arme	**8,0**
Weitgehend ans Bett gebunden, auch während des Tages. Einiger nützlicher Gebrauch der Arme, einige Selbstpflege möglich	**8,5**
Hilfloser Patient im Bett, kann essen und kommunizieren	**9,0**
Gänzlich hilfloser Patient. Unfähig zu essen, zu schlucken oder zu kommunizieren	**9,5**
Tod durch MS	**10,0**

Tab. 4-6: Schubrate als Verlaufsparameter bei unbehandelter MS (Ebers 2001)

Schubrate der ersten 2 Jahre	Jahre, die es dauert, einen EDSS von 3 oder 6 zu erreichen	
	EDSS 3	EDSS 6
1	13	20
2	8	17
3	9	18
4	8	14
5 oder mehr	3	7

Eine aktuelle Studie mit 161 Patienten liefert ermutigende Zahlen. Die meisten Erkrankten entwickelten innerhalb von zehn Jahren nur geringfügige körperliche Symptome. Sieben von zehn Patienten waren auch zehn Jahre nach Beginn der Erkrankung noch in der Lage, selbstständig zu gehen. Nur 15% der Patienten hatten in dieser Zeit Medikamente zur Unterdrückung des Immunsystems eingenommen (☞ 5.2) (Pittcock 2004).

Prädiktiver Wert der Untersuchungsverfahren

Inzwischen wird anerkannt, dass der eigentliche Beginn der MS-Erkrankung lange vor dem Auftreten erster klinischer Symptome liegen kann. Darauf deuten z. B. asymptomatische Veränderungen der evozierten Potentiale hin (s. u.), die sich oft bereits bei der ersten klinischen Episode finden lassen.

Kernspintomographie (MRT)

Verschiedene Langzeitstudien zum Verlauf der Erkrankung konnten mittels MRT eine Läsionsbelastung des Gehirns bereits zum Zeitpunkt des ersten isolierten klinischen Symptoms darstellen (☞ 3.3). Es wurde gezeigt, dass bei Patienten, die bereits im ersten MRT Läsionen aufwiesen, das Risiko für die Entwicklung einer klinisch sicheren Multiplen Sklerose innerhalb von zehn Jahren bis zu 65% beträgt und sich auf 85% erhöht, wenn vier oder mehr Läsionen vorliegen (Morrissey et al. 1993).

Liquorbefund

Der Liquorbefund spielt vor allem bei der Diagnostik eine Rolle (☞ 3.1). Die Krankheitswahrscheinlichkeit erhöht sich, wenn neben den typischen kernspintomographischen Veränderungen im Liquor Zeichen eines chronisch-entzündlichen Prozesses mit intrathekaler Immunglobulinsynthese vorhanden sind (Tumani et al. 1998). In zwei kleineren spanischen Untersuchungen fand sich eine Häufung von intrathekal produziertem IgM bei Patienten mit höherem Behinderungsgrad und neuen Schüben (Villar et al. 2002a, Villar et al. 2002b).

Evozierte Potentiale (EP)

Die elektrophysiologische Diagnostik (☞ 3.4) erlaubt in der Regel keine eindeutigen prognostischen Aussagen und ist vor allem dann relevant, wenn sie klinisch stumme Läsionen nachweist (Hume 1988). Allenfalls konnten beidseits verlängerte VEPs mit einem ungünstigeren Verlauf assoziiert werden (Phadke 1990).

Myelin-Antikörper

Neuere Untersuchungen haben gezeigt, dass die Bestimmung von Serumantikörpern (☞ 3.2.2) bei der Frühdiagnose der Multiplen Sklerose eventuell eine bedeutende Rolle spielt. Das Auftreten von Myelin-Antikörpern – Antikörper gegen das Myelin-Oligodendrozyten-Glykoprotein (MOG) oder das Myelin-basische Protein (MBP) – im Serum sichert die Diagnose der Multiplen Sklerose möglicherweise schon im ersten Schub (Berger et al. 2003).

Prognostische Faktoren

Langzeituntersuchungen von Patienten mit monosymptomatischem Krankheitsbeginn zeigen, dass die Wahrscheinlichkeit eines zweiten klinischen Ereignisses und diejenige eines Fortschreitens der Behinderung zunimmt, wenn gewisse klinische Charakteristika vorhanden sind (☞ Tab. 4-7). Dennoch ist es nicht möglich, die exakte Prognose für einen einzelnen Patienten zu stellen.

Tab. 4-7: Statistisch gewonnene Prognosefaktoren bei MS (Ramasaransing et al. 2001)

Kriterium	OR (95% CI)
Spricht für einen gutartigen Verlauf (Odds Ratio (OR) > 1)	
Dauer der ersten Remission mehr als 1 Jahr	2.7 (1.9 – 3.8)
Beginn vor dem Alter von 40 Jahren	2.0 (1.1 – 3.9)
Beginn mit einer Optikusneuritis	1.7 (1.3 – 2.4)
Nur ein Schub in 5 Jahren	1.6 (1.2 – 2.2)
Kein sicherer Vorhersagewert	
Weibliches Geschlecht	1.3 (0.9 – 1.7)
Beginn mit sensiblen Symptomen	1.0 (0.7 – 1.5)
Beginn mit Hirnstamm-/Kleinhirn-Symptomen	1.0 (0.7 – 1.4)
Spricht gegen einen guten Verlauf	
Pyramidenbahnzeichen bei Beginn	0.5 (0.3 – 0.7)

Literatur

Achiron A et al.: Intravenous Immunoglobulin Treatment Following the First Demyelinating Event Suggestive of Multiple Sclerosis, Arch Neurol 2004(61):1515 – 1520

Aktas O, Waiczies S, Smorodchenko A, Dörr J et al.: Treatment of relapsing paralysis in experimental encephalomyelitis by targeting Th 1 cells through atorvastatin, J Exp Med 2003(197):725 – 733

Beck RW, Clearly PA et al.: A randomised, controlled trial of corticosteroids in the treatment of acute optic neuritis. The optic neuritis study group, N Engl J Med 1992(326):581 – 588
Baker D, Pryce G et al.: Cannabinoids control spasticity and tremor in a multiple sclerosis model, Nature 2000(404):84 – 87
Bertolotto A, S Malucchi S et al.: Differential effects of three interferon betas on neutralising antibodies in patients with multiple sclerosis: a follow up study in an independent laboratory. J Neurol Neurosurg Psychiatry 2002(73):148 – 153
Brown JR, Beebe GW et al.: The design of clinical studies to assess therapeutic efficacy in multiple sclerosis, Neurology 1979(29): 3 – 23
Cazzato G, Mesiano T, Antonello R et al.: Double-blind, placebo-controlled, randomised, crossover trial of high dose methylprednisolone in patients with chronic progressive form of multiple sclerosis, Eur J Neurol 1995(35):193 – 198
Clifford DB: Tetrahydrocannabinol for treatment in multiple sclerosis, Ann Neurol 1983(13):669 – 671
Comi G, Filipi M, Barkhof F et al.: Effect of early interferon treatment on conversion to definite multiple sclerosis: a randomised study, Lancet 2001(357):1576 – 1582
Comi G, Filippi M, Wolinsky JS et al.: European/Canadian Multicenter, Double-Blind, Randomized, Placebo-Controlled Study of the Effects of Glatiramer Acetate on Magnetic Resonance Imaging-Measured Disease Activity and Burden in Patients with Relapsing Multiple Sclerosis, Ann Neurol 2001(49):290 – 297
Cutts JL, Scallen TJ et al.: Role of mevalonic acid in the regulation of natural killer cell cytotoxicity, J Cell Physiol 1989(139): 550 – 557
Durelli L, Verdun E, Barbero P, Bergui M et al.: Every-other-day interferon beta-1b versus once-weekly interferon beta-1a for multiple sclerosis: results of a 2-year prospective randomised multicentre study (INCOMIN), Lancet 2002(359):1453 – 1460
Ebers GC: Natural history of multiple sclerosis, J Neurol Neurosurg Psychiatry 2001(71), Suppl II:ii16 – ii19
Europäische Arzneimittel Agentur: Fachinformation Tysabri® 300mg Konzentrat, www.emea.eu.int/ (2006)
European Committee for the Treatment and Research in Multiple Sclerosis (ECTRIMS): Betaferon in Newly Emerging MS For Initial Treatment. 21. ECTRIMS-Kongress, 10. Jahrestreffen des American Committee for Treatment and Research in Multiple Sclerosis, Thessaloniki 2005
European Study Group on Interferon beta-1b in Secondary Progressive MS: Placebo-controlled multicentre randomised trial of interferon beta-1b in treatment of secondary progressive multiple sclerosis, Lancet 1998(352):1491 – 1497
Fazekas F et al.: Randomised placebo-controlled trial of monthly intravenous immunoglobulin therapy in relapsing-remitting multiple sclerosis, Lancet 1997(349):589 – 593
Feuerstein TJ, Ahne T et al.: Cannabinoide als Schmerzmittel bei Multipler Sklerose. Warum gibt es keine konsistenten Effekte?, Der Neurologe und Psychiater 2005 (Sonderheft):22 – 25
Filippini G, Munari L, Incorvaia B et al.: Interferons in relapsing remitting multiple sclerosis: a systematic review, Lancet 2003(361): 545 – 552
Filipi M, Horsfeld MA, Morissey SP et al.: Quantitative brain MRI lesion load predicts the course of clinically isolated syndromes suggestive of multiple sclerosis, Neurology 1994(44):635 – 641
Filipi M, Rovaris M, Rocca MA et al.: Glatiramer acetat reduces the proportion of new MS lesions evolving into „black holes“, Neurology 2001(57):731 – 733
Gneiss C, Deisenhammer F: Neutralisierende Antikörper gegen Interferon-beta in der Therapie der Multiplen Sklerose: Haben sie eine klinische Bedeutung?, J Neurologie, Neurochirurgie Psychiatrie 2003(2):35 – 38
Gold R, Buttgereit F, Toyka K: Mechanism of action of glucocorticoid hormones: possible implications for therapy of neuroimmunological disorders, J Neuroimmunol 2001(117):1 – 8
Gold R, Hartung HP: Aktueller Therapieüberblick und zukünftige Therapiestrategien der Multiplen Sklerose, Nervenheilkunde 2003(4):16 – 24
Goodin DS, Frohmann EM, Garmany GP et al.: Disease modifying therapies in multiple sclerosis – Report of the Therapeutics and Technology Assessment Subcommitee of the American Academy of Neurology and the MS Council for Clinical Practice Guidelines, Neurology 2002(58):169 – 178
Haas J, Hommes OR, Bauer M: The GAMPP Study: Investigation of IVIG for the Management of Multiple Sclerosis after Pregnancy. 21. Congress of the European Committee for the Treatment and Research in Multiple Sclerosis (2005)
Hartung HP, Gonsette R and the Mitoxantrone in MS study group (MIMS): Mitoxantrone in progressive multiple sclerosis: A placebo-controlled, randomized, observer-blind European phase III multicenter study – clinical results, Mult Scler 1998(4): 325
Hartung HP, Gonsette R, Konig N, Kwiecinski H, Guseo A, Morrissey SP et al.: Mitoxantrone in progressive multiple sclerosis: a placebo-controlled, double-blind, randomised, multicentre trial. Lancet 2002(360):2018 – 2025
Hartung HP, Schellekens H, Munschauer FE (eds.): Neutralizing antibodies to interferon beta in patients with multiple sclerosis. Scientific background and clinical implications, J Neurol 2004(251), Suppl 2:iiI – iII, ii1 – 42
Hommes OR et al.: Intravenous immunoglobulin in secondary progressive multiple sclerosis: randomised placebo-controlled trial, Lancet 2004(364):1149 – 1156
Hume AL, Waxmann SG: Evoked potentials in suspected multiple sclerosis: diagnostic value and prediction of clinical course, J Neuro Sci 1988(83):191 – 210
Jacobs LD et al.: Intramuscular interferon beta-1a for disease progression in relapsing multiple sclerosis, Ann Neurol 1996(39): 285 – 94
Jacobs LD, Beck RW, Simon JH et al.: Intramuscular interferon beta-1a therapy initiated during a first demyelinating event in multiple sclerosis (CHAMPS Study Group), N Engl J Med 2000(343): 898 – 904
Johnson KP, Brooks BR, Cohen JA et al.: Copolymer 1 reduces relapse rate and improves disability in relapsing-remitting multiple sclerosis: Results of a phase III multicenter, double-blind, placebo-controlled trial, Neurology 1995(45):1268 – 1276
Johnson KP, Brooks BR, Cohen JA et al.: Extended use of glatiramer acetate (Copaxone®) is well tolerated and maintains its clinical effect on multiple sclerosis relapse rate and degree of disability, Neurology 1998(50):701 – 708
Johnson K, Brooks B, Ford C et al.: Sustained clinical benefits of glatiramer acetate in relapsing multiple sclerosis patients observed for 6 years. Copolymer 1 Multiple Sclerosis Study Group, Mult Scler 2000(6):255 – 266
Johnson KP, Brooks BR, Ford CC et al.: Glatiramer acetat (Copaxone®): comparison of continous versus delayed therapy in a six-year organized mutltiple sclerosis tria, Mult Scler 2003(9): 585 – 591
Keegan M, Pineda A, McClelland R, Darby C, Rodriguez M, Weinshenker B: Plasma exchange for severe attacks of CNS demyelination: predictors of response, Neurology 2002(58): 143 – 146

Kieseier B.: Neutralisierende Antikörper in der MS-Therapie: Klinische Relevanz, Vortrag beim 77. Kongress der Deutschen Gesellschaft für Neurologie am 8. 10. 2004 in Düsseldorf

Kinkel RP et al.: IM interferon beta-1a delays definite multiple sclerosis 5 years after a first demyelinating event, Neurology 2006(66): 678 – 684

Killestein J, Hoogervorst EL et al.: Safety, tolerability and efficacy of orally administrated cannabinoids in MS, Neurology 2002(58): 1404 – 1407

Kivisakk P, Alm GV, Frederikson S, Link H: Neutralizing and binding anti-interferon-beta antibodies. A comparison between IFN-beta-1a and IFN-beta-1b treatment in multiple sclerosis, Eur J Neurol 2000(1):27 – 34

Kobashigawa JA, Katznelson S et al.: Effects of pravastatin on outcomes after cardiac transplantation, N Engl J Med 1995(333): 621 – 627

Kuhlmann T, Lingfeld G, Bitsch A et al.: Acute axonal damage in multiple sclerosis is most extensive in early disease stages and decreases over time, Brain 2002(125):2202 – 2212

Kurakata SM, Kada M et al.: Effects of different inhibitors of 3-hydroxy-3-methylglutaryl coenzyme A (HMG-CoA) reductase, pravastatin sodium and simvastatin, on sterol synthesis and immunological functions in human lymphocytes in vitro, Immunopharmacology 1996(34):51 – 61

Kurztke JF: Rating neurologic impairment in multiple sclerosis: an expanded disability status scale (EDSS), Neurology 1983(33): 1444 – 1452

Lassmann H: Mechanisms of demyelination a tissue destruction in multiple sclerosis, Clin Neurol Neurosurg 2002(104):168 – 171

Li D, Zhao G, Paty D et al.: Randomized controlled trial of interferonbeta 1a in secondary progressive MS, Neurology 2001(56): 1505 – 1513

Matthews WB: Clinical aspects. Course and prognosis, in: Matthews WB (ed.): McAlpine's Multiple Sclerosis, 2. Aufl., Churchill Livingstone, Edinbourgh/London 1991

McDonald WI, Compston A, Edan G et al.: Recommended diagnostic criteria for multiple sclerosis: guidelines from the International Panel on the diagnosis of multiple sclerosis, Ann Neurol 2001(50): 121 – 127

Millefiorini E, Gasperini C, Pozzilli C et al.: Randomised placebo-controlled trial of mitoxantrone in relapsing-remitting multiple sclerosis: A 24-month clinical and MRI outcome, J Neurol 1997(244):153 – 159

Moreau T, Blanc S, Riche G et al.: ERAZIMUS: Early azathioprine versus Beta-interferon treatment. Results of a pilot safety study, J Neurol 1999(246), suppl.:I36

Morrissey SP, Miller DH, Kendall BE et al.: The significance of brain magnetic resonanceimaging abnormalities at presentation with clinical isolated syndromes suggestive of multiple sclerosis. A 5-year follow-up study, Brain 1993(116):135 – 146

Multiple Sklerose Therapie Konsensus Gruppe (MSTKG): Immunmodulatorische Stufentherapie der multiplen Sklerose, Nervenarzt 1999(70):371 – 386

Multiple Sklerose Therapie Konsensus Gruppe (MSTKG): Immunmodulatorische Stufentherapie der multiplen Sklerose. Nervenarzt 2001(72):150 – 157

Multiple Sklerose Therapie Konsensus Gruppe (MSTKG): Immunmodulatorische Stufentherapie der Multiplen Sklerose. Nervenarzt 2002(73):556 – 563

Multiple Sklerose Therapie Konsensus Gruppe (MSTKG): Immunmodulatorische Stufentherapie der Multiplen Sklerose, Neurology 2004(11):1329 – 1339

Multiple Sklerose Therapie Konsensus Gruppe (MSTKG): Symptomatische Therapie der Multiplen Sklerose, Nervenarzt 2004(75), Suppl:8

Neuhaus O, Strasser-Fuchs S, Fazekas F, Kieseier BC et al.: Statins as immunomodulators: comparison with interferon-beta 1b in MS, Neurology 2002(59):990 – 997

Noseworthy JH, Ebers GC et al.: The impact of blinding on the results of a randomised, placebo-controlled multiple sclerosis clinical trial, Neurology 1994(44):16 – 20

Noseworthy JH, Ebers GC, Gent M et al.: The Canadian Cooperative trial of cyclophosphamide and plasma exchange in progressive multiple sclerosis, Lancet 1991(337):441 – 446

Optic neuritis Study Group: The 5-year risk of MS after optic neuritis, Neurology 1997(49):1404 – 1413

Ota K, Matsui M, Milford EL, Mackin GA, Weiner HL, Hafler DA: T-cell recognition of an immunodominant myelin basic protein epitope in multiple sclerosis, Nature 1990(346):183 – 187

Pachner D (ed.): Anti-IFNβ antibodies in IFNβ-treated MS patients, Neurology 2003(61), suppl. 5:S1 – 39

Panitch H, Goodin DS, Francis G, Chang P et al.: Randomized, comparative study of inter-feron beta-1a treatment regimens in MS: The EVIDENCE Trial, Neurology 2002(59):1496 – 1506

Petro DJ, Ellenberger CJ: Treatment of human spasticity with delta-9-tetrahydrocannabinol, J Clin Pharmacol 1981(21):413 – 416

Phadke JG: Clinical aspects of multiple sclerosis in nort-east Scotland with particular reference to ist course and prognosis, Brain 1990(113):1597 – 1628

Pittock SJ, Mayr WT, McClelland RL et al.: Change in MS-related disability in a population-based cohort. A 10-year follow-up study, Neurol 2004(62):51 – 59

Polman C et al.: Treatment with interferon beta-1b delays conversion to clinically and McDonald MS in patients with clinically isolated syndromes, Neurology 2006 (in press)

Polman CH, O'Connor PW, Havrdova E et al.: A randomized placebo-controlled trial of natalizumab for relapsing multiple sclerosis, N Engl J Med 2006(354): 899 – 910

Ramasaransing G et al.: Early prediction of a benign course of multiple sclerosis on clinical grounds: a systematic review, Mult Scler 2001(7): 345 – 347

Rice GP, Paszner B, Oger J et al.: The evolution of neutralizing antibodies in multiple sclerosis patients treated with interferon beta-1b, Neurology 1999(52):1277 – 1279

Rio J, et al.: Interferon beta in relapsing-remitting multiple sclerosis. An eight years experience in a specialist multiple sclerosis centre, J Neurol 2005 (252):795 – 800

Rudick RA Stuart WH, Calabresi PA et al.: Natalizumab plus interferon beta-1a for relapsing multiple sclerosis, N Engl J Med 2006(354): 911 – 923

Schumacher GA, Beebe G et al.: Problems of experimental trials of multiple sclerosis, Ann NY Acad Sci 1965(222):552-568

Sellebjerg F, Frederiksen JL, Nielsen PM, Olesen J: Double-blind, randomised, placebo-controlled study of oral, high-dose methylprednisolone in attacks of MS, Neurology 1998(51): 529 – 534

Sena A, Pedrosa R, Morais MG: Therapeutic potential of lovastatin in multiple sclerosis, J Neurol 2003(250):754 – 755

Tumani H, Tourtelotte WW, Pterer JB et al.: Acute optic neuritis combined immunological markers and magnetic resonance imaging predict subsequent development of multiple sclerosis, J Neurol Sci 1998(155):44 – 49

Villar LM, Masjuan J, Gonzales-Porque P et al.: Intrathecal IgM synthesis in neurologic diseases: Relationship with disability in MS, Neurology 2002a(58):824 – 826

Villar LM, Masjuan J, Gonzales-Porque P et al.: Intrathecal IgM syn-

thesis predicts the onset of new relapses and a worse disease course in MS, Neurology 2002b(59):555 – 559
Vollmer T, Key L et al.: Oral simvastatin treatment in relapsing-remitting multiple sclerosis, Lancet 2004(363):1607 – 1608
Walter EU, Dang T, Hartung HP, Hohlfeld R: Bildung von neutralisierenden Antikörpern unter Therapie der Multiplen Sklerose mit Interferon beta-1b, Nervenarzt 1997, 68. 935-939.
Walter EU, Hohlfeld R: Multiple Sclerosis, Side effects of interferon beta therapy and their management, Neurology 1999(53): 1622 – 1627
Wandinger KP, Lunemann JD, Wengert O, Bellmann-Strobl J et al.: TNF-related apoptosis inducing ligand (TRAIL) as a potential response marker for interferon-beta treatment in multiple sclerosis, Lancet 2003(361):2036 – 2043
Weiner HL, Mackin GA, Orav EJ et al.: Intermittent cyclophosphamide pulse therapy in progressive multiple sclerosis: Final report of the Northeast Cooperative Multiple Sclerosis Treatment Group, Neurology 1993(43):910 – 918
Weitz-Schmidt G: Statins as anti-inflammatory agents, Trends Pharmacol Sci 2002(23):482 – 486
Wittstock M, Benecke R, Zettl UK: Therapy with intravenous immunglobulins: Complications and side effects, Eur J Neurol 2003(50):172 – 175
Yousry TA, Major EO, Ryschkewitsch C et al.: Evaluation of patients treated with natalizumab for progressive multifocal leucencephalopathy, N Engl J. Med 2006(354):924 – 933
Youssef S, Stuve O, Patarroyo JC, Ruiz PJ et al.: The HMG-CoA reductase inhibitor, atorvastatin, promotes a Th2 bias and reverses paralysis in central nervous system autoimmune disease, Nature 2002(420):78 – 84
Yudkin PL, Ellison GW, Ghezzi A et al.: Overview of azathioprine treatment in multiple sclerosis, Lancet 1991(338):1051 – 1055
Zajicek J, Fox P, Sanders H, Wright D, Vickery J et al.: Cannabinoids for treatment of spasticity and other symptoms related to multiple sclerosis (CAMS study): multicentre randomised placebo-controlled trial, Lancet 2003(362):1517 – 1526
Zivadinov R, Rudick R, De Masi R et al.: Effects of IV methylprednisolone on brain atrophy in relapsing-remitting MS, Neurology 2001(57):1239 – 1247

II Multiple Sklerose aus homöopathischer Sicht

5 Grundlagen des homöopathischen Heilverfahrens

Christa von der Planitz

Der folgende Abschnitt soll ein Brückenschlag vom homöopathischen Therapieansatz zur Schulmedizin sein, aber auch die grundsätzlichen Unterschiede der beiden Therapierichtungen aufzeigen. Beide Disziplinen haben sehr verschiedene Behandlungsstrategien, die je nach Konstitution des Patienten, Verlauf und klinischer Ausprägung des Krankheitsbildes zum Einsatz kommen sollten.

5.1 Homöopathie und Schulmedizin

Die Multiple Sklerose ist eine Autoaggressionskrankheit, die sich im Zentralnervensystem abspielt, dem hierarchisch höchstrangigen Organ des Menschen. Nicht nur das Autoimmungeschehen an sich, sondern auch der Ort dieses Geschehens – das ZNS als Sitz der Persönlichkeit des Menschen und Steuerungszentrale des Organismus – weisen bei dieser Erkrankung auf die bedeutende miasmatische Belastung (☞ 6.1.3, ☞ 6.3.4) hin. Der Mikrokosmos Mensch wird – in Analogie zu einem differenzierten Staatswesen – an seiner empfindlichsten Stelle getroffen.

Die Vielfalt und das disseminierte Auftreten der Entzündungsherde sowie die sehr unterschiedlichen Verläufe (☞ 12) zeigen ein komplexes Krankheitsbild an, dem man nur durch eine ebenso komplexe und sehr individuell ausgerichtete Therapie begegnen kann.

Die Schulmedizin versucht, die Entzündung im Bereich des ZNS mit verschiedenen Immuntherapeutika zu stoppen (☞ 4.2). Diese setzen jeweils an unterschiedlichen Stellen der Immunreaktionen an und versuchen, die pathologische Reaktionskaskade an einem bestimmten Ort zu unterbrechen. Auch wenn das in einem Teil der Fälle gelingt, und die Nebenwirkungen für den Patienten tolerabel sind, ist der Anspruch an einen wirklichen Heilvorgang aus homöopathischer Sicht nicht erfüllt.

Homöopathische Heilung ist demgegenüber die Simulation einer Spontanheilung. Sie fördert nicht nur ganz allgemein die Selbstheilungskräfte, sondern versucht zusätzlich, mithilfe ihrer arzneilichen Reaktionsmuster aus der „Einbahnstraße" einer Autoimmunkrankheit wieder herauszufinden.

Demgegenüber erfüllen die Naturheilverfahren diesen Anspruch nicht. Sie regen die Selbstheilungskräfte des Organismus zwar auf breiter Basis mit Mitteln der Naturmedizin (physikalische Reize, Phytotherapie, allgemeine Ausleitung und „Entgiftung", probiotische Therapie etc.) an. Diese Reize haben in der Regel aber einen viel unspezifischeren und damit zu ungezielten Charakter, um ein Autoaggressionsgeschehen beeinflussen zu können.

> Ein Autoaggressionsgeschehen wie die MS benötigt eine gezielte, extrem individuell ausgerichtete Auswahl von arzneilichen Informationen, die in sinnvoller Reihenfolge – vergleichbar dem berühmten Zauberwürfel von Rubik – die pathologischen Störungsmuster abbauen.

Die Schulmedizin hat in den vergangenen Jahrzehnten geradezu unglaubliche Fortschritte in Diagnostik und Therapie gemacht. Aber es bleiben noch Wünsche offen – nicht nur hinsichtlich einer weiteren Vervollkommnung ihrer Methoden, sondern im Hinblick auf ein ganz anders geartetes, ergänzendes therapeutisches System. Verglichen mit den Funktionen eines Computers, beschäftigt sich die etablierte Medizin vorwiegend mit Hardware-Problemen. Komplex regulierende, dringend benötigte Software-Programme sind nicht in Sicht.

Zielgerichtete Regulationstherapie

Lassen wir uns auf folgendes Gedankenexperiment ein: Welche Ansprüche hätten wir an ein ideales Arzneimittel z. B. bei Infektanfälligkeit, chronischer Müdigkeit, Migräne, Heilung von Traumata, um nur einige „Allerweltsindikationen" zu nennen?
Wäre es nicht ideal, eine Software zu besitzen, die dem Organismus den kürzesten Weg weist, wie er aus eigener Kraft gesund werden, zusätzlich noch einen Lerneffekt absolvieren und damit seine Konstitution verbessern kann?

Die Homöopathie ist in der Lage, genau diese Steuerung zu leisten. Sie ist neben Akupunktur und weiteren regulativen Verfahren wie Neuraltherapie, Osteopathie etc. ein sehr breit gefächertes medizinisches Regulationsverfahren. Durch die Einbeziehung des psychosomatischen Hintergrundes in die direkte Arzneiwirkung ist sie darüber hinaus eine äußerst individuelle und differenzierte Therapie.

Wirksamkeitsnachweis versus Erfahrungswissenschaft

Der einzige Mangel dieses Verfahrens ist der bislang fehlende wissenschaftliche Nachweis darüber, *wie* das Reaktionsmuster entsteht, *wie* die Information der arzneilichen Substanz in das Medium Alkohol/Wasser oder Milchzucker gerät und wodurch der hoch wirksame Zustand einer so genannten Hochpotenz entsteht. Zahlreiche Hypothesen haben sich nicht bewahrheitet und einige wissenschaftliche Nachweisversuche, die von großen Hoffnungen getragen wurden, verliefen im Sande. Es gibt bislang keine geeignete, sichere physikalische Nachweismethode.
Dabei besteht kein Zweifel darüber, dass dieses Heilverfahren funktioniert. Die Anwendung der Homöopathie hat gerade in den vergangenen 15 Jahren weltweit ein hohes Niveau der Verbreitung erreicht. Sie verfügt über Prüfungsergebnisse und klinische Erfahrungen, die über 200 Jahre in den verschiedensten Erdteilen gesammelt wurden und zu einer immensen Informationsfülle angewachsen sind – ein Erfahrungsschatz, dessen Nutzen und Nutzung nicht vom wissenschaftlich exakten Wirksamkeitsnachweis homöopathischer Arzneien abhängig gemacht werden darf.
Solange uns wissenschaftliche Nachweise fehlen, halten wir uns an Hahnemann, der im „Organon der Heilkunst" folgende Erklärung gibt: „Diese im inneren Wesen der Arzneien verborgene geistartige Kraft, Menschenbefinden umzuändern und Krankheiten zu heilen, ist mit bloßer Verstandes-Anstrengung nicht erkennbar. Nur durch ihre Äußerungen beim Einwirken auf das Befinden der Menschen lässt sie sich in der Erfahrung, und zwar deutlich, wahrnehmen" (Organon, § 20).

5.2 Ganzheitlicher Heilansatz der Homöopathie

Der homöopathische Heilansatz gliedert sich bei der Behandlung einer chronischen Krankheit im Wesentlichen in drei Teile:

- die homöopathische Konstitutionstherapie (☞ 5.2.1),
- die Therapie miasmatischer Belastungen (☞ 5.2.2),
- die Behandlung der „Causa" als wahrscheinlichen Einstieg in die Pathologie (☞ 5.2.3).

5.2.1 Homöopathische Konstitutionstherapie

Kernfragen

Auf welchem Terrain konnte sich die Pathologie entwickeln? War der Organismus bereits durch angeborene (familiäre Krankheitsbereitschaft) oder erworbene konstitutionelle Schwächen und nicht vollständig bewältigte Vorerkrankungen belastet? Welche Schwachstellen, die zu dauernden Energieverlusten führen, gilt es zu beeinflussen?

Therapiestrategie

Die Strategie der homöopathischen Konstiutionsbehandlung richtet sich gezielt gegen Störungen, die zu energetischen Reibungsverlusten führen, wie z. B.:

- Abschwächung persönlicher Idiosynkrasien (psychische Überempfindlichkeiten, allergische Reaktionen, Nahrungsmittelintoleranzen etc.),
- Einregulierung vegetativer Funktionen (thermische, klimatisch bedingte Störmuster wie übergroße Wärme- und Kälteintoleranz, erhebliche Wetterfühligkeit in Verbindung mit Sturm, Gewitter, Hoch- oder Tiefdruckgebieten, Energieverluste während bestimmter Jahreszeiten),
- Einregulierung gestörter Lebensrhythmen (hormonelle Vorgänge wie Störungen während Pubertät, Menses, Schwangerschaft, Wochenbett und Klimakterium oder Periodizität von Symptomen wie wöchentliches, monatliches, jahreszeitliches Auftreten von Beschwerden etc.),
- Beachtung und ggf. Beeinflussung der Nahrungsinstinkte (übermäßige Bevorzugung bestimmter Nahrungs- und Genussmittel, einseitige Ernährung durch pervertierte Instinkte, wie z. B. ungewöhnlich hohes Zucker- und Fleisch-Verlangen; tiefe Abneigung gegenüber bestimmten – auch „gesunden“ – Nahrungsmitteln; unerklärliche Unverträglichkeit von Grundnahrungsmitteln etc.).

Anders als die Schulmedizin, die solche individuell geprägten und Energie verbrauchenden Störungsmuster nicht berücksichtigt, und auch anders als herkömmliche Naturheilverfahren, die mit unterschiedlichsten, aber vergleichsweise wenig gezielten Reizen arbeiten, hat die Homöopathie den Anspruch, mit einem einzigen Mittel, das die individuellen Störungen eines Individuums möglichst genau umfasst, nach und nach solche pathologischen Muster abzubauen und somit dem Krankheitsgeschehen den Boden zu entziehen.

> **Ähnlichkeitsregel**
> Grundlage des homöopathischen Heilverfahrens ist die Ähnlichkeitsregel: Jeder Reiz, der ein bestimmtes Symptombild bei einem Gesunden hervorruft, wird einen Kranken mit derselben Symptomentotalität heilen.

Der homöopathische Arzneireiz entspricht somit einer gezielten Programmierung mit individuell gewählten Informationsmustern – vergleichbar einem Mikrochip der Natur (wobei synthetische Arzneisubstanzen nicht prinzipiell ausgeschlossen sind, sondern lediglich aufgrund eines Mangels an Arzneiprüfungen und klinischen Erfahrungen bisher nicht eingesetzt werden können).
Einfacher gesagt: Homöopathie versteht sich als programmierte Selbstheilung.

5.2.2 Miasmatische Therapie

Chronische Krankheiten sind nach Hahnmann immer miasmatischer Natur, das heißt, sie sind vorwiegend auf hereditäre Ursachen, aber auch auf nicht ausgeheilte und nicht ausheilende „Ansteckungen“ zurückzuführen (vgl. Organon, §§ 78, 204). Hahnemann hatte triftige Gründe, in seinem letzten Lebensdrittel der Erforschung der Miasmen seine ganze Kraft zu widmen. Er hatte nämlich erfahren müssen, dass akute Krankheiten durch die Homöopathie „schnell, sanft und dauerhaft“ zu behandeln waren, was jedoch auf chronische Krankheiten nur sehr bedingt zutraf. Über zwölf Jahre lang widmete er sich intensiv dieser Krankheitslehre, bevor er damit an die Öffentlichkeit trat. Mit der Miasmentheorie entwickelte er ein grundlegendes Modell zum Verständnis chronischer Krankheiten und zu ihrer Therapie.

Entwicklung der Miasmenlehre

Die Miasmenlehre wurde von Hahnemanns bedeutendstem Schüler Clemens von Bönninghausen weiter ausgebaut, später von vielen klassischen Homöopathen Amerikas – vornehmlich J. H. Allen – durch Erfahrungen ergänzt und Mitte des vergangenen Jahrhunderts besonders durch Sanchez Ortega in Mexiko für den Einsatz in der Praxis weiterentwickelt. Im deutschsprachigen Raum versuchte zunächst Matthias Dorsci ab den 1970er Jahren, das Verständnis für die Gesamtsicht chronischer Krankheiten durch Eingliederung der Miasmenlehre in seine spezielle Konstitutionstherapie wieder zu beleben. Gerhard Köhler, inspiriert von Ortega, verstand es, aus seiner reichen klinischen Erfahrung heraus die Parallelen zwischen

modernen akademischen Forschungsergebnissen und miasmatischen Zusammenhängen herauszuarbeiten und für die Praxis nutzbar zu machen.
Die zeitgenössischen deutschen Autoren Peter Gienow und Yves Laborde haben ebenso wie indische Homöopathen (z. B. Rajan Sankaran) den Nutzen der miasmatisch orientierten Methode für die praktische Lösung von chronischen Krankheitsfällen erkannt. Sie versuchen, mit ihrer Hilfe aus einem neuen Blickwinkel heraus chronische Pathologien einzuschätzen und zu behandeln, wenn die konstitutionelle Behandlung in einer Sackgasse zu enden scheint oder die Vielfalt der Symptome eine neue Ordnung erfordert. So können sich z. B. einzelne Symptomenkomplexe – analog zur Entwicklung der Pathologie – in unterschiedlichen Zeitfenstern befinden und damit nacheinander verschiedene Folge- oder Ergänzungsmittel erfordern (Methode des „Schichten-Abtragens“). Es ist aber auch möglich, dass einzelne Anteile dieser Schichten deutlich von einem oder mehreren Miasmen geprägt werden (s. u.), die einer vorrangigen Behandlung bedürfen, weil sonst gut gewählte Mittel nicht ausreichend wirken können.

Miasmatische Grundformen

Im Umgang mit der Miasmenlehre ist es notwendig, ihre Modellvorstellungen nicht nur zu verstehen, sondern auch erfahrbar zu machen. Der Mexikaner Sanchez Ortega ordnete als erster den drei miasmatischen Grundformen Hahnemanns bestimmte Eigenschaften zu (☞ Tab. 5-1).
Eines der Hauptelemente der Miasmenlehre ist die Beachtung von Unterdrückungen spezifischer Hautreaktionen, denen eine das Gleichgewicht der Kräfte erhaltende Funktion zukommt. Ihre vorzeitige Hinwegnahme führt meistens zur Manifestierung oder Verschlimmerung des Grundleidens.

> Die Kennzeichnung eines miasmatischen Vorgangs als „psorisch“, „sykotisch“ oder „syphilinisch“ ist heute eher als Metapher oder Modellfall für einen Komplex pathologischer Vorgänge zu verstehen, der die Richtung Schwäche, Exzess oder Destruktion einschlägt.

Tab. 5-1: Vereinfachte Darstellung der miasmatischen Grundformen nach Ortega und Köhler

Psora	• Psorische Pathologien entstehen auf einem Boden von Unvermögen und Mangel. • Sie sind gekennzeichnet durch das Leitsymptom Schwäche sowie Wechselhaftigkeit der pathologischen Erscheinungen (z. B. Atopie: endogenes Ekzem, Asthma). • Somatische Erscheinungen bestehen in rasch aufflackernden oberflächlichen Entzündungen, die in der Regel keine Defekte hinterlassen. • Psorische Schwäche und psorischer Mangel bereiten den Boden für weitere Miasmen. • Spezifische Hautreaktionen: Ekzeme.
Sykosis	• Sykotische Charakteristika: überschießende Reaktionen (auch Immunreaktionen) und Ausuferung/Exzess von Pathologien (auch im psychischen Bereich). • Somatisch zeigen sich chronische Entzündungen des Urogenitalsystems und Verdichtungsprozesse (Bindegewebe, Steinleiden) sowie Stoffwechselerkrankungen (Gicht, Typ-II-Diabetes etc.) und Schleimflüsse. • Spezifische Hautreaktionen: gutartige Neubildungen der Haut (Warzen, Zysten, Fibrome).
Syphilinie	• Leitsymptom: Destruktion mit schleichendem Verfall ohne Hoffnung auf Regeneration. • Die Zerstörung betrifft vielfältige psychische Erkrankungen und im somatischen Bereich Gewebsuntergang v. a. von Knochen, Drüsen und Nervengewebe. • Im Gegensatz zur Schwäche der Psora und dem Überschuss der Sykosis bedeuten die destruktiven Prozesse im funktionellen Bereich chaotische Regulation (z. B. nicht einstellbarer Hypertonus oder Diabetes). • Spezifische Hautreaktion: Ulzera mit Substanzverlust, tief reichende Fisteln.

Mischmiasmen

Der Vollständigkeit halber erwähnt seien weitere Ergänzungen der Miasmenlehre z. B. durch „Mischmiasmen". Die Legierung zwischen psorischer Schwäche und syphilinischer Destruktion wurde bereits von J. H. Allen als „Tuberkulinie" in das Miasmenkonzept aufgenommen. Die Carcinominie (Gienow, Sankaran) scheint als Mischform zwischen sykotischen und destruktiven Vorgängen in der heutigen Zeit stetig an Bedeutung zuzunehmen. Über eine weitere Mischform, die Parasitose, existieren bisher lediglich fragmentarische Erkenntnisse. Die Theorie der Mischmiasmen muss sich noch in der praktischen Umsetzung bewähren. Sie hat zurzeit vorerst den Charakter einer Baustelle, deren Gebäudekontur allerdings schon eine gewisse Praxistauglichkeit erkennen lässt.

Parallelen zu schulmedizinischen Theorien

Interessant ist, dass der Erlanger Immunologe Hanns-Wolf Baenkler (1989) bei immunologischen Erkrankungen drei Grundreaktionen beschreibt, die mit dieser Modellvorstellung eng korrelieren.

- Erkrankungen, die durch Schwäche von Abwehrmechanismen charakterisiert sind (= Psora).
- Erkrankungen, deren Kennzeichen eine überschießende Reaktion der Immunvorgänge ist (= Sykosis).
- Erkrankungen mit selbstzerstörerischer Potenz (= Syphilinie).

In der Homöopathie sind diese Entwicklungen jedoch nicht allein auf immunologische Vorgänge des Organismus begrenzt, sondern umfassen alle Abwehrmechanismen eines Individuums, unter Einschluss der Psyche.

Die Miasmenlehre zeigt Parallelen und Überschneidungen zur traditionellen chinesischen Medizin (Theorie von Yin und Yang) und Anklänge zum Ayurveda, ist aber nicht vollständig in diese Konstitutionslehren umzusetzen.

5.2.3 Behandlung der „Causa"

Kernfrage

Was hat die Erstmanifestation der Krankheit ins Rollen gebracht? Aus homöopathischer Sicht stehen vor allem die folgenden Ursachen für die Erstmanifestation einer MS-Erkrankung im Blickpunkt:

- Seelische Traumata,
- Körpertraumata,
- Fehlerhafte Programmierungen des Immunsystems,
- Unterdrückungen und Symptomverschiebungen.

Therapiestrategie

- Stoppen des Energieverlustes auf der psychischen Ebene durch Behandlung seelischer Traumata und individueller seelischer Verletzbarkeit.
- Therapie erlittener Körpertraumata, Operationsfolgen und Folgen von Narkosen, die eine Blockade für die Heilreaktion sein können.
- Versuch, fehlerhafte Programmierungen des Immunsystems (z. B. paraimmunologische Prozesse) – entstanden durch Unterdrückungen mit nachfolgenden Symptomverschiebungen (s. u.) oder Impfungen (☞ 1.3.4, ☞ 8.2.2) – zu beseitigen.

Behandlung psychischer Traumata: Homöopathie und Psychotherapie

Die Homöopathie hat eine Fülle von psychischen und körperlichen Traumamitteln zur Hand, um Energieverluste, die durch seelische Verletzungen ausgelöst wurden, zu minimieren. Im Vergleich zu den Arbeitsweisen der Psychotherapie kann ein gut gewähltes homöopathisches Mittel nicht nur die Verarbeitung eines Traumas, sondern auch die individuelle Empfindlichkeit gegenüber traumatischen Erlebnissen beeinflussen. Wer einmal die Wirkung von *Ignatia* und *Natrium muriaticum* bei unüberwindbarem Kummer (selbst nach ausgiebiger Psychotherapie) erlebt, das seelische Gesunden eines extrem kränkbaren *Staphisagria*-Patienten erfahren hat oder eine Angstkrankheit – ausgelöst durch seelischen Schock – bei einem

Aconitum- oder *Opium*-Patienten schwinden sah, wird der Homöopathie bei der Traumabewältigung einen der Psychotherapie mindestens gleichrangigen Platz einräumen.

Die Überwindung eines psychischen Traumas und die deutlich verbesserte Gestimmtheit garantieren zwar nicht den Sieg über die Autoimmunkrankheit, können jedoch eine wesentlich verbesserte Grundenergie bereitstellen und damit die Chancen einer Gesundung entscheidend fördern.

Zu den Vorteilen einer homöopathisch-psychotherapeutischen Zusammenarbeit ☞ 8.1.1.

Homöopathische Therapie des Körpertraumas

Die Behandlung eines Körpertraumas ist nicht nur auf die akute Traumasituation beschränkt. Bei vielen chronischen Krankheiten kommt ihr eine besondere Bedeutung zu, da nicht nur das Gehirn, sondern auch die übrigen Körperstrukturen über ein Langzeitgedächtnis verfügen, und alle Schäden, die den Organismus schwächen und somit einen Energieverlust verursachen, bei chronischen Krankheiten behandlungsbedürftig sind.

Durch eine konsequente, frühzeitige Traumatherapie lässt sich nicht nur eine wesentlich raschere Heilung von Knochen- und Bindegewebe erzielen, sondern auch bei gleichzeitig bestehenden chronischen Krankheiten eine wesentliche Schadensbegrenzung erreichen.

Inzwischen ist allgemein bekannt, worauf schon 1994 der kanadische Homöopath André Saine, der sich vorwiegend mit der Behandlung neurologischer Krankheitsbilder befasst, in seinen Wiener Seminaren hinwies: Demyelinisierungsplaques bilden sich häufig innerhalb oder im Randbereich von Kontusionsstellen.

Die korrekte Anwendung von Traumamitteln ist in der Regel von allen denkbaren homöopathischen Indikationen am leichtesten zu erlernen. Der posttraumatische Einsatz von *Arnica, Rhus toxicodendron, Symphytum, Ruta, Bellis perennis* und weiteren Verletzungsmitteln sowie die Gaben von *Hypericum, Natrium sulfuricum, Ruta, Stramonium* und weiteren Arzneimitteln, die besonders bei einer Traumatisierung des ZNS indiziert sind, können der Entstehung eines traumatisch bedingten MS-Schubs vorbeugen oder seine Dauer und Intensität deutlich abmildern. Das gilt in gleicher Weise für Operationen, die de facto Verletzungen sind und deshalb ebenfalls einer Begleitbehandlung bedürfen. Nicht selten müssen sogar Folgen eines Geburtstraumas noch im höheren Lebensalter therapiert werden. Mitunter sind auch physikalisch bedingte Verletzungen wie vorangegangene Strahlentherapien zu berücksichtigen.

Behandlungsindikation

Traumata können also eine behandlungsbedürftige Blockade sein, nach deren Lösung indiziert erscheinende, aber bislang unwirksame Mittel wieder wirken.

Ein Körpertrauma (☞ 5.2.3) kann im Gedächtnis des Organismus tiefe Spuren hinterlassen. Diese Erfahrung machen viele Patienten oft noch Jahre später durch erneute Wahrnehmung alter Traumabeschwerden während psychischer Belastung oder akuter Krankheiten wie z. B. einer Influenza. Auch unter gezielter homöopathischer Behandlung treten oft jahrzehntelang zurückliegende Traumabeschwerden wieder für kurze Zeit in Erscheinung, bevor sie bewältigt werden – ein Zeichen dafür, wie tief homöopathische Arzneien wirken können, aber auch ein Indiz für die nachhaltige Beeinflussung des ganzen Organismus durch ein Trauma.

Beispiel: Nach Gabe von homöopathischen Mitteln können alte Verletzungsschmerzen mit begleitenden vegetativen Reaktionen (thermische Modalitäten und Schweißabsonderung im betroffenen Gebiet) sowie Missempfindungen, v. a. aber auch die ursprünglich das Trauma begleitenden Emotionen, wieder für kurze Zeit erinnert werden. Entweder ist der Traumaschaden dann durch das Mittel, das die Reaktion auslöste, in kurzer Zeit bewältigt oder das Sistieren der Trauma-Symptome zeigt die Öffnung eines neuen Zeitfensters und damit die Indikation eines neuen Mittels an.

Anästhesie und Drogen

Im Zusammenhang mit Operationen stellen individuelle Empfindlichkeiten gegenüber Narkosemitteln (auch Regionalanästhetika, besonders im Kopfbereich) eine weitere homöopathische Behandlungsindikation dar (*Opium, Nux vomica, Hypericum* etc.). Sie führen bei sensitiven Personen nicht nur zu zeitlich begrenzter Nausea, sondern auch zu länger anhaltenden funktionellen Störungen wie unsystematischem Schwindel, Adynamie, Cephalaea, allgemeiner Minderung der Leistungsfähigkeit etc.

Das größere Problem ist jedoch, dass eine Anästhesie während einer konstitutionellen homöopathischen Therapie die im Aufbau befindlichen heilenden Reaktionsmuster der homöopathischen „Programmierung" (☞ 5.2.1) löscht – ähnlich wie ein Vollrausch oder der Gebrauch von Drogen (Cannabis!) –, vor allem wenn sie noch nicht dauerhaft im Organismus fixiert waren. Je nach Beeinträchtigung der Lebenskraft kann die Stabilisierung der anfangs noch labilen Regelkreise bei schweren chronischen Krankheiten oder sehr geschwächten Personen Monate bis Jahre dauern (durchschnittlich mindestens 18 – 24 Monate), wobei der Zeitraum sich bei Multimorbidität und vielen stattgehabten Unterdrückungen auch verlängern kann.

Deshalb sind Indikationen für operative Eingriffe sorgfältig abzuwägen und der Gebrauch antidotierender Substanzen gesellschaftsüblicher Drogen (starker Kaffee und Schwarztee, Rausch erzeugende Alkoholmengen), selbstverständlich auch Cannabis und härtere Rauschmittel ebenso wie die Inhalation starker ätherische Öle, organischer Lösungsmittel und von Trigeminusreizstoffen (z. B. Ammoniak) für lange Zeit zu meiden.

Impfungen

Hahnemann war anfangs ein Befürworter der zu seiner Zeit von Jenner entwickelten Pockenschutzimpfung, da er sie für eine Bestätigung des Simileprinzips (☞ 5.2.1) hielt. Inzwischen mussten wir erkennen, dass Impfungen im einzelnen Fall nicht absehbare Eingriffe in das Immunsystem bedeuten können (☞ 1.3.4, ☞ 8.2.2). In den Beipackzetteln der einzelnen Impfstoffe wird zwar auf deren Gefahren hingewiesen, in der Praxis wird das jedoch kaum beachtet.

Homöopathen aus unterschiedlichen Erdteilen (Nordamerika, Mittelamerika, Südamerika, Indien) machten bei ihren umfangreichen und sorgfältigen Anamnesen unabhängig voneinander die Erfahrung, dass Impfungen nicht nur segensreich wirken, sondern u. a. Infektanfälligkeit, Allergien, Verhaltensauffälligkeiten und auch die Bahnung von Autoimmunreaktionen hervorrufen können.

Fallstrategie

Im Einzelfall ist eine sorgfältige Risikoabwägung geboten. Solange keine verlässlichen Voraussagen darüber möglich sind, welche Patienten besonders gefährdet sind und welche nicht, muss der Grundsatz lauten: „Nil nocere".

So wünschenswert das Ziel ist, die Menschheit von schwerwiegenden Krankheiten zu befreien – der Interessenkonflikt zwischen der Gesundheit eines Kollektivs und der Gesundheit des Einzelnen darf keine Opfer fordern. Statt einer polarisierenden Ideologisierung sollten die Anstrengungen lieber auf die Erforschung möglicher individueller Gefährdungen gerichtet und verlässliche Untersuchungskriterien erarbeitet werden, die eine Impfung sicher machen (☞ 1.3.4).

Für die homöopathische Fallaufnahme ist das Erfassen eines Impfschadens deshalb so bedeutend, weil er wichtige therapeutische Konsequenzen hat. Die Repertorien enthalten zahlreiche Mittel gegen schädliche Impffolgen (☞ 11.2.2), die aber – je nach Schädigungsmuster – sehr individuell eingesetzt werden müssen. Ein Problem bei Autoimmunprozessen ist, dass Verschlimmerungen nach Impfungen nicht ohne weiteres „gelöscht" werden können – möglicherweise, weil sich der pathologische Prozess nach der „Initialzündung" verselbstständigt hat.

Unterdrückung bzw. Symptomverschiebung

Unter dem Begriff „Unterdrückung" versteht der Homöopath, dass Symptome oder oberflächliche Entzündungsvorgänge, die eine kanalisierende, ausleitende Wirkung haben oder das labile Gleichgewicht der Kräfte stabilisieren, durch bestimmte, meist äußerliche therapeutische Maßnahmen oder antibiotische Behandlungen, entfernt werden, ohne dass die zugrunde liegende Störung ausgeheilt ist. Der Organismus wird in der Folge dazu gezwungen, nach einiger Zeit wieder das gleiche Symptom zu produzieren (z. B. rezidivierende Harnwegsinfekte, rezidivierende Sinusitiden, Hautausschläge) oder bei bereits reduzierter Lebenskraft seine Symptome zu verlagern – mit der Gefahr, dass sie auf eine hierarchisch höhere Ebene verschoben werden. Nach homöopathischer Erfahrung kann auch Autoimmunkrankheiten auf diese Weise der Weg gebahnt werden. Solche kybernetischen Vorgänge sind in der Schulmedizin noch gänzlich unbekannt. Die Hypothese der Symptomunterdrückung und -verschiebung fußt jedoch auf einer 200 Jahre dauernden Erfahrung.

5.3 Homöopathische Arzneidiagnose

5.3.1 Erstellen der Arzneidiagnose

Das passende homöopathische Arzneimittel wird nicht aufgrund einer klinischen Diagnose gewählt, sondern entspricht einem pathologischen Reaktionsmuster, das den gesamten Organismus umfasst sowie individuelle Besonderheiten des Patienten einschließt. Die Arzneidiagnose gründet sich vorwiegend auf phänomenologische Aspekte, d. h. auf die sinnlich wahrnehmbaren körperlichen Auffälligkeiten (Krankheitssymptome). Die üblichen klinischen Untersuchungsergebnisse und Diagnosen sind für die Wahl eines Konstitutionsmittels bis auf „Zeichen" (objektiv am Patienten erhobene, durch körperliche Untersuchung wahrnehmbare Symptome) ohne großen Nutzen, können aber für die miasmatische Einschätzung des Prozesses, die Prognose und die Verlaufsbeurteilung von großer Bedeutung sein. Laborergebnisse und – besonders bei MS-Patienten – die „Zeichen" der modernen bildgebenden Diagnostik (☞ 3.3) sollten regelmäßig zur Therapiekontrolle herangezogen werden.
Die Summe der wahrgenommenen und erfragten Symptome und Zeichen (homöopathische Anamnese ☞ 6.1) wird gewichtet (☞ 6.2), sorgfältig verglichen (Repertorisation und Arzneimittelstudium), noch einmal abgewogen (Differentialdiagnose) und schließlich mit dem Namen der diagnostizierten Arznei bezeichnet.
Der Homöopath bezeichnet seine Diagnose also mit dem Namen des passenden Arzneimittels und verbindet damit gedanklich ein Reaktionsmuster pathologischer und individueller Symptome auf unterschiedlichen Ebenen des Organismus. Für Außenstehende kann es zunächst befremdlich wirken, wenn Homöopathen von „ihren" Arzneimitteln in Form handelnder Personen sprechen, z. B.:

- „*Sulphur* hat oft eine Überwärmung des Organismus",
- „*Pulsatilla* ist oft zu Tränen geneigt",
- „*Natrium muriaticum* versteckt meistens einen tiefen Kummer".

Die Personalisierung von Arzneimitteln hat sich in der Tradition der Homöopathie nicht nur als eine einfache, pragmatische Verständigungsmöglichkeit erwiesen, sondern drückt auch den tiefen Respekt aus, den Homöopathen „ihren" Arzneimitteln entgegenbringen.

5.3.2 Hindernisse beim Erstellen der Arzneidiagnose

Es gibt viele Ursachen, die das Auffinden der passenden Arznei erschweren können. Zum besseren Verständnis werden im Folgenden die drei Haupthindernisse dargestellt.

Unzureichende Ausbildung des Behandlers

Eines der größten Probleme bei der homöopathischen Diagnosestellung sind mangelnde Ausbildung und Erfahrung des homöopathischen Therapeuten: Auch nach dreijährigem intensiven Studium der Theorie der Homöopathie und nach dem Besuch zahlreicher Fall-Seminare bestehen in der Regel noch Wissenslücken, um deren Auffüllung durch Lernen und Erfahrung sich der Homöopath bis an das Lebensende bemühen muss, ohne sich durch das ständig weiter ausufernde Meer an Möglichkeiten dieses Therapieverfahrens entmutigen zu lassen.ß

Vorangegangene „schulmedizinische" Interventionen

Unterdrückungen bzw. Symptomverschiebungen (☞ 5.2.3) durch allopathische Medikamente bewirken nach homöopathischer Lehre häufig folgende Reaktionen:

- Minderung der zur Heilung nötigen Energie, da der Organismus nicht die Chance hatte, ein sinnvolles Abwehrtraining zu erlernen und sich aus eigener Kraft selbst einzuregulieren. Das hat den gleichen Effekt, als würde man Patienten mit Paresen lediglich mit Hilfsmitteln ausstatten, anstatt sie mit einer Krankengymnastik zu behandeln.
- Erschweren der homöopathischen Diagnostik: „Verwischung der Spuren" durch Hinwegnahme von Symptomen, die der Organismus nicht aus eigener Kraft bewältigt hat, auf die der Homöopath aber angewiesen ist, um die Ähnlichkeitsregel (☞ 5.2.1) anwenden und eine Arzneidiagnose (Funktionsdiagnose) stellen zu können.
- Verschiebung von Pathologien auf eine hierarchisch höhere Ebene. Zum Beispiel: Unterdrückung einer Migräne führt zum Auftreten einer Depression. Oder eine wesentlich häufigere Erfahrung: Die „Heilung" einer Hautkrankheit führt zur Manifestierung eines Asthmas.

Man könnte die Erstellung einer homöopathischen Arzneimitteldiagnose mit der Lösung eines Kriminalfalls vergleichen: Mit der Verwischung der Spuren wird es immer schwieriger, den „Täter", also die Krankheit selbst, dingfest zu machen. Das Krankheitsbild wird entweder einseitiger (symptomärmer) oder es werden durch die allopathischen Medikamente charakteristische Symptome gelöscht und dafür oft neue Symptome erzeugt, die nicht direkt aus dem Organismus stammen und somit das Bild verfälschen. Folge: Die homöopathische Arzneidiagnose wird deutlich schwieriger und unsicherer.

Bei einer komplexen Autoimmunkrankheit wie der Multiplen Sklerose haben wir es jedoch – um im Bild zu bleiben – nicht nur mit einer „einfachen Straftat" zu tun, sondern ihr destruktiver Charakter erinnert an einen Bürgerkrieg, bei dem Terroreinheiten im Untergrund agieren. Die heute gebräuchliche Therapie mit z. T. ähnlich destruktiven Mitteln erinnert an eine konventionelle Kriegsführung, bei der teilweise beachtliche Kollateralschäden in Kauf genommen werden.

Dadurch kommt es zu einer weiteren (behandlungsbedürftigen) Schwächung des Organismus, ganz abgesehen davon, dass das Schicksal der „Terroristen" ungewiss bleibt.

Als Resultat ergeben sich folgende Störfaktoren:

- Auftreten neuer Symptome, die die natürlichen ursprünglichen verdecken und nun Ausdruck einer „unnatürlichen" Krankheit sind (vgl. Organon, § 76).
- Die Maskierung der ursprünglichen Krankheitssymptome, die zwar nicht mehr wahrnehmbar/erfahrbar, aber dennoch nicht bewältigt und weiterhin als tiefere Schicht im Organismus (Schichtenmodell) vorhanden sind.
- Die unterdrückten Symptome stehen nun nicht mehr als äußerlich sichtbares Zeichen des inneren pathologischen Prozesses für die Arzneidiagnose zur Verfügung. Daraus resultiert schließlich ein neues Symptomenbild, das unter Umständen nur schwer einzuschätzen ist.

Schwierigkeiten bei der Exploration

Nicht nur das Fehlen aussagekräftiger Symptome stört die Arzneimittelfindung. Auch eine Überfülle von Symptomen bei übererregbaren, labilen Personen, die zu unangemessener Selbstbeobachtung neigen, kann die Arzneidiagnose wesentlich erschweren, besonders wenn die Angaben unvollständig und nicht eindeutig sind.

Ein weiteres Problem für eine vollständige Anamnese können „gelernte Patienten" sein. Besonders intellektuell Überfrachtete, die nur wenig Zugang zu ihren Gefühlen haben, trauen sich oft nicht, individuelle, merkwürdige und vermeintlich mit der Pathologie nicht korrespondierende Symptome zu benennen, wenn sie sie nicht für „normal" halten. Schlimmer noch: Sie verdrängen sie einfach aus ihrem Bewusstsein, nehmen sie gar nicht mehr wahr. Gerade diese Symptome sind jedoch häufig der Schlüssel zum Simillimum, weil sie die Individualität des Patienten und seiner Krankheit am deutlichsten zum Ausdruck bringen.
Ein weiteres Hindernis sind Unkenntnis oder das bewusste Verschweigen der Familiengeschichte, wodurch die richtige Einschätzung des miasmatischen Hintergrundes einer Pathologie verhindert wird. Mögliche Folge: Wichtige Therapieschritte unterbleiben.

Literatur

☞ Kapitel 10

6 Methodik der homöopathischen Behandlung

Christa von der Planitz

Bei bedeutenden chronischen Krankheiten genügt es nicht, ein gut passendes Simile zu finden. Je kränker und je tiefer gestört der Organismus ist, desto nachhaltiger verlangt er nach seinem Simillimum, damit die „feindlichen Potenzen" vollständig ausgelöscht werden können (vgl. Organon, § 16).

Das kann in einfacher gelagerten Fällen mit einigen wenigen, gut bekannten Mitteln gelingen. Komplexe Fälle können dagegen eine jahrelange Herausforderung bedeuten – selbst für erfahrene Homöopathen, die sich dieser schwierigen Wissenschaft und Kunst schon Jahrzehnte gewidmet haben, zumal, wenn ein lediglich fragmentarisch geprüftes Arzneimittel indiziert ist, über das bisher nur wenige klinische Erfahrungen gesammelt wurden.

An der Vervollkommnung homöopathischer Arzneimittelbilder (auch wenig bekannter) wird heute weltweit intensiv gearbeitet.

6.1 Homöopathische Fallaufnahme bei MS-Patienten

6.1.1 Erhebung der homöopathischen Anamnese

Im Grunde verläuft die homöopathische Anamnese bei MS-Kranken nicht anders als bei allen chronischen Krankheiten; je problematischer die Pathologie, desto umfassender und sorgfältiger muss die Fallaufnahme sein. Üblicherweise schildern die Patienten im Spontanbericht nur ihre MS-korrelierenden Krankheitssymptome.

Im anschließenden „gelenkten" Bericht muss sich dann eine lange Befragung zu folgenden Themen anschließen:

- individuelle Reaktionen des Organismus („Kent'sches Interrogatorium"),
- alle Vorerkrankungen und ihre bisher stattgehabten medizinischen Interventionen,
- bedeutende Erkrankungen und Ereignisse der Familienvorgeschichte,
- Verletzungen (auch Geburtstraumata, Operationen),
- Impfungen (☞ 1.3.4, ☞ 5.2.3),
- Schwermetallbelastungen (Zahnmaterialien, ☞ 8.2.5) und andere Intoxikationen.

6.1.2 Fremdanamnese

Von besonderem Wert kann eine gute Fremdanamnese sein. Voraussetzung ist natürlich die uneingeschränkte Zustimmung des Patienten.

Hahnemann weist im „Organon" im Zusammenhang mit der Erörterung der Geistes- und Gemütskrankheiten darauf hin, dass zur genauen Einschätzung des Gemütszustandes auch die Beobachtung der Angehörigen gehört (§ 220).

Es geht bei der Fremdanamnese nicht in erster Linie um Fakten oder Geheimnisse, die der Patient möglicherweise bewusst zurückhält, sondern besonders um unbewusste Vorgänge, auch charakteristische Verhaltensmuster oder Angewohnheiten, die dem Patienten so zur Gewohnheit geworden sind, dass er sie nicht mehr wahrnimmt oder für unbedeutend hält.

Je nach Mentalität ignorieren viele MS-Patienten mit fortgeschrittener Pathologie z. B. neurologische Ausfälle oder Leistungseinbußen oder sie nehmen sie z. T. unkritisch wahr – ebenso wie Störungen ihrer Affekte und ihrer Gestimmtheit. Auch organisch bedingte Gedächtnisstörungen verschleiern oft wichtige Ereignisse der Biographie. Ein eingeschränktes Urteilsvermögen kann zudem manche Vorkommnisse verzerrt darstellen. Die Befragung der Bezugspersonen kann in diesen Fällen klärende Hinweise liefern.

Die Bedeutung der Fremdanamnese ist jedoch mit Einschränkungen zu sehen:

- Nicht immer kann man sich darauf verlassen, dass Angehörige tatsächlich genau und vorurteilsfrei beobachten, ein gesundes Urteilsvermögen besitzen und mit sachlichem Wohlwollen die Situation beschreiben (im Fallbeispiel 6.2 divergieren z. B. die Angaben der Pflegepersonen sehr deutlich von denen des völlig verbitterten und überforderten Ehemannes).
- Häufig mischen sich medizinische Halbbildung, eine zu subjektive Sicht der Dinge sowie Übertragungsmuster und Projektionen in die Schilderung, besonders, wenn pflegende Personen der schwierigen Situation nicht mehr gewachsen sind. Es ist deshalb günstiger, die Aussagen mehrerer objektiver Bezugspersonen zur Verfügung zu haben.

Anamnestische Fremdangaben sind immer aus vorsichtiger Distanz heraus zu beurteilen: Absoluten Vorrang bei der Beurteilung haben stets der subjektive Leidensdruck des Patienten, sein Er-leben der Krankheit und seiner persönlichen Situation, auch wenn seine Gefühle für Außenstehende nicht im Einklang mit den Fakten zu stehen oder inadäquat zu sein scheinen.

6.1.3 Fallaufnahme miasmatischer Zeichen und Symptome

Ob man einen chronischen Fall schon mit einer antimiasmatischen Therapie beginnt (z. B. Ortega, Gienow) oder zunächst die Behandlung auf die Gesamtheit der Symptome ausrichtet, wird von unterschiedlichen Schulen der Homöopathie kontrovers diskutiert. In jedem Fall muss schon während der Erstanamnese nach miasmatischen Zeichen und Symptomen gefahndet werden. Insbesondere sollte sich die miasmatische Spurensuche auf die Familien-, die Eigenanamnese und körperliche Zeichen erstrecken.

Bei der miasmatischen Einschätzung der MS-Pathologie sollten auch aussagekräftige klinische Befunde wie das MRT (☞ 3.3) herangezogen werden. Große Defekte im ZNS schon zu Beginn der Erkrankung – auch wenn sie klinisch stumm sind – signalisieren auf jeden Fall ein Überwiegen des syphilinischen Miasmas (☞ 5.2.2).

Tab. 6-1: Anamnestisch relevante miasmatische Zeichen und Symptome bei MS-Patienten

Familien-vorgeschichte	• Venerische Krankheiten • Organische Nervenleiden • Mehrfach aufgetretene angeborene Behinderungen und Störungen der Sinnesorgane • Destruktive Körperkrankheiten • Fehlbildungen • Psychosen • Schwere Schicksalsschläge und evtl. lebensfeindliche charakterliche Auffälligkeiten der Vorfahren
Eigen-anamnese	Bereits absolvierte destruktive Krankheiten in der eigenen Vorgeschichte: • Malignome • unterschiedliche Autoaggressionsprozesse (z. B. Nephritis, Leberzirrhose, Kollagenosen)
	• Knochenveränderungen • Ulzera • Fisteln • Drüsenerkrankungen
	• Chronische Schleimflüsse und Eiterungen (HNO-Bereich), rezidivierende Entzündungen des Urogenitalsystems mit chronischem Fluor • Ungewöhnliche Reaktionen auf Fremdeiweiß und Impfungen
	• Hautbeschaffenheit: Warzen, Zysten, Fibrome, Polypenbildung, Ekzemneigung, abnorme Pigmentierung • Veränderungen an Haaren und Nägeln, übermäßige Hornhautbildung • Hautkrankheiten (besonders solche, die mittels aggressiver Therapien unterdrückt wurden)

6.1.4 Ätiologie („Causa")

Solange wir nicht wissen, welche Vorgänge bei der Multiplen Sklerose tatsächlich zur Fehlprogrammierung des Immunsystems führen, sind wir im Grunde nicht berechtigt, von einer „Causa" im

Sinne eines Einstiegs in die klinische Erstmanifestation zu sprechen. Der Begriff hat sich jedoch hinsichtlich des praktischen Vorgehens bewährt, weshalb er bei der homöopathischen Arzneidiagnose als hypothetischer Einstieg in die Pathologie hilfreich ist. Entsprechend dem komplexen, multikausalen Geschehen sind verschiedene Auslöser bei der Erstmanifestation dieser Krankheit bekannt (☞ 5.2.3).

Psychischer Stress und Psychotrauma

Ein wichtiger Faktor ist die außerordentliche Stressanfälligkeit der MS-Patienten. Auch aus Sicht der Schulmedizin ist die Multiple Sklerose eine der stressanfälligsten chronischen Krankheiten überhaupt (☞ 1.3.2). Deshalb sind Schädigungen, die ein gesunder Organismus ohne weiteres verkraften kann, bei diesen Patienten anders zu bewerten. Viele Beobachtungen und Rückschlüsse lassen vermuten, dass die Ursache dafür im Befall des ZNS als der höchsten Steuerungszentrale des Organismus liegt: Einfallende Reize treffen dort auf mangelhafte Abwehrfunktionen, was einen stetigen, schleichenden Energieverlust auf der höchsten hierarchischen Ebene des Organismus bewirkt. Die Reaktionen des an MS erkrankten Organismus auf unterschiedlichste, auch geringe Störeinflüsse, sind jedenfalls offensichtlich und täglich zu beobachten.

Stress ist immer auch ein individuelles Problem. Verfolgt man die Krankengeschichten von MS-Patienten zurück, entdeckt man – wie bei vielen Erkrankungen – dass sich ein bis zwei Jahre vor Ausbruch der ersten Symptome (häufig auch noch viel früher) ein psychisches Trauma ereignete, z. B.:

- eine unglückliche Kindheit (die sich noch im hohen Alter auswirken kann),
- ein verletzendes Erlebnis (schwere Enttäuschung oder Demütigung), das der Patient aufgrund seiner persönlichen individuellen Empfindlichkeit nicht überwinden kann,
- eine unglückliche Partnerschaft mit anhaltendem Kummer,
- anhaltende Ängste und Phobien, die den Lebensradius stark eingrenzen.

Das bedeutet natürlich nicht, dass das Krankheitsgeschehen an diesem Punkt und in linearer Abhängigkeit vom durchlebten Trauma beginnt. Es kann jedoch den Einbruch eines tragenden Pfeilers der Abwehr bedeuten, wodurch bedeutende ältere Schäden sichtbar werden.

In vielen Fällen gelingt es allein durch die homöopathische Anamnese, Konflikte und Traumata ins Bewusstsein zu holen, was aber noch längst nicht ihre Bewältigung bedeutet. Die eingeprägten emotionalen Muster, die den Leidensdruck unterhalten, sind dadurch nicht selbstverständlich gelöscht.

Das folgende klassische Beispiel hat schon jeder erfahrene Homöopath einmal erlebt: Ein Patient kommt aus einer langen, durchaus kompetent durchgeführten Psychotherapie in homöopathische Behandlung und berichtet während der Anamneseerhebung über seinen schlimmen, jahrelang anhaltenden Kummer. Tapfer behauptet er, dass ihm die Therapie gut getan habe und versichert, dass er nun genau wisse, wo seine Probleme lägen. Der traurige Gesichtsausdruck und die aufsteigenden Tränen strafen jedoch seine Behauptung Lügen, „jetzt alles im Griff" zu haben. Nach einigen Gaben *Natrium muriaticum* in hohen C-Potenzen erkennt er sich selber nicht mehr wieder. Er kann sich natürlich noch genau an die belastende Zeit erinnern, aber die daran gekoppelten traurigen Gefühle sind weitgehend verschwunden und die Grundenergie ist wesentlich angestiegen.

Natrium-muriaticum-Patienten haben die Neigung, ihre Gefühle zu verschließen, fürchten sich bei ihrer großen Verletzlichkeit vor jeder erneuten Traumatisierung, die eine invasive Befragung mit sich bringen könnte, und flüchten in eine rein rationale Verarbeitung ihrer Probleme.

Gerade seelische Traumamittel wie *Natrium muriaticum* und zahlreiche andere, die jeweils ganz spezifisch wirken, sind ein leicht zu erfahrender Beweis für die Effizienz der „homöopathischen Psychotherapie".

Körpertrauma

Körperliche Traumata werden in ihrer Bedeutung als Causa von Seiten der konventionellen Medizin in der Regel stark unterschätzt. Die Gründe dafür mögen zum einen darin liegen, dass der Schulmedizin im Grunde keine Mittel zur Verfügung stehen, die die Reparaturvorgänge des Organismus direkt beeinflussen können, zum anderen wird der Energieverlust durch ein schweres Trauma bisher zu wenig beachtet.

Für zahlreiche Patienten ist ein schweres Körpertrauma (z. B. Verletzung, große Operation) der Einstieg in die Erstmanifestation der Multiplen Sklerose. Dabei kann das Trauma der direkte Auslöser sein und schon nach einigen Tagen zur Auslösung eines Schubs führen, mitunter geschieht das auch erst nach Wochen (wenn über einen längeren Zeitraum viel Heilenergie durch Verletzung des ZNS oder ein Polytrauma absorbiert wurde) (☞ 5.2.3).

Die Schädigung durch das Körpertrauma hängt bei MS-Patienten nicht unbedingt linear von der Schwere der Verletzung ab. Bei entsprechend veranlagten Personen können sogar schon Schädelprellungen oder mäßige Erschütterungen des Myelons Symptome hervorrufen, deren Ursache selbst mit modernen bildgebenden Verfahren kaum nachweisbar ist. Es gibt analog zum seelischen Trauma eine individuelle somatische Verletzlichkeit, die konstitutionell angelegt ist.

Bei der homöopathischen MS-Therapie sind auch solche Traumata zu berücksichtigen, die nicht zu wahrnehmbaren neurologischen Symptomen führten, den Gesamtorganismus aber erkennbar geschwächt haben. Solche Verletzungen können Jahre bis Jahrzehnte zurückliegen. Ein schweres Schädeltrauma z. B. beeinflusst die Konstitution der meisten Menschen stark und ist auch noch nach langer Zeit behandlungsbedürftig.

Impfschäden

Impfungen sind für MS-Patienten auf jeden Fall eine Belastung. Eine sorgfältige Impfanamnese gehört deshalb zu jeder Fallaufnahme. Viele Krankengeschichten von MS-Patienten weisen in den letzen zwei Jahren vor dem ersten großen Schub gehäuft Impfungen auf, oft anlässlich eines Auslandsaufenthaltes. Eine besonders kritische Beachtung sollte den Impfungen gegen neurotrope Erreger (Polio, besonders FSME) geschenkt werden. Außerdem steht der Hepatitis-B-Impfstoff im Verdacht, demyelinisierende Erkrankungen auszulösen (☞ 1.3.4). Der Masernimpfstoff wurde für weitere zentralnervöse Störungen wie Ataxien etc. verantwortlich gemacht.

Zwar sind Menschen mit einer Vorschädigung des ZNS offensichtlich stärker dem Risiko von entzündlichen Krankheiten wie Meningitis oder Enzephalitis ausgesetzt, man muss sich aber fragen, ob bei Fehlen einer realen Infektionsgefahr eine rein soziale Impfung die Inkaufnahme einer Verschlimmerung der MS rechtfertigt (☞ 8.2.2).

Unterdrückung bzw. Symptomverschiebung

An dieser Stelle sei noch einmal eindringlich darauf hingewiesen, dass bei der Anamnese unterdrückende Behandlungen in der Vorgeschichte besonders sorgfältig erforscht werden müssen (☞ 5.2.3). Die meisten Patienten erinnern sich bei Aufforderung genau an Ereignisse, die zu einer Symptomverschiebung oder allgemeiner Minderung der Energie geführt haben. Eine suggestive Wirkung ist dabei selbstverständlich zu vermeiden.

6.2 Bedeutung und Gewichtung der Symptome

Die Behandlung der Multiplen Sklerose erfordert wie bei jeder chronischen Krankheit das Beherrschen der üblichen homöopathischen Fallstrategien:

- Verschreibung auf die Gesamtheit der Symptome hin (☞ 6.3.2) unter besonderer Berücksichtigung ihrer Charakteristika,
- Auffinden einer Essenz oder des psychosomatischen Hintergrunds (☞ 6.3.1),
- Erkennen und Behandlung miasmatischer Prägungen (☞ 6.3.4).

Diese Behandlungsstrategien sollten nach Möglichkeit in einer idealen zeitlichen Reihenfolge ablaufen. Eine schematische Abfolge dieser Therapieschritte gibt es jedoch nicht. Ihr Einsatz richtet sich individuell nach der jeweils im Vordergrund stehenden Problematik und orientiert sich an der Frage: „Welcher der (womöglich zeitlich übereinander geschichteten Symptomenkomplexe) kostet den Organismus offensichtlich die meiste Energie?".

Das weitere Vorgehen wird meistens durch die Entwicklung der Symptome vorgegeben. Die „Weisheit des Organismus" (Ullmann 1989) gibt nach zeitgerechtem Abtragen der Schichten meistens die richtigen Signale für Folge- und Ergänzungsmittel.

Eine Übersicht über die häufigsten MS-relevanten Repertoriumsrubriken gibt das Kapitel 11.

6.2.1 Psychische Symptome

Psychische Symptome (☞ 11.1) werden bei allen Fallstrategien (☞ 6.3) in der Hierarchie an oberster Stelle eingeordnet. Über die Bedeutung der psychischen Symptome herrscht in den einzelnen homöopathischen Schulen allerdings nicht immer Übereinstimmung.

Kent'sche Schule vs. Essenzen-Lehre

Während Kent und seine Schule lediglich die psychischen Veränderungen während pathologischer Zustände als wahlanzeigend ansehen, haben die griechische Schule unter Vithoulkas, die Schule um Sankaran in Indien sowie die Schule um Masi Elizalde in Argentinien einen weiteren Zugang zur Arzneimitteldiagnose gefunden. Die von ihnen verwendeten Begriffe wie „Essenz" und „zentrale Idee" verdeutlichen die unverwechselbaren Wesensmerkmale und den ureigenen Konflikt des einzelnen Individuums, der nicht selten auf dem Boden eines angeborenen seelischen und körperlichen Reaktionsmusters entsteht. Damit weisen diese Lehrer auf den psychosomatischen Hintergrund der meisten chronischen Krankheiten hin und fordern, ihm die höchste Priorität einzuräumen.

Die Vertreter der Kent'schen Methode dagegen beziehen sich im Wesentlichen auf die Paragraphen 211 bis 213 des „Organon", in denen Hahnemann dem „Symptom der Geistes- und Gemüts-Veränderungen" (Organon, § 213) die höchste Wertigkeit beimisst.

Ebenso gut können sich aber die Verfechter der Essenzen-Lehre bzw. die Befürworter der „zentralen Idee" oder des „Geistes der Arznei" auf Hahnemann berufen. Im Paragraphen 213 des „Organon" weist Hahnemann (am Beispiel von *Pulsatilla, Ignatia* und *Nux vomica)* auf den für jedes Arzneimittel charakteristischen, einzigartigen Verbund psychischer Symptome hin und macht deutlich, dass eine Arzneiverordnung, die dem psychischen Zustand des Patienten nicht gerecht wird, keinen dauerhaften Erfolg bringen kann.

Bei der Auseinandersetzung um die Wertung der Geistes- und Gemütssymptome ist klarzustellen, dass die Begriffe „Essenz" oder „zentrale Idee" keine vordergründige, wahllos zusammengestellte Ansammlung von Charaktereigenschaften beinhalten, wie manche Kritiker unterstellen. Sie beschreiben vielmehr den Versuch, die tiefe Störung, den seelischen Fokus, das zentrale Lebensproblem eines Patienten aufzuspüren, das seine seelische Entwicklung blockiert und damit große Anteile der Lebensenergie bindet. In diesem Deutungsansatz stecken einige Parallelen zur Psychoanalyse. Die derzeitige Ausweitung und umfangreiche Erforschung des psychischen Hintergrunds homöopathischer Arzneimittelbilder auf der ganzen Welt folgt der Tendenz zur Individuation, die immer genauere, gleichsam maßgeschneiderte seelische Therapien mit exakt passenden arzneilichen Reaktionsmustern einfordert.

Psychosomatisches Arzneimittelbild

Ein besonderer Kritikpunkt am Essenz-Begriff ist aus wissenschaftlicher Sicht das Fehlen fundierter Prüfungssymptome. Diese sind jedoch, wie wir heute wissen, nur eine – wenn auch sehr sichere – Seite der Arzneidiagnose. Manche psychischen Symptome sind aufgrund der heute zur Verfügung stehenden unzureichenden Prüfungsbedingungen einfach nicht erfahrbar. (Viele der „klassischen" homöopathischen Arzneimittel müssten unter den heutigen Lebensverhältnissen nachgeprüft werden – ein Aufwand, der ohne entsprechende finanzielle Mittel kaum zu leisten ist.) Deshalb stützen sich die Erforscher des psychischen Hintergrunds homöopathischer Arzneien neben der Nutzung des bereits vorhandenen tradierten Wissens vor allem auf klinische Beobachtungen. Die Probe aufs Exempel, das dauerhafte Verschwinden der einzelnen Symptome bei unterschiedlichen Patienten dient dann der Bestätigung (☞ 6.3.1).

Zur Essenz gehören auch Wesensmerkmale des Patienten, die zusammen mit den Prüfungssymptomen das vielfarbige mosaikartige Bild vervollständigen. Selbstverständlich sind sie nicht behandlungsbedürftig, dienen aber dem Erkennen eines Mittels und sind als möglicher Einstieg in eine schwierige Arzneidiagnose eine willkommene Bereicherung.

Die Verlässlichkeit dieser psychosomatischen Bilder steht und fällt mit der Seriosität, der wissenschaftlichen Kompetenz und dem Verantwortungsbewusstsein der Autoren, die diese Erkenntnisse mitteilen. Deshalb müssen für die Nachträge in den neueren Repertorien und Arzneimittellehren noch verlässlichere, überprüfbare Kriterien in Form von sorgfältig dokumentierten Kasuistiken mit einem einfachen, verbindlichen Bewertungssystem erarbeitet werden.

Unter diesen Voraussetzungen sollten wir nicht auf diese Hilfen verzichten, zumal sie uns einen wesentlich besseren Zugang zum Gefühlsleben unserer Patienten ermöglichen. Homöopathie ist kein starres, in sich geschlossenes System, das über Jahrhunderte unverändert tradiert werden muss, sondern offen für die wichtigen Strömungen der Zeit.

6.2.2 Symptome gemäß „Organon", § 153

§ 153-Symptome sind sonderliche, auffallende, eigenheitliche Symptome, die höchster Ausdruck des individuellen Krankseins sind und sich klinisch nicht erklären lassen. Sie werden auch Schlüsselsymptome genannt, weil sie wie ein Schlüssel zum Schloss passen und schwierige Fälle in kürzester Zeit aufschließen können. Das folgende Fallbeispiel 6.1 beschreibt eine Krankengeschichte mit § 153-Symptom und klarer Essenz.

Fallbeispiel 6.1: Mittelgradig ausgeprägter MS-Schub, extreme Unruhe und Nymphomanie

Symptomatik

Eine Patientin mit einem mittelgradig ausgeprägten MS-Schub wird in die Klinik eingewiesen. Als Kuriosum berichtet sie, eine bestimmte Form einer Blasenstörung zu haben und nur dann Wasser lassen zu können, wenn sie auf der Toilette pfeife oder singe. Man kann sich vorstellen, welche Heiterkeit diese Mitteilung unter Ärzten und Stationsschwestern auslöste.

Klinisch leidet die Patientin an einer deutlichen Ataxie und einer mittelgradigen spastischen Paraparese (☞ 4.4). Am Verhalten fällt ein unruhiges, ja gehetzt wirkendes und immer in Eile befindliches Wesen auf.

Verordnung und Verlauf

Noch am Anfang ihrer homöopathischen Ausbildung stehend, vertieft sich die Verfasserin sofort in das Kent'sche Repertorium. Wider Erwarten ist dieses Symptom tatsächlich zu finden: „Blase – Urinieren verzögert – kann nur urinieren, wenn er pfeift" (*Cyclamen, Tarantula*).

Die Unterscheidung zwischen beiden Mitteln ist unter Einbeziehung der folgenden Symptome einfach:

In psychischer Hinsicht fallen die anhaltende extreme Unruhe mit ständigem Bewegungsdrang und dem Hang umherzuwandern sowie eine Neigung zu Nymphomanie auf.

Reizbarkeit und boshaftes Verhalten, unverschämte Reaktionen gegenüber dem Pflegepersonal und allgemeine Frostigkeit mit Verlangen nach heißen Duschen machen die Wahl zwischen den beiden Mitteln leicht, da sie ein Charakteristikum von *Tarantula* sind.

Auf besondere Weise abgerundet wird die Arzneidiagnose durch den Leidensdruck der Patientin: Der direkte Einstieg in den letzten Schub war eine große Enttäuschung durch den Lebensgefährten, der die Patientin nicht nur verlassen, sondern auch finanziell ausgebeutet hatte („Folgen von enttäuschter Liebe“: *Tarantula* einwertig).

Tarantula hilft sehr gut auf allen Ebenen, obwohl es aus technischen Gründen lediglich in der Potenz D 12 verabreicht werden kann. Es bessern sich auffällig Rastlosigkeit, Reizbarkeit, spastische Paraparese, Ataxie und Blasenentleerungsstörung. Parallel wird mit den seinerzeit üblichen, relativ niedrigen Dosen Methylprednisolon (einleitend 80 mg/d) behandelt, wobei die Dosis alle drei bis vier Tage reduziert wird.

Nachbeobachtungszeit: drei Monate.

Fallanalyse

Das skurrile, pathophysiologisch nicht erklärbare Symptom („kann nur urinieren, wenn er pfeift“), erhellt, homöopathisch betrachtet, die Gesamtsituation schlagartig und führt direkt zur Arzneidiagnose, weil es vollständig die Kriterien des „Organon“, § 153, erfüllte. Leider sind solche Symptome, die klinisch nicht erklärbar, aber indirekt Ausdruck höchst individuell geprägter Störungsmuster sind, selten.

Darüber hinaus entsprechen das Wesen und das Verhaltensmuster ziemlich exakt dem Essenz-Bild von Vithoulkas aus den „Stolen Essences“.

Man hätte die Arzneidiagnose auch nach der klassischen Kent'schen Methode (Verordnung auf die Gesamtheit der Symptome) erstellen können, was aber ohne Zuhilfenahme des §-153-Symptoms wesentlich mehr Zeit und Mühe erfordert und auch mehr Unsicherheit enthalten hätte. An diesem Beispiel wird besonders deutlich, wie viel Unterstützung und Zeitersparnis bei der Arzneidiagnose ein §-153-Symptom bedeuten kann.

Nehmen wir andererseits an, das auffallende Schlüsselsymptom hätte gefehlt oder die Patientin hätte sich nicht getraut, es mitzuteilen, dann wäre die Kenntnis der „Essenz“ für eine genaue Verordnung unverzichtbar gewesen, da es viele „Unruhemittel“ mit ähnlicher Pathologie gibt. Darüber hinaus ermöglicht die Verinnerlichung einer solchen Essenz ein tiefes, vorurteilsfreies Verständnis für den besonderen Leidensdruck des Patienten.

6.2.3 Pathognomonische psychische Symptome

Bei weit fortgeschrittenen organischen Nervenleiden kommt es oft zu krankheitsbedingten Wesensänderungen der Patienten.

Hirnorganisch bedingte Wesensänderung

Hat sich die Krankheit so weit entwickelt, dass sie bereits mentale oder affektive Veränderungen aufgrund substanzieller Schädigung der Nervenzellen hervorgerufen hat, sind auffallende psychische Symptome meistens als pathognomonisch einzustufen. Wir haben es dann mit einer hirnorganisch bedingten Wesensänderung zu tun, die eine überlagernde Schicht von krankheitsbedingten Symptomen darstellt, unter der individuelle Äußerungen der Primärpersönlichkeit völlig verschüttet sein können.

Solche pathognomonischen Wesensänderungen können sich folgendermaßen äußern (☞ 11.1.1):

- Mürrisches Verhalten mit Zorn und Streitsucht,
- flache Euphorie mit läppischem Wesen, ohne Tiefgang,
- Affektlabilität bis hin zu übermäßig ausgeprägtem Lachen und Weinen aus geringfügigen Anlässen,
- oberflächliche Kritiklosigkeit, mangelndes Urteilsvermögen,
- auffallende Gedächtnisstörungen. (Problematisch für die Arzneidiagnose kann dann sein, dass sich der Patient an wichtige Ereignisse in seiner Biographie nicht mehr erinnern oder ihnen nicht mehr die angemessene Bedeutung zukommen lassen kann.)

An der Art der Symptomatik ist leicht abzulesen, dass eine Vergröberung, Nivellierung und Verzerrung individueller Wesensmerkmale eingetreten ist. Die Arzneidiagnose wird dann dadurch erschwert, dass auf der hierarchisch höchsten, der psychischen Ebene, nur noch pathognomonische Symptome vorherrschen, die in ihrer Allgemeinheit bei sehr vielen Mitteln vorkommen. Bei der Fallaufnahme müssen diese Symptome selbstverständlich beachtet werden, haben aber meistens „nur" den Wert eines Allgemeinsymptoms (☞ 6.2.5) oder bestätigenden Charakter. Eine schlüssige Arzneidiagnose ermöglichen dagegen in erster Linie die individuellen psychischen Symptome. Das Erfassen einer „Essenz" oder des „Wesens" der Arznei (☞ 6.3.1) ist in diesen Fällen folgerichtig erheblich erschwert. Oft können wir nur noch durch eine informative Fremdanamnese (☞ 6.2.4) erfahren, welche hervorstechenden Wesensmerkmale oder individuellen Charakterzüge diesen Menschen früher kennzeichneten und wie er auf Umwelteinflüsse im weitesten Sinne reagierte.

Sind auf der psychischen Ebene keine verwertbaren individuellen Symptome mehr zu finden, müssen wir uns an die „Organon"-Paragraphen 217 bis 230 halten (Behandlung psychischer Krankheiten einschließlich Psychosen), in denen Hahnemann erklärt, wie in einer solchen Situation der Symptomeninbegriff zu bilden ist. Das Individuelle des Krankheitsfalls ist dann unter Umständen nicht mehr vorrangig in den (pathognomonischen) psychischen Symptomen zu suchen, sondern in besonders auffälligen Allgemein- oder Körpersymptomen – vornehmlich solchen, die nicht krankheitstypisch oder nach allgemeiner Erfahrung bei dieser Krankheit nicht zu erwarten sind (☞ Fallbeispiel 6.2).

Ein präzises, vollständiges Körpersymptom oder ein besonders auffälliges Zeichen wird dann zur Sicherheit der Arzneidiagnose ungleich mehr beitragen als eine Vielzahl unklarer pathognomonischer psychischer Symptome.

Eine homöopathische Behandlung hirnorganisch bedingter Wesensänderungen hat – wenn sie noch nicht allzu lange bestehen und der zugrunde liegende Substanzverlust an Nervenzellen nicht allzu groß ist – durchaus Aussicht auf Erfolg (☞ Fallbeispiel 6.2).

Affektlabilität

Häufig zeigen sich solche pathognomonische Symptome in einer auffallenden Affektlabilität, z. B. Lachen und Weinen. In den gängigen Repertorien wird jedoch nicht unterschieden, ob es sich z. B. um pathologisches Lachen oder Weinen handelt oder um Heiterkeit, Lebensfreude, übersteigerte Affekte oder Ausdruck tiefen Betroffenseins und Kummers. Die frühen homöopathischen Autoren, die uns so viel wertvolles Wissen geschenkt haben, waren in der Regel keine ausgebildeten Psychiater oder Neurologen. Zu den neurologisch relevanten Rubriken ☞ 11.1.1.

Erschwerend für die Arzneimitteldiagnose kommt hinzu, dass die Übergänge zwischen natürlicher Gefühlsäußerung und Pathologie natürlich fließend sind.

Fallbeispiel 6.2: MS im fortgeschrittenen Stadium mit ausgeprägter Wesensänderung und quälender Gesichtsneuralgie

Symptomatik

45-jährige Patientin mit einer weit fortgeschrittenen MS: spastische Tetraparese (☞ 2.2.1), ausgeprägte Ataxie (☞ 2.2.2), stark eingeschränkte Gehfähigkeit, Rollstuhlfahrerin.

Einweisung wegen einer quälenden Gesichtsneuralgie, die auf Carbamazepin nur ungenügend angesprochen hatte.

Lokalbeschwerden

- Reißende, drückende, krampfartige Schmerzen im Bereich der rechten Wange, vor allem in der Gegend des rechten Jochbeins.
- Die Schmerzen schießen mehrfach am Tag ein, dumpfer Dauerschmerz.
- Auffallende Empfindlichkeit gegen Kälte, besonders gegen kalte Luft.
- Unerträglicher Schmerz beim Waschen mit kaltem Wasser, weshalb die Patientin die Rehabilitationsmaßnahmen im Therapiebecken nicht wahrnehmen kann. Selbst die Berührung mit

28 °C warmem Wasser steigert die Schmerzen bis zur Unerträglichkeit.

Psychischer Zustand

(fremdanamnestisch durch das Pflegepersonal erhoben)
Missmutig, äußerst reizbar, viel Weinen und Schluchzen aus geringfügigsten Anlässen. Zu anderen Zeiten wirkt sie apathisch, antriebslos, ohne die geringste Lebensfreude, oder sie jammert anhaltend über Nichtigkeiten. Der etwas einfach strukturierte und durch die Pflege und Erziehung zweier Kinder völlig überforderte Ehemann fasst diese Veränderungen offensichtlich als negative Charaktereigenschaften seiner Frau auf und äußert sich sehr nachteilig über ihre Reizbarkeit, ihre Streitsucht und ihren Starrsinn.
Auffällig ist, dass die Patientin in einer kritiklos anmutenden Weise darauf beharrt, dass die Schmerzen von einem bereits gezogenen Zahn (zweiter Molar im rechten Oberkiefer) herrührten. Dieser Zahn war wegen einer Pulpitis bereits ca. zwei Jahre zuvor gezogen worden. Drei Zahnärzte hatten trotz umfangreicher Untersuchungen keine Entzündung des Kiefers, insbesondere keine Restostitis gefunden.

Wahlanzeigende Symptome

Bei Boericke findet sich unter *Mezereum* ein Symptomenbild, das annähernd der individuellen Symptomatik entspricht:

- „Neuralgien vor allem an den Zähnen und im Gesicht. Schmerzen verschiedener Art mit Frösteln und Empfindlichkeit gegen kalte Luft".
- „Große allgemeine Empfindlichkeit gegen kalte Luft".
- „Heftige Neuralgie in Gesicht und Zähnen, zum Ohr ausstrahlend, nachts, mit Verschlimmerung beim Essen und Besserung am heißen Ofen".
- „Faulende Zahnwurzeln".

Auch Mezger beschreibt im Arzneimittelbild von *Mezereum* heftige, reißende Gesichtsschmerzen mit nachfolgender Taubheit und großer Empfindlichkeit gegen kalte Luft. Die persönliche Mitteilung von Gerhard Köhler, dass *Mezereum* ein häufig angezeigtes Mittel bei Gesichtsneuralgien – insbesondere auch nach Sanierung von Zahnherden – sei, sicherte schließlich die Diagnose.

Verordnung und Verlauf

Die Gabe von *Mezereum* C 12 (3 × 5 Glob.) vermindert innerhalb von drei Wochen nicht nur die hartnäckige Gesichtsneuralgie (bezüglich Intensität und Häufigkeit des Auftretens um ca. 70–80%), sondern bessert auch auffallend die Wesensänderung, die als irreversibel angesehen worden war. Aus diesem Anlass wird das *Mezereum*-Bild noch einmal eingehend in der „Reinen Arzneimittellehre" von Hahnemann studiert, was eine erstaunliche Übereinstimmung mit den Symptomen der pathognomonischen Wesensänderung ergibt.
Nachdem sich unter *Mezereum* die Neuralgie, der gesamte Kräftezustand und die hirnorganische Wesensänderung auffällig gebessert hatten, zeigte sich bei einer ein Jahr späteren Wiederaufnahme ein deutliches *Calcium-carbonicum*-Bild, wodurch sich der Allgemeinzustand und die Paresen weiter besserten. (Verordnung: *Calcarea carbonica* in der Stärke LM 6. Eine aufsteigende Reihe von LM-Potenzen stand damals noch nicht zur Verfügung.)

Beurteilung

Ohne den Symptomenkomplex der Neuralgie wäre eine Arzneidiagnose schwierig gewesen, da die psychischen Symptome wegen ihres häufigen Vorkommens auch bei anderen Arzneien zu wenig aussagekräftig und nur in ihrer Gesamtheit und im Zusammenhang mit den Modalitäten der Gesichtsneuralgie typisch waren. (Eine Computer-Repertorisation stand damals noch nicht zur Verfügung.)
In diesem Fall lag ein vollständiges Symptom (Gesichtsneuralgie nach Zahnextraktion, von reißendem Charakter, mit auffälliger Empfindlichkeit gegen Kälte und Besserung durch lokale Wärme) vor, das die Wahl des Arzneimittels bestimmte. Die pathognomonischen psychischen Symptome dienten der Bestätigung. Nach Abtragen dieser oberen Pathologie-Schicht kam es weiterhin zu deutlich verbesserter Vitalität und psychischer Stabilisierung. Darunter zeigte sich später klar das noch tiefer wirkende Folgemittel *Calcarea carbonica*.

Nach einer solch guten Wirkung von *Mezereum* liegt es nahe, Patienten nach früheren Herpesinfektionen zu befragen, einmal, weil Herpesviren ebenso wie Paramyxoviren etc. eine Zeit lang als Starter einer MS diskutiert wurden (☞ 1.1, ☞ 1.3.2), und weil sie andererseits im Arzneimittelbild von *Mezereum* häufig vorkommen. Tatsächlich gab die Patientin früher gehäuft stattgefundene Herpes-simplex-Infektionen im Gesicht an, konnte sich jedoch an deren Lokalisation nicht mehr genau erinnern.
Leider kam es nicht zu dem erwünschten Auftreten von vorübergehenden kleinen Herpes-simplex-Herden im Sinne einer Regression der Symptome auf die Haut (☞ 7.1.1). Die Energie reichte offenbar noch nicht aus, um sowohl die schwere Erkrankung nachhaltig zu stabilisieren, als auch eine sinnvolle Verlagerung der Pathologie auf eine den Organismus weit weniger belastende Ebene hervorzurufen. Außerdem erschwerte die ständig unterbrochene Einnahme der homöopathischen Mittel einen geordneten Heilungsverlauf, und die schwierige soziale Situation war ein weiteres bedeutendes Heilungshindernis. Immerhin zeigte sich aber über Wochen eine raue, schuppige Haut als deutliches Ausleitungsphänomen bei guter Stabilität des Allgemeinbefindens.

6.2.4 Fremdanamnestisch erhobene Symptome

Der vorhergehende Fall (☞ Fallbeispiel 6.2) zeigt, wie wichtig eine gründliche Fremdanamnese (in diesem Fall durch das Pflegepersonal erhoben) bei ausgeprägten Wesensänderungen in weit fortgeschrittenen MS-Fällen ist. Die psychischen Symptome, die wir während der ärztlichen Untersuchung wahrnehmen, sind meistens nur ein schmaler Ausschnitt des breiten Spektrums individueller psychischer Reaktionsweisen und pathologischer Auffälligkeiten. Im Fallbeispiel 6.2 divergierten z. B. die Angaben der Pflegepersonen, die vor allem die Hilfsbedürftigkeit der Patientin wahrnahmen, sehr deutlich von denen des völlig verbitterten und überforderten Ehemannes, der ihr in erster Linie Böswilligkeit und mangelnde Einsicht unterstellte.

> Das vollständige Bild der psychischen Auffälligkeiten setzt sich idealerweise aus den Beobachtungen unterschiedlicher vorurteilsfreier Personen und dem eigenen objektiven Urteil zusammen.

6.2.5 Allgemeinsymptome

Allgemeinsymptome sind durchweg die verlässlichste Grundlage für die Arzneidiagnose. An ihnen muss jedes in Betracht gezogene Arzneimittel gemessen werden, ganz gleich, ob es sich um die Verordnung auf eine Essenz (☞ 6.3.1) oder auf die Gesamtheit der Symptome (☞ 6.3.2) handelt. Auch die miasmatisch orientierte Diagnose (☞ 6.3.4), die sich in der Regel nur auf wenige für das Miasma sehr charakteristische Symptome gründet, sollte einzelne wichtige Allgemeinsymptome enthalten.
Die hierarchische Bedeutung der Allgemeinsymptome steht und fällt jedoch mit den Kenntnissen über den klinischen Verlauf einer chronischen Krankheit. Nur vor diesem Hintergrund kann der Wert eines Symptoms bezüglich seiner Auffälligkeit und Besonderheit für den jeweiligen Fall richtig eingeschätzt werden.

Thermische Modalitäten

Bei der Multiplen Sklerose erfordern besonders die thermischen Modalitäten eine besondere Beurteilung (☞ 11.3.1).

Erhitzung

Verschlimmerung der Symptomatik durch längere Überwärmung und Erhitzung sowie durch längere Sonneneinstrahlung (zwei unterschiedliche Modalitäten!) ist so gut wie immer als pathognomonisches Symptom anzusehen (☞ 6.2.6), das mindestens 90% der MS-Patienten – mehr oder minder ausgeprägt – gemeinsam haben. Die Erhitzung bewirkt eine gravierende Abnahme der Nervenleitgeschwindigkeit durch das zerstörte Myelin (Uhthoff-Phänomen, ☞ 2.1), die sich folgendermaßen auswirkt:

- Bei heißem Sommerwetter oder allgemeiner Überwärmung verschlechtert sich bei vielen MS-Kranken nicht nur das Allgemeinbefinden, sondern auch die neurologischen Ausfälle nehmen erheblich zu, durchschnittlich um über 50% des vorherigen Niveaus.
- Es kommt z. B. vor, dass Patienten mit halbwegs guten Kräfteverhältnissen eine Sauna aufsuchen und nach dem Aufheizen herausgetragen werden müssen.

Diese Symptome sind bei der MS deshalb nur bei besonders ausgeprägter Intensität verwertbar, z. B. wenn schon eine kurze Erhitzung (Überwärmung von lediglich einer halben bis zu zwei Stunden) oder sogar schon ein Aufheizen in der Bettwärme während der Nachtruhe sowie leichte subfebrile Temperaturen neurologische Ausfälle hervorrufen.

Umgekehrt wären eine Besserung der neurologischen Ausfälle und des Allgemeinbefindens in warmem bis heißem Klima (z. B. einige *Arsenicum-*, *Thuja-*, *Rhus-toxicodendron-*, *Tuberculinum-* oder Spinnenmittel-Fälle) von hoher Wertigkeit.

Sonneneinstrahlung

Sonneneinstrahlung wird vom Organismus individuell sehr unterschiedlich toleriert. Bei der Bewertung der Symptome ist unbedingt zu unterscheiden, ob es sich um eine direkte Wirkung der Sonne auf den Körper (UV-Strahlung, Infrarotstrahlung), eine Ermüdung durch zu starken Lichteinfall in die Augen oder einfach um eine langsame Erhitzung handelt. Diese Symptome müssen sorgfältig erkundet und differenziert betrachtet werden.

Eine wesentliche Besserung durch Sonnenlicht ist ebenfalls ein hochrangiges Symptom (DD: *Arsenicum album*, *Platinum*, *Natrium silicicum*, Spinnen-Mittel etc.).

Fieber

Ähnlich wie eine äußerlich hervorgerufene Erhitzung kann sich auch Fieber negativ auf die neurologische Symptomatik auswirken. Die meisten Patienten (leider auch einige Kollegen) halten die plötzliche Zunahme von Paresen unter Fieber fälschlicherweise für einen akuten Schub, zumal die temporäre neurologische Verschlechterung in Einzelfällen dramatische Ausmaße annehmen kann. Einige Patienten berichten, bereits bei mäßig erhöhter Temperatur (≤ 38,5 °C) „steif wie ein Brett" mit starker Zunahme der Spastik und nahezu bewegungsunfähig im Bett zu liegen. Sobald die Temperatur absinkt, erholt sich der Organismus in der Regel innerhalb von 24 Stunden, und die neurologischen Ausfallerscheinungen erreichen wieder das vorherige Niveau. Ein sofortiger Einsatz hoher Steroiddosen schadet dann oft mehr als er nützt. Zum einen handelt es sich überhaupt nicht um einen Entzündungsschub, sondern um eine physikalisch ausgelöste Symptomaktivierung, zum andern kann sich die zugrunde liegende Infektion durch Schwächung der Abwehrlage ausbreiten oder bei viralen Infekten sogar längere Zeit persistieren.

Kälteeinwirkung

Sehr selten hört man von einer Verschlimmerung MS-typischer Lähmungen durch Einwirkung feuchter oder trockener Kälte. Wird diese Modalität berichtet, bietet sie eine recht hohe Verordnungssicherheit (DD: *Rhus toxicodendron*, *Dulcamara*, *Causticum*, *Sulphur*, manche Schlangenmittel etc.).

Nahrungsmodalitäten

Häufig tritt bei MS-Patienten eine Verschlechterung des allgemeinen Kräftezustandes und der Paresen kurz nach reichhaltiger Nahrungsaufnahme ein. Diese Schwäche klingt meistens nach ca. zwei Stunden wieder ab. Die Rubrik „Allgemeines – Schwäche – nach Essen – agg." beinhaltet 70 Mittel. Aufgrund des häufigen Vorkommens bei MS ist sie nicht als besonders hochrangig zu bewerten.

Weitere Modalitäten und Allgemeinsymptome

Für die Arzneidiagnose gut verwertbar sind:

- besondere Auffälligkeiten hinsichtlich des Schlafes (Schlaflage, Schweiße, Träume regelmäßiges Erwachen),
- Zeitmodalitäten (Tageszeit, Jahreszeit, Periodizität),
- Witterungseinflüsse,
- individuelle Thermik und Schweißmuster,
- Sexualität einschließlich Mensessymptomen, sofern es sich um eine natürliche Monatsregel handelt, die nicht hormonell manipuliert ist,
- Hauterscheinungen in jeder Form.

> **Grundsätzlich gilt:**
> Bei Patienten mit schon lange bestehenden chronischen Beschwerden und Modalitäten ist sehr gezielt zu fragen, da ihnen viele Symptome so zur Gewohnheit geworden sind, dass sie sie nicht mehr als Besonderheit wahrnehmen. Eine Fremdanamnese ist auch bei Erhebung der Allgemeinsymptome oft sehr hilfreich.

Vegetative Störungen

Die meisten Allgemeinsymptome beruhen auf Besonderheiten der vegetativen Regulation. Das vegetative Nervensystem regelt weitgehend unwillkürlich innere Lebensvorgänge und deren Anpassung an die Erfordernisse der Umwelt, z. B. die Sekretion der Schweißdrüsen, Lubrifikation, Ejakulation, Harndrang und -verhaltung, Peristaltik etc.

Vegetative Störungen sind zumeist eng mit der emotionalen Ebene verknüpft, können unbewusste Konflikte ausdrücken und sind somit eine Art Körpersprache. Sie müssen bei allen chronischen Krankheiten erfragt werden (☞ 11.3).

Bei MS-Patienten sind von besonderem Interesse:

- Störungen der thermischen Körperregulation,
- auffällige Schweißsekretionen mit örtlichen und zeitlichen Eigenheiten und unter besonderen Umständen.

Die folgenden vegetativen Störungen werden von den Patienten oft nicht spontan erwähnt und sollten bei jeder Anamnese erfragt werden:

- Sexualstörungen, insbesondere Erektionsschwäche (erfahrungsgemäß wegen ihrer Komplexität homöopathisch eher schwierig behandelbar),
- Blasenstörungen (imperativer Harndrang, erhöhte Restharnwerte), die oft schon im frühen Krankheitsverlauf eintreten und dann meistens gut beeinflusst werden können,
- Mastdarmstörungen (Stuhlinkontinenz, Stuhlverhaltung) ebenfalls mit oft guter Prognose unter homöopathischer Behandlung.

> **Grundsätzlich gilt:**
> Je individueller die Störungen sind, je auffälliger ihre Modalitäten erscheinen – besonders wenn eine Verknüpfung mit bestimmten Emotionen besteht – desto hochrangiger sind sie für die Arzneidiagnose.

Störung der thermischen Körperregulation

Neben den allgemeinen vielfältigen individuellen Thermoregulationsstörungen kommen Hitze- oder Kältegefühle im gelähmten Glied bei MS relativ häufig vor, allerdings mit deutlichem Überwiegen der Kälteempfindungen. (Nach den Erfahrungen der Verfasserin werden Hitzegefühle im paretischen Körperteil eher bei Apoplexien beobachtet.) Die dazugehörigen, relativ kleinen Repertoriumsrubriken (☞ 11.3.1) sind von hohem Wert, aber nicht absolut wahlanzeigend, weil sie offensichtlich unvollständig sind.

Besondere Auffälligkeiten der thermischen Regulation sind auch außerhalb der MS-Pathologie von besonderem Interesse, v. a. wenn sie nicht sehr häufig vorkommen, z. B. Kälte ausschließlich der Zehen, speziell der großen Zehe, der Finger, der Sakralregion etc. Weitere Pathologien wie Durchblutungsstörungen sind selbstverständlich auszuschließen.

Auch die subjektive Empfindung von Wärme bei objektiv wahrnehmbarer Kälte ist ein brauchbares Symptom (z. B. *Sulphur*).

Schweiß

Die Absonderung von Schweißen, die dem autonomen Nervensystem unterliegt, steht in der Regel

nicht direkt mit den klinisch bekannten Befallsmustern der Multiplen Sklerose in Zusammenhang. Die Repertoriumsrubrik „Schweiße am gelähmten Glied" wird selten und eher bei Apoplexie beobachtet. Meistens handelt es sich dabei um lokale kalte Schweiße. Sie haben als auffallendes Symptom nahezu §-153-Charakter (☞ 6.2.2, ☞ 11.3.1). Auch partielle Schweiße außerhalb der MS-Pathologie sind von hohem Wert.
Erfahrungsgemäß müssen Schweißmuster und ihre zeitlichen Modalitäten bei der Erstanamnese gezielt erfragt werden, da die Patienten ihnen – sofern sie nicht lästig erscheinen – keine besondere Bedeutung beimessen.

Blasenentleerungsstörungen

Blasenstörungen treten bei der MS meistens schon in frühen Krankheitsstadien auf (☞ 2.2.4).

Inkontinenz

Die häufigste Blasenstörung bei der Multiplen Sklerose ist der imperative Harndrang. Die Patienten spüren einen plötzlichen heftigen Entleerungsreiz. Wenn ihm nicht nachgegeben wird, kommt es schnell zu unwillkürlichem Einnässen. Bei Frauen kann die Einschätzung einer neurologischen Blasenstörung schwierig sein, da es Überschneidungen mit einer Reizblase infolge hormoneller Umstellungen und Beckenbodenschwäche gibt (Abklärung durch urodynamische Untersuchung). Die Intensität des imperativen Harndrangs ist unterschiedlich. Oft wird er emotional verstärkt.
Gerade zu Beginn der Erkrankung ist er homöopathisch gut zu beeinflussen und oft vollständig rückbildungsfähig. Bei Therapieresistenz ist immer auch nach einem latenten Harnwegsinfekt zu fahnden, der die Symptomatik unterhalten kann. Ein unkomplizierter Harnwegsinfekt sollte, wenn irgend möglich, homöopathisch therapiert werden, um das Terrain der Harnorgane konstitutionell zu verbessern und Erregerresistenzen vorzubeugen (Gefahr schwer therapierbarer chronischer Proteus-Infektionen). Mit Besserung der Blasenmotorik verringert sich meistens auch die Infektneigung. Mithilfe von Laborstreifentests haben die Patienten die Möglichkeit, ihre Befunde in Abständen selbst zu kontrollieren.
Die Wirkung des Homöopathikums kann neben reichlicher Flüssigkeitszufuhr durch Phytopharmaka (Angocin®, Tropaeolus, Solidago®, Equisetum, Cranberry-Extrakt etc.) unterstützt werden.
Für die Arzneidiagnose sind Verknüpfungen mit bestimmten Emotionen wie z. B. „Harndrang bei Erregung" (*Agaricus, Causticum, Gelsemium, Pulsatilla* etc.) oder durch bestimmte Modalitäten wie z. B. „Harndrang bei Erschütterung" (*Causticum*) hochrangiger als die Sammelrubrik „Harndrang – plötzlich" (☞ 11.3.2).

Harnretention

Problematischer als die Inkontinenz ist eine Harnretention. Da die Blase infolge einer partiellen Lähmung nicht mehr vollständig entleert werden kann, besteht die Möglichkeit weiterer Komplikationen:

- Rückstau ins Nierenbecken und chronische Harninfekte,
- Überdehnung der Blasenwandrezeptoren mit einer langsam zunehmenden Verminderung ihrer Sensibilität. Die daraus resultierende Eigendynamik führt zu weiterer schleichender Verschlechterung der Blasenmotorik.

Schließlich kann es zu vollständiger Lähmung mit sehr hohen Restharnwerten kommen, die oft von den Patienten nicht bemerkt werden, da die Empfindung für den Füllungsdruck verloren gegangen ist. Gefördert wird dieses Nachlassen der Blasensensibilität durch die Verabreichung von Sedativa, trizyklischen Antidepressiva und Neuroleptika.
Beispiel: In einem Fall wurde z. B. die Blase einer MS-Patientin durch Analgetika (stationäre Aufnahme wegen Verdachts auf ein akutes Abdomen) innerhalb kurzer Zeit so nachhaltig geschädigt, dass danach keine Spontanentleerung mehr möglich war.
Bei Verdacht sind deshalb regelmäßige Restharnkontrollen angezeigt. Gegebenenfalls ist das Selbstkatheterisieren mittels Einmalkatheter für die Betroffenen leicht erlernbar (☞ 4.4.2).
Eine Harnretention ist grundsätzlich wesentlich schwieriger zu behandeln als eine Inkontinenz, v. a.

wenn schon lange eine Überdehnung der Blasenwände vorlag. Auch hier bietet das Repertorium entsprechende Rubriken, z. B. „Blase – Lähmung – Überdehnung, nach" (*Causticum, Arsenicum, Cantharis, Nux vomica, Rhus toxicodendron*) (☞ 11.3.2). Wenn der Beginn der Schädigung noch nicht lange zurückliegt, sind auch bei dieser gravierenden Störung noch gelegentlich Erfolge zu verzeichnen und man kann mit der Zeit auf allopathische Pharmaka verzichten, die meistens deutliche Nebenwirkungen zeigen. Häufig besteht bei MS-Patienten das Mischbild einer Blasenstörung, und zwar die Kombination zwischen häufigem Drang mit Inkontinenz und gleichzeitiger Retention.

Die Homöopathie hat viele Möglichkeiten, um positiv auf spastische und schlaffe Blasenparesen einzuwirken. Im Repertorium gibt es zum Thema „Blasenmotorik, Retention" zahlreiche Rubriken (☞ 11.3.2).

Störung der Stuhlentleerung

Vegetative Störungen des Rektums kommen glücklicherweise bei der MS seltener vor, meistens bei fortgeschrittenen Fällen oder bei primär problematischen Verlausformen. Sie verursachen meistens einen hohen Leidensdruck. Das homöopathische Therapieergebnis ist ähnlich wie bei den Blasenstörungen (s. o.). Im Repertorium finden sich einige Rubriken zu Mastdarmstörungen, z. B. „Rektum – unwillkürlicher Stuhl", oder bei Retention „Rektum – Untätigkeit des Rektums" (*Opium, Alumina, Aloe, Nux vomica* etc.), Lähmung des Rektums etc. (☞ 11.3.2).

Die Kombination zwischen Blasen- und Rektumstörungen ist nicht selten und wird häufig bei den Arzneimitteln *Alumina, Causticum* und *Natrium muriaticum* gesehen. Bei akutem Auftreten einer ausgeprägten Stuhlretention (z. B. Anästhesie, Medikamente) ist besonders an *Opium* und *Nux vomica*, bei Folge von Strapazen an *Ruta* etc. zu denken. Es gibt jedoch keine „bewährten Indikationen". In jedem Fall müssen die Möglichkeiten der Repertorien und Arzneimittellehren ausgeschöpft werden.

6.2.6 Lokalsymptome

Lokalsymptome außerhalb der spezifischen MS-Pathologie

Lokalsymptome, die nicht zur typischen MS-Pathologie gehören, haben einen wesentlich höheren Stellenwert bei der homöopathischen Hierarchisierung als pathognomonische Symptome. Solche Symptome können in der gleichzeitigen Erkrankung anderer Organe bestehen. Dadurch gewinnt man genauere Kenntnisse über die gesamte individuelle Abwehrschwäche eines Organismus. Die Kombination zwischen ZNS-Erkrankung und zusätzlicher Organerkrankung kann einen wichtigen Hinweis auf die Arzneidiagnose geben (☞ Fallbeispiel 12.7). Auch rein funktionelle Erkrankungen vervollständigen das Bild.

Besonders zu erfragen bzw. zu untersuchen sind z. B. immer:

- besonders geartete Kopfschmerzen (u. a. Migräne) etc.,
- Erkrankungen der Luftwege, Sinusitiden (häufig!),
- Magen- und chronische Verdauungsbeschwerden,
- Erkrankungen der Harnorgane,
- gynäkologische oder andrologische Erkrankungen,
- Erkrankungen des Bewegungsapparates,
- Haut- und Schleimhautsymptome (einschl. Allergien), Hautausschläge (einschl. rezidivierender Herpes-Infektionen und Warzen).

Symptome der Haut und Schleimhäute sind für die Arzneidiagnose wegen ihres häufigen Vorkommens und Mangels an Spezifität zwar nicht immer hilfreich, haben aber eine wichtige Indikatorfunktion für den Verlauf und können vor allem das Vorhandensein eines Miasmas anzeigen. Sie sollten deshalb immer besonders aufmerksam erkundet werden.

Pathognomonische Lokalsymptome (einseitige Krankheitsbilder)

Obwohl die pathognomonischen Lokalsymptome aus Sicht des Patienten wichtigster Ausdruck seines

Leidens sind, haben sie für die homöopathische Arzneimitteldiagnose meistens eine untergeordnete Bedeutung. In den ersten Stadien der Multiplen Sklerose sind die neurologischen Symptome überwiegend temporär und bieten wenig Charakteristisches. Die weit fortgeschrittenen Pathologien weisen dann viele MS-typische Ausfallsmuster auf und nehmen – besonders wenn auch die Geistes- und Gemütssymptome im Sinne einer Wesensänderung nivelliert sind (☞ 6.2.3, ☞ 11.1.1) – immer mehr den Charakter einer einseitigen Krankheit an, was die Wahl eines Konstitutionsmittels wegen Fehlens individueller Symptome zunehmend erschwert. Einseitige Krankheiten zeigen – selbst wenn sie aus klinischer Sicht nur eine geringgradige Pathologie aufweisen – immer an, dass der Organismus seine lebendige individuelle Ausdruckskraft verloren hat und dass es ihm an Lebenskraft fehlt.

Je mehr die pathognomonischen Symptome zunehmen und je stärker sie eines der typischen Befallsmuster der MS repräsentieren, desto seltener sind aussagefähige, klare Allgemeinsymptome und individuelle psychische Symptome.

Damit der Wert der pathognomonischen Lokalsymptome für die Arzneiwahl richtig eingeschätzt werden kann, ist es wichtig, einige häufig vorkommende Ausfallsmuster im Verlauf einer MS-Erkrankung zu kennen (☞ 2.2), z. B.:

- Gefühlsstörungen der Hände und spastische Paraparese,
- spastisch-ataktischer Gang, Missempfindungen und Blasenstörung,
- inkomplettes Querschnittssyndrom mit Nystagmus und skandierender Sprache,
- rezidivierende flüchtige Lähmungen wechselnder Augenmuskeln,
- halbseitige Lähmungen (häufiger als gleichmäßig symmetrisch verteilte Lähmungsmuster),
- paroxysmale Dysarthrie und Ataxie (täglich mehrmals auftretende Anfälle),
- halbseitige tonische Anfälle (selten).

Mit (großer) Einschränkung sind folgende, viel zu allgemein gehaltene Symptome (☞ 11.2.1) für die Arzneidiagnose zu gebrauchen:

- halbseitige Lähmung,
- Lähmung der Beine mit Blasenstörung,
- Seiten (rechts oben, links unten).

Etwas aussagekräftiger sind dagegen:

- langsam ansteigende Lähmung (Hinweis auf das syphilinische Miasma),
- langsam aufsteigende Lähmung (topographisch gesehen).

Therapiestrategie

Sind neben diesen pathognomonischen neurologischen Ausfällen kaum aussagekräftige Allgemeinsymptome (☞ 6.2.5) und individuelle psychische Symptome (☞ 6.2.1) zu erfahren, muss vorläufig auf die vordergründigen pathognomonischen Symptome hin verordnet werden. Die Verschreibung wird jedoch zunächst unsicherer sein und man wird im Regelfall mehrere Mittel brauchen, um nach den Grundsätzen der „zweiten Verschreibung" eine bessere Reaktionsfähigkeit des Körpers zu erzielen.

Das ist jedoch kein Grund zur Entmutigung: Was zunächst als Verordnung auf einzelne pathologische Lokalsymptome hin als vermeintlich palliative Therapie beginnt, führt bei konsequenter Behandlung mit der Zeit meistens zu einer Erhöhung der Energie sowie wesentlich besserer Reaktionsbereitschaft. Damit werden nicht nur tiefere pathologische Schichten freigelegt, sondern es gelingt oft auch das Auffinden der Essenz (☞ 6.3.1). Folgerichtige Verschreibungen sind dann erfolgreich, wenn sie von der allgemeinen Symptomatik immer weiter zur individuellen führen.

Miasmatische Sicht auf einseitige Krankheitsbilder: Weit fortgeschrittene, einseitige Pathologien sind hinsichtlich der Miasmatik häufig zur syphilinischen Seite (☞ 5.2.2, ☞ 6.3.4) hin verschoben. In die engere Arzneiwahl rücken tief wirkende Mineralien und Schwermetalle (*Aurum*-Salze, *Platinum*, *Zincum*-Verbindungen, *Alumina*-Verbindungen, *Cuprum*, *Plumbum* etc.), aber auch Mittel, die gleichermaßen syphilinische wie sykotische Anteile haben wie z. B. *Thuja*, *Nitricum acidum* etc.

Bisher wurden vorrangig die Schwierigkeiten beim Vorherrschen pathognomonischer Symptome gezeigt. Diese Konstellation muss jedoch nicht zwangsläufig mit hohem Zeitaufwand und mehreren, zunächst wenig wirksam scheinenden Therapieschritten verbunden sein. Trotz einseitiger Symptomatik und langer Krankheitsdauer sind durchaus auch einmal rasche Anfangserfolge zu erzielen (☞ Fallbeispiel 6.2, ☞ Fallbeispiel 6.3).

Fallbeispiel 6.3: Weit fortgeschrittene MS-Pathologie (Causticum)

Symptomatik

68-jährige Patientin, Diagnosestellung der MS bereits vor 18 Jahren.

Stationäre Aufnahme mit einer Depression in stark reduziertem Allgemeinzustand.

Neben einer fortgeschrittenen Tetraparese und sehr ausgeprägten Blasenstörungen (totale Empfindungslosigkeit beim Urinieren, spontanes Auslaufen der Blase bei Husten, Niesen, Lachen und Weinen) bestehen eine deutliche Benommenheit, eine erheblich gestörte Gedächtnisleistung und eine ausgeprägte Affektinkontinenz. Am auffälligsten sind ihre Weinanfälle: Sobald sie angesprochen oder nach der Entwicklung der Symptome gefragt wird, bei Prüfung der Reflexe, bei jedem geringfügigen Anlass verfällt sie in Weinkrämpfe. Selbst völlig unverfängliche Themen führen zu plötzlichem anhaltenden Weinen.

Aus homöopathischer Sicht fällt besonders das große Verlangen nach Sympathie und Mitgefühl auf: Sie sucht immer wieder engen Kontakt zur Untersucherin, verlangt nach bestätigendem Händedruck und bettelt geradezu um einen freundlichen Blickkontakt.

Grund für die auffallende Verschlechterung war ein großer Kummer, der immer wieder durch neue seelische Traumata aktualisiert wurde. Zum einem hatte der Ehemann sie bereits vor Jahren verlassen und eine jüngere Geliebte ins eigene Haus geholt, zum anderen erlebte sie durch ihren heiß geliebten Sohn immer wieder Demütigungen, Herabsetzungen und Enttäuschungen.

Wahlanzeigende Rubriken

Gemüt
– Beschwerden durch – Kummer
– Beschwerden durch – Kummer – lange anhaltenden, durch
– Beschwerden durch – Liebe enttäuschte
– Kummer, Trauer
– Mitleid anderer Menschen – Verlangen nach Mitleid
– Weinen – krampfhaft, spasmodisch
– Weinen – leicht
– Weinen – nervös – den ganzen Tag
– Weinen – unwillkürlich
Blase
– Urinieren – Harndrang – abwesend
– Urinieren – unwillkürlich
– Urinieren – unwillkürlich – Husten agg. beim
– Urinieren – unwillkürlich – Lachen agg.
– Urinieren – unwillkürlich – Niesen agg.
– Urinieren – unbewusst, Harnröhre ist gefühllos
Harnröhre
– Empfindung – fehlt beim Urinieren

Verordnung

Die Gesamtheit der Symptome ist so typisch für *Causticum*, dass differentialdiagnostisch kein anderes Mittel in Erwägung gezogen wird: *Causticum* LM 6, 1 × tgl. 4 Trp.

Verlauf

Mit *Causticum* in aufsteigenden LM-Potenzen kommt es nach ca. drei Wochen nicht nur zu einer deutlichen Besserung der Blasenfunktion, sondern auch zu einer auffallenden Zunahme der allgemeinen Energie, Anhebung der Stimmungslage, Nachlassen der Affektinkontinenz und sogar einer mäßigen Rückbildung der Paresen.

Leider ist infolge chaotischer Lebensverhältnisse und ständig wechselnder Bezugspersonen keine

kontinuierliche homöopathische Behandlung von der Klinik aus möglich. Die Patientin kommt jedoch im Laufe der nächsten drei Jahre noch dreimal zur stationären Aufnahme, wobei sich der Therapieerfolg von *Causticum* jedes Mal wiederholen lässt. Obwohl sich die schwierigen familiären Verhältnisse nicht bessern und der Sohn plötzlich verstirbt, ist die Patientin während der gesamten Behandlungszeit in einem moderaten Zustand zu halten.
Am meisten fiel das den engagierten Physiotherapeuten auf. Bei ihrem intensiven Patientenkontakt gaben sie immer wieder die Rückmeldung, dass bei stark behinderten Patienten mit Depressionen durch den Einsatz homöopathischer Mittel meistens eine deutlich frühere und effektivere Rehabilitation möglich wurde – und zwar durch rascheren Energiezuwachs und Vermeidung von Nebenwirkungen der gängigen Thymoleptika.

Beurteilung
Diese Kasuistik steht stellvertretend für viele *Causticum*-Fälle: Anlass für eine stationäre Aufnahme sind oft quälende und sozial sehr belastende Blasenstörungen in Form spastischer, schlaffer oder auch gemischter Blasenlähmungen und ausgeprägte reaktive Depressionen. Dabei ist immer wieder zu beobachten, wie sich mit Besserung des Allgemeinbefindens und der Stimmungslage auch die Blasenfunktionen einregulieren und Paresen sich deutlich bessern.

Eine weitere MS-typische *Causticum*-Problematik können ausgeprägte Dysästhesien, v. a. in Form quälender brennender Dauerschmerzen sein, die als schwer behandelbar gelten. Sie werden nach *Causticum*-Gaben oft erträglich und führen zu erheblicher Einsparung von Analgetika, die bei neurogenen Schmerzen ohnehin nur unzureichend wirken.

Wichtige Aspekte bei Causticum-MS-Fälle
Causticum gehört zu den homöopathischen Mitteln, die als Einstieg in die neurologische Pathologie oft unterdrückte Hauterkrankungen in der Vorgeschichte aufweisen z. B. unterdrückte Ekzeme, unterdrückte Urtikaria etc. (DD: *Zincum, Cuprum, Sulphur* etc.). Häufig erscheint unter der Behandlung mit *Causticum* wieder ein Hautausschlag als „neues altes Symptom", der nicht unterdrückt werden darf, sondern langsam ausheilen muss. Wenn der Organismus in der Lage ist, Anteile seiner Pathologie auf die Peripherie (z. B. die Haut) zu verlagern, bedeutet das fast immer einen Heilungsfortschritt gemäß der Hering'schen Regel (☞ 7.1) mit der Folge einer Zunahme der allgemeinen Energie und des Stillstands oder sogar der Regression am gefährlichsten Ort des Krankheitsgeschehens, des ZNS. Die Beachtung dieser über 200 Jahre alten Erkenntnis ist von eminenter Wichtigkeit für jede chronische Krankheit!

Einstieg in die Arzneidiagnose über die pathognomonischen Lokalsymptome

Wie das Beispiel des oben geschilderten *Causticum*-Falls gezeigt hat, gibt es Ausnahmen von der generellen Erfahrung, dass pathognomonische Symptome für die Arzneidiagnose wenig aussagekräftig sind; ein Syndrom wie die *Causticum*-Trias „depressive Stimmungslage mit Weinen, großes Verlangen nach Gesprächen, Zuwendung und Sympathie, multiple Blasenstörungen und schmerzhafte, zumeist kausalgiforme, Dysästhesien" kann so charakteristisch für ein bestimmtes Mittel sein, dass bei Unterstützung durch einige mittel-typische Allgemeinsymptome kaum eine Differenzialdiagnose in Betracht kommt.
Aber auch selten vorkommende und unerwartete pathognomonische Lokalsymptome, die von den häufigen klinischen Lähmungsmustern deutlich abweichen, sind manchmal so prägnant, dass sie einen kurzen Weg zur Arzneidiagnose ermöglichen. Dazu gehören u. a. sensible Störungen, die nach allgemeiner klinischer Erfahrung ungewöhnlich sind, z. B.:

- Taubheit lediglich eines bestimmten Fingers (häufig des kleinen Fingers),
- Schmerzen und Taubheit nur der Großzehen,

- Dysästhesien wie z. B.:
  - Lhermitte-Zeichen in Form einer elektrisierenden Empfindung, die ausschließlich im Bereich des Gesäßes oder der Füße wahrgenommen wird (*Cocculus, Agaricus, Gelsemium*),
  - strangulierendes Gefühl im Bereich der Großzehen oder anderer Gliedmaßen (*Platinum*).

Einen Überblick über schwer auffindbare neurologische Repertoriumsrubriken gibt Kapitel 11. Solche Symptome kommen den Anforderungen des „Organon", § 153, nahe (☞ 6.2.2), sind aber nur dann von hohem Wert, wenn sie sich schlüssig in einen bestimmten Symptomeninbegriff einordnen lassen. Gar nicht so selten ermöglichen sie dann einen raschen Einstieg in die Arzneidiagnose und ersparen damit Zeit und Mühe. So gelang es der Verfasserin auf diese Weise z. B. rasch, zwei typische *Agaricus*-Fälle (elektrisierende Gefühle im Bereich der Unterarme bzw. Beine) und einen *Cocculus*-Fall (Wahrnehmung der Lhermitte-Symptomatik im Gesäß) zu diagnostizieren.

Hirnnervensymptome

Der Ausfall von Hirnnerven bedeutet aus homöopathischer Sicht den Befall einer höheren hierarchischen Ebene als z. B. der Befall der Extremitäten.

Häufigste Befallsmuster bei der MS sind:

- Augensymptome (Optikusneuritis, Störungen der Augenkoordination, z. B. Doppelbilder, Nystagmus),
- sensible Störungen im Trigeminusbereich und Trigeminusneuralgien,
- Fazialisparesen,
- Störungen des Gleichgewichtssinns mit Schwindel,
- Schluckstörungen,
- Sprechstörungen.

Die Reihenfolge der Hirnnervenbezeichnungen (☞ Abb. 11-8) entspricht nicht dem homöopathischen Kopf-zu-Fuß-Schema und ist deshalb für die Hierarchisierung von Symptomen ungeeignet. Im Sinne der Hering'schen Regel (☞ 7.1) wäre z. B. anzunehmen, dass der Befall der oberen Hirnnerven für die Prognose schlechter sei als eine Schädigung der kaudalen Gruppe. Das wird aber durch die Praxis widerlegt: Sprechstörungen, vor allem aber Schluck- und Atemstörungen zeigen immer einen wesentlich problematischeren Verlauf an als z. B. Sehnerven- und Augenmuskelstörungen. Der bei oberflächlicher Betrachtung erscheinende Widerspruch zur Hering'schen Regel erklärt sich dadurch, dass nicht die topographische Lage der Hirnnerven für die Einschätzung der Prognose maßgebend ist, sondern ihre Funktion. Für das Überleben sind ungestörter Schluckakt und eine intakte Atmung wichtiger als der Sehakt und die Koordination der Augennerven.

Augensymptome

Optikusneuritis (Neuritis nervi optici)

Die Optikusneuritis wird von den Patienten meistens als sehr angstvoll erlebt. Dabei haben gerade Patienten mit mehrfachem Befall der Sehnerven oft gutartige Verläufe. Das wird sowohl durch die Schulmedizin bestätigt (☞ 2.2.5) als auch durch die Erfahrungen der Autorin und anderer homöopathischer Ärzte (André Saine).

In der Zeit, bevor eine relativ verlässliche Diagnostik der MS mittels MRT, Liquorstatus und evozierten Potenzialen zur Verfügung stand, und man die Neuritis nervi optici oft nicht klar einer beginnenden MS zuordnen konnte, galt die Erfahrung, dass sich die Sehstörung in der überwiegenden Zahl der Fälle innerhalb von drei bis sechs (bis acht) Wochen unter allgemeiner Schonung spontan und nahezu vollständig zurückbildete. Leichte restliche Visuseinschränkungen wurden von den Patienten unter Alltagsbedingungen kaum wahrgenommen. Neuritiden, die keine Rückbildungstendenz zeigen und rasch zu einer Atrophie des Sehnerven mit vollständiger Amaurose führen (Zeichen einer starken syphilinischen Belastung), treten eher selten auf.

In den 1970er und 1980er Jahren therapierte man mit relativ niedrigen Dosen Hydrocortison (40 – 80 mg in absteigender Dosierung), was in den meisten Fällen ausreichte, um eine nahezu vollständige Wiederherstellung des Visus zu erreichen.

Wegen der guten Aussichten auf Spontanrückbildung ist eine Beurteilung des Einsatzes von Corticoiden versus homöopathische Therapie schwierig. Unstrittig ist aber, dass hohe Cortisondosen die Symptome in wesentlich kürzerer Zeit abklingen lassen (zur möglichen Rückfallgefahr nach hohen Dosen Cortison ☞ 7.4.3, ☞ 7.5.3).

Bei einer Optikusneuritis empfiehlt es sich aus allgemeiner naturheilkundlicher Sicht – auch wenn eine MS zweifelsfrei als Ursache feststeht –, gezielt nach weiteren Herden im Kopfbereich zu suchen und ggf. eine rasche Sanierung anzustreben (latente Zahnherde, Amalgambelastung, Sinusitis etc.).

Hauptrubriken zur Optikusneuritis ☞ 11.2.3. Die spezielle Art der Visusstörung ist ein wichtigerer Hinweis bei der Mittelwahl als die allgemeine Rubrik „Auge – Lähmung – Sehnerv" (☞ Fallbeispiel 12.11). Wegen des Umfangs der Rubriken „Sehen – nebelig – Verlust des Sehvermögens" und ihres häufigen Vorkommens bei Optikusneuritis sind diese Angaben selten wahlanzeigend und dienen höchstens als Bestätigung der Arzneidiagnose. Eine deutlich bessere Differenzierung erlauben dagegen

- die genaue Beschreibung der Sichtwahrnehmung, insbesondere Farbwahrnehmungsstörungen,
- bestimmte Modalitäten, z. B. die Reaktion auf besonders geartete Lichtverhältnisse (verstärkte Blendung, Auswirkung von Dämmerung, Tag und Nacht),
- besonders geartete Schwierigkeiten beim Lesen (z. B. Zusammenfließen der Zeilen),
- ein häufiger Fokuswechsel.

Häufig indizierte Mittel bei Sehnervenentzündungen: *Phosphorus, Natrium muriaticum, Arsenicum album, Gelsemium* (oft im akuten Schub), *Ignatia, Causticum* oder *Zincum*. Eine Störung des Farbensehens lässt in erster Linie an *Carboneum sulfuratum* denken.

Doppelbilder (Diplopie)

Doppelbilder (☞ 11.2.3) treten meistens passager auf. Oft gehen sie als kurze Episoden einem klinisch erkennbaren Entzündungsschub viele Jahre voraus und werden erst später rückwirkend als erste Symptome der Krankheit erkannt.

Bei der Multiplen Sklerose relativ häufig verordnete Mittel bei Doppelbildern sind u. a. *Natrium muriaticum, Causticum, Alumina, Sulphur, Gelsemium, Nux vomica, Thuja, Agaricus, Conium* etc. Wenn Doppelbilder während akuter viraler Infekte erscheinen, ist oft, aber selbstverständlich nicht ausschließlich an *Gelsemium*, aber auch an *Nux vomica* zu denken, die generell bei MS häufig indizierte Mittel sind. Eine Diplopie nach erheblichen psychischen Traumata erfordert nicht selten *Ignatia* und *Natrium muriaticum*.

Sensible Störung im Trigeminusbereich

Sensible Störungen im Trigeminusbereich treten bei MS neben Symptomen des Sehnerven und der Augenmotorik relativ häufig auf (☞ 2.2.11, ☞ 11.2.3).

Häufig indizierte Mittel

Unter der Rubrik „Gesicht – Gefühllosigkeit, Taubheit" findet sich in der Unterrubrik „Gefühllosigkeit bei MS" als einziges Mittel *Natrium muriaticum*. Diese Rubrik ist sicher nicht vollständig, hat sich aber bewährt, da gerade dieses Symptom bei einer *Natrium-muriaticum*-MS häufig anzutreffen ist. Das „Kummermittel" *Natrium muriaticum* kann selbstverständlich auch dann infrage kommen, wenn in der Vorgeschichte keine belastende Lebenssituation auszumachen ist (oft wird sie vom Patienten auch nicht erinnert). Wenn *Natrium-muriaticum*-Persönlichkeiten nicht traumatisiert sind, können sie eine offene, herzerwärmende Fröhlichkeit zeigen, wobei die Differentialdiagnose zu *Phosphorus* mitunter schwer fällt.

Als weiteres, häufig indiziertes Mittel bei Trigeminusstörungen wird in der Rubrik „Gesicht – Gefühllosigkeit, Taubheit" *Platinum* angegeben (einziges dreiwertiges Mittel), mit einer Bevorzugung der rechten Seite (was auch der Erfahrung der Autorin entspricht). Wenn vorwiegend die Region des Jochbogens betroffen ist, ist *Platinum* in jedem Fall in die engste Wahl zu ziehen.

Trigeminusneuralgie: Bei Vorliegen einer Trigeminusneuralgie oder weiterer (auch so genannter atypischer) Gesichtsneuralgien ist die Arzneidiagnose nicht immer einfach. Ähnlich wie bei der Behandlung der Migräne kann die Fallstrategie sowohl eine konstitutionelle Behandlung als auch ein vorwiegend auf den Symptomenkomplex der Neuralgie bezogenes kleines „Spezialmittel" erfordern. Nicht immer liegen die Verhältnisse so günstig wie in dem beschriebenen *Mezereum*-Fall (☞ Fallbeispiel 6.2), in dessen Verlauf mit der Neuralgie auch ein großer Teil der Gesamtpathologie abgetragen wurde. Gelingt es, die Neuralgie durch ein spezielles Mittel zu heilen, bleibt danach aber die weitere MS-Pathologie im Großen und Ganzen unbeeinflusst, ist immer ein tiefer wirkendes Folgemittel angezeigt. Dabei sollte man sich zuerst an den bewährten Folge- und Ergänzungsmitteln orientieren (z. B. *Aconitum → Sulphur, Spigelia → Natrium muriaticum, Mezereum → Calcarea carbonica oder Sulphur* etc.). Selbstverständlich darf das zu keiner mechanischen Verordnung führen – die Symptomatik muss immer genau abgeglichen werden (☞ 11.2.3).

Fazialislähmung

Fazialisparesen sind in Form zentraler Lähmungen bei MS relativ selten (☞ 2.2.11) und so gut wie immer konstitutionell zu behandeln, zumal sie meistens nicht mit bestimmten Modalitäten verknüpft sind, wie das bei peripherer Fazialislähmung der Fall ist (☞ 11.2.3).

Schwindel

Bei der Multiplen Sklerose kommt vorwiegend die Form des zentral ausgelösten unsystematischen Schwindels vor (☞ 2.2.11). Er kann durch Befall unterschiedlicher Strukturen ausgelöst werden und sich in sehr individuellen Empfindungen äußern. Häufig wird das Gefühl geschildert, auf einem schwankenden Boden zu stehen, was von den Patienten nicht selten mit einer Ataxie verwechselt wird. Weniger häufig hört man das Gefühl, angehoben zu werden (Liftschwindel), zu schweben, zu schaukeln oder in den Boden zu sinken. Die Anzahl der beschriebenen Empfindungen und Modalitäten, die für die Arzneidiagnose wertvoll sein können (☞ 11.2.3), ist kaum überschaubar.

Es ist wichtig, dass die Patienten die Empfindungen genau schildern, da unter der Bezeichnung „Schwindel" die unterschiedlichsten Sensationen bis hin zu Ohnmachtsgefühlen, Angst und Panik verstanden werden. Weiterhin lohnt es sich, genaue Modalitäten und eventuelle Verknüpfungen mit Emotionen zu erfragen. Bei manchen Patienten kann Schwindel über längere Zeit dasjenige Symptom sein, das sie in ihrer Lebensqualität am meisten einschränkt.

Schluckstörung, Schlucklähmung

Schluckstörungen sind eher in fortgeschrittenen Stadien einer MS-Erkrankung zu beobachten. Sie weisen von allen Hirnnervensymptomen die höchste vitale Bedrohung auf und nehmen deshalb – auch wenn es sich um ein Lokalsymptom handelt – hinsichtlich der Wertigkeit einen hohen Rang ein (☞ 11.2.3).

Sprech- und Sprachstörung

Dysphasie und Dysarthrie werden in den Repertorien nicht genau unterschieden. Man muss sich deshalb sowohl an den Rubriken „Gemüt – Sprache" als auch an den Rubriken „Mund – Sprache" und „Mund – Sprechen" etc. orientieren (☞ 11.2.3). In fortgeschrittenen Stadien der MS finden sich häufig Dysarthrien sowie die skandierende Sprache – eine Störung des Sprachflusses und der Modulation mit eigenartiger Betonung jedes einzelnen Wortes (☞ Tab. 14-1) –, die in den Repertorien in dieser Weise nicht beschrieben ist. Dysarthrien können durch homöopathische Therapie häufig verbessert, aber nicht vollständig geheilt werden.

Gestörte Motorik

Die Rubriken zu Lähmungen, Koordinationsstörungen und Ataxie (☞ 2.2.2) sind sehr allgemein gehalten und deshalb wenig wahlanzeigend. Sie dienen in erster Linie dazu, eine Arzneidiagnose zu bestätigen und haben wie viele neurologische Lokalsymptome nur dann einen besonderen Wert, wenn sie eine sehr individuelle Ausprägung zeigen oder mit bestimmten Modalitäten oder Emotionen verknüpft sind.

Spastik

In vielen Fällen besteht der Leidensdruck des MS-Patienten in einer ausgeprägten Spastik (☞ 2.2.1). Die Behandlung einer hochgradigen Spastik ist sowohl homöopathisch als auch allopathisch eine große therapeutische Herausforderung. Es handelt sich dabei um Transmittervorgänge, deren genauer Chemismus noch nicht vollständig geklärt ist.

In der Praxis steht man bei schweren Spastikformen oft vor folgendem Problem: Bei der allopathischen Behandlung, deren Medikamente an unterschiedlichen Stellen der Synapsen angreifen, kommt es bei einigen Patienten mit der Zeit zu einer Gewöhnung, sodass die Dosis stetig gesteigert werden muss, um noch einen therapeutischen Effekt zu erreichen. Schließlich kann die medikamentöse Behandlung vollständig ausgereizt sein, wobei die Spastik sogar noch zunimmt. Unter Umständen muss dann unter stationären Bedingungen ein Auslassversuch unternommen werden, weil erfahrungsgemäß eine neue Kombination von allopathischen Medikamenten unter reduzierter Dosis wieder eine vorsichtige Einstellung ermöglicht. Während eines Auslassversuchs kann die Spastik in so starker Form auftreten, dass die Patienten völlig hilflos sind. In diesen Stadien greift auch die regulierende homöopathische Behandlung nur sehr zögernd, da die Transmitterspeicher offensichtlich völlig geleert sind und eine Regeneration längere Zeit erfordert.

Ein weiteres Problem ist, dass durch die medikamentöse Lösung der Spastik die grobe Kraft der betroffenen Gliedmaßen oft stark reduziert wird, was bedeutet, dass Bewegungen wie z. B. Laufen, die vorher durch die erhöhte Spastik eingeschränkt waren, nun durch fehlende Kraft behindert sind. Viele Patienten nehmen deshalb statt einer medikamentösen Therapie lieber eine zumutbare Spastik in Kauf, um ein für sie optimales Gleichgewicht zwischen Muskeltonus und grober Kraft zu erreichen.

Fallstrategie

In den Repertorien und Arzneimittellehren finden sich kaum Hinweise auf das Phänomen der Spastik. Rubriken wie „Steifheit“ etc. sind nur sehr bedingt verwendbar, da sie auch rheumatische Steifheit im weitesten Sinn bedeuten können.

Langjährige Erfahrungen haben gezeigt, dass Spastik sehr häufig mit einem hohen seelischen Spannungszustand einhergeht (Repertoriumsrubriken ☞ 11.5). Deshalb liegt es auf der Hand, Spastik in erster Linie über das Konstitutionsmittel oder die Verordnung auf eine Essenz zu beeinflussen. Es können also Arzneien indiziert sein, die genau dem individuellen seelischen Fokus entsprechen, wobei dann nicht notwendigerweise auch spastische Symptome im Mittelbild vorhanden sein müssen. Ist es schwierig, den psychosomatischen Hintergrund zu erfassen oder in eine Arzneidiagnose umzusetzen, ist neben der Gesamtheit der Symptome sowie der Rubrik „Allgemeines – Spannung – Muskeln“ auch die Rubrik „Spannung – innerlich“ zu berücksichtigen.

Häufig indizierte Mittel

Selbst bei einer guten Arzneimitteldiagnose ist Spastik also oft ein schwer zu lösendes Problem. Die regulierende Kraft der Homöopathie stößt an ihre Grenzen, wenn eine Substitution von Transmittern erforderlich ist, die der Körper infolge einer irreversiblen Schädigung nicht mehr bilden kann. (Der Vorgang zeigt Parallelen zu einem Typ-I-Diabetes oder einer hochgradigen Hypothyreose.) Bei nur leichter oder mittlerer Spastik lohnt sich ein homöopathischer Behandlungsversuch auf jeden Fall (☞ Fallbeispiel 12.8). Sind weder ein passendes Konstitutionsmittel noch die Essenz zu finden, können folgende Mittel versucht werden:

- Pflanzenmittel (z. B. *Ignatia, Nux vomica, Cicuta virosa, Rhus toxicodendron, Lathyrus sativus*),
- Schlangenmittel (z. B. *Lachesis*),
- Spinnenmittel (z. B. *Tarantula, Latrodectus mactans*),
- mineralische Mittel (z. B. *Sulphur, Natrium muriaticum, Phosphorus, Causticum, Magnesium phosphoricum*),

- Metalle (z. B. *Platinum, Aurum*-Salze, *Cuprum, Zincum, Alumina*).

Potenzwahl

Es empfiehlt sich, bei erheblicher Spastik und gleichzeitiger allopathischer Therapie mit LM- bzw. Q-Potenzen zu arbeiten (☞ 9.2), da der unvermeidbare antidotierende Effekt der Allopathika dadurch teilweise aufgehoben und die Frage der Gabenwiederholung im Vergleich zu den C-Potenzen hinfällig wird. Hat allerdings die Behandlung eines bedeutenden seelischen Fokus Vorrang, ist die Therapie mit einer hohen C-Potenz am wirksamsten (☞ 9.1). Dann sollte man sich seiner Arzneidiagnose allerdings sehr sicher sein. Im Zweifelsfall empfiehlt es sich (besonders bei eingeschränkter Vitalität), eine „Vortestung" mit Q-Potenzen vorzunehmen und sich an die individuelle Reizschwelle des Organismus heranzutasten. Die etwas längere Anlaufzeit wird durch sicheres Vermeiden entmutigender Erstreaktionen wettgemacht.

Sonderformen der Spastik

Paroxysmal einschießende, auch schmerzhafte Spasmen, Zuckungen etc. sprechen auf homöopathische Mittel durchweg besser an als auf allopathische Medikamente. Die Verfasserin hat eigene positive Erfahrungen besonders mit *Sulphur, Zincum* und Zinksalzen sowie mit *Cuprum* gemacht. Bei den schmerzhaften Bewegungsstörungen sind die Übergänge zu den Dysästhesien und neuropathischen Schmerzsydromen (s. u.) oft fließend.

Gestörte Sensibilität

Hypästhesie

Einfache Hypästhesien (Gefühllosigkeit, Taubheit, Pelzigkeit) sind die häufigsten Symptome bei Erstmanifestation einer Multiplen Sklerose (☞ 2.2.3). Bei der Rückentwicklung von Symptomen halten sich hypästhetische Areale in der Regel am längsten und hartnäckigsten. Sie sind oft Restsymptome von noch existierenden Myelindefekten, die aber nicht zwangsläufig eine noch bestehende Entzündungsaktivität anzeigen, sondern unter bestimmten Bedingungen (Infekte, thermische Einwirkungen, Stress im weitesten Sinne) erneut auftreten oder sich verstärken. Wenn dabei keine neuen Symptome auftreten, ist in der Regel nicht von einem neuen Schub auszugehen, besonders wenn diese Erscheinungen flüchtig sind. Auch gutartige Verläufe werden oft von lang anhaltenden Resthypästhesien begleitet.

Bei der homöopathischen Gewichtung der Symptome sind sie in der hierarchischen Skala der Lokalsymptome von allen klinischen Symptomen an unterster Stelle anzuordnen und das „peripherste" Symptom. Lediglich besonders konstante und charakteristische Lokalisationen (große Zehe, kleiner Finger, Harnblase etc.) können für die Arzneidiagnose von Nutzen sein (☞ 11.4.1).

Parästhesie

Parästhesien treten am häufigsten als Formikationen (Ameisenlaufen) auf. Der Übergang zu quälendem, schmerzhaftem Kribbeln, thermischen Missempfindungen (Kausalgien: *Sulphur, Causticum, Phosphorus, Arsenicum* etc.) bis hin zu paroxysmalen oder chronischen schwersten Dauerschmerzen (s. u.) ist oft fließend (☞ 11.4.2).

Einfache Parästhesien wie Ameisenlaufen oder das Gefühl von Nadelstichen sprechen auf eine homöopathische Behandlung meistens gut an.

Chronische Schmerzen

Bei schweren chronischen Dauerschmerzen stößt man dagegen häufig an die Grenzen der homöotherapeutischen Möglichkeiten, vor allem, wenn Patienten bereits längere Zeit auf zentral angreifende Analgetika (z. B. Morphinderivate) eingestellt waren, und es nicht zumutbar ist, diese zu reduzieren. Zum einen erschweren zentral wirksame Analgetika die homöopathische Arzneidiagnose, zum anderen sind sie ein starkes Antidot, gegen das sich die regulierende Wirkung homöopathischer Medikamente kaum durchsetzen kann. Dies trifft besonders auf Morphinderivate und Cannabinoide (☞ 4.4.1) zu, die ähnlich wie der Genuss bereits eines einzigen Joints die heilenden Informations-

muster löschen. Ähnlich kontraproduktiv wirken Neuroleptika, wohingegen nach Erfahrung der Verfasserin trizyklische Antidepressiva, falls sie überhaupt wirken, die homöopathische Therapie noch am wenigsten stören – unter der Voraussetzung, dass sie niedrig dosiert werden. Carbamazepin und Gabapentin sind ebenfalls eher mit der homöopathischen Behandlung zu vereinbaren.
Angesichts des immensen Leidensdrucks ist ein homöopathischer Therapieversuch immer zu versuchen. Allerdings wird er ohne vorsichtige Reduktion der Analgetikamedikation bis zu einer gerade noch tolerablen Schmerzschwelle wenig aussichtsreich sein.

Dosierung bei chronischen Schmerzen

Bei Gaben von Q- oder LM-Potenzen (☞ 9.2) genügt die bewährte einmalige Gabe von 3 – 5 Tropfen pro Tag fast nie, sondern es müssen anfangs (mindestens 3 – 6 Wochen lang) Akutlösungen von 3 – 4 (evtl. auch bis zu 6) Gaben pro Tag verabreicht werden. Manche Patienten sprechen besser auf eine hohe C-Potenz an (C 200), mit der ähnlich zu verfahren ist (☞ 7.3.1, ☞ 9.1): Nach Einstieg mit einer Akutlösung (4 – 3 – 2 – 1 KL über 4 Tage) kann es nötig sein, noch einige Tage (insgesamt 6 – 8 Tage) 1 KL der Lösung zu nehmen. Oft muss schon nach 2 – 4 Wochen die gleiche Medikation wiederholt werden, da sich das Mittel durch Schmerzstress und parallele allopathische Medikation schnell verbraucht. Eine gute Wirksamkeit zeigt sich unter anderem darin, dass sich die schmerzarmen Intervalle verlängern und die Patienten frischer wirken und mehr Antrieb zeigen.

Episodische Schmerzattacken

Episodische oder paroxysmal erscheinende Schmerzattacken sprechen günstiger auf eine homöopathische Behandlung an. Offensichtlich kann sich der Organismus zwischenzeitig immer wieder von dem Schmerzstress erholen. Man sollte dann vorrangig in der abklingenden Phase bzw. im schmerzfreien Intervall behandeln.
Hahnemann empfiehlt bei periodischen Beschwerden bzw. „Wechselkrankheiten" eine Arzneiverabreichung gleich nach dem Anfall bzw. gegen Ende des Anfalls („Paroxysmus") vorzunehmen (Organon §§ 231 – 244). Dadurch wird die günstigste Phase der „Programmierung" erfasst.
Annähernd periodische Verläufe von Tagen oder Wochen gehören als hochwertige Symptome unbedingt in den Symptomeninbegriff (Allgemeines, Periodizität, ☞ 11.4.5).
Mäßig ausgeprägte, paroxysmal auftretende Schmerzen, v. a. wenn sie durch Infekte oder psychische Traumata getriggert wurden, haben allgemein eine gute homöopathische Prognose (☞ Fallbeispiel 6.3, ☞ Fallbeispiel 6.4).

Fallbeispiel 6.4: Chronisch rezidivierende Kausalgien bei MS

Symptomatik

Eine 55-jährige Patientin wird wegen heftiger chronischer Schmerzen im Bereich der unteren Extremitäten in die Klinik eingewiesen. Das Schmerzareal umfasst vor allem Gesäß, Oberschenkel und Fußsohlen. Die Schmerzen sind von äußerst quälend-brennendem Charakter und mit lokalen Hitzegefühlen verbunden.
Auffälligkeiten: Neigung der Patientin, ständig ihre Füße zu entblößen. Blasenstörungen (ausgeprägter imperativer Harndrang und häufige spontane Blasenentleerungen bei Bewegung, Lachen, Niesen und v. a. psychischer Erregung).
Eine Verstärkung der Kausalgien erfolgt sowohl bei nass-kaltem Wetter als auch – besonders ausgeprägt – während Schönwetterlagen. Während einer ambulanten Therapie waren bereits unterschiedliche Analgetika erfolglos eingesetzt worden.

Fallanalyse und Verordnung

Unter Einbezug der psychischen Symptome (großes Mitgefühl für die Mitpatienten, Neigung zum Weinen, besonders bei Themen wie Leid und Elend der Mitmenschen) fällt die Wahl auf *Causticum*, zunächst in der Stärke D 12 (3 × tgl. 5 Glob.) verabreicht. (Seinerzeit stand lediglich eine begrenzte Auswahl an Potenzen zur Verfügung, und die Verfasserin hatte noch kaum Erfahrungen mit diesem Krankheitsbild.)

Verlauf

Die Wirkung setzt ungefähr acht Tage später ein. Nach dreiwöchiger Medikation sind die Schmerzen mindestens um die Hälfte reduziert. Danach Übergang auf die Potenz LM 6, um den günstigen Erfolg zu halten. Weiterhin Besserung der Schmerzintensität. Vier bis fünf Monate später sind die Kausalgien bei ansteigender Dosierung in Dreierpotenzschritten für jeweils fünf bis sechs Wochen bis auf eine erträgliche Restsymptomatik verschwunden (Zwischenstufen waren damals noch nicht erhältlich, weshalb in der Reihe LM 6 – LM 9 – LM 12 behandelt wurde). Außerdem hat sich die Blasenmotorik nach Einschätzung der Patientin um mehr als die Hälfte gebessert.
Die seinerzeit übliche Medikation mit Neuroleptika (Neurocil®) kann bald reduziert und ausgeschlichen werden. Allerdings zeigt sich nach vier bis fünf Monaten eine langsam zunehmende *Sulphur*-Symptomatik mit stagnierenden Heilungsfortschritten, unverändert starker Überhitzung und zunehmendem Verlangen nach Süßigkeiten (ältere Schicht). *Sulphur* deckt nicht nur die wichtigsten Symptome ab, sondern ist auch ein bewährtes Ergänzungs- und Folgemittel zu *Causticum*. *Causticum – Sulphur* ist zudem eine relativ häufige Mittelfolge bei chronischen Krankheiten. *Sulphur* (ebenfalls in LM-Potenzen verabreicht, beginnend mit LM 6) führt zu weiterer Stabilisierung der restlichen Schmerzen, der Blasenmotorik und des Allgemeinbefindens.
Nachbeobachtungszeit: weitere drei Monate.

Beurteilung

Zwar konnte das spätere Schicksal der Patientin nicht mehr weiter verfolgt werden, jedoch war der Therapieerfolg über sieben bis acht Monate, und zwar ohne zusätzliche allopathische Medikamentengaben, überzeugend.
Causticum ist bei Kausalgien ein häufiges Mittel, vor allem wenn zusätzlich ausgeprägte Blasenentleerungsstörungen bestehen und der psychische Hintergrund charakteristisch ist.

Häufige Mittel: Außer *Causticum* wie im Fallbeispiel 6.4 finden sich im Repertorium selbstverständlich noch weitere Mittel gegen Brennschmerzen (☞ 11.4.5). Eine weitere wichtige Rubrik mit besonderer Modalität ist in diesem Zusammenhang „Allgemeines – Schmerz – brennend – in kalten Körperteilen" (*Secale, Veratrum album).*
Mittelweisend sind oft thermische Modalitäten (Besserung durch Wärmezufuhr oder Abkühlung):

- Häufig (aber nicht obligat) ist die Besserung durch Wärme bei *Arsenicum album, Carbo vegetabilis, Carbo animalis, Rhus toxicodendron, Ignatia, Agaricus, Alumina.*
- Besserung durch kühle Anwendung findet sich bei *Causticum, Sulphur, Phosphorus, Phosphoricum acidum.*

Dysästhesie

Dysästhesien (Missempfindungen mit und ohne Schmerzcharakter) werden von den Patienten oft als lästig bis sehr quälend erlebt. Sie zeigen sich bevorzugt als:

- Schwellungsgefühle,
- Einschnürungsgefühle oder Gefühle „wie bandagiert",
- Verkürzungs- und Spannungsgefühle,
- Gefühle wie aus Holz oder Glas.

Ihre Vielfalt wird im Repertorium ausführlich dargestellt (☞ 11.4.4).
In manchen Fällen sind Dysästhesien das einzige bleibende Symptom nach Abheilen eines MS-Schubs. Besonders häufig wird das Gefühl „wie eingeschnürt" geklagt. Das Einschnürungsgefühl kann das einzige differenzierende Symptom für *Platinum* sein, da es bei Körperkrankheiten (auch MS) wegen spärlicher Allgemeinsymptome nicht immer leicht zu diagnostizieren ist (DD ☞ 11.4.4).
Bandagengefühle mit gleichzeitigem oder auch alleinigem Schwellungsgefühl werden u. a. besonders bei *Alumina* beobachtet (Schwellungsgefühle ☞ Fallbeispiel 12.7).

> Verkürzungs- oder Spannungsgefühle treten meistens im Zusammenhang mit Spastik auf.

Für die Arzneidiagnose sind Dysästhesien relativ ergiebige Symptome, die sehr individuell ausgeprägt sind. Das Ansprechen auf eine Konstitutionstherapie ist durchweg gut.

Lhermitte-Zeichen

In die Gruppe der Missempfindungen gehört auch das als pathognomonisch zu bewertende Lhermitte-Zeichen (elektrisierend einschießendes Gefühl in Rücken und Extremitäten bei Beugung des Nackens). Wenn ein Lhermitte-Zeichen eine besonders individuelle Variante aufweist, was nicht selten vorkommt, ist es für die Arzneidiagnose gut zu gebrauchen (s. o. „Pathognomonische Lokalsymptome"). Sein Verschwinden ist als Verlaufskriterium zu werten.

Fallbeispiel 6.5: Hypästhesie und Missempfindungen im Verlauf einer MS

Symptomatik

Eine 32-jährige MS-Patientin entwickelt nach einem Erkältungsinfekt bei gleichzeitiger physischer Überanstrengung und Verkühlung (Nasswerden nach Durchschreiten eines Baches) eine Hypästhesie des unteren linken Quadranten bis zur Mitte des linken Thorax.

Noch während der knapp zweiwöchigen klinischen Diagnostik (Liquorbefund und CT zeigen schließlich ziemlich zweifelfrei eine MS an) geht die Hypästhesie in Missempfindungen über, „als würden Feuerfunken auf die Haut des linken Beins fallen". Zwei weitere Tage später hat die Patientin die Empfindung, als würden brennende Nadeln in den linken Oberschenkel stechen.

Arzneidiagnose und Verordnung

Die Empfindungen sind so charakteristisch für *Agaricus*, dass das Mittel mangels Zeit für eine längere Anamnese in der Stärke D 12 Dil., 3 × tgl. 5 Trp., probatorisch verabreicht wird. Gleichzeitig wird (wie damals üblich) mit Hydrocortison (80 mg tgl. in absteigender Dosierung) über zwei bis drei Wochen behandelt.

Repertorisation

Allgemeines
– Schmerz – gelähmte Teile
– Schmerz – innerlich – stechend – Nadeln, wie durch – kalte Nadeln
– Funken – Gefühl von
Extremitäten
– Schmerz – kalt – gelähmte Teile – stechend
– Schmerz – Unterschenkel – brennend – Funken, wie durch
Haut
– Brennen – Funken, wie durch
– Elektrisch – Funken – Gefühl wie elektrische
– Stechen – elektrischer Strom, wie durch

Verlauf

Da sich unter *Agaricus* nach fünf bis acht Tagen nicht nur die Parästhesien, sondern auch das Allgemeinbefinden der Patientin auffallend bessern, wird es über einige Monate weiter in aufsteigenden LM-Potenzen verordnet.

Dann bricht die Patientin die Therapie wegen völliger Beschwerdefreiheit ab und meldet sich erst acht Jahre später wieder in der Praxis. Eine allopathische Therapie war zwischenzeitlich nicht erforderlich gewesen. Nachdem sie im Jahr zuvor wegen mehrerer Infekte jeweils drei Antibiosen absolviert hatte, war zum ersten Mal wieder eine leichte Hypästhesie an den Unterschenkeln aufgetreten. Die Konstitutionsanamnese spricht jetzt für *Sulphur*, das – wiederum über einige Monate in Q-Potenzen eingenommen – andauernde Symptomfreiheit (auch der Infektanfälligkeit) ergibt. Danach meldet sich die Patientin nicht wieder.

Beurteilung

Diese Kasuistik zeigt einen in der Praxis häufiger anzutreffenden benignen Verlauf, der Jahre anhaltende Remissionen aufweist. Erst bei kriselnder Gesundheit und nach mehrfacher Unterdrückung aufflammender banaler Infekte, die den Körper schwächen, weil ihm „Heilarbeit" abgenommen wird, kommt es wieder zu einem leichten Schub, der sich problemlos behandeln lässt.

Ataxie

Ataktische Störungen sind erfahrungsgemäß wesentlich problematischer einzustufen als mäßige Paresen, eine mäßig ausgeprägte Spastik oder gar mäßig ausgeprägte sensible Störungen. Während sich leichte Ataxien unter homöopathischer Behandlung in der Regel gut zurückbilden können, signalisieren früh einsetzende und rasch fortschreitende Ataxien meistens einen ungünstigen Verlauf. Vor allem die Kombination mit ausgeprägtem Tremor (typischerweise Intentionstremor, ☞ 2.2.2) ist problematisch und meistens homöopathisch schwer zu beeinflussen.

Wie in Kapitel 2.2.12 ausführlicher beschrieben, erklären sich solche ausgeprägten ataktischen Störungen rein anatomisch durch den Befall von Organstrukturen, bei denen entweder Bahnen sehr eng beieinander liegen oder das Netz der Neurone besonders dicht ist (z.B. im Kleinhirn), sodass schon geringe Läsionen bedeutende Ausfallerscheinungen zeigen. Auch lehrt die Erfahrung, dass die Regeneration der neuronalen Strukturen bei ataktischen Störungen viel langsamer vonstattengeht als bei den meisten anderen MS-typischen Ausfällen. Ataxien sind deshalb in der hierarchischen Skala der Symptome hoch anzusetzen. Die Repertoriumsrubriken zur Ataxie werden ausführlich in Kapitel 11.6.1 besprochen.

Bei einigen besonders ausgeprägten Fällen von Ataxie und Tremor gibt es in der Praxis die auffällige Beobachtung, dass sie mit schweren Partnerschaftskonflikten (evtl. in Kombination mit einer unzumutbaren Lebenssituation) einhergingen. Die Frage, ob solche gravierenden psychischen Belastungen zu „Handlungs-Unfähigkeit" in Form von bizarren ataktischen Bewegungsmustern prädisponieren, oder ob dieses Zusammentreffen rein zufällig ist, konnte wissenschaftlich noch nicht geklärt werden. Auffällig ist auf jeden Fall die stark ausgeprägte innere Anspannung solcher Patienten, die sich oft sogar auf das Umfeld überträgt.

Es kann kein Zweifel daran bestehen, dass eine fortgeschrittene Ataxie auf einer ausgeprägten syphilinischen Krankheitsbereitschaft (☞ 5.2.2) basiert. Wenn zusätzlich durch tiefe, anhaltende seelische Verletzungen die Psora „erwacht", haben wir es nach Hahnemann mit einer äußerst ungünstigen miasmatischen Legierung und höchsten Schwierigkeitsgraden bei der Behandlung zu tun, ganz abgesehen davon, dass anhaltende schwere Konflikte bei dieser Konstellation ein nahezu absolutes Heilungshindernis sind (☞ 8.1).

6.3 Methoden der Fallanalyse

Bei der Fallanalyse haben sich je nach der vorliegenden Symptomatik verschiedene Lösungsansätze bewährt:

- Arzneidiagnose gemäß der unverwechselbar charakteristischen Ausdrucksform eines Mittels (Essenz der Arznei ☞ 6.3.1),
- konstitutionelle Verschreibung (Gesamtheit der Symptome ☞ 6.3.2),
- Fallanalyse unter miasmatischen Aspekten (☞ 6.3.4).
- Mittelfolge bei komplexen Fällen (☞ 6.3.3).

Eine konstitutionelle Verschreibung auf die Gesamtheit der Symptome hin erreicht meistens eine deutliche Verbesserung der allgemeinen gesundheitlichen Situation, oft auch die Ausheilung einer chronischen Krankheit, lässt aber in vielen Fällen den ganz speziellen psychischen Hintergrund unberücksichtigt. Zunehmend häufiger erleben wir jedoch, dass eine umfassende Heilung ohne Berücksichtigung der seelischen Probleme nicht gelingt.

Umgekehrt kann es vorkommen, dass auch die gelungene Verordnung auf eine Essenz hin – besonders bei schweren, komplexen chronischen Krankheitsbildern – gleichfalls nicht ausreicht, um eine vollständige Stabilisierung zu erreichen und somit eine sorgfältige konstitutionelle oder auch miasmatisch orientierte Weiterbehandlung erforderlich wird. In den eher seltenen Fällen, in denen Essenz, konstitutionelle und pathologische Symptome in einem Mittel vereint zu finden sind, gelingt Heilung am schnellsten und gründlichsten (Morrison 1989).

6.3.1 „Essenz" der Arznei

Psychosomatisches Arzneimittelbild

Die Arzneidiagnose einer Essenz beinhaltet neben der körperlichen Pathologie und auffälligen Allgemeinsymptomen ein ganz spezifisches seelisches Grundmuster sowie ein Lebensthema, aus dem ureigene Konflikte oder gar ein seelischer Fokus erwachsen können (☞ 6.2.1). Dieses Kernproblem prädisponiert zu bestimmten Verhaltensweisen. Es kann so viel Energie absorbieren, dass Heilung oder Regeneration erschwert oder unmöglich werden.

Es ist besonders Georgos Vithoulkas zu verdanken, dass er die Bedeutung der „Essenz" erkannte und in jahrelanger Arbeit, unter Zuhilfenahme des tradierten Wissens und vielfältiger eigener Erfahrungen, in seinen „Essences" und später in der „Materia Medica Viva" den Versuch startete, einzelne Arzneibilder durch ihren psychosomatischen Hintergrund zu ergänzen (☞ 6.2.1). Auch Mathias Dorcsi legte – wohl als erster Europäer – großen Wert auf diese „Medizin der Person". Wenngleich er für sein homöopathisches Menschenbild keine bestimmten Fachausdrücke kreierte, verstand er es doch meisterhaft, seine Schüler für diese tiefste Ebene des Krankseins zu sensibilisieren.

Sankaran (Indien), Masi-Elizalde (Argentinien), Mangialavori (Italien) und Scholten (Niederlande) versuchen gegenwärtig ebenfalls, die jedem Mittel eigene individuelle psychische Grundschwingung aufzuspüren. Sie wird von Sankaran als „zentrale Wahnidee" (keine Übereinstimmung mit dem Begriff eines psychopathologischen Wahns!) bezeichnet und von Masi-Elizalde als tiefer religiöser Konflikt im Verhältnis des Individuums zu Gott interpretiert. Mangialavori und Scholten machen die psychosomatischen Bilder der einzelnen Arzneimittel durch individuelle Unterschiede innerhalb ihrer Gruppenzugehörigkeit erfahrbar.

Im Grunde genommen, entspricht die Diagnose einer Essenz dem viel älteren Begriff „Simillimum", wobei lediglich das seelische Spektrum erweitert und die Verknüpfung mit den Körpersymptomen klarer herausgearbeitet und erklärt wird.

Diese psycho-somatische Ausgestaltung der Arzneimittelbilder hat die Homöopathie immens ausgeweitet und bereichert. Allerdings hat die Entgrenzung der vormals fest gefügt erscheinenden, durch Prüfung am gesunden Menschen gewonnenen Symptomatik auch viel Unbehagen bei den Homöopathen hervorgerufen, die sich auf ihre „wissenschaftliche", puristische Methode berufen und deshalb den neueren Autoren mit großer Skepsis begegnen.

Im Interesse von Therapeuten und Patienten wäre es jedoch sehr zu wünschen, dass diese unterschiedlichen Richtungen sich nicht bekämpfen, sondern ihr Wissen untereinander austauschen und wechselweise integrieren.

Die Zusammenstellung einheitlicher Bilder erfordert neben Verantwortungsbewusstsein und Integrität jahrelange Arbeit, klinische Erfahrung und den Austausch mit ernsthaft arbeitenden Kollegen, bevor solche neuen Erkenntnisse als allgemein verbindlich publiziert werden dürfen. Unter dieser Voraussetzung sollte es jedoch gelingen, unsere Materia Medica den Bedürfnissen der heutigen Zeit so anzupassen, dass neben der Körperkrankheit auch der seelische Leidensdruck behandelt werden kann. Gerade die in ihrer spirituellen Entwicklung fortgeschrittenen Patienten benötigen dieses erweiterte Behandlungsspektrum dringend. Dabei bleibt die fest gefügte „klassische" Grundausbildung jedoch der Maßstab, an dem man sich bei schwierigen Verläufen immer wieder orientieren sollte, und das sichere Fundament, auf das man sich bei den zunehmend ausufernden homöopathischen Lehrmethoden zurückziehen kann.

Wenn man sich auf diesen neuen Zugang zu den Arzneimittelbildern einlässt, wird man feststellen, dass so mancher Fall, der vorher seine Schwierigkeiten zeigte, lösbar wird.

In diesem Zusammenhang sei daran erinnert, dass z. B. *Carcinosinum* – heute eine der gebräuchlichsten Nosoden – auf einer äußerst fragmentarischen Arzneimittelprüfung durch Foubister (1959) beruht und sein seither gut ausgestaltetes Bild lediglich klinischen Erfahrungen verdankt. Wer könnte heute noch auf dieses häufig indizierte Mittel (das auch oft eine pathologische Schicht bei der MS abdeckt) verzichten? Wir können uns das Ignorieren neuer oder auch nur vorläufiger Erkenntnisse zu bestimmten Arzneimittelbildern nicht leisten, wenn wir der rasch fortschreitenden Entwicklung der Menschen zur Individuation gerecht werden wollen.

Wenn von Arznei-Bildern gesprochen wird, muss allerdings, um Missverständnissen vorzubeugen, klargestellt werden, dass sie eigentlich plastische Gebilde sind, die, aus verschiedenen Blickwinkeln betrachtet, unterschiedliche Aspekte bieten. Eine Fixierung auf einen Bildausschnitt wäre ebenso problematisch wie sein vollständiges Ausblenden. Arzneimittelbilder bleiben trotz ihrer Komplexität immer unvollständig. Sie haben keine festen Umrisse. Sie weisen eine Häufung von Symptomkombinationen auf und legen damit gewisse Grundlinien fest, können jedoch niemals ein Individuum vollständig erklären. Geheimnisse der Seele bleiben gewahrt.

Fallstrategie

Auch wenn bei einem Patienten Essenz und psychischer Fokus klar erkannt werden und es durch „sein" Mittel gelingt, seine psychische Verfassung entscheidend zu verbessern, bedeutet das – ebenso wie bei einer erfolgreichen Psychotherapie – noch nicht umfassende Heilung. Es ist durchaus möglich, dass das Autoaggressionsgeschehen sich inzwischen verselbstständigt hat und die Fehlprogrammierung des Immunsystems unvermindert fortbesteht. Dann sind oft ergänzende konstitutionelle Folgeverschreibungen (☞ 6.3.2) und/oder miasmatisch ausgerichtete Mittel (☞ 6.3.4) erforderlich.

Trotzdem bestehen in dieser Situation entscheidende Vorteile: Der Patient verfügt in der Regel über mehr Gelassenheit und Energie, der Therapeut sieht meistens klarere Symptome und die Folgemittel wirken besser.

Zum Glück erleben wir in einzelnen Fällen auch, dass bei einem Patienten sowohl der gesamte individuelle Leidensdruck als auch die wichtigsten Allgemein- und Körpersymptome durch ein einziges Mittel erfasst werden können (Morrison 1989). Das lässt die Heilungschancen beträchtlich steigen und strafft die Behandlungszeit. Solche Fälle empfinden wir als harmonisch abgerundet. Sie laufen meistens erfolgreich über viele Jahre mit einem oder wenigen Ergänzungsmitteln und heilen eine chronische Krankheit oft vollständig aus (☞ Fallbeispiele 12.4).

Die Diagnose einer Essenz kann in der Praxis aus mehreren Gründen schwierig sein. Einmal sind die seelischen Grundmuster und eigentlichen seelischen Probleme bei vielen Menschen nur schwer aufzuspüren, da sie selbst kaum Zugang zu ihren wahren Gefühlen haben, eine Introspektion scheuen oder sich einfach nicht anvertrauen können. (Die in solchen Fällen oft reflexartig erfolgende Verordnung von Kalisalzen, *Natrium muriaticum*, *Calcarea carbonica* oder *Thuja* etc. wird den viel differenzierteren Seelenstrukturen, die sich oft unter einem einförmigen Verhalten verstecken, natürlich keinesfalls gerecht.) Außerdem bedeutet diese Art der Arzneidiagnose für den Therapeuten unermüdliches Erlernen der Materia Medica und jahrelange Übung. Nicht zuletzt kann deshalb auch ganz vordergründig fehlende Zeit (und damit ein wirtschaftliches Problem) verhindern, den erforderlichen tieferen Zugang zum Patienten zu finden.

6.3.2 Gesamtheit der Symptome

Ist bei der Erhebung des Symptomeninbegriffs keine individuell-essenzielle Besonderheit zu erkennen (☞ 6.3.1), gründet sich die Arzneimitteldiagnose zwangsläufig auf die Gesamtheit der Symptome. Das gewählte Mittel sollte wenigstens einige eigenheitliche, charakteristische psychische Auffälligkeiten (☞ 6.2.1) sowie auffallende Allgemeinsymptome (☞ 6.2.5), insbesondere Lokalsymptome und Zeichen (☞ 6.2.6) enthalten. Von Vorteil ist auch, wenn die miasmatische Belastung abgedeckt ist.

Die Arzneidiagnose auf einen umfassenden, schlüssigen Symptomeninbegriff hin wird auch Konstitutionstherapie genannt. Sie berücksichtigt

die angeborene konstitutionelle Veranlagung eines Individuums, die gesamte pathologische Aufschichtung und den Status praesens.
Bei dieser Lösungsstrategie kommt man meistens zu einem Polychrest (ein bekanntes, gut geprüftes Mittel, das eine große therapeutische Breite hat). Zum Glück sind viele Organismen mit einem Polychrest, das einen Großteil ihrer Symptome abdeckt, durchaus „zufrieden". Auch unter MS-Patienten kommt die Mehrzahl nach Erfahrung der Autorin mit einem oder mehreren Polychresten aus (z. B. *Sepia, Natrium muriaticum, Sulphur, Causticum* etc.). Organismen, die im Laufe der Zeit mit nur wenigen Arzneimitteln gute Heilungsergebnisse erreichen, bei denen also die innere Ordnung durch vergleichsweise wenige Informationsmuster wieder einreguliert werden kann, verfügen in der Regel über eine gute Lebenskraft, auch wenn die Pathologie zunächst tief reichend erscheint.

6.3.3 Der komplexe Fall

Nicht immer ist die Arzneidiagnose so überschaubar wie bei den beiden zuvor geschilderten Lösungsstrategien. Viele Fälle sind nicht so „durchsichtig", wie wir uns das wünschen: Schon bei der Fallaufnahme werden Symptomkomplexe sichtbar, die nicht in ein einheitliches Bild passen wollen. Wir entdecken zeitliche „Brüche" in der Abfolge der Reaktionsmuster. Ein Indiz dafür können Veränderungen thermischer Modalitäten, Reaktionen auf Witterungseinflüsse oder beispielsweise neue Nahrungsmodalitäten sein. Die häufigsten Gründe sind:

- Es wurden wiederholt eingreifende allopathische Therapien durchgeführt oder auch banale, oberflächliche Befindlichkeiten oder gar kosmetische Auffälligkeiten behandelt, die eine Symptomverschiebung (☞ 5.2.3) und damit Veränderung der originären „Körpersprache" zur Folge hatten.
- Bedeutende Pathologien in der Vorgeschichte des Organismus wurden nicht aus eigener Kraft ausgeheilt, sondern nach homöopathischem Verständnis unterdrückt und damit bei unzureichender Lebenskraft auf eine höhere hierarchische Ebene verschoben (☞ 5.2.3).
- Zusätzliche seelische oder Körpertraumata, Impfungen oder auch eine vielgestaltige, hereditäre miasmatische Belastung haben zu unvereinbar erscheinenden Symptomverflechtungen geführt, die nicht nur hinsichtlich ihrer aktuellen Präsenz, sondern auch hinsichtlich ihres zeitlichen Schichtenaufbaus entwirrt werden müssen (☞ 5.3.2).

Unter diesen Umständen haben wir es mit komplexen chronischen Fällen zu tun, die nacheinander den Einsatz mehrerer, oft auch vieler Mittel und Ergänzungsmittel erfordern (zu homöopathischer und allopathischer Kombinationsbehandlung ☞ 7.5.3).

Vermeintlich komplexe Fälle

Von den echten komplexen Fällen, bei denen die Störung tatsächlich so tief geht, dass im Laufe der Zeit viele Mittel zwingend notwendig werden, sind allerdings die vermeintlich komplexen Fälle zu unterscheiden, bei denen lediglich immer nur oberflächlich verordnet, jedoch niemals ein gutes Simile, geschweige denn das Simillimum, gefunden wurde. Einige dieser als komplex bezeichneten Fälle sind homöopathisch künstlich „verkompliziert", weil aufgrund geringer Arzneimittelkenntnisse, einer falschen oder „schiefen" Verordnung (Kent) und Ignorieren aller Grundsätze der zweiten Verschreibung Unruhe in das Symptomenbild gebracht wurde, das dann in der Folgezeit schwer zu ordnen ist. Auch die Nichtachtung miasmatischer Zusammenhänge kann zur Folge haben, dass sich die Heilung nicht fortentwickelt (zu den Heilungshindernissen ☞ 8).

Fallstrategie

Echte komplexe Fälle werden auch unter dem optimalen Fallmanagement eines gut ausgebildeten Homöopathen mehrere Mittel nacheinander erfordern. Ihre Langzeittherapie erfordert regelmäßige kritische Überprüfungen der Arzneidiagnose, die Beachtung von Beziehungen der arzneilichen Reaktionsmuster untereinander sowie die Verordnung günstiger Folge- oder Ergänzungsmittel – eine Kunst, die lebenslang geübt werden muss. Orientierung bei der Auswahl von Folge- und Ergänzungsmitteln bieten v. a. die klassischen Arzneimittellehren (Hering, Kent, Clarke etc.) sowie das Büchlein: „Das kleine Buch der Arzneimittelbeziehungen“ (Seider 1992). Gute Arzneimittellehren weisen immer auf die Wichtigkeit von Folge- und Ergänzungsmitteln hin.

Komplex verlaufende Fälle können für den Behandler sehr aufwändig und für den Patienten ebenfalls mühsam sein, weil er mehr Geduld und Mitarbeit als in einfach gelagerten Fällen aufbringen muss. Der Verlauf kann sich unter solchen Umständen über lange Zeiträume erstrecken. Aber selbst bei unbefriedigenden Verläufen, bei denen sich die Pathologie nicht nachhaltig beeinflussen lässt, können Patienten meistens dennoch im Sinne einer Palliation von der homöopathischen Behandlung profitieren und durch Besserung des Allgemeinbefindens an Lebensqualität gewinnen (☞ 7.6).

6.3.4 Miasmatische Arzneidiagnose

Auch wenn die Gesamtheit der Symptome (☞ 6.3.2) klar und deutlich ein bestimmtes Arzneimittel indiziert und damit gute Fortschritte erzielt werden können, kommt es im Laufe der Jahre unter der homöopathischen Therapie chronischer Krankheiten fast immer zu Situationen, in denen eine miasmatische Diagnose gefragt ist. Oft geschieht es während oder nach Absolvierung akuter Krankheiten wie z. B. einer Influenza (☞ 7.3), dass eine miasmatische Belastung offen gelegt werden kann. Beim Krankheitsbild der Multiplen Sklerose sehen wir z. B. an der mehr oder minder guten Bewältigung von Infekten und eventuellen nachfolgenden neurologischen Ausfällen, wie stark die unterschwellige Aktivität des syphilinischen Miasmas (☞ 5.2.2) noch ist. Denkbar ist natürlich auch, dass sich danach eine Sykosis manifestiert (☞ Fallbeispiel 12.5).

Selbst das generelle Unvermögen, psychische Traumata angemessen zu bewältigen, kann auf ein Miasma hinweisen, was sich auf spezifische, für die einzelnen Miasmen typische Art zeigt (☞ 5.2.2, ☞ 6.1.3).

> **Grundsätzlich gilt:**
> Venerische Miasmen (z. B. ein ausufernd-sykotisches oder ein destruktiv-chaotisches Miasma) können sich umso stärker manifestieren, je mehr psorische Schwäche vorhanden ist.

Miasmatische „Legierungen“

Die miasmatische Arzneidiagnose ist ein wichtiger Schritt beim Fallmanagement jeder chronischen Krankheit. Das Konzept der chronischen Miasmen (Psora, Syphilinie, Sykosis, ☞ 5.2.2) ist eine ergänzende Strategie, mit deren Hilfe komplexe Vorgänge angegangen werden können, die sich durch eine Vielzahl von Symptomen in unterschiedlichen Zeitabschnitten zeigen. Dabei ist es notwendig, die Modellvorstellungen der Miasmenlehre sinnvoll in schlüssige Arzneidiagnosen umzusetzen. Die miasmatische Sicht berücksichtigt hereditäre, aber auch durch Ansteckung erworbene Komponenten einer chronischen Krankheit. Die Multiple Sklerose ist nach dieser Auffassung eine Legierung aus Psora und Syphilinie – also eine enge Verflechtung von Schwäche und Destruktion (☞ Tab. 5-1). Ein solches Krankheitsbild wurde von Hahnemann drastisch als ein „Ungeheuer von Doppelkrankheit“, als eine „verlarvte unechte Syphilis“ bezeichnet, „welche kein Arzt bisher in Gesundheit zu verwandeln wusste“ (CK, Bd. I, S. 116). So verdeutlichte er, dass und warum solche Krankheiten sehr schwer zu beeinflussen sind, sah aber unter bestimmten Voraussetzungen Chancen einer Heilung. Allerdings machte er keinen Hehl daraus, dass der Weg für Behandler und Patienten mühsam sein werde, da im Behandlungsverlauf immer mehrere Mittel nacheinander (antipsorische und antisyphilinische Mittel im Wechsel) unter sorgfältig abgewogenen Entscheidungen einzusetzen sind.

Psorisch betonte Fälle

Bei psorischen Krankheitsverläufen überwiegen Schwäche, Depressionen, Fatigue sowie rasch auf-

flammende Entzündungsreaktionen mit meistens guter Rückbildungstendenz. Im Falle der MS sehen wir Verläufe, bei denen sich häufige kleine Schübe aus vergleichsweise geringfügig erscheinenden Anlässen (Reaktion auf jeden banalen Infekt, mäßige Überanstrengungen sowie objektiv nicht gravierend erscheinende seelische Verletzungen) ereignen. Sie bilden sich unter einer suffizienten homöopathischen Behandlung und Schonung meistens relativ rasch und weitgehend zurück. Im Vordergrund stehen also Schwäche und Störanfälligkeit, die zerstörerische Potenz erscheint eher gering.
Bei diesen meist gutartigen Verläufen ist jedoch unbedingt zu beachten: Die psorische Schwäche bewirkt, dass es sehr leicht zu Unterdrückungen kommt. Es besteht die Gefahr, dass durch eine miasmatische Verschiebung eine latente syphilinische Veranlagung manifest wird. Deshalb ist es besonders wichtig, die Psora (laut Hahnemann die „Mutter aller Krankheiten") nachhaltig zu behandeln. Die praktische Konsequenz ist, oberflächliche Infekte, Allergien, Hautausschläge gründlich „von innen nach außen" heilen zu lassen und physiologische Absonderungen, so lange sie vom Organismus als regulierendes kompensatorisches Ventil benötigt werden (☞ 7.1), nicht zu stören.

Syphilinisch betonte Fälle

Bei den syphilinischen MS-Verläufen sehen wir oft schon zu Beginn der Krankheit – während der ersten Schübe – Anzeichen erhöhter Destruktivität mit geringer Neigung zur Remission oder einen unaufhaltsamen, schleichend fortschreitenden, chronisch-progredienten Verlauf, wobei diese nachteilige Entwicklung offenbar durch frühzeitig einsetzende axonale Schädigungsmuster erfolgt (☞ 3.3.5). Das entspricht der charakteristischen Erscheinungsform des syphilinischen Miasmas: schleichender Verfall ohne Neigung zur Regeneration (☞ Fallbeispiel 7.1). Häufig spielen sich korrespondierend dazu auch im Bereich der Psyche versteckte (Auto-[?])Aggressionsvorgänge ab (☞ 8.1.2) wie anhaltender Groll, Unversöhnlichkeit, Selbstüberhebung, Selbsterniedrigung bis zum Selbsthass oder auch Zwänge bzw. Fixierungen. Bei der Einschätzung der realen Gefährdung können moderne bildgebende Verfahren eine gute Orientierungshilfe sein: Frühe, zahlreiche, in erster Linie aber große Defekte im MRT (☞ 3.3) sind stark verdächtig auf eine überwiegend syphilinische Belastung.

Sykotisch geprägte Fälle

Wenn im Zusammenhang mit der MS in erster Linie von Psora und Syphilinie die Rede ist, bedeutet das nicht, dass MS-Patienten nicht auch unter sykotischen Erkrankungen leiden können, auch wenn die Sykosis an der einschlägigen Pathologie nicht unmittelbar beteiligt ist. Sie kann aber eine blockierende Schicht bilden, die abgetragen werden muss, um den Heilvorgang voranzubringen. Nicht selten hält eine Sykosis die syphilinische Belastung in einem labilen Gleichgewicht, bzw. tritt das syphilinische Miasma nach Fortnahme der sykotischen Pathologie stärker in Erscheinung (☞ Fallbeispiel 12.5). Deshalb ist es wichtig, auf solche möglichen Entwicklungen vorbereitet zu sein.

Reihenfolge der Behandlung miasmatischer Mehrfachbelastungen

Hahnemann bestand darauf, immer zuerst die Psora zu behandeln (um dem geschwächten Organismus wieder mehr Energie zuzuführen) und dann das destruktive Geschehen durch geeignete antisyphilinische Arzneien in Angriff zu nehmen. Kommt es im weiteren Verlauf wechselweise zu psorisch bzw. syphilinisch geprägten Zuständen, muss entsprechend der aktuellen Situation mit den geeigneten antimiasmatischen Mitteln behandelt werden (☞ 7.5.4).
Im Gegensatz zu Hahnemann fordert die südamerikanische Schule um Ortega, zunächst das vorherrschende aktive Miasma anzugehen, weil es die Lebenskraft am meisten binde (Ortega 1980). Bei überwiegender Pathologie eines venerischen Miasmas oder seiner Legierungen (z. B. Tuberkulinie) und kaum erkennbarer psorischer Belastung hat sich dieses Vorgehen als pragmatisch erwiesen. In diesen Fällen wählt man zuerst ein Mittel, das so-

wohl über eine deutliche antimiasmatische Potenz verfügt, als auch der Gesamtheit der Symptome am ehesten entspricht.
Bei vorherrschender psorischer Schwäche (Infektanfälligkeit, Fatigue, depressive Grundstimmung, starke Neigung zu Hautreaktionen) empfiehlt sich dagegen unbedingt, zuerst das psorische Miasma anzugehen, um durch einen Zuwachs an Kraft der Sykosis oder der Syphilinie den Boden zu entziehen.
Die erfolgreiche Behandlung einer Miasma-Schicht hat aber noch einen weiteren Aspekt, nämlich den einer Klärung der verbliebenen Pathologie. Oft zeigt sich nach antimiasmatischer Behandlung eindeutig ein Konstitutionsmittel, das durch seinen Symptomeninbegriff auf allen Ebenen überzeugt. Häufig tritt auch plötzlich ein unverarbeitetes psychisches oder Körpertrauma zu Tage, das dem Bewusstsein des Patienten vorher nicht mehr zugänglich war. (Dieses auffällige Phänomen tritt bei der Behandlung chronischer Fälle häufiger auf und stützt damit die Theorie des Schichten-Abtragens.)
Selbstverständlich wird daraufhin wieder auf die Essenz (☞ 6.3.1) oder die Gesamtheit der Symptome (☞ 6.3.2) hin verschrieben.
Die Entwicklung der Symptome kann also im Laufe der Zeit unterschiedliche Fallstrategien erfordern. Man sollte nicht immer und ausschließlich in miasmatischen Kategorien denken oder gar einem Schubladendenken verfallen. Vielmehr bestimmen der kreative Umgang mit den verschiedenen Lösungsmöglichkeiten und das Gefühl für das richtige Erfassen der aktuellen Problematik einen harmonischen Verlauf. Wichtig ist allerdings, den miasmatischen Aspekt niemals völlig aus den Augen zu verlieren.

Literatur
☞ Kapitel 10

7 Verlauf der Multiplen Sklerose unter homöopathischer Behandlung

Christa von der Planitz

Die sorgfältige Verlaufsbeobachtung einer länger angelegten homöopathischen Behandlung hat mindestens eben so große Bedeutung wie das Erstellen der ersten Arzneidiagnose.

7.1 Entwicklung der Symptome unter Beachtung der Hering'schen Regel

7.1.1 Ableitung auf die Haut

Homöopathische Mittel bewirken oft entscheidende Veränderungen im Organismus, die nicht immer leicht einzuschätzen sind. Die wichtigsten Fragen für die Beurteilung des Behandlungsverlaufs lauten: Wurde die Pathologie, die das Leben am meisten bedroht oder die Lebensfähigkeit am meisten einschränkt, entscheidend gemindert oder gar getilgt, und wie sind etwaige Symptomverschiebungen zu beurteilen? Verlagern sie sich während des Heilvorgangs tatsächlich auf die weniger gefahrvolle „periphere" Ebene und handelt es sich somit wirklich um einen regressiven Vorgang?
Das maßgebliche Kontrollinstrument zur Beantwortung dieser Fragen bietet die Hering'sche Regel. Sie besagt: Die Heilung verläuft

- von oben nach unten,
- von innen nach außen,
- in der umgekehrten Reihenfolge des Auftretens der Symptome.

Was bedeutet diese Regel im Hinblick auf den Verlauf einer MS? Wie sind eventuelle Veränderungen des Organismus zu bewerten?
Wie bei allen chronischen Krankheiten sehen wir auch bei der Multiplen Sklerose die augenfälligsten, mitunter sogar dramatische Besserungen, wenn sich Hauterscheinungen zeigen. Sie geben uns die Gewissheit, dass der Organismus geordnet reagiert und genug Lebenskraft besitzt, um die Pathologie auf eine weniger gefahrvolle Ebene abzuleiten. (Bei ZNS-Erkrankungen kommt diesem regressiven Etagenwechsel möglicherweise noch eine besondere Bedeutung zu, da ZNS und Haut aus dem gleichen äußeren Keimblatt stammen.)
Die häufigsten Hauterscheinungen sind:

- Ekzeme,
- urtikarielle Exantheme,
- Herpes-Eruptionen,
- Warzen.

Unkomplizierte Fälle

Das Ausmaß der auftretenden Hautveränderungen lässt nicht unbedingt Rückschlüsse auf den Umfang der inneren Krankheit zu. Tatsächlich gestalten sich jedoch Krankheitsverläufe viel weniger kompliziert, wenn bei guter Besserung des Allgemeinbefindens und unter rascher Rückbildung neurologischer Symptome (diese Voraussetzung sollte unbedingt erfüllt sein) Ekzeme oder andere Hauterscheinungen auftreten.
Das trifft zumindest auf die überwiegende Zahl der unkomplizierten, psorisch betonten Fälle zu (☞ 5.2.2, ☞ 7.5.4), bei denen die Erscheinung des Hautausschlags meistens mit der Rückbildung neurologischer Ausfälle, der Besserung der Stimmung (soweit sie nicht vom Weltschmerz über die vorübergehende kosmetische Verschlechterung beeinträchtigt ist) und der Steigerung des Antriebs einhergeht. Ein Hautausschlag nach erfolgreicher Behandlung einer bedeutenden Pathologie gilt als Signal für eine länger anhaltende Stabilität.

Gemischt-miasmatische Erkrankungen

Ausnahmen: So erfreulich eine solche Entwicklung in den meisten Fällen auch ist, eine Heilungsgarantie bietet das Auftreten eines Hautausschlags leider nicht. So kommt es z. B. vor, dass der psorische Anteil der chronischen Krankheit gut auf die verordnete Arznei reagiert hat, der syphilinische Anteil dagegen weitgehend unberührt blieb. Dann können trotz Erfolg versprechender Ableitung auf die Haut während des weiteren Verlaufs wieder alte syphilinische Muster auftreten, solange dieser miasmatische Anteil nicht bewältigt wurde. Im ungünstigsten Fall ereignet sich ein Rückfall in die MS-Pathologie, im günstigeren Fall produziert der Organismus andere (kompensatorische) syphilinische Pathologien wie z. B. eitrige Tonsillitiden oder Ulzera der inneren oder äußeren Körperoberfläche, die eine wichtige Kompensation für das gefährlichere Nervenleiden bedeuten. Auch wenn sie nicht immer einfach homöopathisch zu bewältigen sind, sollten im Hinblick auf die Chance einer dauerhaften Remission – wenn irgend vertretbar – keine Mühen gescheut werden, um sie auf homöopathischem Wege auszuheilen. Dabei werden natürlich große klinische Erfahrung und umfangreiche Arzneimittelkenntnisse vorausgesetzt.

Selbstverständlich ist es auch möglich, dass unter einer Behandlung eine andere miasmatische Schicht, z. B. eine sykotische oder tuberkulinische Erkrankung auftritt.

Solche komplexen Verläufe können gelegentlich Patienten und Behandler stark verunsichern. Die detaillierte Familienanamnese wird dann meistens multiple Belastungen aufdecken und zur (Er-)Klärung beitragen.

Fallstrategie

Bei vielen schweren chronischen Krankheiten ist die Vikariation auf Haut und Schleimhäute geradezu als eine Art „Lebensversicherung" anzusehen. In der Medizin vergangener Jahrhunderte wurde dieser Prozess – das Ableiten auf die Haut – oft provoziert (durch die Verwendung hautreizender Substanzen, das Legen so genannter Fontanellen etc.), da man sich über Generationen hinweg von diesen entlastenden kybernetischen Vorgängen überzeugt hatte. Im Idealfall bestimmt der Organismus unter der „homöopathischen Programmierung" allerdings selber, *wann* er genügend Energie hat, um diese regressiven Vorgänge einzuleiten und *wie* er das am zweckmäßigsten tut. Ein Erzwingen dieses Vorgangs ohne Besserung der Gesamtenergie führt in der Regel lediglich zu einer weiteren Schwächung und zusätzlicher Krankheit. Das hat Hahnemann klar erkannt und deshalb diese zu seiner Zeit noch ganz üblichen (schulmedizinischen) Methoden für obsolet erklärt (vgl. Organon §§ 74, 76, 201).

Für die Fallstrategie ist es also von größter Wichtigkeit, diesen Prozess des „Abfließens von innen nach außen" geduldig abzuwarten, gegebenenfalls eine Behandlungspause einzulegen und das verabreichte Mittel möglichst lange nachwirken zu lassen. Nach Erscheinen eines Hautausschlags hat es meistens seine Schuldigkeit getan und zeigt nach erneuter Verordnung keine besondere Wirkung mehr. Nach einiger Zeit ist deshalb eine neue Fallaufnahme erforderlich.

Unerwartet heftige Hautreaktionen unter homöopathischer Behandlung

Wird die Belastung durch die Hautkrankheit für den Patienten unerträglich, darf oder muss selbstverständlich eingegriffen werden. Dabei sollte man sich aber unbedingt ein Bild von der Frustrationstoleranz des Patienten machen, da zwischen objektiver Zumutung und subjektiv empfundener Zumutbarkeit je nach Lebenseinstellung beträchtliche Unterschiede zu beobachten sind. Ein zu frühes Eingreifen gefährdet den therapeutischen Gesamterfolg fast immer.

Unzweifelhaft ist jedoch: Wenn z. B. ein Juckreiz so ausgeprägt ist, dass er zu schlaflosen Nächten und einer Schwächung der Grundenergie führt, und/ oder sich die neurologischen Symptome darüber hinaus nicht deutlich verbessern, muss man davon ausgehen, dass das verordnete Mittel nur scheinbar das Simile war.

Das Mittel wird dann in den folgenden Monaten (evtl. auch Jahren) nicht mehr wiederholt bzw. die eventuelle Einnahme von ansteigenden LM-Potenzen wird beendet (☞ 9.2). Unter Umständen kann man versuchen, eine zu starke Wirkung durch Gaben von niedrigen Potenzen

(z. B. C 12 oder Q 1) desselben Mittels abzuschwächen, was aber nicht immer erfolgreich ist. Auch die Gabe eines ausgewiesenen Antidots ist nicht immer die ideale Lösung, da es eher zur Unklarheit der verbliebenen Symptome führt. Die einzige Erfolg versprechende Lösung ist zweifellos die Gabe eines gut passenden Folgemittels: seine Wahl wird durch die zunehmende Intensität der verbleibenden Symptome bestimmt.

7.1.2 Drainage auf die Schleimhäute

Nicht alle Organismen verfügen über eine genügend starke Lebenskraft, um Krankheiten vorübergehend auf der Haut „parken" zu können (☞ 7.1.1). Eine etwas weniger günstige, aber dennoch erwünschte Reaktion ist die Drainage auf die Schleimhäute. Sie kann allerdings mit einer erhöhten Infektanfälligkeit einhergehen, was die Beurteilung des Heilungsverlaufs erschweren kann.

Erhöhte Infektanfälligkeit

Viele MS-Patienten reagieren niemals auf Infekte. Einige entwickeln dagegen bei jedem banalen Virusinfekt bzw. sogar bei jedem Schnupfen mehr oder weniger ausgeprägte neurologische Symptome (☞ Fallbeispiel 12.3, ☞ Fallbeispiel 12.4). Dabei kann es sich um noch nicht ganz „ausgebrannte" MS-Herde handeln oder um eine Symptomaktivierung von nicht mehr aktiven Herden mit noch unzureichender Remyelinisierung. Die unter normalen energetischen Verhältnissen regelrecht erscheinende Funktion befindet sich dabei weiterhin in einem labilen Gleichgewicht und ist sehr störanfällig. In einzelnen Fällen kann es schwierig sein, zwischen einem erneuten Entzündungsschub und einer vorübergehend gestörten Funktion (ähnlich dem Effekt beim Uhthoff-Phänomen) zu unterscheiden.

Zwar wird heute von Seiten der Schulmedizin die Meinung vertreten, dass alle Symptome, die nicht innerhalb von 24 Stunden abklingen, einem Schub zuzurechnen seien (☞ 2.1), die Erfahrung zeigt aber, dass dieser Zeitraum offensichtlich zu kurz bemessen ist. Patienten können bei oberflächlichen Infekten oder auch bei bedeutenden anderen akuten Erkrankungen durchaus länger andauernde Funktionsbeeinträchtigungen (zwei bis drei Wochen) in bereits vorgeschädigten Regionen haben. Die Rückbildung der Funktionseinbußen hängt dann auch von der aufzubringenden „Heilarbeit" ab, z. B. der Schwere der Akutkrankheit und/oder der allgemein beeinträchtigten Lebenskraft (☞ Fallbeispiel 6.5). Wenn allerdings neue Ausfälle hinzukommen, ist wohl ziemlich sicher von einem Entzündungsschub ausgehen (☞ 7.4). Im Zweifelsfall muss das Problem durch ein MRT mit Kontrastmittel geklärt werden (☞ 3.3). Letztlich ist die Frage, wann und unter welchen Umständen klinisch stumme Herde tatsächlich aktiviert werden und zu wahrnehmbaren Ausfällen führen, noch nicht hinreichend wissenschaftlich geklärt.

Die regressive Verlagerung höherrangiger Pathologien, z. B. vom ZNS auf die Schleimhäute, kann sich in einer erhöhten Infektanfälligkeit der Luftwege sowie in allergischen Reaktionen ausdrücken. Auch akute und chronische Infektionen der Nasennebenhöhlen können in diesem Sinne vikariierend auftreten. Bereits in den 1980er Jahren wurden Arbeiten über die Zusammenhänge zwischen chronisch-rezidivierender Sinusitis und MS-Schüben veröffentlicht, was grundsätzlich auf jeden Fokus zutreffen kann, z. B. auch auf Zahnherde, etc. (☞ 8.2.4, ☞ Fallbeispiel 12.5).

Für den Verlauf der Multiplen Sklerose am wenigsten problematisch sind aller Erfahrung nach in Gang kommende Absonderungen jeder Art, vor allem auch im Urogenitalbereich. Ihr Auftreten zeigt meistens einen Wechsel zum sykotischen Miasma an und hält damit eine noch eventuell vorhandene syphilinische Pathologie in einem labilen Gleichgewicht. Es versteht sich von selbst, dass sie als kompensatorisches Geschehen nicht unterdrückt werden dürfen.

Fallstrategie

Diese Schleimhaut-Symptome müssen langsam und gründlich unter Beachtung der Hierarchie sykotischer Symptome (☞ 5.2.2) ausheilen. Dabei wird der Behandlungserfolg in erster Linie an der Besserung der Allgemeinsymptome und der psychischen Symptome gemessen, während die pathologischen Sekretionen erst ganz am Schluss des Heilungsprozesses verschwinden. Ein solcher Vorgang kann sich je nach sykotischer Belastung Wochen bis viele Monate hinziehen.

Selbstverständlich gilt das abwartende Verhalten nicht, wenn diese Erscheinungen mit deutlicher Beeinträchtigung des Gesamtzustandes einhergehen und von sich aus einen gefahrvollen Verlauf nehmen.

7.1.3 Unspezifische Schmerzsyndrome des Bewegungsapparates

Eine weitere Möglichkeit des Organismus, ein pathologisches Geschehen auf eine weniger gefahrvolle Ebene zu verlagern, besteht in einer „Auffangreaktion" des Mesenchyms im weitesten Sinne. In der Naturmedizin gilt das Mesenchym als „Endlagerstätte" für Toxine und unterschwellige Intoxikationen aller Art. Solche Belastungen können sich in unspezifischen, unangenehmen „rheumatischen" Schmerzen der Gliedmaßen und Gelenke oder in Wirbelsäulensyndromen äußern. Differentialdiagnostisch müssen die bei manchen MS-Formen auftretenden quälenden neurogenen Schmerzen (☞ 2.2.3, ☞ Fallbeispiel 12.1, ☞ Fallbeispiel 12.8) abgegrenzt werden, die aber in der Regel ungleich intensiver sind und auch von schwer zu ertragenden Missempfindungen begleitet werden (☞ 11.4.5).

Diese Art der Symptomverschiebung auf das Bindegewebe ist auch unter Homöopathen wesentlich weniger bekannt als Hautreaktionen oder pathologische Absonderungen (☞ 7.1.1, ☞ 7.1.2). Sie zeigen jedoch gleichfalls einen kompensatorischen Vorgang bzw. den Versuch einer wichtigen „Drainage"-Funktion an.

Drainage auf das Bindegewebe

Der lebende Organismus ist bemüht, Belastungen von seinen wichtigen Zentren fern zu halten. Geschwächte Organismen verfügen meistens nicht mehr über genug Lebenskraft, um Toxine und Stoffwechselprodukte direkt auf die Randzonen des Körpers (z. B. auf die Haut und Schleimhäute) zu verlagern (☞ 7.1.1). Sie sind dann gezwungen, ihre Probleme entweder durch Katarrhe (über eine sykotische Reaktion) auszuheilen (☞ 7.1.2) oder sie vorübergehend in mesenchymalen Geweben zu „speichern", was sich in unterschiedlichen, weichteilrheumatischen Erscheinungsbildern (z. B. Myalgien, Arthralgien, Wirbelsäulensyndromen) äußert, die meistens von mäßiger Intensität sind, aber durchaus auch schmerzhaft und langwierig sein können (☞ Fallbeispiel 12.9).

Fallstrategie

Auch diese Entwicklung sollte im Interesse der Gesamtstrategie möglichst nicht gestört werden. Das bedeutet jedoch keinesfalls, diese Beschwerden zu bagatellisieren. Alle Symptome, die die Gesamtenergie des Organismus absorbieren, müssen ernst genommen werden. Allerdings sollte man sich nicht dazu verleiten lassen, vorschnell ein gut wirkendes Konstitutionsmittel abzusetzen – vor allem wenn die neurologische Pathologie und das Allgemeinbefinden sich deutlich gebessert haben.

Genauso problematisch wäre es jedoch, unter einer Konstitutionsbehandlung solche Schmerzen durch andere regulative Verfahren (z. B. Akupunktur) zu behandeln. Das wäre gleichbedeutend mit der Gabe eines zu rasch gegebenen Akutmittels. Die Folge davon kann ein Rückfall in die bereits bewältigte Pathologie sein oder dass die klaren Spuren der wahlanzeigenden Symptome verwischt werden.

Vithoulkas und viele andere, ernsthaft und gründlich arbeitende Homöopathen weisen immer wieder eindringlich auf diese Schwierigkeiten hin. Ein neurologisches Fallbeispiel, das Vithoulkas in einem seiner Celler Seminare vorstellte, kann das verdeutlichen: Ein Patienten mit hochgradiger spastischer Paraparese (klinisch diagnostiziert als spastische Spinalparalyse) erhält als Konstitutionsmittel *Causticum*, das zu einer auffälligen, ca. 80%igen Besserung der Paresen innerhalb eines halben Jahres führt. Gleichzeitig treten diffuse, klinisch schwer einzuordnende Schmerzzustände in den Beinen auf, die zum Teil recht beeinträchtigend sind. Sie zeigen allerdings keine klaren Modalitäten. Vithoulkas warnte eindringlich davor, diese Schmerzen durch eine voreilige neue Verschreibung anzugehen, solange das Folgemittel nicht klar war, da sonst die Gefahr eines Rückfalls hoch sei. Er riet im Falle unerträglicher Beschwerden zur kontrollierten, zeitlich begrenzten Einnahme nichtsteroidaler Antirheumatika, um die Entwicklung besser verwertbarer Modalitäten abwarten zu können. Ähnlich gelagerte Fälle kann die Verfasserin aufgrund häufiger Erfahrungen in der Praxis bestätigen (☞ Fallbeispiel 12.1, ☞ Fallbeispiel 12.8).

Sprechen alle Zeichen dafür, dass das Konstitutionsmittel auf der Ebene der bedrohlichsten Pathologie – im Falle einer MS-Erkrankung bei Paresen, Spastik, Ataxie – gut wirkt, sollte man bei zumutbaren, unspezifischen „weichteilrheumatischen Schmerzen" lieber für begrenzte Zeit ein peripher angreifendes Schmerzmittel oder Phytotherapeutika bzw. eine milde physikalische Therapie verordnen, als die Reaktion des Organismus nachhaltig zu stören.

Stören die Schmerzen allerdings die Nachtruhe und absorbieren sie viel Energie, wird bald eine Folgeverordnung nötig sein. In der Regel haben sich dann auch klare Modalitäten eingestellt. Man kann nicht oft genug darauf hinweisen dass, bevor man sich in den Dschungel der Materia Medica begibt, vorrangig die ergänzenden und erprobten Folgemittel überprüft werden sollten. Bei einer starken konstitutionellen Beziehung zu *Causticum* z. B. werden viele Beschwerden des Bewegungsapparates durch *Rhus toxicodendron* oder *Ruta* abgedeckt.

Medikamentöse Begleittherapie

Als adjuvante Therapie genügen oft Phytotherapeutika (Harpagophytum-Extrakte, Urtica-urens-Extrakte) oder Enzyme (Wobenzym®, Enzym-Wied®, Enzym plus/Syxyl). Bei gutem Ansprechen auf lokale Wärme ist Capsicum Extrakt (Jucurba® Capsicum-Salbe), das einen mild erwärmenden Tiefeneffekt hat, oft hilfreich (auch bei neuralgischen Schmerzen).

Stärkere Beschwerden können vorübergehend durch gängige Schmerzmittel (Paracetamol, Aspirin®) sowie nichtsteroidale Antirheumatika (z. B. Diclofenac, Ibuprofen) angegangen werden, um ein oft spontanes Abklingen abzuwarten.

Die mehr funktionell bedingten Wirbelsäulensyndrome sprechen besonders gut auf die Osteopathie als „mitsinnig" wirkendes Verfahren an. Sie wird besonders von sensitiven Menschen oft deutlich besser toleriert als herkömmliche manuelle Therapien.

Compliance

Der Patient sollte bei solchen Verläufen in jedem Fall in die therapeutischen Entscheidungen mit einbezogen werden. Wir sollten nicht unterschätzen, dass die positive Einstellung zu solchen im Grunde genommen erfreulichen, aber gleichwohl zeitweise lästigen Entwicklungen die Toleranzschwelle deutlich erhöht. Es ist deshalb sinnvoll, den Patienten schon zu Beginn der homöopathischen Therapie auf Haut- und Schleimhautreaktionen sowie auf eventuell auftretende, vorübergehende Schmerzen des Bewegungsapparates einzustimmen. Diese Entwicklung wird dann emotional positiv besetzt und wesentlich entspannter angenommen. Zudem lernt der Patient, dass der Körper Heilarbeit leistet, sich also aktiv an der Krankheitsbewältigung beteiligt.

7.1.4 Entwicklung neurologischer Symptome

Neu auftretende Symptome

Treten unter homöopathischer Behandlung erstmalig hierarchisch höherwertige neurologische Symptome wie Ataxie, zunehmende Spastik oder Hirnnervenausfälle auf (☞ 6.2.6, ☞ 11.2.3), die vorher niemals vorhanden waren, so ist davon auszugehen, dass das verabreichte Mittel nicht ausreichend gewirkt hat und ein Mittelwechsel ansteht.

Lediglich wenn die Behandlung noch nicht lange dauerte (also noch nicht ihre volle Wirkung entfalten konnte), Grundenergie und Schlaf sich bereits auffällig gebessert haben, das Auftreten der Symptome wenig intensiv und flüchtig ist und sie zudem noch aus dem aktuellen Mittelbild stammen, kann man für kurze Zeit abwarten. In seltenen Fällen ist es nämlich möglich, dass ein in absehbarer Zeit ohnehin auftretendes Symptom vorweggenommen wird. (Bei der MS ließe sich dieses Phänomen durch die Aktivierung bisher stummer Herde erklären). Diese Verlaufsbeurteilung setzt allerdings voraus, dass die Besserung insgesamt überzeugend ist (zur Bedeutung und Prognose der einzelnen Hirnnervenausfälle ☞ 6.2.6, ☞ 10).

Rückbildung neurologischer Symptome

Die Rückbildung der neurologischen Ausfälle innerhalb von spätestens zwei bis vier Wochen im Sinne der Hering'schen Regel (☞ 7.1) bei gleichzeitiger Stabilisierung des Gesamtzustandes und der Psyche ist meistens ein Indiz dafür, dass das richtige Mittel verordnet wurde.

Eine länger dauernde Regeneration kann trotz guter Mittelwahl dann toleriert werden, wenn ein relativ großer Herd für die Störung verantwortlich ist, was durch ein Kontrastmittel-MRT (☞ 3.3.4) geklärt werden kann.

Verlaufsbeurteilung

Wie schon mehrfach erwähnt, ist jede Änderung der Symptomatik grundsätzlich im Kontext von Allgemeinbefinden, vegetativen Grundfunktionen (Schlaf, Wärmehaushalt, Menses etc.) und Psyche zu beurteilen. Das gilt auch im umgekehrten Fall: Sollten sich neurologische Symptome relativ gut zurückbilden, dagegen Schlaf, allgemeine Energie, Antrieb und Stimmungslage sich verschlechtern, muss die Arzneidiagnose überprüft werden, da das Mittel trotz eines scheinbaren Erfolgs nicht genau passend sein kann.

Für diese Konstellation gibt es folgende mögliche Erklärungen:

- Es ist unwahrscheinlich, dass die Besserung der neurologischen Symptome auf das homöopathische Mittel zurückzuführen ist. Sehr wahrscheinlich handelt es sich lediglich um eine rasch vorübergehende spontane Besserung.
- Das Arzneimittel war nicht das Simile, sondern nur scheinbar ähnlich. Der Abwehrmechanismus wurde nur berührt. Die Besserung wird nicht lange anhalten.
- Das homöopathische Mittel deckte lediglich die Komponente des syphilinischen Miasmas ab, während nun die aktuellen psorischen Anteile mehr in den Vordergrund rücken.
- Es liegt eine ausgeprägte, chronische, neurotische Störung (z. B. mit einer depressiven Entwicklung) vor, die eine intensivere Behandlung über längere Zeit unter Einbeziehung einer Psychotherapie erfordert (☞ 8.1).

Prognose

Bei einem günstigen Verlauf sollten sich zunächst die Hirnnervensymptome und die Ausfälle der oberen Extremitäten stabilisieren. Eventuell auftretende Muskelschwächen dürfen maximal zwei bis drei Wochen bei sonst gutem Allgemeinbefinden anhalten. Missempfindungen und Sensibilitätsstörungen im Bereich der Beine können sich unter Umständen sogar kurzfristig verstärken, sollten dann aber eine Rückbildungstendenz erkennen lassen (☞ Tab. 7-1). Ungefähr die gleiche Zeit bis zur Besserung benötigen Blasenstörungen, die sorgfältig zu beobachten sind (v. a. mögliche Restharnwerte). Eine Überdehnung der Blase ist unbedingt zu vermeiden. Unter Umständen muss vorübergehend katheterisiert werden (☞ 4.4.2).

Am häufigsten und längsten (und am gefahrlosesten) persistieren mäßige Hypästhesien und Hypalgesien im Bereich der Unterschenkel und Füße.

7.2 Hierarchisierung der MS-assoziierten Symptome

Die Beurteilung des Verlaufs einer homöopathischen MS-Therapie orientiert sich an der Rangfolge eventuell neu auftretender bzw. verschwindender neurologischer Symptome (☞ Tab. 7-1).

Tab. 7-1: Hierarchie der MS-Sympotme für die Verlaufsbeurteilung	
Hirnnervensymptome (mit Einschränkung der Sehnerven- und Augenmuskelnervensymptome)	Problematisch: Schluck- und Artikulationsstörungen
Koordinationsstörungen, Ataxie	V. a. der oberen Extremitäten
Kraft der Muskulatur	V. a. der oberen Extremitäten
Vegetative Symptome	Stärkere Formen von Blasen- und Mastdarmstörungen
Schmerzen, Missempfindungen	–
Gefühllosigkeit, Taubheit	–

Ausgeprägte Ataxien zeigen einen deutlich problematischeren Krankheitsverlauf an als z. B. eine Minderung der Kraft, und diese ist meistens wiederum gravierender für die Prognose der MS als eine mäßige Blasenstörung. Vegetative Störungen im Blasen-Mastdarm-Bereich sind bei der hierarchischen Beurteilung je nach Ausprägung meistens höher einzuschätzen als z. B. sensible Störungen im Bereich der Beine, die als Restsymptome gelegentlich noch lange persistieren können.

Das in Tabelle 7-1 dargestellte Schema ist nicht als starr zu betrachten, sondern entspricht einem mittleren Erfahrungswert. Im Einzelfall muss auch die Intensität der Ausfälle berücksichtigt werden: Eine hochgradige Parese oder eine gravierende Blasenstörung kann selbstverständlich einmal schwerwiegender sein als eine diskrete Ataxie.

7.3 Interkurrente Infekte

Bedeutende interkurrente Infekte wie z. B. eine echte Influenza, eine das Allgemeinbefinden deutlich beeinträchtigende Sinusitis, Tonsillitis oder Bronchitis sind oft Heilreaktionen im Sinne eines regressiven Etagenwechsels (☞ 7.1) oder signalisieren das Aktualisieren eines alten Fokus, der den Organismus unter Umständen schon lange unterschwellig belastet hatte.

Solche akuten Reaktionen sollten nur im äußersten Notfall allopathisch unterdrückt werden, da sie zur Bewältigungsstrategie des Organismus gehören. Sie erfordern allerdings ein genau abgestimmtes Fallmanagement mit engmaschiger Therapiekontrolle. Manchmal ist bei komplexen Fällen ein mehrfacher Mittelwechsel erforderlich.

7.3.1 Fallmanagement und Dosierung bei Akutbehandlung

Dosierung

Die Dosierung orientiert sich an der Intensität der akuten Symptome und dem Verlauf (☞ Tab. 7-2). Bei rascher Besserung wird schneller ausgeschlichen, wobei ein oder zwei Gaben der Akutlösung auch noch einen Tag über das Verschwinden der akuten Symptome hinaus gegeben werden sollten.

Identität von Akut- und Konstitutionsmittel

Am einfachsten ist die Strategieentscheidung, wenn die Symptomatik des Akutmittels eindeutig der des chronischen Mittels entspricht (Dosierung ☞ Tab. 7-2). Das ist jedoch bei chronischen Krankheiten selten der Fall.

Mittelwechsel

Viel häufiger kommt es vor, dass eine neue Arzneidiagnose erforderlich wird. Sobald sich während der Akutkrankheit klare Symptome für ein neues Arzneimittel herausbilden, ist das ein Indiz für einen Mittelwechsel. Tritt z. B. bei einem chronisch-progredienten MS-Fall eine hochfieberhafte Grippe auf, die unzweifelhaft ein *Bryonia*-Bild erkennen lässt, dann signalisiert der Organismus, dass er jetzt dieses Mittel einfordert.

Eine willkommene Entscheidungshilfe beim Wechsel vom Konstitutionsmittel auf das Akutmittel kann wiederum die Orientierung an Mittelverwandtschaften und typischen Folgemitteln der Materia Medica sein. Z. B. erfordert eine Konstitutionsbehandlung mit *Causticum* im Akutfall nicht selten *Staphisagria* (v. a. wenn eine einschlägige psychische Belastung dem Infekt vorausging) oder

Tab. 7-2: Dosierung bei Akutbehandlung

Aktuelle Situation (oberflächliche akute Infekte)	Fallstrategie
Die akuten Infektsymptome sprechen nicht spezifisch für ein Akutmittel, es tritt keine dramatische Verschlechterung ein.	Das aktuelle Konstitutionsmittel beibehalten.
Die Gabe des Konstitutionsmittels in Form einer hohen C-Potenz liegt erst kurze Zeit (ca. 2–3 Wochen) zurück.	Das gleiche Mittel kann für 8–14 Tage in der Q 1 oder in der C 12 als Akutlösung verabreicht werden, um die Wirkung der Hochpotenz noch einmal anzuregen.
Die letzte Gabe der C-Potenz wurde schon vor längerer Zeit (mehreren Wochen) verabreicht. Es liegt bisher lediglich ein oberflächlicher Infekt (z. B. Katarrh der Luftwege) vor.	Es ist davon auszugehen, dass die Wirkung schon weitgehend abgeklungen ist. Mittel in der zuletzt verordneten Potenz in Wasser lösen und (je nach Aktualität der Beschwerden) über einige Tage als Akutlösung einnehmen lassen. Besonders günstig wirkt meistens die Potenz C 200.
Der Patient steht unter LM- oder Q-Potenzen (☞ 9.2).	Statt der 1 × tgl. Gabe wird 3–4 × tgl. eine Akutlösung der aktuellen Potenzstufe über den Zeitraum von einigen Tagen verordnet. Ggf. Wechsel auf das C-Potenzsystem (☞ 9.1).

Rhus toxicodendron. Die Konstitutionsmittel *Natrium muriaticum* und *Sepia* zeigen im Akutfall oft ein *Bryonia*-Bild (☞ Fallbeispiel 12.4), *Calcarea carbonica* eine *Belladonna*- oder *Rhus toxicodendron*-Pathologie.

Diese Arzneidiagnosen müssen jedoch – besonders bei bedeutenden chronischen Krankheiten – sorgfältig gesichert werden. Bevor man infolge unklarer Symptome experimentiert, ist es besser, unter einer unspezifischen Phytotherapie (z. B. Umckaloabo®) eindeutige Symptome abzuwarten und das Konstitutionsmittel so lange beizubehalten.

Aktualisierung neurologischer Symptome

Hat die Konstitutionsbehandlung noch nicht zu einer wesentlichen Stabilisierung geführt, kann es – oft auch erst während der Rekonvaleszenzphase – zum erneuten Auftreten neurologischer Symptome kommen, wobei zwischen einer Symptomaktivierung unzureichend remyelinisierter Herde und einem neuen Schub unterschieden werden muss (☞ 7.1.4). Für eine Symptomaktivierung sprechen neurologische Störungen, die schon in der akuten Phase (während viraler Infekte und Influenza) beginnen und weitgehend einem älteren Ausfallmuster gleichen (ähnlich dem Uhthoff-Phänomen bei Überhitzung, ☞ 2.1). Mit Abklingen des viralen Infekts und nach angemessener Rekonvaleszenz bilden sich erfahrungsgemäß diese neurologischen Ausfallerscheinungen kontinuierlich wieder zurück.

Bedeutung rückkehrender alter Symptome und interkurrenter Infekte

Es kann geschehen, dass die Akutkrankheit eine alte, latente, unter Umständen jahre- bis jahrzehntelang „verschüttete" unbewältigte Pathologie wieder an die Oberfläche bringt, z. B. eine Pyelitis (☞ Fallbeispiel 12.5) oder das erneute Auftreten einer rezidivierenden Otitis (bekannt aus der Kindheit) – ein Zeichen, wie tief die homöopathische Behandlung alte „Blockaden" aufarbeiten kann.

Ähnlich einem lange zurückliegenden psychischen Trauma, das unbedingt wieder ins Bewusstsein gehoben werden muss, damit es überwunden werden kann, sollte der Organismus jetzt, wenn irgend vertretbar, die Chance erhalten, diese „reaktivierte" Krankheit aus eigener Kraft zu überwinden. Nicht nur das Gehirn, nicht nur das gesamte komplexe Immunsystem, auch die übrigen Körperstrukturen haben ein Gedächtnis. Akute Erkrankungen sind wie ein „Hilfeschrei", wie ein „Psychodrama", das

nicht wieder verdrängt werden darf, sondern aktuell bearbeitet werden muss (☞ 5.2.3).
Entgegen landläufiger Meinung ist die Lebenskraft während akuter Krankheiten meistens sehr aktiv. Besonders augenfällig erfährt man diesen Zusammenhang z. B. beim allergischen und infektinduzierten Asthma, das häufig erst dann ausheilt, wenn der Patient eine akute fieberhafte Bronchitis im Sinne einer „Rückentwicklung" durchgemacht hat. (In der Anamnese findet sich vor Ausbruch des Asthmas häufig eine lang zurückliegende, nicht vollständig bewältigte oder „unterdrückte" Pneumonie).
Eine akute Entzündung stellt also nicht nur eine Gefährdung dar, sondern bietet in vielen Fällen die Chance, eine chronische Krankheit zu überwinden.
Akute Krankheiten sind nach Hahnemann der „lediglich abgesonderte Teil des tiefen Urübels", d. h. der chronischen Krankheit (CK, Bd. I, S. 7). Sie sind für den Organismus wesentlich besser zu bewältigen als chronische Leiden. Deshalb ist der Versuch des Organismus, die chronische Störung in eine akute zu verwandeln, eine sinnvolle Strategie. Die homöopathische Arznei nimmt ihm dabei den Abwehrkampf nicht ab (wie ein Antibiotikum das tun würde), sondern weist den Weg zu einer optimalen Bündelung der Energie durch Vermeidung von „Reibungsverlusten". Diese „programmierte Selbstheilung" (☞ 5.2.1) steht der Spontanheilung am nächsten. Ihr Resultat ist ein höheres Niveau an Gesundheit als vor der Erkrankung.
Konnte die interkurrente Erkrankung gut bewältigt werden, ohne dass es zu neurologischen Ausfällen kam, ist das meistens ein Hinweis auf eine bereits fortgeschrittenen Remission der Multiplen Sklerose (☞ Fallbeispiel 12.4).
Andererseits ist natürlich niemals völlig sicher auszuschließen, dass interkurrente Erkrankungen den Organismus auch nachhaltig schwächen und damit einen neuen Schub auslösen können. Das ist besonders bei ausgeprägter miasmatischer Belastung psorischer Prägung (☞ 5.2.2, ☞ 6.3.4) zu erwarten und/oder wenn die Konstitutionsbehandlung noch nicht weit fortgeschritten ist. Eine sorgfältige „Therapie der kleinen Schritte" bringt aber auch dann häufig noch Erfolg, wenn vorübergehend wieder allopathisch behandelt werden musste.

Zusammenfassung

Die akute Exazerbation von Entzündungsvorgängen hat nach homöopathischem Krankheitsverständnis für den Verlauf einer chronischen Krankheit folgende Bedeutung:

- Die Lebenskraft hat ein klares Ziel und kann deshalb ihre Energie viel effektiver bündeln.
- Die Körpersprache des Organismus ist deutlich: Wichtige Symptome und deren Intensität zeigen sich plastischer und kristallisieren sich eindeutiger heraus; der Symptomen inbegriff kann klarer definiert werden.
- Die Überwindung der Akutkrankheit trainiert nicht nur die allgemeinen Abwehrkräfte, sondern – was viel wichtiger ist – löst im Bereich des fehlprogrammierten Immunsystems häufig „alte Verstrickungen" (analog einer wirksamen Psychotherapie). Somit erhält der Organismus eine Chance, aus der Einbahnstraße einer Autoimmunreaktion wieder herauszufinden.

7.3.2 Allopathische Zusatzmedikation

Möglichkeiten und Grenzen der homöopathischen Behandlung

Es liegt auf der Hand, dass sehr viel Erfahrung und mindestens ebenso viel Engagement nötig sind, um den Patienten durch die Klippen eines schweren interkurrenten Infekts zu manövrieren. Auf eine enge Zusammenarbeit mit schulmedizinischen Kollegen sollte schon wegen der notwendigen, parallel laufenden Diagnostik nicht verzichtet werden.
Die Voraussetzungen dafür, sich der Herausforderung eines schweren interkurrenten Infekts stellen zu können, sind eine gute schulmedizinische Ausbildung mit klinischer Erfahrung, umfangreiche homöopathische Kenntnisse und ein sehr intensives Studium ähnlich gelagerter homöopathischer Fallstrategien. Natürlich passiert es auch dem geübten Homöopathen, dass ein akutes Infektgesche-

hen nicht zu beherrschen ist und damit auf allopathische Verfahren zurückgegriffen und zweigleisig gefahren werden muss. Dies ist vor allem bei Patienten der Fall, die wegen chronischer Leiden in der Vorgeschichte schon lange „unterdrückend" behandelt wurden und deren Lebenskraft wenig Möglichkeiten hatte, trainiert zu werden. Solche notwendigen Kompromisse sollten jedoch niemals entmutigen oder gar das Ideal der homöopathischen Heilung infrage stellen. Die Vielfalt dieser Therapie lässt auch bei widrigen Umständen immer neue kreative Möglichkeiten zu.

Nachteile einer allopathischen Zusatzbehandlung während akuter Infekte

Der zusätzliche Einsatz allopathischer Mittel gegen die Beschwerden der Akuterkrankung kann folgende homöopathische Probleme aufwerfen:

- Wenn der Organismus nicht die Chance erhält, sich in der Akutsituation zu bewähren, kommt es entgegen der geltenden Meinung eher zu einer Abnahme der Lebenskraft, was nicht selten einen Rückfall in die alte Pathologie zur Folge hat.
- Nach einer allopathischen Intervention ist davon auszugehen, dass man mit der homöopathischen Behandlung wieder auf einer niedrigeren Stufe des bisher Erreichten beginnen muss.
- Es kommt zur „Spurenverwischung" mit der Folge einer erschwerten Arzneidiagnose (☞ 5.3.2, ☞ 7.1.3).

Weitere Argumente, die gegen ein zu rasches allopathisches Eingreifen sprechen:

- Die allopathische Behandlung eines akuten Infekts mit Antibiotika und Antiphlogistika garantiert weder bei bakteriellen noch bei viralen Infekten, dass ein MS-Schub vermieden werden kann.
- Virusinfekte können schulmedizinisch nicht kausal behandelt werden. Antipyretika und Antiphlogistika wirken sogar kontraproduktiv.
- Kommt es unter viralen Infekten zu einer Symptomaktivierung der MS, ist auch aus schulmedizinischer Sicht der Nutzen einer Cortisontherapie umstritten, da Viren aufgrund der steroidbedingten Abwehrschwäche virulenter werden. (Als besonders problematisch hat sich eine Cortisonbehandlung z. B. bei Herpesvirus-Infektionen erwiesen.) Einige Kliniken setzen deshalb während der viralen Phase kein Cortison mehr ein, da der Schaden oft größer ist als der Nutzen. Erst wenn feststeht, dass keine Symptomaktivierung (ähnlich dem Uhthoff-Phänomen), sondern ein echter Schub (☞ 7.4) für die aktuellen Ausfälle verantwortlich ist, ist aus allopathischer Sicht ein Cortisonstoß gerechtfertigt.

7.4 Der akute Schub

7.4.1 Spontanremission

Eine wichtige Voraussetzung für die richtige Beurteilung des homöopathischen Heilverlaufs sind Kenntnisse über den spontanen Krankheitsverlauf der Multiplen Sklerose (☞ 4.6).

Bis vor ca. 40 Jahren standen zur Behandlung akuter MS-Schübe lediglich Vitamin-B-Komplexe und gegebenenfalls eine symptomatische Therapie vegetativer Beschwerden mit milden Sedativa zur Verfügung. Man verordnete viel Bettruhe, eine gute Pflege und eine sehr vorsichtige, individuell angepasste physikalische Therapie mit Krankengymnastik. Großer Wert wurde vor allem darauf gelegt, den Patienten von Pflichten zu entlasten und Stress abzubauen.

Unter diesem, aus heutiger Sicht völlig insuffizient erscheinenden „Therapieregime" kam es immerhin in der überwiegenden Zahl der Fälle innerhalb von drei bis fünf Wochen zur fast vollständigen Rückbildung der Ausfallerscheinungen, besonders wenn es sich um die ersten Schübe der Erkrankung handelte. Bei anderen Patienten blieben geringe Restsymptome zurück. Nach Abklingen der akuten Entzündung galt der Patient noch einige Wochen als Rekonvaleszent und wurde je nach beruflicher Tätigkeit geschont. Meistens war der Schub nach vier bis sechs (spätestens nach acht Wochen) vollständig überstanden. Über eventuell noch bestehende klinisch stumme Entzündungsaktivitäten herrschte allerdings völlige Unklarheit, weil CT und MRT noch nicht zur Verfügung standen.

Etwas rascher gelang es, die Entzündung unter Einsatz von Cortison zum Abklingen zu bringen, wobei in den 1970er und Anfang der 1980er Jahre relativ niedrige Dosen (z. B. 80 mg Hydrocortison tgl. in absteigender Dosierung) gegeben wurden, die den Verlauf abkürzten – wenn auch nicht so rasch wie unter der heutigen Hochdosis-Steroidtherapie (zu den Standards der gegenwärtigen Schubtherapie ☞ 4.3).

Ein akuter Schub kann also oft auch spontan oder unter geringen Steroiddosen ausheilen. Diese Erfahrung wird durch viele sorgfältige Anamnesen bestätigt, in denen die Patienten berichten, dass sie bereits lange vor der medikamentösen Behandlung (mitunter 10 – 15 Jahre zuvor) unerkannte neurologische Ausfälle hatten (meistens Sehnerv- und Augenmuskelsymptome sowie Hypästhesien), die sich spontan zurückbildeten.

7.4.2 Glucocorticoidtherapie

Es besteht kein Zweifel daran, dass die heute üblichen Hochdosis-Cortisongaben eine viel raschere Rückbildung der Entzündungszeichen ermöglichen (☞ 4.3). Dieser Vorteil ist verführerisch. Die Cortisontherapie bietet aber nicht nur Vorteile, was nach Einführung des Wirkstoffs als erste die Dermatologen erfahren mussten. Der anfängliche Siegeszug des Cortisons bei Hauterkrankungen führte über längere Zeit zu einem recht sorglosen Gebrauch, bis die Nachteile seiner hemmenden Wirkung deutlich wurden: Die Haut wurde zunehmend dünner, verarmte an elastischen und kollagenen Fasern, Schweiß- und Talgdrüsen atrophierten, Verletzungen heilten wesentlich schlechter und die Infektionsgefahr wurde erhöht.

Nach langjähriger Beobachtung der Verfasserin kommt es bei der Behandlung von MS-Schüben mit Steroiden oft zu folgendem Phänomen: Nach raschem Abklingen scheinen neue Schübe umso rascher und in umso kürzeren zeitlichen Abständen wieder aufzutreten. Zahlreiche Verlaufsbeobachtungen stützen die Vermutung, dass durch eine gehemmte Reparatur des Myelins eine länger anhaltende Vulnerabilität zurückbleibt, die ihrerseits die Empfänglichkeit für neue Entzündungsschübe fördert. Diese These wirft folgende Fragen auf:

- Hemmen Steroide möglicherweise nicht nur den entzündlich-entmarkenden Prozess, sondern auch die bindegewebige Regeneration der Myelin-Scheiden?
- Wird der rasche Anfangserfolg vielleicht durch eine erhöhte Schubrate erkauft?
- Wie wirkt sich eine Glucocorticoidtherapie auf die erst kürzlich entdeckte frühzeitige axonale Schädigung (☞ 1.6.3) einiger besonders destruktiver Verlaufsformen aus?

Darüber hinaus ist wissenschaftlich erwiesen, dass eine Cortisonbehandlung die Schubrate nicht herabsetzt (☞ 4.2.7). Schon aus diesen Gründen ist der Versuch einer alternativen homöopathischen Behandlung auf jeden Fall gerechtfertigt.

Dass durch homöopathische Therapie aber auch im akuten Schub nachhaltige Erfolge zu erreichen sind, zeigt besonders eindrucksvoll der Fall einer *Chamomilla*-Patientin (☞ Fallbeispiel 12.1), die jeweils im Abstand von ca. fünf Monaten dreimal fast vollständig paraplegisch war. Später entwickelte sie episodische neurogene Schmerzen und nach einigen Therapieabbrüchen eine doppelseitige Optikusneuritis. Sämtliche Schübe bildeten sich unter alleiniger homöopathischer Konstitutionsbehandlung (gelegentliche, einzelne niedrige Corticoiddosen durch den Hausarzt ausgenommen) durch *Chamomilla* vollständig zurück. Die Patientin konnte wieder ihrer Berufstätigkeit und sogar ihren sportlichen Aktivitäten nachgehen.

Allopathische Vor- und Begleitbehandlung

Eine Hochdosis-Cortisontherapie bietet keine Garantie für eine vollständige Rückbildung der neurologischen Ausfälle (☞ 4.3, ☞ 7.4.2). Nach Erfahrung der Verfasserin gibt es sogar Fälle, in denen es den Patienten nach einer Cortisonbehandlung – auch in Bezug auf die neurologischen Ausfälle – eher schlechter ging als zuvor (☞ z. B. Fallbeispiel 12.11). In drei dieser Fälle war das Arzneimittelbild *Ignatia* indiziert. Die Schübe traten infolge einer schweren seelischen Erschütterung auf. *Ignatia* ist nicht nur ein wichtiges Mittel bei seelischem Schock und Arzneimittelüberempfindlichkeit, sondern auch ein Mittel der „paradoxen Symptome“; das heißt der Organismus dieser Patienten reagiert immer anders, als nach der allgemeinen Erfahrung zu erwarten wäre, z. B. in diesen Fällen: Verschlechterung der neurologischen Symptome unter Cortison statt einer Besserung.

Leichte Schübe

Leichtere Schübe sind homöopathisch und durch eine suffiziente Pflege durchweg gefahrlos zu beherrschen, weshalb große Befürchtungen nicht gerechtfertigt sind.

Es darf aber auf keinen Fall zugelassen werden, dass ein ängstlicher Patient, der der Homöopathie noch skeptisch gegenübersteht, in eine schwer belastende Entscheidungskrise bezüglich der zu wählenden Therapieform gestürzt wird. MS-Patienten stehen in sehr viel stärkerem Ausmaß als andere chronisch Kranke unter einer hohen psychischen Anspannung. Deshalb ist dafür zu sorgen, dass sie zuversichtlich hinter der eingeschlagenen Therapierichtung stehen können. In diesen Fällen ist die zeitgleiche Behandlung mit niedrig dosierten Corticoiden und dem homöopathischen Simile oft ein günstigster Kompromiss.

Schwere Schübe

Ein schwerer Schub mit Auftreten neuer Symptome sollte unter einer schon länger durchgeführten Konstitutionstherapie mit gut gewählten Arzneimitteln nicht vorkommen, sonst war die Mittelwahl nicht genau genug. Natürlich kann auch ein sehr erfahrener Homöopath keine Garantie dafür geben, dass eine solche Entwicklung auszuschließen ist. Dazu ist dieses Krankheitsbild zu vielschichtig und zu komplex. Etwaige Misserfolge sind unter dem Aspekt zu sehen, dass auch die heute gängigen Immuntherapien (☞ 4.3) nur in ca. einem Drittel der Fälle zu wirklich befriedigenden Remissionen führen.

Ein generelles Problem für Allopathen wie Homöopathen ist die Tatsache, dass das Ausmaß eventuell bleibender Ausfälle nicht von vornherein kalkuliert werden kann. Bei günstigen Verläufen können sich selbst hochgradige akute Lähmungen wieder vollständig zurückbilden, in anderen (relativ seltenen) Fällen bleiben schon nach dem zweiten und dritten Schub Ausfälle zurück.

Bei einem schweren, dramatisch verlaufenden Schub mit gravierender Beeinträchtigung der Vitalität wird man deshalb nicht auf eine allopathische Therapie verzichten, sondern zweigleisig allopathisch und homöopathisch vorgehen (☞ 7.5.3).

Probleme bei der homöopathisch-allopathischen Kombinationstherapie eines akuten, schweren MS-Schubs:

- Massive Antidotierung.
- Unter hohen Steroidgaben können Patienten als Nebenwirkung „künstliche“ psychische Symptome entwickeln, was in Einzelfällen sogar zu psychotischen Entgleisungen führen kann. Dadurch werden sowohl eine homöopathische Arzneidiagnose als auch eine Therapiekontrolle verhindert.
- Je wirksamer sich das allopathische Mittel bei einem Patienten zeigt, desto weniger wirksam ist erfahrungsgemäß der Einfluss des homöopathischen Mittels. Es handelt sich dabei nicht allein um eine Antidotierung, sondern um einen weitreichenderen Vorgang: Die homöopathische Information kann nicht mehr in den bereits veränderten Regelkreis vordringen. Das entspricht einem Zustand, als würde mit Gas und Bremse gleichzeitig gefahren. Da das pathologische Muster durch die Wirkung des allopathischen Mittels vorübergehend gelöscht wird, kann es vom Informationsmuster der homöopathischen Arznei nicht mehr erkannt werden. Der Vorgang wird entkoppelt und die Wirkung des Homöopathikums findet keine Resonanz.

Fallstrategie

Die allopathische Medikation sollte so weit reduziert werden, dass pathologische Symptome wieder in leichter Form erkennbar werden. Unter vorsichtigem Ausschleichen des Allopathikums wird dann das homöopathische Mittel im Potenzgrad ständig angepasst. Dieses Vorgehen gelingt am besten mit LM- oder Q-Potenzen, die täglich oder in sehr kurzen Abständen verordnet werden (☞ 9.2). Dadurch wird ein Teil der antidotierenden Wirkung allopathischer Medikamente wieder aufgehoben.

Erneute Schübe unter homöopathischer Konstitutionstherapie

Treten unter einer homöopathischen Konstitutionstherapie erneut kleine Schübe bzw. Symptomaktivierungen auf, ist dies nicht unbedingt ein Zeichen dafür, dass das laufende Mittel falsch gewählt war. Erfahrungsgemäß sind kleinere MS-Schübe zu Beginn der homöopathischen Therapie oft nicht zu verhindern, da der Organismus bei diesem gravierenden und störanfälligen Krankheitsbild bis zu einer anhaltenden Stabilität oft Monate bis Jahre benötigt (☞ 8).

Solche auftretenden Schübe sollten jedoch nicht häufig vorkommen und jeweils deutlich benigner verlaufen als frühere Ereignisse.

7.5 Problematische Verläufe

7.5.1 Komplizierte MS-Fälle

Häufige akute Schübe

Die Entwicklung einer Multiplen Sklerose, die von vornherein durch häufige akute Schübe kompliziert wird, ist aus folgenden Gründen als problematisch einzustufen: Aufgrund der hohen Schubfrequenz hat der Organismus zwischen den Schüben keine Zeit für eine ausreichende Remyelinisierung, sodass die häufigen Entzündungsereignisse auf zerstörte, ungeschützte Markscheiden treffen, womit offensichtlich ein Circulus vitiosus in Gang gesetzt und die Gefahr bleibender Ausfälle erhöht wird.

Fallstrategie

Bei solchen therapeutischen Herausforderungen werden auch sehr erfahrene Homöopathen, wenn sie sich ihrer Diagnose nicht ganz sicher sein können oder die Therapie nicht bald greift, zumindest für eine gewisse Zeit auf eine zweigleisig allopathisch-homöopathische Behandlung zurückgreifen (☞ 7.4.2, ☞ 7.5.3).

Multimorbidität und suppressive Therapien in der Vorgeschichte

Eine besondere Komplikation liegt vor, wenn der MS-Patient zusätzlich an einer anderen bedeutenden Autoimmunkrankheit (z. B. Nephritis, Hepatitis, rheumatoide Arthritis) leidet oder litt, die suppressiv behandelt wurde oder wird.

Als ähnlich problematisch sind eine Chemotherapie und Radiatio nach Malignomerkrankungen einzuschätzen. Solche Zustände sind wegen der stattgehabten massiven Symptomverschiebung (☞ 5.2.3) homöopathisch sehr schwer zu beeinflussen. Aus der Sicht der Miasmentheorie (☞ 5.2.2) bewahrheitet sich, dass trotz der vermeintlich erfolgreich eingreifenden Therapien der zu Grunde liegende destruktive Prozess nicht bewältigt werden konnte, weshalb er sich nach einiger Zeit wieder an anderer Stelle Bahn bricht.

Fallstrategie und Prognose

In solchen Fällen sind die Aussichten auf eine Vollremission zwar ungünstig, eine Besserung der allgemeinen Energie und psychischen Verfassung und damit ein besserer Verlauf aber dennoch zu erwarten.

7.5.2 Infektanfälligkeit

Einige MS-Patienten haben eine extreme Infektbereitschaft (☞ Fallbeispiel 12.4). Sie hat im Wesentlichen zwei Ursachen:

1) Infektanfälligkeit auf konstitutioneller Basis, einschließlich einer psychosomatischen Komponente.
2) Auslösung durch eine begleitende Immunsuppression (z. B. Azathioprin).

Fallstrategie und Prognose

Im ersten Fall ist selbstverständlich die Behandlung über das „essenzielle" Mittel (☞ 6.3.1) bzw. das Simillimum am effektivsten, da es nicht nur die körperlichen, sondern auch die seelischen Schwächen am wirksamsten beeinflusst. Ist man primär auf den Inbegriff der Symptome angewiesen, sollten auch psorisch-miasmatische Aspekte bedacht werden. Der Verfasserin fielen häufig die Arzneimittel *Baryta carbonica, Calcarea carbonica, Sepia* und *Thuja* auf, besonders häufig jedoch die Nosoden *Psorinum, Carcinosinum* und *Tuberculinum* (in dieser Reihenfolge). Für die häufige Verknüpfung mit einem psychischen Auslöser ist die Rubrik „Gemüt – Beschwerden durch – Erregung – Gemütes, des" mit einzubeziehen. Für Menschen, die die kleinste seelische Überforderung mit einem Infekt beantworten, bieten die Repertorien keine konkreten Hinweise. Mit gewisser Einschränkung kann die Unterrubrik zu „Gemüt – Beschwerden durch – Erregung – Gemütes, des – Kinder sind zu bestimmten Zeiten krank" auch auf Erwachsene angewendet werden. Einige der wichtigsten Mittel sind dabei *Staphisagria, Psorinum, Pulsatilla* und *Calcarea carbonica.*

Im Fall einer Infektanfälligkeit unter fortlaufender Immuntherapie ist auf Dauer nicht mit einem Therapieerfolg zu rechnen, auch wenn hin und wieder vorübergehende Erfolge zu verzeichnen sind (Heilungshindernis ☞ 8).

7.5.3 Immunmodulatorische und homöopathische Kombinationstherapie

Wirkung von Immuntherapeutika aus homöopathischer Sicht

Immunmodulatoren bzw. Immunsuppressiva (Interferone, Mitoxantron, Azathioprin) erzeugen eine gezielte Immunreaktion des Organismus (☞ 4.2). Die dabei entstehenden Nebenwirkungen werden durch den Einsatz weiterer Medikamente wieder abgeschwächt. Aus folgenden Gründen ist die Kombination aus Immuntherapie und homöopathischer Therapie in den meisten Fällen kontraproduktiv:

- Die „künstlich" erzeugten Immunreaktionen erschweren die homöopathische Arzneidiagnose, weil sie das ursprüngliche Symptomenbild des Patienten löschen bzw. verfälschen (☞ 7.4.2). Eine Arzneidiagnose ist aus diesem Grund hochgradig erschwert, wenn nicht unmöglich.
- Sie unterbrechen einen bestimmten (für das jeweilige Immuntherapeutikum spezifischen) Schritt der Immunkaskade, sodass er für eine übergeordnete homöopathische Regulation nicht mehr erreichbar ist.

> Aus homöopathischer Sicht wird zusätzlich zur natürlichen Krankheit eine „Kunstkrankheit" erzeugt, die den Fall so kompliziert, dass er nicht mehr homöopathisch heilbar ist. (vgl. Organon, § 41)

Kombination von homöopathischer und Immuntherapie

Eine homöopathische Behandlung parallel zur Immuntherapie ist immer ein Kompromiss und nur dann (für eine begrenzte Zeit) sinnvoll,

- wenn in fortgeschrittenen MS-Fällen oder bei foudroyantem Verlauf ein Absetzen des Immuntherapeutikums nicht mehr vertretbar ist (schwere Schübe ☞ 7.4.2) und/oder
- wenn von vornherein lediglich auf eine palliative Wirkung bzw. die Linderung bestimmter Beschwerden gezielt wird (☞ 8).

Man kann z. B. versuchen, psychische Probleme (wenn sie nicht eine direkte Folge der Immuntherapie sind) im Sinne einer Palliation zu lindern. Stellt sich heraus, dass die psychische Krankheit nicht in erster Linie Ausdruck einer Arzneikrankheit ist (wie z. B. Depressionen bei Interferon-Behandlung), darf man vermuten, dass bereits eine anlagebedingte Neigung dazu vorhanden war, was sich oft in der klaren Indikation eines homöopathischen Arzneimittelbildes zeigt. Eine Homöotherapie sollte dann auf jeden Fall versucht werden.

In manchen Fällen sprechen funktionelle Störungen auch trotz paralleler Immuntherapie auf die homöopathische Behandlung befriedigend an. So gelang es z. B. ein schon vor der Interferon-Therapie bestehendes und unter dieser Behandlung stark exazerbierendes Restless-legs-Syndrom positiv mit *Rhus toxicodendron* zu beeinflussen. Diese

Erfolge sind allerdings selten nachhaltig und die Mittelwirkung erschöpft sich rasch, sodass eine häufige Wiederholung von C-Potenz-Gaben erforderlich wird. In den meisten Fällen ist deshalb die kontinuierliche Gabe von Q- und LM-Potenzen aussichtsreicher (☞ 9.2).

Fallstrategie

- Geht es dem Patienten unter einer Immuntherapie auf allen Ebenen gut und wollen sowohl Patient als auch Therapeut auf keinen Fall das Risiko unvorhersehbarer Reaktionen eingehen, sollte der Umstieg auf eine homöopathische Behandlung sehr genau durchdacht werden. Eine parallele Behandlung ist unter diesen Umständen wenig effektiv und sinnvoll.
- Schreitet die neurologische Symptomatik dagegen auch unter der Immuntherapie weiter fort, sind in der Regel auch aussagekräftige Symptome vorhanden, die eine gezielte Homöotherapie erst ermöglichen. Es versteht sich von selbst, dass das Immuntherapeutikum unter diesen Voraussetzungen dann langsam auszuschleichen bzw. abzusetzen ist.
- Selbstverständlich wird man dem Patienten umgekehrt bei völligem Versagen der homöopathischen Therapie auch zu einem Versuch mit allopathischen Immuntherapien raten.

Nebenwirkungen der Immunsuppressiva aus homöopathischer Sicht

Die homöopathischen Probleme beim Einsatz von Immuntherapeutika wurden bereits ausführlich erörtert. Relativ gesehen am verträglichsten hat sich der Wirkstoff Glatirameracetat erwiesen (☞ 4.2.2). Wegen seiner vergleichsweise geringen Beeinflussung von Allgemeinsymptomen ist er mit einer homöopathischen Therapie noch am ehesten vereinbar. Treten unter dieser Medikation Hautreaktionen auf (was häufig vorkommt), sollten sie, wenn möglich, nicht drastisch unterbunden werden, da es sich vermutlich um eine ähnlich günstige Entwicklung handelt wie bei einer Vikariation der neurologischen Symptomatik unter homöopathischer Behandlung (☞ 7.1).

Azathioprin (☞ 4.2.3) oder Mitoxantron (☞ 4.2.5) ziehen Vitalität und Abwehrkraft des Organismus oft stark in Mitleidenschaft. Die sich unter diesen Mitteln relativ häufig einstellende Infektanfälligkeit ist durch gleichzeitige Homöotherapie meistens nicht zu beherrschen (☞ 7.5.2). Auch nach Absetzen dieser Medikamente dauert es oft lange, bis der Organismus wieder eine moderate Reaktionsfähigkeit erlangt (☞ Fallbeispiel 12.2).

Immuntherapie aus homöopathisch-miasmatischer Sicht

Syphilinie

Mittels Immuntherapeutika wird versucht, dem destruktiven Miasma mit einem ebenso aggressiven, immunsuppressiven bzw. -modulatorischen Therapieregime zu begegnen. Die zugrunde liegende miasmatische Veranlagung wird dadurch jedoch nicht beeinflusst. D. h., es besteht für syphilinisch belastete Patienten die Gefahr, dass weitere destruktive Krankheiten (syphilinische Zweitkrankheit) entstehen (z. B. Malignome).

Psorische Schwäche

Hahnemann hat die Psora als die „Mutter aller Krankheiten" (CK), und als „wahre Grund-Ursache und Erzeugerin fast aller übrigen häufigen, ja unzähligen Krankheits-Formen" (Organon, § 80) bezeichnet, ohne deren Beeinflussung ein weiteres aufgepfropftes Miasma nicht ausheilen kann. Steht dem Organismus aufgrund der schwächenden immunsuppressiven Therapie nicht mehr genug Heilenergie zur Verfügung, wird sich indirekt auch die destruktiv-psorisch-legierte Grundkrankheit verstärken (☞ 5.2.2, ☞ 7.5.4).

Unterstützende Maßnahmen

Bei einem Organismus, der stark psorisch belastet und/oder hochgradig durch „Kunstkrankheiten" (Organon, § 39) geschwächt ist, kann eine parallele Gabe adjuvanter Mittel, die nicht nachteilig in die Regulation eingreifen, eine willkommene Hilfe sein. Bis zum Erreichen einer gehörigen Immunkompetenz haben sich IgA-stimulierende Probiotika (z. B. Symbioflor®), Enzyme, neuerdings auch

Betaglucane (aus Hefezellen gewonnener Radikalfänger) als sinnvolle „diätetische" Hilfsmaßnahmen bewährt. Nicht zu empfehlen ist dagegen die monatelange Einnahme immer gleicher Phytotherapeutika. Sie sind für eine begrenzte Zeit der unterstützenden Behandlung von akuten Infekten vorbehalten.

7.5.4 Antimiasmatische Behandlung komplexer MS-Fälle

Wie schon bei den Fallstrategien beschrieben, sollte die Behandlung komplexer MS-Fälle immer vorrangig unter miasmatischen Aspekten erfolgen (☞ 6.3.4, ☞ 7.5.1 – 7.5.3).

Behandlung bei vorwiegend psorisch geprägten Verläufen

Die Lebensqualität von MS-Patienten mit überwiegend psorischen Symptomen wie Schwäche, Depression, Fatigue sowie aufflammenden Entzündungen von Haut und Schleimhäuten (☞ 5.2.2, ☞ 6.3.4) ist zwar oft bedeutend eingeschränkt, jedoch haben ihre Krankheitsverläufe häufig den Vorteil, dass destruktive Prozesse und Ausfälle über lange Zeit begrenzt sind und sich überwiegend wieder zurückbilden. Bei diesen relativ benignen Verläufen ist auch der Erfolg der homöopathischen Therapie am augenfälligsten. Das bedeutet jedoch nicht, dass auch die Arzneidiagnosen immer einfach wären oder dass man deshalb mit wenigen Mitteln auskäme.

Häufige antipsorische Mittel

Natrium muriaticum, Sepia, Sulphur, Calcarea carbonica, Causticum, Alumina, Arsenicum album, Baryta carbonica, Baryta muriatica, Kalium phosphoricum, Agaricus, Ignatia, Nux vomica, Phosphorus, Silicea, Thuja, Cocculus, Conium, Gelsemium, Staphisagria.

(Fast alle „großen Mittel" haben mehrere, individuell unterschiedliche Anteile miasmatischer Potenzen.)

Fallstrategie und Prognose

Viele Krankheitsverläufe demonstrieren, dass es oft allein mit antipsorischen Mitteln (☞ Fallbeispiele 12.4, 12.10, 12.11) gelingt, die Patienten in eine über Jahre anhaltende Vollremission zu bringen und damit der Syphilinie den Boden zu entziehen oder sie zumindest in ihren latenten Zustand zu versetzen. Ob damit allerdings die Krankheit endgültig besiegt ist, wird wohl mit Sicherheit erst am Lebensende der Patienten beurteilt werden können. Nach Hahnemann heilt ein venerisches Miasma (Syphilinie, Sykosis) ohne spezifische homöopathische Behandlung niemals aus (vgl. Organon, §§ 41, 79, 80). Deshalb ist bei der Verlaufsbeobachtung immer größte Achtsamkeit geboten.

Behandlung bei syphilinisch geprägten Verläufen

Syphilinisch verlaufende Fälle (☞ 5.2.2, ☞ 6.3.4) sind durch Schübe gekennzeichnet, die von Anfang an ausgeprägte große Defekte im MRT zeigen, deren Tendenz zur Regeneration der Myelinscheiden gering ist, und bei denen es früh zu ausgeprägter axonaler Degeneration kommt. Auch chronisch-progredient verlaufende Fälle sind fast immer dem syphilinischen Miasma zuzuordnen. Diese schleichende Degeneration ohne Entzündungszeichen erinnert entfernt an die Pathologie der ALS – ein Krankheitsbild mit extrem syphilinischer Prägung, an dem fast alle allopathischen und homöopathischen Therapieversuche scheitern. Vieles spricht für die folgende These: Je schleichender und monosymptomatischer der Verlauf, desto problematischer die Prognose.

Jedoch zeigen sich nicht alle syphilinischen Fälle so einseitig, wie aus der folgenden Kasuistik zu ersehen ist.

Fallbeispiel 7.1: Syphilinisch geprägter Fall

Symptomatik

21-jährige Patientin. Zur Zeit der Fallaufnahme ereignet sich der zweite, klinisch eher diskret verlaufende MS-Schub, offensichtlich ausgelöst durch eine Verkettung schicksalhafter seelischer Traumata. Zunächst gutes Ansprechen auf *Natrium muriaticum,* das die meisten Symptome auf allen Ebenen abdeckt: Alle Ausfallerscheinungen bilden sich unter alleiniger homöopathischer Behandlung über einen Zeitraum von drei bis vier Monaten fast vollständig zurück, und auch der Allgemeinzustand der Patientin bessert sich deutlich. Zwei Monate später (ca. fünf bis sechs Monate nach Beginn der homöopathischen Behandlung) tritt nach einer erneuten seelischen Verletzung eine Optikusneuritis auf, die gleichzeitig vom Hausarzt mit Cortison und homöopathisch mit *Ignatia* behandelt wird. Die klinische Entwicklung lässt bisher einen eher komplikationsarmen Verlauf vermuten. Das MRT zeigt jedoch überraschenderweise mehrere verhältnismäßig große Herde in der rechten Hemisphäre, die bisher klinisch völlig stumm waren. Da sie kein Kontrastmittel mehr aufnehmen, ist zu vermuten, dass sie schon vor oder zeitgleich mit Beginn der homöopathischen Behandlung entstanden waren.

Fallanalyse

Nach Kenntnis des MRT-Befundes fordert diese Entwicklung vorrangig eine antisyphilinische Behandlung. Sowohl der Symptomeninbegriff als auch die antisyphilinische Potenz lassen *Natrium muriaticum* aufgrund seiner syphilinischen HCl-Komponente zunächst als gut geeignet erscheinen. Zudem hatte sich der Gesamtzustand der Patientin unter *Natrium muriaticum* bereits auf allen Ebenen gefestigt. Auch die neu aufgetretene Optikusneuritis lässt noch keine größeren Zweifel am Therapieerfolg aufkommen. Vieles spricht dafür, dass der Organismus durch die erneute seelische Traumatisierung überfordert ist und die erst vor einem halben Jahr begonnene Konstitutionstherapie noch keine anhaltende Stabilisierung bringen konnte. (*Ignatia* als eines der wichtigsten Komplementärmittel zu *Natrium muriaticum* hatte sich der Verfasserin schon einige Male bei Optikusneuritis nach seelischem Trauma bewährt.) Bei der erneuten Fallaufnahme ergeben sich allerdings zwei neue Gesichtspunkte:

- Eine seit Jahren bestehende, rezidivierende Hornhautentzündung beider Augen.
- Ein bereits mehrfach in gleicher Weise aufgetretener und jetzt wieder aktueller Ausschlag über dem rechten Schienbein in Form eines ca. zwei bis drei Zentimeter großen Erythems, das nach kurzer Zeit einen Epitheldefekt (ähnlich einer Schürfwunde) entwickelt und dann spontan abheilt (eine Borreliose war als Ursache der Hautveränderung bereits ausgeschlossen worden).

Zusätzlich fallen eine schon bei der Erstanamnese beobachtete und für das Alter der Patientin ungewöhnliche Langsamkeit beim Beantworten von Fragen sowie eine Neigung zu zwanghaftem Gedankenkreisen auf.

Arzneidiagnose

Gemüt
– Gedanken – hartnäckig *(Syphilinum)*
– Langsamkeit *(Syphilinum)*
– Geistesabwesend *(Syphilinum)*
Allgemeines
– Krankengeschichte von – persönliche – Hornhaut – von wiederkehrender Entzündung der *(Syphilinum)*
Extremitäten
– Geschwüre – Unterschenkel *(Syphilinum)*

Bei der Repertorisation stehen folgende Mittel an den ersten neun Stellen: *Graphites, Syphilinum, Pulsatilla, Carbo vegetabilis, Lachesis, Natrium muriaticum, Phosphoricum acidum, Sepia.*

Bei der miasmatischen Diagnose werden vor allem die Richtung, die die Pathologie einzuschlagen beginnt, sowie der zugrunde liegende pathologische Prozess (deutliches Zeichen der Destruktion im MRT) und ergänzend dazu einige wenige, das Miasma kennzeichnende Symptome ausgewählt. Im vorliegenden Fall geben vor allem die „pathologiefernen“ syphilinischen Symptome, besonders die Organmanifestationen an Auge und Schienbein den Ausschlag. (Interessant ist, dass auch in diesem Symptomeninbegriff wiederum *Natrium muriaticum* enthalten ist und *Phosphoricum acidum* unter dem Gesichtspunkt der Verlangsamung des Denkens und des chronischen Kummers unter Umständen eine später angezeigte Option sein könnte.)

Verordnung
Syphilinum wird nacheinander in den Potenzen LM 18 – LM 21, in 3-wöchigen, zyklusgerechten Abständen über drei Monate verordnet.

Verlauf
Syphilinum wirkt in jeder Hinsicht gut, wobei die Reaktion auf das ZNS naturgemäß erst nach längerer Zeit beurteilt werden kann. Die Patientin entschließt sich allerdings trotz dieses Erfolges einige Monate später, zur Sicherheit eine Interferon-Therapie durchzuführen, was die Einschätzung des homöopathischen Therapieerfolges und nachfolgende Arzneidiagnosen unmöglich machen dürfte. Sie wird von ihrem homöopathischen Hausarzt weiter parallel behandelt.

Fallstrategie und Prognose

Vorwiegend syphilinisch geprägte Fälle mit relativ guter Grundenergie sollten unverzüglich antimiasmatisch behandelt werden. Bei der MS häufig vorkommende Mittel sind *Arsencium album*, *Aurum metallicum* und seine Salze, *Alumina*, *Mercurius*, *Platinum*, *Phosphorus*, *Causticum*, *Silicea*, *Staphisagria*, *Sulphur*, *Thuja*, *Plumbum*, *Natrium muriaticum*, *Tarantula*. Gegebenenfalls kommen auch die Nosoden *Syphilinum*, *Lyssinum*, *Carcinosinum* und *Psorinum* (das ebenfalls eine antisyphilinische Komponente hat) in Betracht.

Die Behandlung einer Syphilinie muss nicht übermäßig schwierig sein, wie z. B. das Fallbeispiel 12.12 zeigt.

Behandlung der Legierung von Psora und Syphilinie

Die Kombination psorischer Schwäche mit syphilinischer Destruktion bedeutet zweifellos allopathisch als auch homöopathisch die größte therapeutische Herausforderung (☞ 6.3.4). Zu dieser Kategorie der MS gehören v. a. die (zum Glück seltenen) besonders foudroyant verlaufenden Fälle mit in kürzester Zeit auftretenden und dann bleibenden Ausfällen sowie die durch nichts beeinflussbaren chronisch-progredienten Verläufe, die zudem noch durch Schwäche, Depressionen, Fatigue und häufige Infekte kompliziert werden (zu den klinischen Verlaufsformen ☞ 2.1). In diesen Fällen muss zwangsläufig jede Immunsuppression scheitern. Die psorische Seite dieser Verflechtung ist nicht immer konstitutionell vorgegeben. Oft „erwacht“ (Hahnemann) die Psora erst durch einschneidende Therapien und vielfältige Unterdrückungen.

Fallstrategie und Prognose

Meistens ist die Behandlung dieser Legierung ein mühseliges Unterfangen, das im Laufe der Zeit viele Mittel im Wechsel zwischen antipsorischen und antisyphilinischen Eigenschaften erfordert. Selbstverständlich dürfen die Folgemittel nicht ausschließlich nach ihrer miasmatischen Potenz gewählt, sondern müssen auch der Gesamtheit der Symptome (☞ 6.3.2) sowie den Grundsätzen der „zweiten Verschreibung“ gerecht werden. Ganz besonders wichtig ist zudem (gerade bei MS-Patienten) die stetige Berücksichtigung der psychischen Verfassung. Der sorgfältige und kreative Umgang mit allen zur Verfügung stehenden Fallstrategien ist in dieser Situation mehr als bei allen anderen Konstellationen der MS gefragt.

In dieser Situation wird die homöopathische Therapie oft an ihre Grenzen stoßen und lediglich noch eine palliative Therapie möglich sein (☞ 7.6).

Behandlung bei sykotisch geprägten Verläufen

Sykotische Verläufe chronischer Krankheiten sind durch Ausuferung und überschießende Reaktionen gekennzeichnet (☞ 5.2.2, ☞ 6.3.4). Die Sykosis ist nicht direkt an der MS-Pathologie beteiligt, was aber nicht bedeutet, dass MS-Patienten nicht auch sykotisch erkranken können (☞ Fallbeispiel 12.5). Die Belastung mit einem weiteren Miasma macht die Behandlung komplizierter, ist aber meistens nicht so schwierig wie die sehr ausgeprägten Legierungen von Psora und Syphilinie. Eine Verstärkung des sykotischen Miasmas ist am häufigsten durch Impfungen zu erwarten (☞ 8.2.2). Zu beachten ist, dass mit der Fortnahme einer miasmatischen Schicht unter Umständen ein darunter liegendes Miasma demaskiert werden kann. Es besteht dann die Möglichkeit, dass nach Auflösung einer sykotischen bzw. tuberkulinischen Schicht das destruktive syphilinische Bild stärker zum Vorschein kommt. Dies ist wahrscheinlich einer der Gründe dafür, warum gelegentliche akute pathologische Reaktionen nach Gabe der Nosoden *Medorrhinum* oder *Tuberculinum*, wie sie fast jeder erfahrene Homöopath schon erlebt hat, gefürchteter sind als Arzneimittelreaktionen nach *Syphilinum*.

Merke

Nach Unterdrückung sykotischer Symptome wie z. B. pathologischer genitaler Schleimflüsse oder Entzündungen des Urogenitale werden maskierte latente syphilinische Prozesse häufig aktiv.

Fallstrategie

Bei sykotisch geprägten MS-Verläufen (☞ Fallbeispiel 12.5) ist die Beachtung der Leitsätze der „zweiten Verschreibung" deshalb besonders wichtig. Das heißt, die Symptome, die sich nach der abgetragenen sykotischen Pathologie klar zeigen, bilden zusammen mit dem evtl. hervortretenden, neuen miasmatischen Bild den neuen Symptomeninbegriff.

7.6 Palliation

Bei der Behandlung von Patienten mit einer Multiplen Sklerose im fortgeschrittenen Stadium besteht das Therapieziel in erster Linie in einer Linderung des größten Leidensdrucks (☞ Fallbeispiel 7.2). Eine jahrelang bestehende schwere Spastik oder schwere Ataxien sprechen zwar oft nicht mehr oder nur noch unzureichend auf das passend gewählte homöopathische Mittel an, man kann jedoch durchaus den Allgemeinzustand und die psychische Verfassung noch deutlich stabilisieren, Blasen-Mastdarmstörungen beeinflussen und quälende motorische Reizerscheinungen (z. B. einschießende Streckspasmen) sowie Schmerzen lindern. Mit einer erfolgreich durchgeführten homöopathischen Palliation kann z. B. der Schmerzmittelverbrauch um ca. 50 Prozent reduziert werden. Auch Ausfälle der vitalen Funktionen wie Schluck- und Atemstörungen lassen sich im Einzelfall noch etwas bessern. Eine homöopathische Behandlung kann auch am Ende des Lebens noch hilfreich sein und vor allem Angst und Spannung vermindern.

Fallbeispiel 7.2: Palliative Behandlung

Symptomatik

28-jähriger Mann im Endstadium einer sehr seltenen und ungewöhnlich foudroyant verlaufenden Form der Multiplen Sklerose mit ausgeprägter Tetraparese, Schluck- und beginnenden Atemstörungen sowie großer Schwäche. Der Patient benötigt eine äußerst aufwändige stationäre Pflege. Der größte Leidensdruck besteht jedoch in einem durch nichts zu beeinflussenden Singultus, der ihn Tag und Nacht quält und sich nur ganz kurzfristig nach dem Trinken warmer Flüssigkeit bessert. Eine große körperliche Unruhe mit choreatiformen Zuckungen und Tremor schaukelt sich immer mehr auf, da er durch den Singultus keine Erholung finden kann.

Verordnung

(Es handelt sich um einen der ersten Therapieversuche der Verfasserin.) Die Verordnung zielt bei der infausten Prognose in erster Linie auf den Singultus ab. Als „bewährte Indikation“ nach Dorcsi wird *Magnesium phosphoricum* D 12, 3 – 4 × tgl. 5 Glob. eingesetzt, das auch die eigenartige Modalität „Besserung des Singultus durch warme Getränke“ abdeckt.

Verlauf

Der Singultus vermindert sich nach drei Tagen deutlich und klingt dann immer mehr ab, bis auf ganz gelegentliche Paroxysmen. Der Patient findet zur Ruhe und kann nach zwei Wochen ohne Qualen sterben.

Literatur

☞ Kapitel 10

8 Heilungshindernisse

Christa von der Planitz

Bei ungenügendem Erfolg einer homöopathischen Therapie wird oft zu wenig an Heilungshindernisse gedacht.

> **Heilungshindernis**
>
> Neben der schon mehrfachen Erwähnung eines psychischen Traumas können auch Eigenheiten der Persönlichkeit des Kranken und eine negative Einstellung zur Krankheit – auch durch seine Umgebung – die seelische Energie beeinträchtigen.
>
> „Für chronisch Kranke ist das sorgfältige Aufsuchen solcher Heilungshindernisse umso nötiger, weil ihre Krankheit durch solche Schädlichkeiten und andere krankhaft wirkende, oft unerkannte Fehler in der Lebensordnung gewöhnlich verschlimmert wird." (Organon, § 260)

Tab. 8-1: Heilungshindernisse bei der Behandlung chronischer Krankheiten

Psychische Heilungshindernisse	Psychische Traumata	(☞ 8.1.1)
	Soziale Spannungen und unterschwellige Aggressionen	(☞ 8.1.2)
	Mangelnde Akzeptanz der Krankheit	(☞ 8.1.3)
	Psychische Fixierung	(☞ 8.1.4)
	Mangelnde Konkordanz mit dem homöopathischen Therapieverfahren	(☞ 8.1.5)
Physische Heilungshindernisse	Überanstrengung	(☞ 8.2.1)
	Impfungen	(☞ 8.2.2)
	Candidosen	(☞ 8.2.3)
	Zahnherde	(☞ 8.2.4)
	Zahnbehandlung und Schwermetallintoxikationen	(☞ 8.2.5)

Neben sehr rigiden Diätanweisungen forderte Hahnemann eine „Seelendiät" bzw. eine psychische Hygiene für chronisch Kranke. Gerade bei der Multiplen Sklerose besteht ein auffällig häufiger Zusammenhang zwischen Erstmanifestation der Krankheit oder Entstehung weiterer Schübe und einem seelischen Trauma sowie großer körperlicher oder geistiger Anstrengung. Der negative Einfluss solcher Stresssituationen auf den Krankheitsverlauf von MS-Patienten ist inzwischen auch wissenschaftlich unbestritten (☞ 1.3.2, ☞ 5.2.3).

8.1 Psychische Heilungshindernisse und Psychotherapie

8.1.1 Psychische Traumata

Möglichkeiten und Grenzen der homöopathischen Behandlung

Seelischer Stress ist wohl das stärkste Heilungshindernis, das nicht nur die Psyche tangiert, sondern auch alle körperlichen Ebenen beeinflusst. Dabei gibt es zweifellos eine individuelle Empfindlichkeit gegen Stress, die neben der homöopathischen Traumabehandlung ebenfalls einer homöopathischen Therapie bedarf (☞ 5.2.3). Bei MS-Patienten fällt auf, dass sie aufgrund einer chronischen, ängstlichen Anspannung in besonderem Maße seelisch und körperlich vulnerabel sind. Die Art der individuellen Empfindlichkeit ist dabei aber sehr breit gefächert.

Hahnemann maß den seelischen Traumata – z. B. „anhaltender Kummer, Kränkung, Ärger, Beleidigungen und große, häufige Veranlassungen zu Furcht und Schreck" (Organon, § 225) – einen immensen Einfluss auf den Verlauf chronischer

Krankheiten bei. In den „Chronischen Krankheiten" findet man folgende drastische Schilderung der Bedeutung seelischer Störungen: „[...] ja mit weit weniger Beeinträchtigung der Gesundheit kann der unschuldige Mensch 10 Jahre in der Bastille oder auf der Galeere körperlich qualvoll verleben, als etliche Monate, bei aller körperlichen Bequemlichkeit, in einer unglücklichen Ehe oder mit einem nagenden Gewissen" (CK).

Hahnemann führt zu diesem Thema weiter aus:

„Doch die häufigste Aufregung der schlummernden Psora zu chronischer Krankheit, so wie die häufigste Verschlimmerung schon vorhandner chronischer Übel im Menschen-Leben entsteht von Gram und Verdruß. Ununterbrochner Kummer oder Ärgerniß erhöhet ja selbst die kleinsten Spuren noch schlummernder Psora gar bald zu größern Symptomen und entwickelt sie dann unvermuthet zum Ausbruche aller erdenklichen chronischen Leiden gewisser und öfterer, als alle andere nachtheilige Einflüsse im gewöhnlichen Menschen-Leben auf den Organism, wie denn beide eben so gewiß und oft die schon vorhandnen Übel verstärken." (CK)

„So wie der gute Arzt sich's schon zum Vergnügen macht, zur Beförderung einer nicht mit solchen Hindernissen befangenen Kur zu veranstalten, daß das Gemüth des Kranken möglichst erheitert und Langweile von ihm abgehalten werde, so wird er auch hier um so mehr die Verpflichtung in sich fühlen, alles anzuwenden, was in dem Bereiche seines Einflusses auf den Kranken und seine Angehörigen und Umgebungen liegt, um Gram und Ärgerniß von seinem Kranken zu entfernen. Dieß wird, dieß muß ein Haupt-Gegenstand seiner Sorgfalt und Menschen-Liebe seyn." (CK)

Zu den Heilungshindernissen zählt Hahnemann außerdem „Gegenstände des Zorns, des Grams [und] des Ärgers" (Organon, § 260/1). Er fordert mit Nachdruck, dass alle solche Störungen in Diät und Lebensordnung „möglichst vermieden oder entfernt werden [müssen], wenn die Heilung nicht behindert oder sogar unmöglich gemacht werden soll" (Organon, § 260/1).

Diese Erkenntnisse sind inzwischen nicht nur wissenschaftliches Allgemeingut, sondern auch dem interessierten Laien bekannt.

In der homöopathischen Praxis macht man bei MS-Patienten besonders häufig und offensichtlich mehr als bei den meisten anderen chronischen Krankheiten die Erfahrung, dass sie ein bis zwei Jahre vor Ausbruch ihrer Erkrankung schwere seelische Verletzungen wie Partnerschaftskonflikte, Ehescheidungen, Verlust naher Angehöriger, Demütigungen und Kränkungen etc. erlitten haben. Eine homöopathische Behandlung, die diese psychische Situation außer Acht lässt, wird immer über kurz oder lang zum Scheitern verurteilt sein (vgl. Organon § 213).

> Ist ein solcher seelischer Konflikt besonders schwer, wird man zusätzlich zur homöopathischen Therapie einen kompetenten Psychotherapeuten hinzuziehen, um den Patienten zu stützen und zu begleiten (☞ 5.2.3). Auch die eigenen Sicht- und Verhaltensweisen des Homöopathen können dabei reflektiert und kritisch hinterfragt werden.

Vorteile einer homöopathisch-psychotherapeutischen Zusammenarbeit

Die homöopathisch-psychotherapeutische Kooperation ist in vieler Hinsicht lohnenswert:

- Zeitersparnis: Aufgrund des rascheren Zuwachses an psychischer Energie und der direkten Beeinflussung individueller Empfindlichkeiten durch homöopathische Heilmittel können Therapien wesentlich effektiver und durch eine verbesserte Toleranz auch weniger traumatisierend verlaufen. Das Bewusstwerden verdrängter psychischer Traumata durch die Psychotherapie und die zu Tage tretenden, vormals abgespaltenen Gefühle können ihrerseits wiederum dem Homöopathen bei der Mittelwahl eine Hilfe sein. Invasivere (z. B. aufdeckende) therapeutische Maßnahmen und eine notwendige Psycho-Edukation können durch den Zuwachs an Grundenergie viel rascher und ohne längere, vorausgehende stützende Therapie durchgeführt werden.

- Ökonomischer Nutzen: Die beachtliche Zeitersparnis führt auch zur Einsparung von Arzneimitteln, da gleichzeitig eine Heilung von Somatisierungserscheinungen durch das passende Konstitutionsmittel erfolgt. Eine homöopathische Therapie bedeutet Hilfe zur Selbsthilfe und damit eine weitgehende Unabhängigkeit von Medikamenten.
  Nebenwirkungen von Psychopharmaka, Tranquilizern etc. können mithilfe nebenwirkungsfreier Homöopathika vermieden werden.

Langzeiteffekt der homöopathischen und psychotherapeutischen Behandlung

In vielen Fällen stellt sich nach einer kompetenten Psychotherapie zwar eine lange Remission ein, weil mit Bewältigung des Traumas ein wichtiger Grund für die Unterhaltung des pathologischen Geschehens beseitigt wurde. Eine Garantie für das Ausbrennen der Entzündung ist eine gelungene Psychotherapie jedoch nicht. Oft hat sich die chronische Krankheit bereits verselbstständigt oder wird durch weitere Faktoren gespeist (z. B. unvermindert anhaltende Fehlprogrammierung des Immunsystems, noch nicht ausreichend beseitigte konstitutionelle Schwächen, miasmatische Belastungen). Deshalb sind je nach Symptomatik in unterschiedlichen zeitlichen Abständen ergänzende homöopathische Mittel als Folgeverordnungen notwendig, um der Pathologie weiterhin den Boden zu entziehen, oder es muss eine miasmatische Diagnose gestellt werden (☞ 6.3.4), um tiefe, hereditär bedingte Schwächen und Defekte behandeln zu können. Diese Therapieschritte sind jedoch bei einer entlasteten Psyche ungleich effektiver.

Homöopathie und Psychotherapie bei chronischen Krankheiten

Seelische Gesundheit lässt sich je nach Weltanschauung unterschiedlich definieren. Sie besteht in unserem Kulturkreis aus den Faktoren Liebe, Sicherheit, Freiheit und Verbundenheit. Hinzugefügt werden sollte das Loslassen-können durch Hingabe an sein Schicksal als wichtigster Schutz gegen Ängste und Melancholie. Vollkommene seelische Gesundheit bleibt in der täglichen Praxis allerdings ein Ideal.

Es ist im Rahmen dieses Buches unmöglich, auf die inzwischen fast unübersehbare Fülle einzelner psychotherapeutischer Verfahren einzugehen. Aus homöopathischer Sicht wären aber ein noch gezielteres therapeutisches Vorgehen und eine Zusammenarbeit mit homöopathisch vorinformierten Therapeuten wünschenswert. Dabei ist nicht nur die höchst individuelle, dem Gefühlsmuster des Patienten angepasste und am Arzneimittel orientierte interdisziplinäre Abstimmung für den Patienten sehr hilfreich; auch miasmatische Zusammenhänge in der Krankengeschichte könnten für das therapeutische Setting berücksichtigt werden (☞ 5.2.2):

- Bei vorwiegend psorisch belasteten Menschen mit großer Lebensangst sollte die psychotherapeutische Behandlung vorrangig in einer Stützung, Begleitung und Ermunterung bestehen.
- Für sykotisch geprägte Patienten mit Neigung zu ausuferndem Lebensstil oder neurotischen Verhaltensmustern wären eine Strukturierung des Lebens und edukative Maßnahmen wünschenswert.
- Bei den am schwierigsten zu behandelnden, syphilinisch geprägten Fällen mit sozial belastenden Charakterauffälligkeiten, Zwängen und Süchten oder bei Patienten, die „nur" zu Selbstgerechtigkeit, Menschenfeindlichkeit, Unversöhnlichkeit und Misstrauen neigen, ist der erste wichtige Schritt, die Einsicht in die Notwendigkeit einer Behandlung zu vermitteln.

Homöopathisch orientierte Psychotherapie

Eine vertrauensvolle und offene Zusammenarbeit zwischen Homöopathen und Psychotherapeuten ist unerlässlich. Das Hauptproblem besteht darin, dass die homöopathische und die psychotherapeutische Sichtweise in der Regel nicht kongruent sind, ähnlich wie das bei der schulmedizinischen und homöopathischen Diagnostik aufgrund der Systemunterschiede der Fall ist.

Vorteile der homöopathischen Herangehensweise

Körperliche und seelische Symptome sind für den Homöopathen eine untrennbare Einheit. Diese Erkenntnis wird unmittelbar in die Therapie (= Arzneidiagnose) umgesetzt. Aufgrund dieser ganzheitlichen Sicht hat der Homöopath entscheidende Vorteile:

- Anhand der jedem Arzneimittel eigenen archetypischen Bilder kann er – wenn die Therapie erfolgreich ist – von den körperlichen Lokal- und Allgemeinsymptomen auf die oft lange verborgen bleibenden und vom Patienten sorgfältig gehüteten seelischen Reaktionsweisen schließen. Die sorgsame Erhebung von Allgemein- und Körpersymptomen (☞ 6.2.5, ☞ 6.2.6) bewahrt deshalb besonders bei der Behandlung introvertierter Patienten vor Fehlinterpretationen und Fehlschlüssen.
- Die umfangreiche Kenntnis möglichst vieler, nuanciert gezeichneter Arzneimittelbilder erweitert den Blickwinkel hinsichtlich des Spektrums möglicher seelischer Reaktionen ungemein. Sie sind so vielfältig und unterschiedlich, wie das Aussehen des einzelnen Individuums unverwechselbar ist. Dadurch wächst die Vorstellungskraft des Homöopathen immens und schult ihn in der Fähigkeit des „Ähnlich-Leidens".
- Störende und die therapeutische Beziehung verfremdende Einflüsse wie Übertragung und Gegenübertragung werden bei der homöopathischen Therapie (praktisch systemimmanent) auf ein Minimum reduziert. Das geschieht durch das „gedankliche Zwischenschalten" einer völlig neutralen Ebene: das stetige Vergleichen mit homöopathischen Arzneimittelbildern.
- Schließlich liegt der größte Vorteil der homöopathischen Psychotherapie in der Probe auf das Exempel, d. h. in der Reaktion auf das diagnostizierte Mittel. Wenn es nicht wirkt, wissen wir auch, dass wir den seelischen Zustand des Patienten noch nicht richtig einschätzen konnten.

Ungenügendes Ansprechen auf die Psychotherapie

In der Praxis stoßen wir nicht selten auf folgendes Phänomen: Trotz vermeintlicher psychotherapeutischer Verarbeitung einer seelischen Verletzung tritt keine seelische Entlastung ein. Infolgedessen bessert sich die Krankheit nicht. Dafür kann es verschiedene Gründe geben, die teils beim Patienten, teils beim Therapeuten liegen. Häufige Ursache: Die Psychotherapie erreichte lediglich die rationale Ebene des Klienten. Trotz vermeintlicher „Bearbeitung" blieb der emotionale Bereich unberührt. Im Unterbewusstsein leidet der Patient weiter und folglich auch der untrennbar mit den Emotionen verbundene Körper. Aus homöopathischer Sicht sehen wir z. B. folgende Verhaltens-Muster:

- *Natrium-muriaticum*-Patienten: Sie lieben es, ihre Probleme intellektuell zu erörtern, schotten aber ihre Gefühle vollständig ab, um weniger verletzlich zu sein.
- *Ignatia*-Patienten spalten ihren Kummer ab bzw. unterdrücken ihn, was häufig zu konversionsneurotischen Symptomen führt.
- *Staphisagria*-Patienten weigern sich, ihre Kränkungen wahrzunehmen, und wachsen dadurch immer stärker in eine Opferrolle hinein.
- *Arsenicum album*-Patienten verleugnen ihre Ängste in der Hoffnung, dass sie dadurch gegenstandslos werden.

Diese Darstellung lässt sich beliebig fortsetzen.

Fallstrategie

Die Gabe des passenden homöopathischen Mittels weckt häufig schlummernde Emotionen (im Rahmen einer Erstreaktion), konfrontiert den Patienten mit seinem Leidensdruck und (das ist das Besondere an der homöopathischen Therapie) erhöht gleichzeitig die Gesamtenergie. Der Patient kann nun nicht nur seine abgespaltenen Gefühle klarer erkennen, sondern er bekommt auch die Kraft, sie zu reflektieren, sich damit seinen Problemen zu stellen, sowie genügend Antrieb, eine Veränderung durchzuführen.

Bei einigen Patienten reicht die Homöotherapie allein nicht aus. Das Problem muss zusätzlich mithilfe eines fähigen Psychotherapeuten ins Bewusstsein geholt und bearbeitet werden, wovon wiederum der Homöotherapeut profitieren kann. Die parallele homöopathische und psychotherapeutische Behandlung erweist sich insbesondere dann als effektiv und zeitsparend, wenn beide aufeinander abgestimmt werden (☞ 5.2.3).

Beispiel 1

Ist die Psyche des Patienten von Natur aus extrem verletzlich (psorische Belastung), können ihn schon vergleichsweise harmlose Begebenheiten des Alltags immer wieder erneut ängstigen oder traumatisieren. Eine extreme Kränkbarkeit kann den Organismus z. B. derart schwächen, dass er bereits bei nichtigen Anlässen wieder psychisch und körperlich dekompensiert. Es erfordert meistens einen beträchtlichen Aufwand, wenn nicht gar die Schaffung eines geschützten Bereichs, um solche verletzenden Situationen zu vermeiden. Das ist in den wenigsten Fällen realisierbar. Die Psychotherapie braucht dann längere stützende Vorlaufphasen, um den Patienten so weit zu kräftigen, dass aufdeckende und psychoedukative Maßnahmen, die notwendig sind, um den Patienten auf dem Weg in die Realität zu begleiten, durchgeführt werden können.

Die homöopathische Fallstrategie besteht darin, ein dem Seelenzustand homöopathisch angepasstes Mittel (Essenz ☞ 6.1.3) zu finden, wodurch die Zeit der Therapie durch den Zuwachs an seelischer und körperlicher Energie in der Regel beachtlich verkürzt werden kann.

Beispiel 2

Der Patient befindet sich seit langer Zeit in einer chronisch-depressiven Entwicklung, hat sich aus dem Leben und von der Gesellschaft zurückgezogen, resigniert und aufgegeben. Er wird nur noch von pessimistischen Gedanken an seine Krankheit beherrscht. Natürlich möchte er seinen Leidensdruck reduzieren bzw. loswerden. Es ist ihm jedoch nicht möglich, auch nur die kleinsten Schritte zu unternehmen, die auf den Weg der Gesundung führen könnten. Die Motivation, alle dazu erforderlichen Kräfte zu bündeln, ist infolge seiner emotionalen Schwäche nicht vorhanden (eine endogene oder Major-Depression ist damit selbstverständlich nicht gemeint). Meistens ist diese Lebenshaltung mit Sinnleere, Ziellosigkeit und der Verweigerung spiritueller Entwicklung verbunden. Auch die Überzeugung, ständig vom Leben benachteiligt worden zu sein und sich dafür durch eine chronische Versagenshaltung „rächen" zu müssen, findet sich nicht selten. Wenn eine Kombination mit Drogen- oder Genussmittelabusus bzw. übermäßiger Selbstverwöhnung vorliegt, ist die Prognose besonders schlecht.

Behandlungsstrategie: Eine alleinige homöopathische Behandlung führt in diesen Fällen sehr selten zum Erfolg – selbst wenn eine Simillimum-Diagnose gestellt werden kann. Die Schnittstelle zwischen den Möglichkeiten der homöopathischen Psychotherapie und ihrem Versagen liegt im Willen des Patienten, wobei mit „Wille" nicht der „oberflächliche" Wille zur Symptomfreiheit gemeint sein kann, sondern der absolute Wille zur Gesundung. Das setzt in der Regel ein großes Maß an Bereitschaft zu Heilarbeit voraus. Da sich diese Patienten oft nicht vollständig auf die Therapie einlassen können, verschwimmen Exploration und Therapiekontrolle in einem Nebel oberflächlicher monotoner Befindensstörungen, wodurch zusätzlich die homöopathische Arzneidiagnose wesentlich erschwert wird. Auch in renommierten therapeutischen Einrichtungen gelingt es meistens nicht (oder nur vorübergehend), solche Patienten zu motivieren. Die Hoffnung, das „passende homöopathische Kügelchen" werde schon alles richten, ist natürlich Utopie, wenn der „innere Wille" in eine andere Richtung als das Therapieziel weist oder der Patient emotional unerreichbar ist. Mit Homöopathie lässt sich nicht manipulieren.

In einer solch ausweglos erscheinenden Situation besteht die größte Aussicht auf Besserung, wenn sich eine kraftvolle charismatische Bezugsperson zur Verfügung stellt, die nicht unbedingt ein ausgebildeter Therapeut sein muss, die aber mit unerschütterlicher, herzlicher Zuneigung den Patienten über lange Zeit verlässlich motiviert, indem sie einen großen Teil der eigenen seelischen Energie überträgt und so seinen Lebenswillen stärkt. Bemühen um Versöhnung mit dem Leben, liebevolles Umgehen und Achtsamkeit mit sich selber sind danach die ersten wichtigsten Lernschritte, die langsam wieder eigene Seelenkräfte wachsen lassen. Unter dieser Voraussetzung kann auch Homöotherapie wieder gelingen und den weiteren Verlauf erheblich erleichtern.

Repertoriumsrubriken

Folgende Rubriken können für die Arzneidiagnose einer durch Apathie und Pessimismus geprägten Schicht der Pathologie hilfreich sein:

Gemüt	
– Pessimist (38)	**Zweiwertig:** *Alumina, Cimicifuga, Natrium muriaticum, Nitricum acidum, Nux vomica, Psorinum, Ruta.* **Wichtige einwertige Mittel:** *Argentum nitricum, Arsenicum, Aurum metallicum, Baryta carbonica, Calcarea carbonica, Causticum, Lachesis, Pulsatilla, Sepia, Stannum, Staphisagria, Tuberculinum*
– Schwacher Charakter (7)	**Dreiwertig:** *Lycopodium* **Zweiwertig:** *Causticum, Silicea, Tuberculinum* **Einwertig:** *Aidsnosode, Medorrhinum, Syphilinum*
– Wille – Willensschwäche (66)	**Dreiwertig:** *Baryta carbonica, Calcarea carbonica* **Zweiwertig:** *Alumina, Anacardium, Anhalonium, Arsencium album, Baryta acetica, Conium, Crocus sativus, Lachesis, Lycopodium, Mezereum, Petroleum, Picricum acidum* **Einwertig:** *Agaricus, Alumina silicata, Ambra, Carcinosinum, Causticum, China, Cimicifuga, Cocculus, Coffea cruda, Colocynthis, Dulcamara, Graphites, Helleborus, Ignatia, Kalium carbonicum, Kalium silicicum, Lathyrus sativus, Mercurius, Natrium carbonicum, Natrium muriaticum, Natrium silicicum, Nux vomica, Opium, Podophyllum, Pulsatilla, Silicea, Staphisagria, Sulphur*

Gemüt	
– Hat keine Ausdauer (14)	**Wichtige Mittel:** *Alumina, Baryta carbonica, Lac caninum, Lachesis, Lycopodium, Medorrhinum, Silicea, Stannum, Sulphur*
– Erschöpfung – geistige (319)	

Arzneidiagnose

Die Arzneidiagnose wird sich bei dem allgemeinen Mangel an auffallenden individuellen Symptomen zunächst auf Mittel mit einer pessimistischen Grundhaltung und Willensschwäche sowie allgemeine Schwächemittel konzentrieren. Dabei sind insbesondere die Säure-Mittel zu berücksichtigen, im Falle der Multiplen Sklerose besonders die Phosphorsäure, die psorische und syphilinische Aspekte in sich vereint.

Phosphoricum acidum ist ein häufig indiziertes Mittel während oder in der zweiten Hälfte eines MS-Schubs, besonders wenn ein psychisches Trauma dem Schub vorausging und zu erheblicher Erschöpfung geführt hat. Auch geistige Überanstrengung (anhaltend lange Konzentration, Examensvorbereitungen) kann in einen *Phosphoricum-acidum*-Zustand münden. Die Patienten sind emotional völlig leer, apathisch oder neigen zum Grübeln. Sie schweigen sich über den Grund des Kummers, einer Demütigung oder Zurechtweisung („stiller Kummer") in der Regel hartnäckig aus oder haben ihn aus dem Bewusstsein verdrängt. Äußerlich vermitteln sie den Eindruck einer emotionalen Leere und einsilbiger bis widerwilliger Beantwortung aller Fragen. Innerlich bestehen Grübelzwänge, ständiges Gedankenkreisen um die eigene Gesundheit, Rückzug vom Leben und oft auch gut versteckte Rachsucht und Hassgefühle (DD: *Staphisagria*). Charakteristisch für dieses Stadium ist eine spezielle Nahrungsmittelmodalität: die einseitige Bevorzugung von erfrischenden Speisen, saftigem Obst oder Obstsäften, oder auch koffein- und fruchthaltigen Limonaden. *Phosphoricum acidum* kann auch bei Drogen- und Psychopharmakaentzug angezeigt sein und komplettiert oft die Wirkung von *Ignatia* und *Staphisagria*.

Familienaufstellung

Solange eine Therapie lediglich auf der rationalen Ebene abläuft und das Unterbewusstsein bzw. die Gefühlsebene nicht erreicht, wird sie mehr einem „psychischen Styling" entsprechen als einer wirklichen seelischen Entwicklung. Als ursprüngliches und pragmatisches Verfahren und echte Methode zur Lebenshilfe ist trotz häufig vorgebrachter und zum Teil auch sicher berechtigter Kritik die Familienaufstellung bzw. die systemische Aufstellung nach Bert Hellinger einzustufen. Sie wurde inzwischen von kompetenten Schülern weiter entwickelt und von Irrtümern bereinigt. Neu an dieser Methode ist die Nutzung einer kollektiven emotionalen Intelligenz, die zwar noch nicht wissenschaftlich nachgewiesen, aber vielfältig wirksam und erfahrbar ist.

Kritische Würdigung der Hellinger-Methode

Beim Familienstellen werden durch die Arbeit im „morphogenetischen Feld" unbewusste Konflikte des Patienten mit seinen Bezugspersonen oder auch Konflikte innerhalb seines Familiensystems – und zwar generationsübergreifend – offenkundig. Am besten lassen sich Patienten offen (was nicht unkritisch bedeutet) auf die „Arbeit im kollektiven Feld" ein. Dabei wird dem Klienten nicht, wie oft fälschlich behauptet wird, etwas Fremdes aufoktroyiert, sondern die Entscheidungsfreiheit, ob er das Geschehen als seine „innere Wahrheit" akzeptieren kann oder nicht, bleibt bei ihm. Die meisten Patienten können den vorgeschlagenen Lösungsansatz mit großem Gewinn annehmen. Die Ergebnisse dieses Verfahrens wirken oft lange nach und führen zu Versöhnung und Entlastung. Am Familienstellen wird am häufigsten kritisiert, dass die Ergebnisse inszeniert seien, und dass Probleme heraufbeschworen werden könnten, die den Klienten überfordern. Wenn der aufstellende Therapeut die Methode beherrscht, über psychologische Vorbildung und ausreichende psychotherapeutische Erfahrung verfügt und vor allem Charisma hat, sind diese Vorurteile nicht gerechtfertigt.

Für manche Patienten wäre es wünschenswert, dass sie ihre durch die Aufstellung gewonnenen Erkenntnisse besser nacharbeiten könnten. Ein „Zerreden" oder die ständige Kommentierung der zu Tage getretenen und ins Bewusstsein gerückten Wahrheiten ist jedoch nicht sinnvoll. Szenische Bilder wirken für sich und geben in erster Linie Anlass zu Nachdenken und eigener Deutung. Sie hinterlassen bedeutend stärkere Eindrücke als vorwiegend auf der intellektuellen Ebene geführte Gespräche. Eskalationen bis hin zu psychotischen Episoden kommen vor, sind aber die Ausnahme und ihrerseits ein Beweis für die Wirksamkeit dieses Verfahrens. Der erfahrene Therapeut entwickelt rasch ein Gespür für Kontraindikationen und Patienten, die sich für diese Methode nicht oder noch nicht eignen.

8.1.2 Soziale Spannungen und unterschwellige Aggressionen

Ein schwerwiegendes Heilungshindernis können charakterliche Auffälligkeiten des Patienten sein, die von der Gesellschaft nicht akzeptiert werden oder für sein soziales Umfeld unzumutbar sind.

Bindung der Lebensenergie

„Ein missmutiges, zu Zorn und Ärger geneigtes Gemüt begünstigt den Ausbruch einer Psora ungemein" (CK). Damit meinte Hahnemann den direkten Einfluss einer negativen und menschenfeindlichen Lebenseinstellung auf die Entwicklung chronischer Krankheiten.

Verfügt der Patient über wenig Selbstreflexion und ist er nicht bereit, gegebenenfalls soziale Schwierigkeiten als Resultat seines Verhaltens zur Kenntnis zu nehmen, wird er zwangsläufig immer wieder aufs Neue von seiner Umgebung traumatisiert werden. Im Falle einer chronischen Krankheit wie der Multiplen Sklerose hat das in der Regel folgende Konsequenzen:

Einige MS-Patienten, die ohnehin schon in dem für die MS typischen Grundmuster von Angst und Anspannung leben, neigen zusätzlich zu anhaltendem, verstecktem Groll und zu Unversöhnlichkeit mit anderen Menschen und dem eigenen Schicksal. Anhaltender Groll hat eine zerstörerische, gegen die eigene Seele gerichtete Dynamik. Unter lebensenergetischem Aspekt binden Menschen, die angefüllt sind mit Zorn und Missgunst und Nichtverzeihen-können, ihre Lebenskräfte in ganz besonderem Maße, weil Energie spendende Zuneigung und Liebe in beiden Richtungen nicht fließen können. Zorn, Wut, Unversöhnlichkeit und Menschenfeindlichkeit gehören aus Sicht der homöopathischen Psychologie u. a. zur psychischen Charakteristik des syphilinischen Miasmas und sind immer behandlungsbedürftig, was allerdings nicht heißt, dass sie (bei mangelnder Einsicht und mangelndem Willen) auch immer behandlungsfähig wären (☞ 8.1.1).

Allerdings kann ein vorübergehender Ausbruch von Wut und Zorn, der zeitweise als Appell darauf abzielt, die Umwelt aufzurütteln, damit eigenes Leid und Leid der Mitmenschen wahrgenommen und gewürdigt werden, auch heilenden Charakter haben – besonders wenn er als Ausdruck von erwachender Lebenskraft aus der Lethargie und Passivität herausführt. Solche emotionalen Heilreaktionen erleben wir unter homöopathischer Behandlung häufiger. Sie kommen besonders bei Menschen vor, die lange in einer Opferrolle verharrten (*Staphisagria, Carcinosinum, Phosphoricum acidum, Natrium muriaticum, Agaricus* etc.). Diese Reaktionen werden von der Umgebung nicht immer nur positiv aufgenommen, sondern gelegentlich sogar der homöopathischen Therapie angelastet (z. B. wird *Staphisagria* von den unterdrückenden Lebenspartnern oft als „Scheidungsmittel" bezeichnet, wenn das Opfer plötzlich die Kraft findet, sich zu befreien).

Der gravierende Unterschied zur oben geschilderten syphilinisch geprägten Psychopathologie (☞ 8.1.1) besteht darin, dass wir es in diesem Fall mit Selbstheilungskräften zu tun haben, die auf einen gerechten Ausgleich und die Beendigung von Herabwürdigung und Kränkung abzielen und nicht einer lebensfeindlichen Einstellung entsprechen.

Besonders Kräfte raubend wirken sich anhaltende Aggressionen gegen Familienangehörige oder andere, nahe stehende Bezugspersonen aus, vor allem wenn sie darauf gerichtet sind, diese Menschen indirekt für ihre Gesundheit zu bestrafen, um sich so einen vermeintlichen (oft verdeckten) Krankheitsgewinn zu verschaffen. Mit diesem Verhalten schaden sich die Patienten durch Rückwirkung ihrer negativen Gefühle auf sich selbst am meisten.

Fallstrategie und Prognose

Wenn ein Mensch schwer erkrankt, bedeutet das nicht selbstverständlich Läuterung, Förderung seiner positiven Charaktereigenschaften und selbsttätige spirituelle Entwicklung. Patient, Therapeuten und Pfleger müssen lernen, dass ein kräfteschonendes Miteinander nur in einem Ausgleich von Geben und Nehmen bestehen kann. Selbst ein unheilbar kranker, schwer leidender und auf intensive Pflege angewiesener Patient kann durch Sympathie und positive Ausstrahlung alle an der Pflege Beteiligten beschenken.

Bei anhaltenden Konflikten in engen Lebensgemeinschaften ohne Willen zur Aussöhnung, können derartig kontraproduktive Kräfte auftreten, dass auch ein gut gewähltes homöopathisches Mittel nicht wirken kann. Die homöopathische Therapie kann eine große Hilfe und Unterstützung bei der Durchführung wichtiger Lebensziele sein – auch für schwierige Charaktere. Sie hat jedoch nicht die Aufgabe, Menschen ihre schicksalsgemäße seelische Entwicklung abzunehmen.

Psychoedukation

Das primäre Ziel und zugleich die wichtigste Voraussetzung für eine seelische Gesundung sollten stets der Abbau negativer Gefühle und Offenheit für eine Versöhnung mit sich und anderen sein.

Neben anfänglich stützenden und womöglich auch aufdeckenden Verfahren sind einfühlsame edukative Maßnahmen wünschenswert, wobei viel Kreativität und persönliches Engagement seitens des Therapeuten gefragt sind. Es geht dabei nicht um moralische Appelle, sondern um Einsicht in die Notwendigkeit einer aufrichtigen Introspektion. Auch kranke Menschen kann man fordern und damit in ihrer Würde bestätigen, wenn Mitgefühl und Achtung vor ihrem Leid die Hauptmotivation des Helfers sind.

Unterschwellige Aggressionen sind bei ausreichendem Gesundungswillen einer Therapie mit homöopathischen Arzneien gut zugänglich. So kann man dem Patienten den schwierigen Schritt, „über seinen Schatten zu springen“, fühlbar erleichtern. Ist absolut keine Versöhnungsbereitschaft vorhanden (worunter auch die Versöhnung mit sich und dem eigenen Schicksal fällt), haben wir es aus miasmatischer Sicht wiederum mit lebensfeindlichen syphilinischen Charakterzügen zu tun (☞ 5.2.2, ☞ 6.3.4). Wir denken dabei an Mittel wie *Anacardium, Nitricum acidum, Tarantula,* die *Aurum*-Salze, *Natrium muriaticum, Staphisagria* und *Phosphoricum acidum,* wobei besonders häufig die drei letztgenannten Mittel bei chronischen Krankheiten und speziell bei MS indiziert sind.

Repertoriumsrubriken

Gemüt	
– Hass	**Dreiwertig:** *Anacardium, Cicuta virosa, Natrium muriaticum, Nitricum acidum, Sulphur* **Zweiwertig:** *Agaricus, Aurum metallicum, Aurum muriaticum natronatum, Aurum sulfuratum, Calcarea carbonica, Chamomilla, Lac caninum, Lachesis, Ledum, Nux vomica*
– Hass – Menschen, auf – beleidigt haben – die ihn	**Zweiwertig:** *Aurum metallicum, Aurum muriaticum natronatum, Aurum sulfuratum, Natrium muriaticum, Rhus glabra*

Patienten und Therapeuten sollten es stets vermeiden, Krankheiten wie die MS mit persönlicher Schuld in Zusammenhang zu bringen. Leiden sind Prüfungen durch das Schicksal, bei denen weder Selbstvorwürfe noch Schuldzuweisungen gegenüber dem sozialen Umfeld berechtigt sind.

8.1.3 Mangelnde Akzeptanz der Krankheit

Es ist eine alltäglich Praxiserfahrung, dass chronisch Kranke, die ihre Religion (etymologisch: „frommes Bedenken“, „Rück-Bindung“) leben und in ihrem Glauben oder einer erfüllenden Weltanschauung verwurzelt sind, mehr Lebensmut und Zuversicht und damit mehr Lebensqualität und weniger Leidensdruck empfinden als Patienten, deren Gefühlsleben mit ständig kreisenden negativen Gedanken um die eigene Befindlichkeit angefüllt ist.

Am kontraproduktivsten sind anhaltende Grübelzwänge über den vermeintlichen Grund der Krankheit und/oder Beeinträchtigungsideen. (Selbstverständlich sollte die Gefährlichkeit von Grübelzwängen im Rahmen einer Major-Depression mit Suizidalität von einem erfahrenen Therapeuten erkannt und unverzüglich einer vorrangigen Behandlung zugeführt werden.)

> „Sind aber des Kranken Verhältnisse hierin nicht zu bessern, hat er nicht so viel Philosophie, Religion und Herrschaft über sich selbst, alle Leiden und Schicksale, woran er nicht Schuld ist, und die zu ändern nicht in seiner Macht steht, geduldig und gelassen zu ertragen, stürmt Gram und Verdruß unabänderlich auf ihn ein, ohne daß der Arzt im Stande ist, dauernde Entfernung dieser größten Zerstörungs-Mittel des Lebens zu bewirken, so sage er sich lieber von der Behandlung der chronischen Krankheiten los und überlasse den Kranken seinem Schicksale, weil selbst durch die meisterhafteste Führung der Kur mit den ausgesuchtesten und dem Körper-Leiden angemessensten Heilmitteln nichts, gar nichts Gutes bei irgend einem chronischen Kranken unter fortwährendem Kummer und Verdrusse auszurichten ist, wo der Lebens-Haushalt durch stete Angriffe auf das Gemüth zerstört wird. Die Fortsetzung des schönsten Baues ist thöricht, wenn der Grund des Gebäudes täglich, obwohl nur allmählig von anspülenden Wellen untergraben wird.“ (CK)

Viele chronisch kranke Patienten sehen keine Möglichkeit, ihr Leiden anzunehmen, um es in ihre persönliche Sinnfindung zu integrieren und hadern mit ihrem Schicksal. Erfahrungsgemäß sind besonders solche Menschen betroffen, die kein Lebensziel haben und sich keine Gedanken um ihre spirituelle Entwicklung machen. Im Falle einer chronischen Krankheit besteht dann die Möglichkeit, dass sie in ein emotionales Vakuum fallen, das pessimistische, lebensverneinende Gedanken geradezu wie ein „schwarzes Loch" anzieht. Dadurch wird die zur Krankheitsbewältigung notwendige Energie zum größten Teil absorbiert.

Fallstrategie

Das Erarbeiten einer zuversichtlichen Lebenshaltung lässt sich nicht einfach an einen Therapeuten delegieren, sondern ist eine Lebensaufgabe, der sich ein Mensch mit großer Ernsthaftigkeit stellen muss. Den grundlegenden ersten Schritt dazu muss jeder Einzelne selbst unternehmen. Die begleitenden Hilfen können sehr vielfältig sein. Dabei hat die Homöopathie auch in dieser Hinsicht einiges zu bieten (☞ 5.2.1, ☞ 5.2.3, ☞ 6.3.1).

Repertoriumsrubriken

Gemüt	
– Gedanken – hartnäckig – unangenehmen Themen verfolgt, von	**Zweiwertig:** *Ambra, Aurum muriaticum natronatum, Cocculus* **Einwertig:** *Natrium muriaticum*
– Brütet, grübelt	**Dreiwertig:** *Ignatia, Veratrum album* **Zweiwertig:** *Aurum muriaticum natronatum, Phosphoricum acidum etc.*
– Brütet, grübelt – Zustand, über seinen	**Zweiwertig:** *Phosphoricum acidum, Spongia etc.*
– Brütet, grübelt – Krankheit, über seine	**Einziges einwertiges Mittel:** *Phosphoricum acidum*
– Brütet, grübelt – Kummer, über	**Einwertig:** *Ignatia, Natrium muriaticum, Natrium silicicum*

Prognose

Gelingt es dem Patienten, die Bewältigung seiner chronische Krankheit als seine Lebensaufgabe anzunehmen, profitiert er nicht nur körperlich, sondern vor allem mit seelischem Wachstum. Die Erfahrung zeigt, dass Menschen, die ihre Krankheit wahrnehmen, akzeptieren und gelernt haben, in angemessener Weise mit ihr umzugehen, auch bei starken körperlichen Einschränkungen eine hohe Lebensqualität haben können.

8.1.4 Psychische Fixierung

Definition
Die erlebnisbedingte seelische Festlegung auf bestimmte Vorstellungs- und Wahrnehmungsinhalte.

Übersteigerte Selbstbeobachtung und Fixierung

Manche Patienten erhoffen sich eine Krankheitsbewältigung über eine Fixierung. Sie versuchen ständig, ihre Krankheitssymptome zu kontrollieren, indem sie sie z. B. mehrmals täglich „abfragen". Dadurch geraten sie dauerhaft in einen Zustand zwischen Hoffnung und Verzweiflung. Ursache für Fixierungen sind meistens unbewusste, nicht eingestandene Ängste, die aus der Weigerung entstehen, sein Schicksal anzunehmen (☞ 8.1.3).

Ängstliche Selbstbeobachtung führt zu einem Mangel an Lebendigkeit. In ausgeprägten Fällen reduziert sich die Erlebnisfähigkeit des Patienten ausschließlich auf den Tunnelblick in Richtung seiner Krankheitssymptome. Das schneidet ihn von vielen Kraftquellen ab. Wer seine Krankheit stärker nährt als seine Seele, wird von ihr dominiert. Dieses Verhalten stellt für jede Therapie ein bedeutendes Hindernis dar und es erschwert eine Heilung, wenn es sie nicht sogar unmöglich macht.

Für den homöopathischen Therapeuten ergibt sich außerdem die Schwierigkeit, dass sowohl Arzneimitteldiagnose (☞ 5.3) als auch Verlaufsbeurteilung (☞ 7) aufgrund der eingeengten emotionalen Wahrnehmung und der Unfähigkeit zu ausgewogener Selbstbeobachtung bedeutend erschwert werden. Die pessimistisch eingeschränkte Sicht lässt diese Patienten weder eine positive Gesamtentwicklung erkennen, noch können sie Symptome bemerken, die sich außerhalb der Pathologie verändern. Damit fehlen wichtige Voraussetzungen für Arzneiwahl und Folgeverschreibungen. In solchen Fällen ist der Therapeut ganz besonders auf fremdanamnestische Ergänzungen einer wohlgesonnenen Bezugsperson angewiesen, die zu objektiver Beobachtung fähig ist (☞ 6.2.4).

Fallstrategie und Prognose

Das Maß an Lebensqualität chronisch kranker Menschen hängt stark von ihrer persönlichen Einstellung ab. Angemessener Umgang mit der chronischen Krankheit bedeutet, die klinischen Befunde in regelmäßigen Abständen zu überprüfen, danach aber die Krankheitssymptome wieder zu „vergessen" oder „loszulassen" und zu versuchen, ein möglichst normales, sinnerfülltes Leben zu führen. Nur auf diese Weise kann sich ein positives Lebensgefühl entwickeln.

8.1.5 Mangelnde Konkordanz mit dem homöopathischen Therapieverfahren

Homöopathie ist keine Placebotherapie. Sie wirkt nicht, weil man daran glaubt, wie Placebo-Spezialisten oft etwas abwertend verkünden, sondern ihre Überzeugungskraft liegt in ihrer Wirkung. Es steht jedem offen, sich durch Selbstversuche oder Beobachtung der Wirkung homöopathischer Therapien auf Kleinkinder und Tiere ein eigenes Urteil zu schaffen. Die homöopathische Heilmethode erfordert allerdings vom Patienten ein Sich-einlassen-können, das zumindest ein Für-möglich-halten nicht ausschließt. Die Konkordanz mit dem homöopathischen Therapieverfahren beinhaltet weiterhin eine sorgfältige Selbstbeobachtung. Patienten, die diese Form der Mitarbeit verweigern, sind homöopathisch nur schwer therapierbar. Dafür sind meist zwei Hauptgründe verantwortlich:

- Übergroße Ängste vor Krankheit und Leiden, die nicht bewusst angesehen, sondern verdrängt werden wollen.
- Mangelnde Selbstverantwortung, die am liebsten an einen Therapeuten delegiert wird. Zeigt sich kein rascher Erfolg, besteht die Neigung, die Heilmethode zu wechseln und nacheinander den Versprechungen der unterschiedlichsten Therapierichtungen nachzujagen. Die Patienten verlieren dadurch viel Zeit, Geld und Lebensqualität.

> Ein ständiger Wechsel der Therapien ist ein bedeutendes Heilungshindernis.
> „Fast eben so sehr nahe und oft noch näher der Unheilbarkeit kommen diejenigen chronischen Krankheiten vorzüglich der Großen und Reichen, wenn diese schon einige Jahre, nächst dem Gebrauche mehrer mineralischer Bäder, durch die Hände verschiedner, oft vieler allöopathischer Ärzte gegangen sind, welche alle modige Kurarten, alle aus England, Frankreich oder Italien ruhmredig angepriesene Mittel, alle stark wirkende Vielgemische übergeschäftig an ihnen durchprobirt hatten. Da wird durch so viele unpassende, ja schon durch ihre Heftigkeit und ofte Wiederholung in großen Gaben schädliche Arzneien die stets zum Grunde liegende [...] Psora [...] von Jahr zu Jahre unheilbarer [...]." (CK)

Heilung lässt sich nicht erzwingen. Sie muss sich entwickeln wie eine zarte Pflanze, die trotz stetiger Pflege für die Entwicklung vom Samenkorn bis zur Reife ihre von der Natur vorgegebene Zeit braucht und bei widrigen Witterungsverhältnissen einmal langsamer, ein anderes Mal schneller wächst.

8.2 Physische Heilungshindernisse

Wichtige Maßnahmen für die Lebensführung der MS-Patienten wurden in den vorausgehenden Kapiteln schon mehrfach erwähnt (☞ 6, ☞ 7). Im Folgenden sollen die bedeutendsten physischen Heilungshindernisse besprochen werden.

8.2.1 Überanstrengung

Ein kranker Körper verlangt nach Rücksicht und angemessener Pflege. Diese „Binsenweisheit" gilt für alle chronischen Krankheiten MS-Patienten sind jedoch in Bezug auf eine anstrengende Lebensführung und auf Strapazen ganz besonders gefährdet. Sie sollten strikt jede Überanstrengung vermeiden und sich unter keinen Umständen bis zum Äußersten verausgaben.

Körperliche Überanstrengung

Immer wieder erlebt man, dass Patienten, die seit längerem neurologisch stabil sind, aus falscher Rücksichtnahme oder um sich selbst zu beweisen, weit über ihre Kraftressourcen hinausgehen. Um mit anderen mithalten zu können, nehmen sie z. B. an langen Wanderungen oder sportlichen Veranstaltungen teil. Solche Überanstrengungen können eine Verstärkung von Spastik und Paresen oder sogar einen akuten Schub zur Folge haben (☞ Fallbeispiel 12.1).

Der Körper eines MS-Patienten ist nur bedingt und in kleinen Schritten trainingsfähig. Extremsportler, die an Multipler Sklerose erkranken, müssen sich neue Lebensziele suchen. Menschen, die im Beruf ständig gefordert sind und stetige Präsenz sowie Erfolgserlebnisse vorweisen müssen, tun besser daran, ihren beruflichen Ehrgeiz zurückzuschrauben oder nach günstigeren Arbeitsbedingungen zu suchen. Der menschliche Körper ist allerdings auch bei dieser Krankheit individuell unterschiedlich belastbar, was vom Ausmaß seiner genetisch vorgegebenen Energie abhängt. Deshalb gibt es keine Norm für die zuträgliche physische Beanspruchung. MS-Patienten sollten eine besondere Achtsamkeit gegenüber ihrem Körper entwickeln, um das rechte Maß zwischen Überforderung und Unterforderung herausfinden zu können.

Fallstrategie

Zu einer der MS-Erkrankung angemessenen Lebensordnung gehören regelmäßiger Schlaf, regelmäßige Ruhezeiten sowie Verzicht auf Alkohol in größeren Mengen und auf Drogen.

Generell sollten Körpertraumata (☞ 5.2.3), selbst ein „harmloser" Knochenbruch, der keine weiteren operativen Maßnahmen erfordert, homöopathisch mitbehandelt werden. Dies gilt besonders für Traumata, die anhaltende Schmerzen verursachen (Schleudertrauma etc.).

War eine schwere körperliche Anstrengungen ausnahmsweise einmal nicht zu vermeiden, sollte man sich hinsichtlich der Symptomatik zuerst an dem zurzeit laufenden wirksamen Konstitutionsmittel orientieren und erst dann typische Schwäche- und Erschöpfungsmittel in Erwägung ziehen. Mittel gegen körperliche Strapazen sind häufig auch Verletzungsmittel, was unter dem Aspekt verständlich wird, dass eine Strapaze ein „zeitlich ausgeweitetes" Trauma ist. Dabei haben sich verschiedene Rubriken und homöopathische Mittel als hilfreich erwiesen.

Repertoriumsrubriken

Allgemeines	
– Anstrengung – körperliche – agg.	**Dreiwertig:** *Alumina, Arsenicum album, Conium, Calcarea carbonica, Cocculus, Natrium carbonicum, Natrium muriaticum* **Zweiwertig:** *Causticum, Lycopodium, Silicea*
– Heben, Überheben, Überanstrengen der Muskeln und Sehnen, durch	**Dreiwertig:** *Arnica, Calcarea carbonica, Carbo animalis, Conium, Graphites, Rhus toxicodendron, Ruta, Silicea* **Zweiwertig:** *Aconitum, Agnus castus, Ambra, Bellis perennis, Borax, Bovista, Bryonia, Calcium sulfuricum, Carbo vegetabilis, Carboneum sulfuratum, Causticum, Cocculus, Dulcamara, Ferrum metallicum, Formica rufa, Hypericum, Ignatia, Kalium carboncium, Kalmia latifolia, Lycopodium, Magnesium carbonicum, Millefolium, Natrium carbonicum, Phosphoricum acidum, Secale*
– Schwäche – Muskeln, der – Ermüdung, Überanstrengung, durch	**Einwertig:** *Arnica, Ferrum phosphoricum*

Körperliche Anstrengung und Multiple Sklerose

Die Kreuzung der Rubriken „Multiple Sklerose" (2) mit „Heben, Überheben, Überanstrengung der Muskeln und Sehnen" (3) und der Rubrik „Körperliche Anstrengung agg." (1) ergibt neben den aufgeführten zehn Mitteln in den folgenden fünf Spalten: *Phosphorus, Staphisagria, Curare, Baryta*

	con.	calc.	cocc.	nat-c.	sil.	alum.	ars.	caust.	lyc.	nat-m.
1	3	3	3	3	2	3	3	2	2	3
2	2	1	1	1	1	1	1	1	1	1
3	3	3	2	2	3	1	1	2	2	1

carbonica und *Thuja*. Diese Aufstellung vermittelt nach aller Erfahrung ein realistisches Bild der in der Praxis häufig angezeigten Schwäche- und Erschöpfungsmittel bei MS. Erweist sich eines dieser Mittel bei einem Patienten als hilfreich, kann man aus der Kenntnis dieses Arzneimittelbildes heraus dem Patienten darüber hinaus auch wichtige Ratschläge zu seiner individuellen Belastbarkeit und einer zweckmäßigen Lebensführung mitgeben.

Weitere, häufig indizierte Arzneimittel:

- *Arnica* ist nicht nur ein Verletzungs- und Schockmittel, sondern auch ein Mittel für starke körperliche Überanstrengung mit Myalgien und totaler Erschöpfung. Die Patienten fühlen sich zerschlagen, empfinden jede Unterlage als zu hart und reagieren ängstlich auf jede zu rasche Annäherung der Helfer und jede Erschütterung in der Umgebung.
- *Rhus toxicodendron* ist ebenfalls ein Mittel nach körperlichen Strapazen. Dabei überwiegt das Gefühl von Steifheit nach der körperlichen Verausgabung, oft verstärkt durch nasskalte Witterung oder Nasswerden. Besserung der Muskelschmerzen durch leichte Bewegung nach anfänglichem Anlaufschmerz und durch warmes Einhüllen, jedoch Verschlechterung der Beschwerden während der Nacht. Sehr ängstliche und körperlich unruhige Patienten, die trotz ihres Zerschlagenheitsgefühls einen anhaltenden Bewegungsdrang verspüren.
- *Ruta* hat in Bezug auf Schmerzen und Verletzungsmuster Übereinstimmungen mit *Arnica* und *Rhus toxicodendron*. Die Modalitäten sind *Rhus toxicodendron* sehr ähnlich, allerdings ist die Besserung durch Wärme nicht so deutlich und die Unruhe bei weitem nicht so ausgeprägt. Auch im *Ruta*-Zustand fühlen sich Patienten wie zerschlagen und haben ähnlich wie *Arnica* das Gefühl, auf einem zu harten Bett zu liegen. *Ruta* ist auch dann indiziert, wenn gleichzeitig eine starke Ermüdung der Augen vorliegt oder der ganze Erschöpfungszustand sogar durch Überanstrengung der Augen hervorgerufen wurde. *Ruta* kann auch ein Mittel für neurogene scharf stechende, reißende, brennende Schmerzen (☞ 11.4.5) sein oder wenn das Gefühl geschildert wird, sich wie „wund geschlagen" zu fühlen, besonders in den Teilen, auf denen der Patient liegt. Große Ermattung schon nach kurzer Gehstrecke.
- *Bryonia* scheint nach Erfahrung der Verfasserin seit einigen Jahren ein besonders häufig indiziertes Mittel bei Schwäche und Erschöpfung infolge geistiger und körperlicher Überarbeitung zu sein, besonders wenn darüber hinaus eine psychische Belastung infolge existenzieller Sorgen besteht. Die Patienten möchten nur noch liegen, ihre Ruhe haben und nicht gestört werden. Oft sind sie nicht einmal mehr in der Lage zu lesen oder fernzusehen. *Bryonia*-Zustände entstehen häufig während oder nach grippalen Infekten bzw. echter Influenza und zwar auch dann, wenn die Patienten während einer Epidemie nicht selbst manifest erkrankt sind, der Organismus aber inkubiert ist. Kommt dann noch körperliche oder seelische Überanstrengung hinzu, stellt sich der beschriebene Zustand ein. (Solche Reaktionen auf unterschwellige Infekte sind bei chronisch Kranken nicht selten und können auch andere Mittel erfordern.)

Besonders die Arzneimittel *Alumina*, *Natrium muriaticum*, *Sepia* und *Phosphorus* entwickeln während einer *Bryonia*-Infektwelle (die während der vergangenen Jahre häufig sowohl im Sommer als auch im Winter auftrat) dieses Erschöpfungsbild. Am überzeugendsten hilft dann die Behandlung mit einer C-200-Akutlösung (☞ 7.3.1).

Merke
Die aufgezählten Mittel sind nur einige Beispiele für unterschiedliche und vielgestaltige Erschöpfungsmuster, die im Einzelfall sorgfältig repertorisiert werden müssen, um eine Schadensbegrenzung durchzuführen und eine Symptomaktivierung oder gar einen Schub zu vermeiden.

Zur Bedeutung von Traumata, Operationen und Narkosen ☞ 5.2.3.

Geistige Überanstrengung

Beschwerden durch geistige Überanstrengung sind im modernen Berufsleben, das keine sinnvollen Pausen mehr kennt, ein mindestens so aktuelles Thema wie körperlicher Stress. MS-Patienten sind besonders anfällig für Psycho-vegetative Erschöpfung oder Burnout-Syndrome.

Repertoriumsrubriken und häufige Arzneimittel

Bei der Kombination der Rubrik „MS – Mittel" (2) (die allerdings sehr unvollständig ist) mit „Beschwerden durch geistige Anstrengung" (1) finden sich neben den zehn aufgeführten Arzneien weiterhin *Argentum nitricum, Arsencium album, Belladonna, Calcarea carbonica, Lycopodium, Natrium muriaticum, Selenium* und *Sepia*. Dabei hat jedes dieser Mittel seinen eigenen individuell geprägten Zustand.

Besonders hervor zu heben ist *Phosphoricum acidum*, das bereits bei den Schwächemitteln ausführlicher erwähnt wurde (s. o.) und bei geistiger Überanstrengung und stillem Kummer sehr häufig indiziert ist. Die Phosphorsäure sollte auch in Form ihrer Legierungen mit anderen Elementen beachtet werden – bei der MS vorrangig als *Kalium phosphoricum*, das ein ausgezeichnetes und relativ häufig benötigtes Arzneimittel bei nervlicher Erschöpfung ist.

Prognose

Gerade an der Verschlechterung von MS-Symptomen nach vergleichsweise geringen Traumata oder Anstrengungen erkennt man, in welch labilem Gleichgewicht sich MS-Patienten häufig befinden und wie wichtig es ist, jeden unzumutbaren Einbruch in die Lebenskraft so rasch wie möglich abzufangen.

8.2.2 Impfungen

Langjährige homöopathische Erfahrungen und sehr sorgfältig erhobene Anamnesen erhärten zunehmend den Verdacht, dass sich die Reaktionsweise des Organismus bzw. seine Konstitution durch Impfungen verändert, und zwar nicht nur in der beabsichtigten, erwünschten Richtung einer gezielten Antikörperbildung. Dabei sind häufige Impflangzeitfolgen wie Hautausschläge, Triggern allergischer Reaktionen, Warzenbildungen, Myalgien, Änderungen des Wärmehaushalts, Infektanfälligkeit etc. vergleichsweise geringe Probleme. In Anbetracht der Verhütung lebensbedrohender oder mit Defektheilung verbundener Krankheiten wären sie noch zumutbar. Problematischer sind die persistierenden Bilder von Schlafstörungen, psychischen Veränderungen (Ruhelosigkeit, Depressionen, chronische Müdigkeit), allgemeiner Vitalitätsminderung, asthmatischen Reaktionen oder Krampfanfällen. Das Hauptproblem liegt jedoch in der Bahnung bzw. Verschlechterung von Autoimmunkrankheiten. Auf den Beipackzetteln wird auf diese Gefahr hingewiesen, dieser Hinweis in der Praxis jedoch so gut wie nie beachtet (ausführlich zum Thema „Schutzimpfungen" ☞ 1.3.4).

	nux-v.	nat-c.	pic-ac.	staph.	agar.	con.	gels.	kali-p.	phos.	sil.
1	4	3	2	3	1	1	2	2	1	2
2	1	1	2	1	2	2	1	1	2	1

Mögliche Impffolgen

Es ist bekannt, dass die Antikörperbildung nach Impfungen viel längere Zeiträume umfasst als die schulmedizinisch anerkannten vier Wochen nach der Immunisierung, in denen Impfschäden zugestanden werden. Die genauen Zusammenhänge zwischen Impffolgen und schubartig verlaufenden chronischen Krankheiten sind wissenschaftlich noch nicht geklärt, aber auch nicht ausreichend untersucht.

Viele sorgfältige Verlaufsbeobachtungen und ein lebendiger Erfahrungsaustausch unter Homöopathen sprechen dafür, dass es erst dann zur Krankheitsmanifestation bzw. zur Auslösung eines Schubs kommt, wenn während der Boosterung weitere, den Organismus schädigende Einflüsse wie z. B. Infekte, unterdrückte Hautausschläge, seelische und körperliche Traumata etc. eintreten, dass also ein multikausales Geschehen das Vollbild der Schädigung hervorbringt. Die Folge einer Impfung kann also mit einer zeitlich großen Verzögerung auftreten und sich erst nach Hinzukommen weiterer Schädigungen manifestieren.

Impfanamnese

Eine sorgfältige Impfanamnese gehört zu jeder Fallaufnahme. Viele Krankengeschichten von MS-Patienten weisen in den letzten zwei Jahren vor dem ersten großen Schub gehäuft Impfungen auf – oft anlässlich eines Auslandsaufenthaltes. Bei den MS-Erstmanifestationen sehr junger Patienten findet sich in der Regel eine lückenlose Durchimpfung (☞ Fallbeispiel 12.11). Besonderes Augenmerk gilt Impfungen gegen neurotrope Erreger wie Polio und FSME. Auch Masern und Hepatitis B sind seit langem im Zusammenhang mit demyelinisierenden Erkrankungen in der Diskussion.

Schwierigkeiten der Arzneidiagnose bei häufig geimpften Patienten

Für die homöopathische Fallstrategie kommt erschwerend hinzu, dass sich Allgemeinsymptome und Modalitäten nach Impfungen häufig verändern und unklarer werden. Der Inbegriff der Symptome erscheint „verschleiert“ oder „vernebelt“ – ein Charakteristikum für sykotische Reaktionsweisen – besonders beim Arzneimittelbild *Thuja* zu beobachten.

Thuja ist auch bezüglich neurologischer Schäden das am häufigsten indizierte „Impfmittel“, jedoch nicht das einzige (☞ 11.2.2). Bei entsprechend vorbelasteten MS-Patienten kommen zahlreiche weitere Arzneimittel in Betracht. Orientierung bietet die Rubrik „Allgemeines – Impfung – Beschwerden nach“, die als dreiwertige Mittel *Malandrinum, Mezereum, Sarsaparilla, Silicea, Sulphur, Thuja, Vaccininum* und *Zincum*, als zweiwertige Mittel *Aconitum, Antimonium tartaricum, Apis, Arsenicum album, Baryta carbonica, Belladonna, Kalium muriaticum, Mercurius, Psorinum* und *Variolinum* aufführt. Zu berücksichtigen ist außerdem die Rubrik „Allgemeines – Impfung – Beschwerden nach – nie wieder gesund seitdem“ (*Carcinosinum, Pyrogenium, Silicea, Thuja*).

Bei MS mit Impfproblematik sind neben *Thuja* besonders häufig *Silicea, Sulphur, Zincum, Arsenicum album* und *Sepia* indiziert. Von den Nosoden stehen *Psorinum* und *Tuberculinum*, besonders aber *Carcinosinum* an der Spitze. (*Carcinosinum* ist hinsichtlich der Wertigkeit von Impffolgen auch in den aktuellen, erweiterten Repertorien noch weit unterrepräsentiert.) Bei neurologischen und Hautkrankheiten wird erfahrungsgemäß viel zu selten an *Mezereum* gedacht, ein herausragendes „Impfmittel“, dem bereits Hahnemann eine besonders tief reichende „antipsorische“ Wirkung bei chronischen Krankheiten zuschrieb.

Fallstrategie

Die Behandlung von Impffolgen bei Autoaggressionskrankheiten gestaltet sich in der Praxis stets schwierig – nicht zuletzt deshalb, weil im Einzelnen nicht immer klar erkennbar ist, welche Symptome aufgrund der Konstitution entstanden sind und welche durch Impfungen verändert wurden. Da ein zwingender Kausalzusammenhang oft nicht vorhanden ist, bleibt die Annahme eines Impfschadens in den meisten Fällen zunächst hypothetisch. Wenn dann die Verordnung auf die Gesamtheit der Symptome hin und mehrere sorgfältig gewählte Mittel

nicht den erwünschten Erfolg bringen, muss besonders die „Causa" im Sinne einer Impfung noch einmal genauer überprüft und die Arzneidiagnose aus diesem Blickwinkel neu überdacht werden.
Bezüglich der Impfempfehlungen für chronisch Kranke sollte im Einzelfall eine sorgfältige Risikoabwägung getroffen werden. Solange keine verlässlichen Voraussagen darüber möglich sind, welche Patienten besonders gefährdet sind und welche nicht, muss der Grundsatz lauten: „Nil nocere". Wegen der im Einzelnen nicht voraussehbaren Reaktionen wird man deshalb Betroffenen von rein „sozialen" Impfungen abraten.

8.2.3 Candidose

Ein intensiver Candidabesatz des Intestinums ist in der Regel Zeichen einer erheblichen Schwächung des Organismus. Wir beobachten ihn häufig im Zusammenhang mit einer Diabetes- oder Karzinomerkrankung, vor allem aber auch als Folgewirkung von Antibiotika, Corticosteroiden und Immunsuppressiva. Auch eine nachteilige Ernährung mit „harten" Kohlenhydraten (Zucker, Weißmehlprodukte) kann den Boden für eine Candidose bereiten (Ernährungsempfehlungen ☞ 13.4). Durch Schwächung des darmassoziierten Immunsystems bewirken Candidosen häufig eine erhöhte Infektanfälligkeit und allergische Reaktionen. Darüber hinaus kann die Vergärung von Kohlehydraten zu Fuselalkoholen mit ihrer direkten Einleitung in das Pfortadersystem Leberschäden hervorrufen. Chronische Candida-Dyspepsien beeinträchtigen die Nahrungsassimilation. Für schwer chronisch Kranke wie z. B. MS-Patienten ist ein exzessiver Befall mit Candidakeimen deshalb in jedem Fall eine starke Belastung.

Fallstrategie

Anlass für den Verdacht einer Candidose sollten chronische Verdauungsstörungen mit Heißhunger auf Süßigkeiten, allgemeine Adynamie sowie Müdigkeit und chronisch erhöhte Enzymaktivitäten der Leber ohne sonstige pathologische oder nutritiv-toxische Hinweise sein. Ein chronisches Analekzem oder eine Genitalmykose sind ebenfalls wichtige Indikatoren. Passt dann noch eine einschlägige Anamnese in das Bild, ist eine sorgfältige Labordiagnostik angezeigt. Deren Aussagekraft erfordert nicht nur die richtige Deutung klinischer Hinweise, sondern hängt auch von der sachgerechten Entnahme des Untersuchungsmaterials sowie der Kultur in einem Speziallabor mit Differenzierung der Keime und verlässlicher Keimzahlbestimmung ab (Behandlungsbedürftigkeit ab einer Keimzahl von 10^4).

Therapie und Prognose

Erfahrungsgemäß heilt eine Candidose unter alleiniger Antimykotikatherapie und strikter Diät selten vollständig aus. Die dauerhafte Sanierung des Darms gelingt in der Regel am besten mit dem passenden homöopathischen Konstitutionsmittel, das in einfach gelagerten Fällen unter passender Diät ausreichen kann. Die Sanierung erfordert zwar etwas längere Zeit, ist dafür aber dauerhafter. Meistens kommt es dabei zu Ausleitungsvorgängen in Form tolerabler Diarrhoeen oder vorübergehender Hautreaktionen.
Bei komplexen chronischen Krankheiten – vor allem wenn sie mit einer hochgradigen psorischen Minderung der Lebenskraft verbunden sind – ist es oft notwendig, zusätzlich zur homöopathischen Behandlung eine lokale (auf den Darmtrakt gerichtete) antimykotische Therapie durchzuführen, um den Organismus auf diese Weise möglichst rasch durch Änderung seines „inneren Milieus" zu entlasten. Candida-Pilze bilden sehr hartnäckige, z. T. invasiv wachsende Kolonien und entwickeln nach neueren Erkenntnissen „intelligente" Überlebensstrategien (www.hauss.de). Das nach Reduzierung der Candida-Pilze entstandene Vakuum sollte durch Symbionten bzw. Probiotika aufgefüllt werden, um die physiologische Flora wieder „aufzuforsten". Durch diese synergistischen Maßnahmen und eine zeitlich begrenzte, zweckmäßige Diät, die dem Zustand des Patienten anzupassen ist, gelingt die Sanierung am besten. Es gilt zu bedenken, dass eine Candidose im Sinne Hahnemanns keine natürliche Krankheit, sondern meistens die Folge von

eingreifenden Therapien und Fehlernährung ist, was einem Heilungshindernis gleichkommt.

8.2.4 Zahnherde

Zahnherde (akute oder chronische Entzündung von Zahnwurzeln mit Granulom- oder Abszessbildung) üben auf einen chronisch kranken Organismus eine schwächende und toxische Wirkung aus. Sie sind kein rein lokales Problem, sondern belasten immer den Gesamtorganismus, da die in einem Granulom entstehenden Toxine durch den hohen Kaudruck ständig in kleinen Mengen in die Blutbahn abgegeben werden.
Viele Patienten ahnen nichts von ihrer Belastung, besonders wenn nach einer Wurzelbehandlung die Schmerzempfindung ausgeschaltet ist (☞ Fallbeispiel 6.2). MS-Patienten sollten sich deshalb, wie alle chronisch Kranken, regelmäßig von einem in Herddiagnostik erfahrenen Zahnarzt kontrollieren lassen. Um in Zweifelsfällen Zahnherde ausschließen bzw. die Aktualität eines Herdes einschätzen zu können, eignen sich Röntgendiagnostik (Panoramaaufnahme) und EAV-Messung, Thermoregulationsdiagnostik nach Rost und möglicherweise auch kinesiologische Testverfahren. Die Diagnostik sollte von einem ganzheitlich orientierten, erfahrenen Zahnarzt vorgenommen werden, der alternative und konventionelle Diagnoseverfahren zu kombinieren versteht, um eine verlässliche Aussage machen zu können.

Fallstrategie und Prognose

Die Erfahrung zeigt, dass der Organismus mit zunehmender Energie und unter der ordnenden Kraft des homöopathischen Konstitutionsmittels oft selber den günstigsten Sanierungszeitpunkt wählt, indem er eindeutige Symptome entwickelt. Der etwas salopp bezeichnete Ausdruck „der Zahn geht hoch" zeigt an, dass der latente Herd durch eine akute Entzündung aktiviert wird.
In der Homöopathie weiß man um die hierarchische Ordnung von Pathologien. Deshalb sollte man den Zeitpunkt einer Sanierung gut überdenken, wenn man sinnvoll mit den Kraftressourcen des Organismus umgehen will. Umso besser, wenn der Körper dazu selber das Signal gibt! Der Übergang in einen akuten Entzündungszustand bedeutet also nicht etwa eine neue Erkrankung, sondern ist meistens ein Zeichen zunehmender Gesundung und ein Hinweis darauf, dass der Organismus sich wieder aktiv zur Wehr setzen kann. Unterdrückende Medikamente im weitesten Sinn (Antiphlogistika, Immunsuppressiva, auch Psychopharmaka) hemmen diesen Vorgang. Antibiotika sind nicht geeignet, um chronische Herde zu sanieren, da das Terrain, auf dem die Keime wachsen, nicht bereinigt wird. Ausgenommen bei vitalen Indikationen, sollten sie deshalb nicht eingesetzt werden, um einen beherdeten Zahn unter rein mechanischen Gesichtspunkten um jeden Preis zu erhalten. Solche Fragen sind interdisziplinär mit einem chirurgisch versierten und ganzheitlich orientierten Zahnarzt zu klären. Jeder zahnärztliche Eingriff erfordert eine homöopathische Begleitbehandlung.
Nach einer zeitgerechten Zahnsanierung lebt der Organismus oft auf. Er verfügt dann nicht nur über eine wesentlich bessere Grundenergie, sondern es verlieren sich auch andere chronische Befindensstörungen bis hin zur auffallenden Besserung chronischer Krankheiten.

8.2.5 Zahnbehandlung und Schwermetallintoxikationen

Problematische Zahnmaterialien wie Amalgamlegierungen und Palladium können sich insbesondere bei zahlreichen großflächigen Füllungen auf den Verlauf chronischer Krankheiten – besonders einer MS-Erkrankung – sehr nachteilig auswirken. Sie belasten nicht nur die lebenswichtigen Ausscheidungsorgane wie Leber und Nieren, sondern lagern sich häufig auch im ZNS ab. Amalgamintoxikationen verändern die Konstitution des Organismus nachhaltig, führen zu chronischer Müdigkeit, Infektanfälligkeit (Tonsillitiden, Sinusitiden, Dysbiose des Darms) und begünstigen eine Candidabesiedlung (☞ 8.2.3).
Bei MS-Patienten fällt häufiger auf, dass es nach nicht sachgerecht ausgeführten Sanierungen zu

Schüben kommen kann, was ein Beweis für die toxische Amalgamwirkung ist. Deshalb sollte auf Dauer immer eine Amalgamsanierung angestrebt werden. Sie erfordert jedoch ein differenziertes Vorgehen, vor allem, wenn der Patient noch in einer labilen Krankheitsphase ist. Selbst bei den heute üblichen Standardvorgaben wie Ringabsaugung und Kofferdamm können nach Beobachtung der Verfasserin durch die plötzliche Überflutung des Organismus mit Amalgam Schübe ausgelöst werden (☞ Fallbeispiel 12.7).

Amalgamintoxikation

Max Daunderer, Internist und klinischer Toxikologe, hat eine Zeit lang das Amalgam durch DMPS eliminiert. Dieses Verfahren hat so häufig akute MS-Schübe ausgelöst, dass es heute bei dieser Krankheit als weitgehend obsolet gilt. Seitdem versucht man, Amalgam sehr viel vorsichtiger unter längeren Zeitvorgaben (quadrantenweise Sanierung pro Jahresquartal) auszuleiten. Derartige Verschlechterungen kommen seitdem wesentlich seltener vor.

Die Empfindlichkeit für eine Amalgamintoxikation ist individuell unterschiedlich ausgeprägt. In Einzelfällen müssen deshalb die Sanierungszeiträume auf bis zu zwei Jahre ausgedehnt werden. Die „Entgiftung“ von Amalgam verläuft nie ganz ohne Belastung des Organismus. Er benötigt für die Ausleitungsvorgänge Energie. Deshalb sollte man auf keinen Fall während eines Schubs oder in zeitnahen Abständen zu anderen Belastungen (Examensvorbereitungen, Operationen, psychischer Stress etc.) eine Sanierung anstreben.

Amalgamausleitung

Als Ausleitungsmaterialien haben sich besonders Vitamin C, Selen und in letzter Zeit auch Chlorella-Algen als Standard bewährt. In der Naturheilkunde wird darüber hinaus besonders Koriander zum Schwermetallabbau aus dem ZNS empfohlen. Zwar gibt es dazu noch keine Studien, Praxis und Erfahrungen vieler Kollegen scheinen die günstige Wirkung aber zu bestätigen. Es ist wichtig, Koriander erst nach gründlicher, vier- bis sechswöchiger Vorbehandlung mit den Basisausleitungsmitteln wie Selen, Vitamin C und Chlorella-Algen einzusetzen, da er intensiv wirkt, und die Mobilisierung von Amalgam aus dem ZNS bei noch gefüllten Speichern der großen Entgiftungsorgane (Leber und Nieren) eine zu starke Überflutung des Organismus und damit eine „Rückvergiftung“ bewirken könnte. Bei bereits bekannten Organschäden (Leber, Niere) ist die zusätzliche Gabe von Phytotherapeutika (am besten als Tees, oder Tinkturen, „Drainagemittel“) sinnvoll. Unterstützt werden sollten die medikamentösen Maßnahmen durch reichliche Flüssigkeitszufuhr und regelmäßige Saunagänge.

Zu beachten ist ferner, dass unterschiedliche Zahnmaterialien (z. B. Amalgam in Nachbarschaft zu Goldlegierungen) zu Potentialdifferenzen und damit zu einer stärkeren Freisetzung von Schwermetallen führen. Auch die individuelle Speichelzusammensetzung kann über die Lösung und damit Einlagerung von Amalgam entscheiden.

Allerdings leiden nicht alle Patienten ausschließlich unter einer Amalgambelastung. In Zusammenarbeit mit einem in der Elektroakupunktur nach Voll (EAV) versierten Zahnarzt ließ sich feststellen, dass durchaus unterschiedliche individuelle Empfindlichkeiten gegenüber Schwermetallen bestehen. So reagierten einige Patienten ganz unerwartet sogar nachteilig auf Goldlegierungen oder Platin oder sie waren empfindlich auf weitere Bestandteile des Amalgams wie z. B. Kupfer, Zink und Palladium. Einzelne Messungen ergaben, dass diese Metalle im Einzelfall sogar eine deutlich nachteiligere Reaktion auf den Organismus ausübten als Quecksilber. Diese Ergebnisse ließen sich fast immer durch einen Lymphozytentransformationstest (LTTS-Test) bestätigen.

Von allen zur Zahnbehandlung gebräuchlichen Metallen erweist sich Palladium (bei uns nur noch Bestandteil preisgünstiger Goldlegierungen) als besonders toxisch. Auch palladiumhaltiger Zahnersatz ist nur bei aus Osteuropa stammenden Patienten zu beachten.

Strategie

Es wäre wünschenswert, bei chronisch Kranken wie z.B. MS-Patienten die Verträglichkeit von Zahnmaterialien zuvor austesten zu lassen. Am besten vertragen werden in der Regel Titan und Keramik. Leider handelt es sich dabei auch um die kostspieligsten Lösungen.

> **Merke**
> Das Austesten einer Schwermetallempfindlichkeit korrespondiert leider nicht – wie gelegentlich vermutet – mit dem indizierten homöopathischen Mittel. EAV- oder LTTS-Test eignen sich nicht zur homöopathischen Arzneidiagnose.

Häufig haben metallempfindliche Patienten jedoch eine Similebeziehung zu einem anderen Metall, z.B. kann eine Goldempfindlichkeit bei *Platinum*-Patienten vorkommen (☞ Fallbeispiel 12.7) oder ein Quecksilberempfindlicher hat eine Similebeziehung zu *Aurum* oder *Zincum*. Bedeutende Reaktionen auf Schwermetalle sind meistens Ausdruck des syphilinischen Miasmas (☞ 5.2.2).

> **Merke**
> Aus homöopathischer Sicht kann keine der heute üblichen Ausleitungsmaßnahmen von der Wirkung eines dynamischen Ausleitungsmittels, d.h. des gut gewählten Simile, übertroffen werden. Entgiftungsvorgänge erfordern vorrangig Energie und Ordnung im Sinne eines Toxinflusses von den lebenswichtigen Organen hin zur Peripherie. Diese Aufgaben leisten in erster Linie gut gewählte homöopathische Mittel. Sie erzwingen die Ausleitung nicht, sondern regen den Organismus nachhaltig dazu an, in den ihm gemäßen Schritten und nach aktuellem Kräftestand vorzugehen. Die Unterstützung durch die erwähnten Basismittel ist aber trotzdem eine sehr sinnvolle, Energie sparende Maßnahme (vgl. auch die Vergiftungsrubriken im Repertorium, ☞ 11.2.1).

Literatur

☞ Kapitel 10

9 Potenzwahl und Gabenwiederholung

Christa von der Planitz

Die Wahl geeigneter Potenzen ist bei der homöopathischen Behandlung chronischer Krankheiten eine immer noch kontrovers diskutierte Frage. Die Anweisung: „die Potenz muss dem gegenwärtigen Zustand der Erkrankung angemessen sein" führt nicht weiter, da es immer noch zu viele unterschiedliche Meinungen zu diesem Thema gibt. Es würde den Rahmen dieses Kapitels sprengen, wenn man die einzelnen Ansichten detailliert darstellen würde. Hinzu kommt, dass die Empfindlichkeit der einzelnen Patienten auf Hoch- oder Tiefpotenzen sehr unterschiedlich sein kann. Nach Erfahrung der Verfasserin haben sowohl hohe C-Potenzen als auch Q- bzw. LM-Potenzen ihre Vorzüge und ihre Berechtigung. Es ist von Vorteil, wenn nicht nur Reizart, sondern auch Reizstärke vielfältig variiert und damit ideal an die Reaktionslage des Organismus angepasst werden können.

9.1 C-Potenzen

C-Potenzen haben in der Regel eine rasch einsetzende, eindeutige, klärende Wirkung, sowohl bei akuten wie auch bei chronischen Beschwerden. In Notfällen sind sie unbedingt vorzuziehen. Das gilt auch für die MS-Behandlung – insbesondere wenn akute Erkrankungen die Gefahr eines neuen Schubs heraufbeschwören oder ein psychisches oder Körpertrauma ein sofortiges Eingreifen erforderlich macht (☞ 7.3.1). Besonders rasch und nachhaltig wirken sich so genannte Akutlösungen aus.

9.1.1 Mittlere Dosierung von Akutlösungen

Das folgende Vorgehen hat sich bei Patienten mit durchschnittlicher Reizempfindlichkeit als gut verträglich und effizient erwiesen:

Erforderliche Anzahl der Globuli in einem halben Glas Wasser (ca. 50 ml) auflösen:

- Am 1. Tag 4,
- am 2. Tag 3,
- am 3. Tag 2,
- am 4. Tag 1

kleine(n) Schluck(e) bzw. die Menge eines Kaffeelöffels (ca. 5 ml) nehmen (niemals Metalllöffel benutzen!). Zwischenzeitlich ist die Lösung jedes Mal kräftig zu „verkleppern", um den Potenzgrad etwas zu variieren und damit den Organismus für die Information wach und aufnahmebereit zu halten. Der Verlust an Flüssigkeit kann nach einigen Entnahmen durch neues Auffüllen mit Wasser wieder ergänzt werden. Bei heißer Witterung sollte man nach 2 Tagen eine neue Lösung ansetzen. In besonders schweren Fällen (schwere Otitis, Pneumonie, Grippe) muss die Anzahl der Gaben ggf. erhöht (z. B. 6 × in 24 Stunden) und dann in absteigender Dosierung über 6 – 7 Tage eingenommen werden. Unter Umständen kann es auch erforderlich sein, in gleicher Weise mit einer C-1000-Potenz zu verfahren (z. B. schweres Schädel-Hirn-Tauma, Polytrauma, schwere Infektionen), allerdings werden dann selten mehr als 4 Dosen pro Tag angezeigt sein.

Tab. 9-1: Menge der Globuli zur Anfertigung einer Akutlösung

C 12	15 Glob.
C 30	5 Glob.
C 200	2 Glob.
C 1000	1 Glob.

Die Lösungsmenge einer verabreichten Dosis muss nicht unbedingt exakt abgemessen werden. Auch der Grundsatz „viel hilft viel" trifft auf homöopathische Informationen nicht zu (zehn Bücher gleichen Inhalts bringen nicht mehr Gehalt an

Information als ein einzelnes.) Dagegen ist die Wiederholung der Gaben (s. u.) wichtig, um das „Gedächtnis" des Organismus immer wieder aufzufrischen, insbesondere, wenn die Arznei wegen der Schwere des Zustandes rasch verbraucht wird.

Gabenwiederholung

Die Wiederholung von hohen C-Potenzen bei chronischen Fällen wird oft als eine „Wissenschaft für sich" behandelt. Eine „mechanische" Verordnung alle vier, fünf oder sechs Wochen ist absolut nicht zu empfehlen. Grundsätzlich ist keine erneute Medikation bei anhaltender Besserung zu erlauben, da es bei noch bestehendem, positiv wirkendem Schwingungsmuster und erneuter „nicht phasengerechter" Gabe zu „Schwingungsturbulenzen" kommen muss. Es tritt dann der gleiche Effekt ein wie bei einer Arzneimittelprüfung.

Andererseits sollte bei schweren chronischen Krankheiten mit der Gabenwiederholung nicht zu lange gewartet und damit ein vollständiger Rückfall riskiert werden. Sobald Grundenergie, Schlaf, erneutes Erscheinen bereits verschwundener Symptome oder intensives Auftreten „neuer alter" Symptome (die noch in das Mittelbild passen) sich verstärken, ist eine neue Einnahme erforderlich. Das kann nach zwei, vier, sechs Wochen oder sogar noch längerer Zeit der Fall sein.

Dagegen scheint die heute noch häufig angeratene Kent'sche Verordnung, nach der hohe C-Potenzen vor Ablauf von 35 Tagen möglichst nicht wiederholt werden sollten, nach Beobachtung der Verfasserin in den vergangenen 10 – 15 Jahren zunehmend ins Wanken zu geraten. Sehr oft sind erneute Gaben deutlich früher erforderlich. Dafür mögen Reizüberflutung und Dauerstress des westlichen Lebensstils sowie die Schwächung der Lebenskraft durch häufige Unterdrückungen die wichtigsten Ursachen sein.

> **Merke**
> Die lang anhaltende Wirkung einer Gabe bedeutet: gute Lebenskraft des Patienten und gut passendes Mittel.
>
> Hohe C-Potenzen sollten immer von klinisch erfahrenen und fundiert ausgebildeten Homöopathen, niemals von homöopathischen Laien verordnet oder wiederholt werden.

9.1.2 Vorteile von „Akutlösungen" in akuten und chronischen Fällen

Mit „Akutlösungen" kann man Erstreaktionen fast vollständig vermeiden. Bei akuten Zuständen treten sie ohnehin kaum auf, da die Lebenskraft sehr „wach" und aktiv ist. In chronischen Fällen können sie durch dieses „Zeitrafferverfahren" auf ein Minimum begrenzt werden.

Sollte sich während der Verabreichung einer Akutlösung durch Verstärkung bereits vorhandener oder Entwicklung neuer Symptome herausstellen, dass das Mittel nicht exakt passt, kann schnell mit der Gabe eines Folge- oder Ergänzungsmittels reagiert werden.

9.2 Q- und LM-Potenzen

Q- oder LM-Potenzen – von Hahnemann am Ende seines Lebens gegenüber den C-Potenzen favorisiert – sind eine große Bereicherung hinsichtlich der individuellen Reizstärke homöopathischer Arzneien.

9.2.1 Geschichtliche Entwicklung

Im Grunde genommen sind die Bezeichnungen „Q-Potenz" und „LM-Potenz" Synonyme, ihre Wirkung ist jedoch in der Praxis nicht gleich. Das liegt offensichtlich an den unterschiedlichen Herstellungsweisen. Bevor die 6. Auflage des „Organon" wiederentdeckt wurde, hatte man LM-Potenzen fast ausschließlich nach den Vorgaben des HAB (homöopathisches Arzneibuch) hergestellt. Danach machten sich einzelne Hersteller daran, Hahnemanns detaillierte Vorschriften so genau wie möglich zu eruieren und umzusetzen. Sie verwandten dabei wieder die ursprüngliche Bezeichnung „Q" (lateinische Zahl 50 000) für den Verdünnungsgrad. Die Bezeichnung LM war zuvor irrtümlich ebenfalls für die Zahl 50 000 verwendet worden und wurde dann später aus praktischen Gründen beibehalten. Obwohl also beide so bezeichneten Potenzstärken im Wesentlichen nach dem gleichen Verfahren hergestellt werden, zeigt sich in der Praxis, dass die gängigen, in Europa erhältlichen LM-Potenzen in der Regel etwas schwächer wirken als die entsprechend deklarierten Q-Potenzen. Das muss nicht zwangsläufig ein Nachteil sein.

9.2.2 Vorteile bei der Behandlung von chronischen Krankheiten

In den letzten 15 Jahren erlebten Q- und LM-Potenzen eine Renaissance, vor allem wegen ihres Vorteils der guten Reizanpassung und Steuerbarkeit:

- Sie vereinen in sich in idealer Weise die Vorteile der Hoch- und Tiefpotenzen und eignen sich deshalb besonders für chronische Krankheiten. Außerdem verlaufen Erstreaktionen deutlich schwächer. Da diese Potenzen im Unterschied zu hohen C-Potenzen (☞ 9.1) täglich eingenommen werden, kann man bei Verdacht einer zu starken Reaktion oder einer nicht genauen Similebeziehung die Wirkung rasch unterbrechen, was bei einer hohen C-Potenz auch durch eine (niemals ideale) Antidotierung nicht immer gelingt. Die Wirkung der Q- bzw. LM-Potenzen klingt – zumindest während Einnahme der ersten Stärken – in kurzer Zeit wieder ab.
- Während die Wirkungskurve einer C-Potenz festliegt, kann man die Reizstärke einer Q- oder LM-Potenz durch tägliche, mehrmals tägliche, zweitägige oder dreitägige Gaben variieren und damit die Steilheit der Wirkungskurve und die zeitliche Einwirkung ideal an die Vitalität des Patienten anpassen.
- Die bei hohen C-Potenzen oftmals schwierige Frage der Gabenwiederholung entfällt, da Q- oder LM-Potenzen stetig eingenommen werden.

9.2.3 Potenzwahl

Über den Einsatz der unterschiedlichen Stärken bestehen nach wie vor kontroverse Meinungen (Reihen in Zweierschritten, mit geraden oder ungeraden Zahlen, Einnahmephasen über zwei, drei oder vier Wochen etc.), was ein Zeichen dafür ist, wie variabel diese Arzneien gehandhabt werden können.

Die Verfasserin hat inzwischen eine 25-jährige Erfahrung mit Q-LM-Potenzen. Folgendes Vorgehen hat sich in dieser Zeit bewährt:

- Einstieg am häufigsten mit der Stärke LM 6 (oder Q 3) (bei auffälligem, vorwiegendem Leidensdruck auf der psychischen Ebene auch Einstieg mit LM 12 oder LM 18).
- Die in Deutschland erhältlichen Q-Potenzen werden am besten immer auf etwas niedrigerem Potenzniveau (Q 3 oder Q 4) begonnen als die LM-Potenzen und erfordern meistens nach der Einname von ein oder zwei Stärken ein Verlassen der täglichen Dosis zugunsten zwei- oder dreitägiger Intervalle.
- Nach drei oder vier Wochen wird auf die nächsthöhere Stärke gewechselt. Diese Wechsel sollten sich möglichst rhythmisch in nicht sehr unterschiedlichen Zeiträumen vollziehen.

  Eine natürliche Zeitvorgabe ergibt sich bei menstruierenden Frauen. Vom vierten Tag der Menses bis zum Einsetzen der nächsten Regel liegt ein durchschnittlicher Zeitraum von drei Wochen. Die Einnahmepause während der Regel folgt der Anweisung Hahnemanns, während der Menstruation keine Hochpotenzen zu nehmen (Ausnahme: Behandlung akuter Regelbeschwerden). Am vierten oder fünften Tag des Zyklus wird mit der nächsten Stärke begonnen.

Nach anfänglichen Experimenten mit Zweier- oder Dreierschritten hat es sich in der Praxis der Verfasserin bewährt, die Folgepotenzen nur noch in Einerschritten zu verordnen (anfangs standen Zwischenstufen der Potenzen LM 6, LM 12, LM 18 nicht zur Verfügung). Dabei konnten die harmonischsten Verläufe beobachtet werden.

9.3 Q-/LM-Potenzen und hohe C-Potenzen im Vergleich

Der sachkundige Einsatz der unterschiedlichen Potenzsysteme ermöglicht eine ideale individuelle Anpassung der Reizstärke.

9.3.1 Auffälligkeiten im Gebrauch von Q-/LM-Potenzen

Erstreaktion

Erstreaktionen setzen beim Gebrauch von Q- bzw. LM-Potenzen in der Regel etwas später ein als bei hohen C-Potenzen, was auch eine Frage der Dosierung ist. Bei zu heftiger Aktualisierung/Erstreaktion der Symptome sorgt die sofortige Einnahmepause für ein rascheres Abklingen. Eine Antidotierung ist deshalb sehr selten nötig. Zu Beginn jeder neuen Potenzstufe entwickelt sich meistens nach wenigen Tagen eine leichte Erstreaktion, die aber von Stufe zu Stufe wie eine gedämpfte Schwingung immer weiter abklingt, oder es zeigen sich „neue alte" Symptome, die dann nach kurzer Zeit wieder verschwinden.

Manche Patienten entwickeln eine andere Variante: Bei ihnen entstehen Erstreaktion und „neue alte" Symptome erst nach drei oder vier Wochen, also am Ende eines Einnahmezyklus. Der Wechsel auf die nächste Stärke bringt diese Symptome dann sehr rasch zum Verschwinden. Diese regelmäßig auftretenden Phänomene beweisen die Wirksamkeit der Arznei und belegen, dass es nicht zu einer spontanen Besserung gekommen ist. (Natürlich kann es bei unzureichender Similewahl analog zu den C-Potenzen auch störende Prüfungssymptome geben, die dann von Stufe zu Stufe zunehmen und damit ein anderes Mittel indizieren.)

Wirkdauer

LM- oder Q-Potenzen werden über lange Zeiträume genommen: bei chronischen Krankheiten und gut passender Arznei durchschnittlich über 10 – 15 Monate. Eine Sättigung mit dem jeweiligen Mittel kündigt sich dadurch an, dass nach langer Zeit des allgemeinen Wohlbefindens und des Wegbleibens alter Symptome wieder ein sehr leicht ausgeprägtes Symptombild (ca. 10% der Intensität wie zu Beginn der Behandlung) auftritt – ein ziemlich sicheres Zeichen dafür, dass das Mittel seine vollständige Wirkung erreicht hat und weitere Gaben lediglich Prüfungssymptome hervorbringen würden (vgl. Organon, §§ 280, 281). Diese rudimentären Symptome, die nur noch eine „Reminiszenz" an die jetzt bewältigte Krankheit sind, klingen nach einer Einnahmepause in der Regel innerhalb weniger Tage folgenlos ab.

Je nach Ausprägung der Pathologie bleiben die Patienten monate- oder jahrelang beschwerdefrei. Bei erneut auftretenden Symptomen aus dem gleichen Mittelbild können dann weitere höhere Q- oder LM-Potenzen verschrieben werden (Q 18, Q 19 oder auch LM 22, LM 24 etc.). Bei dieser Potenzhöhe ist dann allerdings nur noch ein- oder zweimal wöchentlich, oder auch seltener zu verordnen. Mit dieser Methode kann man bei palliativer Therapie von Organkrankheiten auch eine „Erhaltungstherapie" durchführen. Die Frage der Gabenwiederholung, die bei hohen C-Potenzen Schwierigkeiten bereiten kann, ist dadurch wesentlich einfacher zu entscheiden.

Folgeverschreibung und Potenzwechsel

Wurde bei einer komplexen chronischen Krankheit durch das Mittel lediglich eine Schicht abgetragen, führen eventuell sistierende Restpathologien dann – wie bei den C-Potenzen – zur Folgeverschreibung.

Bei guter Wirksamkeit einer Serie von Q- oder LM-Potenzen ist es bei erneut auftretenden Beschwerden auch möglich, auf das C-Potenzsystem zu wechseln. Der Organismus reagiert dann in der Regel auf diese modulierte Art der Information wieder wacher und intensiver.

9.3.2 Vorteile der Q-/LM-Potenzen

Im Falle geschwächter Vitalität und bei überempfindlichen Personen kann man sich mit der guten Steuerbarkeit dieser Potenzen in idealer Weise an die individuelle Reizschwäche herantasten. (Manche übersensiblen Patienten fahren allerdings auch besser mit seltenen Gaben einzelner Globuli von C-Potenzen.)

Wenn bei fortgeschrittenen Pathologien allopathische Medikamente unverzichtbar sind, führt ihre Einnahme zu einer ständigen schleichenden Antidotierung homöopathischer Arzneien. Durch die regelmäßige Gabe von Q- oder LM-Potenzen wird die Information täglich wieder aufgefrischt. Auch in Fällen, bei denen eine unbeabsichtigte (oft auch unerkannte) Antidotierung vermutet werden muss (z. B. ständige Exposition gegenüber Allergenen, ätherischen Reizstoffen, unterschiedlich belastende Arbeitsplatzverhältnisse) kann die tägliche Wiederholung der Arznei das Scheitern einer homöopathischen Behandlung verhindern.

Nicht zuletzt sollte auch ein praktischer Aspekt der Patientenführung erwähnt werden. Eine täglich oder in kurzen Abständen wiederholte Arznei kommt dem Sicherheitsbedürfnis vieler Patienten, die sich erst einmal an die völlig andere Art der homöopathischen Therapie gewöhnen müssen, sehr entgegen.

9.3.3 Vorteile der hohen C-Potenzen

C-Potenzen kommen v. a. bei akuten seelischen und Körpertraumata zum Einsatz:

- Bedeutende akute Krankheiten, die sich rasch verschlimmern und rasches Handeln erfordern (durchweg C-200-Lösungen mit angepasster Gabenhäufigkeit, evtl. Übergang auf die C-1000-Lösung).
- Vorliegen eines hartnäckigen, tief liegenden seelischen Fokus, der aufgrund eines Walls jahrelanger Abwehrmechanismen eine starke Anfangsdynamik der Arznei mit größtmöglicher Tiefenwirkung erfordert (Dosierung ab C 1000 aufwärts).
- Individuell und konstitutionell bedingtes ungenügendes Ansprechen auf Q- oder LM-Potenzen. (Auch die umgekehrte Version kommt vor: Patienten reagieren nicht oder unzureichend auf C-Potenzen.)

Literatur

☞ Kapitel 10

10 Prognose der Multiplen Sklerose unter homöopathischer Behandlung

Christa von der Planitz

Die Diagnose einer Multiplen Sklerose ist für viele Patienten gleichbedeutend mit rasch eintretender Behinderung und einer kürzeren Lebenserwartung. Die Realität liefert ein deutlich besseres Bild. Zwar ist eine exakte Vorhersage über den Krankheitsverlauf des einzelnen Patienten nicht möglich (☞ 4.6), jedoch ist die Prognose einer MS-Erkrankung generell besser als bei den meisten anderen chronischen neurologischen Erkrankungen wie z. B. ALS oder Muskeldystrophien.

10.1 Vollremission

Das klinische Bild der Multiplen Sklerose ist vielgestaltig und zeigt die unterschiedlichsten Verläufe. Neuere Forschungsergebnisse gehen davon aus, dass es sich möglicherweise gar nicht um ein einheitliches Krankheitsbild handelt. Unter diesem Aspekt ist der Erfolg der unterschiedlichen Therapien nur schwer einzuschätzen. Zum Glück sind die unkomplizierten Verläufe deutlich in der Mehrzahl.

In der Praxis der Verfasserin gibt es viele Patienten, die zu Beginn der homöopathischen Behandlung zwar deutliche neurologische Ausfälle hatten, sich aber unter alleiniger oder (viel seltener) begleitender homöopathischer Behandlung seit vielen Jahren in einem stabilen Zustand befinden – und das bei guter Lebensqualität. Einige kommen nur noch dann in die Sprechstunde, wenn es zu akuten gesundheitlichen Problemen (z. B. Infekten) kommt, und benötigen lediglich in größeren Abständen ihr Konstitutionsmittel. Viele Patienten führen ein völlig normales Leben – sowohl im Beruf als auch bei ihren Freizeitaktivitäten –, und ihre Krankheit ist nur im engsten Vertrautenkreis bekannt.

Natürlich gibt es auch Verläufe, die durch hohe Schubdichte und rasche Progredienz gekennzeichnet sind. Zeichen für einen ungünstigen Verlauf sind bereits zu Beginn der Krankheit gehäuft auftretende, schwere Schübe mit bleibenden Defekten sowie früh einsetzende schwere Ataxien und schwere Spastik. Auch eine frühe oder anhaltende Störung der kaudalen Hirnnervengruppe (Schluckstörungen, Artikulationsstörungen) ist erfahrungsgemäß prognostisch eher ungünstig, wohingegen ein wiederholter Befall des Sehnerven und/oder auch der Augenmuskelnerven meistens einen günstigeren Verlauf anzeigt (☞ 6.2). Nach Beobachtungen der Verfasserin sind problematische Verläufe oft begleitet von sehr schwierigen Lebenssituationen, anhaltendem Kummer und Demütigungen, Ausweglosigkeit sowie dem Unvermögen, sich aus solchen Situationen zu befreien oder Schicksalsschläge anzunehmen und zu verarbeiten.

In den meisten Fällen haben MS-Patienten, die unter einer Konstitutionstherapie zwei Jahre lang keinen Schub mehr erlebt haben, keine Progredienz beobachten und sich dazu in einem stabilen psychischen und Allgemeinzustand befinden, eine günstige Prognose. Diese Beobachtung deckt sich auffällig mit den Erfahrungen des kanadischen homöopathischen Arztes André Saine, die er in seinen Wiener Seminaren mitgeteilt hat (Saine 1994, 1995, 1996). Insgesamt werden in der homöopathischen Praxis vielfach anhaltende oder zumindest jahrelange Vollremissionen beobachtet, in deren Verlauf sich keine neuen Herde gebildet und verbliebene Läsionen sogar gut zurückgebildet haben, was mithilfe des MRT (☞ 3.3) zweifelsfrei nachweisbar ist. In einem Fall war die Rückbildung der Plaques nach zehn Jahren so deutlich gebessert, dass die Diagnose bei einer MRT-Kontrolle nachträglich angezweifelt wurde (☞ Fallbeispiel 12.9).

10.2 Verlaufskontrolle

Ein durch Symptomenarmut gekennzeichneter Verlauf zeigt leider nicht zwangsläufig eine positive Entwicklung an, da die MS-Erkrankung eine Zeit lang auch klinisch stumm fortschreiten kann (☞ 7.1.4, ☞ Fallbeispiel 7.2).

Bildgebende Verfahren, insbesondere die Magnetresonanztomographie mit Kontrastmittelgabe (Gadolinium), sind deshalb ein wichtiges Kontrollinstrument (☞ 3.3.1). Die MRT gibt auch in klinisch stummen Fällen wichtige Hinweise auf Vermehrung, Ausdehnung, Entzündungsaktivität und Rückbildung der Herde. Für die homöopathische Verlaufsbeurteilung ist sie unverzichtbar, da sich diese schleichend-destruktiven Prozesse (☞ 5.2.2, ☞ 6.3.4) häufig der klinischen Kontrolle entziehen und die rein symptomorientierte Verlaufsbeobachtung erfahrungsgemäß nicht ausreichend ist. Mit ihrer Hilfe kann Sicherheit in der Beurteilung der Heilungsfortschritte gewonnen oder gegebenenfalls rechtzeitig eine notwendige Änderung der Behandlungsstrategie vorgenommen werden.

10.3 Homöopathische Begleitung nach Vollremission

10.3.1 Lebensordnung

Der Organismus wird während einer ruhenden Autoaggressionskrankheit selbst bei vollem Wohlbefinden eine gewisse Labilität zurückbehalten. Auch nach jahrelang anhaltender Vollremission sollten Patienten deshalb Exzesse jeder Art vermeiden und eine konsequente Lebensordnung einhalten.

Mindestens ebenso wichtig ist aber, dass jede Unterdrückung oder Symptomverschiebung (☞ 5.2.3) durch Maßnahmen, die nicht die eigene Heilarbeit fördern, unterbunden werden muss: Akute Infekte, besonders Hautreaktionen jeder Art, funktionelle Beschwerden wie Kopfschmerzen, Magen-Darm-Störungen etc. sollten unbedingt homöopathisch, d. h. durch das Training eigener Heilarbeit angegangen werden, um eine erneute Verschiebung der Pathologie auf eine hierarchisch höhere Ebene zu vermeiden.

Akute Infekte müssen nicht immer als negative Entwicklung angesehen werden, sondern können Anzeichen eines regressiven Etagenwechsels sein. Nicht selten bedeuten sie – eine sehr sorgfältige und kompetente, engmaschige homöopathische Behandlung vorausgesetzt – eine Chance, um aus der Einbahnstraße einer Autoimmunerkrankung wieder herauszufinden. Eingriffe in das Immunsystem wie z. B. die Unterdrückung allergischer Reaktionen durch Antihistaminika und Hyposensibilisierungen sowie Impfungen sind, wenn irgend vertretbar, zu unterlassen.

Begibt sich ein MS-Patient während oder nach einer erfolgreichen homöopathischen Behandlung wieder in seine allopathisch ausgerichtete Hausarztpraxis, muss er sich bewusst sein, dass Infekte, Traumata, Operationen, Zahnbehandlungen und psychische Störungen auch noch nach Jahren anhaltender Vollremission homöopathisch zu behandeln bzw. zu begleiten sind, wenn er seine Gesundheit weiter festigen will.

10.3.2 Psychohygiene

Vor allem ist es wichtig, psychische Hygiene zu praktizieren, eine „beruhigte Zone“ für Emotionen zu schaffen, um innere Spannungen und eventuelle psychische Belastungen abzubauen oder erst gar nicht aufkommen zu lassen. Auch für wenig bemittelte Patienten gibt es heute eine Fülle von Möglichkeiten, sich zu informieren, neu zu orientieren und dem Leben einen Sinn zu geben. Zum Erreichen einer gesundheitsfördernden Gelassenheit kann auch der Verzicht auf egozentrische Ansprüche und unerfüllbare Wünsche gehören.

Unter der zunehmenden sozialen Kühle wird es immer unrealistischer, labile Patienten dauerhaft in einem geschützten Bereich unterzubringen. Es wäre deshalb sehr zu wünschen, jedem MS-Patienten ein realitätsnahes Lebensbewältigungstraining anbieten zu können, in dem auch regelmäßige Physiotherapie ihren festen Platz hat und zur seelischen Stabilisierung beiträgt. Glücklicherweise tendieren viele Selbsthilfegruppen mehr und mehr in diese Richtung. Die Wirkung einer solchen aktiven Lebensgestaltung wird immer noch zu sehr unterschätzt, obwohl nach aller Erfahrung jahrelange Remissionen auf diesem Wege sichtlich besser gelingen.

10.3.3 Ausblick

Bei allen Schwierigkeiten, die dem Patienten im Verlauf einer schweren chronischen Krankheit wie der MS begegnen, kann er jedoch gewiss sein, dass er in einer ganzheitlichen und alle Schichten des Lebens durchdringenden Behandlung wie dem homöopathischen Heilverfahren einen zuverlässigen Begleiter findet, der auf fast alle Wendungen und Schicksalsschläge, die das Leben eines chronisch Kranken nehmen kann, eine Antwort weiß – auch in unheilbaren, lediglich nur noch palliativ behandelbaren Fällen. Selbst dann, wenn nicht bei jedem Therapieschritt ein voller Treffer gelandet werden kann, bewirkt die überwiegende Anzahl der homöopathischen Verordnungen durch gut ausgebildete, ernsthaft und gewissenhaft arbeitende homöopathische Ärzte eine Besserung.

Neben den heute geläufigen Immuntherapien, deren Remissionsrate bei ca. einem Drittel der behandelten Krankheitsfälle liegt, kann sich das homöopathische Heilverfahren durchaus behaupten. Verglichen mit der Lebensqualität besteht jedoch kein Zweifel daran, dass es den allopathischen mit zahlreichen Nebenwirkungen belasteten Therapien deutlich überlegen ist.

Literatur Kapitel 5 – 10

Allen JH: Die chronischen Krankheiten. Die Miasmen, Renée von Schlick, Aachen 1993

Appell RG (Hrsg.): Homöopathie – Medizin der Person, Mathias Dorcsi zum 70. Geburtstag, Haug, Heidelberg 1993

Baenkler HW: Selecta Nr. 39 vom 29.09.1989, „Abwehrsystem auf falschem Kurs“

Boericke W: Handbuch der homöopathischen Materia medica. Haug, Heidelberg 1996

Braun A: Methodik der Homöopathie, 6. Aufl., Sonntag, Stuttgart 1992

Burnett CJ: Die homöopathische Behandlung oder fünfzig Gründe, warum ich ein Homöopath bin, Clemens-von-Boenninghausen-Reihe, Bd. 19, Müller & Steinicke, München 1997

Clarke JH: Der neue Clarke – Eine Enzyklopädie für den homöopathischen Praktiker (10 Bde.), übers. v. Vint P, Stefanovic, Bielefeld 1996

Daunderer M: Amalgam, Hüthig Jehle Rehm, Heidelberg 2000

Dorcsi M: Einführung in die Homöopathie (6 Bde.), 7. Aufl., Haug, Heidelberg 1992

Foubister Donald: The Carcinosin Drug Picture. British Homeopathic Journal LVI 1967(3):180

Hahnemann S: Die chronischen Krankheiten: ihre eigentümliche Natur und homöopathische Heilung (5 Bde.), Haug, Heidelberg 1995

Hahnemann S: Organon der Heilkunst. Neufassung der 6. Aufl. Hrsg. v. Schmidt JM, Elsevier/Urban & Fischer 2004

Hahnemann S: Organon der Heilkunst, 6. Aufl., Hippokrates, Stuttgart 1979

Hahnemann S: Reine Arzneimittellehre (6 Bde.), Haug, Heidelberg 1991

Hauss R: Neue Aspekte der Diagnostik und Therapie von Intestinalmykosen, http://www.hauss.de (2006)

Hellinger B: Ordnungen der Liebe. Ein Kurs-Buch, 7. Aufl., Carl-Auer-Systeme Verlag, Heidelberg 2001

Keller G v, Künzli von Fimmelsberg J: Kents Repertorium der homöopathischen Arzneimittel (3 Bde.). Haug, Heidelberg 1988

Kent JT: Zur Theorie der Homöopathie, übers. v. Künzli v. Fimelsberg J, Grundlagen und Praxis, Leer 1973

Kent JT: Kents Organon-Kommentar, übers. v. Tiedemann M, Niedersächsisches Institut für homöopathische Medizin, Celle 1992

Köhler G: Lehrbuch der Homöopathie, Hippokrates, Stuttgart 1984

Mezger J: Gesichtete Homöopathische Arzneimittellehre, Haug, Heidelberg 1997

Morrison R: Methoden der homöopathischen Fallanalyse, Kai Kröger, Groß Wittensee 1989

Ortega S: Anmerkungen zu den Miasmen oder chronischen Krankheiten im Sinne Hahnemanns, Haug, Heidelberg 1980

Saine A: Seminarmitschriften und persönliche Mitteilungen der Wiener Seminare über die homöopathische Behandlung neurologischer Krankheitsbilder 1994, 1995, 1996.

Schroyens F (Hrsg.): Synthesis 9.1 und 9.2 in Radar für Windows, Archibel S.A., Assese 2006

Seider I: Das kleine Buch der Arzneimittelbeziehungen, O-Verlag, Berg, 1992

Ullmann D: Homöopathie, die sanfte Heilkunst Scherz, Bern/München/Wien 1989

Vithoulkas G: Essenzen homöopathischer Arzneimittel [The Stolen Essences], Sylvia Faust Verlag, Höhr-Grenzhausen 1990

Vithoulkas G: Materia Medica Viva. Burgdorf, Göttingen 1992 – 2002 (Bd. I – IX), Elsevier/Urban & Fischer, München 2005 (Bd. X)

Vithoulkas G: Seminar in Celle, Seminarmitschriften 1993, 1994

11 Neurologisches Repertorium

Christa von der Planitz

In diesem Repertorium werden überwiegend die Rubriken aus dem Repertorium „Synthesis“ (Version 9.2) verwendet.
Die Zahlen in Klammern bei den Rubrikenbeispielen geben die Anzahl der im Repertorium angeführten Arzneimittel an.
Während des Entstehens des bekanntesten Repertoriums vor mehr als 100 Jahren, des Kent'schen „Repertoriums der homöopathischen Arzneimittel“, das die Grundlage des Repertorium „Synthesis“ ist, waren weder Psychiater noch Neurologen an der Abfassung beteiligt. Dieses Fehlen einer neurologisch-psychiatrischen Sichtung der Symptome bereitet bei der Einordnung der neurologisch relevanten Rubriken Schwierigkeiten. So sind z. B. Begriffe wie „Spastik“, „Steifheit“ und „Rigor“ nicht von rheumatischer Steifheit abgegrenzt, bei den Schmerzen gibt es keine Unterscheidung zwischen „nozizeptivem“ und „neurogenem“ Schmerz etc.

> **Hinweis**
> Die einzelnen Symptome gewinnen immer dann an Wertigkeit, wenn sie mit Geistes- und Gemütssymptomen oder Körpersymptomen verknüpft sind.

11.1 Geistes- und Gemütssymptome

Die prämorbiden bzw. primärpersönlichen Geistes- und Gemütssymptome sind bei jeder chronischen Krankheit von höherer Individualität als z. B. die im späteren Verlauf einer MS oft auftretenden Symptome eines hirnorganischen Psychosyndroms, die Ausdruck der speziellen Pathologie sind (☞ 6.2.3). Die durch die Krankheit veränderten affektiven und mentalen Symptome bilden dann die obere Schicht der Geistes- und Gemütssymptome. Sie sind in der Regel nicht mehr so individuell und „aus einem Guss“, wie wir das bei einer Verschreibung auf die Essenz hin finden (☞ 6.3.1). Ihre Wertigkeit ergibt sich aus der Häufigkeit der klinischen Beobachtung. Deshalb haben sie meistens lediglich den Rang eines Allgemeinsymptoms. Im Kontext mit anderen prägnanten Allgemeinsymptomen können sie jedoch wahlanzeigend sein (☞ 6.2.5).
Im Folgenden werden die häufigsten affektiven und mentalen Störungen aufgeführt, die in späten Stadien eines MS-Verlaufs vorkommen können.
Sobald mentale oder affektive Störungen mit psychischen, Allgemein- oder Körpersymptomen sowie Modalitäten verknüpft sind, steigen sie selbstverständlich in ihrer hierarchischen Wertigkeit. Leider sind sie oft nur durch eine gute Fremdanamnese zu eruieren (☞ 6.1.2).

11.1.1 Affekte und Affektinkontinenz

Affektstörung

Krankhafte Störungen der Affekte wie depressive Gedankeninhalte, Zorn und Streitsucht können bei entsprechender Veranlagung jede chronische Krankheit begleiten. Bei Minderung der Lebenskraft ist der Übergang von Wesenszügen und Charaktereigenschaften zur krankhaften Veränderung oft fließend.

Pathologisches Lachen und Weinen

Pathologisches Lachen oder Weinen findet man in der Regel nur in fortgeschrittenen Krankheitsfällen. Die folgenden, der Orientierung dienenden Rubriken beinhalten selbstverständlich nicht nur das krankheitsspezifische Ausmaß von Affekten, sondern die gesamte Spielbreite emotionaler Reaktionen mit ihren fließenden Übergängen zur Pathologie.

Lachen

Gemüt – Lachen
– Handlungen, über seinen eigenen (5)
– Grundlos (14)
– Kleinigkeiten, über (28)
– Krampfhaft (54)
– Anfallsweise (4)
– Imbezillität, bei (Syn.: bei fortgeschrittenem Hirnabbau) (2)

In weit fortgeschrittenen Fällen findet sich häufig die Kombination: Reizbarkeit mit unkontrollierten Affekten, Lachen und Weinen.

Verknüpfung mit psychischen, Allgemein- und Körpersymptomen sowie Modalitäten

Die Rubrik „Lachen – Druck auf das Rückgrat, durch" (= Phatak: „Druck auf die Wirbelsäule erzeugt Reiz zum Lachen") ist nach Erfahrungen der Autorin synonym mit folgenden Symptomen zu sehen:

- Lacht, wenn er angestoßen wird,
- lacht, wenn Zeigeversuche misslingen,
- lacht, wenn er bei Gleichgewichtsübungen fast stürzt („wackelt und lacht").

Häufige Mittel bei auffälligem Lachen

In der eben genannten, klinischen Symptombeschreibung, die in älteren neurologischen Lehrbüchern als charakteristisch für fortgeschrittene MS-Fälle beschrieben wird, erkennen wir als wichtigstes Mittel *Agaricus* wieder. *Agaricus* ist besonders dann angezeigt, wenn der Patient auffallend hypermetrische, überdimensionale und über das Ziel hinausschießende Bewegungen ausführt und dabei lacht. Weiterhin können bei dieser Auffälligkeit *Zincum*, evtl. auch *Stramonium* und *Hyoscyamus* angezeigt sein.

(Die Bezeichnung „Konvulsion" kann unter Umständen auch synonym zu „Spastik" (☞ 11.5) angewendet werden. Umgekehrt gibt es unter „Allgemeines" die Rubrik „Konvulsionen durch Lachen" bzw. „verstärkte Spastik durch Lachen", wofür *Cuprum* das wichtigste Mittel sein dürfte.)

Euphorie

Eine Rubrik für eine flach-euphorische Stimmungslage, wie sie in fortgeschrittenen MS-Fällen häufig anzutreffen ist, gibt es im Repertorium nicht. Die Rubrik „Gemüt – froh" ist nur bedingt verwendbar. Auch die Rubrik „Gemüt – froh und albern" trifft den Sachverhalt nicht. Die Rubrik „Gemüt – froh – krankhaft" beinhaltet als einziges Arzneimittel *Aurum sulfuratum* und ist deshalb unvollständig. Bedingt eingesetzt werden können die Rubriken „Ekstase" und „Hochgefühl".

Hochgefühl

Gemüt – Hochgefühl (150)
– Glückselig (4)
– Religiös (3)
– Gefolgt von – Erschöpfung (1)

Euphorie

Gemüt – Euphorie (46)

Ekstase

Gemüt – Ekstase (73)
– Periodisch (1)

Verknüpfungen mit Modalitäten

Gemüt
– Ekstase – Frost, während (6)
– Ekstase – Hitze, während (6)
– Ekstase – Schweiß, beim (4)
– Hochgefühl – Gehen im Freien, beim (4)

Häufige Mittel bei krankhafter Euphorie

Agaricus, Stramonium, Hyoscyamus, Opium, Lachesis, Phosphorus, Veratrum album.

Weinen

Häufiger kommt bei Hirnleistungsschwächen unwillkürliches und nicht zu steuerndes Weinen aus geringstem oder auch völlig ohne Anlass vor.

Gemüt
– Weinen – krampfhaft, spasmodisch (21)
– Weinen – Schluchzen – Weinen mit (40)
– Geisteskrankheit, Wahnsinn (Syn.: Hirnabbau) – Weinen, mit (4)

– Weinen – Delirium (Syn.: eingeschränktes Bewusstsein) – während (2)
– Erregung – weint, bis er (3)

Verknüpfung mit Modalitäten

Agg. plötzlich, leicht, hysterisch, grundlos, grundlos ohne zu wissen warum, über Kleinigkeiten, nach geringen Emotionen, heftig, durch Erregung, unwillkürlich, bei Berührung, während Konvulsionen (wobei Konvulsionen aus homöopathischer Sicht auch im Sinne von „Spastik" zu verwerten sind), während Hitze

Weinen mit Aggressivität und Reizbarkeit

Gemüt
– Mürrisch – abwechselnd mit – Weinen (1)
– Reizbarkeit, Gereiztheit – abwechselnd mit – Weinen (9)
– Zorn – abwechselnd mit – Weinen (4)
– Raserei, Tobsucht, Wut – Weinen, mit (4)

Abwechselnd exzessives Lachen und Weinen oder Zorn bei geringfügigen Anlässen

Gemüt
– Lachen – abwechselnd mit – Weinen (45)
– Lachen – Weinen – Gelegenheit – Lachen oder Weinen bei jeder (8)
– Lachen – Weinen – gleichzeitig Lachen und Weinen (11)
– Weinen – Kleinigkeiten, über – lacht oder weint bei jeder Gelegenheit (4)
– Zorn – Lachen – Zorn mit – abwechselnd mit – Weinen (2)

Häufige Mittel bei auffälligem Weinen

Pulsatilla, Sepia, Belladonna, Stramonium, Lycopodium, Ignatia, Platinum, Causticum, Natrium muriaticum, Cuprum, Alumina (Cave: *Pulsatilla* bei floriden MS-Schüben, ☞ 7.4).

11.1.2 Mentale Störungen

In manchen weit fortgeschrittenen Stadien der MS – zum Glück längst nicht bei jedem Patienten – finden sich mentale Störungen wie z. B. Störungen des Gedächtnisses, der Merkfähigkeit, der Konzentration, der zeitlichen und örtlichen Orientierung sowie des Urteilsvermögens (☞ 2.2.7). Hinzu kommen meistens eine Verlangsamung der Denkvorgänge, oft auch Vigilanzstörungen.

Wie bei jeder Hirnleistungsschwäche hängt die Prognose davon ab, ob es sich vorwiegend um funktionelle Störungen oder überwiegend um fortgeschrittene substanzielle Verluste handelt.

> **Merke**
> Neben der homöopthischen Therapie sollten unbedingt übende Verfahren im Sinne eines mentalen Trainings durchgeführt werden.

Störungen des Konzentrationsvermögens

Gemüt – Konzentration – schwierig (381)
– Sprechen, beim (17)
– Unmöglichkeit, sich zu konzentrieren (61)

Störungen des Gedächtnisses

Gemüt – Gedächtnis
– Gedächtnisverlust (103)
– Gedächtnisschwäche (330)
Gemüt – Gedächtnis – Gedächtnisschwäche
– Alltägliches, für (14)
– Auszudrücken, sich (48)
– Worte, für (motorische Aphasie, ☞ 11.2.3) (81)
– Für das, was er gerade sagen will/gesagt/gedacht/gelesen/gehört hat/tun wollte/schreiben will
– Getan hat – für das, was er eben (57)
– Geschehen ist – für das, was (25)
– Personen für (30)
– Namen, für (21)
– Eigennamen (69)
– Tatsachen, Fakten, für (8)
– Kurz zurückliegende Tatsachen, für (16)
– Ereignisse des Tages, für (12)
– Termine, für das Datum (23)
– Orte, für (16)

Verknüpfungen mit Modalitäten

Psyche: agg. nach Kummer, für geistige Anstrengung, durch Ermüdung, für geistige Anstrengung durch Ermüdung

Agg. bei Beschwerden des Kopfes, bei Blutandrang zum Kopf, bei Kopfschmerzen, durch Einwirkung von Feuchtigkeit, während Frost

Störungen der Bewusstseinslage

Je nach Ausprägung der Vigilanzstörung wirkt der Patient, als wäre er schwerbesinnlich, befände sich in einem leichten Rauschzustand oder wirke somnolent. Die folgenden Rubriken umfassen Störungen der Wachheit, Konzentrationsstörungen, Verlangsamung des Denkens sowie Störungen des Antriebs.

Gemüt
– Betäubung (wie berauscht) (297)
– Stumpfheit (Trägheit, Benommenheit) (448)
– Apathie (Gleichgültigkeit, Untätigkeit) (49)
Gesicht
– Ausdruck – berauscht, betrunken, wie (26)

Betäubung, Stumpfheit etc.

Gemüt – Stumpfheit
– Versteht nicht – Fragen – ihr gestellte (2)
– Versteht nicht – Fragen – ihr gestellte – wiederholt werden – nur wenn sie (9)
– Versteht nicht – er – geschieht, was (1)
– Angesprochen, wenn (3)
– Denken – lange denken – kann nicht (20)
– Zustand nicht erkennen – kann ihren (5)

Verknüpfungen mit Modalitäten

Psyche: beim Sprechen, Lesen, Schreiben
Agg. Kopfschmerzen, Steifheit in der Zervikalregion, Schwindel, Schnupfen, Schweiß, Trinken, Stuhlgang, Eintreten in ein warmes Zimmer, Wein
Amel. kaltes Wasser

Betäubung, Stupor

Gemüt
– Stupor (150)
– Betäubung (297)
– Betäubung – Krankheit – in Bezug auf die eigene (1)
– Betäubung – weiß nicht, wo er ist (örtliche Orientierung) (5)

Verknüpfungen mit Modalitäten

Agg. Geistige Anstrengung, Blutandrang zum Kopf, Kopfschmerz, Schwindel, vor/während/nach Fieber, Frost, Gehen, Gehen im Freien, Hitze, bei heißem Wetter, Schweiß, nach Konvulsionen, durch unterdrückte Hautausschläge, Nasenbluten, Menses, bei Menorrhagie, Rauchen

Kritiklosigkeit und Mangel an Urteilsvermögen

Gemüt
– Urteilsvermögen – Mangel an (3)
– Unterscheidungsvermögen – Mangel an (5)
– Fehler – macht – Unterscheiden von Gegenständen, beim (9)

Häufige Mittel bei mangelndem Urteilsvermögen

Die Anzahl der Rubriken und aufgezählten Mittel ist klein. Am häufigsten werden *Alumina*, *Conium* und *Hepar sulfuris* genannt. Angesichts der Häufigkeit dieser Störung müssen die Rubriken deshalb zwangsläufig unvollständig sein.

Langsamkeit des Denkens

Gemüt
– Langsamkeit (69)
– Stumpfheit (363)
Gemüt – Antworten
– Langsam (35)
– Schwierig, Antworten ist (11)
– Stupor kehrt schnell nach dem Antworten wieder (15)
– Unbefriedigend (3)
– Undeutlich (6)
– Unzusammenhängend (13)
– Vage, unbestimmt (2)

Häufige Mittel bei auffallender Langsamkeit

Phosphorus, Phosphoricum acidum, Helleborus, Hyoscyamus, Sulphur, Anacardium, Alumina, China, Cocculus, Opium, Plumbum, Cuprum.

Störungen des Antriebs, Interesselosigkeit

Von den zahlreichen, infrage kommenden Rubriken werden im Folgenden nur die wichtigsten genannt mit dem Ziel, in der Anamnese mehr Aufmerksamkeit auf diese Störungen zu lenken.

Gemüt – Gleichgültigkeit, Apathie (345)
– Weinen, mit (3)
– Schläfrigkeit, mit (30)
– Allem, gegenüber (112)
– Äußerlichkeiten/Äußerliches, gegen (35)
– Angenehmes, gegen (10)
– Selbst – sich selbst/seinem Zustand, gegenüber (5)
– Äußere Eindrücke, gegen (5)
– Vergnügen, gegen (51)
– Andere Personen, gegen (15)
– Geliebte Personen, gegen (36)
– Besten Freunde – selbst gegen die (2)
– Tot, leblos – alles erscheint ihm (4)
– Fieber, während (19)
– Frost, während (16) (auch Syn. für die Zeit während der Inkubation mit Infekten)
– Schweiß, beim (11)

Verknüpfungen mit Modalitäten

Agg. nach Angst, nach dem geringsten Ärger, nach Erregung/Aufregung, nach (geistiger) Anstrengung

Häufige Mittel bei Hirnleistungsstörungen

Phosphoricum acidum, Phosphorus, Helleborus, Calcarea carbonica, Nux vomica, Opium, Sulphur, Hyoscyamus.

11.2 Neurologische Körpersymptome

Lähmungen und Lähmungsmuster sind nur bedingt für die homöopathische Arzneidiagnose der Multiplen Sklerose verwendbar – besonders in den Anfangsstadien der Krankheit. (Auch der präziseste klinische Untersuchungsbefund lässt in der Regel keine homöopathische Arzneidiagnose zu.) Bei sehr „einseitigen“ Verläufen ist man mangels prägnanter Symptome allerdings oft gezwungen, Lähmungsmuster in den Symptomeninbegriff zu übernehmen (☞ 6.2.7), in der Hoffnung, die Lebenskraft zu mehr Ausdrucksfähigkeit zu veranlassen, auch wenn das zunächst nur durch relativ ungezielte Reize geschehen kann.

Als bestätigende Symptome bieten die folgenden Rubriken in jedem Fall mehr Verordnungssicherheit. Auch bei den Rubriken mit dem Thema „Lähumgen“ sind Verknüpfungen mit psychischen Symptomen, Allgemeinsymptomen und Modalitäten von besonderer Wertigkeit und heben die Symptome auf eine höhere hierarchische Ebene.

11.2.1 Lähmung

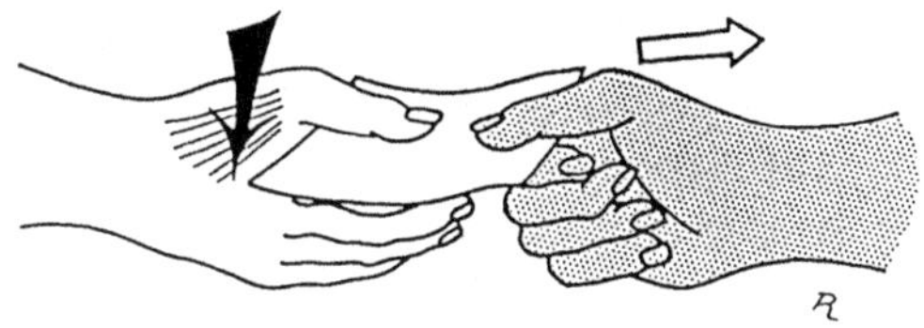

Abb. 11-1: Prüfen des M. adductor pollicis.

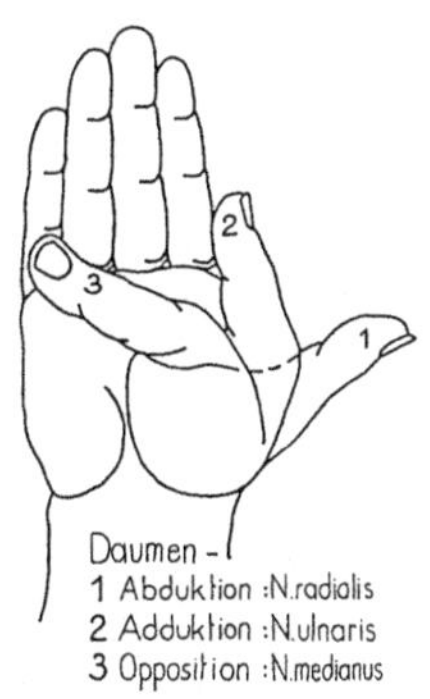

Abb. 11-2: Kurztest der Armnervenfunktion.

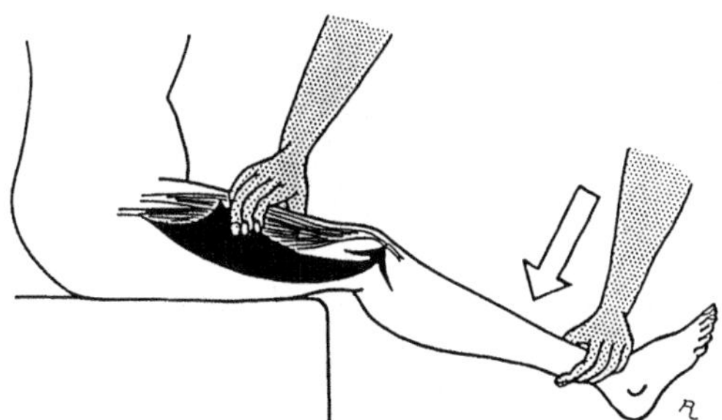

Abb. 11-3: Prüfen des M. quadriceps femoris.

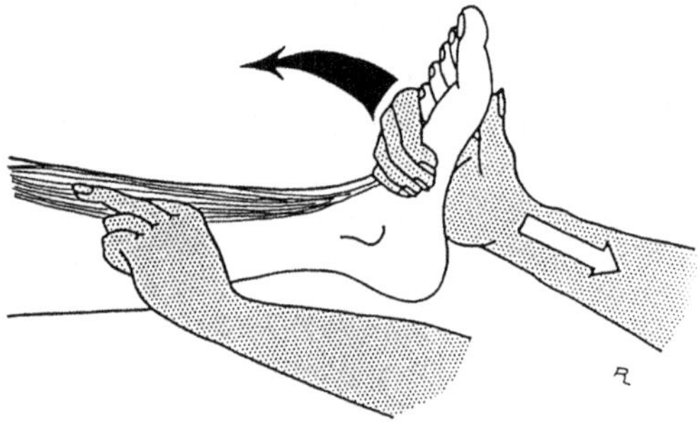

Abb. 11-4: Prüfen des M. tibialis anterior.

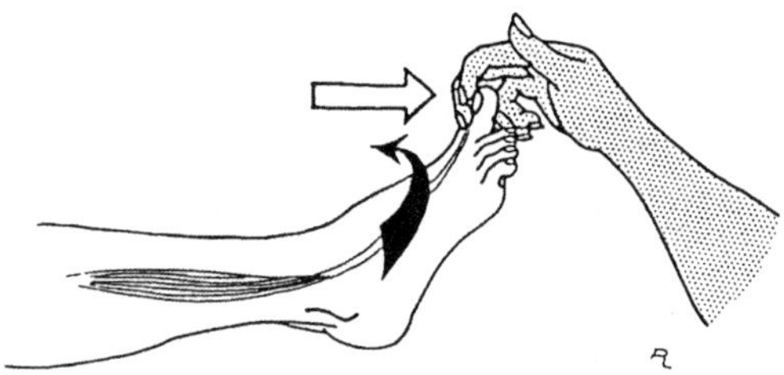

Abb. 11-5: Prüfen des M. extensor hallucis longus.

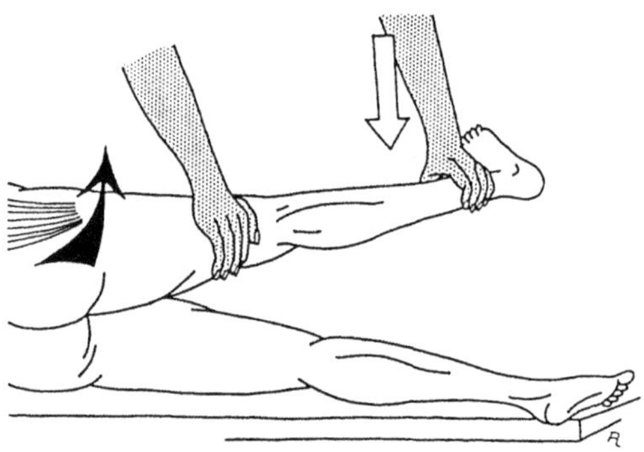

Abb. 11-6: Prüfen des M. gluteus medius.

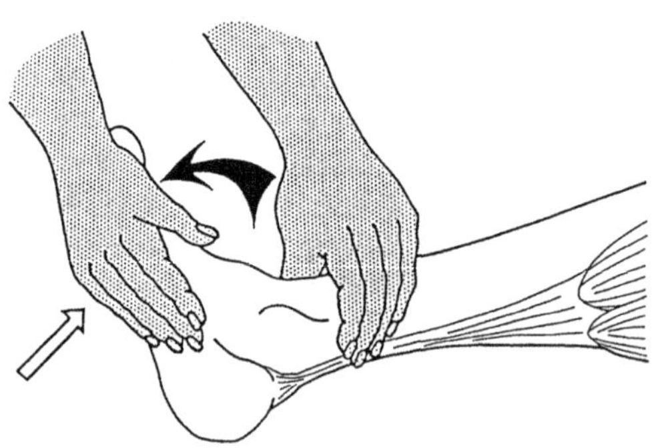

Abb. 11-7: Prüfen des M. triceps surae.

Allgemeine Lokalisation der Lähmung

Allgemeines – Lähmung
– Muskeln, Beugemuskeln, Streckmuskeln (14)
– Seite diagonal – links oben – rechts unten (71)
– Abmagerung einzelner Teile (19)
– Abmagerung erkrankter Teile (3)

(Hemiplegie, Paraplegie und Extremitäten s.u. „Lähmungsmuster").

Verknüpfungen mit Modalitäten (Lähmung)

Psyche: Erregung, Erregung des Gemüts, nach geistiger Erregung, wie durch Schreck, Zorn
Agg. bei alten Menschen, Säuglingen, Kindern, Kleinkindern, nach Missbrauch von Alkohol, Anstrengung, Baden im Fluss im Sommer, Wetterwechsel, Erkältung, Kälte, kaltes Baden, Liegen auf feuchtem Boden, Nasswerden, Zugluft, Wind, während Fieber, nach intermittierendem Fieber, nach unterdrückten Hautausschlägen, nach Verschwinden der Urtikaria, unterdrückter Schweiß, Menses, Koitus, Pollutionen Masturbation, nach sexuellen Exzessen, Zahnung, Verletzungen, Typhus abdominalis
Amel. kaltes Baden (eigentlich hochwertige Rubrik, bei MS nach vorhergehender Überhitzung allerdings von eingeschränktem Wert! Vgl. „Allgemeines – Baden, Waschen – kaltes Baden agg.")

Auffallende Rubriken

Allgemeines – Lähmung
– Begleitet von – Blutandrang – Nervenzentren, der (1)
– Begleitet von – Blutung (1)
– Begleitet von – Schwindel (1)
– Begleitet von – Urin – Zucker im (1)
– Begleitet von – Wassersucht (1)
– Empfindungsvermögen gestört – ohne gestörte Empfindungen (1) (rein motorische Lähmung)

Lähmungsmuster

Hemiplegie (Halbseitenlähmung)

Allgemeines – Lähmung
– Hemiplegie (57)
– Eine Seite (106)
– Links (26)
– Rechts (22)

– Gelenke, in den (6)
– Gelenken, in den – gelähmten Seite, der (2)

Verknüpfungen mit Modalitäten

Psyche: (geistige) Erregung, Aufregung, Schock, nach Zorn
Agg. unterdrückte Hautausschläge, Masturbation, verursacht durch Schmerz

Auffallende Rubriken

Allgemeines – Lähmung – eine Seite (106)
– Unwillkürliche Bewegung des gelähmten Gliedes (3)
– Zucken, mit – gelähmten Seite, der (8)
– Zucken, mit – gesunden Seite, der (4)
– Aphasie, mit (4)
– Begleitet von – Nasenbluten (1)
– Begleitet von – Obstipation (4)
– Hitze im gelähmten Teil, mit (2)
Extremitäten – Lähmung – Hemiplegie
– Zucken einer Seite, die andere ist gelähmt (4)
– Gefühllosigkeit einer Seite, die andere ist gelähmt (1)

Paraplegie (Querlähmung)

Allgemeines – Lähmung
– Paraplegie (56)
– Hysterisch (7)
– Spinalparalyse (17)
– Unteren Körperhälfte, der (5)

Verknüpfungen mit Modalitäten

Agg. nach Anstrengung, Fieber

Auffallende Rubriken

Allgemeines – Lähmung – Paraplegie
– Spastische Lähmung (6)
– Spastische Spinalparalyse (11)
– Appetit, mit vermehrtem (1)
– Begleitet von – Harnverhaltung (1)
– Begleitet von – Rheumatismus (6)
– Sexuellen Exzessen, nach (1)
Extremitäten – Lähmung – Beine
– Thrombose der Arteria spinalis, durch (2)
– Apoplexie, nach (2) (des Rückenmarks, s. o. „Thrombose der A. spinalis")

Lokalisation der Lähmung an den Extremitäten

Extremitäten – Lähmung
– Seiten
– Beugemuskeln, Streckmuskeln
– Arme, Oberarme, Ellbogen, Unterarme
– Handgelenke, Hände, Daumen, Finger
– Hüften, Beine, Oberschenkel, Knie, Unterschenkel, Knöchel, Füße, Zehen

Verknüpfungen mit Modalitäten

Extremitäten – Lähmung
Psyche: Gemütsbewegungen, Kummer, hysterisch, Emotionen, durch nervöse Erkrankung, „Lähmung mit Gemütssymptomen", Zorn, sexuelle Exzesse
Agg. Tageszeiten, morgens im Bett, Kleinkinder, Abwärtsbewegung, Anstrengung, Nach einem Bad im Fluss im Sommer, Nasswerden, kalter Wind, nach Cholera, Typhus abdominalis, Erkältung, Abkühlung, Kaltwerden, nasses, kaltes Wetter, nach unterdrückten Hautausschlägen, nach Verschwinden der Urtikaria, nach unterdrücktem Schweiß, nach unterdrücktem intermittierendem Fieber, nach Sitzen, Stehen, Koitus, Pollutionen, durch Schmerzen, Verletzungen, Verletzungen der Wirbelsäule

Auffallende Rubriken

Extremitäten – Lähmung
– Arme – begleitet von – Zunge – Lähmung der (1)
– Arme – rechts – Lähmung der Zunge, mit (1)
– Arme – Schlägen, Schocks, mit (1)
– Arme – Schmerzen im Herzen, mit (3)
– Beine – begleitet von – Knöchel – klonischen Konvulsionen der (7)
– Beine – blitzartigen Schmerzen im Abdomen, mit (1)
– Beine – Kummer, durch (1)
– Beine – Rucken der Augen, mit (2)
– Beine – Schwindel, mit (1)
– Handgelenke – Streckmuskeln – Klavierspielen, durch (3)

Häufige Lähmungsmittel

Folgende Arzneimittel sind in vielen Rubriken repräsentiert: *Plumbum, Rhus toxicodendron, Causticum, Nux vomica, Arsenicum album, Phosphorus, Cocculus, Natrium muriaticum, Gelsemium, Conium, Sulphur, Secale cornutum, Alumina, Silicea,*

Lachesis, Belladonna, Aconitum, Apis, Stannum, Agaricus, Lathyrus, Calcarea carbonica, Zincum, Curare, Kalium carbonicum, Mercurius, Baryta carbonica, Dulcamara.

Leichte Paresen, „Gefühle von Lähmung"

Es handelt sich um leicht ausgeprägte Paresen, die objektiv durch Prüfung der groben Kraft nicht nachgewiesen werden können, jedoch subjektiv von den Patienten als „leichte Schwäche", „Gefühl des nicht vollständigen Funktionierens" oder ähnlich geschildert werden. Die Rubrik „Gefühl von Lähmung" kann neben beginnenden diskreten Symptomen eines organischen Nervenleidens auch psychogene Empfindungen beinhalten.

Extremitäten – Lähmung – Gefühl von Lähmung (37)
– Rechts (3)
– Beugemuskeln (1)
– Gelenke, Arme, Hände, Beine, Knie
Allgemeines – Lähmung
– Atrophie – Gefühl von (3)
– Bandagiert, wie (1)
– Fieber, nach (1)
– Gefühl von – links/rechts (1)

Verknüpfungen mit Modalitäten

Agg. morgens, nachmittags, abends, nachts, im Bett, Schlaf, Druck, Bewegung, Gehen, Strecken, Ausstrecken, Sitzen, Aufstehen vom Sitzen, Treppensteigen, Fieber, während Frost, Druck (während Kopfschmerzen), Schreiben, Essen, Mittagessen
Amel. Bewegung

Zeitliche Abfolge von Lähmungen (primär progredienter Verlauf)

Die folgenden Rubriken entsprechen einem primär chronisch-progredienten Verlauf (☞ 2.1.2). Die Rubriken führen ca. 23 Mittel auf und sind sicher unvollständig.

Allgemeines – Lähmung
– Progressiv fortschreitend (19)
– Progressive (4)
– Erscheint allmählich (4)
– Paraplegie – progressiv fortschreitend (2)
Extremitäten – Lähmung
– Erscheint allmählich (1)
– Arme – progressiv fortschreitend (1)

Häufige Mittel

Causticum, Alumina, Arsenicum album, Alumina silicata, Plumbum, Kalium phosphoricum, Cocculus, Gelsemium.

Nach Erfahrung der Verfasserin kommen außerdem die Mittel *Baryta carbonica* und *Phosphorus* in Betracht.

Auf-/absteigende Lähmung (topographisch und zeitlich)

Klinisch handelt es sich bei diesem Lähmungsmuster eher um aufsteigende Polyradikulitiden. Jedoch kann auch ein foudroyanter Verlauf der Multiplen Sklerose diesem Muster folgen.

Allgemeines – Lähmung
– Aufsteigend, erstreckt sich (18)
– Landry-Paralyse (11)
– Absteigend (3)
– der unteren Körperhälfte, Paraplegie (5)
– Erstreckt sich zu – oben, nach (18)
– Erstreckt sich zu – unten, nach (3)
– Spastische Spinalparalyse (19)
Allgemeines
– Guillain-Barré-Syndrom (11)
Extremitäten – Lähmung
– Beine – erstreckt sich zu – Arme (7)

Höherrangig als die Rubrik zur aufsteigenden Lähmung ist die Rubrik „Extremitäten – Lähmung – absteigend", da dieses Symptom viel seltener vorkommt.

Die Rubriken, die eine rasch aufsteigende Lähmung umfassen, „Allgemeines – Lähmung – Landry-Paralyse" und „Allgemeines – Guillain-Barré-Syndrom", sind sicher unvollständig. Die Rubrik „Allgemeines – Lähmung – der unteren Körperhälfte, Paraplegie" ist nur dann wahlanzeigend, wenn Lähmungen über viele Jahre ausschließlich in diesem Bereich manifestiert sind.

Die Rubrik „Allgemeines – Lähmung – spastische Spinalparalyse" kann bei der Behandlung von MS-Patienten hilfreich sein, wenn phänomenologisch vorwiegend das Bild der spastischen Spinalparalyse besteht, d.h.: Vorliegen einer Paraspastik (hölzerner Gang, evtl. zunehmender Adduktorenspasmus), keine Beschwerden der Hirnnerven und oberen Extremitäten.

Lähmung mit Atrophie

Atrophische Lähmungen kommen bei MS-Kranken so gut wie niemals vor. Sie sind z.B. charakteristisch für die ALS. Sie werden hier der Vollständigkeit halber erwähnt. Neben den Rubriken „Atrophie" sollten auch die Rubriken „Abmagerung" herangezogen werden.

Allgemeines
– Lähmung – Paraplegie – begleitet von – Atrophie (1)
– Lähmung – Atrophie, mit (8)
– Atrophie – Muskeln, der (25)
– Atrophie – Muskeln, der – progressiv fortschreitend (7)
– Atrophie – Muskeln, der – Sklerose des Rückenmarks, durch (1)
– Abmagerung – einzelner Körperteile (20)
– Abmagerung – erkrankte Teile (23)
Extremitäten
– Abmagerung – Gelähmtes Glied (5)
– Abmagerung – erkranktes Glied (17)
Extremitäten – Abmagerung
– Schulter (2)
– Arme – rechts (4)
– Oberarm, Unterarm
– Handgelenk, Hände, Finger, Daumen, Daumenballen, Zeigefinger
– Hüfte (1)
– Hüfte – Gesäßmuskel (2)
– Gesäß, Beine, Oberschenkel, Unterschenkel, Waden, Füße

Auffallende Rubriken

Extremitäten – Abmagerung
– Arme – Impfung, nach (2)
– Beine – schmerzhaftes Glied (2)

Schlaffe Lähmung, Areflexie

Diese Art von Lähmung kommt bei der Multiplen Sklerose nicht vor. Die dazugehörigen Rubriken sind im Repertorium sehr unterrepräsentiert.

Allgemeines – Lähmung
– Tonus und der Reflexe – mit Verlust der (2)
– Reflexe – verloren (7)
– Reflexe – vermindert (9)
Extremitäten – Reflexe
– Verloren – Knie – Kniescheiben (9)
– Verloren – Fußsohle (1)
– Vermindert – Fußsohle (1)

Beispiele für Mittel bei schlaffen Lähmungen

Curare, Plumbum, Sulfonalum, Alumina, Carboneum sulfuratum, Opium, Agaricus, Argentum nitricum, Arsenicum album.

Spastische Lähmung, Hyperreflexie

Die Rubriken im Repertorium sind sehr unvollständig.

Hyperreflexie

Allgemeines – Reflexe
– Vermehrt (14)
Extremitäten – Reflexe
– Vermehrt (1)
– Vermehrt – Knie – Kniescheiben (8)
– Vermehrt – Unterschenkel – Achillessehne (1)

Kloni

Extremitäten
– Lähumg – Beine – begleitet von – Knöchel, klonischen Konvulsionen der (7)

Beispiele für Mittel mit gesteigerten Reflexen

Lathyrus, Manganum, Nux vomica, Anhalonium, Baryta carbonica, Cannabis indica, Cicuta virosa, Cocculus, Morphinum, Zincum.

Lähmung durch Vergiftungen

In den angezeigten Rubriken sind nicht nur grobtoxikologische Vergiftungen mit den entsprechenden Nervenschädigungen durch Schwermetalle und Chemikalien aller Art erfasst, sondern auch Belastungen durch Metalle in Zahnfüllungsmaterialien, Exposition von Umweltgiften in bestimmten Berufen (Metallarbeiter, Umgang mit bleihaltigem Benzin etc.) oder nach jahrelanger Benutzung von Blei-Wasserleitungen. Ein über Jahre anhaltender Kontakt mit giftigen Metallen oder Chemikalien ist auch dann von Belang, wenn er schon lange zurück liegt. Dabei besteht gegenüber den einzelnen Stoffen eine mehr oder minder ausgeprägte individuelle Empfindlichkeit (☞ 8.2.5).

Intoxikation allgemein

Allgemeines
– Allergien – Neigung zu – Chemikalien – Überempfindlichkeit gegen (5)
– Lähmung – Vergiftung, durch (9)

Arsenintoxikation

Allgemeines
– Arsenvergiftung (22)
– Arsenvergiftung – Arsendämpfe, durch (4)
– Lähmung – Vergiftung, durch – Arsen, mit (5)

Häufige Mittel bei Arsenintoxikation

Nux vomica, Hepar sulfuris, Mercurius, China, Ferrum metallicum, Ipecacuanha, Camphora, Graphites, Carbo vegetabilis, Phosphorus, Veratrum album.

Bleiintoxikation

Allgemeines
– Bleivergiftung (32)
– Lähmung – Vergiftung, durch – Blei, mit (11)
Extremitäten
– Fallhand (Radialislähmung) – Bleivergiftung, durch (1)
– Lähmung – Arme – Bleivergiftung, durch (2)
– Zittern – Hände – Bleivergiftung (bei Schriftsetzern), bei (1)
Abdomen
– Bleivergiftung – Beschwerden nach (6)
– Schmerz – Bleivergiftung, durch (11)
Rektum
– Obstipation – Bleivergiftung, durch (2)

Häufige Mittel bei Bleiintoxikation

Plumbum, Opium, Platinum, Alumina, Alumen, Arsenicum album, Colocynthis, Causticum, Kalium iodatum, Nux vomica, Cuprum.

Quecksilberintoxikation

Allgemeines
– Lähmung – Vergiftung, durch – Quecksilber, mit (5)
– Konvulsionen – Quecksilberdämpfe, durch (1)
Schlaf
– Schlaflosigkeit – Medikamenten, nach – Quecksilber (1)
Gemüt
– Quecksilber – Beschwerden nach Missbrauch von (1)
– Traurigkeit – Quecksilber – nach Missbrauch von (5)
Schwindel
– Quecksilber – durch Missbrauch von (1)
Kopf
– Quecksilber agg. – Missbrauch von (1)
– Schmerz – Quecksilber – nach Missbrauch von (19)
Sehen
– Quecksilber – nach Missbrauch von (3)
Hören
– Schwerhörig – Quecksilber – nach Missbrauch von (10)
– Taubheit, Verlust des Gehörs – Quecksilber – nach Missbrauch von (9)
Gesicht
– Schmerz – Quecksilber – nach Missbrauch von (10)
– Zucken – Quecksilber – nach Missbrauch von (2)
Rücken
– Entzündung – Rückenmarkshaut – Quecksilber – nach Missbrauch von (1)
Extremitäten
– Ameisenlaufen – Arme – Quecksilber – nach Missbrauch von (1)

– Lähmung – Arme – Quecksilber – nach Missbrauch von (2)
– Lähmung – Beine – Quecksilber – durch Missbrauch durch (1)

Häufige Mittel bei Quecksilberintoxikation
Nitricum acidum, Hepar sulfuris, Aurum metallicum, Sulphur, Carbo vegetabilis, Staphisagria, China, Kalium iodatum, Asa foetida, Aurum muriaticum.

Aluminiumintoxikation

Allgemeines
– Aluminiumvergiftung (11)
– Lähmung – Aluminiumvergiftung, durch (1)
– Aluminiumvergiftung – Dialyse, durch (8)

Häufige Mittel bei Aluminiumintoxikation
Alumina, Baryta carbonica, Plumbum, Cadmium metallicum, Cadmium oxydatum.

Intoxikation mit Kupfer, Eisen, Silbernitrat

Allgemeines
– Kupfer – Dämpfe agg. (7)
– Kupfer – Gefäße aus Kupfer agg. (1)
– Eisenpräparaten, nach Missbrauch von 13
– Silbernitrat – agg. (1)
Kopf
– Schmerz – Kupfer – durch Missbrauch von (1)

11.2.2 Neurologische Schäden, Impffolgen

Die Repertoriumsrubriken über neurologische Störungen im Zusammenhang mit Impfungen sind vergleichsweise spärlich, was nicht ihrer tatsächlichen Bedeutung entspricht. Das liegt zweifellos daran, dass viele neurologische Folgeerkrankungen bzw. Verschlimmerungen nach Impfung erst nach einer längeren Latenz auftreten (☞ 1.3.4, ☞ 8.2.2). Die wichtigste Rubrik, an der man sich als erstes orientieren sollte, lautet „Allgemeines – Impfung – Beschwerden nach". Die folgenden Rubriken können eine weitere Orientierungshilfe sein.

Impffolgen

Allgemeines
– Impfung – Beschwerden nach (38)
– Krankengeschichte von – persönliche – Impfung oder wiederholten Impfungen – von (3)
– Konvulsionen – Impfung, nach (6)
– Lähmung – Paraplegie – Impfung, nach (1)
Fieber
– Impfung, nach (1)
Schlaf
– Ruhelos – Impfung, nach (1)
Kopf
– Entzündung – Gehirn – Impfung, nach (1)
– Gehirns – Beschwerden des – Impfung, nach (1)
Extremitäten
– Abmagerung – Arme – Impfung, nach (2)
– Lähmung – Beine – Impfung, nach (1)

Wichtige Mittel bei neurologischen Störungen nach Impfung
Thuja, Carcinosinum, Silicea, Malandrinum, Variolinum, Sulphur, Aconitum, Apis, Arsenicum album, Stramonium, Mezereum.

11.2.3 Hirnnervensymptome (☞ Abb. 11-8)

Störung der Geruchsempfindung (N. olfactorius)

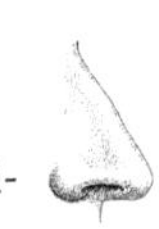

Eine Störung des Geruchssinns ist bei Multipler Sklerose selten.

Nase
– Geruch, Geruchssinn – Beschwerden in Bezug auf den (14)
– Geruch, Geruchssinn – verloren (106)
– Geruch, Geruchssinn – vermindert (76)
– Gerüche – eingebildete und wirkliche (52) (mit einer Fülle von Unterrubriken, die sowohl Parosmien als auch Geruchshalluzinationen umfassen und sehr hochwertige Symptome sein können)

Sehstörung (N. opticus)

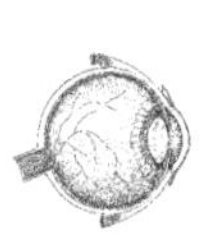

Hirnnervenstörungen bei MS betreffen häufig die Augen. Es treten v. a. Entzündungen des Sehnerven und Doppelbilder auf.

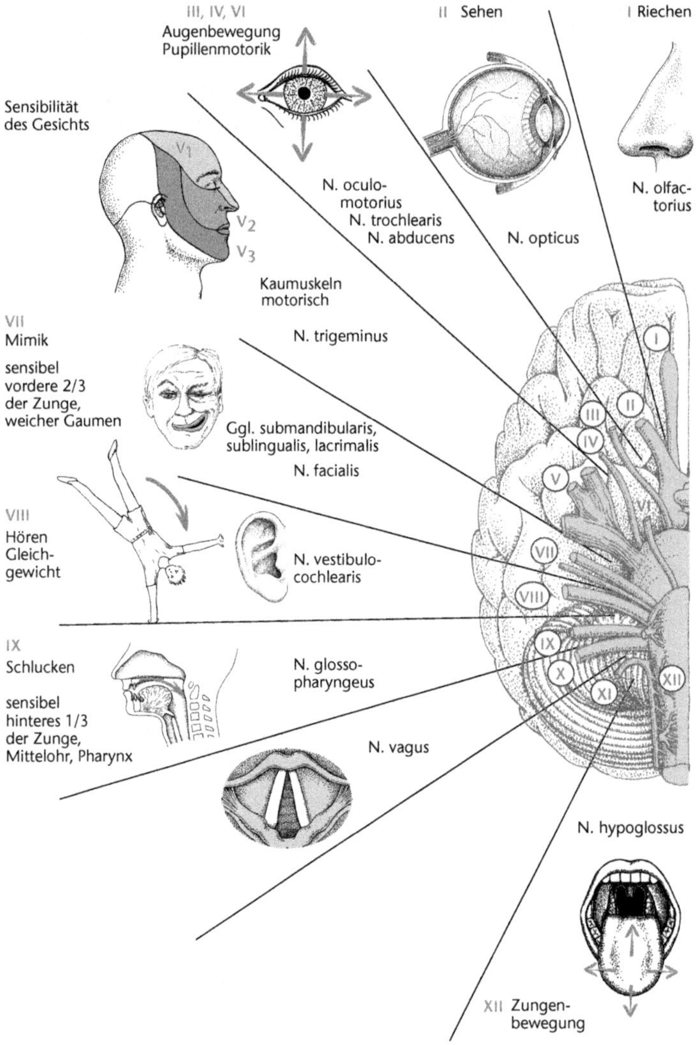

Abb. 11-8: Neurologisches Untersuchungsschema. Funktionen der Hirnnerven.

Die gängigen Repertorien liefern eine Fülle von Sehstörungen unterschiedlicher Arten, Modalitäten und Verknüpfungen mit Geist- und Gemütssymptomen sowie Körpersymptomen. Die klinische Zuordnung der Rubriken (periphere Sehstörung, zentrale Sehstörung) ist oftmals schwierig. Störungen des Sehaktes werden sehr unterschiedlich beschrieben. Darüber hinaus muss man bezweifeln, dass bei den Einträgen in das Repertorium tatsächlich zwischen Lähmung des Sehnerven, vollständiger Blindheit (Amaurose) und den weiteren unterschiedlichen Sehstörungen (Asthenopie, Amblyopie Schwachsichtigkeit, Trübsichtigkeit, „verschwommenes Sehen", „undeutliches Sehen", „Ineinanderlaufen von Gegenständen" etc.) deutlich unterschieden wurde. Als Orientierungshilfe werden deshalb in diesem neurologischen Repertorium die Synonymrubriken der einzelnen Sehstörungen ausführlich zusammengestellt.

Beeinträchtigung der globalen Augenfunktionen

Augen
– Freien, im – agg. (42)
– Freien, im – amel. (14)

Sehen
– Wärme – Luft agg. (1)
– Warmwerden agg. (2)
– Waschen, Baden – agg. (1)
– Waschen, Baden – amel. (4)
– Waschen, Baden – Augen – amel. (1)
– Niesen agg. (2)
– Nüchtern – agg. wenn (1)

Entzündung des Sehnerven

Augen
– Entzündung – Sehnerv (22)
– Entzündung – Sehnerv – begleitet von – Papillae – Schwellung der (8)

Lähmung des Sehnerven

Augen – Lähmung – Sehnerv (139)
– Anfangsstadium (16)
– Rechts – dann links (1)
– Beschwerden in Bezug auf (14)

Auffallende Rubriken

Augen – Lähmung – Sehnerv
– Rechts – Stuhlgang – amel. (1)
– Begleitet von – Netzhautblutung (1)
– Entbindung, während der (1)
– Kopfschmerzen, mit heftigen (2)
– Masturbation, durch (1)
Nieren
– Entzündung – begleitet von – Sehnervs, Lähmung des (1)

Amaurose (Blindheit)

Sehen – Verlust des Sehvermögens (184)
– Vergehen, Schwinden des Sehvermögens (100)
– Anfallsweise (18)
– Sehnervs – durch Atrophie des (1)

Verknüpfungen mit Modalitäten

Psyche: geistige Anstrengung, plötzliche Gemütsbewegungen, Emotionen, Kummer, Trauer, hysterisch
Agg. abends, abends in der Dämmerung, nachts, Hinsetzen bei Schwindel, Aufstehen, Aufstehen vom Bett, Bücken, Gehen, Gehen im Freien, Sitzen, Stehen, Alkohol, Lesen, Anstrengung, Anstrengung der Augen, Anstrengung der Augen beim Nähen, Blicken auf helle Gegenstände, Blicken auf nahe Gegenstände, Blicken zur Seite, Licht, Sonnenlicht, Entbindung, Erkältung, Fieber, Frost, Essen, Essen von Suppe, Kampfergeruch, Masturbation, Kopfschmerzen, unterdrückte Menses, Mittagessen, Syphilis, Tabak
Amel. während Menses

Amblyopie (Schwachsichtigkeit)

Sehen
– Schwach, Schwachsichtigkeit (145)
Augen
– Asthenopie (49)
– Asthenopie – muskuläre (1)

Verknüpfungen mit Modalitäten

Psyche: Gemütsbewegungen, Emotionen
Agg. Alkohol, alte Menschen, bei Kindern, bei Kindern angeboren, unterdrückter Fußschweiß, unterdrückte Hautausschläge, unterdrückte Menses, Rheumatismus, Schwangerschaft, durch einen Schlag

Trübsichtigkeit allgemein

Sehen – Trübsichtigkeit, trübes Sehen (259)
– Glas blicken – als würde er durch ein trübes (1)
– Blicken, beim langem Blicken, bei (3)
– Entfernte Gegenstände (18)
– Blicken, beim – weiße Gegenstände, auf (2)
– Blicken, beim – angestrengt, lange – amel. (2)

Verknüpfungen mit Modalitäten

Psyche: Angst, Ärger, Verdruss, Denken, geistige Anstrengung, Gemütsbewegung, Emotionen
Agg. Zeiten, Erwachen, Dämmerung, Gehen, schnelles Gehen, ungleichmäßige Bewegung, im Freien, Fieber, Hitze, Frost, Hinlegen, Lesen, künstliches Licht, helles Licht, Sonnenlicht, Kerzenlicht, Feuerschein, Abkühlung des Kopfes, Entblößen des Kopfes, Kopfschmerz, bei Alkoholikern, Essen, bei alten Menschen, Anstrengung, feine Arbeiten, Lesen, Schreiben, Diphtherie, Masern, Ejakulation, Koitus, Menses, Schwangerschaft, unterdrückte Hautausschläge, unterdrückter Fußschweiß, Mittagessen, aufrechtes Sitzen, Stehen, Stimulantien
Amel. Hinlegen, dunkler Tag, Dunkelheit, Gehen im Freien, kaltes Bad

Auffallende Rubriken

Sehen – Trübsichtigkeit, trübes Sehen
– Abwechselnd mit – klarem Sehen (3)
– Abwechselnd mit – Krämpfen in Händen und Füßen (1)
– Abwechselnd mit – Taubheit (1)
– Erbrechen, nach (1)
– Nasenbluten, mit (1)
– Schmerz, mit – Magen, im (1)
– Schneuzen der Nase agg. (1)
– Schwindel – bei (73)
– Mit Stechen im Auge (1)

Trübsichtigkeit (undeutliches/verschwommenes Sehen)

Sehen
– Undeutlich (40)
– Unklar – Trübsichtigkeit (274)
– Trübsichtigkeit – Übelkeit, mit (4)
– Wasser, wie voller (2)
– Veränderlich – wechselhaft (1)

Verknüpfungen mit Modalitäten

Psyche: Verdruss
Agg. Hitze, Überhitzung, Wärme, Strahlungswärme, kalte Luft, nasses Wetter, Heruntergehen von Treppen, Drehen der Augen, Überanstrengung der Augen, Stuhlgang, Waschen, Samenabgang
Amel. Urinieren, bewölktes Wetter, Wischen der Augen, im Zimmer, im warmen Zimmer

Auffallende Rubriken

Sehen
– Trübsichtigkeit, trübes Sehen – weiße Gegenstände, beim starren Blick auf (1)
– Undeutlich – Druck unter der Nase amel. (1)
– Verschwommen (64)
– Verschwommen – Buchstaben (23)
– Zusammenlaufen, Ineinanderlaufen von Gesehenem (1)
– Zusammenlaufen, Ineinanderlaufen von Gesehenem – Buchstaben (51)
– Verschwimmen von – Buchstaben (2)
– Verschwimmen von – Gegenständen (21)
– Verschwinden und kehren wieder; Gegenstände (1)

Neblig-Sehen

Das Symptom des Nebelig-Sehens wird bei Sehnervenentzündung häufig geschildert.

Sehen – Nebelig (198)
– Dunkle Wolken ziehen vorüber (1)
– Kerzenlicht, um das (2)
– Weiß (3)
– Zittrig (1)
– Hemianopsie, bei (1)
– Periodisch (3)

Verknüpfungen mit Modalitäten

Agg. Zeiten, Aufstehen vom Sitzen, angestrengtes/scharfes Blicken, entfernte Gegenstände durch helles Licht, Sonnenlicht, durch Farben hervorgerufen (?) Fieber, Sitzen, Stehen, Gehen, Gehen im Freien, Frost, Hinsetzen, Lesen, bei Kopfschmerzen, Reiben, Essen, Mittagessen, Menses, Menorrhagie, Nähen, Samenabgang, Schlaf, Schreiben, bei Schauder, im Zimmer
Amel. Gehen, Gehen im Freien, Reiben, Schließen der Augen, Tränenfluss, Waschen

Auffallende Rubriken

Sehen – Nebelig
– Albuminurie, bei (1)
– Gefolgt von – flüchtigem Schmerz in den Hinterhaupthöckern
– Jucken in den inneren Canthi, mit (1)
– Ohnmacht, mit (1)
– Rückenmarks, mit Entzündung des (1)

Häufige Mittel bei nebligem Sehen

Causticum, Calcarea carbonica, Lycopodium, Ammonium muriaticum, Sulphur, Pulsatilla, Baryta carbonica, Alumina, Belladonna, Natrium muriaticum, Stramonium.

Bei erheblichen Sehstörungen sollten in der Materia Medica auch die Arzneimittelbilder folgender „kleiner“ Mittel ausgiebig studiert werden: *Jaborandi, Cyclamen, Physostigma, Bothrops lanceolatus, Cicuta virosa, Aurum muriaticum, Veratrum viride, Spigelia marylandica, Pilocarpinum hydrochloricum, Lithium carbonicum.*

Hemianopsie (Halbseitenblindheit)

Sehen – Hemianopsie (49)
– Begleitet von – Schwindel 1
– Obere Hälfte verloren (9)
– Untere Hälfte verloren (4)
– Rechte Hälfte verloren (8)
– Linke Hälfte verloren (5)
– Horizontale Hemianopsie (8)
– Vertikale Hemianopsie (19)
– Vertikale Hemianopsie – langes Blicken auf etwas, durch zu (1)
Sehen – Trübsichtigkeit, trübes Sehen
– Seite des Gesichtsfeldes, an der (2)
– Seite des Gesichtsfeldes, an der – nur dann Gegenstände sehen, wenn er sie von der Seite anblickt, kann (3)

Verknüpfungen mit Modalitäten

Agg. Gehen, vor Schmerz im Kopf, mit Migräne, begleitet von Beschwerden des Kopfes

Skotom (umschriebener Gesichtsfeldausfall)

Sehen
– Trübsichtigkeit, trübes Sehen – Mitte der Gegenstände, der (1)
– Skotom (7)
– Skotom – zentrales Skotom (8)

Störung der Augenmotiliät/ Pupillomotorik (N. oculomotorius, N. trochlearis, N. abducens)

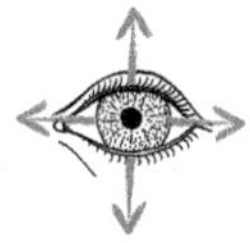

Allgemeine Störungen der Augenmuskelnerven

Augen – Lähmung – Augäpfel
– Muskeln (24)
– begleitet von Halses – Lähmung der Muskeln des inneren (1)

Verknüpfungen mit Modalitäten

Agg. Kaltwerden, Diphtherie, Nasswerden der Füße

N. oculomotorius

Augen
– Lähmung – Augäpfel – Muskeln – Rectus internus (medialis) (13)
– Asthenopie – muskuläre – M. rectus internus (5)
– Gezogen, nach außen (4)
– Verdreht – unten, nach (5)
– Lähmung – Lider, der (46)
– Lider, der – rechts/links, Oberlid, Unterlid
– Lider, der – Oberlid, Unterlid
– Öffnen der Augen, der Lidspalte – unmöglich, die Augen, die Lidspalte zu öffnen, es ist (37)

Verknüpfungen mit Modalitäten

Agg. Zeiten, wöchentlich, Kälte, Kohlengas, Husten, Verletzungen

Auffallende Rubriken

Augen
– Lähmung – Lider, der – Schwindel, mit (1)
– Lähmung – Lider, der – Oberlid – begleitet von – Gesicht – Schmerz im (1)
Gesicht
– Lähmung – rechts – Auge ist geschlossen – das rechte (1)

N. trochlearis

Augen
– Lähmung – Augäpfel – Muskeln – Obliquus superior (4)
– Strabismus, Schielen – oben, nach (2)

N. abducens

Augen
– Lähmung – Augäpfel – Muskeln – Rectus externus (8)
– Asthenopie – muskuläre – M. rectus externus (2)
– Strabismus, Schielen – rechtes Auge nach innen gedreht (1)
– Strabismus, Schielen – linkes Auge nach innen gedreht (2)

Diplopie (Doppeltsehen)

Das Doppeltsehen ist eine häufige intermittierende Sehstörung bei Multipler Sklerose (☞ 2.2.10).

Sehen – Diplopie, Doppeltsehen (110)
– Lähmung der Muskeln, durch (2)
– Vertikale Diplopie (10)
– Horizontale Diplopie (3)
– Waagerechten Gegenständen, bei (4)
– Linear (1)
– Unter dem anderen zu sein – ein Bild scheint unter dem (2)
– Verschoben – ein Bild ist gegenüber dem anderen (1)
– Blicken, beim – oben, nach, seitwärts, seitwärts rechts
– Entfernte Gegenstände (4)
– Nahe Gegenstände (8)
– Neigen des Kopfes auf eine Seite, beim (1)
– Drehen der Augen nach rechts, beim (1)

Verknüpfungen mit Modalitäten

Agg. Zeiten, Aufstehen vom Bücken, angestrengt Blicken, Fahren in der Straßenbahn, Fieber, Frost, nach Diphtherie, Masern, Kerzenlicht, Lesen, Schlaf, Schneuzen der Nase, Schreiben, Schwangerschaft, Menses, sexuelle Exzesse, Masturbation, Stehen und Blick nach unten, Überarbeitung mit Schreibtisch-Büroarbeit, Verletzungen
Amel. angestrengt Blicken, Beugen des Kopfes nach hinten, Blicken seitwärts rechts, Hinlegen, Reiben der Augen, Willensanstrengung

Auffallende Rubriken

Schwindel
– Diplopie, mit (8)
Sehen – Diplopie, Doppeltsehen
– Schwindel, nach (2)
– Begleitet von – Übelkeit (1)
– Begleitet von – Uterus – Beschwerden des (1)
– Blutung aus der Netzhaut, durch (1)

Strabismus (Schielen)

Augen
– Strabismus, Schielen – convergens (17)
– Strabismus, Schielen – divergens (23)
– Strabismus, Schielen – oben, nach (2)
– Verdreht, verzogen – krampfhaft (auch Blicklähmung) (54)
Kopf
– Gehirns – Beschwerden des – begleitet von – Strabismus, Schielen (1)

Verknüpfungen mit Modalitäten

Agg. periodisch, jeden 2. Tag nachts, bei Beschwerden durch Würmer, Fieber, während und nach Konvulsionen, nach Verletzungen, während Zahnung

Nystagmus (unwillkürliche Augenbewegung)

Nystagmus ist bei mittelgradig bis hochgradig fortgeschrittenen MS-Fällen häufiger anzutreffen.

Augen
– Bewegung der Augäpfel – unwillkürlich (28)
– Bewegung der Augäpfel – anhaltend, ständig (16)
– Bewegung der Augäpfel – konvulsivisch (= Rucken) (22)
– Bewegung der Augäpfel – beim Erwachen/Schlaf, im/Licht, durch/Menses, während
– Beben (24)
– Beben – rechts/links (1)
– Beben – abends/nachts (1)
– Zucken (75)
Extremitäten
– Lähmung – Beine – Rucken der Augen, mit (2)

Horizontaler Nystagmus

Augen
– Bewegung – Pendel von einer Seite zur anderen, wie ein (26)

Rotatorischer Nystagmus

Augen
– Bewegung – rotierende, kreisförmige Bewegung der Augäpfel (4)

Vertikaler Nystagmus

Augen
– Bewegung – Rollen der Augen – oben und unten, nach (3)
– Bewegung – Rollen der Augen – oben, nach (18)
– Beben – Blicken nach unten agg. (1)
– Beben – Blicken nach unten agg. – angestrengt, lange (1)

Häufige Mittel bei auffallendem Nystagmus

Agaricus, Alumina, Belladonna, Cuprum, Cicuta virosa, Nux vomica, Cocculus, Magnesium phospho-

ricum, Hyoscyamus, Sulphur, Bufo, Stramonium, Vertatrum album, Zincum.

Akkomodationsstörung, Störung der inneren Augenmuskeln

Sehen – Akkommodation
– Gestört (37)
– Langsam, zu (11)
– Vermindert (6)
– Reaktion, zu starke (1)
– Umrisse erscheinen deutlicher (1)
Augen
– Fokussieren – schwierig, ist (2)
– Lähmung – Augäpfel – Muskeln – Ziliarmuskeln (16)
– Lähmung – Iris (4)

Verknüpfungen mit Modalitäten

Agg. bewegende Gegenstände, Diphtherie, Überanstrengung, Spannung, bei Alkoholikern, Missbrauch von Alkohol

Horner-Syndrom

Auge
– Verengung der Lidspalte (13)
– Eingesunken, eingefallen (132)

Störungen der Pupillomotorik (Miosis, Mydriasis, Anisokorie)

Miosis (Engstellung der Pupille)

Augen
– Pupillen – zusammengezogen (146)
– Pupillen – zusammengezogen – Nadelspitze, bis auf die Größe einer (3)
– Lähmung – Sehnerv – begleitet von – Pupillen – zusammengezogenen (2)

Mydriasis (Weitstellung der Pupille)

Augen – Pupillen
– Erweitert (214)
– Ziehen sich nur schwer zusammen (1)
– Träge (31)
– Erweitert – Katalepsie, während (1)
– Erweitert – Meningitis, bei (1)

Verknüpfungen mit Modalitäten (Miosis, Mydriasis)

Agg. Fieber, Hitze, Frost, nasses kaltes Wetter, Lesen, Menses, Schweiß

Anisokorie (ungleiche Weite der Pupillen)

Augen – Pupillen
– Ungleich (23)
– Unregelmäßig (17)
– Zusammengezogen – rechts (5)
– Zusammengezogen – links (2)
– Zusammengezogen – ein Auge (6)
– Zusammengezogen – ein Auge – begleitet von – Erweiterung der Pupille des anderen Auges (12)
– Erweitert – Seite, eine (2)
– Erweitert – rechts mehr als links (8)
– Erweitert – links mehr als rechts (4)

Auffallende Rubriken

Augen – Pupillen
– Erweitert – unempfindlich gegen Licht (35) (reflektorische Pupillenstarre)
– Abwechselnd zusammengezogen und erweitert – im selben Licht (37)
– Erweitert – horizontal, in die Quere gezogen (1)
– Verdreht, verzogen – krampfhaft – Iris verzerrt (4)

Sensible Störung des N. trigeminus, Trigeminusneuralgie

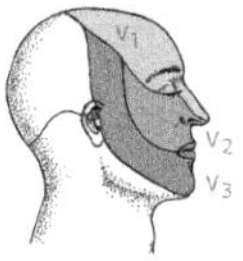

Gesichtsneuralgien finden sich im Repertorium unter „Gesicht – Schmerz". In dieser Rubrik sind nicht nur Trigeminusschmerzen, sondern auch andere nozizeptive Schmerzen, z. B. durch Sinusitiden oder ausstrahlende Zahnschmerzen, enthalten (☞ 2.2.11, ☞ 6.2.7). Zum Versorgungsgebiet des Trigeminus gehören auch Mundhöhle, Zunge und Gaumen.

Die Rubrik „Gesicht – Gefühllosigkeit, Taubheit – eine Seite – multipler Sklerose, bei" hat einen direkten Bezug der sensiblen Störung des Trigeminus zu Multiplen Sklerose. Diese Rubrik ist sicher unvollkommen, hat sich aber bei „*Natrium-muriaticum*-MS" sehr bewährt.

Sensible Störungen des Gesichts

Gesicht
– Ameisenlaufen (57)
– Ameisenlaufen – kribbelnd (1)
– Gefühllosigkeit, Taubheit (44)
– Kribbeln (70)
Mund
– Empfindungslosigkeit, Gefühllosigkeit – Zunge (6)
– Empfindungslosigkeit, Gefühllosigkeit – Gaumen (2)
– Gefühllosigkeit, Taubheit – Zunge (69)
– Gefühllosigkeit, Taubheit – Zungenwurzel (1)
– Gefühllosigkeit, Taubheit – Zunge – Zungenspitze (4)
– Gefühllosigkeit, Taubheit – Zunge – Zungenspitze – Hälfte der (1)
– Gefühllosigkeit, Taubheit – Zunge – eine Seite (4)
– Lähmung – Zunge – begleitet von – Gefühllosigkeit, Taubheit einer Seite

Lähmung des M. Masseter (motorischer Anteil des N. trigeminus)

Gesicht
– Lähmung – Trigeminus (1)
– Lähmung – Kauen – mit schwierigem, erschwertem (1)
– Lähmung – Muskeln – Kauen agg. (1)
– Langgezogen, verzogen – Kaumuskeln und Schläfenmuskeln (1)

Gesichtsschmerz

Gesicht
– Schmerz (198)
– Schmerz mit Gefühllosigkeit, Taubheit (12)
– Schmerz – Gefühllosigkeit, mit (12)
– Schläge, Schocks gefolgt von Brennen (1)
– Schmerz – Stromschlag, wie durch einen (3)
– „Linie, die entlang des Nervs verläuft, ein Schmerz in einer feinen" (2)
– Anfallsweise, ausstrahlend, wie gelähmt, zunehmend, abnehmend (35)
– Erstreckt sich zu (anderen Körperteilen) (2)
Zähne
– Schläge, elektrische (7)
– Schmerz – Seiten, Orte (Gesichtsbereiche)

Empfindungen

Beißend, bohrend, brennend, neuralgisch, ziehend, lanzinierend, nagend, drückend, ruckend, reißend, schneidend, stechend, stechend fein, berstend, betäubend, wie gedehnt, gestreckt, grabend-wühlend, wie herausgerissen, krampfartig, zwickend, kneifend, prickelnd, kribbelnd, pulsierend, wie von einem Schlag, Schläge in schneller Folge, wie durch einen Stromschlag, wund schmerzend

Verknüpfungen mit Modalitäten

Psyche: Erregung, übermäßige Freude, geistige Anstrengung, Lachen, Zorn
Agg. Tageszeiten, Frühling, periodisch, kommt und geht mit der Sonne, Abkühlung, Kaltwerden, im Freien, Anstrengung, Berührung, im Bett, Druck, Bücken, Erschütterung, Erwachen, Essen, Fieber, warme Anwendungen, Bettwärme, warme Getränke, warme Speisen, Zimmer, warmes Zimmer, Wärme, Warmwerden beim Gehen, warmer feuchter Südwind, Überhitzung, Frost, kalte Anwendungen, kaltes Baden, Frösteln, Einwirkung von Kälte, Hitze oder Kälte, kalte Luft, Zugluft, Aufenthalt an nassen kalten Orten, Luftveränderung, Temperaturveränderung, nasses Wetter, stürmisches Wetter, Wetterwechsel, Wind, kalter Wind, kalter trockener Wind, Licht, Bewegung, Sitzen, Stehen, Gehen, langsames Gehen, Gehen im Freien, Gähnen, Geräusche, Gerüche, nach unterdrückten Hautausschlägen, nach unterdrückter Malaria, unterdrücktes Wechselfieber, Husten, Kauen, Sprechen, Trinken, Menses, unterdrückte Menses, Musik, Niesen, Öffnen der Augen, Öffnen des Mundes, Rasieren, Schneuzen der Nase, Schreiben, Schwangerschaft, während Schweiß, Stuhlgang, Tabak, Tee, Säuren, Kaffee, Wein, Zähne, Karies, durch oder nach Zahnextraktion, Zusammenbeißen der Zähne
Amel. geistige Ablenkung, Aufsetzen im Bett, Druck, langsames Gehen, Hitze, Ofenhitze, kalte Luft, Ruhe in einem dunklen Zimmer, Schlaf, warme Anwendungen

Auffallende Rubriken

Gesicht – Schmerz
– Lähmung, mit (5)
– Begleitet von – Heißhunger (1)
– Begleitet von – Speichelfluss (5)
– Begleitet von – Halses – Steifheit des äußeren (1)
– Begleitet von – Zähne – Zähneklappern (1)
– Knien und den Kopf fest auf den Boden zu pressen – amel. (1)

Häufige Mittel bei Trigeminusneuralgie

Spigelia, Mezereum, Belladonna, Verbascum, Aconitum, Pulsatilla, Phosphorus, Sepia, Magnesium carbonicum, Nux vomica, Magnesium phosphoricum, Thuja.

Fazialisparese (N. facialis)

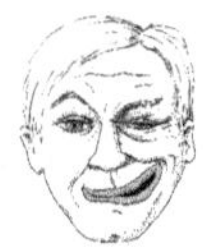

Fazialisparesen kommen bei MS-Patienten nicht sehr häufig vor oder werden wegen ihrer diskreten Ausprägung (zentrale Parese) oft kaum wahrgenommen (☞ 2.2.11, ☞ 6.2.7). Die zugehörige Rubrik im Repertorium lautet „Gesicht – Lähmung". Es wird allerdings nicht zwischen peripherem und zentralem Lähmungsmuster unterschieden. Die meisten Rubriken des Repertoriums, v.a. die entsprechenden Modalitäten, entsprechen einer peripheren Lähmung.

Fazialisparese allgemein

Gesicht
– Lähmung (55)
– Lähmung – eine Seite (18)
– Lähmung – eine Seite – rechts (11)
– Lähmung – eine Seite – links (10)
– Lähmung – Schließen – kann die Augen nicht (periphere Lähmung)
– Lähmung – Mundwinkel hängen herab (1)
– Lähmung – Mundwinkel hängen herab – Speichel fließt aus, und (3)
– Lähmung – Lippen (12)
– Lähmung – Unterkiefer (Trigeminus?) (24)
– Lippen – Oberlippe, Unterlippe (zentrale Lähmung) (2)
Augen
– Lähmung – orbicularis oculi, Pars orbitalis, Musculus (2)

Fazialisspasmus

Gesicht
– Lähmung – begleitet von – Zucken der Muskeln; mit (1)
– Lähmung – Verzerrung der Muskeln, mit (1)
– Langgezogen, verzogen – Husten – agg. beim (1)
– Verzerrung – Schlucken agg.

Kontraktur durch Fazialisparese

Gesicht – langgezogen, verzogen (90)
– Spitze gezogen, zu einer (3)
– Falten gezogen, in (2)
– Lippen (14)
– Lippen – Seite, zur (16)
– Lippen – Oberlippe – entblößt die Zähne, nach oben gezogen und (4)

Verknüpfungen mit Modalitäten

Agg. Öffnen des Mundes, Fahren im Wind, Kälte, Nasswerden, unterdrückte Hautausschläge im Gesicht, nach Schmerzen, Verletzungen

Auffallende Rubriken

Gesicht – Lähmung
– Begleitet von – Augen – geschlossenen (1)
– Eine Seite – Kummer; durch (1) (peripher und zentral!)
– Begleitet von – Schlucken, mit schwierigem (1) (kaudale Hirnnervengruppe?)
– Begleitet von – Sprache – schwierig (3)
– Kropf – nach Unterdrückung von (1)
– Urinieren, mit reichlichem (1)
– Lippen – linke Seite – Atmen agg. (1)
– Lippen – Oberlippe – Gespräche, durch lange (1)
– Begleitet von – Schlucken, mit schwierigem (1)
– Begleitet von – Sprache – schwierig (3)
– Begleitet von – Zucken der Muskeln, mit (1)
Gesicht – langgezogen
– Verzogen – Schlaf, agg. im (1)

Häufige Mittel bei Fazialisparese

Eines der wichtigsten Mittel bei peripherer und zentraler Gesichtslähmung ist *Causticum*. Nach Erfahrung der Autorin kommen bei Fazialisparese im Verlauf einer MS außerdem *Natrium muriaticum*, *Ignatia* und *Nux vomica* häufiger infrage.

Störung des Gleichgewichtsorgans (N. vestibulocochlearis)

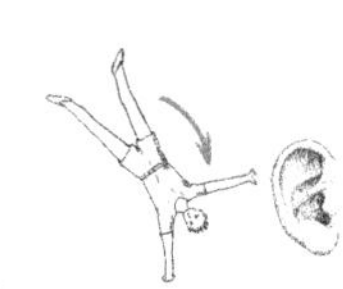

Gleichgewichtsstörungen sind unter der Hauptrubrik „Schwindel" zu finden. Gemeint sein können folgende Arten von Schwindel:

- zentraler vestibulärer Schwindel (bei MS relativ häufig),
- peripher-vestibulärer Schwindel,
- psychogener Schwindel (allgemein weit verbreitet, daher auch bei MS-Patienten öfter vorkommend),
- Gangataxie (Taumeln, Wanken).

Schwindel allgemein

Schwindel
– Im Allgemeinen (606)
– Anhaltend, periodisch, heftig, plötzlich, wie ein Ruck
– Schmerzhaft (4)
– Gestoßen – wie nach vorne (4)
– Schließen der Augen, beim – agg./amel.
– Stürzen, fallen – als würde man – Höhe, aus großer (134)
– Hauswände scheinen auf sie zu fallen (2)
– Fallen, stürzen – Neigung zu (134)
– Gegenstände würden fallen, hohe – Objekte sich nach vorne neigen und auf ihn stürzen – als würden hohe (2)
– Gegenstände würden fallen, hohe – Mauern auf ihn stürzen, als würden (2)
– Sitzen, beim – aufrechten Sitze, beim – hoch sitzen würde, als ob er zu
– Balancieren, Gefühl zu (10)
– Sterne vor den Augen, weiße (2)
– Begleitet von – Haaren gezogen – Gefühl, als würde an den (1)
– Farbiges Glas fällt – durch Licht, das durch (1)
– Watte – Gefühl von (2)
– Wellen, in (6)
– Wellenartiges Gefühl (6)
– Zittern (23)
– Zittern – Hände und Füße, der (2)
– Zittern – innerliches (1)
– Ausatmen – Mund – kräftiges Ausatmen, Ausblasen von Luft aus dem – amel. (1)
Allgemeines
– Lähmung – begleitet von – Schwindel (1)

Lokalisation des Schwindels

Wird der Ort der Schwindelempfindung angegeben, handelt es sich in der Regel um homöopathisch hochwertige Symptome.

Schwindel
– Gehirn, tief im (2)
– Scheitel, vom (13)
– Seiten – links – zum Scheitel links (1)
– Stehen, im – vom Scheitel im Stehen (1)
– Völlegefühl und Drücken im Scheitel, mit (1)
– Vorderkopf (1)
– Stirn (21)
– Wellenartiges Gefühl – Stirn – links – erstreckt sich zu – rechts (1)
– Augen, in den/Augenbrauen, in den/Schläfen
– Beginnt im Nacken oder im Hinterkopf (6)
– Hinterkopf, im – Drehen, beim (1)
– Hinterkopf, im – Schreiben, beim (1)

Auffallende Rubriken

Schwindel
– Wellenartiges Gefühl – Fersen – erstreckt sich zum Hinterkopf (1)
– Schweben, als würde er – Schläfen scheinen zu schweben, die (3)
– Rücken herauf, kommt den (1)
– Von der Wirbelsäule aufsteigend (1)
– Erstreckt sich zu – Körper, über den ganzen (1)
– Getrennt – Körper getrennt – wie vom eigenen (1)
– Unwirklichkeit, mit Gefühl von (1)

Verknüpfungen mit Modalitäten

Psyche: Angst, Ärger, Verdruss, Kränkung, Erregung, Zorn, Furcht, geistige Anstrengung, Weinen, Traurigkeit, Aufregung, Hypochondrie, bei nervösen Erkrankungen, in einer Menschenmenge, Nachdenken (Grübeln?), schlechte Nachrichten, Anblick von Schmutz und Abfall, Schreck, beim Schreiben, Überqueren offener freier Flächen, Gemütsbewegung/Emotionen, lebhafte Gespräche, erregtes/aufgeregtes Sprechen, während Stupor, hochgelegene Orte, am Fenster, Stehen auf einer Höhe, Höhe, Zimmer mit hoher Decke, Vergehen der Sinne (wie Ohnmacht)
Agg. Zeiten, Seiten, Frühling, Erwachen, im Bett, bei Abwärtsbewegung, Heruntergehen von Treppen, mit Schläfrigkeit, mit Schmerzen in den Zähnen, bei Alkoholikern, alkoholische Getränke, bei alten Menschen, bei Kindern, Kinder klammern sich an, beim Anlehnen, Anlehnen des Kopfes, Anlehnen der Wange auf die Hand, (geistige/heftige) Anstrengung, Anstrengung der Arme, Heben der Arme/Hände (über den Kopf), Hochlangen mit den Händen, An-

strengung der Augen, Öffnen/Schließen der Augen, kann nicht mit geschlossenen Augen gehen, tiefes Atmen, Aufsetzen im Bett, Aufstehen/Aufrichten, Aufstehen/Aufrichten vom Bett/Bücken/Knien/Liegen/Sitzen, im Sitzen, nach gebeugtem langem Sitzen, aufrechtes Sitzen, Sitzen nach Fahrradfahren/Gehen, Aufstoßen, (warmes) Baden, Husten, kalte Getränke, kaltes Wasser nach Überhitzung, in der Kirche, Knien, Koitus, Kneten, knetende Bewegungen, vor epileptischen Konvulsionen, vor/nach Kopfschmerz, Kopfverletzungen, Schlafmangel, Kratzen der Haut, Laufen, Rennen, (nach) Lesen, langes/lautes Lesen, farbiges Licht, Gaslicht, Zimmer mit vielen Lichtern, Sonnenlicht/-hitze, im warmen Zimmer, Liegen, Liegen im Bett/auf dem Gesicht/mit tief liegendem Kopf/auf dem Rücken/auf der Seite, Öffnen der Augen und Liegen, muss sich hinlegen, Hinlegen, Schweiß, Schwangerschaft, (reichliche) Menses, vor/nach/bei abwesenden/unterdrückten Menses, (langsam/schnell/seitwärts) Gehen, Mittagessen, Nähen, Niesen, Gähnen, nach Öldämpfen, Rasieren, Rauchen, Ruhe, Schaukeln, Schlaf, Einschlafen, Halbschlaf, Mittagsschlaf, Schläfrigkeit, mit Übelkeit, Schmerz, Schneuzen der Nase, nach Schnupfen, Schütteln des Kopfes unwillkürlich, Heben des Kopfes, Schwäche, im (warmen) Zimmer, Eintreten in ein Zimmer, Gehirnerschütterung, im Haus, unterdrückte Hautausschläge, vor Hautausschlägen, Überqueren offener freier Flächen, Geräusche, Gerüche (von Blumen), wenn getragen, beim Gurgeln, Heben einer Last, Frost, Frösteln, vor/während/durch Hitze, (intermittierendes) Fieber, bei Hunger, beim Schreiben, Schwindelanfälle im Sommer, wenn er das Gesicht in die Sonne wendet, Blick in einen Spiegel, Sprechen, Stehen, Stehen mit geschlossenen Augen/im Freien/mit eng zusammenstehenden Füßen/im Zimmer, bei Aufwärtsbewegung (mit einem Aufzug), Steigen (auf eine Anhöhe/auf- und abwärts), Treppensteigen, Abwärtsbewegung (Treppen), Strecken, Ausstrecken, Stuhlgang, Syphilis, Tanzen, Frühstück, Tabak, Schnupftabak, Tee, Wein (wenn nüchtern), Tragen einer Last (auf dem Kopf), Trinken, nach Übelkeit, durch Überqueren einer hohen/ schmalen Brücke, Blicken auf fließendes Wasser, nahe am Wasser, Überqueren fließenden Wassers, auf einem schmalen Pfad, nach Unterdrückung von Beschwerden, beim Urinieren, Harndrang, Waschen der Füße, kaltes/nasses/windiges/stürmisches/warmes Wetter, Zugluft

Amel. Muss sich hinlegen, muss sich an etwas festhalten, Anstrengung, im Freien, tiefes Atmen, Aufsetzen im Bett, Aufstehen (vom Bücken), Aufstützen, Anlehnen des Kopfes auf den Tisch, Kaffee, kalte Anwendungen, kalte Getränke, im kalten Zimmer, Strecken der Wirbelsäule, Liegen, Liegen auf dem Gesicht/mit hoch gelagertem Kopf/auf dem Rücken (in einem kühlen Zimmer)/auf der (rechten) Seite, Menses, Nachdenken, Denken an etwas anderes, Nasenbluten, Reiben der Augen, Ruhe, Schaukeln, Schlaf, Schließen der Augen, nach Schnupfen, Gehen im Kreis, im Haus, Schweiß, (aufrechtes) Sitzen, Stehen, Stuhlgang, Stützen des Kopfes, Taumeln (!), Tee, Kaffee, Obst, Pflaumen, Trinken (von Wasser), reichliches Urinieren, Wärme, warmes Bett, warmes Waschen, Frühstück, warme Suppe, Eintreten in ein warmes Zimmer, Zimmer, Waschen, Wein, Wischen der Augen, Willensanstrengung

Auffallende Rubriken (Schwindel beim Blicken auf Gegenstände)

(Hochwertige Rubriken)

Schwindel
– Übelkeit – mit – Blicken auf einen Gegenstand, bei langem (1)
– Farbiges Glas fällt – durch Licht, das durch (1)
Schwindel – Gegenstände
– Bewegen, scheinen sich zu (9)
– Drehen, scheinen sich im Kreis (55)
– Drehen, scheinen sich im Kreis – Blicken auf fließendes Wasser, beim (1)
– Drehen, scheinen sich im Kreis – Zimmer dreht sich, das (19)
– Groß, scheinen (1)
– Laufen, scheinen ineinander zu (1)
– Näher zu kommen und dann zurück zu weichen, scheinen (1)
– Weit weg zu sein, scheinen zu (5)
– Schwanken, scheinen zu (5)
– Stillzustehen, scheinen (1)
– Umgedreht, scheinen (2)
– Vibrieren, zittern, scheinen zu (1)

Begleiterscheinungen bei Schwindel

Schwindel
– Hitze – Gefühl von – im Kopf (1)
– Mit Gefühl von Hitze in der Brust und am Herzen (1)
– Gefolgt von – Nasenbluten (1)
– Gefolgt von – Schweiß (1)
– Gefolgt von – Würgen (1)
Anämie, Säfteverlust, Atrophie (?), (saures) Aufstoßen, Atmung, Beschwerden in Bezug auf die Atmung, Blutung, Diarrhoe, Durst, Erbrechen, bitterer Geschmack, Hemianopsie, Hitzewallungen, kalte Hände, Krämpfe in den Muskeln, mit Erkrankung

der Leber, bei Obstipation, eingeklemmte Flatus, Gehirnerschütterung, nach (unterdrückten) Hämorrhoiden, nach Tinnitus, kommt vom Magen, während Menopause, Missbrauch von Quecksilber, Zittern der Hände und Füße

Drehschwindel

Schwindel
– Drehens, Gefühl des – als würde sich alles im Kreis drehen (102)
– Herumdrehen, als würde sich das Bett (6)
– Herumdrehen, als würde sich das Bett – herumwirbeln, erneuert beim Denken daran (1)

Morbus Menière

Schwindel – Übelkeit, mit (172)
– Morgens (8)
– Abends (1)
– Bewegung agg. (172)
– Berauscht, wie (1)
– Blicken auf Gegenstand (1)
– Periodisch (1)
– Schließen der Augen agg. (3)

Liftgefühl

Schwindel
– Aufsteigen, sich nach oben bewegen – Gefühl, er würde (19)
– Hochgehoben, wie (12)
– Hochgehoben, wie – abends (1)
– Hochgehoben, wie – Essen, nach dem (1)
– Liegen – agg. – Füße nach oben bewegen, als würden sich die (2)
– Füße heben, als würden sich die (5)
– Füße heben, als würden sich die – höher als der Kopf, als wären die Füße (1)
– Füße heben, als würden sich die – Kopf stehen, als würde er auf dem (1)
– Füße heben, als würden sich die – Boden unter ihm wegrutschen, der (1)
– Kopf gestellt, als wäre das Haus auf den (1)

Gefühl des Schwebens

Schwindel
– Liegen – agg. – berühren, als würde er das Bett nicht (1)
– Schweben, als würde er (61)
– Gehen – gleiten, schweben – mit einem Gefühl, als würde er in der Luft schweben – und mit einem Gefühl, als würden die Füße den Boden nicht berühren (26)
– Schweben, als würde er – Luft, in der (1)
– Füße heben – als würden sich die – Boden unter ihm wegrutschen, weggleiten, als würde der (1)

Gefühl des Sinkens

Schwindel
– Liegen – agg. – sinken, als würde er durch das Bett hindurch oder mit diesem nach unten (15)
– Sinken, als würde er sinken beim Auftreten (1)
– Unten bewegen, als würde er sich nach (1)

Gefühl des Schaukelns

Schwindel
– Schaukeln – Gefühl wie (11)
– Schaukeln, Schwingen, wie ein Schwingen hin und her (8)
– Schaukeln, Schwingen, wie ein – Erwachen; beim (1)
– Schaukeln, Schwingen, wie ein – Liegen; im (1)

Gefühl des Schwankens

Schwindel
– Schwanken – hin und her – Gehirn, im (7)
– Schwanken – hin und her (20) (kann auch einer Ataxie entsprechen)
– Schwanken – als würden die Gegenstände hin und her schwanken (4)
– Schwanken – hin und her – als würde er tanzen (1)
– Schwanken – rechts, nach (23)
– Schwanken – rechts, nach – Kreis, im (2)
– Schwanken – links, nach (25)
– Schwanken – links, nach – morgens beim Erwachen (1)
– Schwanken – links, nach – abends (1)
– links, nach – Gehen im Freien agg. (5)
– links, nach – Liegen agg. (2)
– links, nach – Sitzen agg. (1)
– Stehen agg. (1)
– Gehen, als würde er auf einem Schwamm (1)

Taumeln

Kann auch einer Ataxie entsprechen.

Schwindel – Taumeln (101)

Verknüpfungen mit Modalitäten

Agg. Essen, Fieber, Gehen, Stehen, Koitus
Amel. Taumeln (!)

Neigung zu fallen und zu stürzen

Infrage kommen auch Ataxie oder Rumpfataxie.

Schwindel – fallen, stürzen – Neigung
– Fallen, stürzen – Neigung zu (134)
– Fallen, stürzen – zur Seite, nach vorn, nach hinten

Verknüpfungen mit Modalitäten

Agg. nach Schlaf, während Fieber, Bewegung, Bücken, Aufstehen vom Bett, Aufstehen vom Sitzen, Dunkelheit, Blicken nach unten

Auffallende Rubriken

Schwindel
– Gegenstände – fallen, als würden hohe Mauern auf ihn stürzen (2)
– Gegenstände – fallen, als würden hohe Objekte sich nach vorne neigen und auf ihn stürzen (2)
– Hinten, nach – Bücken agg. (1)
– Hinten, nach – Gehen agg. (1)
– Richtung, in die er sich dreht, in die (1)

Sprech- und Sprachstörungen (N. glossopharyngeus, N. vagus, N. hypoglossus)

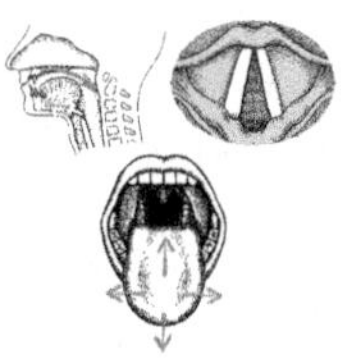

Multiple-Sklerose-Patienten leiden in der Regel unter Sprech- bzw. Artikulationsstörungen (☞ 6.2.7, ☞ 14.3.1). In den Repertorien wird nur ungenau zwischen aphasischen Störungen und Artikulationsstörungen sowie einer Bulbärsprache und einer peripheren Lähmung der Sprechorgane unterschieden. Außerdem wird in den Repertorien nicht exakt zwischen Artikulationsstörung und Stottern unterschieden. Die entsprechenden Repertoriumsrubriken sind deshalb weitgehend synonym anzuwenden.

Die Unterrubrik „Mund – Sprache – schwierig – Chorea, durch" ist nicht nur angezeigt, wenn extrapyramidale Bewegungsstörungen eine Rolle spielen, sondern auch, wenn der Sprachrhythmus und der Sprachfluss gestört sind, wie das bei der „skandierenden" Sprache (Dysarthrie) der Fall ist (fortgeschrittenes Stadium einer MS).

Im Folgenden werden der Vollständigkeit halber auch Rubriken für aphasische Störungen und Paraphasien sowie Störungen des Wort- und Satzbaus aufgeführt, wenngleich diese bei der Multiplen Sklerose selten auftreten.

Sprachstörung, Aphasie

Gemüt
– Aphasie (60)
– Aphasie – Apoplexie – nach (11)
– Fehler, macht – Sprechen, beim (114)
Mund
– Sprache – schwierig (148)
– Sprache – Verlust der Sprache (82)

Sensorische Aphasie

Gemüt – Aphasie
– Aussprechen, aber sonst nicht sprechen, kann jedes Wort, das man ihm vorsagt (1)
– Versteht Sprache nicht mehr, kann aber sprechen (1)

Motorische Aphasie

Gemüt
– Stumpfheit – Worte zu finden, mit Unfähigkeit, die richtigen (2)
– Gedächtnis – Gedächtnisschwäche – auszudrücken, sich (48)
– Aphasie – strengt sich lange an, bevor ein Wort hervorgebracht wird (1) (es kann auch eine Form des Stotterns gemeint sein)
– Aphasie – Lähmung, mit – eine Seite (1)
– Aphasie – Lähmung, mit – rechten Seite, der (3)
– Aphasie – Arme – Gefühllosigkeit, Taubheit der, mit – rechts (1)

Mund – Sprache
– schwierig – Worte – einzelne Worte – kein einziges Wort aussprechen, kann (1)
– Verlust der Sprache – Silbe sprechen; kann trotz Anstrengung keine (2)
Allgemeines
– Lähmung – eine Seite – Aphasie, mit (4)

Verknüpfungen mit Modalitäten

Psyche: bei Imbezillität, bei Furcht, Schwäche, Sprache schwierig aus Schwäche
Agg. während typhusartigen Fiebers, schwierige Sprache nach dem Essen/während Fieber, Verlust der Sprache aus Angst/nach Schreck/nach Apoplexie/beim Erwachen/bei Fleckfieber

Auffallende Rubriken

Gemüt
– Aphasie – Magen, durch Schmerzen im (1)
– Aphasie – Uterus, mit Verlagerung des (1)
– Aphasie – Zunge – Herausstrecken der Zunge, mit (1)
– Sprache – verzerrt (2)
Mund – Sprache
– Schwierig – Schmerz, durch – Rücken, im (1)
– Verlust der Sprache – Uterusverlagerung, bei (1)
– Verlust der Sprache – Schwere des ganzen Körpers, mit (1)

Paraphasie (Wort-/Satzbau, Sprachfluss, Betonung)

Gemüt – Fehler, macht – Sprechen, beim
– Worte – dreht Worte um (17)
– Worte – stellt Worte an die falsche Stelle (56)
– Buchstaben – vertauscht (1)
– Buchstabieren beim (38)
– Worte – falsche Worte, benutzt (79)
– Worte – falsche Worte, benutzt – Namen, nennt Dinge beim falschen (13)
– Worte – falsche Worte, benutzt – Pflaumen, wenn er Birnen meint, sagt (7)
– Worte – falsche Worte, benutzt – sagt rechte Seite statt linke und umgekehrt (9) (= eigentlich Störung des Raumsinns)
– Worte – falsche Worte, benutzt den Namen des Gegenstandes, den er sieht, anstatt des Namens des Gewünschten (7)
– Worte – neue Worte, erfindet (1)
– Worte – spricht Worte falsch aus (11)
Gemüt – Sprache
– Beeinträchtigt, unnatürlich (52)
– Beenden, kann den Satz nicht (14)
– Langsam (48)
– Unzusammenhängend (72)
– Unzusammenhängend, zusammenhangslos (7)
– Beeinträchtigt, unnatürlich – Kopfes, mit Beschwerden des (2)
Mund – Sprache
– Verschluckt Worte (3)
– Verschluckt Worte – letzten Worte des Satzes (1)

Verknüpfungen mit Modalitäten

Unzusammenhängende Sprache: **agg.** nachts, beim Erwachen, enttäuschte Liebe, beim Einschlafen, im Schlaf, nach Schlummer, endet in Schweiß
Fehlerhaftes Sprechen: **agg.** bei alten Menschen, während Frost, bei Anstrengung, während Menses

Artikulationsstörung

Mund
– Lähmung Zunge (86)
Mund – Sprache – schwierig (148)
– Artikulieren, kann nicht (1)
– Unartikulierte Laute (9)
– Schwere der Zunge, durch (13)
– Steifheit der Zunge, durch (2)
– Zunge nicht gehorchen, als würde die (1)
– Chorea, durch (15)
– Stößt mit der Zunge gegen die Zähne (2)
– Lispelnd (9)
– Worte – bestimmte Worte (1)
– Worte – einzelne Worte – kann unter großer Anstrengung einzelne Worte aussprechen (3)
– Lähmung der Sprachorgane, durch (11) (kann auch Aphasie sein)
Gemüt
– Aphasie – Zunge – Lähmung der Zunge, mit (3)

Bulbärsprache

Gemüt
– Sprache – berauscht, wie (11)
– Sprache – undeutlich (40)

– Sprache – unverständlich (21)
– Aphasie – Zunge – Lähmung der Zunge, mit (3)
Mund – Sprache
– Undeutlich (20)
– Belegt, undeutlich (41)
– Belegt, undeutlich – betrunken, wie (3)
– Unklar (28)
– Schwierig – Krämpfe, durch (13)
– Schwierig – Krämpfe, durch – Halses, des inneren (4)
– Schwierig – Krämpfe, durch – Zunge, der (7)
– Schwierig – Lähmung, durch (22)
– Schwierig – Luft, aus Mangel an (1)
– Schwierig – Schlucken ist nicht beeinträchtigt, aber das (1)
– Schwierig – Schwäche, aus – Sprachorgane, der (2)
– Schwierig – Würgen, durch (1)
– Verlust der Sprache – Spasmen im Hals, durch (1)
Kopf
– Lähmung des Gehirns – Medulla oblongata – motorische Nerven (1)
– Lähmung des Gehirns – Medulla oblongata – begleitet von – Sprache, gestörter (1)
– Lähmung des Gehirns – Medulla oblongata – begleitet von – Halses, Zusammenschnürung des (1)

Verknüpfungen mit Modalitäten

Agg. Erregung, Aufregung, Trockenheit des Halses/Mundes, vor epileptischen Konvulsionen

Stottern

Mund – Sprache – stotternd (94)
– Bei der ersten Silbe (1)
– Die letzten Worte eines Satzes – plötzlich (1)
– Bei den Buchstaben S, B, T und W – spricht jedes Wort laut aus (1)
– Ist erschöpft, lange bevor er ein einziges Wort ausstoßen kann (1)
– Schnell und (2)
– Krampfhaft (2)

Verknüpfungen mit Modalitäten

Psyche: Ärger, Verdruss, Erregung
Agg. bei Kindern, wenn er schnell spricht, Koitus, bei Typhus abdominalis, Zahnung

Auffallende Rubrik

Innerer Hals – Zusammenschnürung – begleitet von – Stottern (1)

Stimmlippenparese, Rekurrensparese

Mund
– Sprache – gebrochen (3)
Kehlkopf und Trachea
– Lähmung – Kehlkopf (16)
– Lähmung – Kehlkopf – Gefühl von (1)
– Lähmung – Kehlkopf – Epiglottis (2)
– Lähmung – Stimmbänder (38)
– Empfindungslosigkeit des Kehlkopfes (1)
– Stimme – heiser, Heiserkeit – chronisch (30)
– Stimme – belegt (80)
– Stimme – eintönig, monoton (6)
– Stimme – flexibel, variierbar; wenig (2)
– Stimme – gedämpft (9)
– Stimme – guttural (2)
– Stimme – heiser, Heiserkeit (348)
– Stimme – heiser, Heiserkeit – Parese, durch (9)
– Stimme – leise (50)
– Stimme – schwach (108)
– Stimme – tonlos, klanglos (24)
– Stimme – undeutlich (26)
– Stimme – verändert (18)
– Stimme – verloren (197)
– Stimme – verloren – Lähmung, durch (9)
– Stimme – verloren – nervöse Aphonie (15)
– Stimme – nasal (56) (bei Gaumensegelparese, N. vagus)

Dysphagie (Schluckstörung, Schlucklähmung)

Innerer Hals – Lähmung (50)
– Postdiphtherisch 20
– Gefühl von (8)
– Ösophagus (26)
– Rachen (33)
Innerer Hals – Schlucken
– Unmöglich (87)
– Unmöglich – Lähmung, durch (27)

Verknüpfungen mit Modalitäten

Agg. Liegen, Schlucken von Speisen/warmer Suppe, Wasser, Kaltes, während Menses, alles, nur keine Flüssigkeiten

Weitere Störungen des Schluckakts

Kopf
– Lähmung des Gehirns – Medulla oblongata – begleitet von – schlucken – Unfähigkeit
Innerer Hals
– Schlucken – schwierig (262)
– Schlucken – schwierig – schmerzlos, aber (7)
– Speisen – stecken, bleiben im Hals (35)
– Behindert das Schlucken (59)
Kehlkopf und Trachea
– Speisen fallen in den Kehlkopf (24) (Verschlucken, Fehlschlucken)

Verknüpfungen mit Modalitäten

Psyche: Nervosität
Agg. Tageszeiten, nachts, Erwachen, bei Kindern/Neugeborenen/Säuglingen, begleitet von Frösteln, Beugen nach vorn, Druck auf den Kehlkopf, Liegen, feste Speisen, die geringste Menge Speisen würgt ihn, Flüssigkeiten (mehr als feste Speisen), kann immer nur einen kleinen Bissen auf einmal schlucken, feste Speisen erreichen nur einen bestimmten Punkt und werden dann gewaltsam ausgeworfen, muss trinken, um schlucken zu können, warme Speisen, kalte Getränke/Speisen, Süßigkeiten, scharfe Speisen, Speichel, große Tabletten, Menses
Amel. Beugen nach vorn, Flüssigkeiten, Süßigkeiten

Auffallende Rubriken

Gesicht
– Lähmung – begleitet von – Schlucken; mit schwierigem (1)
Innerer Hals
– Schlucken – schwierig – Chorea, durch (3)
– Schlucken – schwierig – Würgen, mit (2)
– Schlucken – unmöglich – Würgen, durch (6)
– Schlucken – unmöglich – Flüssigkeiten, alles, nur keine – Teelöffel voll, nicht einmal einen (3)
– Schlucken – schwierig – begleitet von – Lippen, schwieriger Bewegung der (1)
– Lähmung – Rachen – Gefühl von – Husten, agg. beim (1)
– Eng – Gefühl von Enge, Engegefühl – Schlucken agg. (5)
Allgemeines
– Chorea – schlucken, kann nicht (1)
– Konvulsionen – schlucken, beim Versuch zu (5)
– Atmung – angehalten, versetzt, unterbrochen – Schlucken agg. (1)
Gemüt
– Bewusstlosigkeit – schlucken, mit Unfähigkeit zu (1)
– Koma – Augen – geschlossenen Augen, mit – öffnet die Augen nur beim Schlucken (1)
– Wahnideen – schlucken, kann nicht (1)
Kopf
– Hitze – Gehirn – Schlucken agg. (1)
– Schlucken agg. (4)

Spasmus des inneren Halses mit Schluckstörung

Innerer Hals
– Spasmen – Schlucken agg. (11)
– Spasmen – Schlucken agg. – zwingt zum Würgen (3)

Gaumensegelparese

Mund
– Lähmung – Gaumen (5)
Innerer Hals
– Flüssigkeiten kommen beim Schlucken in die Nase (37)
– Speisen – kommen in die Choanen (12)
Nase
– Flüssigkeiten – heraus, kommen beim Versuch zu schlucken zur Nase (35)
– Flüssigkeiten – Stirnhöhlen, laufen beim Versuch zu schlucken in die (3)
Mund
– Schlaffer Gaumen (1)

Häufige Mittel bei Schluckstörungen

Lachesis, Kalium carbonicum, Plumbum, Lycopodium, Silicea, Baryta carbonica, Gelsemium, Belladonna, Stramonium, Alumina, Hyoscyamus.

Lähmung der Zunge, Hypoglossusparese

Mund
– Lähmung – Zunge (86)
– Lähmung – Zunge – Apoplexie, nach (3)
– Lähmung – Zunge – begleitet von – Gefühllosigkeit Taubheit einer Seite (1)
– Bewegung – Zunge – unbeweglich, fehlende Bewegung (8)
– Bewegung – Zunge – unkoordiniert (1)
– Schwere – Zunge (33)
– Schwere – Zunge – Bewegen der Zunge ist schwierig, fällt schwer (12)
– Lähmung – Zunge – gezogen nach – rechts (4) (Hemiparese)
– Lähmung – Zunge – gezogen nach – links (4) (Hemiparese)
– Herausstrecken, Vorstrecken – Zunge, der – schwierig, ist (26)
Allgemeines
– Chorea – begleitet von – Zunge – Hervorstrecken der Zunge – schwierig, ist (1)
– Schlaffe Zunge (39)
– Lähmung – Zunge – Gefühl von (8)
Kopf
– Entzündung – Hirnhaut – begleitet von – Zunge – Lähmung der Zunge (1)
Extremitäten
– Lähmung – Arme – begleitet von – Zunge, Lähmung der (1)
Haut
– Hautausschläge – Scharlach – begleitet von – Zunge – Lähmung der Zunge (1)
Fieber
– Typhus abdominalis – begleitet von – Zunge – Lähmung der Zunge (3)

Zungenatrophie, Fibrillieren

Mund
– Welke, verdorrte Zunge (2) (Atrophie)
Allgemeines
– Chorea – begleitet von – Zunge – Zittern der Zunge (1)
Mund
– Zittern der Zunge (50)
– Zittern der Zunge, Herausstrecken, beim (14)
– Zittern der Zunge – wellenartig (2) (Fibrillieren)

Häufige Mittel bei Zungenparesen

Lachesis, Stramonium, Plumbum, Belladonna, Muriaticum acidum, Opium, Mercurius, Arsenicum album, Veratrum album, Lycopodium, Gelsemium.

11.3 Vegetative Störungen

11.3.1 Störung der thermischen Regulation (partielle Schweiße)

Subjektiv und objektiv wahrnehmbare Störungen der thermischen Regulation sind gut verwendbare Lokalsymptome, wobei lokale Wärmeempfindungen wegen ihres selteneren Auftretens deutlich hochwertiger sind als Kälteempfindungen. Die Rubrik „Allgemeines – Hitze" ist unvollständig und wird durch die angegebenen Synonymrubriken (Fieber) ergänzt.
Auch lokale Schweißsekretionen können auffällig sein und hierarchisch den Rang eines Allgemeinsymptoms einnehmen (☞ 6.2.5). Zu beachten ist außerdem die Rubrik „Extremitäten – Schwellung im gelähmten Glied".

Hitzegefühl im gelähmten/erkrankten Glied

Extremitäten
– Hitze – Gelähmtes Glied (2)
Allgemeines
– Hitze – erkrankte Teile (1)
– Hitze – erkrankte Teile – rechte Seite/linke Seite
– Lähmung – eine Seite – Hitze im gelähmten Teil, mit (2)
– Schwäche – lähmungsartig – Hitze, mit (1)
Fieber
– Einzelner Körperteile (7)
– Hitze – einzelne Teile (129)
– Hitze – erkrankte Teile (9)
– Hitze – Stellen, an einzelnen (4)
– Seite – eine Seite (90)
– Seite – eine Seite – rechts/links
– Seite, auf der er liegt (2)
– Hitze – einzelne Teile – Eisen, wie durch ein heißes (2)

Kältegefühl im gelähmten/erkrankten Glied

Allgemeines
– Kälte erkrankter Teile – gelähmte Teile (4)
– Kälte – Stellen, an einzelnen (11)
– Kälte – Stellen, an einzelnen – schmerzhaft (1)
– Lähmung – begleitet von – Körpers, eisiger Kälte des (1)
– Lähmung – eine Seite – Kälte des gelähmten Teils, mit (10)
Extremitäten
– Lähmung – Arme – Kälte – eisige Kälte in der Ruhe (1)
– Lähmung – Arme – Kälte – mit (7)
– Kälte – Gelähmte Glieder (8)
Haut
– Kälte – Nerven, entlang schmerzhafter (3)
Frost
– Erkrankter Teile (2)
– Kälte – einzelne Teile (116)
– Körper – rechts, links, vorderer Teil, hinterer Teil, unterer Teil
– Seite, auf der er liegt/nicht liegt
– Einzelne Körperteile – nachts (16)
– Einzelne Körperteile – nachts – im Bett (16)

Kälte und Hitze gleichzeitig in unterschiedlichen Körperteilen

Das Symptom ist hochwertig, die Rubriken sind jedoch unvollständig.

Frost
– Einzelne Körperteile – begleitet von – Hitze anderer Teile (5)
– Eine Seite – Kälte der rechten Seite und Hitze der linken (1)
– Eine Seite – Kälte der rechten Seite und Hitze der linken – Gefühllosigkeit, Taubheit (1)
Fieber
– Seite – eine Seite – links – Kälte der rechten, mit (2)

Vasomotorische Störung

Allgemeines
– Lähmung – Vasomotorenlähmung (3)
– Lähmung – begleitet von – Blutandrang – Nervenzentren, der (1)
Extremitäten
– Lähmung – vasomotorisch (1)
Haut
– Schwellung – gelähmter Teile (1)

Auffällige Schweißsekretion

Störungen der Schweißsekretion sind in der Regel hochwertige Symptome.

Extremitäten
– Schweiß – Gelähmtes Glied (6)
Schweiß
– Erkrankten Teilen, an (33)
– Seite – erkrankte Seite (1)
– Einzelnen Körperteilen, an (123)
– Einzelnen Körperteilen, an – Gelenke, Gelenkbeugen, oberer/unterer Teil des Körpers, Vorderseite/Rückseite, rechte/linke Seite, eine Seite, Seite auf der er liegt/nicht liegt, abwechselnde Seiten, sich berührende Teile, an unbedeckten Teilen

Verknüpfungen mit Modalitäten

Psyche: Erregung, Angst, Zorn, Ärger, geringe Anstrengung
Agg. Entblößen etc.

11.3.2 Blasen- und Mastdarmstörung

Störungen der Blasenfunktion sind bei Multipler Sklerose sehr häufig (☞ 2.2.4). Es kann sowohl eine hypertone (spastische Blase mit Inkontinenz) als auch hypotone (schlaffe Blase mit Retention) Störung vorliegen. In fortgeschrittenen Stadien leiden die Patienten meistens unter einer Kombination. Am häufigsten ist der imperative Harndrang („spastische Blase").

Blasenfunktionsstörung

Allgemeine Beeinträchtigung der Blasenfunktionen

Blase
– Urinieren – Verletzungen, nach (4)
Allgemeines
– Lähmung – Schließmuskel, der (7)

Extremitäten
– Lähmung – Beine – begleitet von – Urinieren, unwillkürlichem (24)

Blasenlähmung

Blase
– Lähmung (71)
– Lähmung – Schließmuskel (23)
– Lähmungsartige Schwäche (5)
– Lähmung – Blasenhals (8)
– Lähmungsartige Schwäche – Blasenhals (8)
– Lähmungsartige Schwäche – Schließmuskel (11)
– Urinieren – schwacher Strahl (87)
– Schwäche (81)
– Schwäche – Schließmuskel (12)
– Schwäche – lähmungsartig (1)
– Erschlaffung (3)

Verknüpfungen mit Modalitäten

Psyche: bei alten Menschen, bei hysterischen Personen
Blasenschwäche: agg. abends, morgens beim Erwachen **Blasenlähmung:** agg. nach Verletzung, Operation, Laparatomie, Entbindung

Blasenlähmung durch Schädigung der Blasenwandrezeptoren (nach anhaltender Überdehnung)

Dabei handelt es sich meistens um eine irreversible Schädigung, die sowohl schulmedizinisch als auch homöopathisch schwierig zu behandeln ist.

Blase
– Lähmung – Überdehnung, nach (10)
– Lähmung – Zurückhalten des Urins scheint die Blase zu lähmen, gewaltsames (8)
– Urinieren – Harndrang – abwesend – Ausdehnung der Blase, mit (12)
– Urinieren – schwacher Strahl – Harnverhaltung, durch lange (5)

Hypotone Blase (Harnverhaltung)

Blase
– Harnverhaltung (171)
– Harnverhaltung – Ataxie, bei lokomotorischer (1)
– Harnverhaltung – Harndrang, ohne (4)
– Urinieren – Harndrang – vergeblich (155)
– Harnverhaltung – paralytisch (14)
– Urinieren – unbefriedigend (69)
– Urinieren – unvollständig (38)
– Urinieren – unvollständig – muss fünf- oder sechsmal urinieren, bevor sie leer ist (1)
– Urinieren – unvollständig – volle Blase und Harndrang, aber spärlicher Urin (2)
– Urinieren – unbefriedigend – geleert, mit Harntröpfeln – als wäre die Blase nicht (1)
– Urinieren – verzögert, muss warten, bis der Urin zu fließen beginnt (99)
– Urinieren – verzögert, muss warten, bis der Urin zu fließen beginnt – muss lange pressen, bevor er damit beginnen kann (52)
– Urinieren – unterbrochen (51)
– Urinieren – unterbrochen – Stehen, der Urin fließt besser im (1)
– Urinieren – unterbrochen – Strahl, wonach der Urin tropfenweise abgeht (2)
Harnröhre
– Urin – zurückbleiben, als würde etwas Urin nach dem Urinieren (29)
Allgemeines
– Lähmung – Paraplegie – begleitet von – Harnverhaltung (1)

Verknüpfungen mit Modalitäten

Psyche: Kann in Anwesenheit anderer nicht urinieren, bei Hysterie/Schreck
Agg. Anstrengung, Erschütterung, Fieber, Frost, Nasswerden, Nässe der Füße, Husten, kalte Luft, bei Neugeborenen/ Kleinkindern/Kindern, Operation, unterdrückter Schweiß, im Stehen, Stuhlgang
Amel. Gehen, gebeugtes Sitzen nach hinten

Imperativer Harndrang

Blase – Urinieren
– Harndrang – plötzlich – muss sich beeilen um zu urinieren, sonst geht Urin ab (68)
– Unwillkürlich – Urinieren – wenn dem Harndrang nicht nachgekommen wird (11)
– Unwillkürlich – verzögert, wenn (8)
– Harndrang – plötzlich (85)

Reizblase (Detrusorhyperaktivität)

Die folgenden Rubriken können sowohl bei Reizblase als auch bei imperativem Harndrang berücksichtigt werden.

Blase – Urinieren – Harndrang (213)

Verknüpfungen mit Modalitäten

Psyche: ängstlich, (geistige) Anstrengung, Anstrengung nervösen Ursprungs
Agg. Tageszeiten, häufig, Erwachen, Aufstehen, Bewegung, Fieber, Frost, Gehen, vor/während Menses, periodisch, Kaffee, während Schweiß, Erwachen, nachts nach Erwachen, Verletzungen des Kopfes, Bewegung, (schnelles) Gehen, Laufen/Rennen, Liegen, Sitzen, Stehen, während Stuhlgang

Auffallende Rubrik

Blase – Urinieren – Harndrang – plötzlich – wenn sie eifrig beschäftigt ist, muss sie loslaufen und gibt dann ein paar Tropfen Urin ab (2)

Hypertone Blase (Harninkontinenz)

Die „spastische Blase“ ist die häufigste Blasenfunktionsstörung. Sie kann auch schon im Frühstadium der MS auftreten.

Blase
– Urinieren – unwillkürlich (245)
– Urinieren – unwillkürlich – begleitet von Ataxie, lokomotorischer (4)
– Urinieren – tröpfelnd – unwillkürlich (47)
Extremitäten
– Lähmung – Beine – begleitet von – Urinieren, unwillkürlichem (24)

Verknüpfungen mit Modalitäten

Psyche: bei Schreck, nachts nach Schreck, Erregung, Aufregung, nervöse Erschöpfung, sie muss mit ihren Gedanken dabei bleiben, bei angenehmer Überraschung, aus Unaufmerksamkeit
Agg. nach/während Pressen zum Stuhl, Erschütterung/Stoß, Fahren, Fieber, Abgang von Flatus, vor/während Frost, bei plötzlichem Geräusch, Husten, Niesen, Schneuzen der Nase, Schnupfen, Lachen, bei Obstipation
Amel. Bewegung, Fahren, Gehen, Liegen, Sitzen

Auffallende Rubriken bei komplexen Entleerungsstörungen

Blase – Urinieren
– Dysurie – schmerzhaft – Lähmung, durch (10)
– Dysurie – Schweiß, beim (9)
– Unwillkürlich – Pressen, kein Urin fließt beim (1)
– Unwillkürlich – Sitzen – agg. – Harnverhaltung im Stehen (1)
– Unwillkürlich – Sitzen – agg. Sie muss den Fuß ständig schwingen, sonst geht der Urin ab (1)
– Unwillkürlich – Stecken der Hände in kaltes Wasser, beim (1)
– Unwillkürlich – Urinieren – nach – agg. (7)
– Unwillkürlich – Wasser, das aus einem Hahn läuft, beim Anblick von (2)
– Verzögert, muss warten, bis der Urin zu fließen beginnt – allein, kann nur urinieren, wenn (7)
– Verzögert, muss warten, bis der Urin zu fließen beginnt – Musik hört, kann nur urinieren, wenn er (1)
– Verzögert, muss warten, bis der Urin zu fließen beginnt – pfeift, kann nur urinieren, wenn er (2)
– Verzögert, muss warten, bis der Urin zu fließen beginnt – Sitzen agg. – kann nur im Sitzen urinieren (2)
– Verzögert, muss warten, bis der Urin zu fließen beginnt – Sitzen agg. – kann nur nach hinten gebeugt im Sitzen urinieren (2)
– Verzögert, muss warten, bis der Urin zu fließen beginnt – Sitzen agg. – kann nur nach vorne gebeugt im Sitzen urinieren (4)
– Verzögert, muss warten, bis der Urin zu fließen beginnt – Stehen, im – agg. – aber unwillkürlicher Abgang beim Gehen (1)
– Verzögert, muss warten, bis der Urin zu fließen beginnt – Stehen, im – agg. – unwillkürlicher Abgang im Sitzen (1)
– Verzögert, muss warten, bis der Urin zu fließen beginnt – Stehen, im – kann nur im Stehen urinieren (6)
– Verzögert, muss warten, bis der Urin zu fließen beginnt – Stehen, im – nur im Stehen urinieren mit weit gespreizten Beinen und nach vorne gebeugtem Körper, mit weit (1)
– Verzögert, muss warten, bis der Urin zu fließen beginnt – Stuhl urinieren, kann nur beim Pressen zum Stuhl urinieren (14)
Blase – Lähmung
– Gefühl von – Urinieren, agg. beim (1)

Störung der Blasensensibilität

Blase
– Empfindungslosigkeit (7)
– Urinieren – unbewusst, Harnröhre ist gefühllos (22)
– Urinieren – unbewusst, Harnröhre ist gefühllos – Manie, bei (1)
– Urinieren – unbewusst, Harnröhre ist gefühllos – Manie, bei – Urin und Stuhl (6)
– Urinieren – unbewusst, Harnröhre ist gefühllos – tröpfelnd, Heraustropfen (3)
– Urinieren – Harndrang – abwesend (18)
Harnröhre
– Empfindung – fehlt beim Urinieren (18)
– Gefühllosigkeit, Taubheit (8)
– Gefühllosigkeit, Taubheit – unangenehmes Gefühl (1)
– Urin – fließen – Gefühl, als würde der Urin immer noch (5)
– Kribbeln (21)

Häufige Mittel bei Blasenfunktionsstörungen

Causticum, Alumina, Pulsatilla, Sulphur, Rhus toxicodendron, Nux vomica, Belladonna, Hyoscyamus, Opium, Phosphorus, Silicea, Zincum.

Darmfunktionsstörung

Eine Lähmung des Rektums tritt bei MS-Patienten nicht so häufig auf wie Störungen der Blasenmotorik (☞ 2.2.4). Darmentleerungsstörungen belasten die Psyche stark – zumindest wenn eine Inkontinenz vorliegt. Ähnlich wie bei den Blasenfunktionsstörungen kann eine Retention, eine Inkontinenz oder eine globale Form der Lähmung (fast nur bei besonders schwierigen MS-Verläufen im Endstadium) vorliegen.

Allgemeine Beeinträchtigung der Rektumfunktionen

Rektum
– Denken – Rektum und Anus agg., an (1)
– Urinieren agg. (2)
– Urinieren agg. – Rektum und Anus (6) (gestörte Funktionen verschlechtern sich durch Urinieren)
– Gehen – agg. – Rektum und Anus (17)
– Gehen – schnelles Gehen – agg. – Rektum und Anus (1)
– Geistige Anstrengung agg. – Rektum und Anus (2)

Rektumparese mit Stuhlretention (Obstipation)

Rektumparesen mit Stuhlretention lassen sich im Repertorium nicht klar von einer funktionellen Obstipation unterscheiden, weshalb die Rubriken immer synonym zu verwenden sind.

Rektum
– Lähmung (62)
– Lähmung – Schließmuskels, des (44)
– Untätigkeit des Rektums (165)
– Untätigkeit des Rektums – morgens (1)
– Untätigkeit des Rektums – während Frost (8)
– Lähmung – Gefühl von (10) (= Unsicherheit)
– Obstipation (424)
– Kotstauung (8)
– Obstipation – chronisch (62)
– Obstipation – ungenügend (121)
– Obstipation – vergeblicher Stuhldrang und vergebliches Pressen (250)
– Obstipation – schwieriger Stuhlgang (210)
– Obstipation – schwieriger Stuhlgang – natürlicher Stuhl (3)
– Obstipation – schwieriger Stuhlgang – weicher Stuhl (75)
– Obstipation – schwieriger Stuhlgang – schlüpft zurück, der Stuhl – weicher Stuhl (1)
– Obstipation – Stuhl – bleibt lange im Rektum, ohne Stuhldrang (35)
– Obstipation – entfernt werden, Stuhl muss mechanisch 2(2)

Verknüpfungen mit Modalitäten

Psyche: Mit Angst, Ärger, Verdruss, nach völliger Erschöpfung, nach Überlastung der Nerven, Blutandrang zum Gehirn, geistige Anstrengung, nach seelischem Schock, Sorgen
Agg. tagsüber, morgens, abends, jeden 2.Tag, periodisch alle 3 Wochen, Arbeiten, Missbrauch von Arzneimitteln, bei alten Menschen, nach Erkältung, Essen/Überessen, Entbindung, während Gestation, vor/während/nach/unterdrückte Menses, Ejakulation, nach Samenabgang, Fahren im Wagen, Reisen, bei „rheumatischen" Menschen, Fieber, Frost,

Kaffee, Käse, am Meer, nach Operation, durch unregelmäßige peristaltische Bewegung, Schmerz, während Schweiß, sitzende Lebensweise, Verletzungen, Zahnung, wenn fort von zu Hause
Amel. kalte Milch, am Meer, während Menses

Rektumparese mit Stuhlinkontinenz

Rektum
– Unwillkürlicher Stuhl (139)
– Unwillkürlicher Stuhl – Lähmung, durch (8)
– Unbemerkter Abgang von Stuhl (25)
– Offener Anus (13)
– Offener Anus – begleitet von – Stuhl, unwillkürlichem (1)
– Offener Anus – unwillkürlichem Stuhlgang, nach (3)
– Offener Anus – Gefühl wie offen (10)
– Offener Anus – Gefühl wie offen – nach Stuhlgang – agg. (4)
– Offener Anus – Stehen agg. (2)
– Erschlaffter Anus (19)
Extremitäten
– Lähmung – Beine – begleitet von – Stuhl, unwillkürlichem (29)

Verknüpfungen mit Modalitäten

Psyche: Erregung, Aufregung, bei Beschwerden des Gehirns, Koma, emotionale Ursachen, Kummer, Lachen, Schreck
Agg. Tageszeiten, tagsüber bei/nach Essen, nachts im Bett, im Schlaf, harter Stuhl, Baden, Beugen nach vorn, Bewegung, bei Kindern/alten Menschen, Gehen, Bücken, Entbindung, Fieber, Flatulenz, Flatus, harter/geformter/gelber/wässriger Stuhl, Klumpen, Husten und Niesen, Koitus, Konvulsionen, Kopfschmerzen, Liegen, Stehen, während/nach Urinieren

Auffallende Rubriken bei Funktionsstörungen des Rektums

Rektum
– Einzuziehen – Verlangen, den Anus (1)
– Unwillkürlicher Stuhl – Schließmuskel konzentrieren, achten, muss sich auf den (1)
– Unwillkürlicher Stuhl – Pressen aufgehört hat, wenn er mit dem (2)
– Unwillkürlicher Stuhl – Urinieren – mit Stuhlgang (36)
– Unwillkürlicher Stuhl – Urinieren – nach – agg. (2)
– Lähmung – Schließmuskels – des – Stuhlgang – beim, nach agg. (1)
Rektum – Obstipation
– Ungenügend – aber mit großer Linderung (1)
– Stuhl – bleibt lange im Rektum ohne Stuhldrang – amel., mit allgemeiner (1)
– Stuhl – bleibt lange im Rektum, ohne Stuhldrang – Angst, mit schrecklicher (2)
– Anwesenheit anderer, unfähig Stuhl in Anwesenheit anderer wie der Krankenschwester auszuscheiden (7)
– Begleitet von – Abdomen – Schauder im (1)
– Begleitet von – Abdomen – Schwäche im (1)
– Begleitet von – Beine, Beschwerden der (5)
– Schwieriger Stuhlgang – schlüpft zurück – der Stuhl (22)
– Schwieriger Stuhlgang – während Menses (1)
– Schwieriger Stuhlgang – Urinieren ab – Stuhl geht nur beim (2)
– Stehen ab, der Stuhl geht besser im (2)
– Zurücklehnen, damit Stuhl abgeht, muss sich weit (1)
– Untätigkeit des Rektums – Beugen nach hinten – amel. (1)
– Stuhl – Stuhldrang – anhaltendem mit (13)
– vergeblicher Stuhldrang und vergebliches Pressen – unwillkürlicher Stuhl, dann (2)
– Vergeblicher Stuhldrang und vergebliches Pressen – verstopft, verschlossen, wie (2)
– Ungenügend – völlige Entleerung beim zweiten Stuhlgang (1)
Allgemeines
– Lähmung – eine Seite – begleitet von – Obstipation (4)

Sensible Störung des Rektums

Rektum
– Unbemerkter Abgang von Stuhl (25)
– Empfindungslosigkeit (2)
– Gefühllosigkeit, Taubheit – Anus (5)
– Gefühllosigkeit, Taubheit – Perineum (1)
– Prickeln, Kribbeln (15)
– Prickeln, Kribbeln – Stuhlgang – nach – agg. (4)

Häufige Mittel bei komplexer Rektumparese
Alumina, Opium, Platinum, Nux vomica, Silicea, Causticum, Sulphur, Phosphorus, Natrium muriaticum, Sepia, Hyoscyamus.

11.4 Sensible Störungen

11.4.1 Hypästhesie (verminderte Empfindlichkeit für Berührungsreize)

Häufige neurologische Symptome bei der Erstmanifestation der MS sind neben Störungen des Sehnervs und der Augenmuskeln (☞ 11.2.3) sensible Störungen, v. a. in Form von Hypästhesien (☞ 2.2.3, ☞ 6.2.7). Bei der Arzneimitteldiagnose sind sie die unspezifischsten Symptome, die nur bei langer Persistenz, ungewöhnlicher Lokalisation oder großer Intensität für den Symptomeninbegriff verwendbar sind.

Nach allgemeiner Erfahrung muss auch die entsprechende Hautrubrik berücksichtigt werden:
Haut – Gefühllosigkeit, Taubheit (37)

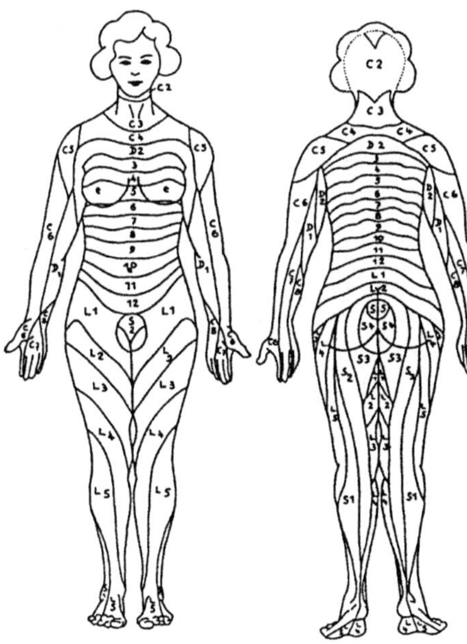

Abb. 11-9: Segmentale Innvervation der Haut.

Gefühllosigkeit allgemein

(Assoziiert mit Hemiplegie, Spannung, Steifheit, Zucken, Kälte)

Allgemeines
– Gefühllosigkeit, Taubheit (72)
– Lähmung – Gefühllosigkeit, mit (3)
– Lähmung – eine Seite – Gefühllosigkeit, Taubheit – gelähmten Seite, mit Gefühllosigkeit der (6)
– Lähmung – eine Seite – Gefühllosigkeit, Taubheit – gesunden Seite, mit Gefühllosigkeit der (2)
Rücken
– Entzündung – Rückenmarkshaut – begleitet von – Beinen; Schwäche, Gefühllosigkeit, Taubheit und Kälte in den (1)
– Spannung – Zervikalregion – begleitet von – Gefühllosigkeit, Taubheit (1)

Lokalisationen der Gefühllosigkeit

Kopf, Gesicht, Mund, Zunge, innerer/äußerer Hals, Hals mit Nacken, Abdomen, Niere, Harnröhre, Genitalien, Brust, Rücken, Extremitäten

Auffallende Rubriken

Schlaf
– Erwachen – Gefühllosigkeit, mit (7)
– Schlaflosigkeit – Gefühllosigkeit, durch (2)
Extremitäten
– Lähmung – Hemiplegie – Gefühllosigkeit einer Seite, die andere ist gelähmt (1)
– Steifheit – Gelenke – Gefühllosigkeit, mit (1)
– Lähmung – Arme – links – Gefühllosigkeit des rechten, und (1)
– Schweregefühl – Arme – Gefühllosigkeit, mit (14)
– Spannung – Arme – Gefühllosigkeit, mit (1)
– Kälte – Arme – Steifheit und Gefühllosigkeit, mit (2)
– Gefühllosigkeit, Taubheit – Beine – Anstrengung – krampfartige Gefühllosigkeit bei (1)
– Schmerz – Beine – abwechselnd mit – Gefühllosigkeit, Taubheit (1)
– Schmerz – Füße – Auftreten agg. – stechend – gefolgt von – Gefühllosigkeit, Taubheit (1)
– Schmerz – Füße – stechend – gefolgt von – Gefühllosigkeit, Taubheit (1)
– Gefühllosigkeit, Taubheit – Füße – abwechselnd mit Gefühllosigkeit der Hände (1)
– Zucken – Gefühllosigkeit, Taubheit, gefolgt von (1)

Häufige Mittel bei Gefühllosigkeit

Arzneimittel, die bei auffälliger Gefühllosigkeit oder Taubheit oder deren besonders intensiver Empfindung an erster Stelle stehen: *Platinum, Nux vomica, Aconitum, Sepia, Phosphorus, Cocculus, Ambra grisea, Gelsemium, Kalium bromatum, Pulsatilla, Lycopodium, Oleander, Conium.*

11.4.2 Parästhesie (Prickeln, Kribbeln, Ameisenlaufen)

Parästhesien treten vorwiegend bei Polyneuropathien oder mechanischen Irritationen peripherer Nerven auf, werden aber auch bei MS-Patienten beobachtet. Die Übergänge zu Schmerzen sind fließend. Im Repertorium wird nicht genau zwischen neurogenem Kribbeln (Hauptrubrik: „Allgemeines – Gefühllosigkeit, Taubheit – begleitet von – Kribbeln") und Kribbeln durch Hautirritationen (Hauptrubrik: „Haut – Prickeln, Kribbeln") unterschieden, was z. B. an den Mitteln *Aconitum, Rhus toxicodendron, Platinum* und *Sulphur* zu erkennen ist, die in beiden Kategorien vorkommen.

Zu den kribbelnden Missempfindungen gehört auch das elektrisierende Gefühl (Lhermitte-Zeichen), das teils als Kribbeln, teils als Stromstoß empfunden wird (☞ 11.4.4).

Missempfindung allgemein (Prickeln, Kribbeln)

Allgemeines
– Gefühllosigkeit, Taubheit – begleitet von – Kribbeln (2)
Haut
– Prickeln, Kribbeln (79)
– Prickeln, Kribbeln – Schweiß, beim (17)
– Prickeln, Kribbeln – warm, wenn (6)

Schmerzhafte Missempfindung (Kribbeln)

Allgemeines
– Ameisenlaufen – schmerzhaftes Kribbeln durch den ganzen Körper, wenn er sich anstößt (1)
– Schmerz – stechend – kribbelnd, kriechend (20)
– Schmerz – eine Seite – stechend – kribbelnd, kriechend (1)
Haut
– Schmerz – prickelnd, kribbelnd (1)

Lokalisation der Missempfindung

Kopf, Ohr, Nase, Gesicht, Mund Zunge, Zähne, innerer/äußerer Hals, Brust, Rücken, Abdomen, Hüfte, Gesäß, Rektum, Schultern, Arme, Oberarme, Ellbogen, Unterarme, Hände, Handflächen, Handrücken, Finger, Daumen, Beine, Oberschenkel, Knie, Unterschenkel, Waden, Knöchel, Füße Fersen, Fußrücken, Fußsohle, Zehen, große Zehe

Verknüpfungen mit Modalitäten

Agg. thermische Modalitäten, Schweiß, Bewegung, Ruhe, Körperhaltung, Menses, Essen, Reaktion auf Kratzen

Auffallende Rubriken

Kopf
– Beschwerden des Kopfes – begleitet von – Prickeln, Kribbeln (4)
Extremitäten
– Kribbeln – abwechselnd mit – Gefühllosigkeit, Taubheit (1)
– Hitze – kribbelnd (2)
– Hitze – Oberschenkel – prickelnd, kribbelnd (2)
– Hitze – Oberschenkel – kribbelnd (1)
– Hitze – Füße – kribbelnd (3)
– Hitze – Zehen – kribbelnd (1)

Ameisenlaufen

Ameisenlaufen allgemein

Allgemeines
– Lähmung – begleitet von – Ameisenlaufen (3)
– Atrophie – begleitet von – Ameisenlaufen (4)
Allgemeines – Ameisenlaufen (59)
– Leidender Teile (1)
– Erkrankte Teile (4)
– Kleinen Stellen, an (1)
– Äußere Teile (210)
– Innerlich (109)
– Schmerzhaftes Kribbeln durch den ganzen Körper, wenn er sich anstößt (1)
– Nerven, entlang des Verlaufes der (1)
– Äußere Teile – begleitet von – Kälte, Gefühl von (1)

– Äußere Teile – begleitet von – neuralgischen Beschwerden (1)
– Entlang des Verlaufs von Nerven (1)
– Maus in den Muskeln kriechen oder laufen, als würde eine (11)
Haut – Ameisenlaufen
– Gefühllosigkeit, mit (1)
Extremitäten
– Gelenke (4)
– Gefühllosigkeit, Taubheit – abwechselnd mit – Ameisenlaufen (1)
– Kontraktion von Muskeln und Sehnen – begleitet von – Ameisenlaufen (1)
Extremitäten
– Beine – Übereinanderlegen der Beine agg. (1)
– Hände – Spinne, wie durch eine (1)
– Hände – Handrücken – Spinnen darüber krabbeln, als würden große (1)
– Handgelenke – Fliegen, wie durch (1)
– Oberschenkel – gefühllos, taub beim Sitzen (1)
– Oberschenkel – Hitze, mit (1)
– Schultern – Urinieren, beim (1)
– Zehen – große Zehe – Zuckungen, mit (1)
Extremitäten – Ameisenlaufen (63)
– Lähmung, bei (1)
– Neuralgie, bei (1)
– Beine – gelähmtes Glied
– gelähmte Teile (1)
– Zehen – Erfrierung, wie nach (1)
– Oberschenkel – erstreckt sich zu – Abdomen (1)
– Oberschenkel – erstreckt sich zu – Zehen (2)
– Unterschenkel – erstreckt sich zu – oben, nach (1)
– Knöchel – erstreckt sich zu – Fersenbein (1)
– Knöchel – erstreckt sich zu – Zehen (1)
– Füße – erstreckt sich zu – oben, nach (3)
– Füße – erstreckt sich zu – Rumpf (2)
– Füße – erstreckt sich zu – Uterus, von den Füßen die Beine hinauf zum (1)
– Füße – Fersen – erstreck sich zu – Zehen (1)

Lokalisation des Ameisenlaufens

Seiten, Knochen, Schultern, Arme, Oberarme, Ellbogen, Unterarme, Handgelenke, Hände, Handflächen, Handrücken, Hände Ulnarseite, Daumen, Beugeseite, Daumenspitze, Daumengrundgelenk, Finger, Fingergelenke, zwischen den Fingern, Fingerspitzen, unter den Fingernägeln, kleiner Finger, Mittelfinger, Ringfinger, Zeigefinger, Fingerrücken, Hüfte, Gesäß, Gesäßmuskeln, Beine, Oberschenkel, Knie, Kniekehle, Unterschenkel, Knochen, Schienbein, Unterschenkel, Waden, Knöchel, Füße, Fersen, Fußrücken, Fußsohle, Zehen, Zehenballen, große Zehe, fünfte Zehe, zweite Zehe, Unterseite Zehen, Zehenballen

Verknüpfungen mit Modalitäten

Psyche: Ameisenlaufen Finger durch Angst
Agg. Tageszeiten, Erwachen, Seite auf der er liegt, Fieber, Gehen, nach Konvulsionen, Menses, Schlaf, Erwachen, morgens im Bett, Erwachen vor Mitternacht, abends/nachts im Bett, Schweiß, Stuhlgang, raues Wetter, warmes Bett, Bettwärme, Fahren, Gehen (im Freien), Aufstehen vom Sitzen, Sitzen, Stehen, Auftreten, Heben des Fußes, Menses, Fieber, Hitze, Schreiben, Frost, Ruhe, Drücken darauf, beim Gähnen, Hände in Wasser getaucht, Schreiben, Samenabgang, Schmerz
Amel. Reiben, Bewegung

Häufige Mittel bei Missempfindungen

Aconitum, Platinum, Dulcamara, Rhus toxicodendron, Sepia, Zincum, Thuja, Kalium carbonicum, Lycopodium, Sulphur, Colchicum.

11.4.3 Hyperästhesie (gesteigerte Empfindung für Berührungsreize), Hyperpathie (lang anhaltende, unangenehme Empfindung)

Allgemeines – Lähmung
– Begleitet von – Haut – Empfindlichkeit der Haut (1)
– Eine Seite – Überempfindlichkeit der gesunden Seite (1)

11.4.4 Dysästhesie (quälende Missempfindung)

Dysästhesien können in Bezug auf die Art der Empfindung und die Intensität sehr unterschiedlich sein. Das Lhermitte-Zeichen kommt bei etwa einem Drittel der MS-Patienten vor (☞ 2.2.3). Andere Dysästhesien können einen individuellen, eigenartigen Charakter haben und sind dann im Einzelfall ein hochwertiges Symptom für die Arzneidiagnose.

Missempfindung „wie elektrische Schläge", Lhermitte-Zeichen

Diese Sensibilitätsstörungen entsprechen zum Teil dem für die MS typischen Lhermitte-Zeichen, zum Teil bilden sie einen Übergang von den Missempfindungen zu den Schmerzzuständen (☞ 11.4.5).

Allgemeines
– Schlag, Schock – elektrischer Schlag, wie ein (99)
– Schlag, Schock – elektrischer Schlag, wie ein – eine Seite des Körpers (1)
– Zucken – Elektrizität, wie durch (8)
– Zucken – Elektrizität, wie durch – Bewegung, durch (1)
– Schmerz – Schmerz – Schlag – wie von einem (84)
Extremitäten – Elektrischem Strom, Gefühl von (12)
– Füße (1)
– Unterschenkel (5)
– Unterschenkel – nachts (1)
Gemüt
– Auffahren, Zusammenfahren – Strom – elektrischer – wie (4)
Haut
– Stechen – elektrischen Strom, wie durch (1)
– Elektrisch – Funken, Gefühl wie elektrische (10)

Verknüpfungen mit Modalitäten

Agg. Tageszeiten, Einschlafen, im Schlaf, abends im Bett, bei Berührung, beim Berühren von etwas, bei (Beginn der) Bewegung, Gehen

Lokalisationen der Missempfindungen

Seitenbeziehungen, Kopf, Rücken, Brust, Abdomen, Leistengegend, Extremitäten, Schultern, Arme, Oberarme, Ellbogen, Unterarme, Handgelenke, Hände, Finger, Gesäß, Hüfte, Beine, Oberschenkel, Knie, Unterschenkel, Knöchel Füße, Zehen (mit Unterrubriken)

Häufige Mittel bei Missempfindungen wie von elektrischen Schlägen

Agaricus, Argentum metallicum, Argentum nitricum, Arsenicum album, Nux vomica, Arnica, Alumina, Veratrum album, Natrium muriaticum, Magnesium muriaticum, Cicuta virosa, Lycopodium, Platinum, Phosphorus, Sulfuricum acidum, Sulphur, Stannum, Sepia, Thuja, Calcarea carbonica, Cocculus, Graphites.

Am häufigsten sind nach Erfahrung der Autorin *Agaricus, Arsenicum album, Alumina, Natrium muriaticum, Sepia* und *Thuja* angezeigt.

Schmerz wie durch einen Stromschlag

Allgemeines – Schmerz
– Schmerz – Stromschlag, wie durch einen (6)
– Schlag, Schock – elektrischer Schlag, wie ein (1)
Extremitäten – Schläge, Erschütterungen – Beine (13)
– Heftig, lässt die Unterschenkel rucken (1)
– Schmerzhaft (1)

Lokalisationen des Schmerzes

Gesicht, Magen, Rücken, Abdomen, Sakroiliakalgelenke, Schultern, Gelenke, Arme, Oberarme, Hände, Gesäß, Beine, Oberschenkel, Unterschenkel, Füße

Verknüpfungen mit Modalitäten

Agg. Einschlafen, Schlaf, Gehirnerschütterung, vor Konvulsionen, bei Wiedererlangen des Bewusstseins

Häufige Mittel bei Schmerzen wie von elektrischen Schlägen

Agaricus, Argentum metallicum, Arsenicum album, Belladonna, Conium, Cuprum, Ipecacuanha, Natrium muriaticum, Nitricum acidum, Phosphorus.

Gefühl des Eingeschnürtseins, Bandagengefühl

Die Empfindung der Zusammenschnürung, des zusammenschnürenden Schmerzes wird von MS-Patienten relativ häufig als quälende Missempfindung geklagt, v. a. im Bereich des Rumpfs und der unteren Extremitäten (Rückenmarksherde).

Die folgenden Rubriken entsprechen natürlich nicht ausnahmslos neurologischen Störungen, sondern umfassen auch anginöse Beschwerden und besondere Sensationen bei Koliken.

Allgemeines
– Zusammenschnürung (23)
– Lähmung – begleitet von – Zusammenschnürung (1)

– Schmerz – äußerlich – zusammenschnürend (87)
– Schmerz – innerlich – zusammenschnürend (85)
– Schmerz – Gelenke – zusammenschnürend (4)

Empfindungen

wie mit einer Binde, Gefühl eines Bandes, reißend-zusammenschnürend, drückend-zusammenschnürend, krampfhaft-zusammenschnürend

Lokalisationen des Zusammenschnürungsgefühls

Rücken, Zervikalregion, Dorsalregion, Schulterblätter, Lumbalregion, Brust, Zwerchfell, Abdomen, Extremitäten, Oberarme, Handgelenke, Knie, Knöchel, Füße

Verknüpfungen mit Modalitäten

Agg. mittags, abends, Beugen nach vorn, Sitzen, nach Stuhlgang, beim Zubettgehen, Bewegung
Amel. Beugen nach hinten, Liegen, Abdomen (Beugen, Druck, warme Getränke)

Auffallende Rubriken

Extremitäten
– Zusammenschnürung – vertragen keine Zusammenschnürung (1)
Rücken
– Schmerz – Lumbalregion – Atmung, versetzt die – zusammenschnürend (1)
– Schmerz – Lumbalregion – erstreckt sich zu – Rektum und Vagina – Stehen – amel. – zusammenschnürend (1)
Abdomen
– Zusammenschnürung – Schnur zusammengeschnürt, wie mit einer (4)

Die Rubrik „Extremitäten – Zusammenschnürung – vertragen keine Zusammenschnürung (1)" wird relativ häufig angegeben und als Unverträglichkeit enger Strümpfe und Schuhe bezeichnet (vgl. auch die Rubriken unter „Allgemeines – Kleidung").

Häufige Mittel bei Zusammenschnürungsgefühl

Cactus, Platinum, Pulsatilla, Nitricum acidum, Colocynthis, Lycopodium, Sulphur, Anacardium, Alumina, China, Lachesis, Ignatia.

Empfindung von Ausdehnung, Schwellung

Diese Empfindungen kommen relativ häufig vor.

Allgemeines
Allgemeines – Schwellung, Gefühl von (126)
Allgemeines – Ausdehnung, Erweiterung, Gefühl von (4)
Gemüt
– Wahnideen – geschwollen, er sei (11)
– Wahnideen – vergrößert (46)
– Wahnideen – vergrößert – Körper sei – Körperteile (18)
Extremitäten
– Vergrößerung, Gefühl von (Arme, Beine etc.)

Lokalisationen des Schwellungsgefühls

Gelenke, Arme, Ellbogenbeuge, Unterarme, Hände, Finger, Daumen, Beine, Hüfte, Oberschenkel, Knie, Unterschenkel, Knöchel, Füße, Zehen

Verknüpfungen mit Modalitäten

Agg. Gehen, Gehen im Freien

Häufige Mittel bei Schwellungsgefühl

Alumina, Rhus toxicodendron, Mezereum, Apis, Opium, Belladonna, Argentum nitricum, Argentum metallicum, Platinum, Manganum, Kalium nitricum, Sepia, Natrium muriaticum, Cuprum, Hyoscyamus, Mercurius.

Gefühl von Holz, Glas

Gelegentlich klagen Patienten über eine Form von Steifheit, die als „hölzernes Gefühl" bezeichnet wird oder über das Gefühl, aus Glas zu sein.

Gemüt
– Wahnideen – Glas – Holz, Glas etc., er sei aus (3)
– Wahnideen – Holz – er sei aus Holz (2)
– Wahnideen – Zunge – Holz zu sein, die Zunge scheint aus (3)
Allgemeines
– Holz, hölzern, Gefühl wie aus (4)
Extremitäten – Holz, hölzernes Gefühl, Gefühl wie aus (2)
– Arme/Hände
– Beine, Oberschenkel, Unterschenkel, Füße, Fußsohlen

Häufige Mittel bei hölzernem/gläsernem Gefühl

Kalium nitricum, Thuja, Rhus toxicodendron, Plumbum, Arsenicum album, Argentum nitricum.

Nicht selten klagen MS-Patienten über pelzig-schwammig-schmerzhafte Missempfindungen der Fußsohlen (häufig auch bei Polyneuropathie). Dieses Symptom findet sich in dieser umfassenden Beschreibung nicht im Repertorium, ist aber aus der Arzneimittellehre von Clarke bekannt: „Schmerzhafte Empfindlichkeit der Sohlen beim Auftreten, als wären sie weich und geschwollen (*Alumina*)".

Das Symptom ist für *Alumina* sehr charakteristisch. *Alumina* ist nach Erfahrung der Autorin zusammen mit *Rhus toxicodendron* eines der häufigsten Mittel bei Schwellungs- und Ausdehnungsgefühlen.

Platinum ist häufig angezeigt, wenn neben diesen Dysästhesien vor allem Einschnürungsgefühle bestehen.

Außerdem kommen erfahrungsgemäß häufiger vor: *Aurum metallicum, Aurum muriaticum* (Unterarme, Hände), *Argentum nitricum, Apis, Natrium muriaticum, Sepia.*

11.4.5 Schmerzen

Einige Patienten werden v. a. in fortgeschrittenen Stadien einer MS-Erkrankung von neuropathischen Schmerzen (oft assoziiert mit Missempfindungen) geplagt (☞ 2.2.3, ☞ 6.2.7, ☞ 11.4.4), die teils in nur leichter Form auftreten, teils die Lebensqualität stark beeinträchtigen können. Für manche Patienten sind neuropathische Schmerzen der Hauptleidensdruck der Erkrankung. Die Schmerzqualität und Intensität wird sehr unterschiedlich geschildert, am häufigsten in Form von „Brennschmerzen", „wie verbrannt", „wie wund geschlagen", „stechend wie mit Nadeln" etc. Oft werden die Schmerzen als „sehr quälend und kaum zu ertragen" beschrieben. Diese Schmerzzustände sind entweder chronisch oder treten episodisch für Tage, Wochen oder Monate auf, um dann wieder vollständig oder bis auf einen erträglichen Rest zu verschwinden.

Am häufigsten finden sich chronische neuropathische Schmerzen in folgenden Regionen und mit folgendem Schmerzcharakter:

- Brust: gürtelförmige, quälend-einengende Schmerzen,
- Gesäß und Oberschenkelregion: brennende Schmerzen, „wie verbrannt, wie roh, wie wund geschlagen", „stechend wie mit 1000 Nadeln",
- einschießende schmerzhafte Spasmen in die unteren Extremitäten,
- Schmerzen der Füße, v. a. der Fußsohlen: brennend, stechend wie mit Nadeln, teilweise mit Hitze- oder Kältegefühlen („kaltes Brennen").

Die Repertorien enthalten eine große Vielfalt geschilderter Schmerzzustände. Im Folgenden werden die von der Verfasserin in der Praxis am häufigsten angetroffenen Schmerzqualitäten und die Allgemeinrubriken aufgeführt.

Neuropathische Schmerzen

Neuropathische Schmerzen allgemein

Allgemeines
– Lähmung – schmerzhaft (20)
– Schmerz – gelähmte Teile (20)
– Schmerz – chronisch – neuralgisch (7)
– Schmerz – neuralgisch (185)
– Lähmung – Neuralgie, mit (1)
– Lähmung – begleitet von – Schmerz – reißend (1)
– Lähmung – begleitet von – Schmerz – ziehend (1)
– Schmerz – neuralgisch – begleitet von – Ameisenlaufen (1)
– Gefühllosigkeit, Taubheit – Schmerz – bei (20)
– Gefühllosigkeit, Taubheit – schmerzhafter Teile (2)
– Schmerz – neuralgisch – begleitet von – reißendem Schmerz – heftig (2)
– Schmerz – neuralgisch – Eis das Teil berühren, als würde (1)
Extremitäten – Schmerz – Gelähmte Teile (16)
– Reißend (15)
– Stechend (2)
– Stechend – heiß (1)
– Wund schmerzend (1)
– Ziehend (1)

Psychische Reaktionen

Mache Patienten sind konstitutionell bedingt sehr schmerzempfindlich, andere werden durch ihre chronischen Schmerzen mehr und mehr sensibilisiert (zentrale Schmerzmanifestation). In beiden Fällen sind die folgenden Rubriken anzuwenden.

Allgemeines – Schmerz
– Schmerz – qualvoll (4)
– Schmerz – unerträglich (12)
– Schmerz – unerträglich – brennend (1)
– Neuralgisch – qualvoll (1)
– Neuralgisch – qualvoll, unerträglich (2)
– Neuralgisch – heißen Nadeln, wie von (2)
Gemüt
– Empfindlich – Schmerz, gegen – außer sich vor Schmerzen, ist (16)

Verknüpfungen mit Modalitäten

Agg. nach Herpes, unterdrückte Hautausschläge, nach Impfung, bei Malaria

Neuropathische Schmerzen mit brennenden, stechenden und „wie wund geschlagen" Sensationen

Als besonders quälend werden chronische brennende Schmerzen geschildert, oft vermischt mit fein stechenden Empfindungen „wie mit 1000 Nadeln" oder dem Gefühl „wie wund geschlagen", „wie roh", „als ob die Haut nicht mehr vorhanden wäre".

Brennender Schmerz

Allgemeines – Schmerz
– Brennend (29)
– Brennend – unerträglich und heftig (1)
– Nerven – brennend (1)
– Erkrankter Teile – brennend (3)
– Teile, bestimmte – verschiedenen Teilen des Körpers, in – brennend (10)
– Innerlich – stechend – brennend (5)
– Brennend innerlich – Frost – während (2)
– Brennend – Teile – liegt – auf denen er (1)
– Brennend – Teile – greift – die er mit der Hand (3)
– Verbrannt, wie (65)
– Brennend – heiße Kohlen, wie durch (17)
– Brennend – heißes Wasser, wie durch (1)
– Brennend – Pfeffer, wie (5)
– Brennend – stechend (17)
– Stechend – brennend (10)
Extremitäten
– Schmerz – brennend (56) (sehr umfangreiche Unterrubriken mit Erfassung nahezu aller Körperteile)

Verknüpfung mit Modalitäten

Psyche: Ärger, Verdruss, Erregung
Agg. Tageszeiten, im Bett, Kälte, Berührung, Entblößen, Essen, Baden, Waschen, Entkleiden, Bedecken, Fieber, Frost, Gehen, Sitzen, Hinlegen, Essen
Amel. kalte Luft, kaltes Wasser, kalte Anwendungen, Kälte

Kaltes Brennen

Besonders auffällig ist das Gefühl eines kalten Brennens, das eine häufiger anzutreffende Sensation bei neuropathischen Schmerzen ist. Leider sind die zur Verfügung stehenden Rubriken sehr klein.

Allgemeines – Schmerz
– Kalten Körperteilen, in – brennend (2)
– Innerlich – äußerlicher Kälte, mit – brennend (1)
– Innerlich – Frost, während – brennend (2)
Extremitäten
– Schmerz – Füße – Kälte, mit äußerlicher – brennend (1)
– Kälte – Füße – eisige Kälte – begleitet von – brennenden Fußsohlen
– Schmerz – Füße – Fußsohlen – kalt – Berührung, bei – brennend

Brennen wie durch Funken

Diese Empfindung wird von MS-Patienten selten geschildert.

Allgemeines
– Funken, Gefühl von (9)
Haut
– Brennen – Funken, wie durch (7)
– Elektrisch – Funken, Gefühl wie elektrische (10)
Rücken
– Schmerz – brennend – Funken, wie durch (1)

Extremitäten
Schmerz – Knie – Kniescheiben – stechend – elektrische Funken, wie (2)
– Schmerz – Unterschenkel – brennend – wie durch Funken (1)

Häufige Arzneimittel bei brennenden neuropathischen Schmerzen

Wie bei allen Brennschmerzen stehen auch hier *Sulphur* und *Arsenicum album* bei der Wahl weit vorn.

Weitere wichtige Mittel sind *Argentum metallicum, Calcarea carbonica, Calcarea phosphorica, Causticum, Rhus toxicodendron, Agaricus, Alumina, Mercurius, Nux vomica, Natrium muriaticum, Selenium, Anacardium, Carbo vegetabilis, Phosphorus, Tarantula, Thuja, Mezereum, Belladonna, Aconitum, Coccus cacti, Secale cornutum.*

Bei extrem schmerzhaften Fußsohlen, besonders beim Aufstehen und Stehen, sollte die Nosode *Syphilinum* berücksichtigt werden.

Stechender Schmerz

Die Patienten geben meistens einen fein stechende Schmerzen („wie durch 1000 Nadeln") an.

Allgemeines – Schmerz
– Nerven – stechend (1)
– Stechend – nach innen (52)
– Stechend – nach außen (71)
Extremitäten – Schmerz – stechend (126)
– Gelähmte Teile (2)
– Gelähmte Teile – reißend (15)
– Gelähmte Teile – stechend (2)
– Heiß – in gelähmten Teilen (1)

Empfindungen

Fein stechend, brennend, juckend, lähmungsartig, spannend, kribbelnd, kriechend, wie durch (heiße/kalte) Nadeln, krampfartig, reißend

Verknüpfungen mit Modalitäten

Agg. Tageszeiten, Anstrengung, Geräusche, Bewegung, Gehen, Knien, Aufstehen vom Sitzen, Druck, Berührung, Erhitzung, Warmwerden, Bettwärme, im warmen Zimmer, Fieber, Frost, kaltes/nasses Wetter, Erkältung beim Schwitzen, Wetterwechsel, Menses, während Stuhlgang, nach Essen, Übereinanderlegen der Beine
Amel. Bewegung, Druck, Frost, warme Anwendungen

Häufige Mittel mit der herausragenden Schmerzqualität „Stechen"

Arsenicum album, Rhus toxicodendron, Kalium carbonicum, Phosphorus, Plumbum, Sepia, Argentum metallicum, Lycopodium, Argentum muriaticum, Nitricum acidum, Silicea, Sulphur, Agaricus.

Stechend-kribbelnd-kriechender Schmerz

Allgemeines
– Schmerz – stechend – kribbelnd, kriechend (20)
Extremitäten – Schmerz
– Hände, Handflächen, Finger, Gesäß, Hüfte, Fußsohlen, Ferse, große Zehe

Schmerz wie „wund schmerzend", „roh", „wie wund geschlagen", „zerquetscht", „zerbrochen"

Gemüt
– Furcht – berührt zu werden – wund schmerzenden Körperteile, der (2)
Allgemeines – Schmerz
– Wund schmerzend (273)
– Wund – roh, wie wund (18)
– Innerlich – wund schmerzend (133)
– Äußerlich – wund schmerzend (150)
– Erkrankter Teile – wund schmerzend (2)
– Erkrankter Teile – roh, wund, wie (1)
– Innere Teile – roh, wund, wie (7)
– Tief – wund schmerzend (1)
– Körper, am ganzen – Berührung agg. – wund schmerzend (1)
– Stellen, an einzelnen – wund schmerzend (17)
– Teile, bestimmte – krampfartigen Schmerzen leiden, die an – wund schmerzend (1)
– Geschlagen, wie (6)
– Zerquetscht, wie (7)
– Zerbrochen, wie (46)
– Zertrümmert, wie (18)
– Knochen – wund schmerzend (73)

Verknüpfungen mit Modalitäten

Agg. Tageszeiten, nach Schlaf, Erwachen, Essen, Mittagessen, Anstrengung, Überanstrengung, Berührung des Bettes, Ergreifen der Arme, Druck, Aufstehen, Bewegung, Abkühlung/Kaltwerden, Kälte, Fieber, während Schauder, Frost, kalte Luft, Hitze, kaltes/stürmisches Wetter, Überhitzung, beim Gehen und schneller Abkühlung, im Freien, Gehen, Heben, Beugen, Bücken, Liegen, Sitzen, Stehen, Treppensteigen, Steigen, Abwärtsbewegung, Teile, auf denen man liegt, Husten, Menses, Koitus, Stuhlgang, Schreiben, Ruhe, Schlaf, Menses, Koitus, Schwangerschaft, Schweiß, nahezu alle Körperteile
Amel. morgens beim Aufstehen, nach Aufstehen, Bewegung, Gehen, im Freien, Ruhe, Wärme, Hitze, Arbeit, Tanzen, Anstrengung, Schweiß

Häufige Mittel mit der herausragenden Schmerzqualität „wie wund, wie roh"

Belladonna, Causticum, Eupatorium perfoliatum, Kalium carbonicum, Ruta, Calcarea carbonica, Colocynthis, Arnica, Ledum, Mezereum, Nitricum acidum, Phosphoricum acidum, Rhus toxicodendron, Sepia, Sulphur, Nux vomica, Mercurius.

Häufige Mittel bei quälenden neuropathischen Schmerzen insgesamt

Aconitum, Chamomilla, Agaricus, Latrodectus mactans, Arsenicum album, Causticum, Sulphur, Heloderma suspectum, Coffea cruda, Colocynthis, Nux vomica, Cimicifuga, Magnesium phosphoricum, Mezereum, Ruta, Calcarea carbonica, Natrium muriaticum, Phosphorus, Arnica, Belladonna, Cannabis indica, Cocculus, Kalmia latifolia, Lycopodium, Medorrhinum.

11.5 Spastik

Arzneimittel, die direkt selektiv auf die Spastik gerichtet sind, gibt es in der Homöopathie naturgemäß nicht. Eine schwere Spastik ist zunächst immer vorrangig über die Gesamtheit der Symptome zu behandeln (☞ 6.3.2).

Die folgenden Repertoriumsrubriken unter den Hauptrubriken „Extremitäten" bzw. „Allgemeines" sind nicht eindeutig im Sinne einer neurogenen Muskelspannung definiert. Es gibt Überschneidungen zu

- „Konvulsionen" (Spasmen),
- „Tetanie",
- „rheumatischer Steifheit",
- „Kontraktion von Muskeln und Sehnen",
- „Spannung".

Besonders die beiden letzten Rubriken sind sehr ergiebig (das Symptom „Spannung" umfasst z. B. ca. 300 Einzelrubriken). Die Rubrik „Kontraktion von Muskeln und Sehnen" ist mit Modalitäten versehen, was beweist, dass es sich um funktionelle Zustände und auch um dauerhafte Kontrakturen handeln kann. Dieses Sowohl-als-auch bedeutet z. B. ebenso neurogene Spastik wie auch rheumatische Muskelsteifheit bei ein und demselben Mittel. Besonders deutlich ist das bei den Arzneimittelbildern von *Rhus toxicodendron* und *Causticum*, die wichtige Mittel bei neurologischen Krankheiten (besonders der MS) sowie bei rheumatischen Krankheiten sind. Im Zweifelsfall müssen – besonders bei kleineren, wenig bekannten und geprüften Mitteln – alle aufgezeigten Synonymrubriken genutzt werden.

Spastik allgemein

Allgemeines
– Lähmung – spastische Lähmung (9)
– Lähmung – spastische Spinalparalyse (19)
– Spannung (18)
– Steifheit (55)
– Kontraktionen – Muskeln (5)
– Konvulsionen – tonisch (113)
– Verkürzung – Muskeln (70)
– Flexibilität, Beweglichkeit – Mangel – Gelenke (66)
– Schwäche – lähmungsartig – begleitet von Steifheit (1)
Extremitäten
– Lähmung – spastisch (9)
– Lähmung – Steifheit, mit (7)
– Spannung (34)
– Steifheit (198)
– Kontraktionen von Muskeln und Sehnen (66)
– Konvulsionen – tonisch (5)
– Verkürzt – Muskeln und Sehnen (54)

Spannung

Allgemeines
– Spannung – ziehend-spannend, drückend-spannend, stechend-spannend
– Spannung – Gelenke (70)
– Spannung – Muskeln (57)
Extremitäten – Spannung
– Äußerer Hals, äußerer Hals und Rücken, innerer Hals, Brust, Rücken, Arme, Oberschenkel, Kniescheiben, Waden,

Häufige Mittel mit dem herausragenden Gefühl „Spannung"

Pulsatilla, Sepia, Sulphur, Rhus toxicodendron, Nux vomica, Causticum, Bryonia, Natrium muriaticum, Calcarea carboncia, Spigelia, Mezereum, Digitalis.

Steifheit

Allgemeines
– Steifheit (55)
– Schwäche – lähmungsartig – begleitet von – Steifheit (1)
Kopf
– Beschwerden des Kopfes – begleitet von – Nacken – Steifheit (11)
– Beschwerden des Kopfes – Hirnhaut – gefolgt von – Steifheit (1)
– Reizung – Hirnhaut – begleitet von – Muskeln, Steifheit der (1)
Äußerer Hals
– Steifheit der Seiten (54)
– Steifheit (61)
Rücken
– Steifheit (146)
Extremitäten
– Steifheit (198)

Auffallende Rubriken

Extremitäten
– Lähmung – Steifheit, mit (7)
– Schwäche – Steifheit, mit (7)
– Kälte – Arme – Steifheit und Gefühllosigkeit, mit (2)
– Steifheit – Beine – Gehen – agg. – plötzliche Steifheit (1)
– Steifheit – Arme – begleitet von – Schwere (5)
– Steifheit – Beine – Lähmung, mit (2)
– Steifheit – Beine – Gehen – agg. – plötzliche Steifheit (1)
– Steifheit – Beine – Sitzen – nach (11)

Häufige Mittel bei Spastik in Verbindung mit der Empfindung Steifheit

Causticum, Rhus toxicodendron, Sepia, Silicea, Lycopodium, Belladonna, Nux vomica, Lachesis, Natrium muriaticum, Bryonia, Sulphur, Chelidonium.

Kontraktion von Muskeln und Sehnen

Allgemeines – Kontraktionen
– Muskeln (5)
– Muskeln – Beugemuskeln (2)
– krampfartig, spasmodisch, erstrecken sich zu…
Extremitäten
– Kontraktion von Muskeln und Sehnen (66)
– Kontraktion von Muskeln und Sehnen – Gelenke, Schultern, Arme, Oberarme, Ellbogen, Ellbeuge, Handgelenke, Hände, Handflächen, Finger, Daumen, Zeigefinger, Ringfinger, Gesäß, Hüften, Oberschenkelbeuge, Beine, Oberschenkel, Kniekehle, Kniesehnen, Unterschenkel, Wade, Achillessehne, Knöchel, Füße, Fersen, Fußsohlen

Verknüpfungen mit Modalitäten

Agg. Tageszeiten, periodisch, langsam, plötzlich, anfallsweise, nach Erkältung, Frost, bei Lähmung, Aufstehen (vom Sitzen), Hinsetzen, Beugen, Stehen, Gehen, Liegen (auf dem Rücken), Greifen, Menses, Schreiben, Gähnen

Auffallende Rubriken

Extremitäten – Kontraktion von Muskeln und Sehnen
– Lähmung der Streckmuskeln, durch (6)
– Steif bei neuerlicher Verschlimmerung der Schmerzen (2)
– Finger – Cholera, bei (1)
– Finger – Erbrechen von Blut, nach (1)
– Hände – abwechselnd mit Kontraktion der Füße (1)

Häufige Mittel Spastik in Verbindung mit Kontraktion von Muskeln und Sehnen

Causticum, Nux vomica, Sulphur, Secale, Phosphorus, Arsenicum album, Rhus toxicodendron, Plumbum, Ruta, Natrium muriaticum, Graphites.

Tonische Konvulsionen

Allgemeines
– Konvulsionen – tonisch (113)
– Konvulsionen – tonisch – einzelne Teile (1)
Extremitäten
– Konvulsionen – tonisch – Finger, Beine, Füße

Verknüpfungen mit Modalitäten

Agg. Fieber, Frost, Schweiß

Auffallende Rubriken

Extremitäten
– Konvulsionen tonisch – begleitet von Diarrhoe (1)
Allgemeines
– Konvulsionen – tonisch – einzelne Teile (1)

Häufige Mittel bei Spastik in Verbindung mit tonischen Konvulsionen

Belladonna, Cicuta virosa, Sepia, Veratrum album, Cocculus, Petroleum, Ignatia, Platinum, Lycopodium, Mercurius, Moschus, Nux vomica.

„Gezogen", (ungewöhnlich heftige) Spastik mit Verziehung der Gliedmaßen

Extremitäten
– Gezogen – nach oben, nach unten, nach innen, nach hinten, abwechselnd mit Streckung, krampfhaft, zusammengezogen krampfhaft
– Schultern, Arme, Finger, Daumen, Hüften, Beine

Verknüpfungen mit Modalitäten

Agg. Tageszeiten, Auftreten, Bewegung, Frost, Gehen, Lagewechsel

Auffallende Rubriken

Extremitäten
– Gezogen – oben, nach – Beine (6)
– Unterschenkel an Oberschenkel, krumm gezogen, an das Abdomen gezogen

Mittel bei spastischer Verziehung der Glieder

Cuprum, Arsenicum album, Plumbum, Calcarea carbonica, Hyoscyamus, Carbo vegetabilis, Causticum, Ignatia, Mercurius, Phosphorus, Stramonium, Camphora, Graphites, Stannum, Tabacum, Antimonium tartaricum, Platinum, Secale cornutum.

Besonderheiten der Spastik

Verdrehung der Glieder ähnlich einer Torsionsdystonie. Die folgenden Rubriken kommen infrage, wenn eine Spastik exzessive Ausmaße mit bizarren Verdrehungen der Glieder annimmt, die oft mit Schmerzen verbunden sind (meist nur in fortgeschrittenen Stadien bei sehr schweren Verläufen).

Extremitäten
– Krummziehen, Verdrehen der Glieder (78)
– Bewegung – verdreht, verzerrt (1)
– Bewegung – Arme, der – drehend, rotierend (3)
– Konvulsionen – Arme – Rotation, konvulsivische (1) (Torsionsdystonie (?), keine entsprechende Rubrik im Bereich der Beine)

Mittel bei torsionsartiger Verdrehung der Glieder

Camphora, Phosphorus, Calcarea carbonica, Graphites, Alumina.

Adduktorenspasmus

Das Symptom „Extremitäten – Beine kreuzen sich beim Gehen" tritt am ausgeprägtesten bei der infantilen Zerebralparese auf und bedeutet einen erhöhten Addukturenspasmus.
Der Wortlaut des Symptoms lautet im Original bei Clarke (*Lathyurs sativus*): „Sie setzen die Füße falsch, bringen sie zu nahe an die Mittellinie und manchmal darüber hinaus, wodurch sich die Beine überkreuzen und verheddern."

Häufige Mittel bei Multipler Sklerose mit Spastik

Causticum, Nux vomica, Rhus toxicodendron, Alumina, Sepia, Arsenicum album, Belladonna, Sulphur, Silicea, Ruta, Natrium muriaticum, Plumbum, Cuprum, Zincum.

Schmerzhafte Spastik

Allgemeines
– Schmerz – Muskeln – krampfartig (146)
Extremitäten
– Krämpfe (89)
– Schmerz – Muskeln – krampfartig, reißend, ruckend, stechend

Extremitäten
– Kontraktion von Muskeln und Sehnen – schmerzhaft (1)
– Kontraktion von Muskeln und Sehnen – Hände-reißend (1)
– Konvulsionen – Beine – schmerzhaft (1)
– Konvulsionen – Unterschenkel – schmerzhaft (1)

Zu den schmerzhaft einschießende Spasmen ☞ 11.4.4 (Missempfindung wie elektrische Schläge).

Schmerzhaft einschießender Spasmus mit Bewegungserfolg

Allgemeines – Rucke
– Schmerzhaft (1)
– Innerlich – schmerzhaft (1)
– Schmerzen, bei den (5)
– Innerlich – Schmerz, durch (6)
– Innerlich – heftig – Schmerz, wie durch (1)
Extremitäten
– Schmerz Gelenke, reißend-zuckend, stechend-zuckend, schießend
– Zucken – Arme – schmerzhaft (1)
– Rucken – schmerzhaft – Oberarme, Handgelenke, Finger, Beine
– Schläge, Erschütterungen – Beine – schmerzhaft (1)

Auffallende Rubriken

Extremitäten
– Konvulsionen – unterbrochen durch schmerzhafte Erschütterungen (1)
– Schmerz – Beine – endet in Rucken (1)

Häufige Mittel bei schmerzhaft einschießenden Spasmen

Strychninum, Cocculus, Menyanthes, Veratrum album, Ammonium muriaticum, Arsenicum album, Cicuta virosa, Cuprum, Hepar sulfuris, Lycopodium, Manganum, Palladium.

Das wichtigste und von der Intensität der Empfindung her herausragende Mittel ist *Strychninum*: „Tetanusartige Krämpfe mit Opisthotonus, Starrkrampf, aber auch heftige Rucke, Stöße und Zuckungen sowie Zittern sind die charakteristischen Symptome, die von Strychnin hervorgerufen werden" (Phatak).

Ein für *Strychninum* charakteristisches Symptom ist im Repertorium unter „Extremitäten – Konvulsionen – unterbrochen durch schmerzhafte Erschütterung" zu finden. Dazu gibt es etliche synonyme Rubriken.

> Bei außergewöhnlich ausgeprägten, extrem schmerzhaften Spasmen ist immer auch an die Wahl kleinerer Mittel oder Zwischenmittel zu denken.

Zu den Schmerzarten und -lokalisationen bei MS-Patienten ☞ 11.4.5.

Einschießender Spasmus, motorische Reizerscheinung, extrapyramidale Bewegungsstörung, Myoklonus

Einschießende Spasmen zeigen sich in unterschiedlicher Form als Streck- oder Beugespasmen oder Zucken der Glieder. Es können jedoch auch Myoklonien oder choreatiforme Bewegungsstörungen etc. gemeint sein. Zu den schmerzhaft einschießenden Spasmen ☞ 11.5.

Allgemeines – Bewegung – unwillkürlich (36)
– Gelähmtes Glied (3)
– Ein Arm und ein Bein (3)

Motorische Reizerscheinung: Rucken

Allgemeines – Rucke
– Konvulsionen, wie bei (103)
– Gelenke (15)
– Innerlich heftig (1)
– Innerlich – plötzlich (2)
– Muskeln, der (132)
– Muskeln, der – gelähmte Teile (7)
– Seite, auf der er liegt (1)
– Seite, auf der nicht liegt (1)
– Muskeln, der – Schlaf – im – agg. (59)
Kopf
– Rücken (40)
Extremitäten
– Rucken (77)

Verknüpfungen mit Modalitäten

Agg. beim Einschlafen

Auffallende Rubrik

Kopf
– Zucken des Kopfes und der Muskeln des Kopfes – Rucken mit den Armen, beim (1)

Motorische Reizerscheinung: Zucken

Allgemeines
– Zucken (233)
– Zucken – gelähmten Teils, des (8)
– Zucken – lähmungsartig
– Zucken – Muskeln (83)
– Zucken – innerlich (6)
– Zucken – hier und da (21)
– Gefühl von Zucken (2)
– Chorea – begleitet von – Muskeln, Zucken der (5)
– Chorea – zuckt ständig, kann nicht still bleiben (2)
Extremitäten – Zucken (122)
– Muskeln – Muskelgruppen, einzelner (2)
– Gelähmte Teile (8)
– Beine – gelähmtes Glied (1)
– Muskeln (8)
– Krampfartig, Konvulsivisch, lähmungsartig, plötzlich, wandernd, nach außen, nach hinten innen, wie bei Chorea

Lokalisationen des Zuckens

Allgemeines – Zucken – oberer Teil des Körpers
– Hinlegen agg (1)
– Konvulsionen, während (1)
Extremitäten
– Zucken – Gelenke, Schultern, Arme, Oberarme, Ellbogen, Unterarme, Hände, Handgelenke, Handflächen, Daumen, Finger, Fingerspitzen, Daumen, Mittelfinger, Zeigefinger, Ringfinger, Hüfte, Gesäß, Beine, Oberschenkel, Knie, Kniescheiben, Kniekehle, Unterschenkel, Waden, Füße, Fersen, Fußsohle, Fußrücken, Zehen, große Zehe

Verknüpfungen mit Modalitäten

Psyche: Anstrengung, Kummer, Schreck, übermäßige Freude, Ärger, Verdruss
Agg. Tageszeiten, anfallsweise, während Entbindung, Erwachen, Einschlafen, Fieber, Frost, Typhus, Gewitter, Hitze, Bettwärme, Schweiß, während Stupor, bei Kindern, Zahnung, Ruhe, Schlaf, Schlaflosigkeit, „Nickerchen", Erwachen, im Bett, Berührung, Anstrengung, Bewegung, Ausschreiten, Sitzen, Beugen, Greifen, Erbrechen, Husten, Menses, Urinieren, Stuhlgang, vor/nach Konvulsionen, Heraushängenlassen aus dem Bett
Amel. Schlaf, Bewegung, Gehen, körperliche Arbeit

Auffallende Rubriken

Allgemeines – Zucken
– Alkoholismus, bei (2)
– Begleitet von – Blutung (2)
– Schlaf – Einschlafen, beim – agg. – Luftmangel, wie durch (1)
Extremitäten – Zucken
– Synchron mit der Atmung (1)
– Arme – Arbeit mit den Hände amel., harte (1)
– Arme – gehalten werden, wenn die Beine (1)
– Beine – schmerzhaftes Glied (1)
– Beine – Sitzen agg. (3)
– Beine – Sitzen agg. – Heraushängenlassen der Glieder aus dem Bett amel., und (1)
– Füße – kribbelnd, kriechend (1)
Gemüt
– Auffahren, Zusammenfahren – abends – Rucken oder Zucken, hört beim Einschlafen auf, mit (2)

Häufige Mittel bei motorischer Reizerscheinung „Zucken"

Phosphorus, Agaricus, Mercurius, Natrium carbonicum, Stramonium, Mezereum, Cuprum, Sulphur, Pulsatilla, Arsenicum album, Zincum.

Fibrilläre Zuckungen

Fibrilläre Zuckungen sind typisch für Erkrankungen des Vorderhorns (z. B. bei ALS) und kommen bei MS nicht vor. Im Kent'schen Repertorium findet sich die Differenzierung zwischen „Zucken, leichtes Zucken einzelner Muskelfasern", was weitgehend dem Begriff „fibrilläre Zuckungen" (kleine motorische Einheiten) entspricht, und „Zuckungen wie bei Konvulsionen", was u. a. dem Begriff „Faszikulationen" (größere motorische Einheiten) oder Myoklonien gleichkommt.

Allgemeines
– Zittern – äußerlich – Muskeln, der (1)
Extremitäten
– Zittern – Muskeln – einzelner Muskelgruppen (1) (Faszikulieren)
– Zucken – Muskeln (2)
– Zucken – undulierend (2)
– Atrophie – begleitet von Zittern (1)

11.6 Zerebelläre Symptome

11.6.1 Ataxie

Mit „Ataxie" wird ein gestörter Bewegungsablauf bezeichnet. Er kann von Schädigungen des Kleinhirns oder der Hinterstränge des Rückenmarks ausgehen. Die folgenden Rubriken bilden zum Teil einen fließenden Übergang von pathologischer Koordinationsstörung zu noch physiologischen Erscheinungen, wie Ungeschicklichkeit, „Schusseligkeit".

Ataxie allgemein

Allgemeines
– Lokomotorische Ataxie (91)
Extremitäten
– Bewegung – Kontrolle über die Bewegung verloren (6)
– Koordination – fehlende, gestörte (90)
– Bewegung – Füße, der – unkoordiniert (1)
– Bewegung – Füße, der – eckig, fahrig (1)
Kopf
– Beschwerden des Kopfes – begleitet von – Koordination – fehlende, gestörte (2)

Verknüpfung mit Modalitäten

Psyche: nach Erregung
Agg. Aufstehen vom Sitzen, Gehen
Amel. Essen

Ungeschicklichkeit

Extremitäten – Ungeschicklichkeit (102)
– Arme, Hände, Finger, Beine
– Hände – fallen, lässt Dinge fallen (48)
– Hände – greift immer daneben (1)
– Beine – stolpert beim Gehen (62)

Verknüpfungen mit Modalitäten

Agg. Hände (bei Ablenkung oder beim Sprechen), vor/während Menses, Beine (stolpert beim Gehen), Abwärtsbewegung, kann nicht auf unebenem Boden gehen, Treppensteigen, verfehlt Stufen beim Heruntergehen, stößt an Gegenstände

Auffallende Rubriken

Extremitäten
– Koordination – fehlende, gestörte – Arme (6)
– Koordination – fehlende, gestörte – Gehen agg. (21)
– Hände – fallen, lässt Dinge – Zügel, beim Reiten, die (3)

Verloren gegangene Kontrolle über die Bewegung

Extremitäten – Bewegung
– Kontrolle über die Bewegung verloren (6)
– Beine, der – Kontrolle über die Bewegung, Verlust der (8)

Unsicherheit der Gelenke

Extremitäten
– Unsicherheit der Gelenke (8)
– Unsicherheit der Gelenke – Arme, Hände, Beine, Hüften , Oberschenkel, Knie, Unterschenkel, Füße

Schwankender Gang

Extremitäten
– Schwankender Gang (171)
– Gehen –unsicher (8)
– Gehören würden – als ob seine Beine nicht zu ihm (4)
Schwindel
– Begleitet von Taumeln (83)

Häufige Mittel bei Koordinationsstörungen und Ataxie

Alumina, Silicea, Phosphorus, Agaricus, Causticum, Nux vomica, Belladonna, Conium, Gelsemium, Stramonium, Plumbum, Sulphur, Mercurius.

11.6.2 Tremor

Typisch für die Multiple Sklerose ist der Intentionstremor, der infolge einer Kleinhirnschädigung (☞ 2.2.2) in problematisch verlaufenden Fällen schon früh, üblicherweise aber erst in fortgeschrittenen Stadien einsetzt. Er ist fast immer mit Nystagmus (☞ 11.2.3), oft auch mit skandierender Sprache (☞ 11.2.3) verbunden.
Im Folgenden werden der Vollständigkeit halber auch andere Tremorarten erwähnt, wobei kein Unterschied zwischen essenziellem, stoffwechselbedingtem und neurologisch bedingtem Tremor gemacht wird.
Es gibt eine große Vielzahl von Tremor-Rubriken mit unterschiedlicher Lokalisation und Modalitäten. Auch die Phänomenologie (Zittern, Beben, Flattern, grobes Wackeln (Zittern konvulsivisch, Rhythmisch, ruckend) etc.) sollte beachtet werden.

Zittern allgemein

Allgemeines
– Zittern – äußerlich (352)
– Zittern – äußerlich – gefolgt von – Lähmung (1)
– Zittern – äußerlich – erkrankte Teile (2)
– Atrophie – begleitet von – Zittern (1)
– Beben (97)
– Beben – Körper; am ganzen (1)
– Beben – Nerven (1)
Extremitäten – Zittern (185)
– Eines Gliedes (1)
– Muskeln – einzelner Muskelgruppen (1) (auch: Faszikulieren)
– Gelähmte Teile (5)
– Gelenke (3)
– Hände – intermittierend (1)
– Hände – konvulsivisch (3)
– Hände – lähmungsartig (6)
– Füße – konvulsivisch (2)

Verknüpfungen mit Modalitäten

Psyche: nervöses/ängstliches Zittern, bei alten Menschen, Angst, Ärger, Kränkung, Demütigung, Widerspruch, Verdruss, Zorn, Weinen, Schreien, (sexuelle) Erregung, sexuelle Exzesse, Schreck, wenn erschreckt, Überraschung, Erwartungsspannung, Freude, zittrige Furcht, geistige Anstrengung, Nachdenken, Gespräche, Gesellschaft, Treffen von Freunden, Liebkosungen, Geräusche, Musik, während Ohnmacht, bei Witwen, Träume
Agg. Tageszeiten, periodisch, Seiten, Einschlafen, Aufstehen, Erwachen, im Bett, abends im Bett, Gehen, Schlaf, in halbwachem Zustand, nach Träumen, Abendessen, (geringe) Anstrengung, Ermüdung, Überanstrengung, Schwäche, Alkoholismus, bei Alkoholikern, Aufstehen, Stehen, Gehen (im Freien), im Freien, zu Beginn des Gehens, Steigen, wenn ausgestreckt, Liegen, Seite, auf der er liegt, (langsame/plötzliche) Bewegung, Bewegung der Hände und Füße, Aufstehen vom Sitzen, unerwartete Berührung, bei/nach Erbrechen, (nach) Essen, Frühstück, Mittagessen, übermäßiges Trinken, wenn hungrig, Heißhunger, Fieber, Hitze, Kälte, Frost, Gewitter, Kaffeegeruch, Klavierspiel, Koitus, Samenabgang, Menopause, Menses, Stillen, vor Anfällen, vor Konvulsionen, Kopfschmerzen, Erbrechen, Übelkeit, vor/während Stuhl, Stuhlgang, Niesen, Husten, Rauchen, Zigarre, Ruhe, im Schlaf, Auffahren aus/vor Schlaf, Schließen der Augen, während/nach Schmerz, Schreiben, (kalter) Schweiß, Schwindel, Kolik, Unfall, Urinieren, Verbrennungen, Wein, Würmer
Amel. wenn allein, Bewegung, nach Essen, nach Frühstück, im Freien, kalte Getränke, Liegen, Ruhe, Anlehnen

Lokalisationen des Zitterns

Obere Extremität

Extremitäten – Zittern
– Schultern (11)
– Schultergelenke (1)
– Arme (89)
– Oberarme (17)
– Oberarm, wenn er auf dem Tisch aufliegt, im (1)
– Ellbogen (2)
– Unterarme (22)
– Unterarme – erstreckt sich zu – Daumen, Hand (1)
– Hände (181)
– Handgelenke (5)
– Finger (38)
– Daumen (4)
– Daumen – abends (4)
– Finger – Mittelfinger (1)
– Finger – Zeigefinger – konvulsivisch (1)

Verknüpfungen mit Modalitäten

Psyche: Angst, Sorgen, Kummer, während Delirium tremens, geistige Anstrengung, Zorn, Gemütsbewegungen, Nervosität, Schreck, nach unangenehmen Nachrichten, Schreiben in Gesellschaft
Agg. Tageszeiten, nachts, Seiten, vor Konvulsionen, kaltes nasses Wetter, Erwachen, Alkoholiker, bei Anfällen, im Schlaf, Anstrengung, (körperliche) Arbeit, bei feiner Arbeit, Anstrengung, Ermüdung, Aufstehen, (geringe) Bewegung, Gehen, Typhus (bei Bewegung der Hände), Nephritis, Bleivergiftung, Erbrechen, Essen, Frühstück, Mittagessen, Hunger, Fieber, Frost, Kopfschmerz, (epileptische) Konvulsionen, Schreiben, Menses, Schlaf, Schweiß, Schwindel, Sitzen, Stehen, Schwäche, Urinieren, Koitus
Amel. Bewegung, Greifen von etwas, Reiben, schnelles Schreiben, Weinbrand, Brandy

Untere Extremität

Extremitäten
– Flattern – Oberschenkel (1)
Extremitäten – Zittern
– Beine (109)
– Beine – rhythmisch (1)
– Beine – ruckend (1)
– Oberschenkel (43)
– Knie (64)
– Knie – Kniescheiben (1)
– Unterschenkel (69)
– Unterschenkel – Waden
– Knöchel (2)
– Füße (56)
– Füße – Fußrücken (1)
– Füße – Fußsohlen – Fußballen (1)
– Zehen (6)

Verknüpfungen mit Modalitäten

Psyche: Angst, wenn angesprochen, beim Sprechen über die Beschwerden, Ärger, Verdruss, Zorn, Kränkung, Demütigung, Gefühl von Zittern, Erschöpfung, wie durch Schreck
Agg. Tageszeiten, abends nach Hinlegen, nachts beim Erwachen, morgens nach Aufstehen, Seiten, Mittagessen, wie durch alkoholische Getränke, Anstrengung, Aufstehen vom Sitzen, Bewegung, Bücken, Knien, Sitzen, Aufstehen vom Sitzen, Liegen, (nach langem) Stehen, Sitzen, Heben des Oberschenkels, geringe Anstrengung, Frost, im Freien, Bewegung, Gehen (im Freien), Hochsteigen einer Stufe/Leiter/Treppe, Treppen herab gehen, Zurücklehnen, (nach) Koitus, Menses, Samenabgang, Stuhlgang, Schreiben, Musik, Einschlafen, Erbrechen, Tragen einer Last
Amel. Alleinsein, Bewegung, Gehen (im Freien), im Zimmer, Sitzen

Auffallende Rubriken

Gemüt
– Angst – Schweiß – beim – Hände, mit Schweiß und Zittern der (2)
Allgemeines – Zittern – Äußerlich (352)
– Wollüstiges (1)
– Anfallsweise (5)
– Schauder, beim (5)
– Abwechselnd mit – Konvulsionen (1)
– Abwechselnd mit – konvulsivische Bewegungen der Glieder (1)
– Abwechselnd mit – Schwäche (1)
– Blicken nach unten agg. (1)
– Liegen – Seite, auf der – linken Seite – agg. – Liegen auf dem Rücken amel. (1)
– Diarrhoe, unterdrückte (1)
– Würmer, bei Beschwerden durch (1)
– Herzklopfen, mit (7)
– Stiche im Ohr, durch (1)
– Füße, beim Waschen der (1)
Kopf
– Beschwerden des Kopfes – begleitet von – Zittern (7)
Extremitäten
– Schmerz – Beine – Ischiasnerv – begleitet von – Zittern der Beine (1)
– Hände – Schmerz, mit (2)
– Hände – Schreiben – agg. – Flatulenz, gefolgt von übel riechender (1)
Extremitäten – Zittern
– Arme – liegt, Arm auf dem er (1)
– Hände – Herzklopfen, mit (1)
– Füße – Menses – nicht erscheinen, wenn Menses (1)
– Füße – Menses – unterdrückten Menses, mit (1)
Abdomen
– Beschwerden des Abdomens – begleitet von Zittern (3)
Brust
– Herzklopfen – begleitet von – Glieder – Zittern der (1)

Intentionstremor

Allgemeines – Zittern – äußerlich
– Getan werden muss, wenn etwas (15)
– Hände, durch den Gebrauch der (1)
Extremitäten – Zittern
– Etwas getan werden muss, wenn (1)
– Arme – Halten von etwas, beim (5)
– Arme – Halten von etwas, beim – Abduktion des Armes, mit (1)
– Arme – Heben der Arme agg. (1)
– Arme – feiner Arbeit, bei (1)
– Unterarme – greift, wenn er etwas (1)
– Hände – Bewegung der agg. (9)
– Hände – Einfädeln der Nadel, beim (2)
– Hände – feiner Arbeit, bei (3)
– Hände – Gebrauch der Hände, durch (3)
– Hände – Greifen von etwas – agg. (4)
– Hände – Halten von Gegenständen – beim Halten selbst (14)
– Hände – Halten von Gegenständen – Ergreifen von etwas, beim (8)
– Hände – Hochheben, beim weit (4)
– Hände – Mund führt, wenn er etwas zum (4)
– Oberschenkel – Heben des Oberschenkels, beim (1)
– Füße – Heben des Fußes, beim (1)

Ruhetremor

Extremitäten – Zittern
– Halten der Glieder in einer Lage, bei langem (1)
– Schultern – Ruhe, nur in der (1)
– Hände – Halten der Hand – offen, ohne etwas zu halten (3)
– Hände – Halten der Hand – ausgestreckt (12)
– Hände – Halten der Hand – bewegungslos, Stillhalten der Hand
– Hände – Herunterhängen, beim (1)
– Hände – Legen der Hände auf den Tisch, beim (2)

Grobschlägiger Tremor

Allgemeines
– Vibrieren, Flattern etc. (80)
– Vibrieren, Flattern etc. – agg. (1)
– Vibrieren, Flattern etc. – Auftreten, beim (1)
– Vibrieren, Flattern etc. – Hinlegen agg. (1)
– Zittern äußerlich konvulsivisch (10)
– Zittern – äußerlich – spasmodisch (8)
Extremitäten
– Flattern – Oberschenkel (1)
– Flattern – Oberarm, wenn er auf dem Tisch aufliegt, im (1)
– Flattern – Schultern, zwischen den (Faszikulieren?)
– Rücken, Flattern – Dorsalregion – zwischen den Schultern (1)
– Rücken, Flattern – Lumbalregion (2)
– Zittern – Finger – Zeigefinger – konvulsivisch (1)

12 Falldarstellungen

Christa von der Planitz

Die Zahlenangaben in eckigen Klammern von 1 bis 4 geben – in Analogie zur mehrstufigen Symptomenwertigkeit im Kent'schen Repertorium – in aufsteigender Reihe den Intensitätsgrad eines berichteten oder erfragten Symptoms an.

12.1 Schubförmiger Verlauf, neurogene Schmerzattacken

Anamnese

19 Jahre alte Patientin, in Ausbildung, kommt mit ausgeprägten Lähmungserscheinungen und breitbeinig-spastisch-ataktischem Gang mithilfe zweier Unterarmstützen in Begleitung der Mutter in die Praxis.
Behandlungszeitraum: von September 1991 bis März 1997. Wiederaufnahme am 02. 12. 2002.
Schulmedizinische Medikation: Die Patientin steht noch unter ausschleichender Hydrocortison-Medikation (8 mg tgl.).

Aussehen, Zeichen und Verhalten

Rothaarig. Graziler Körperbau mit auffallend schmalen Händen und Füßen. Beim Sprechen gelegentlich angedeutetes Stottern. (Sie berichtet, früher habe die Schwester gestottert, sie selber nicht. Nach einigen Jahren habe sie selber das Stottern begonnen, die Schwester dagegen damit aufgehört.) Das Anamnesegespräch erfolgt sehr offen und lebhaft. Die Patientin fällt der Mutter oft ungeduldig und etwas patzig ins Wort.

Spontanbericht

April 1990 im Anschluss an einen banalen Infekt mit leichter Rhinitis und „Halskratzen" heftige Epistaxis (wobei die Patientin „fast ausgeblutet" sei). Unmittelbar darauf aufsteigende Sensibilitätsstörungen bis zur Brust. Besserung durch probatorische, relativ niedrige Cortisongaben (30 mg/die Hydrocortison) durch den Hausarzt. Bald darauf Rückfall infolge eines erneuten banalen Infekts mit deutlicher Schwäche beider Beine. Bei der Behandlung in einer Naturheilklinik wird eine „Entzündung des Rückenmarks" diagnostiziert. Fast vollständige Rückbildung der Symptome durch Behandlung mit Akupunktur, Eigenblutinjektionen etc.
Fünf Monate später erneuter banaler Infekt der oberen Luftwege. Unmittelbar darauf wiederum Sensibilitätsstörungen („Pelzigkeit der Beine"). Niedrig dosiertes Hydrocortison (40 mg/d) führt bald zur Rückbildung.
Dritter Schub nach weiteren fünf bis sechs Monaten: nach Überanstrengung beim Skilaufen Pelzigkeit der Beine und Schwäche der Muskulatur. Wiederum Behandlung in der Naturheilklinik mit Akupunktur und Ozon, daraufhin erneut gute Rückbildung der Symptome.
Vierter Schub: 15 Monate nach dem ersten Schub löst ein weiterer banaler Infekt sehr starke Schmerzen im Bereich der oberen BWS mit gürtelförmiger Ausstrahlung und Verschlimmerung beim Atmen aus. Im Rücken ein Gefühl wie geprellt. Pelzigkeit der Beine. Mäßige Paraparese. Nach der üblichen Behandlung in der Naturheilklinik schwerer Rückfall schon nach etwa zwei Monaten: fast komplette Paraplegie und sensible Störung bis in Höhe der Brustwarzen. „Bewegung der Beine und Sitzen unmöglich".
Die erweiterte neurologische Diagnostik in einer neurologischen Klinik ergibt die eindeutige Diagnose „Encephalomyelitis disseminata". In Anbetracht der Tatsache, dass innerhalb von 15 Monaten vier Schübe stattgefunden haben, ist die Prognose nicht günstig.

Gelenkter Bericht

MS-Symptomatik

Anfallartig heißes, brennendes Gefühl, das das ganze Bein hinabfließt – zumeist links, selten rechts. Dieses Gefühl wird häufig begleitet von einem ausgeprägten krampfartigen Schmerz in der Muskulatur des gesamten linken Beines, ca. eineinhalb Stunden anhaltend, bis in die große Zehe ziehend. Der Schmerz tritt fast immer zu Beginn einer Bewegung auf.
Linkes Auge sehr blendempfindlich.
Auffallend kitzlige Fußsohlen.
Nachts Wärme und Hitze der Arme und Handflächen, sodass sie aus dem Bett herausgestreckt werden müssen.

Psyche

„Furchtbare" Angst vor Gewitter (in den vergangenen Jahren etwas nachlassend). Ausgeprägte Ängste bei undefinierbaren Geräuschen im Haus, Furcht vor Einbrechern und „Gruselmonstern". Abneigung gegen Alleinsein. Sehr lebhafte Phantasie. Die Patientin ist sehr mitfühlend, kann den Anblick von Blut und Verletzungen kaum ertragen. War während des Klinikaufenthaltes sehr besorgt um ihre Mitpatienten. Ist sehr betroffen, wenn Tieren ein Leid geschieht. Sie weint häufig aus Mitgefühl.
Andererseits Neigung zu Zornesausbrüchen; sie ist schnell wütend, aber auch schnell wieder versöhnt. Trost bessert [2].

Schlaf

Im Wesentlichen ungestört. Bevorzugte Schlaflage rechts.

Nahrungsmodalitäten

[V]: Deftiges. Fleisch, aber ohne Fett [2]. Fisch.
[A]: War noch nie versessen auf Süßigkeiten. Starke Abneigung gegen Muscheln. Trinkt sehr gern kalte Getränke [3].

Thermische Modalitäten und Witterungseinflüsse

Keine Besonderheiten.

Besonderheiten der Anamnese

Hat fast alle Kinderkrankheiten (Masern, Röteln, Mumps etc.) gemeinsam mit ihrer eineiigen Zwillingsschwester durchgemacht.
Die MS-Erkrankung ist die erste Krankheit, an der das Zwillingspaar nicht gemeinsam erkrankt.

Impfungen

Bis zum 19. Lebensjahr sieben Impfungen mit Tetanol, viermal Impfung gegen Polio, einmalige Impfung gegen Pocken. In den letzten beiden Jahren vor Ausbruch der Multiplen Sklerose dreimal Impfung gegen FSME.

Neurologischer Befund vom 13. September 1991 (pathologische Befunde)

Hirnnerven und obere Extremitäten intakt.
Rumpf und untere Extremitäten:
Tonus mäßig erhöht. Grobe Kraft im Bereich beider Beine deutlich reduziert (PG ca. 3), links angedeutete Spitzfußstellung.
Hypästhesie und Hypalgesie ab Th 6, teilweise fleckförmig aufgehellt, links deutlich stärker ausgeprägt als rechts. BHR in der oberen Etage angedeutet zu erhalten, in den unteren Etagen nicht auslösbar.
PSR bds. gesteigert mit deutlich verbreiterter reflexogener Zone über der ganzen Tibiakante auslösbar, linksbetont.
ASR gesteigert, links mit mehreren klonischen Nachzuckungen. Links lässt sich ein unerschöpflicher Fußklonus auslösen.
Babinski-Reflex rechts nicht sicher, links deutlich zu erhalten.
Koordination: Zeigeversuche an den oberen Extremitäten völlig zielsicher.
Knie-Hackenversuch bds. unsicher.
Gang sehr ataktisch, breitbeinig, paretisch, nur mithilfe zweier Unterarmstützen möglich.

Arzneidiagnose I

Wahl der Symptome

Repertorisation I (Ergebnis RADAR-Analyse, Vers. 9.1)				
1	1234	2	Gemüt – Berührtwerden – Abneigung, berührt zu werden – Kitzeligkeit	14
2	1234	2	Gemüt – Blut sehen – kann kein	8
3	1234	2	Gemüt – Gesellschaft – Verlangen nach – allein – agg., wenn	76
4	1234	3	Gemüt – Mitgefühl, Mitleid	57
5	1234	2	Gemüt – Reizbarkeit, Gereiztheit – Kleinigkeiten, durch	95
6	1234	1	Auge – Photophobie	213
7	1234	1	Nase – Nasenbluten – hartnäckig	10
8	1234	2	Extremitäten – Hitze – Arme – nachts	3
9	1234	2	Extremitäten – Hitze – gelähmtes Glied	2
10	1234	2	Extremitäten – Hitze – Hände	182
11	1234	2	Extremitäten – Schmerz – Beine – brennend	48
12	1234	2	Schlaf – Lage – Seite, auf der – rechten Seite, auf der	22
13	1234	1	Allgemeines – Speisen und Getränke – Austern – Abneigung	7
14	1234	2	Allgemeines – Speisen und Getränke – Fisch – Verlangen	40
15	1234	2	Allgemeines – Speisen und Getränke – Fleisch – Abneigung – fettes	10
16	1234	2	Allgemeines – Speisen und Getränke – Fleisch – Verlangen	78
17	1234	3	Allgemeines – Speisen und Getränke – kalte Getränke, kaltes Wasser – Verlangen	207
18	1234	1	Allgemeines – Seite – links	250

	phos.	lyc.	lach.	nat-m.	sep.	caust.	calc.	nit-ac.	kali-s.	tritic-vg.
	34/72	23/41	23/32	21/31	21/31	20/29	19/31	19/31	19/29	19/21
1	3	–	1	1	1	1	–	1	–	–
2	1	–	–	–	–	–	–	–	–	–
3	3	2	1	1	1	1	1	1	1	1
4	3	1	1	2	1	2	1	2	2	1
5	2	2	1	2	1	2	2	3	2	2
6	2	3	2	3	2	2	3	1	1	1
7	3	–	–	–	–	–	–	–	–	–
8	1	–	2	–	–	–	–	–	–	–
9	1	–	–	–	–	–	–	–	–	–
10	3	3	3	1	3	–	1	3	1	1
11	2	2	1	–	–	1	2	1	–	–
12	3	2	1	–	–	–	–	–	2	–
13	2	1	–	2	1	–	1	–	–	–
14	1	1	1	2	1	1	–	1	1	1
15	1	–	–	–	–	–	–	–	–	1
16	1	1	1	1	1	1	2	1	1	1
17	3	2	–	1	2	2	2	–	2	1
18	3	2	3	1	3	1	2	2	–	–

Arzneimitteldifferenzierung

Sowohl auf der psychischen Ebene (Energieverlust durch sehr großes Mitgefühl, Angst beim Anblick von Verletzungen, Impulsivität, übergroße Furcht beim Alleinsein und bei Gewitter) als auch hinsichtlich der Allgemeinsymptome (thermische Modalitäten, Neigung zu Nasenbluten, Kitzligkeit, Nahrungsmodalitäten) zeigt sich zunächst ein klares *Phosphor*-Bild. Die Arzneimitteldiagnose wird durch das besondere, nicht sehr häufig zu beobachtende Symptom „Hitze im gelähmten Glied" zusätzlich gesichert.

Verordnung

Phosphorus Q 1 (Cortison ausschleichend).

Verlauf

20. September 1991

Acht Tage nach der ersten *Phosphorus*-Einnahme banaler Infekt mit Temperaturen um 38,8 °C. Schluckschmerz „wie ein Kloß im Hals". In „Panikreaktion" nimmt die Patientin alle vorsorglich mitgegebenen Globuli in C-Potenzen (*Phosphorus* C 30, C 200, M) an einem Tag nacheinander ein.
Zehn Tage später hat sich der Infekt nur zögernd zurückgebildet. Eingeschränktes Allgemeinbefinden. Symptome: dunkelgelber Schnupfen, Druck auf der Stirn, Krämpfe in den Beinen, vorwiegend links. Das heiße, brennende Gefühl in den Beinen ist verschwunden. Die Füße sind etwas kühl, die Zehen livide (*Phosphorus*-Symptom). Kontinuierliche Besserung der Motorik und Besserung des Allgemeinbefindens. Dagegen vorübergehende Verschlimmerung der schmerzhaften Spasmen in den Beinen, worüber die Patientin sehr ungeduldig und ungehalten ist.

> **Beurteilung**
>
> Erstmals nach einem Infekt tritt keine Verschlechterung der neurologischen Symptomatik ein. Im Gegenteil kommt es zu rascher Besserung der Motorik. Nach weiteren zehn Tagen kann die Patientin ohne Unterarmstützen gehen, weitere zehn Tage später wieder normal laufen, „allerdings noch nicht rennen".

28. November 1991 (nach weiteren zwei Monaten)

Allgemeinbefinden gut. Es hat sich eine geringfügige Akne an der Stirn (über der Nase zwischen den Augenbrauen) gebildet.
Strategie: Außer Hauttoilette keine lokalen Maßnahmen. Die vorübergehende Ausleitung auf die Haut ist als wichtige Regression der Grunderkrankung sehr willkommen.

31. Dezember 1991 (nach weiteren fünf Wochen)

Allgemeinbefinden und neurologische Symptomatik sehr gut bis auf heftige intermittierende Spasmen in beiden Beinen, die „nicht auszuhalten" sind, und Schmerz zwischen den Schulterblättern (a. Sy.). Nachts starke Schmerzen mit Zusammenschnüren der Brust. Hartes Gefühl der Bauchdecken. Während der nächtlichen Schmerzattacken Todesangst.
Verordnung: *Phosphorus* M, 1 Glob. (1. Januar 1992).

12. Februar 1992 (nach weiteren sechs Wochen)

Zum ersten Mal seit sechs Monaten wieder leichtes Pelzigkeitsgefühl an den Füßen im Zusammenhang mit einer leichten Rhinitis. Die Patientin nimmt in einer Panikreaktion am ersten Tag des Infekts vorbeugend 20 mg Cortison.
Verordnung: *Phosphorus* Q 1, in ansteigenden Potenzen bis Q 6.

Weiterer Verlauf (bis Dezember 1992) und Beurteilung

Die diskrete neurologische Symptomatik hatte sich auf die ansteigenden *Phosphorus*-Q-Potenzgaben hin im Frühjahr und Sommer 1992 rasch und anhaltend zurückgebildet.
Phosphorus hat praktisch alle Symptome wesentlich gebessert und verhindert, dass es bei banalen Infekten zu neuen Schüben kam. Es hat die Erkältungsneigung bisher auffallend reduziert. Lediglich die schmerzhaften Spasmen wurden nicht beeinflusst, sie haben im Gegenteil eher zugenommen (s. u.).

Im Spätsommer und Herbst 1992 werden nacheinander *Nux vomica, Belladonna, Colocynthis* und *Agaricus* in Q-Potenzen nach sorgfältiger Repertorisation – jedoch ohne durchschlagenden Effekt – eingesetzt. Die zwischenzeitige Besserung ist jedes Mal nur kurzfristig und mäßig.
Insgesamt hat sich die Vitalität der Patientin weiterhin gebessert. Sie hat ihre Ausbildung erfolgreich abgeschlossen und bekommt auf Anhieb ein Stellenangebot. Das beträchtliche Arbeitspensum kann sie gut bewältigen. Sie treibt wieder Sport und reitet.

Arzneidiagnose II

Verbliebene Symptome bei erneuter Fallaufnahme am 22. Dezember 1992

Einschießender Schmerz in die Beine, häufiger rechts als links (vorher umgekehrt). Auslöser: Jede Bewegung nach vorübergehender Ruhe, weshalb die Patientin das Aufstehen vom Sitzen fürchtet. Häufung der schmerzhaften Spasmen abends und nachts und vor dem Urinieren, d. h. bei Füllung der Blase nehmen die Schmerzen langsam zu, wohingegen Urinieren dann deutlich erleichtert.
Die Schmerzqualität ist schwer zu beschreiben („reißend", „krampfend", „nicht zu ertragen"). Fragt man die Patientin nach zusätzlichen Symptomen, wiederholt sie immer wieder: „Es nervt". Dabei stottert sie leicht vor Erregung und wirkt sehr ungeduldig, so, als müsse sie sich beherrschen, um nicht heftig zu werden („Ich will, dass es endlich vorbei ist!").

Fremdanamnestisch erhobene Symptome

Die wichtigsten Hinweise für die Folgediagnose gibt schließlich die Mutter: „Der Zustand meiner Tochter ist nicht mehr auszuhalten. Abends hat sie Angst vor der Nacht, sitzt stundenlang auf der Bettkante, ist dabei extrem zornig und ungehalten. Sie darf nicht angesprochen oder berührt werden, sonst poltert sie sofort los. Man kann ihr nichts recht machen. Der Zorn kocht nur so aus ihr heraus. Dabei wird sie ganz rot im Gesicht und brüllt, sobald sie angesprochen wird – obwohl man ihr doch nur helfen will. Außerdem ist das ganze Zimmer angefüllt von einem widerlichen starken Mundgeruch."

Repertorisation II (Ergebnis RADAR-Analyse, Vers. 9.1)				
1	1234	2	Gemüt – Verzweiflung – Genesung, in Bezug auf die	66
2	1234	3	Gemüt – Verzweiflung – Schmerzen – bei den	32
3	1234	3	Gemüt – Zorn – angesprochen, wenn	5
4	1234	2	Gemüt – Zorn – Berührung, bei	6
5	1234	3	Gemüt – Zorn – Schmerzen – über	9
6	1234	2	Mund – Geruch – faulig	111
7	1234	2	Mund – Geruch – übel riechend	189
8	1234	2	Mund – Sprache – stotternd	91
9	1234	2	Mund – Sprache – stotternd – Erregung, bei	3
10	1234	2	Mund – Sprache – stotternd – Ärger, Verdruss agg.	1
11	1234	2	Rücken – Schmerz – Lumbalregion – erstreckt sich zu – Abdomen	18
12	1234	2	Extremitäten – Schmerz – Beine – reißend – gelähmt, wie	1
13	1234	2	Extremitäten – Schmerz – Beine – reißend – unten, nach	57
14	1234	2	Extremitäten – Schmerz – Bewegung, bei – Beginn der Bewegung, zu – agg.	26
15	1234	2	Extremitäten – Schmerz – Bewegung, bei – fortgesetzte Bewegung – amel.	7
16	1234	2	Allgemeines – Urinieren – vor – agg.	50
17	1234	2	Allgemeines – abends	233
18	1234	3	Allgemeines – nachts	270

Repertorisation II (Ergebnis RADAR-Analyse, Vers. 9.1) *(Fortsetzung)*										
	cham.	**puls.**	**nux-v.**	**ruta**	**lach.**	**agar.**	**ars.**	**lyc.**	**caust.**	**merc.**
	34/76	**23/47**	**23/42**	**23/35**	**22/40**	**22/28**	**21/46**	**21/42**	**21/40**	**20/46**
1	1	1	2	2	1	1	3	2	1	2
2	3	–	1	3	1	1	2	–	–	–
3	2	–	–	–	–	–	–	–	–	–
4	3	–	–	–	–	–	–	–	–	–
5	2	–	1	1	–	–	1	–	–	1
6	3	2	2	1	2	–	3	2	–	3
7	3	2	2	1	3	2	3	2	2	3
8	1	1	2	1	2	1	1	1	3	3
9	–	–	–	–	–	2	–	–	2	–
10	–	–	–	–	–	–	–	–	2	–
11	1	1	–	1	1	–	–	1	–	–
12	2	–	–	–	–	–	–	–	–	–
13	2	1	2	–	–	2	2	2	1	2
14	–	3	–	1	1	1	–	3	2	–
15	3	2	–	–	–	1	–	–	–	–
16	1	3	3	–	–	–	–	2	1	1
17	3	3	2	3	3	1	2	3	3	3
18	3	3	2	1	3	1	3	2	2	3

Arzneimitteldifferenzierung

Der größte Leidensdruck der Patientin besteht jetzt in den neurogenen Schmerzzuständen, die teils von der mittleren BWS-Region gürtelförmig in den Brustraum ausstrahlen, teils reißend in die Beine einschießen. Am auffälligsten ist die Modalität „Besserung der Schmerzen nach Urinieren", im Repertorium lediglich als allgemeine Rubrik „vor Urinieren <<" zu finden.

Den Ausschlag gibt jedoch die Gemütsverfassung: Die Symptome „Zorn durch Schmerzen", „außer sich vor Schmerzen", „Verzweiflung bei Schmerzen", „Gemüt – Antworten – höflich sein – kann nicht höflich sein (...)" lenken den Blick in erster Linie auf Chamomilla, das auch noch durch den auffallend üblen Mundgeruch bestätigt wird.

Weitere Symptome aus Hahnemanns RAL sichern zusätzlich die Diagnose:

- „Stammelt, verredet und verspricht sich" (RAL, Bd. III, Symptom-Nr. 20, S. 71).
- „Im Oberschenkel ein unsäglicher Schmerz, wenn man nach dem Sitzen aufstehen will" (RAL, Bd. III, Symptom-Nr. 290, S. 85).
- „Spannend-klammartige-reißende Schmerzen" (ebd.).
- „Überhaupt haben die Chamille-Schmerzen das Eigne, dass sie in der Nacht am wüthendsten sind, und dann oft bis zu einem Grade von Verzweiflung treiben, nicht selten mit unablässigem Durste, Hitze und Röthe der einen Backe, auch wohl heißem Kopfschweisse selbst in den Haaren. Die Schmerzen der Chamille deuchten gewöhnlich unerträglich und nicht auszuhalten. Alles dieß Charakteristische der Chamille deutet auf mit ihr homöopathisch zu hebende, ähnliche Krankheitsfälle hin" (RAL, Band III, S. 75, Fußnote zu Symptom-Nr. 95).

Verordnung

Chamomilla LM 6 (Beginn am 22. Dezember 1992), in ansteigenden Potenzen.

Verlauf

Bereits eine Woche später auffallende Besserung sowohl der Schmerzen als auch der seelischen Verfassung.

19. Januar 1993

Vier Wochen nach Behandlungsbeginn kommt es zu einem leichten Infekt der oberen Luftwege. Die Patientin erwähnt gleichzeitig eine Hyperästhesie in der Größe eines Markstücks unter beiden Schulterblättern und erinnert sich, dass diese Areale schon zu Beginn der MS-Erkrankung auffällig waren (a. Sy.). Zeitgleich wieder etwas verstärkte Pelzigkeit am rechten Bein und ganz leichte krampfartige Schmerzen der Beine.
Verordnung: *Chamomilla* LM 6 als Akutlösung, dreimal 1 KL.
Die Hausärztin hat zur Vorsicht zu niedrigen Cortisongaben geraten. Die Patientin nimmt zwei Tage lang je 20 mg Hydrocortison und setzt es dann wegen rascher Besserung ab. Keine weiteren neurologischen Ausfälle.

24. März 1993 (nach weiteren drei Monaten)

Nach zwischenzeitlicher anhaltender Besserung treten erneut Schmerzen in den Beinen auf. Kurz darauf Entwicklung einer heftigen fieberhaften Influenza, was retrospektiv die Verschlechterung der neurologischen Symptomatik erklärt.
Verordnung: *Eupatorium* C 30 als Akutlösung. → Rasches Abklingen der fieberhaften Akutsymptomatik. Anschließend persistieren Kopfschmerzen, Schwindel und Schwäche.
Verordnung: *Gelsemium* LM 6 als Akutlösung. Daraufhin rasches Abklingen der akuten Symptome.

April bis Juli 1993

Erneut verstärkte neurogene Schmerzen nach Abklingen der Grippe-Symptome.
Verordnung: *Chamomilla* M, 1 Glob. Kontinuierliche Besserung und komplette Beschwerdefreiheit ca. zwei bis drei Wochen nach der *Chamomilla*-M-Gabe.
In der Folgezeit wiederholte *Chamomilla*-Gaben in den Potenzen M und schließlich *Chamomilla* XM (15. Juli1993). *Chamomilla* stabilisiert die Patientin in psychischer wie körperlicher Hinsicht vollständig. „Es geht allgemein und neurologischerseits so gut wie vor der Krankheit. Nur eine ganz leichte Pelzigkeit am Rumpf erinnert mich noch daran.“ Sie ist vital, leistungsfähig und treibt Sport. Man muss sie eher ermahnen, nicht über die Stränge zu schlagen, da sie so voller Lebensfreude ist. Verordnung: Akutlösung *Chamomilla* C 12 bei Bedarf (Schmerzen).

17. Mai 1994 (nach weiteren 10 Monaten)

Seit einer Woche wieder leichte Krämpfe der Beine. Bis dahin nahezu beschwerdefrei. Hatte bereits *Chamomilla* M (1 Glob.) genommen.
Die erneut aufgetretenen Schmerzen sind allerdings von verändertem Charakter: stechende Schmerzen in beiden Beinen (links-betont) beim Aufstehen von einem Sitz, dazu multiple schmerzhafte Spasmen der Beine. Reißende Schmerzen besonders beim Sitzen und Stehen, nach unten schießend.
Die Patientin fühlt sich besser, wenn sie ständig in Bewegung ist. Sie bemerkt, dass das linke Bein oft etwas wärmer ist als das rechte, das sich eher kühl anfühlt.
Die psychische Reaktion auf die Schmerzen ist bei weitem nicht mehr so heftig wie während der *Chamomilla*-Phase. Allerdings ist sie beim geringsten Schmerz niedergeschlagen und verzweifelt.

> **Beurteilung**
> Wenn ein Mittel wie in diesem Fall *Chamomilla* lange Zeit gut und überzeugend gewirkt und einen erheblichen Teil der Pathologie weggenommen hat, der Schmerzcharakter bzw. seine Modalitäten sich aber geändert haben, liegt es nahe, sich bei typischen Ergänzungs- und Folgemitteln umzusehen (☞ Arzneidiagnose III).

Arzneidiagnose III

Wahl der Symptome

Repertorisation III (Ergebnis RADAR-Analyse, Vers. 9.1)

1	1234	1	Gemüt – Verzweiflung – Schmerzen, bei den	32
2	1234	1	Extremitäten – Kälte – Beine – eine Seite	2
3	1234	1	Extremitäten – Kälte – eine Seite – andere Seite heiß	1
4	1234	1	Extremitäten – Schmerz – Beine – Aufstehen – Sitze, vom – agg. – stechend	1
5	1234	1	Extremitäten – Schmerz – Beine – Bewegung – amel. – reißend	12
6	1234	1	Extremitäten – Schmerz – Beine – Bewegung – Beginn der Bewegung, zu – agg.	15
7	1234	2	Extremitäten – Schmerz – Beine – reißend	108
8	1234	2	Extremitäten – Schmerz – Beine – reißend – unten, nach	57
9	1234	2	Allgemeines – Schmerz – krampfartig	43
10	1234	1	Verwandte Arzneimittel – cham. – cham. wird gut gefolgt von	31
11	1234	1	Verwandte Arzneimittel – cham. – cham. Komplementärmittel	10

	bell.	**nux-v.**	**mag-c.**	**rhus-t.**	**calc.**	**agar.**	**sil.**	**lyc.**	**sulph.**	**ars.**
	9/17	**9/15**	**9/10**	**8/18**	**8/15**	**8/12**	**8/10**	**7/17**	**7/16**	**7/15**
1	–	1	1	–	1	1	–	–	–	2
2	–	–	–	1	–	–	–	–	–	–
3	–	–	–	–	–	–	–	–	–	–
4	–	–	1	–	–	–	–	–	–	–
5	1	–	–	3	–	1	–	–	–	2
6	–	–	1	3	1	–	–	3	–	–
7	2	1	1	3	2	2	2	3	2	3
8	1	2	1	2	–	2	1	2	2	2
9	2	3	–	–	3	1	1	2	3	–
10	3	1	1	1	1	-	1	–	2	1
11	3	1	2	–	2	–	1	–	–	–

Arzneimitteldifferenzierung

Magnesia carbonica ist nicht nur das wichtigste Ergänzungsmittel zu *Chamomilla*. Es deckt auch die individuelle psychische Reaktion auf Schmerzen und die veränderten Schmerzmodalitäten, besonders aber die veränderte Temperaturempfindung im linken Bein, gut ab.

Ergänzung der Arzneidiagnose „Magnesia carbonica" durch Arzneimittellehren

- „Ein Bein warm, das andere kalt" (Mezger).
- „Reißen in den Untergliedern, wie im Mark, meist im Sitzen und Stehen, besser bei Bewegung" (Clarke).

Verordnung

Zwischen Juni 1994 und Januar 1996 kommt einige Male *Magnesia carbonica* M mit gutem Erfolg als Ergänzungsmittel zu *Chamomilla* zum Einsatz, wenn wieder leichte Schmerzen oder geringfügige Sensibilitätsstörungen auftreten.

Verlauf bis Februar 1996

Bis auf gelegentliche leichte Befindensstörungen und gelegentliche kurze Schmerzattacken keine neurologischen Probleme bis zum Februar 1996. Zu diesem Zeitpunkt langsam auftretender Infekt der oberen Luftwegen, der nach einer Woche schließlich in eine fieberhafte Influenza mit heftigen Kopf- und Gliederschmerzen und großem Ruhebedürfnis übergeht. Ausgeprägter Durst.

Verordnung: anfangs *Bryonia* C 12 und mit Entwicklung einer klareren Symptomatik *Bryonia* C 200 als Akutlösung. Das rasche Abklingen der Grippeerkrankung unter *Bryonia* verleitet die Patientin dazu, sich mit einem Tagesausflug zum Skifahren in den Alpen zu übernehmen (Anfahrt ca. 350 Kilometer!): Noch nicht wieder ganz von der Grippe erholt, läuft sie den ganzen Tag in 1600 Metern Höhe Ski und fährt in der Nacht zurück. Schon während der Rückfahrt hat sie eine Visusstörung „wie einen weißen Film vor beiden Augen". Am nächsten Tag fast Blindheit mit Sehen von weißen Streifen und weißen Flecken sowie sehr unangenehme seitliche dunkle Einengung des Gesichtsfeldes „wie durch eine Scheuklappe".
Diagnostische Abklärung (Universitätsklinik, Augenärzte, Neurologen): ohne weiteren Befund. Man einigt sich schließlich auf die Diagnose „Neuritis N. optici bei Encephalomyelitis disseminata" (in älteren Lehrbüchern wird als Charakteristikum der Optikusneuritis angegeben: „Der Patient sieht nichts und der Arzt sieht nichts"). Eine Schneeblindheit wird ausgeschlossen.
Die Patientin selber führt die Symptome auf das ständige Sehen auf die weißen Schneeflächen bei schlechtem UV-Lichtschutz ihrer Sonnenbrille sowie die Überanstrengung zurück. Sie verweigert eine rein probatorische Cortison-Therapie bei unklarer Diagnose.

Arzneidiagnose IV

Symptomgewichtung

Da außer der Visusstörung keine weiteren Symptome bestehen, ist die homöopathische Arzneidiagnose schwierig. Im „Repertorium Synthesis" ist ein Symptom zu finden, das annähernd der geschilderten Symptomatik entspricht: „Sehen – Trübsichtigkeit bei starrem Blick auf weiße Gegenstände", das als einziges Mittel *Chamomilla* (Quelle RAL) aufführt.
In der RAL findet sich unter *Chamomilla* eine genaue Beschreibung dieses Symptoms: „Gesichtsverdunkelung seitwärts, wenn man den Blick auf einen weißen Gegenstand heftet" (RAL, Bd. III, S. 73, Symptom-Nr. 60).
Diese beiden Symptome allein würden selbstverständlich nicht die Arzneidiagnose *Chamomilla* rechtfertigen. Allein der Kontext zu der charakteristischen *Chamomilla*-Persönlichkeit (Essenz, ☞ 6.2.1) schafft die nötige Sicherheit für die Verordnung.

Verlauf

5. März 1996

Chamomilla C 200, zunächst 2 Glob., anschließend 3 × 1 KL Lösung an 3 Tagen hellt das Gesichtsfeld innerhalb weniger Tage langsam auf. Um einen noch rascheren Effekt zu erzielen, wird fünf Tage später *Chamomilla* M 1 Glob. verordnet. (Die mehrfache Gabe aufgelöster Hochpotenzen war seinerzeit in Deutschland noch nicht üblich.)

12. März 1996 (nach einer Woche)

Augenärztliche Visusüberprüfung zufrieden stellend. Sehen auf dem li. Auge deutlich besser, re. mäßige Besserung. Subjektiv: Sieht vereinzelt wieder Farben und immer noch wandernde weiße Streifen bzw. weiße Schleier. Starke Blendempfindlichkeit. Nach wie vor „Scheuklappen" bds. (Einengung des Gesichtsfeldes).

24. März 1996 (nach weiteren 12 Tagen)

Nahezu vollständige Wiederherstellung der Sehkraft. Augenärztliche Kontrolle: li. Visus wieder vollständig hergestellt, re. nur noch sehr leichte Einschränkung der Sehkraft.
Trotz der bedrohlichen Störung der Sehkraft wirkt die Patientin wesentlich ruhiger, gefasster und auch einsichtiger als zu Beginn der homöopathischen Behandlung.

August 1997 (nach weiteren eineinhalb Jahren)

Anruf der Mutter: Ihre Tochter klagt über leichte Taubheitsgefühle, erneut aufgetretene Krämpfe in den Beinen. Die Patientin hat in einer Klinik MS-Patienten im fortgeschrittenen Stadium gesehen, was sie psychisch „geschockt" hatte.
Verordnung: *Chamomilla* M als Akutlösung, 2 Gaben an 2 folgenden Tagen. Es bringt wieder anhaltende Stabilität.

Dezember 1997 (nach weiteren vier Monaten)

Kurzer Anruf: Es geht der Patientin gut. Danach bricht sie die Therapie zunächst ab.

Erneute Fallaufnahme im Dezember 2002 (nach weiteren fünf Jahren)

Die Patientin bleibt bis zum Jahr 2000 weitgehend symptomfrei. Eine erneute, aber nur geringfügig ausgeprägte Visusverschlechterung – wiederum während des Skifahrens im Winter 1999 – wurde mit 40 mg Hydrocortison/d durch den Hausarzt über fünf Tage behandelt. Sie kann nicht erklären, aus welchem Grunde sie 1997 die Konstitutionstherapie abgebrochen hat. Alles spricht dafür, dass sie ihre Grundkrankheit verdrängt, sobald sie symptomfrei ist.
In den beiden Jahren 2001 bis 2002 hatte die Patientin alle halbe Jahre wieder leichte Schübe/Symptomaktivierungen, und zwar entweder leichte Sehstörungen oder leichte Sensibilitätsstörungen mit den bekannten Dyästhesien der Beine, jedoch ohne Paresen, absolviert. Über den gesamten Zeitraum war sie aber im Wesentlichen arbeitsfähig.
Die mittlerweile 30-jährige Patientin ist inzwischen verheiratet.

März 2002 (nach weiteren drei Monaten)

Aus voller Gesundheit heraus bekommt sie im März 2002 – wiederum während eines Skiurlaubs (!) – „von einem Tag auf den anderen“ stärkste Kopfschmerzen mit Erbrechen und einer Gangstörung.
Aufnahme in einer Universitätsklinik. MRT-Befund: Hydrocephalus internus infolge einer Aquäduktstenose. Therapie: Ventrikeldrainage mittels Codman-Medos-Ventils. Ein klarer Zusammenhang mit der MS erscheint den Klinikern zunächst nicht sicher, zumal sich im Liquor keine oligoklonalen Banden und auch sonst kein auffälliger neurologischer Befund finden. Jedoch liegen im kranialen und spinalen MRT MS-typische Demyelinisierungsherde ohne Entzündungsaktivität vor, v.a. im Brustmark. (Ein Arztbericht wird erst später nachgereicht, steht bei der erneuten Konsultation noch nicht zur Verfügung.)

Mai 2002 bis März 2003

Sechs bis acht Wochen nach der Operation des Hydrocephalus ereignet sich ein Schub mit linksbetonter Paraspastik und leichter Zehenheberparese links (Aufnahmebefund der neurologischen Klinik). Therapie: 5 Tage lang je 500 mg Solu-Decortin H®.
Danach im Mai 2002 Beginn mit einer Glatirameracetat-Therapie (Copaxone®, ☞ 4.2.2). Zur Kontrazeption nimmt sie Ovulationshemmer.

8. Dezember 2002 (nach weiteren sieben Monaten)

Die Patientin kommt nun erneut in homöopathische Behandlung, weil die Heilung seit dem letzten Schub keine Fortschritte machte.
Zwischenanamnese: Sie stottert jetzt wieder, klagt über ein auffällig beeinträchtigtes Gedächtnis (vorrangiger Leidensdruck), eine mittelgradige Spastik und eine mäßige linksbetonte Parese der Beine.
Verordnung: *Belladonna* in ansteigenden Potenzstufen (LM 6, LM 7). Begründung der Mittelwahl: Der Inbegriff der Symptome spricht jetzt für *Belladonna*, das eines der wichtigsten Ergänzungsmittel zu *Chamomilla* ist. (Interessant ist in diesem Zusammenhang, dass *Belladonna* schon zu Beginn der Erkrankung wegen des sehr auffälligen Symptoms „Paralysis after Epistaxis“ (Repertory of Herings Guiding Symptoms/Knerr) in Erwägung gezogen wurde. Die eingetretene Besserung wird von der Patientin fernmündlich nach sechs Wochen auf ca. 30% geschätzt.
Als die Besserung im März 2003 sistiert, wird als Folgemittel *Phosphorus* verabreicht, da die aktuelle Symptomatik viele ähnliche Symptome wie ganz zu Beginn der Erkrankung zeigt.
Leider bricht die Patientin die homöopathische Behandlung nach der Konsultation im März 2003 erneut ab.

Zusammenfassende Beurteilung

Bei der noch jugendlichen Patientin manifestiert sich im Alter von 18 Jahren eine Multiple Sklerose, die von Anfang an wegen der Intensität der neurologische Ausfälle und kurzer Intervalle (vier Schübe innerhalb 15 Monaten) als prognostisch ungünstig einzustufen ist. Der Zustand kann ausschließlich durch homöopathische Therapie (abgesehen von den erwähnten niedrigen Cortisongaben) über sieben bis acht Jahre nahezu vollständig stabilisiert werden. Die Patientin hat außer den gut zu therapierenden neurogenen Schmerzen keine Ausfälle, ist voll berufstätig und kann Sport treiben.

Das individuelle Bild der neurologischen (Schmerz-) Symptome – vor allem aber der psychischen Konstitution – erlaubte mit *Chamomilla* eine für diese Krankheit außergewöhnliche homöopathische Arzneidiagnose.

Chamomilla ist nicht nur ein Mittel mit immenser Schmerzempfindlichkeit, *Chamomilla*-Patienten zeichnen sich darüber hinaus durch eine ungewöhnliche Emotionalität aus, v. a. durch das generelle Unvermögen, missliche Zustände und selbst geringe Schmerzen ertragen zu können und dadurch gleichzeitig in eine zornige Anspannung zu geraten. Das ist umso problematischer, als neurogene Schmerzen schon für Menschen mit halbwegs normaler Schmerztoleranz eine große Belastung sind und viel Energie absorbieren. Verleugnung der Krankheit, Fehleinschätzung der Kräfte und Ignorieren körperlicher Warnsymptome (äußerst anstrengender Ski-Wochenendurlaub während der Rekonvaleszenz nach einer Influenza) und nicht zuletzt die unverständlichen Therapieabbrüche trotz guten Heilerfolgs sind ebenfalls gut mit der Essenz der impulsiven *Chamomilla* zu erklären. (Eine psychotherapeutische Begleitung mit psychoedukativen Elementen wäre sehr zu wünschen gewesen.)

Chamomilla hat von allen verabreichten Mitteln die stärkste Wirkung gezeigt. Diese Fallstrategie entspricht in erster Linie einer Lösung in Hinsicht auf die Essenz (☞ 6.2.1).

Das nicht völlig geklärte, später auftretende Bild einer ZNS-Erkrankung mit Hydrocephalus internus (Arztbericht lag erst später vor, von schulmedizinischer Seite erfolgte keine Stellungnahme zu diesen Zusammenhängen) zeigt – auch wenn eine klinische Einordnung nicht gelingt –, dass die Patientin aus miasmatischer Sicht weiterhin erheblich syphilinisch belastet ist. Es hätte also nach den günstigen Anfangserfolgen mit *Chamomilla*, *Magnesia carbonica* und *Phosphorus* unbedingt eine weiterführende antisyphilinische Therapie erfolgen müssen.

12.2 MS mit ausgeprägter Infektanfälligkeit und psycho-vegetativem Erschöpfungszustand nach Immuntherapie

Anamnese

Die 47-jährige Patientin, verheiratet, zu Beginn der Behandlung berufstätig, später Hausfrau, zwei erwachsene Kinder, zwei Enkelkinder. Kommt im Februar 1996 nach Überweisung durch einen allopathischen Kollegen zur homöopathischen Erstanamnese.

Behandlungszeitraum: von Februar 1996 bis März 2000.

Diagnose: Encephalomyelitis disseminata (anlässlich einer akut aufgetretenen Optikusneuritis rechts) im Jahre 1980. Die subtotale Amaurose bildete sich innerhalb von sechs bis acht Wochen fast vollständig zurück.

Zweiter Schub im November 1983: Fazialisparese rechts, leichte Artikulationsstörungen, leichte Schluckstörungen, mäßig ausgeprägte Parese der rechten Hand. Danach weiterhin regelmäßige Schübe während der Folgejahre bis zur homöopathischen Fallaufnahme.

Aussehen, Zeichen und Verhalten

Etwas stämmig, muskulös. Rundes, leicht aufgedunsenes Gesicht. Sehr mitteilsam, leitet das Gespräch häufig selber.

Spontanbericht

Die Patientin arbeitete in einem Geschäft mit anspruchsvollen Kunden, das eine sehr individuelle

Beratung erforderte. Diese Tätigkeit mit langen Gesprächen unter Zeitdruck empfand sie als sehr anstrengend und wurde dadurch „übernervös". Nachdem sie sich von dem Schub im November 1983 (Cortison-Hochdosis-Therapie) noch nicht vollständig erholt hatte, traten im Mai 1984 starke Schwindelanfälle (Drehschwindel) auf. Seit dieser Zeit durchschnittlich zweimal jährlich – fast regelmäßig im Winter (Januar/Februar) und im Sommer (August) – teils neue, teils schon bekannte neurologische Symptome.

Die stationären Aufenthalte waren nicht nur wegen des schubweisen Fortschreitens der Multiplen Sklerose erforderlich, sondern auch wegen ausgeprägter psycho-vegetativer Erschöpfungszustände mit depressiver Verstimmung nach Infekten. Diese traten zunehmend gehäuft auf, nachdem in den Jahren 1984–1987 eine immunsuppressive Therapie mit Cyclosporin durchgeführt worden war, das schließlich wegen starker Nebenwirkungen abgesetzt werden musste.

Die anschließende Therapie mit Azathioprin (☞ 4.2.3) führte zu anhaltender Blutbildverschlechterung (Leukopenie). Im Januar 1990 entschloss man sich zu intrathekalen Corticosteroid-Injektionen (Volon® A) mit der Folge eines körperlichen und nervlichen Zusammenbruchs unter gleichzeitigem Auftreten eines Herpes zoster am rechten Oberschenkel. Kurz darauf elektrisierende Gefühle beider Beine, die sich von unten nach oben bis zur Brusthöhe erstreckten. Diagnose in einer neurologischen Klinik: „Akute Entzündung des Rückenmarks".

Aktuelles Beschwerdebild: Schmerzattacken nachts, „als ob ein Pfeil im Rückenmark wäre, und daran gezerrt würde". Konnte nur noch ganz langsam und unsicher gehen. Gefühl für Füllung des Rektums und Stuhlentleerung abgeschwächt. Bisher keine auffälligen Blasenprobleme. In den letzten Monaten weiterhin ständig rezidivierende virale Infekte, zum Teil mit Superinfektion (fiebrige Bronchitiden).

Aktuelle Symptome zum Zeitpunkt der Fallaufnahme im Februar 1996

Spürt häufig den rechten Fuß nicht mehr und vertritt sich deshalb leicht, muss z. B. beim Gehen prüfen, in welcher Stellung der Fuß steht. 1987 Treppensturz mit Schock aufgrund der „irrsinnigen" Schmerzen. Seit dieser Zeit wesentliche Steigerung der bereits zuvor vorhandenen Schmerzempfindlichkeit. Ständiges „Umknöcheln" in den Fußgelenken (besonders rechts) sowie instabiles Kniegelenk rechts, das bei längerem Stehen „durchknickt". Spannungsgefühl in der rechten Großzehe. Neigung zu Hämatomen im Bereich der Beine.

Linkshänderin, feinere Handarbeiten bereiten deshalb trotz Parese der rechten Hand (s. o.) keine Probleme.

Verschluckt sich häufig beim Essen und Sprechen, sowohl an fester Nahrung als auch an Flüssigkeiten. Speisen bleiben wegen Trockenheit im Rachen hängen.

Häufige Schwindelgefühle in Form von Schwanken und kurzem Drehen, vor allem wenn das Allgemeinbefinden nicht gut ist (Dauer ca. fünf Minuten).

Gelegentlich Sehstörungen: Das Gesichtsfeld rückt plötzlich weiter weg und erscheint schief (Dauer: einige Minuten), danach große Erschöpfung.

Gelenkter Bericht

Familienanamnese

Mutter: Brustkrebs, Tod durch Herzinfarkt, „war das ganze Leben lang leidend und immer kränker als ich". Schicksal des Vaters und der Großeltern infolge der Nachkriegswirren nicht bekannt. Ein gesunder Bruder.

Frühere Anamnese

Öfter einmal „steifer Hals", immer im Bereich der linken Schulter, fast ausnahmslos morgens beim Erwachen (im Schlaf „verlegen"?), einmal über sechs Wochen anhaltend. Mäßige Steifheit der Glieder, besser durch Einlaufen, nach Bewegung.

1994 Mandeloperation, seitdem „unheimlich oft" Halsentzündungen.

Ständig virale Infekte, die über das ganze Jahr verteilt auftreten, meistens begleitet von schmerzhaften, ausgedehnten Herpes-simplex-Infektionen im Gesicht.
Häufiges Verlangen, sich hinzulegen, plötzliche Hitzeanwandlungen.
Häufig Muskelkrämpfe im Unterbauch, besser durch lokale Wärme.
Ab und zu Magenprobleme seit der Cortison- und Azathioprin-Behandlung (Imurek®). Nach Kaffee Kreislaufstörungen, Hitzewallungen und „ungutes Gefühl".
Cholezystektomie im Jahr 1978 wegen eines Gallensteins.
Regelmäßiger (einmal täglich) geformter Stuhl.
Seit fünf bis sechs Jahren Hausstaub- und Bettfedernallergie. Ein früher bestehender Heuschnupfen trat in den letzten Jahren nicht mehr auf, jedoch nachts Jucken und Trockenheit der Augenbindehäute, der Nase und des Halses.
Nächtliches Anschwellen von Händen und Gesicht, das nach dem Aufstehen langsam abklingt.

Gezielte psychische Exploration

Fühlt sich im Grunde psychisch stabil.
Als Stress empfindet die Patientin Zeitdruck und die berufsbedingte Notwendigkeit, viel reden zu müssen. Am besten erholt sie sich, wenn sie allein ist, viel liest „und dadurch die stressigen Zeiten ihres Lebens vergessen kann" (war lange Jahre mit der Pflege eines chronisch kranken Familienangehörigen befasst).
Kann gelegentlich laut und heftig reagieren. „Danach ist der Zorn völlig verraucht. Nicht mehr nachtragend wie noch vor einigen Jahren."
Bezeichnet sich als aufgeschlossen, kontaktfreudig, reagiert manchmal etwas hastig, ist nicht übergenau. Empfindet sich als Kämpfernatur, kann sich gut durchsetzen.
Ängste: Furcht vor Schlangen [3], sogar vor der typischen schlangenartigen Bewegung einer harmlosen Blindschleiche.
Sie hört gerne Musik, besonders Klassik und reagiert sehr empfindsam darauf, mitunter sogar gerührt. Überhaupt kommen ihr schnell Tränen durch Rührung, z. B. bei Gratulation der Enkelkinder, bei Freude.
Vorliebe für die Farbe Grün („Blattgrün"). Liebt die Natur und ist am liebsten den ganzen Tag draußen an der Luft.
Wichtig sind ihr Familie, Kinder und Enkelkinder.

Thermische Modalitäten und Witterungsverhältnisse

Seit einem Krankheitsschub im Jahr 1990 wird warmes Baden allgemein nicht mehr vertragen (früher Vorliebe für warme Bäder). Allgemeine Wärmeintoleranz, am besten verträgt sie eine Umgebungstemperatur von 18 – 19 °C.
Auffällige Wärmeverteilungsstörung: Sie muss nachts den brennend heißen Rücken „lüften und kühlen". Großflächiger Hitzestau im Rücken, „als ob es kocht". Bauch, Arme und Beine müssen dagegen immer warm eingehüllt sein. Verträglichkeit von Sonne: Früher überhaupt keine Empfindlichkeit, konnte bei jedem Wetter draußen sein. Heute Verlangen nach leichtem Sonnenschutz.
Insgesamt im Frühjahr die beste Energie und Stimmungslage.
Klimatische Erfahrungen: War als 13-jähriges Kind an der Nordsee, empfand das Klima als „Horror" („kahl, kalt, windig").

Missempfindungen und Schmerzen

„Wasser tut weh auf der Haut". Einmal traf sie ein Wasserstrahl im Garten, was einen heftigen Schmerz auslöste, „wie mit der Peitsche geschlagen". Seit dieser Zeit übersensibler Rücken (Dorsum), jede Berührung schmerzt. Die Empfindlichkeit gegen kaltes Wasser ist geblieben: Berührung mit kaltem Wasser wird wie ein elektrischer Schlag empfunden.

Nahrungsmodalitäten

[V]: Salat [2], Gemüse [2], Wurst [2], Käse in jeder Form [2], Obst [2], Senf [2], Essig [1], Zwiebeln [2]. Trockenfrüchte, Rohkost, Gemüse. Bevorzugt warmes Essen, da angeblich eine Leberbelastung (?) bestand. Phasenweise Verlangen nach Nüssen [2]. Indifferenz: Fleisch, Süßigkeiten und Salz.
[A]: Muscheln, Krabben [2 – 3], gallertige Speisen

[1], Fenchelgemüse [2], Fett [2]. Hat noch nie Alkohol vertragen, kleinste Mengen benebeln sie sofort, woraufhin sie sich ins Bett legen muss.
Sehr wenig Durst, muss sich immer selber zum Trinken ermahnen. Abneigung gegen reines Wasser.
Hohe Cholesterinwerte trotz fettarmer Nahrung.

Gynäkologische Anamnese

Rechter Eierstock entfernt (war mit dem Darm verwachsen, anfängliche Fehldiagnose „Blinddarmreizung") und Gebärmutter nach rechts verlagert (offenbar wegen früherer Entzündungsvorgänge). Kleines Myom.
Menses variieren zwischen 27 und 33 Tagen, sind während der letzten Jahre oft schmerzhaft. Während der Schmerzzustände muss der Bauch frei sein von Kleidung. Blutungen heftig und dunkel. Häufig Abgang von Schleimhautfetzen, klumpigem Blut, danach sind die Schmerzen verschwunden. Heißhunger vor den Menses.
Die häufigen Herpes-Infektionen (s. o.) und Infekte treten fast ausschließlich vor der Regel auf. Zwei gesunde Kinder.

Schlaf

Zu Hause relativ gut (ein- bis zweimaliges nächtliches Erwachen), dagegen im Krankenhaus jedes Mal sehr gestört und unruhig. Oft Nykturie.
Sehr intensive Träume mit Bezug zu Tagesereignissen, werden meistens nicht als neutral, sondern als unangenehm empfunden.
Gelegentlich kann sie morgens beim Erwachen zwischen Traum und Wirklichkeit nicht sofort unterscheiden.

Haut

Häufige Herpes-simplex-Infektionen im Gesicht (s.o). Während der vergangenen drei Jahre drei Herpes-zoster-Infektionen (zweimal am Thorax, einmal am Gesäß).
Seit 1990 oft Hautjucken, besonders in der Bettwärme, am ganzen Körper, muss häufig kratzen. Sehr trockene Haut, wenig Schweiße.

Auffälliger neurologischer Befund (Februar 1996)

Diskrete Anisokorie (linke Pupille eine Spur weiter als rechts).
Tonus, Trophik und Motilität nicht wesentlich beeinträchtigt.
Kraft der oberen Extremitäten regelrecht.
Leichte Schwäche der unteren Extremitäten beim Beinhalteversuch, rechts betont. Sehr diskrete Hypästhesie im Bereich beider Füße. Diffuse Hypästhesie und Hypalgesie des gesamten rechten Beines, besonders im Bereich der rechten Großzehe.
Zahlenschrift wird etwas unsicher erkannt, rechts betont. Lagesinn der Zehen auch etwas unsicher.
Vibrationsempfinden am rechten Fuß abgeschwächt.
Eigenreflexe seitengleich sehr lebhaft bis gesteigert. Keine Pyramidenbahnzeichen. Keine Cloni.
Zeigeversuche der rechten Hand final leicht ataktisch. Knie-Hackenversuch geringfügig unsicher, rechts betont. Diadochokinese rechts ebenfalls etwas unsicher.
Gang: leichte Ataxie des rechten Beines, besonders ausgeprägt beim Seiltänzergang. Monopedales Hüpfen rechts äußerst plump, fast nicht möglich.

Arzneidiagnose I

Wahl der Symptome

Die Arzneidiagnose ist wegen der vielen allopathischen Eingriffe in das Krankheitsgeschehen äußerst schwierig, insbesondere aufgrund der vielfältigen Symptomverschiebungen (☞ 5.2.3) infolge der Immuntherapien. Außerdem zeigt das Anamneseergebnis verschiedene Schichten von krankheitsbedingten Symptomen und eine Mischung unterschiedlicher Miasmen. Die oberste Schicht ist gekennzeichnet durch eine extreme Infektanfälligkeit, Überempfindlichkeit gegenüber vielen äußeren Einflüssen, Missempfindungen und Schmerzen sowie Auffälligkeiten in den Wärmemodalitäten. Es werden zunächst alle Symptome repertorisiert und die Symptome 1, 3, 5–7, 9, 13–18, 21, 23, 28–29, 31 und 33–36 ausgewählt.

Repertorisation I (Ergebnis RADAR-Analyse, Vers. 9.1)

1	1234	2	Allgemeines – Sprechen – agg.	92
2	1234	3	Allgemeines – Empfindlichkeit – Schmerz, gegen	129
3	1234	2	Gemüt – Verwirrung – geistige – morgens – Erwachen, beim	55
4	1234	2	Schwindel – anfallsweise	30
5	1234	1	Sehen – Akkommodation – gestört	29
6	1234	2	Sehen – entfernt – Gegenstände scheinen (weit)	30
7	1234	1	Sehen – schiefsichtig	2
8	1234	2a	Gesicht – Schwellung	198
9	1234	2a	Gesicht – Schwellung – morgens – Erwachen, beim	5
10	1234	2	Innerer Hals – Schlucken – schwierig	244
11	1234	2	Innerer Hals – Trockenheit	326
12	1234	2	Äußerer Hals – Kleidung agg.	34
13	1234	3b	Rücken – Empfindlichkeit – Dorsalregion – Berührung agg.	1
14	1234	3b	Rücken – Empfindlichkeit – Wirbelsäule	49
15	1234	3	Rücken – Hitze – Dorsalregion	82
16	1234	2c	Rücken – Schläge – Stromschlag – wie ein – Wirbelsäule – entlang der	5
17	1234	2c	Rücken – Schmerz – Stromschlag – wie durch einen	1
18	1234	2	Rücken – Schmerz – drückend – Pflock, Keil – wie durch einen	15
19	1234	2d	Rücken – Steifheit – Zervikalregion	211
20	1234	2d	Rücken – Steifheit – Zervikalregion – morgens – Erwachen, beim	10
21	1234	2	Extremitäten – Schmerz, Schlag – Schmerz wie von einem	1
22	1234	2e	Extremitäten – Schwellung – Hände	128
23	1234	2e	Extremitäten – Schwellung – Hände – nachts	5
24	1234	2f	Extremitäten – Steifheit	192
25	1234	2f	Extremitäten – Steifheit – Bewegung – Beginn der Bewegung, zu – agg.	11
26	1234	2f	Extremitäten – Steifheit – Gehen amel.	5
27	1234	2f	Extremitäten – Steifheit – Aufstehen – agg.	7
28	1234	3	Haut – Hautausschläge – Herpes	163
29	1234	2	Haut – Hautausschläge – Herpes zoster	88
30	1234	2	Haut – Jucken – Warmwerden – Bett – im – agg.	72
31	1234	2	Haut – Schmerz – kalt – agg. – Kälte	4
32	1234	3	Allgemeines – Erkältung – Erkältungsneigung	158
33	1234	2	Allgemeines – Schlag, Schock – elektrischer Schlag, wie ein	97
34	1234	3	Allgemeines – Speisen und Getränke – Alkohol – agg.	178
35	1234	1	Allgemeines – Speisen und Getränke – Kaffee – agg.	123
36	1234	2	Allgemeines – Speisen und Getränke – Wasser – Abneigung	52

	agar.	nat-m.	sulph.	nux-v.	bell.	calc.	sep.	phos.	lach.	ars.
	50/76	47/92	45/92	44/94	44/87	43/81	42/90	42/85	41/90	41/87
1	1	3	3	1	2	3	2	2	–	1
2	2	–	1	3	2	1	3	3	3	2
3	1	1	1	–	–	2	–	2	3	1
4	1	2	–	2	1	1	1	1	–	–
5	2	2	–	1	3	1	–	–	1	–

Repertorisation I (Ergebnis RADAR-Analyse, Vers. 9.1) *(Fortsetzung)*

	agar.	**nat-m.**	**sulph.**	**nux-v.**	**bell.**	**calc.**	**sep.**	**phos.**	**lach.**	**ars.**
	50/76	**47/92**	**45/92**	**44/94**	**44/87**	**43/81**	**42/90**	**42/85**	**41/90**	**41/87**
6	–	1	3	–	1	1	–	2	–	–
7	–	–	–	–	–	–	–	–	–	–
8	1	3	1	2	3	3	2	2	2	3
9	1	–	–	–	–	–	–	–	–	–
10	1	1	1	3	2	2	2	1	3	2
11	2	3	3	2	3	3	3	3	2	2
12	2	–	1	–	3	–	3	–	4	–
13	1	–	–	–	–	–	–	–	–	–
14	1	2	1	1	2	–	–	2	3	2
15	2	1	3	3	2	1	3	2	1	3
16	1	–	–	–	–	–	–	–	–	–
17	–	–	–	–	–	–	–	–	–	–
18	2	1	–	2	–	–	1	–	1	–
19	3	2	2	3	3	3	2	2	3	2
20	–	–	–	–	–	2	–	–	–	–
21	–	–	–	–	–	–	–	–	–	–
22	2	1	2	1	2	2	1	2	2	2
23	–	–	–	–	–	–	–	–	–	1
24	2	2	3	2	2	2	3	2	2	3
25	2	–	–	–	–	1	–	1	–	–
26	–	–	–	–	–	1	–	–	–	–
27	1	–	–	–	–	1	–	–	–	–
28	1	3	3	1	1	3	3	2	2	3
29	1	2	2	–	–	1	2	–	2	2
30	–	2	3	1	–	2	2	2	–	–
31	1	–	–	–	–	–	–	–	–	–
32	1	3	2	3	2	2	3	2	1	1
33	2	2	1	2	1	1	1	2	–	3
34	2	2	3	3	2	2	1	2	3	3
35	1	1	1	3	1	1	1	–	–	1
36	–	2	–	3	2	–	–	–	1	1

Arzneimitteldifferenzierung

Von den vielfältigen Symptomen sind zweifellos die Symptome 1, 3, 5 – 7, 9, 13 – 18, 21, 23, 28 – 29, 31, 34 – 35 am auffälligsten, insbesondere die große Empfindlichkeit des Rückens mit Hitzegefühlen und dem Schmerz wie durch einen Schlag, Stromschlag oder Keil, die Schmerzhaftigkeit der Haut durch Kälte, die episodischen individuellen Sehstörungen und die morgendliche Schwellung von Gesicht und Händen. Als nächstes werden die Geistes- und Gemütssymptome „Gemüt – Verwirrung, geistige – morgens – Erwachen, beim" und „Gemüt – Reden verschlechtert", gefolgt von den Nahrungsmodalitäten „Alkohol und Kaffee verschlechtern" ausgewählt. Außerdem wird die auffällige Häufung von Herpes-Infektionen in den Inbegriff der Symptome übernommen. Alle übrigen Symptome bestätigen das Bild von *Agaricus*.

Verordnung
15. Februar 1996: *Agaricus* LM 4, Dil., 1 × tgl. 4 Trp.

Zusatzverordnung
Wegen der extremen Infektanfälligkeit und eines hohen Candidabesatzes des Intestinums (Keimzahl 10^5) nach zahlreichen vorangegangenen antibiotischen Behandlungen wird zur . Unterstützung des darmassoziierten Immunsystems eine probiotische Therapie mit Symbioflor® I, Paidoflor® (Lactobacillus acidophilus) und Mutaflor® (Escherichia coli) über einige Wochen bis Monate durchgeführt (☞ 8.2.3).

Verlauf
12. März 1996
Energie recht gut. Neues Auftreten alter Symptome, die in den letzten Wochen verschwunden waren: ausgeprägte morgendliche Anschwellung des Gesichts, mit Betonung der Unterlider und dunkelrot-livider Verfärbung unterhalb der Unterlider. Mäßiges Jucken der Zehen rechts. Hin und wieder Benommenheit, leichter Schwindel. Ab und zu „Hitzestau" im Bereich des gesamten Rückens. Trockene unreine Haut.
Verordnung: *Agaricus* LM 5.

4. April 1996 (nach weiteren dreieinhalb Wochen)
„Allergieschub" mit roten Flecken und starkem Jucken im Gesicht sowie „Nesselsucht" am ganzen Körper. Hitzegefühl des Rückens mit Verlangen nach Abkühlung – aber nur in dieser Region. Auftreten eines trockenen juckenden Lidekzems. Allgemein geht es sehr gut.
Verordnung: weiterhin Agaricus (LM 6).

Arzneidiagnose II
Wahl der Symptome
Die Urtikaria ist bei weiterhin deutlich gebessertem Allgemeinbefinden vollständig abgeklungen. Es besteht aber weiterhin das stark ausgeprägte juckende Lidekzem.

Repertorisation II (Ergebnis RADAR-Analyse, Vers. 9.1)

1	1234	2	Gesicht – Schwellung – morgens – Erwachen, beim	5
2	1234	2	Gesicht – Farbe – bläulich – Augen – um die Augen – Ringe	123
3	1234	2	Extremitäten – Jucken – Zehen	69
4	1234	2	Rücken – Hitze	67
5	1234	1	Haut – Hautausschläge – Urtikaria	197
6	1234	1a	Auge – Hautausschläge – Lider	30
7	1234	1a	Auge – Hautausschläge – Lider – Ekzem	20
8	1234	2a	Auge – Jucken – Lider	94

	agar.	sulph.	phos.	ars.	berb.	merc.	nat-c.	ph-ac.	zinc.	verat.
	11/15	9/21	9/18	9/17	9/15	9/15	9/13	9/13	9/13	9/12
1	1	–	–	–	–	–	–	–	–	–
2	1	1	2	3	3	1	3	2	1	2
3	2	3	1	1	2	2	1	1	2	1
4	2	2	3	2	1	2	1	1	2	1
5	1	3	2	3	1	1	1	1	1	2
6	–	1	–	–	–	1	–	–	–	–
7	–	1	–	–	–	–	–	–	–	–
8	1	3	2	1	1	2	1	2	1	1

Verordnung und Verlauf

29. April 1996: Da die Patientin sehr auf eine Behandlung drängt, vorübergehender Wechsel auf *Sulphur* LM 1, das durch die erneute Repertorisation (s. o.) und unter dem Aspekt der früheren häufigen Unterdrückungen angezeigt scheint.
Bald darauf wieder Verschlechterung des Allgemeinbefindens, keine Besserung des Ekzems.
Verordnung: *Agaricus* LM 7.

Verlaufsbeurteilung

Das Auftreten alter Symptome in abgeschwächter Form bei deutlicher Verbesserung von Energie und Allgemeinbefinden bestätigt die Wahl von *Agaricus*, zumal der vorübergehende Wechsel auf *Sulphur* LM 1 das Allgemeinbefinden wieder verschlechterte.
Konsequenz: Bei guter Stabilisierung des Allgemeinbefindens und der neurologischen Symptome sowie Infektfreiheit muss das Lidekzem noch eine Weile als ausleitendes, kanalisierendes Symptom toleriert und darf lediglich pflegerisch behandelt werden.

Verlauf

11. Juni 1996

Lidekzem abgeklungen. Stattdessen sehr starker Schmerz im Bereich der unteren LWS rechts (ischialgiform bis ins gesamte rechte Bein einstrahlend) mit Kälte des rechten Fußes und Verstärkung der Hypästhesie im gesamten rechten Bein. Wieder verstärkt elektrisierendes „Pitzeln" (a. Sy.: Ischialgie aus früheren Jahren bekannt). Kurzer stationärer Aufenthalt in neurologischer Klinik zur Klärung der Diagnose ergibt keine neuen Gesichtspunkte.
Verordnung: *Agaricus* in weiter ansteigenden Potenzen (LM 8).

17. Juni 1996 (nach einer weiteren Woche)

Nächtliche Trigeminusschmerzen rechts, „als wolle das rechte Auge herausfallen" (Dauer ca. ein bis zwei Stunden). Dabei handelt es sich um ein altes Symptom, das die Patientin bei der Erstanamnese nicht erwähnt hatte. Es trat immer nach starker körperlicher Erschöpfung oder nach akuten Infekten auf, besser durch Druck mit einem Kissen.
Arzneikontrolle: Agaricus wird durch die Rubrik „Auge – Schmerz – drückend – außen, nach" einwertig abgedeckt.

23. August 1996 (nach weiteren zweieinhalb Monaten)

Allgemein geht es körperlich und bezüglich der neurologischen Symptome sehr gut. Die Patientin hatte sich trotz Infektexposition (Enkelkind) nicht infiziert. Wieder öfter geschwollenes Gesicht (ähnlich einem Quincke-Ödem), weiterhin mit dunklen Ringen unter den Augen. Sie erwähnt aus diesem Anlass, dass sie früher mitunter zu hören bekam „Du siehst aus wie ein Clown" (*Agaricus*!) und ärgert sich noch heute darüber.
Verordnung: *Agaricus* LM 9.

12. September 1996 (nach weiteren drei Wochen)

Fahrradunfall mit starker Schwellung und Schmerzen des rechten Kniegelenks. Akutbehandlung mit *Arnica* C 200. Daraufhin deutliche Besserung der lokalen Beschwerden, jedoch Verschlechterung des Allgemeinbefindens und erneutes Auftreten des Lidekzems. Die Patientin fühlt sich auffallend „schusselig und ungeschickt", „hastig und unruhig", hat Probleme „alles auf die Reihe zu bringen". Starke Einschlafstörungen wegen Gedankenandrangs. Starke Trockenheit der Mundschleimhäute, möchte „kannenweise" trinken.

Arzneidiagnose III

Wahl der Symptome

Repertorisation III (Ergebnis RADAR-Analyse, Vers. 9.1)				
1	1234	2	Gemüt – Fehler, macht – Zeit, in Bezug auf die	32
2	1234	2	Gemüt – Hast, Eile	119

Repertorisation III (Ergebnis RADAR-Analyse, Vers. 9.1) *(Fortsetzung)*										
3	1234	2	Gemüt – Ruhelosigkeit							425
4	1234	2	Gemüt – zerstreut							97
5	1234	2	Mund – Trockenheit							260
6	1234	2	Magen – Durst							325
7	1234	2	Extremitäten – Koordination – fehlende, gestörte							75
8	1234	2	Schlaf – Schlaflosigkeit – Gedanken – Gedankenandrang, durch							92
9	1234	2	Allgemeines – Verletzungen							131
	sulph.	**lach.**	**nux-v.**	**con.**	**plb.**	**alum.**	**nux-m.**	**rhus-t.**	**acon.**	**calc.**
	18/42	**18/36**	**18/34**	**18/28**	**18/28**	**18/26**	**18/26**	**16/36**	**16/32**	**16/32**
1	1	2	1	1	1	1	1	–	1	–
2	3	2	2	1	1	1	1	1	2	1
3	3	2	2	1	3	1	1	3	3	3
4	2	1	1	1	1	2	3	1	1	1
5	3	3	3	1	2	2	3	3	3	2
6	3	2	2	2	2	1	1	3	3	3
7	2	2	2	3	2	3	1	2	–	2
8	2	2	3	1	1	1	1	2	1	3
9	2	2	1	3	1	1	1	3	2	1

Arzneimitteldifferenzierung

Die aktuellen Symptome sind im Grunde genommen nicht sehr aussagekräftig und werden von vielen Mitteln abgedeckt. Das im Vordergrund stehende (ausgeprägte) Problem, die Zeit nicht koordinieren zu können („nichts auf die Reihe zu bringen"), sich dadurch ständig in Hast und Eile zu befinden und die wieder verstärkt auftretenden ataktischen Symptome lassen bei einer neurologischen Krankheit vorrangig an *Alumina* denken. Die Arzneidiagnose wird durch die große Trockenheit der Mundschleimhäute mit dem Verlangen, viel zu trinken, und durch die Schlafstörungen bestätigt. Darüber hinaus ist *Alumina* ein Verletzungsmittel (Fahrradunfall).

Verordnung

28. September 1996: Arzneimittelwechsel auf *Alumina* LM 4.

Verlauf (bis 4. November 1996)

Die zwischenzeitliche Diagnostik des Kniegelenks ergab eine Meniskusschädigung. Meniskusoperation rechts. „Die Vollnarkose war eine Katastrophe". Sie hat die ganze Nacht über erbrochen, sich aber nicht zur postoperativen homöopathischen Traumabehandlung gemeldet.

Einige Tage darauf: Lidekzem erneut aufgetreten („furchtbar"). Erneut Schwindelzustände (a. Sy.). Während eines Friseurbesuchs sogar sehr starke Schwindelattacke mit Übelkeit, verschwommenem Sehen wie kurz vor einer Ohnmacht („noch nie so massiv gewesen"), Zittern, verwaschener Sprache. Muss während des Schwindels die Augen offen halten, dabei ausgeprägtes Leeregefühl, besonders im Hinterkopf. Will liegen, aber den Kopf hoch lagern. Häufiges Zittern.

Neu: auffallender Durst auf kalte Getränke.

Beurteilung der Patientin: Sie hatte sich vor der Operation so wohl gefühlt, die neurologischen Symptome hatten sich weiterhin sehr gut stabilisiert, sie konnte gut laufen etc. Führt die Verschlechterung ihres Zustands auf die Nachwirkung der Narkose zurück.

Arzneidiagnose IV

Wahl der Symptome

Repertorisation IV (Ergebnis RADAR-Analyse, Vers. 9.1)

1	1234	2	Allgemeines – Anästhesie – Beschwerden durch	11
2	1234	2	Schwindel – Schließen der Augen – agg.	51
3	1234	2	Kopf – Leeregefühl, wie hohl	98
4	1234	2	Mund – Sprache – undeutlich	20
5	1234	2	Allgemeines – Liegen – Kopf – mit hoch gelagertem – amel.	31
6	1234	2	Allgemeines – Ohnmacht – Schwindel, mit	67
7	1234	3	Allgemeines – Speisen und Getränke – kalte Getränke, kaltes Wasser – Verlangen	233
8	1234	2	Allgemeines – Zittern – äußerlich	352

	phos.	**ars.**	**hep.**	**glon.**	**apis**	**nux-v.**	**chin.**	**cocc.**	**sep.**	**rhus-t.**
	17/31	**13/31**	**13/19**	**13/18**	**13/17**	**13/17**	**11/21**	**11/20**	**11/20**	**11/18**
1	1	–	1	–	–	1	–	–	–	–
2	1	2	2	–	2	–	–	–	3	1
3	3	2	–	1	–	1	1	2	1	1
4	1	–	–	2	1	–	–	2	–	–
5	1	3	2	1	1	1	2	–	–	–
6	2	1	2	1	1	2	1	1	1	1
7	3	3	1	2	1	1	3	2	2	2
8	2	3	1	1	2	2	2	2	2	3

Arzneimitteldifferenzierung

Wie an der Repertorisation abgelesen werden kann, ist die Wahl von *Phosphorus* gut zu begründen, zumal *Phosphorus* eines der wichtigsten Mittel bei Unverträglichkeit von Anästhesien ist.

Verordnung

21. November 1996: *Phosphorus* in ansteigenden LM-Potenzen (beginnend mit LM 6).

Verlauf

14. März 1997

Unter *Phosphorus* gute Stabilisierung der aktuellen Symptomatik, der neurologischen und der Allgemeinsymptome.

Aktuell: Erneut aufgetretene Ischialgie rechts (a. Sy., bekannter Diskusprolaps L5/S1 rechts): Jede kleinste Bewegung schmerzt. Will auf der schmerzhaften Seite liegen.

Verordnung: *Bryonia* C 30 als Akutlösung.

Im Zuge der erneuten stationären Abklärung probatorische Urbason®-Infusionen (250 mg/d). Eine Kernspinuntersuchung lehnt die Patientin wegen extremer Platzangst ab.

Baldige Erholung, danach Weiterbehandlung mit *Phosphorus*.

24. April 1997 (nach einem weiteren Monat)

Erneute „Trigeminusneuralgie"(?) (a. Sy.): wellenförmige Schmerzen über dem rechten Auge, Kälte verschlechtert. Die Patientin legt sich auf die schmerzhafte Seite und wärmt sie. Die Augen müssen geschlossen sein. Wind verschlechtert, „absolute Ruhe" bessert. Auftreten oft nachts zwischen 4 Uhr und 4.30 Uhr (Sommerzeit!). In der letzten Zeit war sie durch Familienangelegenheiten sehr überanstrengt worden. Hatte „aus einem inneren Gefühl heraus" selber eine *Phosphorus*-Pause eingelegt („Phosphor war so gut!", letzte Potenzstärke: LM 10).

Verordnung: *Bryonia* LM 6, Akutlösung. Begründung der Mittelwahl: Der wellenförmige Schmerzcharakter lässt differentialdiagnostisch besonders an *Spigelia* denken. Wegen der Auslösung durch körperlichen Stress, Besserung durch Druck und absolute Ruhe sowie Verschlechterung nachts um 3 Uhr (Rückrechnung wegen Sommerzeit) sowie durch kalten Wind fällt die Wahl auf *Bryonia*, das zudem ein gängiges Ergänzungsmittel zu *Phosphorus* ist. *Bryonia* wirkt rasch und anhaltend. Danach weitere Verordnung von *Phosphorus* LM 11 und LM 12 (alle 2 Tage 3 – 4 Trp.).

25. Juli 1997 (nach weiteren drei Monaten)

In der Zwischenzeit kommt es immer wieder einmal zum leichten Aufflackern des Lidekzems, einmal auch zu einer Konjunktivitis rechts bei weiterhin anhaltender Stabilität der Grundkrankheit und des Allgemeinbefindens.
Wegen eines Infektes Mitte Juli 1997 mit heftigsten, trocken-bellenden Hustenattacken tagsüber und nachts, Besserung durch Trinken vieler kleiner Schlucke und deutlicher Verschlechterung durch Raucheinwirkung.
Verordnung: *Spongia* C 30 als Akutlösung. Danach melden sich wieder die bekannten *Phosphorus*-Symptome. Anschließend Weiterbehandlung mit *Phosphorus* bis zur Stärke LM 16.

15. Dezember 1997 (nach weiteren fünf Monaten)

Plötzliches Auftreten eines heftigen reißenden Schulterschmerzes recht, Verschlechterung durch jegliche Wärmeeinwirkung. Nachtverschlimmerung. Allgemeine Wärmeempfindlichkeit. Ist sehr unruhig, redet viel und hastig. Herunterhängenlassen der Schulter bessert.
Verordnung: *Lachesis* LM 6 als Akutlösung. Während 8 bis 10 Tagen Besserung des Schulterschmerzes um ca. 80%. Anschließend Weiterbehandlung mit *Phosphorus*.

28. Januar 1998 (nach weiteren sechs Wochen)

Allgemeine Energie, Schlaf, seelische Verfassung und neurologische Symptomatik seit Langem gut. Seit dem Unfall und der Meniskus-Operation im Herbst 1996 ab und zu „Stolpern und Hängenbleiben" des rechten Fußes, vor allem nach längerer Belastung (kann drei bis vier Kilometer laufen). Nach langer Zeit wieder banaler Infekt ohne stärkere Beeinträchtigung des Allgemeinbefindens, aber mit einem leichten Gefühl „wie im Rausch zu sein". In letzter Zeit zweimal leicht ausgeprägter Lippenherpes. Seit einem Jahr keine Schwindelattacken mehr gehabt. Leichte Pelzigkeit der Unterschenkel. Im Übrigen neurologisch konstant o. B. bis auf die Schwäche des rechten Knie- und Fußgelenks und eine sehr diskrete Ataxie des rechten Beins.
Wieder krampfartige, mensesunabhängige Schmerzen des Unterbauchs.
Erneute Ischialgie rechts (bekannter Diskusprolaps), erneut brennende Missempfindung und Spannung des Rückens. Wieder häufiger Hitzestau der Dorsalregion und der Fußsohlen (war längere Zeit völlig verschwunden). Der Rücken soll kalt sein, der Bauch warm. Nächtliche Unruhe, Einschlafen schwierig. Ruckartig einschießende Schmerzen, gelegentlich wieder elektrisierende Gefühle im Rücken. Energie jedoch „optimal"!
Verordnung: erneut *Agaricus*, ansteigend ab LM 8.

4. Mai 1998 (nach weiteren vier Monaten)

Schmerzattacke im Bereich des rechten Auges und der rechten Wange mit Pochen, Ziehen, Stechen. Rechte Gesichtshälfte brennt wie Feuer, anschließend Taubheitsgefühl. Milde Wärme ist angenehm, Liegen kaum zu ertragen; die Patientin muss stehen oder laufen, Bewegung bessert. Auffällig: Die Schmerzepisoden treten v. a. nachts auf, exakt um 1 Uhr (Sommerzeit zurückgerechnet). Die Arzneidiagnose scheint einfach und eine Repertorisation nicht nötig zu sein. *Arsenicum* C 30 als Akutlösung beeinflusst die Schmerzen allerdings nicht im Geringsten, sodass sie ihr früher verwendetes allopathisches Mittel Centropil® einsetzt. Unter gleichzeitiger Gabe von *Cedron* C 30 als Akutlösung (sehr wichtiges Neuralgiemittel, v. a. wenn eine strenge Periodizität, z. B. „immer zur gleichen Stunde" vorherrscht) klingen die Schmerzepisoden dann innerhalb von drei Tagen ab, sodass Centropil® wieder ausgeschlichen werden kann.

Arzneidiagnose V

Repertorisation V (Ergebnis RADAR-Analyse, Vers. 9.1)				
1	1234	1	Auge – Schmerz – rechts	46
2	1234	2	Gesicht – Schmerz – anfallsweise	35
3	1234	2	Gesicht – Schmerz – brennend	147
4	1234	2	Gesicht – Schmerz – Gehen – amel.	3
5	1234	2	Gesicht – Schmerz – Nerven – Trigeminusneuralgie	55
6	1234	2	Gesicht – Schmerz – rechts	68
7	1234	2	Gesicht – Schmerz – stechend	139
8	1234	1	Gesicht – Schmerz – Wärme – amel.	29
9	1234	2	Allgemeines – Liegen – agg.	191
10	1234	1	Allgemeines – Nachts – Mitternacht – nach – 0 – 4 h	14
11	1234	1	Allgemeines – Nachts – Mitternacht – nach – 1 h	10
12	1234	2	Allgemeines – Periodizität	155
13	1234	1	Allgemeines – Periodizität – Stunde – selben Stunde wiederkehrende Beschwerden	23
14	1234	1	Allgemeines – Periodizität – Stunde – selben Stunde wiederkehrende Beschwerden – Neuralgie jeden Tag	5
15	1234	1	Allgemeines – Stehen – aufrechtes Stehen – amel.	6
16	1234	1	Allgemeines – Gehen – amel.	153

	ars.	**bell.**	**cedr.**	**sulph.**	**spig.**	**phos.**	**nux-v.**	**zinc.**	**thuj.**	**puls.**
	18/38	**17/33**	**17/25**	**16/31**	**16/26**	**16/24**	**15/21**	**15/18**	**15/17**	**14/31**
1	–	3	1	–	–	–	–	–	–	–
2	1	2	2	–	2	1	2	1	1	–
3	3	2	1	3	2	1	1	1	2	1
4	–	–	–	1	–	–	–	–	–	–
5	2	1	1	–	1	1	1	1	1	1
6	–	3	1	2	2	1	1	1	–	3
7	1	3	1	2	2	2	1	2	1	3
8	3	–	–	1	1	1	–	–	1	–
9	3	2	–	2	1	3	2	1	1	3
10	2	–	1	2	–	–	1	–	1	–
11	3	–	–	–	–	–	–	–	1	2
12	3	1	3	2	2	2	2	1	1	2
13	1	–	3	–	–	–	–	–	–	–
14	–	–	1	1	–	–	–	–	–	–
15	1	1	1	–	–	–	–	–	–	–
16	2	1	–	3	1	1	–	2	1	3

Verordnung

4. Mai 1998: weiter mit *Agaricus* (LM 10).

Verlauf

9. Juni 1998

Auftreten von Rückenschmerzen nach „falscher Bewegung", attackenweise, mit verstärkter Taubheit des rechten Unterschenkels, ziehend und reißend. Verschlechterung beim treppab Gehen, schlechter nachts ab 3 Uhr. Auffallende Empfindlichkeit gegen jeden Lufthauch im Bereich der LWS. Die Symptomatik „Beschwerden nach falscher Bewegung", die typische nächtliche Ver-

schlechterung und die große Empfindlichkeit gegen jeden Lufthauch – spricht klar für *Kalium carbonicum.*
Verordnung: *Kalium carbonicum* (LM 6) als Akutlösung.

23. November 1998 (nach weiteren fünfeinhalb Monaten)

Bei gutem Ansprechen auf *Kalium carbonicum,* sehr guter Energie und sehr gutem Schlaf wird *Kalium carbonicum* während der nächsten Monate in weiter ansteigenden Potenzen bis zur Stärke LM 11 gegeben.
In der letzten Zeit zunehmendes Hitzegefühl der Füße, zunehmendes Verlangen nach Schlafen in Bauchlage, Verlangen nach scharfen Gewürzen und Zitrusfrüchten, Auftreten eines imperativen Harndrangs. Periode seit längerem annähernd regelmäßig alle 25 – 28 Tage, jetzt aber erneut Abgang von Klumpen und Membranen (a. Sy.) (früher offensichtlich Entzündungen im kleinen Becken mit lokalen Verwachsungen, anhaltende Mensesstörungen). Kleines Uterusmyom (s. o.). In letzter Zeit wieder anhaltender „familiärer Stress", der sie körperlich und seelisch belastet. Diese prägnanten Symptome indizieren jetzt klar die Nosode *Medorrhinum.*
Verordnung: *Medorrhinum* LM 6/7.

29. Dezember 1998 (nach weiteren fünf Wochen)

Unter *Medorrhinum* Ausgleich des Wärmehaushalts und Verschwinden der brennenden Rückenschmerzen.
In den Folgemonaten gelegentlich wieder Auftreten der Trigeminusneuralgie. Berichtet aus diesem Anlass spontan, als kleines Kind mehrfach „furchtbar erschreckt" worden zu sein. Auch zurzeit sei sie wieder ziemlich schreckhaft. Erinnert sich jetzt, dass jeder Neuralgie ein Schreck oder ein plötzliches Ereignis vorausging, z. B. ein Todesfall im Bekanntenkreis etc.
Die Schmerzen in der rechten Gesichtshälfte kommen meistens plötzlich und überfallartig.
Verordnung: *Aconitum* in den Potenzen LM 6 und LM 7.

Weiterer Verlauf bis April 2000

Nach *Aconitum* gute nervliche Stabilisierung, rasches Abklingen der Trigeminusneuralgie.
In den Folgejahren werden noch aufsteigende LM-Potenzen von *Thuja, Sulphur* und *Alumina* benötigt. Unter der Einnahme von *Thuja* (LM 8) stellt sich noch einmal ein leichter Herpes zoster ein.
Die Patientin stabilisiert sich weiterhin sehr gut. Beschwerden wie die Schlafprobleme, depressive Verstimmungs- und Erschöpfungszustände verschwinden vollständig.
Neurologische Ausfallerscheinungen sind bis auf gelegentlichen Schwindel und vorübergehende, leichte brennende Missempfindungen in den Füßen nicht mehr aufgetreten. Die Infektanfälligkeit hat sich wesentlich zurückgebildet, wenngleich der häufige Kontakt mit Kleinkindern ab und zu einen viralen Infekt zur Folge hatte, der aber das Allgemeinbefinden und v. a. die neurologischen Symptome nicht mehr beeinträchtigte. Einige Male traten Beschwerden des Bewegungsapparates (Bursitis trochanterica, Schmerzen im Daumengrundgelenk und Ellbogengelenk, begleitende Behandlung mit Enzymen) sowie leichte Herpes-simplex-Eruptionen im Gesicht auf.
Beendigung der homöopathischen Therapie im März 2000.

Zusammenfassende Beurteilung

Es handelt sich um eine sehr sensitive MS-Patientin, die unter Immuntherapie eine extreme Infektanfälligkeit entwickelt. Die gehäuften Infekte führen wiederum zur Erhöhung der Schubfrequenz (bzw. Phasen mit Symptomaktivierungen). Weiterhin kommt es häufig zu Exazerbationen einer Trigeminusneuralgie rechts. Es besteht eine deutliche Empfindlichkeit gegenüber Körper-Traumata, aber auch gegenüber jeder Art von Medikamenten (deshalb vorwiegend Einsatz von LM-Potenzen).
An diesem Fall ist ungewöhnlich, dass der Organismus trotz der stattgehabten massiven allopathischen Eingriffe immer wieder klare Symptome entwickeln konnte, die folgerichtige Arzneigaben ermöglichten. Weiterhin ist bemerkenswert, wie

unter der klassisch-homöopathischen Behandlung nach dem Modell des „Schichten-Abtragens" (☞ 5.2.2) immer wieder alte, unbewältigte Symptome auftauchen und sogar Erlebnisse aus der Vergangenheit, die zuvor absolut nicht mehr erinnerlich waren (z. B. die Reaktionen auf Schreck) plötzlich wieder klar ins Bewusstsein treten und damit zu Wegweisern für das Folgemittel werden.
Außerdem lässt sich die Rückentwicklung der Pathologie im Sinne mehrerer regressiver Etagenwechsel gut verfolgen (☞ 7.1): Von der gefährlichen Erkrankung des ZNS nimmt die Gesundung unter wesentlicher Stabilisierung des Allgemeinbefindens und der Gesichtsneuralgie ihren Weg über mehrfache Ableitungen auf die Haut und unspezifische Reaktionen im Bereich des Bindegewebes (vorübergehende Arthralgien).
Die Patientin beendet die homöopathische Behandlung im März 2000 und lässt sich an ihrem Heimatort weiterbehandeln.
Eine Nachfrage im Frühjahr 2006 ergibt, dass in der Zwischenzeit kein MS-Schub mehr aufgetreten ist und die Patientin sich im Großen und Ganzen stabil und wohl fühlt.

12.3 Langsam progredienter Verlauf einer MS-Erkrankung

Anamnese

Die 50-jährige Patientin, verheiratet, Lehrerin, eine erwachsene Tochter. Wohnort ca. 60 km von der Praxis entfernt.
Behandlungszeitraum: von September 1987 bis Herbst 2004.

Spontanbericht

In letzter Zeit beobachtet die Patientin zunehmend schlechteres Laufen, „als ob Blei an den Füßen wäre". Sie hält das Symptom für eine allgemeine Schwäche und berichtet, „immer schon schusselig" gewesen und „sportlich immer eine Null" gewesen zu sein. Nun müsse sie allerdings aufpassen, dass sie nicht falle.
In den vergangenen Jahren hat sie keinen Arzt konsultiert, außer einen Augenarzt, der wiederholte Iris-Entzündungen (!) auf dem linken Auge diagnostizierte. Sie sieht dann alles „wie durch einen Schleier". In der Folge kam es zu Verklebungen im Bereich der linken Iris.
Da der Gang auffällig gestört ist, wird die homöopathische Anamnese zunächst abgebrochen. Es erfolgt eine körperliche Untersuchung.

Aussehen, Zeichen und Verhalten

Von ihrer Wesensart her wirkt die Patientin sehr kontaktfreudig, strahlend-freundlich, mitunter sogar enthusiastisch, in Hinsicht auf ihre körperlichen Probleme allerdings auch etwas unkritisch.
Bei der Inspektion sehr auffällig: große Anzahl älterer und frischer Hämatome an beiden unteren Extremitäten. Darauf angesprochen, wirkt die Patientin einigermaßen erstaunt darüber, da sie sie selber noch nicht in dieser Ausprägung wahrgenommen hat. Ihr fällt ein, sich öfter „wegen ihrer Schusseligkeit" gestoßen zu haben. Weiterhin ist die gesamte Haut an Armen und Beinen von Kratzspuren übersät, die sie etwas verlegen als „Liebesbeweise" ihrer vier Katzen bezeichnet.

Orientierende neurologische Untersuchung

Temporale Abblassung der Sehnervenpapille rechts, etwas verengte Pupille li. (Zustand nach Iritis), kaum auslösbarer Würgereflex, gesteigerte PSR (rechtsbetont), schwach auslösbare ASR. Tonus der Beine deutlich erhöht, besonders der Adduktoren. BHR nur noch angedeutet auslösbar. Keine Reflexe der Babinski-Gruppe. Deutliche Hypästhesie beider Füße und Unterschenkel mit auffallend fehlerhaftem Erkennen von Zahlenschrift.
Zeigeversuche an den oberen Extremitäten regelrecht, Knie-Hackenversuch beidseits deutlich ataktisch.
Auffallend spastisch-ataktischer Gang. Monopedales Hüpfen nicht durchführbar.
Auf Befragen: imperativer Harndrang mit gelegentlicher leichter Inkontinenz.
Die sofort eingeleitete klinische Abklärung mittels

MRT und Liquorbefund (☞ 3) sichert den Verdacht einer Multiplen Sklerose. Ein frischer Schub liegt nicht vor.

Verordnung

Da vor dem Klinikaufenthalt vom 29. bis 30. Oktober 1987 keine längere biographische Anamnese möglich ist und das auffallendste Symptom – sowohl aus allopathischer als auch aus homöopathischer Sicht – die ausgeprägte Adduktorenspastik ist, wird noch während der Abklärung *Lathyrus sativus* LM 6 (1 × tgl. 3 Trp.) verordnet. Begründung: *Lathyrus* ist ein wichtiges Mittel bei neurologischen Erkrankungen und kann bei Adduktorenspasmus fast als „bewährte Indikation" bezeichnet werden.

Gelenkter Bericht (8. Dezember 1987)

Die Patientin meldet sich erst wieder Anfang Dezember 1987, was sie damit begründet, dass sich das Gangbild bald nach der Einnahme von *Lathyrus* außerordentlich gebessert habe und allopathischerseits wegen des primär chronisch-progredienten Verlaufs zunächst keine Therapie in Erwägung gezogen worden sei.

MS-Symptomatik

Schon seit Jahren beim Wandern im Gebirge Schweregefühl beider Beine, dem sie aber keine besondere Bedeutung beigemessen hat. Erst während der letzten Monaten ist ihr bewusst geworden, dass sie nicht mehr rasch gehen kann, öfter sehr unsicher auf den Beinen ist und mitunter strauchelt.

Eigenanamnese

Bis zwei Jahre vor der Erstkonsultation keine gesundheitlichen Probleme außer wiederholten Regenbogenhautentzündungen des linken Auges.
Als Kleinkind Masern von mittlerem bis stärkerem Verlauf, Furunkulose am Rücken sowie beidseits in der Region des M. glutaeus. Sie kennt so gut wie keine Befindensstörungen.
Von Beruf Grundschullehrerin. Sie liebt ihren Beruf über alles und „lebt für ihre Kinder". Es geht ihr schlecht, wenn sie wegen eines Infektes einmal nicht in die Schule gehen kann. Sie ist extrem mitfühlend, identifiziert sich mit den Familienproblemen „ihrer" Kinder und versucht auch im privaten Bereich, den sozial schwachen Familien „ihrer" Kinder Hilfestellung zu geben. Wird seit vielen Jahren immer wieder zur Vertrauenslehrerin gewählt, kommt mit allen, auch den Kollegen, sehr gut aus. Auch in der Familie herrscht überwiegend Harmonie. Sie kümmert sich zusätzlich um ihren pflegebedürftigen Vater, was sie allerdings in letzter Zeit sichtlich überfordert hat.
Um ihr Tagespensum bewältigen zu können, muss sie jeden Morgen zwischen 5 Uhr und 6 Uhr aufstehen, den Vater, den Ehemann und verschiedene Katzen versorgen und anschließend den anstrengenden Schultag durchstehen. Während des Anamnesegesprächs wendet sie sich der Verfasserin immer wieder voller Sympathie zu, bemerkt z. B., dass diese bei der langen Fallaufnahme keine Mittagspause habe etc.
Die Patientin schildert ihre Krankengeschichte in einer fröhlichen Art, ohne Betroffenheit, mit einer etwas morbide anmutenden Euphorie. Das Wichtigste scheinen ihr ganz eindeutig die Beziehungen zu ihren Mitmenschen zu sein. Die Einweisung in die Klinik wollte sie z. B. zunächst nicht akzeptieren, weil sie ihr Leiden für nicht gravierend hielt und befürchtete, ihre Schulklasse sei nicht richtig versorgt.

Familienanamnese

Mutter und Vater: leiden unter Bluthochdruck. Der Vater ist seit einem Apoplex pflegebedürftig. Keine bedeutenden Krankheiten in der Herkunftsfamilie bekannt.
Ein gesunder Bruder.

Nahrungsmodalitäten

[V]: Deftige, herzhafte, gut gewürzte Speisen [2 – 3], salzt oft nach. Früher häufiger Verlangen nach Süßigkeiten, vor allem Eiscreme [2].
[A]: heiße Getränke. Durst auf viel zimmerwarmes Mineralwasser [2].

Thermische Modalitäten und Witterungseinflüsse

Relativ frostig, Sommer und Sonne tun sehr gut. Oft kalte Füße, besonders abends im Sitzen. Muss

sich nachts gut zudecken. Die Hände sind dagegen fast immer warm und werden deshalb nachts oft aus dem Bett gehalten.
Kein starker Einfluss von Jahreszeiten und Witterung auf das Allgemeinbefinden.

Gynäkologische Anamnese

Auffällige Schwäche und starkes Erbrechen während der einzigen Schwangerschaft.
Seit einem Jahr in der Menopause. Früher regelmäßige, mitunter etwas starke Blutungen ohne weitere Beschwerden.

Schlaf und Träume

Schläft gut und tief, aber nur auf der rechten Seite. „Linksseitenlage ist sehr unbequem". Früher öfter Bauchlage.

Arzneidiagnose

Wahl der Symptome

Gute Kenntnisse der Materia medica vorausgesetzt, ist die Arzneidiagnose für einen geübten Homöopathen leicht zu stellen, ohne dass es einer langwierigen Repertorisation bedarf: Es besteht sowohl hinsichtlich der Essenz als auch hinsichtlich der Allgemeinheit der Symptome ein klares *Phosphorus*-Bild auf allen Ebenen (☞ 6.3):

- Herzlich, liebevoll, enthusiastisch, extrem mitfühlend, fürsorglich, außerordentlich große Tierliebe.
- Schlafstörungen beim Liegen auf der linken Seite.
- Auffallende Neigung zu Hämatomen.
- Immer warme Hände, nachts sogar überwärmt, muss sie aus dem Bett strecken.
- Verlangen nach gewürzten Speisen, Salz, Eiscreme, kühlen Getränken.
- Auch die pathologischen Symptome passen in das Phosphorbild (s. Repertorisation).

Repertorisation (Ergebnis RADAR-Analyse, Vers. 9.1)

1	1234	1	Extremitäten – Schweregefühl – Beine – Gehen – agg.	41
2	1234	2a	Extremitäten – Koordination, fehlende, gestörte – Beine	19
3	1234	2a	Extremitäten – Gehen – unsicher	8
4	1234	2	Extremitäten – Lähmung – Beine	118
5	1234	1	Allgemeines – Lähmung – progressiv fortschreitend	19

	phos.	plb.	cann-i.	sulph.	alum.	bell.	kali-c.	caust.	zinc.	gels.
	6/10	5/12	5/11	5/10	5/9	5/7	5/7	5/6	5/5	4/8
1	1	–	3	2	–	1	1	–	1	3
2	2	2	1	2	2	1	–	–	1	–
3	1	–	–	1	–	–	1	1	–	–
4	2	3	3	2	2	2	2	1	1	2
5	1	2	–	–	1	–	–	2	–	1

Verordnung

30. Mai 1988: Die Patientin meldet sich erst wieder am 30. Mai 1988 weil nach einer Sprunggelenksfraktur mit Bänderriss li. (operative Versorgung 8 Wochen zuvor) eine deutliche Verschlechterung des Gangbildes aufgetreten war. Sie war nicht über die Möglichkeiten einer homöopathischen Traumabehandlung informiert.

Orientierende neurologische Untersuchung im Vergleich zum Herbst des Vorjahres:
Ganz diskreter Nystagmus beim Blick nach rechts mit angedeutet rotatorischer Komponente.
Mäßige Abnahme der groben Kraft im Bereich der Beine (seit dem Unfall).
Ataxie unverändert, Eigenreflexe etwas stärker gesteigert, diskreter Babinski-Reflex links.

Erst jetzt Beginn der Konstitutionsbehandlung mit *Phosphorus* LM 4.

Verlauf

2. September 1988 (nach weiteren drei Monaten)

Trotz eindringlicher Erklärungen meldet sich die Patientin erst wieder nach mehr als drei Monaten, „weil es ihr so gut ging". (Sie hatte das Mittel die ganze Zeit über in der gleichen Potenz genommen.)
Verordnung: weiter *Phosphorus* in ansteigender Dosierung, mit Potenzwechsel alle 3 Wochen, bis zur Stärke LM 10.

27. Dezember 1988 (nach weiteren vier Monaten)

Die Arzneidiagnose wird durch ein kurzes Follow-up bestätigt: Es geht gut, sie ist voll berufstätig. Kraft der unteren Extremitäten wieder zugenommen, Gangataxie und Spastik erkennbar gebessert, Babinski praktisch nicht mehr nachzuweisen (zurzeit *Phosphorus* LM 6).

31. März 1989 (nach weiteren drei Monaten)

Unter *Phosphorus* LM 10 subjektiv völliges Wohlbefinden. Gehstrecke nach eigenen Angaben weiterhin in kleinen Schritten zunehmend. Neurologischer Befund weiterhin diskrete Besserung: Gang, Ataxie, Reflexverhalten, Nystagmus nicht mehr nachweisbar, monopedales Hüpfen unverändert fast nicht möglich.

28. Juni 1989 (nach weiteren drei Monaten)

„Geht sehr gut". Metallentfernung unter Arnikaschutz geplant (zurzeit *Phosphorus* LM 10).

13. Februar 1990 (nach weiteren siebeneinhalb Monaten)

Zwischenzeitlich mit der *Phosphorus*-Einnahme pausiert, da es bestens geht. Auch bei objektiver Überprüfung hat die Kraft zugenommen, die Ataxie weiter nachgelassen; die Gehstrecke ist nach eigenen Angaben weiter verlängert.
Sie stellt nach wie vor hohe Anforderungen an sich und geht in ihrer Berufstätigkeit, der Versorgung der Familie und der Pflege des alten Vaters auf.
Verordnung: Weiterhin *Phosphorus* LM 11 und LM 12. Danach macht sie erneut eine Einnahmepause.

Telefonisches Follow-up am 27. August 1990 (nach einem weiteren halben Jahr)

Seit vier Wochen (Schuljahresende Ende Juli) brennende Missempfindungen am rechten Fuß und der rechten Fußsohle. Während der letzten Wochen in ihrem Beruf sehr gefordert gewesen. Kurz zuvor leichter Infekt mit Schnupfen und Husten. Wieder verstärktes Gefühl „wie Blei" in den Füßen (a. Sy.). Ein Detrituspfropf der linken Tonsille erinnert sie erst jetzt daran, als Kind häufig eitrige Tonsillitiden gehabt zu haben.
Allgemeinbefinden sehr gut.
Neurologischer Befund: keine Verschlechterung.
Verordnung: *Phosphorus* LM 6 als Akutlösung (wegen der längeren Einnahmepause Rückkehr zur Stärke LM 6), woraufhin sich der brennende Schmerz am rechten Fuß schon nach einer Woche zurückbildet.

29. Oktober 1991 (nach weiteren 14 Monaten)

Meldet sich erst wieder nach dem Tod des Bruders, der an einem Maligom starb. Sein Leiden hat sie stark angegriffen. Sie läuft zum ersten Mal wieder schlechter und hat wieder eine leichte Iritis, die erste seit Beginn der Behandlung.
Verordnung: erneut *Phosphorus* LM 6 über drei Wochen mit der Maßgabe, die Einnahme in ansteigender Potenzreihe fortzusetzen. Nach prompt einsetzender und anhaltender Besserung bricht die Patientin erneut die Behandlung ab.

27. September 1993

Die Patientin meldet sich erst wieder nach weiteren zwei Jahren mit starkem Erschöpfungszustand und erneuter Gangverschlechterung.
In der Zwischenzeit hatte sie ihren Vater bis zu dessen Tod (vier Wochen zuvor) gepflegt. Bis dahin war es ihr weiterhin gut gegangen. Erst in den vergangenen zwei bis drei Wochen Verschlechterung der groben Kraft der Beine um ca. 40% (eigene Einschätzung).

Sie betont immer wieder, wie wichtig es ihr sei, „ihre" Schulkinder weiter zu versorgen und lehnt Krankschreibung und Kur konsequent ab.
Neurologische Untersuchung: Gang deutlich paretischer, aber weniger ataktisch als bei der Erstuntersuchung. Knie-Hackenversuch wesentlich besser als zu Beginn der Erkrankung. (Die Patientin quittiert diese Feststellung mit enthusiastischer Freude.)
Allgemeinsymptome und seelische Verfassung aus homöopathischer Sicht unverändert.
Verordnung: weiterhin *Phosphorus* (Konstitutionsmittel), wiederum beginnend mit LM 8.

16. Februar 1994 (nach weiteren viereinhalb Monaten)

Zystitis. Bis dato war die Blasenfunktion immer leidlich in Ordnung gewesen.
Zuvor hatte sie einen viralen Infekt mit Laryngitis und Verstopfungsgefühl der Ohren absolviert und deshalb eine Antibiose durch den ortsansässigen Hausarzt verordnet bekommen. Daraufhin heftige Übelkeit und keine Besserung, sondern eher Verschlimmerung der Blasensymptome. Die Patientin schildert ein „Brennen von der Blase bis zum Magen".
Verordnung: Das Konstitutionsmittel *Phosphorus* erweist sich auch in dieser Situation als passendes Akutmittel und wird als Akutlösung in der Stärke LM 6 verordnet. Innerhalb von vier bis fünf Tagen tritt unter der Begleitbehandlung von Angocin® (Phytotherapeutikum) und reichlicher Flüssigkeitszufuhr Beschwerdefreiheit ein.

20. Dezember 1994 (nach weiteren 10 Monaten)

Deutliche Verschlechterung des Laufens. „Immense" Anstrengungen in der Schule. Schlaf und Ruhe bessern auffallend [3]. Keine neuen homöopathischen Gesichtspunkte.
Verordnung: *Phosphorus,* beginnend mit LM 6 und der weiteren Verordnung einer ansteigenden Potenzreihe. Erneut rasche Besserung der neurologischen Symptome.

1. September 1995 (nach weiteren acht Monaten)

In letzter Zeit (langsam ansteigend) erhöhte Blutdruckwerte. Dringender Rat, wiederum regelmäßig *Phosphorus* einzunehmen, da *Phosphorus* auch eines der wichtigsten Mittel gegen Hypertonus ist. Keine neuen homöopathischen Gesichtspunkte. (Die Patientin bricht jedes Mal die Einnahme nach zwei Potenzstufen wieder ab, sobald es ihr gut geht). RR-Kontrolle durch den Hausarzt.

23. Januar 1996 (nach weiteren fünf Monaten)

Während der letzten zwei Monate deutlich schlechteres Laufen, Laufstrecke nur noch ca. 100 Meter. (Die Patientin hatte sich aus unerklärlichen Gründen nicht früher gemeldet und die *Phosphorus*-Behandlung nicht fortgeführt.) Neuerdings auch Blasenstörungen im Sinne eines imperativen Harndrangs und erheblicher Inkontinenz. Vorangegangen waren eine ungewöhnliche Belastung in der Schule und ein anhaltendes Schlafdefizit (nur noch vier bis fünf Stunden Nachtschlaf), um das berufliche Pensum und den Haushalt noch schaffen zu können.
Neu: Blutdruckanstiege bis um Werte von 190 und 200 systolisch zu 100 bis 105 diastolisch. Mehrere Einstellungsversuche durch den Hausarzt mit Betablockern, Calciumantagonisten, ACE-Hemmern scheitern an erheblicher Unverträglichkeit. Schließlich Versuch mit den Phytotherapeutika Olivysat® und Viscysat® neben der kontinuierlichen Einnahme des Konstitutionsmittels *Phosphorus* (erneut beginnend mit LM 6). Es wird eine halbwegs befriedigende Einstellung des Blutdrucks auf Werte um 150/95 mmHg erreicht. Ab und zu plötzlich Geschmack von Blut im Mund (Bestätigung von *Phosphorus!).*

> **Anmerkung**
> Die heutige Forderung nach einer rigorosen Einstellung des Blutdrucks kann auf homöopathischem Wege nach Erfahrung der Verfasserin meistens nicht erfüllt werden.

30. September 1996 (nach weiteren vier Wochen)

Unter kontinuierlicher Gabe von *Phosphorus* bis zur Stärke LM 12 wiederum Besserung des Gehens, der allgemeinen Grundenergie sowie des Schlafs und nahezu vollständiges Verschwinden der Blasensymptome.

22. Januar 1997

Die Gabe von *Phosphorus* LM 13 und LM 14 ergibt weiterhin eine Stabilisierung und eine befriedigende Blutdruckeinstellung. Die Patientin fühlt sich „pudelwohl". Sie führt endlich die homöopathische Behandlung konsequent bis zur Stärke LM 20 (März 1998) durch.

27. März 1998

Seit einiger Zeit deutliche Kraftminderung der Beine. Gehstrecke derartig verschlechtert, dass alle Wege auf dem weitläufigen Schulgelände eine große Belastung geworden sind.
Erhebliche Verstärkung der Harninkontinenz. Aktuell auch häufiger unwillkürlicher Abgang von Winden infolge einer Sphinkterschwäche.
Der Energieeinbruch wurde zum einen durch große Aufregungen (Kindesmisshandlung und Kindesmissbrauch) in ihrer Klasse ausgelöst, zum anderen hatte sie als zusätzliche Belastung die Pflege ihrer erkrankten Schwiegermutter übernommen, die zwei Wochen zuvor verstorben war. Auf massives Drängen des Ehemanns und auf dringenden ärztlichen Rat hin gibt die Patientin schließlich nach und beantragt im Alter von inzwischen fast 60 Jahren die Rente.
Verordnung: weiter *Phosphorus* bis zur Stärke LM 28.

Weiterer Verlauf bis Frühjahr 2002

Auch in dieser Situation stabilisiert das Konstitutionsmittel (*Phosphorus*) den neurologischen Befund wieder. Trotz der starken Belastungen verschlimmern sich die neurologischen Symptome nicht weiter.
Die Patientin ist jetzt konsequenter bei der Einnahme des Konstitutionsmittels, das weiterhin, auch nach voller Stabilisierung, einmal wöchentlich als „Erhaltungstherapie" in hohen LM-Potenzen genommen wird. Mehrfache Versuche – auch durch Internisten (Ausschöpfung fast des gesamten Antihypertensiva-Spektrums) –, den immer wieder für einige Zeit ansteigenden Blutdruck einzustellen, scheitern an massiver Medikamentenunverträglichkeit.
Nach der Entlastung durch die Berentung geht es der Patientin allgemein sehr gut. Die neurologischen Ausfälle haben sich für lange Zeit wieder auf das frühere niedrige Niveau eingependelt. Sie bemerkt jetzt, nachdem sie mehrere Familienangehörige bis zum Tod begleitet und auch der Tod einzelner Katzen sie sehr mitgenommen hat: „Mitgefühl kostet mich immer die meiste Energie". Sie hat immer noch engen Kontakt zu ehemaligen Schülern und für deren Probleme stets ein offenes Ohr. Bis zum Frühjahr 1999 bleibt sie stabil. Seitdem verwendet sie eine Unterarmstütze beim Gehen, da sie eine Fallneigung infolge der neuerdings reduzierten Muskelkraft befürchtet.
Verordnung: Immer wieder wird über die folgenden Jahre das gleiche Mittel (*Phosphorus*) benötigt (bis zur Stärke LM 30), wobei lange Einnahmepausen eingehalten werden, sobald sie sich stabil fühlt. Der Blutdruck ist mit zusätzlichen Gaben von Olivysat® und Viscysat® den Angaben der Patientin zufolge befriedigend eingestellt. Nahrungsergänzung mit Omega-Fettsäuren (Lachsölkapseln).
Der neurologische Befund hat sich in der Zwischenzeit nicht verschlechtert. Bei Stress gelegentlich etwas vermehrter Harndrang, keine Inkontinenz, keine Sphinkterschwäche. Lediglich sehr heißes Wetter beeinträchtigt die Energie stark und schränkt die Gehstrecke ein.
Strategie: keine weitere Gabe von LM-Potenzen. Bei Bedarf einzelne Verordnungen von *Phosphorus* C 200 Akutlösung mit „wunderbarer Wirkung".

31. März 2004 (nach weiteren zwei Jahren)

Der Gang hat sich sehr verschlechtert, seitdem sie sechs Monate zuvor eine Hüft-Endoprothese bekam. Vergaß die begleitende Traumatherapie und weigerte sich, die anschließende Reha-Maßnahme durchzuführen, weil ihr Ehemann inzwischen schwer erkrankt und pflegebedürftig geworden war. Die AM-Kontrolle ergibt wiederum *Phosphorus*. Verordnung: weiterhin *Phosphorus* in ansteigenden Potenzen (beginnend mit LM 12).

Kontaktaufnahme am 8. Februar 2007

Seit der Hüftoperation im Herbst 2003 ist sie „nicht mehr auf die Beine gekommen" und benutzt jetzt regelmäßig einen Rollstuhl. Sie hatte weiterhin keine Reha-Maßnahmen durchgeführt.

Pflegt (jetzt selbst fast 70-jährig) ihren schwer pflegebedürftigen Ehemann. Bis auf den Verlust der Gehfähigkeit (offensichtlich infolge Trainingsmangels) kein Fortschreiten der neurologischen Symptomatik.

Zusammenfassende Beurteilung

Die Patientin mit einer primär langsam-progredient verlaufenden MS (☞ 2.1.3) konnte über 15 Jahre fast ausschließlich mit dem Konstitutionsmittel (*Phosphorus*) behandelt werden. Immer wieder forderte dieser Organismus sowohl durch die Gesamtheit seiner Symptome, vor allem aber durch den Ausdruck seiner Essenz (☞ 6.3) das Arzneimittel *Phosphorus* ein. Das buchstäbliche Verströmen in Mitgefühl und der Drang, Leiden zu mindern, führte zu völliger Selbstvergessenheit, sodass die phosphortypischen Ängste um die eigene Gesundheit kaum zum Tragen kamen.

Trotz der daraus erwachsenden oft inkonsequenten Mitteleinnahme konnte immer wieder erneut eine überzeugende Stabilisierung durch das eine Mittel *Phosphor* erreicht werden. Das zeigt, dass sich der Organismus trotz der Schwere der Pathologie eine gewisse Stabilität erhalten hat. (Je störanfälliger ein Organismus ist, desto häufiger benötigt er unterschiedliche Regulationsprogramme.)

Nicht zu unterschätzen ist in diesem Fall aber ein wichtiger Heilungsfaktor: Sie ging mit ihrer chronischen Krankheit um wie mit einem Weggefährten, mit dem man zusammen auf ein Ziel zusteuert, den man freundlich und gelegentlich auch nachsichtig behandelt, von dem man sich aber nicht dominieren lässt.

Eine solche Gelassenheit ist nicht allein auf arzneilichem Wege zu erreichen und wiegt die gelegentliche Vernachlässigung ihres Körpers sicher auf.

Behandlung mit dem Simillimum

Es gehört heute in der Praxis zu den extremen Ausnahmefällen, dass man ausschließlich mit einem Simillimum jahrelang erfolgreich behandeln kann. Solche homöopathischen Verläufe sind sehr selten geworden, wofür viele Ursachen diskutiert werden können: Neben mannigfachen und unterschiedlichsten Umwelteinflüssen mag auch der Hang zu zunehmend ausufernder Individualität eine Rolle spielen (☞ 6.2.1), die nicht unbedingt mit Authentizität gleichzusetzen ist, sondern oft den Verlust der seelischen Mitte und damit einen Hang zur Neurotisierung nach sich zieht. Eine solche seelische Instabilität erfordert immer häufigere Mittelwechsel.

12.4 MS mit multiplen interkurrenten Infekten

Der folgende Verlauf wird bewusst sehr detailliert dargestellt, um zu zeigen, mit welchen Schwierigkeiten bei einer sensitiven Patientin mit ausgeprägter Infektbereitschaft und zeitgleicher toxischer Belastung sowie intermittierenden psychischen Problemen im Einzelfall zu rechnen ist.

Anamnese

Die 34-jährige Patientin, verheiratet, zwei Kinder, halbtags berufstätig, kommt im Herbst 1999 wegen einer Multiplen Sklerose zur Konstitutionsbehandlung. Sie führt eine harmonische Ehe. Ihre Kinder sind gesund und unproblematisch.

Behandlungszeitraum: von Herbst 1999 bis Frühjahr 2007.

Aussehen, Zeichen und Verhalten

Hochgewachsene, schlanke, blonde, differenziert wirkende Patientin mit zarten Gesichtszügen, offen und aufgeschlossen, freundlich und kooperativ.

Spontanbericht

Erste neurologische Symptome 1986 in Form einer schmerzlosen Sehnerventzündung links mit über acht bis zehn Wochen anhaltenden Sehstörungen trotz lege artis durchgeführter Cortisonbehandlung. Der Liquor zeigt zunächst keine Besonderheiten. Wegen vermuteter Herdwirkung werden die großen und zerklüfteten Tonsillen (keine Entzündungsbereitschaft) entfernt.

Nach dreijährigem symptomfreiem Intervall 1989/1990 Sehnerventzündung rechts. Der MRT-Befund führt zur Verdachtsdiagnose Encephalomyelitis disseminata. Nach der erneuten Cortisonbehandlung fühlt sich die Patientin müde, allgemein schwach und wenig leistungsfähig. Trotzdem arbeitet sie weiter in ihrem erlernten Beruf, der großes Engagement im sozialen Umfeld erfordert.

Einige Zeit darauf stellen sich erneut Sehstörungen links ein, die ebenfalls mit Cortison behandelt werden. Die Patientin erholt sich innerhalb von drei bis vier Monaten, kann zwischenzeitlich ein Ergänzungsstudium absolvieren und bleibt für ca. fünf Jahre beschwerdefrei.

Im April 1995 zum ersten Mal Sensibilitätsstörungen der Fingerspitzen links mit langsamer Ausdehnung über den ganzen linken Arm und den linken seitlichen Thorax bis zur Hüfte. Die Rückbildung der Symptome dauert trotz hoch dosierter Cortisontherapie viele Wochen.

Im gleichen Jahr (1995) Geburt des zweiten Kindes. Die Gravidität verläuft gut, wegen vorzeitiger Wehen muss die Entbindung jedoch in der 36. SSW durch Sectio beendet werden. Trotz der großen Anstrengung durch die Versorgung ihrer beiden Kleinkinder hat die Patientin in dieser Zeit keine nennenswerten neurologischen Ausfälle bis auf eine intermittierend auftretende leichte Pelzigkeit im Gesicht rechts während Wochenbett und Stillperiode.

MRT des Schädels (12. April 1995): Im Vergleich zur Voruntersuchung im Juni 1989 (s. o.) Nachweis mehrerer, zwischenzeitlich neu aufgetretener Herdbildungen infra- und supratentoriell im Sinne einer Progredienz bei verifizierter MS, wobei das KM-Enhancement (Kontrastmittelanreicherung) eines Herdes links temporal auf einen akuten Schub hinweist.

Zwischen 1995 und 1999 weitgehende Beschwerdefreiheit.

Im April 1999 morgens beim Erwachen plötzlich Schmerzen im linken Kniegelenk, anschließend Taubheitsgefühl, das sich über den gesamten linken Oberschenkel bis zur LWS ausbreitet. Vorrangige Empfindung ist ein Kribbeln. Gleichzeitig erstmaliges Auftreten eines imperativen Harndrangs. Das MRT mit Kontrastmittel zeigt eine Zunahme der Herde und der Entzündungsaktivität im Rückenmark, wohingegen sich die Herde im Gehirn weitgehend zurückgebildet haben.

Gelenkter Bericht

Eigenanamnese

Kindheit: Nach einer Bauch-Operation (gutartiger Tumor) kurzfristig Nierenversagen unter hohem Fieber mit Noteinweisung per Hubschrauber in eine Universitätsklinik. Die Entzündung heilt rasch und folgenlos aus.

Masern, Röteln, Windpocken. Appendektomie im Alter von 12 Jahren.

Kindheit: Einzelkind. Die Kindheit ist nicht einfach, da der Vater offenbar durch eigene Kindheitserlebnisse stark belastet war. Sie muss häufig zwischen den Eltern vermitteln. „Während der ganzen Kindheit fehlten Harmonie und Ruhe". Fazit: „Die Kindheit hat zwar viel Energie gekostet, trotzdem hatte sie auch etwas Gutes: Ich wurde sehr selbstständig".

Impfungen

Grundimmunisierung gegen Diphtherie, Tetanus und Polio. 1994 Auffrischimpfungen. Mehrfach Polioschluckimpfungen (Unterlagen nicht mehr vollständig vorhanden). Keine erkennbaren unmittelbaren Impfreaktionen.

Psyche (Ängste und individuelle Empfindlichkeiten)

„Als Kind hatte ich immer Angst vor dem Teufel. Wenn z. B. abends während des Einschlafens aufgehängte Kleidungsstücke durch einfallendes Laternenlicht Schatten warfen, ängstigte mich das sehr. Ich habe dann meine Stofftiere um mich versammelt und gebetet."

Gelegentlich Angst vor Spinnen [1] und Hunden. („Als Kind einmal von einem Hund gebissen, weil ich etwas falsch gemacht hatte"). Angst und Unsicherheit Hunden gegenüber bleiben fortan bestehen [2].

In der Kindheit sehr große Gewitterangst, wobei die größte Befürchtung darin bestand, der Blitz könnte einschlagen und ihre kleinen finanziellen Rücklagen vernichten.

Keine großen Prüfungsängste.

Als Stress empfindet sie, „wenn etwas nicht geklärt ist", wenn jemand z. B. eine Bemerkung macht, aus der nicht ersichtlich ist, was er wirklich denkt.

Empfindlich auch gegenüber Kränkungen oder wenn sie das Gefühl hat, dass jemand ihr die Zuneigung entzieht (was aber lange nicht mehr vorgekommen ist).

„Eigentlich ging es mir nach meiner Kindheit seelisch sehr gut – auch während der einzelnen Schübe. Ich habe deshalb gar nicht verstanden, warum ich krank wurde und eigentlich keine Erklärung dafür. Die Arbeit mit Menschen hat mir immer sehr viel Spaß gemacht. In puncto Mitgefühl mit anderen kann ich mich angemessen abgrenzen".

Als belastend könnte sie sich eine eventuelle finanzielle Abhängigkeit vorstellen, was wohl noch auf die Erlebnisse der Kindheit zurückgeht, in der Geldmangel immer ein Thema war.

Weitere Empfindlichkeiten: Geräusche (auch eine Dauerunterhaltung im Hintergrund) oder starker Verkehrslärm, was die Konzentration behindert [1]. Ausgeprägte Empfindlichkeit gegenüber Gerüchen (Autoabgase, vor allem Diesel, Textilien in „billigen" Möbelgeschäften, überhaupt „chemische Gerüche").

Wichtig sind ihr Laufen in der Natur und Lesen. Auch berufliche Fortbildung zählt sie zu ihren Hobbys.

Während der Schulzeit gewissenhaft, lebhaft, nicht schüchtern.

Nicht extrem ordentlich, will aber auf jeden Fall eine Struktur in ihrem Leben haben, besonders, wenn es um wichtige Dinge geht.

Rückmeldung über ihren Charakter seitens Familienangehöriger und Bekannter: lebendig, auch einmal leicht aufbrausend, ungeduldig. Rasch zornig, wenn jemand etwas im häuslichen Umfeld – auch unabsichtlich – beschädigt hat, oder wenn jemand ohne vorheriges Fragen ihre Sachen benutzt.

Gelenkter Bericht

Thermische Modalitäten und Witterungseinflüsse

„Der linke Fuß ist immer kalt, solange ich denken kann – mitunter auch etwas feucht." Dagegen ist ausschließlich die rechte Ferse trocken und rissig.

Raue und rote Haut bei Winterkälte auf beiden Handrücken.

Fühlt sich oft verfroren, geht dann mit Socken und Wärmflasche ins Bett, liebt warme Decken und bleibt die ganze Nacht über zugedeckt (kann unter einer warmen Decke aber auch einmal nur leicht bekleidet oder nackt schlafen).

Enge warme Mützen sind unangenehm, sie schwitzt dann leicht am Kopf – mitunter juckt die Kopfhaut sogar. Kopf (große Kälteempfindlichkeit der Ohren) und auch Hals sollen allerdings eingehüllt sein, sonst rasches Auftreten von Halsschmerzen.

Erinnert sich während der Fallaufnahme, dass die ersten MS-Schübe nach banalen Erkältungsinfekten von Herpes an der Oberlippe begleitet wurden und dass einmal ein großer Herpesherd unterhalb des rechten Mundwinkels auftrat. Im Übrigen nur selten Herpesausschläge.

Wenn die Füße warm sind, kann sie sich für lange Zeit in kalter Luft aufhalten, ohne zu frieren. Saunabesuche und Aufenthalt am offenen Feuer tun gut und führten im bisherigen Verlauf nicht zur Verstärkung neurologischer Symptome.

Am besten verträgt sie schönes, warmes Frühlingswetter und erholt sich dann besonders an kühler frischer Luft. Bei ausgeprägter Sommerhitze und schwül-warmer Witterung bekommt sie leicht Kopfschmerzen, weshalb sie früher niemals in die Sonne gegangen ist. „Heute mag ich Sonne – sie tut so gut auf der Haut. Obwohl ich empfindlich gegen

Sonne bei sehr heißem Wetter bin, gibt mir Sonne bei kühlerer Witterung Energie. Ich halte sie aber nicht länger als eine halbe Stunde aus." Augusthitze mit Sonne am Mittelmeer ist ausgesprochen unverträglich, dagegen hat sie einen Aufenthalt auf den kanarischen Inseln als sehr erholsam und angenehm erlebt. Oft unangenehme Wärme – oder Hitzegefühle vor den Menses.

Meeresklima ruft keine besonderen Reaktionen hervor. Empfindlich gegen jede Art von Zugluft [1], trotzdem großes Verlangen nach Frischluft. Nasskalte Witterung nimmt Energie [1]. Wenig Schweiße.

Nahrungsmodalitäten

[V]: gegartes Gemüse mit Ausnahme von Kohl [3]. Reis und Nudeln [2]. Gewürze, vor allem Curry [2], Cayenne-Pfeffer [2], Paprika [2], Zwiebeln [2] und Knoblauch [2]. Kaffee [2], schwarzer Tee [2]. Gutes Essen ist ihr wichtig, isst gern deftige Kost mit Innereien [2] (ausgenommen Leber), gegrillten Bauch, Speckwürfel, Schinken und Salami [2] sowie gut gegrilltes Fleisch [2]. Kleine Mengen Bier und Wein zum Essen sind wichtig. Wein (v. a. Rotwein) verträgt sie sehr gut.

Süßigkeiten: früher gelegentliche Heißhungerattacken, derzeit kein großes Verlangen, am ehesten noch Eiscreme [2], kleine Mengen Schokolade [1]. Indifferent: Obst. Am liebsten Beeren und Kirschen [2], Nektarinen [1], kein großes Verlangen nach Zitrusfrüchten und Orangen.

[A]: Kochwurst [2], gekochter Fisch [2].

Unverträglichkeit: rohe Zwiebeln, (Blähungen), Kohl (2).

Kaum Durstgefühle, am ehesten auf warme Flüssigkeiten.

Mund und Zähne

Multiple Amalgamfüllungen, zum Teil Versorgung mit Goldinlays.

Verdauungsorgane

Als Kind oft anhaltende Verstopfung, auch heute noch Neigung zu festen Stühlen, am ausgeprägtesten vor der Regel. Mäßig ausgeprägte Hämorrhoiden nach der Schwangerschaft.

Gynäkologische Anamnese

Vor der Regel: immer zwei Tage zuvor sehr depressive Stimmung. „Ich sehe dann alles schwarz, bin reizbar". Schwere Beine, Hitzegefühle, obwohl sie grundsätzlich eher verfroren und fröstelig ist. Abstände zwischen den Menses 28 – 29 Tage, ziemlich regelmäßig, keine auffälligen Blutungen.

Schlaf und Träume

Im Wesentlichen ungestörter Schlaf.

Orientierende neurologische Untersuchung

Hirnnerven bis auf eine temporale Abblassung der Sehnervenpapillen regelrecht. Tonus, Trophik, Motilität, grobe Kraft und Sensibilität o. B.

Eigenreflexe beidseits sehr lebhaft bis gesteigert, Bauchhautreflexe in allen Etagen nicht auslösbar. Keine Pyramidenbahnzeichen.

Zeigeversuche zielsicher. Gang nicht gestört.

Arzneidiagnose I

Die Fallstrategie wird auf die Lösung über die Gesamtheit der Symptome (☞ 6.3.2) ausgerichtet, da wirklich auffallende Symptome – abgesehen von dem des ständig kalten linken Fußes – fehlen. Es werden zunächst alle relevanten Konstitutionssymptome repertorisiert.

Repertorisation I (Ergebnis RADAR-Analyse, Vers. 9.1)				
1	1234	2	Gemüt – Empfindlich – Gerüche – gegen	45
2	1234	2	Gemüt – Reizbarkeit, Gereiztheit – Menses – vor	47
3	1234	2	Gemüt – Traurigkeit – Menses – vor	57
4	1234	2	Kopf – Schmerz – Menses – vor – agg.	101
5	1234	2	Kopf – Schmerz – Sonne – Aufenthalt in der Sonne – durch	69
6	1234	2	Ohr – Schmerz – kalt – Luft – kalte – agg.	24
7	1234	2	Rektum – Obstipation – Menses – vor – agg.	23

Repertorisation I (Ergebnis RADAR-Analyse, Vers. 9.1) *(Fortsetzung)*

8	1234	1a	Extremitäten – Hautausschläge – Hände – Handrücken – Ekzem	14
9	1234	1a	Extremitäten – Rauheit – Hände – Handrücken	2
10	1234	1	Extremitäten – Kälte – Füße – links	17
11	1234	1	Extremitäten – Rissige Haut – Füße – Fersen	22
12	1234	1b	Fieber – Menses – vor – agg.	22
13	1234	1b	Allgemeines – Hitze – Gefühl von – Menses – vor – agg.	2
14	1234	1b	Allgemeines – Hitze – Hitzewallungen – Menses – vor – agg.	10
15	1234	2	Allgemeines – Erhitzung agg.	59
16	1234	2	Allgemeines – Kälte – Hitze und Kälte	64
17	1234	2	Allgemeines – Menses – vor – agg.	117
18	1234	2	Allgemeines – Sonne – Aufenthalt in der Sonne – amel.	27
19	1234	2	Allgemeines – Speisen und Getränke – Gewürze, Würzmittel – Verlangen	91
20	1234	2	Allgemeines – Speisen und Getränke – Schinken – Verlangen	16
21	1234	2	Allgemeines – Wetter – kaltes Wetter – naßkaltes – agg.	140

	sep.	**lach.**	**lyc.**	**nat-m.**	**sulph.**	**nux-v.**	**puls.**	**calc.**	**graph.**	**phos.**
	27/47	**24/45**	**22/41**	**21/41**	**21/37**	**20/28**	**19/43**	**19/35**	**19/29**	**19/29**
1	3	1	1	–	1	2	–	–	1	1
2	2	1	2	2	1	2	2	1	–	–
3	2	3	2	3	–	–	3	2	–	1
4	1	2	2	2	2	1	2	2	1	1
5	–	3	–	2	2	2	3	2	–	1
6	2	1	2	–	–	–	–	–	1	–
7	1	2	–	1	1	1	–	–	2	–
8	2	–	–	–	–	–	–	–	2	1
9	–	–	–	–	–	–	–	–	–	–
10	–	–	–	–	1	–	–	–	–	–
11	2	1	2	–	1	–	–	–	2	–
12	1	–	1	1	1	–	1	1	1	–
13	–	–	–	–	–	–	–	–	–	–
14	–	2	–	–	1	–	–	–	–	–
15	2	1	1	2	–	1	3	1	2	2
16	2	2	3	3	2	1	1	2	2	–
17	3	3	3	3	3	1	3	3	1	2
18	1	–	–	–	–	–	–	–	–	2
19	1	–	1	1	3	2	2	–	–	3
20	–	–	–	–	–	–	–	1	–	–
21	1	2	2	1	2	1	2	3	2	1

Arzneimitteldifferenzierung

Die Gesamtheit der Symptome lässt sich unter Zuhilfenahme einiger „essenzieller" Symptome (Furcht vor finanziellen Rückschlägen, da sonst die Unabhängigkeit bedroht ist; großes Engagement im Beruf) am besten mit dem Arzneimittelbild *Sepia* vereinbaren, das zudem relativ häufig bei einer MS anzutreffen ist. Besonders die thermischen Modalitäten, die Menses-Symptome und die Hautsymptome stützen die Arzneidiagnose und haben einen Vorrang vor *Sulphur*, das zwar das Symptom des kalten linken Fußes teilweise abdeckt, jedoch nicht zum Bild der Essenz passt.

Verordnung

15. Oktober 1999: *Sepia* LM 6, 1 × tgl. 3 Trp., zyklusgerecht (☞ 9.2) in ansteigender Potenzreihe.
Wegen des inzwischen angetretenen Herbsturlaubs der Patientin verzögert sich der Beginn der homöopathischen Behandlung. Während dieser Zeit hatte sie erneut über einige Tage leichte Taubheitsgefühle im Bereich der rechten Hand einschließlich der Fingerspitzen und am linken Fuß bemerkt, die wieder spontan abgeklungen waren.

Verlauf

28. Oktober 1999

Die Patientin berichtet erst jetzt über einen seit drei Wochen schwelenden viralen Infekt mit Husten, Schnupfen, grüner dickflüssiger Schleimabsonderung aus der Nase – bisher ohne Auftreten neurologischer Symptome.
Verordnung: weiterhin *Sepia* LM 6. Zusätzliche Gaben von Sinupret®.

8. Dezember 1999 (nach weiteren sechs Wochen)

Erneute, aber nur sehr leichte Erkältung. Bis auf einen leichten Herpes der Oberlippe (a. Sy.) geht es im November recht gut. Verlauf der Menses ohne Beschwerden.
Verordnung: *Sepia* LM 8 – LM 9, zyklusgerecht.

13. Januar 2000 (nach weiteren fünf Wochen)

Mit Beginn der Einnahme von *Sepia* LM 9 vermehrt Nervosität in Form von Unruhe und vermehrten Schweißen bei geringfügiger Anstrengung. Guter Schlaf. Vor vier Wochen kräftezehrender Umzug in eine neue Wohnung. Acht Tage nach dem Umzug sind Energie und Unruhe besser, Schlaf und Menses beschwerdefrei.
Verordnung: *Sepia* LM 10.

27. Januar 2000 (nach weiteren zwei Wochen)

Erneuter Infekt. Keine Besserung nach Selbstmedikation mit Umckaloabo®. Heftiger Wundheitsschmerz im Hals, wie roh, ausschließlich links. Verschlechterung beim Schlucken, beim Sprechen, durch Bewegung der Zunge. Ausstrahlung des Schmerzes in Ohr und Unterkiefer. Kalte Getränke und äußerliche kühle Anwendungen (Prießnitzumschlag) sind wohltuend.
Gleichzeitig abgeschlagen, frostig, Verlangen nach Bettruhe mit warmer Umhüllung. „Keine Lust zu lesen, oder fernzusehen." Möchte nur dösen. Am Vortag haben die Menses eingesetzt. Die Patientin ist nicht arbeitsfähig.
Verordnung: *Phytolacca* C 30 als Akutlösung (4 – 3 – 2 – 1 KL). Bereits am nächsten Tag ist das Halsweh fast verschwunden. In Anbetracht der Grundkrankheit wird für vier Tage Arbeitsunfähigkeit attestiert.

5. Februar 2000 (nach weiteren neun Tagen)

Plötzlich aufgetretene sensible Störung am gesamten linken Unterschenkel (altes Befallsmuster, offensichtlich Symptomaktivierung durch den Infekt).
Verordnung: *Sepia* LM 10 als Akutlösung (3 – 2– 2 – 2), dann Fortfahren mit dem üblichen Einnahmerhythmus (seit Stärke LM 10: alle 2 Tage 3 Trp.). Größtmögliche Schonung.

10. Februar 2000 (nach weiteren fünf Tagen)

Nach vier Tagen ist das Allgemeinbefinden besser, die sensible Störung am linken Unterschenkel rückläufig, der Fuß aber noch sehr pelzig. Gangbild o. B. Einmal ist für einige Minuten eine kurze Sehstörung aufgetreten.
Vorläufige Beurteilung und Verordnung: Die Entzündungsaktivierung spielt sich aus homöopathischer Sicht lediglich auf der unteren Stufe der hierarchischen Skala ab (☞ 6.2). Weiter *Sepia* LM 10 als Akutlösung, 2 × tgl.

15. Februar 2000 (nach weiteren fünf Tagen)

Erneut auftretende Taubheitsgefühle im linken Bein, besonders auf der Innenseite des Oberschenkels. Linker Fuß immer kalt. Jetzt auch verstärkt Schweregefühl des linken Beins. Einige Male flüchtige Sehstörungen über Sekunden bis Minuten. An der rechten Ferse trockene rissige Haut.
Das Allgemeinbefinden wechselt stark innerhalb eines Tages: morgens wenig Energie (ca. eine halbe Stunde nach dem Aufstehen Benommenheit und Müdigkeit), dann geht es besser. Die Patientin will zur Arbeit gehen, die sie nicht als besonders belastend empfindet.
Hatte zwischenzeitlich großen Appetit auf Wurst, Fleisch, Schinken, Salami [2]. Verlangen nach Süßigkeiten [1 – 2].
Menses regelmäßig. Prämenstruell verstärkt Achselschweiß [1].
Schmerzen in der Tiefe des Ohres, sobald sie in kalte Luft kommt [2].

Auffallende Befunde der neurologischen Untersuchung

Hirnnerven bis auf die schon früher beschriebene temporale Abblassung der Sehnervenpapillen o. B. Grobe Kraft einschließlich Beinhalteversuch und Einbeinhüpfen ohne Einschränkung.
PSR links diskret abgeschwächt (eher MS-untypisch!) Übrige Eigenreflexe o. B. Blasen- und Mastdarmfunktionen (anamnestisch) o. B.
Sensibilität: bis auf eine Hypästhesie und leichte Pallästhesie des linken Fußes keine gröberen Ausfallerscheinungen.
Koordination: Knie-Hackenversuch links eine Spur unsicherer als rechts.
Keine Pyramidenbahnzeichen.
Strategie: zunächst keine Änderung der Medikation (*Sepia* LM 10). Die rissige Haut der rechten Ferse und die Ohrenschmerzen bei kalter Luft bestätigen die Arzneidiagnose.

25. Februar 2000 (nach weiteren zehn Tagen)

Allgemeinbefinden und Stimmungslage gut. Taubheitsgefühle lassen geringfügig nach. Erneutes Auftreten eines leichten viralen Infekts mit Halsweh und Schnupfen.
Verordnung: *Sepia* LM 10 als Akutlösung, 3 × tgl. für 5 – 7 Tage.

10. März 2000 (nach weiteren zwei Wochen)

Stimmung und Allgemeinbefinden gut. Körpersymptome im Wesentlichen unverändert bis auf eine etwas stärkere Obstipationsneigung, auch außerhalb der prämenstruellen Phase. Immer wieder episodisch auftretende Halsschmerzen, Schnupfen. Die Patientin hat das Gefühl, „als würde sie wieder krank". Es scheint sich erneut ein Rückfall während der Rekonvaleszenz anzubahnen.
Erneut gesteigertes Verlangen nach Fleisch, Schinken, Salami, durchwachsenem Schweinefleisch [2], Gewürzen.
Schlaf gut. Fühlt sich eher frostig (Verlangen nach warmen Fußbädern). Das feucht-kühle Frühlingswetter verschlechtert die Energie. Multipel auftretende Hautreizungen. „Die Haut war schon früher öfter einmal rot und trocken."

Arzneidiagnose II

Sepia scheint zwar eine gewisse Stabilität gebracht zu haben, kann aber nicht die ständig rezidivierenden Infekte verhindern.
Die Erkältungsanfälligkeit, die unveränderten thermischen Modalitäten (besonders die unveränderten Kälte des linken Fußes), die diskrete Rückfallneigung in die chronische Krankheit und ein stärkeres Herauskristallisieren der Nahrungsmodalitäten erfordern eine neue Arzneidiagnose.

Wahl der Symptome

Die Symptome sprechen klar für *Tuberculinum*, das auch aus miasmatischer Sicht gut passt.

Repertorisation II (Ergebnis RADAR-Analyse, Vers. 9.1)										
1	1234	2	Rektum – Obstipation							424
2	1234	2	Extremitäten – Kälte – Füße – links							17
3	1234	3	Allgemeines – Erkältung – Erkältungsneigung							164
4	1234	2	Allgemeines – Genesung, Rekonvaleszenz, Beschwerden während der							64
5	1234	2	Allgemeines – Speisen und Getränke – Geräuchertes – Verlangen							17
6	1234	2	Allgemeines – Speisen und Getränke – Schweinefleisch – Verlangen							11
7	1234	1	Allgemeines – Speisen und Getränke – Schinken – Verlangen							16
8	1234	1	Allgemeines – Speisen und Getränke – Salami – Verlangen							9
9	1234	2	Allgemeines – Speisen und Getränke – Speck, durchwachsener – Verlangen							19

	tub.	calc-p.	caust.	carc.	sulph.	calc.	nux-v.	mez.	carb-v.	ars.
	17/42	15/30	13/25	12/14	11/20	10/21	10/20	10/18	9/18	9/17
1	2	2	3	1	3	3	3	3	2	3
2	2	–	–	–	1	–	–	–	1	–
3	4	3	1	1	2	2	3	1	2	1
4	3	2	2	2	2	3	1	–	3	2
5	2	1	3	1	–	–	–	–	–	–
6	2	2	1	–	–	–	1	2	–	–
7	3	2	–	1	–	1	–	1	–	–
8	1	1	–	–	–	–	1	–	–	–
9	2	2	2	1	1	1	–	2	–	2

Verordnung

10. März 2000: *Tuberculinum bovinum* LM 6, 1 × tgl. 3 Trp. über 3 Wochen.

Verlauf

18. März 2000

Nach acht Tagen geht es besser. Die neurologischen Symptome bilden sich sehr langsam zurück (was auch schon früher selbst nach Cortisongaben der Fall war). Zwei- bis dreimal leichte Harninkontinenz. Vermehrte Erhitzung vor der Periode.

31. März 2000 (nach weiteren zwei Wochen)

Wiederum ganz leichte Halsschmerzen bei guter Energie und Stimmung, deutliche Besserung der sensiblen Störungen.

1. April 2000 (am nächsten Tag)

Die Taubheitsgefühle haben sich weiter zurückgebildet. Akut bestehen zum Teil starke, fast migräneartige Kopfschmerzen (a. Sy.). Verlangen nach Bettruhe und kühlen Umschlägen.
Verordnung: Fortführung der Konstitutionstherapie mit *Tuberculinum* LM 7 und anschließend LM 8. Akut gegen den migräneartigen Kopfschmerz: Petadolex®-Kapseln (Monosubstanz aus Petasites).
In der nächsten Zeit vorsichtiger Versuch einer Amalgamsanierung mit Beginn des am wenigsten betroffenen Quadranten. Ausleitungstherapie: Cefasel® (Selenpräparat), Vitamin C und Solidagoren® (konstitutionelle Schwäche der Harnwege, als Kind vorübergehendes Nierenversagen!).

8. Mai 2000 (nach weiteren fünf Wochen)

Unter *Tuberculinum* LM 8 (seit vier Tagen zyklusgerecht, ☞ 9.2), Allgemeinbefinden gut, nur noch minimale sensible Störungen. Die Kopfschmerzen (a. Sy.) waren nach zwei Tagen abgeklungen.
Verordnung: weiterhin *Tuberculinum* LM 9 und LM 10, zyklusgerecht jeden 2. Tag 3 Trp.

26. Juni 2000 (nach weiteren sieben Wochen)

Allgemeinbefinden gut. Sensible Störungen vollständig abgeklungen.
Verordnung: *Tuberculinum* LM 11 und LM 12.

15. August 2000 (nach weiteren sieben Wochen)

Bisher guter Verlauf. Keine Infekte, keine neurologischen Störungen. Seit sechs Tagen Harnwegsinfekt (hatte bereits in der Vorgeschichte zwei Harninfekte antibiotisch behandelt). Füße beidseits kalt, Verlangen nach Socken. Symptome: leichte brennende Schmerzen in der Blase, kaum Dysurie, Verlangen nach örtlicher Wärme. Trinkt viel.
Allgemeinbefinden und vor allem Stimmung gut. Menses regelmäßig. Der linke Fuß blieb weiterhin kühler als der rechte. Rissige Haut der rechten Ferse. Leichte Gewichtszunahme (für die Patientin auffällig) an Bauch, Oberschenkeln, Gesäß. Weiterhin großes Verlangen nach Salami, Fleisch, Schinken.
Sehr aktiv, aber nach eigener Einschätzung nicht unbedingt strukturiert. Etwas empfindlich, pingelig, auch bei trivialen alltäglichen Anlässen.
In den vergangenen Tagen weniger Energie, „schlapp", hat bereits mit einer Antibiose gegen den Harnwegsinfekt (Verordnung während des Praxisurlaubs durch einen Allgemeinarzt) begonnen, die nun nach dreitägiger Einnahme abgesetzt wird.
Verordnung: Wegen Fehlens homöopathisch eindeutiger Symptome Weiterbehandlung des Harnweginfekts mit Angocin® (Phytotherapeutikum). Das homöopathische Konstitutionsmittel wird gewechselt: *Sulphur* LM 6 – LM 7. Begründung der Arzneimittelwahl: weiterhin konstantes Verlangen nach Fleisch, Wurst etc. [3], mehrfache frühere Unterdrückungsmechanismen bei chronischer Krankheit, die jetzt kalten Füße (v. a. tagsüber), die brennenden Blasenschmerzen und der weiterhin unverändert kalt gebliebene linke Fuß während der letzten Wochen weisen auf *Sulphur* als Folge- und Ergänzungsmittel zur Nosode *Tuberculinum* hin, die insgesamt eine deutliche Besserung des Allgemeinbefindens und der Infektanfälligkeit gebracht hatte.

26. September 2000 (nach weiteren sechs Wochen)

Allgemeinbefinden gut. Periodenblutungen stärker. Erneut Auftreten von kleinen Herpesherden an Ober- und Unterlippe (a. Sy.).
Verordnung: *Sulphur* LM 8 – LM 9.

Telefonisches Follow-up am 2. November 2000 (nach weiteren fünf Wochen)

In letzter Zeit unbegründete Stimmungsschwankungen, „schlechte Laune".
Haut und Haare sind fettiger geworden, die Periode stärker.
Strategie: Einnahmepause bis zum nächsten Praxistermin.

Arzneidiagnose III

Erneute Fallaufnahme

Die Wirkung von *Sulphur* war in den vergangenen Wochen nicht mehr so gut, deshalb erneute Fallaufnahme am 9. November 2000.
Zwei bis vier Tage vor der Regel weiterhin Absinken der Stimmung und Reizbarkeit. Regelabstände unverändert 28 Tage. Regelblutung: am ersten Tag plötzliche heftige Blutung, dann über vier Tage abklingend.
Unbegründete Reizbarkeit, die sich besonders gegen den Ehemann, weniger gegen die Kinder richtet. Sie ist aus nichtigen Anlässen unzufrieden. Verlangen nach Massagen, Sehnsucht nach Licht und Geselligkeit.
Abends geht es deutlich besser – besonders in harmonischer Runde. Schlafmangel verschlechtert, wirkt sich aber erst am übernächsten Tag nachteilig aus.
Hat sich unverhältnismäßig stark über das unkollegiale Verhalten einer Mitarbeiterin geärgert: „Ich konnte nicht loslassen. Es ging um das Prinzip – das Verhalten war unmöglich. Ich habe mich sehr geärgert."
„Es ist überhaupt schlimm, wenn ich mich auf Aussagen nicht verlassen kann. Andere Menschen empfinden mich als spontan und offen".
Unschöne Träume: „Jemand nimmt mir etwas weg, z. B. den Lieblingspullover". Schimpft im Traum

mit ihrem Sohn. Träume von den Eltern und von Auseinandersetzungen mit der Mutter, „ich kann im Traum nicht sagen, was ich will".

Sie konnte schon immer gut Nähe aushalten, will aber auch ihre Ruhe haben: „Mich stört allein schon die Frage ‚Wie geht es dir denn?'. Schmerzen verschlechtern sich z. B., wenn ich angefasst werde. Ich bin wieder sehr frostig und liebe warme Bäder."

Der linke Fuß bleibt konstant kalt (bisher keine Beeinflussung durch eines der eingenommenen homöopathischen Mittel). Weiterhin immer wieder trockene und rissige Ferse rechts. Hitze und Schweiße vor der Regel sind verschwunden, dagegen erneut prämenstruelle Schweregefühle der Beine. Empfindlichkeit von Hals und Ohren gegen Zugluft.

Neues Symptom: Warze am rechten Zeigefinger und an der zweiten Zehe rechts.

Neurologische Symptome: Ab und zu Spur einer Pelzigkeit der Fingerspitzen. Blasenfunktionen in Ordnung.

In den vergangenen Wochen zweimal Erwachen nachts um 3 Uhr mit baldigem Wiedereinschlafen, vorher war der Schlaf ungestört. Wieder intensiv riechender Achselschweiß vor und während der Menses (a. Sy.).

Aktuelle Beschwerden

Das Gesamtbefinden wird aktuell am meisten beeinträchtigt durch Schmerzen in beiden Iliosakralgelenken, rechts betont [2], bis in den Fuß ausstrahlend, schlechter nach heftiger Bewegung, v. a. nach längerem Sitzen, nach Autofahren. Auffallend sind dabei das (subjektive) Gefühl einer außerordentlichen Schwäche im Lumbalbereich und gleichzeitig eine deutliche Steifheit des gesamten Rückens, mit Verstärkung durch lokale Abkühlung. Die Schmerzen haben seit Wochen langsam zugenommen und sind jetzt ohne Schmerzmittel fast unerträglich.

Bei der Gesamtheit der Symptome überzeugt zwar erneut *Sepia*, das aber die akuten Symptome nur unzureichend abdeckt. Wegen der ständig heftiger werdenden Beschwerden wird eine Akutdiagnose gestellt, da sonst eine allopathische Therapie unumgänglich wäre.

Wahl der Symptome

Repertorisation III (Ergebnis RADAR-Analyse, Vers. 9.1)										
1	1234	2	Rücken – Schmerz – Sakroiliakalgelenke							35
2	1234	2	Rücken – Schmerz – Sakroiliakalgelenke – Sitzen – unmöglich – ist							1
3	1234	2	Rücken – Schmerz – Sakroiliakalgelenke – erstreckt sich zu – Fuß							1
4	1234	2	Rücken – Schwäche – Lumbalregion							118
5	1234	2	Rücken – Steifheit – schmerzhaft							16
6	1234	2	Rücken – Steifheit – Abkühlung, Kaltwerden agg.							2
	bamb-a.	**rhus-t.**	**dulc.**	**kali-s.**	**aesc.**	**calc.**	**puls.**	**arg-n.**	**ars.**	**caust.**
	12/14	**6/14**	**6/6**	**6/6**	**4/10**	**4/10**	**4/10**	**4/8**	**4/8**	**4/8**
1	1	1	1	1	3	–	–	2	–	–
2	1	–	–	–	–	–	–	–	–	–
3	1	–	–	–	–	–	–	–	–	–
4	1	3	1	1	2	3	3	2	3	1
5	2	3	1	1	-	2	2	–	1	3
6	1	–	–	–	–	–	–	–	–	–

Die Verfasserin entscheidet sich für *Bambusa*, mit dem sie bereits bei mehreren Wirbelsäulensyndromen gute Erfolge gehabt hatte und das nach ihrer Erfahrung *Sepia* (sowie *Silicea* und *Natrium silicatum*) nahe steht.

Verordnung

10. Dezember 2000: Da unmittelbar im Anschluss an die Arzneidiagnose vorrangig eine heftige epidemische Gastroenteritis absolviert wird, erst einen Monat nach der erneuten Fallaufnahme Beginn mit *Bambusa* C 200 als Akutlösung.

Verlauf

10. Januar 2001

Zustand nach der Gabe von *Bambusa* allgemein und lokal sehr gut: gute Energie, guter Schlaf, Iliosakralsyndrom nahezu vollständig abgeklungen.
Planung der nächsten Amalgamsanierung unter Selen, L-Ascorbinsäure und Solidagoren®. (Die Wirkung auf die Entfernung der ersten zwei kleinen Füllungen konnte nicht einschlägig beurteilt werden.)

30. Januar 2001 (nach weiteren drei Wochen)

Schlaf sehr gut, Appetit gut.
Erneute Erkältung, Halsschmerzen, leichte Gliederschmerzen, Schweregefühl und Ausdehnungsgefühl des Kopfes, verstopfte Nase. Schweiße bei geringer Anstrengung [1], morgendlicher Husten.
Verordnung: Da die Symptome z. T. durch *Bambusa* abgedeckt werden *Bambusa* C 12 als Akutlösung (zur „Auffrischung" der Gabe C 200).

6. März 2001 (nach weiteren fünf Wochen)

Immer wieder leicht aufflackernde Infekte, aber längst nicht mehr so intensiv und mit derart starkem, nachfolgendem Energieverlust wie früher.
Neues altes Symptom seit ca. zehn bis zwölf Wochen: Verstärkung eines PMS mit Schmerzen und Schwellung der Mammae vor den Menses [2], was unter *Bambusa* C 200 deutlich besser war.
Wieder etwas vermehrtes Schweregefühl der Beine. Erneutes Auftreten von Iliosakralgelenkschmerzen, verspannte Schulterregion. Weiterhin Kälte des linken Fußes.
Verordnung: *Bambusa* C 200, Doppeldosis 2 + 2 Glob. (an 2 aufeinander folgenden Tagen).

2. April 2001 (nach weiteren vier Wochen)

Erneuter Infekt, der sich bis Mitte März hinzieht.

> **Beurteilung**
> Inzwischen ist ziemlich klar, dass sich die Infektanfälligkeit unter der Amalgamsanierung wieder verstärkt hat.

13. April 2001 (nach weiteren elf Tagen)

Am Vorabend Fieber (38,5 °C). Taubheitsgefühl des linken Beins. Reduzierter Kräftezustand. Trockener Hustenreiz, aus der Trachea kommend. Schmerzende Rippen, wenig Durst. Hackender Husten.
Verordnung: *Bryonia* C 30 als Akutlösung (typisches *Bryonia*-Grippebild, zu Beginn eines Infektes kann *Bryonia* auch durstlos sein).

14. April 2001 (am nächsten Tag)

Die Temperatur liegt noch über 38 °C. Obstipation. Wenig Durst. Inzwischen hat sich eine leichte Urtikaria im Bereich der Beine eingestellt (fragliche Nahrungsmittelintoleranz: Verzehr von Gebäck mit Nahrungszusatzstoffen?). Der Patientin fällt ein, dass sie vermehrt Urtikariaschübe während der Schwangerschaft hatte (a. Sy.).
Husten, schlechter durch Reden, durch kalte Luft. Verlangen nach kühlen Getränken, Süßem [2] und Salzigem [2].
Verordnung: Da das Allgemeinbefinden sich eher ein wenig verschlechtert hat *Phosphorus* C 30 als Akutlösung (typische *Phosphorus*-Modalitäten).

17. April 2001 (nach weiteren drei Tagen)

Alle Symptome sind besser bis auf den Reizhusten: „Es geht los, sobald ich mich hinlege. Zunächst Kratzen im Hals, dann Hustenanfall bis zum Brechwürgen." Dabei Bauch- und Kopfschmerzen nach den Hustenanfällen. Nachts Schweiße durch Husten.
Urtikariaquaddeln jetzt auch an den Armen und im Gesicht, schubweise auftretend. Das Gesicht ist ganz heiß und juckt. Insgesamt sind nur die Extremitäten und die Wangen betroffen.
Verordnung: *Drosera* C 30 als Akutlösung wegen der Entwicklung eines charakteristischen *Drosera*-Hustens. Auch die Hautsymptome werden durch Drosera abgedeckt.

20. April 2001 (nach weiteren drei Tagen)

Alles besser bis auf den Husten: schlechter morgens und abends beim Einschlafen, durch Anstrengung, durch kalte Luft. Kein Brechwürgen mehr. Aktuell (durch das anhaltende Husten) heftige Schmerzen der linken unteren Rippen, und zwar „drückend" und „heftig einfahrend", als ob dort die Rippen gebrochen wären. Sie muss diese Stelle beim Husten halten (klinische Untersuchung: kein auffallender Befund).

Urtikaria fast vollständig abgeklungen. Nächtlicher Schweiß und Kräftezustand deutlich besser. Schweißausbrüche während des Hustens verschwunden. Verlangen nach warmem Tee, Wasser, herzhafter Nahrung (nicht mehr nach Süßem und Salzigem) nach Obst, Birnen [2] und Äpfeln [2].

Arzneidiagnose IV

Wahl der Symptome

Repertorisation IV (Ergebnis RADAR-Analyse, Vers. 9.1)

1	1234	1	Brust – Schmerz – Rippen – zerbrochen, wie	8
2	1234	1	Brust – Schmerz – Rippen – untere Rippen – reißend	4
3	1234	1	Brust – Schmerz – Rippen – untere Rippen – links – drückend	3

	sep.	agar.	bism.	caps.	kali-bi.	kali-s.	lyc.	naja	petr.	plb.
	3/3	1/1	1/1	1/1	1/1	1/1	1/1	1/1	1/1	1/1
1	1	1	–	1	1	–	–	1	1	–
2	1	–	1	–	–	1	–	–	–	1
3	1	–	–	–	–	–	1	–	–	–

Begründung der Arzneimittelwahl

Reißend-stechend-drückende Rippenschmerzen „wie zerbrochen" der unteren Rippen – besonders links – sind ein relativ häufig zu beobachtendes Symptom bei *Sepia* nach länger anhaltendem Husten. Zudem bestehen die genannten engen konstitutionellen Bezüge zu diesem Mittel (s. o. Arzneidiagnose I und Bestätigung durch das Follow-up im November 2000).

Verordnung

20. April 2001: *Sepia* LM 6 als Akutlösung (3 × 1 KL).

Verlauf

24. April 2001 (nach weiteren vier Tagen)

Husten besser. Energie und Stimmung relativ gut. Schlaf gut, Nachtschweiße abgeklungen.

Neu: diskrete Sensibilitätsstörung am rechten Unterschenkel, fleckweise auch am rechten Oberschenkel, am rechten Gesäß und der rechten Labie. Gelegentlich imperativer Harndrang.

3. Mai 2001 (nach weiteren neun Tagen)

Infekt immer noch nicht vollständig abgeklungen. Sensibilitätsstörungen unverändert. Energie weiterhin besser. Sie kann ohne Ermüdungserscheinungen einen zweistündigen Spaziergang absolvieren. Schlaf gut. Wieder leichte Ileosakralbeschwerden (a. Sy.). Das erinnert die Patientin an *Bambusa*, das sie als das bisher wirksamste Mittel in Erinnerung hat.

Verordnung: Wiederholung einer Doppeldosis *Bambusa* (2 + 2 Glob.) nach kurzer Arzneimittelbild-Kontrolle. Danach gute Stabilisierung auf allen Ebenen, Abklingen der neurologischen Symptome, aber Auftreten einer Candidavaginitis mit mäßigem Brennen und Juckreiz (durch gynäkologische Diagnose bestätigt).

Dieser Vorgang wird bei der guten Stabilisierung des Allgemeinbefindens als sykotischer Ausleitungsvogang gedeutet. Unter Anwendung von Vagiflor® Supp. (Lactobacillus acidophilus), langsames stetiges Abklingen der Vaginitis.

Stabilität bis zum Herbst 2001.

Arzneidiagnose V

Wahl der Symptome

Während der vergangenen fünf Monate Allgemeinbefinden gut. Keine neurologischen Ausfallerscheinungen bis auf einen leichten imperativen Harndrang. Drei- bis viermal Nachtschweiße während der letzten Wochen.

Aktuell: Erster Herbst-Infekt: Leichter Reizzustand der oberen Luftwege mit mäßiger Heiserkeit, leichter Rhinitis, Verlangen nach warmen Getränken.

Energie vor der Regel etwas schlechter („melancholisch") sowie leichte Reizbarkeit und Schweiße. Nach wie vor Kälte des linken Fußes.

Warze am rechten Zeigefinger und an der zweiten Zehe (Sohlenseite links).

Kopfschweiß unter Kopfbedeckungen („warm und feucht"). Leichtes Schweregefühl der Beine. Obstipation vor der Regel. Ganz gelegentlich Iliosakralschmerz rechts nach langem Sitzen.

Besserung des Allgemeinbefindens durch Gymnastik und Joggen. Gern Musik und Tanzen. Ab und zu während der letzten Zeit wieder leichte Kopfschmerzen. Verlangen nach Ausleben ihrer Kreativität, fühlt sich genervt durch regelmäßige Hausarbeit.

Repertorisation V (Ergebnis RADAR-Analyse, Vers. 9.1)										
1	1234 2	Kopf – Schweiß der Kopfhaut								117
2	1234 2	Kopf – warm – Einhülle – warmes – agg.								33
3	1234 2	Schweiß – Menses, vor – agg.								16
4	1234 1	Extremitäten – Warzen – Finger								28
5	1234 1	Extremitäten – Warzen – Füße – Fußsohlen								14
	calc.	**lyc.**	**sep.**	**thuj.**	**sulph.**	**phos.**	**verat.**	**borx.**	**dulc.**	**nit-ac.**
	8/15	**8/14**	**8/11**	**8/11**	**8/10**	**7/15**	**6/14**	**6/8**	**6/7**	**5/8**
1	3	2	2	1	1	3	2	1	1	2
2	2	3	1	1	1	3	2	2	–	1
3	1	1	1	2	2	1	3	1	1	–
4	2	1	2	2	1	–	–	–	2	2
5	1	1	1	1	1	1	–	–	1	–

Die neu hinzugekommenen Symptome werden wiederum vollständig durch *Sepia* abgedeckt.

Verordnung

2. Oktober 2001: Unter Berücksichtigung der typischen psychischen Verfassung *Sepia* LM 10, LM 11, LM 12, LM 13, jeweils zyklusgerecht (☞ 9.2).

Arzneidiagnose VI

Sepia läuft relativ gut in ansteigenden LM-Potenzen bis Ende Februar 2002.

Wahl der Symptome

Unter weiterer Amalgamsanierung (dritter Quadrant drei Wochen zuvor) kommt es erneut zu einem viralen Infekt der oberen Luftwege mit auffallender Frostigkeit und Kälte der Hände und Füße sowie Empfindlichkeit der Ohren und des gesamten Kopfes gegen kalte Luft. Es kann jetzt kein Zweifel mehr daran bestehen, dass die Patientin auf Amalgam sehr empfindlich reagiert.

Erneute Obstipationsneigung. Neues Symptom: immer wieder Schwindelgefühle (fast ausschließlich während der in den letzten Wochen verstärkt aufgetretenen diffusen Kopfschmerzen).

Erhöhte körperliche Belastung, weil der Ehemann für mehrere Monate auswärts arbeiten muss.

Repertorisation VI (Ergebnis RADAR-Analyse, Vers. 9.1)										
1	1234	2	Schwindel – begleitet von – Kopf – Schmerz im Kopf							170
2	1234	2	Kopf – Zugluft, Luft agg.							38
3	1234	1	Ohr – Schmerz – kalt – Luft, kalte – agg.							24
4	1234	3	Extremitäten – Kälte – Füße							296
5	1234	2	Extremitäten – Kälte – Hände							282
6	1234	2	Allgemeines – Quecksilber – Missbrauch von							90

	ars.	merc.	hep.	bell.	calc.	chin.	sil.	sulph.	nux-v.	acon.
	12/27	12/26	12/24	11/29	11/27	11/27	11/27	11/27	11/22	11/20
1	2	2	2	3	3	1	3	1	3	2
2	2	2	2	3	2	3	3	2	2	2
3	2	1	2	–	–	–	–	–	–	–
4	3	3	2	3	3	3	3	3	2	2
5	3	3	1	2	2	3	1	3	2	2
6	1	1	3	2	2	2	2	3	1	1

Am auffallendsten ist die Rubrik „Schwindel – begleitet von – Schmerz im Kopf“ mit 166 Mitteln, darunter *Silicea* dreiwertig. Zudem ist *Silicea* bei Beschwerden durch Amalgamausleitung indiziert.

Verordnung

26. Februar 2002: *Silicea* in ansteigenden LM-Potenzen (beginnend mit LM 6).

Verlauf

25. März 2002

Energie, Schlaf gut. Keine neurologischen Symptome.

16. April 2002 (nach weiteren drei Wochen)

Die Einnahme von *Silicea* muss wegen eines Schocks nach einem Autounfall (erheblicher Sach-, kein Personenschaden) mit anschließender erheblicher körperlicher und seelischer Belastung aufgrund von rechtlichen Auseinandersetzungen (Fremdverschulden) kurzfristig durch *Ignatia*-C-200-Gaben unterbrochen werden.

Das führt zu erheblicher psychovegetativer Erschöpfung und häufigerem nächtlichen Erwachen mit Gedankenkreisen. Nach langer Zeit wieder erneut auftretende (während der vergangenen Jahre völlig verschwundene) Depressionen mit Erinnerungen an unangenehme Kindheitsereignisse, die schon längst bewältigt schienen.

Müdigkeit. Verlangen nach Salz. Fühlt sich sehr unbehaglich während des lange anhaltenden unnatürlich warmen Frühlingswetters.

Neurologische Beschwerden: seit einigen Tagen Sensibilitätsstörungen der linken Gesichtshälfte.

Verordnung: *Natrium muriaticum* C 200. Begründung der Mittelwahl: Der nervliche Schock, das grüblerische Verhalten hinsichtlich des alten Kummers, das deutliche Verlangen nach Salz, das zunächst gute, aber nicht andauernde Ansprechen auf *Ignatia* (wichtigstes Ergänzungsmittel zu *Natrium muriaticum*), v.a. aber die Sensibilitätsstörungen der linken Gesichtshälfte (häufiges Symptom von *Natrium muriaticum* bei Multipler Sklerose, ☞ 11.4) indizieren jetzt klar *Natrium muriaticum*.

24. Juli 2002 (nach weiteren drei Monaten)

Unter *Natrium muriaticum* geht es energetisch und in Bezug auf die Grundkrankheit sehr gut. Die Patientin kann jetzt das Sommerwetter gut vertragen und hält es viel länger in direkter Sonnenbestrahlung aus, ohne Kopfschmerzen zu bekommen. Obstipationsneigung besser.

Neue alte Symptome: Heuschnupfen (in den vergangenen Jahren nur sehr selten und schwach aufgetreten), schmerzhafte Haarwurzeln bei Berührung (Frisieren), schlechter vor der Regel.

Warzen unverändert, am linken kleinen Finger entsteht eine neue kleine Warze.

Verordnung: Wiederholung von *Natrium muriaticum* C 200. Einige Tage darauf akute Hüftbeschwerden rechts für drei Tage, „wie wenn das Bein ausgekugelt wäre". Schlaf gut, Energie gut, erhöhte körperliche Belastung durch Umzugssituation.

17. Oktober 2002 (nach weiteren drei Monaten)

In der Zwischenzeit guter Verlauf. Die Patientin empfindet sich als durchaus belastbar.

Der Hüftschmerz hatte sich einige Wochen nach der *Natrium-muriaticum*-Gabe noch einmal wiederholt (fachorthopädische Untersuchung: Hüftdysplasie). Wieder etwas Obstipation und reduzierte Stimmung sowie leichte Schweiße vor der Regel.

Warzen unverändert. Linker Fuß unverändert kühl.

Arzneimitteldiagnose VII

Wahl der Symptome

Nach der letzten Gabe *Natrium muriaticum* (26. Juli 2002) verstärkt Appetit auf gekochte Eier [2], Verlangen nach Hühnerbrühe [2], Abneigung gegen schleimige Speisen, Aspik und Austern.

Anhaltende Empfindlichkeit der Haarwurzeln, besonders vor den Menses, besser durch Bewegung an frischer Luft. Häufig Jucken der Kopfhaut, besonders wenn sie schwitzt.

Sehr angestrengt durch Wohnungssanierung und Betreuung ihrer beiden Kleinkinder mit häufigen Infekten während der Kindergartenzeit.

Auffallend: Die spontane Betonung von Lichtverlangen und auffallende Besserung durch Sonnenlicht. Fürchtet sich deshalb vor dem bevorstehenden lichtarmen Winter.

Amalgamsanierung des vierten Quadranten geplant.

Unverändert: häufige Kältegefühle im linken Fuß.

Arzneimitteldifferenzierung

Da *Silicea* und *Natrium muriaticum* bisher eine gute Stabilisierung, wenn auch möglicherweise noch keinen wirklichen Durchbruch im Krankheitsverlauf gebracht haben, gehen die Überlegungen jetzt in Richtung einer Legierung dieser beiden Mittel, nämlich *Natrium silicicum*. Dabei ist besonders das Symptom „Jucken der Kopfhaut beim Schwitzen" interessant, ebenso wie die Empfindlichkeit der Kopfhaut, besonders der Haarwurzeln. Außerdem verlangen Patienten im *Natrium silicicum*-Zustand besonders stark nach Sonnenlicht. Auch einige Nahrungsmodalitäten werden gut abgedeckt.

Repertorisation VII (Ergebnis RADAR-Analyse, Vers. 9.1)				
1	1234	2	Gemüt – Licht – Verlangen nach	30
2	1234	2a	Kopf – Empfindlichkeit – Kämmen, Bürsten der Haare – gegen	23
3	1234	2a	Kopf – Haar – schmerzhaft – Berührung, bei	52
4	1234	2a	Kopf – Schmerz – Kämmen der Haare – agg.	24
5	1234	1	Kopf – Jucken der Kopfhaut – Schwitzen, beim	3
6	1234	1b	Extremitäten – Kälte – Füße – ein Fuß kalt	2
7	1234	1b	Extremitäten – Kälte – Füße – links	17
8	1234	2b	Extremitäten – Kälte – Unterschenkel – links	6
9	1234	2	Allgemeines – Erkältung – Erkältungsneigung	164
10	1234	2	Allgemeines – Freien, im – Verlangen nach Aufenthalt im Freien – Zugluft agg. – aber	33
11	1234	1	Allgemeines – Laufen – amel.	11
12	1234	2	Allgemeines – Jahreszeiten – Winter, im – agg.	87
13	1234	2	Allgemeines – Menses, vor – agg.	117
14	1234	2	Allgemeines – Sonne – Aufenthalt in der Sonne – amel.	27
15	1234	2	Allgemeines – Speisen und Getränke – Eier – Verlangen	40

Repertorisation VII (Ergebnis RADAR-Analyse, Vers. 9.1) *(Fortsetzung)*										
16	1234	1	Allgemeines – Speisen und Getränke – Hühnchen – Verlangen							15
17	1234	2	Allgemeines – Speisen und Getränke – schleimige Speisen – Abneigung							4
18	1234	2	Allgemeines – Speisen und Getränke – Suppe – Verlangen							22
	nat-m.	**phos.**	**puls.**	**calc.**	**sulph.**	**sep.**	**rhus-t.**	**nat-sil.**	**ruta**	**bry.**
	18/30	**17/28**	**14/32**	**14/28**	**14/28**	**13/29**	**13/25**	**13/13**	**13/13**	**12/24**
1	1	1	–	2	–	–	–	–	1	–
2	–	–	–	–	2	2	2	1	–	2
3	1	1	2	1	2	2	–	–	–	1
4	1	1	–	–	–	1	–	1	–	2
5	–	–	–	–	–	–	–	1	–	–
6	–	–	–	–	–	–	–	–	–	–
7	–	–	–	–	1	–	1	–	1	–
8	–	–	–	–	–	–	–	–	–	–
9	3	2	2	2	2	3	2	1	1	3
10	2	2	3	–	3	2	3	1	–	2
11	1	–	–	–	–	3	–	1	–	–
12	1	2	3	2	2	2	3	–	1	3
13	3	2	3	3	3	3	1	–	1	1
14	–	2	–	–	–	1	1	1	1	–
15	–	1	2	2	1	–	–	1	–	–
16	1	2	–	–	1	–	–	1	–	–
17	2	–	1	2	–	–	–	–	–	–
18	1	–	–	–	–	–	–	–	1	1

Verordnung

17. Oktober 2002: *Natrium silicicum* in aufsteigenden Potenzen von LM 6 bis LM 11 (bis Mitte April 2003). Begleitmedikation mit Selen und L-Ascorbinsäure zur Amalgam-Ausleitung.

Verlauf

15. April 2003

Bisher guter Verlauf. Jetzt heftiger Heuschnupfen, brennende Augen, Kitzeln im Hals, Kopfschmerzen („Gefühl wie Watte im Kopf").
Strategie und Verordnung: abwartende Beobachtung, *Natrium silicicum* LM 12 (zurzeit laufende Medikation) als Akutlösung (3 bis 4 × tgl. 1 Gabe). Zusätzlich für einige Tage Kalzium-Brausetabletten.

8. Mai 2003 (nach weiteren drei Wochen)

Die Heuschnupfenphase ist unter *Natrium silicicum* bis auf wenige erträgliche Restsymptome rasch abgeklungen.

> **Wichtig**
> Das Wiederauftreten eines alten Heuschnupfens unter der konstitutionellen Behandlung einer Autoaggressionskrankheit bedeutet eine positive Entwicklung, die keineswegs allopathisch unterdrückt werden sollte (☞ 7.1).

Aktuell wieder verstärktes PMS: Brustspannen, Reizbarkeit, Aggressivität, zu Tränen geneigt. Schwere der Beine vor der Regel. Frisch diagnostiziertes, kleines Uterusmyom (die Mutter hatte zahlreiche Myome).
Imperativer Harndrang. Wieder vermehrt Frostigkeit, besonders der Füße. Will warm eingehüllt

sein. Sehr empfindlich gegen Wind und Zugluft. Warzen etwas kleiner, aber noch vorhanden.
Seit Wochen verstärktes Verlangen nach Süßigkeiten [2].
Fühlt sich überfordert durch Familienereignisse. Grundlose Reizbarkeit richtet sich in erster Linie gegen den Ehemann. Spontane Äußerung: „Musik und Tanzen bessern meinen Zustand auffallend".
Verordnung: *Sepia* M, 1 Glob.

18. Juli 2003 (nach weiteren zehn Wochen)
Die Patientin hat sich bisher sehr wohl gefühlt. Aktuell wieder Koxalgie rechts (in der Dysplasiehüfte), langsame Steigerung bis zu akuten, heftig stechenden Schmerzen, schlechter durch jegliche Bewegung. Anschließend „Sommergrippe" mit Kopfschmerzen, Schnupfen, sehr viel Durst, großem Ruhe- und Schlafbedürfnis.
Verordnung: *Bryonia* C 30 als Akutlösung, daraufhin Abklingen des Infekts und vollständiges Verschwinden der Hüftbeschwerden.

6. Oktober 2003 (nach weiteren drei Monaten)
Bis dato gute Energie, keine neurologischen Symptome.
In den vergangenen Tagen leichter Schwindel, vor allem wenn sie aus dem fahrenden Auto schaut und einzelne Gegenstände fixiert oder z. B. auf vorüberfahrende Radfahrer blickt. Dadurch etwas unsicheres Laufen „wie auf einem schwankenden Schiff", begleitet von leichter Übelkeit. Schwindel auch beim Umdrehen im Bett. Das Sehen ist etwas eingeschränkt, „wie ein Schatten auf dem rechten Auge". Angedeuteter Nystagmus beim Blick nach rechts. Auffallende Kälte der Füße und Hände. HNO-fachärztliche Untersuchung o. B. (Nystagmus kann nicht mehr nachgewiesen werden). Etwas unsicher, „es fällt leicht etwas aus der Hand".
Orientierende neurologische Untersuchung der Extremitäten o. B. Auffälligstes Symptom: Schwindel beim Blicken auf sich bewegende Gegenstände (*Conium*).
Verordnung: *Conium* C 200 als Akutlösung (4 – 4 – 3 – 2 KL), nach zwei Tagen fast vollständiges Abklingen des Schwindels. Es bleiben zunächst leichte Müdigkeit und Schwäche mit deutlicher Verbesserung abends. Flüchtiges Pelzigkeitsgefühl um den Mund herum.

MRT mit Kontrastmittelgabe am 6. Oktober 2003
Keine wesentlichen Veränderungen im Vergleich zu Voraufnahmen aus dem Jahre 1999, insbesondere keine Kontrastmittelanreicherung.

16. Oktober 2003 (nach weiteren zehn Tagen)
Möglicherweise handelt es sich um einen kleinen MS-Schub, der sich noch in der Entwicklung befand.
Verordnung: Da die Beschwerden sistieren nach kurzer Nachrepertorisation *Sepia* M als Akutlösung (je 1 KL tgl. über 3 Tage).

11. November 2003 (nach weiteren dreieinhalb Wochen)
Nach der *Sepia*-Gabe kontinuierliches Abklingen der vorherigen Beschwerden, jedoch neue akute Probleme: plötzlich Ohrenschmerzen, heftiger Schnupfen, Halsschmerzen, Heiserkeit, Hitzewallungen, Gliederschmerzen („wie Muskelkater"). Mattigkeit. Großes Verlangen nach warmen Getränken. Kopfschmerz. Im Nachhinein zeigt sich, dass die neurologischen Probleme während der Inkubationszeit auftraten. Kinder und Ehemann hatten ebenfalls vorher einen akuten Infekt absolviert, was die Patientin nicht erwähnt hatte.
Akutverordnung: *Bryonia* C 30 als Akutlösung (4 – 4 – 3 – 2 KL). Darauf rasches Abklingen des Infektes.

1. Dezember 2003 (nach weiteren drei Wochen)
Die positive Wirkung von *Sepia* M (16. Oktober 2003) ist abgeklungen. Es scheint sich erneut ein leichter Infekt anzukündigen. Die Energie hat wieder etwas nachgelassen.
Verordnung: *Sepia* XM, 1 Glob.

27. Januar 2004 (nach weiteren acht Wochen)
Am Vorabend plötzlich heftige stechende Schmerzen in der linken Brust, Verschlimmerung beim

Atmen. Trockener Husten. Sehr frostig (erster Tag der Regel). Deutliches Krankheitsgefühl mit starker Abgeschlagenheit und Gliederschmerzen in Armen und Beinen. Ausgeprägte Durstgefühle.
Körperliche Untersuchung: bis auf schmerzhaften NAP des N. occipitalis rechts und Klopfempfindlichkeit der mittleren BWS keine Besonderheiten.
Am selben Abend plötzlicher Temperaturanstieg auf 39,1 °C.
Verordnung: *Bryonia* C 30 als Akutlösung.

28. Januar 2004 (an nächsten Tag)

Unter *Bryonia* ca. 20 Prozent Besserung des Allgemeinbefindens. Temperatur auf 37,4 °C gesunken. Starke Nachtschweiße. Stechender Thoraxschmerz deutlich besser, aber noch stechende Schmerzen in der Brust bei Lagewechsel. Dumpfer Kopfschmerz (Hinterkopf und Stirn), Schlaf unruhig. Husten mit zäh-schleimigem Auswurf. Will nur noch mit geschlossenen Augen liegen (körperliche Untersuchung durch einen Kollegen unauffällig: Influenza, Lunge frei).
Verordnung: Erhöhung der Potenz auf *Bryonia* C 200 als Akutlösung (4 – 3 – 2 KL).

1. bis 6. Februar 2004

Nach *Bryonia* C 200 am nächsten Tag erneuter Fieberanstieg. Mittelmäßig ausgeprägte Nachtschweiße. Allgemeinbefinden besser. Nur noch leichter Husten. Keine Thoraxschmerzen mehr. Viel Durst. Am besten ist es bei ruhigem Liegen.
Dritter Tag der Akutbehandlung: Temperatur noch 38,7 °C. Schlaf besser, Allgemeinbefinden noch reduziert. Da keine Veränderung der Symptome aufgetreten ist, erneute Steigerung der Potenz und Verordnung von *Bryonia* M als Akutlösung (3 – 2 – 1 KL). Danach wieder leichter Kopfschmerz in der Stirn und hinter den Augen, schlechter durch Bewegung. Wieder schmerzhafter Husten (erneute Untersuchung durch den Hausarzt: keine Erkrankung der Lunge).
Da die Besserung am vierten Tag sistiert sowie Obstipation und Husten unverändert sind, Rückkehr zum Konstitutionsmittel (und Ergänzungsmittel zu *Bryonia*).
Verordnung: *Sepia* C 200 (4 – 3 – 2 – 1 KL).

Mit Abklingen der Akutsymptomatik während der nächsten Tage und Entfieberung starke nächtliche Schweiße, die Patientin „muss Badetücher benutzen“.
Wenig Appetit, lediglich auf Brot mit Salz. Psychisch geht es gut, Schlaf und Träume sind erholsam. Der linke Fuß ist wieder kälter geworden. Noch mäßiger Husten mit Verstärkung nachts. Allgemein geht es langsam besser.
Verordnung: *Tuberculinum bovinum* C 200 als Doppeldosis (2 + 2 Glob.) wegen der verzögerten Rekonvaleszenz nach Influenza, der Nachtschweiße und der schon früher erlebten Bewährung (s. o.).
Nach der *Tuberculinum*-Doppeldosis klingen die Nachtschweiße zögernd ab. Großes Ruhebedürfnis. Langsames Ansteigen der Energie.
Verordnung: *Tuberculinum* M, 1 Glob.

9. Februar 2004 (nach weiteren drei Tagen)

Schweiße um 80 Prozent besser, Energie um 60 – 70 Prozent besser. Linker Fuß weiterhin kalt. Appetit wieder „normal“. Stark riechender Achselschweiß. Obstipation.
Untersuchung der Thoraxorgane: auch jetzt pulmonale Auskultation und Perkussion o. B., Herztöne leise, rein, Aktionen regelmäßig, 68 pro Minute. RR: 115/80. Mundhöhle o. B.
Die orientierende neurologische Untersuchung ergibt keine Besonderheiten.
Strategie: keine neue Verordnung, *Tuberculinum* M auswirken lassen.

16. Februar 2004 (nach weiteren sieben Tagen)

Wieder mäßige Zunahme des Hustens. Erneut oberflächlicher Nachtschlaf. Subfebrile Temperaturen von 37,8 °C.
Akutes Auftreten eines Erythema nodosum mit einigen Effloreszenzen unterhalb der Knie und über dem rechten Außenknöchel.
Internistische Durchuntersuchung: BKS erhöht (38 mm/1. Stunde), deutlich erhöhtes CRP (87,4). Umfangreiche Blutuntersuchungen (Mykoplasmen, Yersinien, Tbc etc.) lassen keine Ursache für den problematischen Krankheitsverlauf erkennen (zur gleichen Zeit absolvieren Familienangehörige

eine Zytomegalie-Infektion, jedoch liegen die Virustiter der Patientin im Normbereich).
Verordnung: Erneute Gabe von *Sepia* M als Akutlösung (4 – 3 – 2 – 1 KL).

2. März 2004 (nach weiteren zwei Wochen)

Langsame Stabilisierung des Zustandes. Ausgleich eines Eisenmangels. Trotz des schweren Krankheitsbildes haben sich keine neurologischen Symptome gezeigt.

Weiterer Verlauf bis Mai 2005

Anfang Mai 2004 erfordern ein erneut auftretender Heuschnupfen und erneute leichte Schmerzen der rechten Hüfte eine Akutlösung von *Thuja* C 200, das Ende Juni 2004 durch *Tuberculinum* C 200 komplementiert wird.
Im Sommer 2004 schwere Erkrankung des Vaters. Die Patientin begleitet sein schweres Leiden fortan bis zu dessen Tod im Frühjahr 2005. Die damit verbundenen Anstrengungen und seelischen Schmerzen werden durch *Ignatia* in ansteigenden LM-Potenzen erleichtert, später erfolgt dann die seelische und körperliche Stabilisierung durch *Natrium muriaticum*, ebenfalls in ansteigenden LM-Potenzen.
Winter 2004 und Frühjahr 2005 verlaufen bis auf gelegentliche kleine Infekte und einen leichten Heuschnupfen ohne größere Probleme.

Arzneidiagnose VIII

Wahl der Symptome

Erneutes Follow-up zur Konstitutionstherapie. Konstant geblieben sind folgende Symptome: Verschlechterung des Allgemeinbefindens vor der Regel, in letzter Zeit wieder verstärkt mit Brustspannen und Kopfschmerz. Ab und zu Nachtschweiße. Die Patientin erwähnt spontan die Furcht vor Hunden (spielte in der Kindheit eine besondere Rolle). Immer wieder Kälte des linken Fußes (bisher durch kein Mittel anhaltend beeinflusst). Ab und zu mäßige Muskelverspannungen der rechten Körperhälfte (ohne neurologische Relevanz). Aktuell neben dem Verlangen nach Schinken und Schinkenspeck wieder verstärktes Verlangen nach Süßigkeiten [2].
Seit einiger Zeit besteht ein außerordentlich großes Bedürfnis nach Wandern, Radfahren und Aufenthalt in der Natur.

Repertorisation VIII (Ergebnis RADAR-Analyse, Vers. 9.1)

1	1234	2	Gemüt – Wandern, Herumwandern – Verlangen zu wandern	21
2	1234	1	Gemüt – Furcht – Hunden, vor	36
3	1234	1	Kopf – Schmerz – Menses – vor – agg.	101
4	1234	2	Brust – Schwellung – Mammae – Menses – vor – agg.	34
5	1234	2	Extremitäten – Kälte – Füße – links	17
6	1234	2	Schweiß – Nachts (22 Uhr – 6 Uhr)	236
7	1234	2	Allgemeines – Bewegung – amel.	205
8	1234	2	Allgemeines – Menses – vor – agg.	117
9	1234	2	Allgemeines – Speisen und Getränke – Schinken – Verlangen	16
10	1234	2	Allgemeines – Speisen und Getränke – Speck, durchwachsener – Verlangen	19
11	1234	2	Allgemeines – Speisen und Getränke – Süßigkeiten – Verlangen	206

	tub.	calc-p.	calc.	carc.	sulph.	bry.	carb-v.	puls.	caust.	phos.
	16/35	14/24	14/23	13/13	12/25	11/16	11/16	10/24	10/17	10/16
1	3	2	–	1	–	2	–	–	–	–
2	2	1	1	1	1	–	–	2	2	1
3	1	1	2	–	2	2	2	2	1	1
4	2	–	2	1	–	1	1	2	–	2

Repertorisation VIII (Ergebnis RADAR-Analyse, Vers. 9.1) *(Fortsetzung)*										
	tub.	**calc-p.**	**calc.**	**carc.**	**sulph.**	**bry.**	**carb-v.**	**puls.**	**caust.**	**phos.**
	16/35	**14/24**	**14/23**	**13/13**	**12/25**	**11/16**	**11/16**	**10/24**	**10/17**	**10/16**
5	2	–	–	–	1	–	1	–	–	–
6	1	2	2	–	3	1	3	3	3	1
7	2	1	1	–	3	1	1	3	2	1
8	–	3	3	1	3	1	2	3	2	2
9	3	2	1	1	–	–	–	–	–	–
10	2	2	1	1	1	–	–	–	2	–
11	2	1	2	1	3	2	2	2	1	2

Begründung der Mittelwahl

Die Repertorisation der konstant gebliebenen und neu aufgetretenen Symptome zeigt nach den Regeln der zweiten Verschreibung wiederum ein klares *Tuberculinum*-Bild. Die Verschlimmerung vor der Regel ist bei *Tuberculinum bovinum* nicht zu finden, aber bei den Arzneimittelbildern der beiden verwandten Tuberkuline *Tuberculinum Marmorek* und *Tuberculinum Spengler* vorhanden.

Verordnung

30. Mai 2005: *Tuberculinum bovinum* M, 1 Glob.

Verlauf bis zum Herbst 2006

Tuberculinum bringt eine lange Phase der Stabilität.
Nach *Tuberculinum* M waren wieder leichte Myalgien im Schulterbereich und der rechten Hüfte aufgetreten, was in Anbetracht der Grundkrankheit ein Zeichen dafür ist, dass sich die Pathologie auf eine weniger gefahrvolle Ebene zurückgezogen hat. Eine kurzfristige dreitägige Verschlechterung von Schlaf und Energie mit nachfolgender anhaltender Besserung bestätigt die Mittelwahl.
Bis Anfang Dezember 2005 keine nennenswerten Infekte mehr, keine neurologische Symptomatik. Gelegentliches Auftreten von Myalgien und mäßige Beschwerden, bedingt durch Winterwetter und Lichtmangel. Wieder etwas verstärktes Auftreten von Hämorrhoiden, einmal mit einer Blutung (Darmspiegelung ohne Besonderheiten).
Verordnung (Dezember 2005): *Tuberculinum* M, in Wasser gelöst, 2 × 1 KL.

> **Anmerkung**
> Das kurzfristige Auftreten von Hämorrhoiden und Hämorrhoidenblutungen kann nach Ausschluss eines bösartigen Prozesses als Regression betrachtet werden.

Aller Erfahrung nach kann man bei Sistieren aller MS-relevanten Symptome über zwei Jahre – besonders, wenn Infekte und psychische Belastungen ohne neurologische Symptomatik überwunden werden – von einer günstigen Prognose ausgehen. Wider Erwarten kommt es jedoch im Spätsommer 2006 zu einem neuen kleinen Schub.

9. September 2006

Nach anstrengender Rückfahrt aus einem mäßig anstrengenden Urlaub Sensibilitätsstörungen der linken mittleren Gesichtshälfte unter Einbeziehung der vorderen zwei Drittel der linken Zungenhälfte und der linken Hand. Zuvor Infekt (unklares Krankheitsgefühl) mit Lymphknotenschwellungen submental und nuchal links. Der Ehemann ist gleichzeitig ebenfalls an einem akuten viralen Infekt erkrankt. Auffällige aktuelle Symptome: erneute große Empfindlichkeit der Kopfhaut (Haarwurzeln bei Berührung), große Schwäche und Nachtschweiße, erneute Obstipation.
Allopathisch (Abklärung durch den Hausarzt) und homöopathisch ergibt sich kein klares Bild.
Verordnung: In Anbetracht der Lymphknotenschwellungen, der Nachtschweiße und der Obstipation *Tuberculinum* C 200 Akutlösung (4 – 3 – 2 – 1 KL). Die Sensibilitätsstörung breitet sich – wenn

auch sehr diskret – jedoch langsam weiter auf die linke Körperhälfte aus. Subjektiv: Gefühl einer leichten Störung der Feinmotorik im Bereich der linken Körperhälfte: „Dieses Gefühl ist irgend wie anders". Menses sechs Tage zu früh ohne auffällige Symptome.

Neurologischer Befund vom 9. September 2006 (fachneurologisch bestätigt)

Hirnnerven: diskrete Hypästhesie im Bereich der gesamten linken Gesichthälfte, einem zentralen Ausfallmuster des Trigeminus entsprechend. Hypästhesie und Hypogeusie der linken Zungenhälfte.

- Obere Extremitäten. Tonus und Trophik ungestört. Motorik: Grobe Kraft ungestört, jedoch subjektiv empfundene Minderung der Kraft in der linken Hand. Sensibilität: Diskrete, mehr subjektiv empfundene Hypästhesie des gesamten linken Arms, distal betont, wobei die epikritische Sensibilität, der Tastsinn und der Vibrationssinn erhalten sind. Die Sensibilitätsstörung entspricht eher einem subjektiven Gefühl. Bei Prüfung des Schmerzsinns sehr diskrete Hyperpathie. Reflexverhalten: rechts regelrechtes Verhalten, links deutliche Abschwächung der Eigenreflexe und angedeuteter Knipsreflex. BHR in allen Etagen nicht sicher zu erhalten.
- Untere Extremitäten. Motorik: keine Einschränkung der groben Kraft bis auf ganz diskrete, mehr subjektiv empfundene Einschränkung im Bereich des linken Fußes (beim Muskeltest kaum nachweisbar). Beim Beinhalteversuch subjektiv empfundene Kraftminderung, jedoch kein Absinken. Gang und Blindgang ungestört, ebenso Zehenspitzen- und Hackengang. Allerdings deutliche Unsicherheit und Verplumpung der Bewegung beim monopedalen Hüpfen links. Sensibilität: links subjektiv empfundene Hypästhesie, wobei Zahlenschrift, epikritische Sensibilität, Lagesinn und Vibrationssinn nicht nachweisbar gestört sind. Reflexverhalten: Eigenreflexe links nur angedeutet, rechts in mittlerer Stärke auslösbar. Keine Reflexe der Babinskigruppe. Koordination: Zeigeversuche und Diadochokinese der oberen Extremitäten zielsicher, Knie-Hackenversuch links deutlich unsicherer als rechts. Romberg-Versuch: ungestört. Thermik: Linke Hand und linker Fuß deutlich kühler als rechts (subjektiv und objektiv).

MRT vom 8. September 2006

Im Vergleich zu den Voraufnahmen vom 6. Oktober 2003 zeigen sich im Bereich der Thalamusregion rechts und auch vereinzelt periventrikulär (besonders linksseitig im Bereich des Trigonum) neu aufgetretene fleckförmige Plaquebildungen mit Diffusionsstörungen und leichten ringförmigen KM-Anreicherungen im Randbereich der Läsionen. Die übrigen periventrikulären Signalveränderungen stellen sich unverändert dar, bis auf einzelne neu aufgetretene diskrete feinfleckige infratentorielle Signalanhebungen links zerebellar.

> Der MRT-Befund bestätigt die Vermutung eines rechtsseitigen, aktiven Thalamusherdes (Zeichen: zentrale Störung des linken Trigeminus sowie die für eine MS untypische Abschwächung der Eigenreflexe und die klinisch wenig fassbare, subjektiv empfundene Sensibilitätsstörung links). Vor allem erklärt sich jetzt die anhaltende Kälte des linken Fußes und warum es bisher nicht gelungen war, dieses Symptom nachhaltig zu beeinflussen (größerer Substanzverlust in den Thermik-regulierenden Thalamuszentren). Konsequenz: Dieses Symptom wird bei den weiteren Repertorisationen nicht mehr vorrangig beachtet.

14. September 2006

Nach *Tuberculinum* zeigt sich der vormals latente Infekt nun in Halsschmerzen [2] heftigem Schnupfen mit gelb-grüner Absonderung [2], leichten Otalgien und Myalgien. Die Patientin steht unter einer sehr hohen psychischen Anspannung, da bei einem nahen Familienangehörigen der Verdacht einer schweren Erkrankung besteht.

Verordnung: wegen der schockartigen Situation und des vormals guten Ansprechens (2002, 2005) *Ignatia* LM 12 als Akutlösung.

19. September 2006 (nach weiteren fünf Tagen)

Deutliche psychische Entlastung, jedoch noch keine nennenswerte Rückbildung der neurologischen Symptome.
Akuter Infekt jetzt abgeklungen, Lymphknotenschwellungen in Rückbildung (Blutchemie: keine Auffälligkeiten bis auf einen inzwischen leicht positiven Cytomegalie-IgG-Test ohne erhöhte IgM-Antikörper). Große körperliche Schwäche, totale emotionale Leere, möchte nur liegen und ruhen, nicht einmal ein Buch lesen. Wenig Appetit, lediglich auf Erfrischendes und Saftiges. Viel Gedankenkreisen und Sorgen, die für die Familie nicht nachvollziehbar sind.
Verordnung: *Phosphoricum acidum* C 200 als Akutlösung (4 – 3 – 2 – 1 KL).

22. November 2006 (nach weiteren drei Tagen)

Auffallende Besserung der Energie, guter Schlaf. Jedoch haben die neurologischen Symptome eher noch diskret zugenommen (beim Greifen links fallen Gegenstände aus der Hand). Jetzt deutlich mehr Kältegefühle der gesamten linken Körperhälfte (neues Symptom!).
Die Patientin entscheidet sich aufgrund der früher gemachten allopathischen und homöopathischen Erfahrungen zunächst weiter für die homöopathische Behandlung.

Arzneidiagnose IX

Neue Fallaufnahme

Nicht nachvollziehbare Gewissensängste. Betont eine große Empfindlichkeit gegenüber Ungerechtigkeit (bei sich selbst und gegenüber anderen Menschen). Starkes Jucken der Kopfhaut. Weiterhin mäßige Gefühllosigkeit und Taubheit der linken Gesichtshälfte. Noch leichte Schwellung der Halsdrüsen. Schweiße bei geringer Anstrengung.
Als auffallend wird die langsam und schleichend zunehmende Schwäche der linken Körperhälfte gewertet.
Keine auffälligen Nahrungsmodalitäten. Sie erwähnt jedoch spontan die jahrelange Bevorzugung geräucherter Speisen.

Repertorisation IX (Ergebnis RADAR-Analyse, Vers. 9.1)

1	1234	3	Gemüt – Angst – Gewissensangst	114
2	1234	2	Gemüt – Ungerechtigkeit – erträgt keine	55
3	1234	2	Kopf – Jucken der Kopfhaut	209
4	1234	2	Gesicht – Gefühllosigkeit, Taubheit	44
5	1234	2	Gesicht – Gefühllosigkeit, Taubheit – erkrankte Seite	5
6	1234	2	Gesicht – Gefühllosigkeit, Taubheit – links	4
7	1234	1	Äußerer Hals – Schwellung – Halsdrüsen	166
8	1234	2	Allgemeines – Genesung, Rekonvaleszenz – Beschwerden während der	64
9	1234	2	Allgemeines – Kälte – Gefühl von – linke Seite	6
10	1234	1	Allgemeines – Lähmung – eine Seite – Gefühllosigkeit, Taubheit – gelähmten Seite – mit Gefühllosigkeit der	6
11	1234	1	Allgemeines – Lähmung – eine Seite – Kälte des gelähmten Teils, mit	10
12	1234	1	Allgemeines – Lähmung – erscheint allmählich	4

	caust.	nux-v.	sulph.	puls.	bell.	ars.	nat-m.	calc.	carb-v.	aur.
	19/38	15/24	12/26	12/18	12/17	11/21	10/22	10/20	10/20	10/19
1	2	2	3	2	2	3	2	1	2	4
2	3	1	1	2	1	1	2	1	–	1
3	2	1	3	1	1	1	3	3	2	1
4	2	2	–	–	1	–	–	–	–	–

Repertorisation IX (Ergebnis RADAR-Analyse, Vers. 9.1) *(Fotsetzung)*										
	caust.	nux-v.	sulph.	puls.	bell.	ars.	nat-m.	calc.	carb-v.	aur.
	19/38	15/24	12/26	12/18	12/17	11/21	10/22	10/20	10/20	10/19
5	2	2	–	1	1	–	–	–	–	–
6	–	–	–	–	–	–	–	–	–	–
7	1	2	3	2	3	2	2	3	2	1
8	2	1	2	1	–	2	2	3	3	1
9	1	–	1	–	–	–	–	–	1	–
10	2	–	–	–	–	–	–	–	–	–
11	2	2	–	–	–	2	–	–	–	–
12	3	–	–	–	–	–	–	–	–	–

Verordnung

22. September 2006: *Causticum* C 200 als Akutlösung (4 – 3 – 2 – 1 KL).

Verlauf

5. Oktober 2006

Besserung der Schwäche, angedeutete Besserung der neurologischen Symptome.
Verordnung: Da die Arzneimittelwirkung noch nicht überzeugend ist *Causticum* M, 1 Glob.

10. Oktober 2006 (nach weiteren fünf Tagen)

Stetiges Ansteigen der Energie und merkliche Besserung der neurologischen Symptome (Laufen ca. 20 Minuten ohne Schwächegefühle der linken Körperhälfte möglich). Taubheit bis auf geringfügigen Rest im Bereich der linken Gesichtshälfte fast vollständig abgeklungen.

20. Oktober 2006 (nach weiteren zehn Tagen)

Die Stabilität der neurologischen Symptome hat sich fortgesetzt – bis auf eine Ausnahme: Der Patientin fällt noch vieles aus den Händen (jetzt auch rechts) bei „allgemeiner Fahrigkeit".
Neu: fettiges herabhängendes Haar. Häufiges Kopfjucken. Trockene und juckende Haut am ganzen Körper. Wiederholte diskrete Herpeseruptionen der Lippen. Wieder viele Gedanken an die Kindheit, den Tod des Vaters, unangenehme frühere Erlebnisse. Die körperliche Energie scheint wieder leicht rückläufig. Der Organismus zeigt durch die neuerliche Entwicklung klar, dass er wieder *Natrium muriaticum* benötigt.
Verordnung: *Natrium muriaticum* M als Akutlösung (4 – 3 – 2 – 1 KL).

27. Dezember 2006 (nach weiteren neun Wochen)

Während der ersten Wochen nach *Natrium muriaticum* vollständige Stabilisierung der neurologischen und allgemeinen Symptomatik. Leichte Schulterbeschwerden beidseits (wiederum Regression über das Bindegewebe, ☞ 7.1).

9. Februar 2007

Bis dato vorerst letzte Konsultation.
Völlige Rückbildung der neurologischen Symptome. Anlässlich eines mäßig ausgeprägten akuten Infektes während der Regel zeigt sich wieder ein klares *Sepia*-Bild.
Verordnung: *Sepia* C 200 als Akutlösung (4 – 3 – 2 – 1 KL).

Zusammenfassende Beurteilung

Krankheitsverlauf

Der vorliegende Fall beschreibt den Verlauf einer Multiplen Sklerose bei einer zarten, sensitiven Patientin, begleitet von einer sehr ausgeprägten Infektanfälligkeit. Diese war teils konstitutionell bedingt, teils offensichtlich durch eine hohe Amalgambelastung mit individueller Empfindlichkeit gegen Quecksilber und Kupfer, nachgewiesen mittels EAV-Testung am 12. Oktober 1999 und durch LTTS-Test (Leukozytentransformationstest).

Die ausgeprägte Infektanfälligkeit erforderte unter der lange Zeit anhaltenden toxischen Belastung häufige Mittelwechsel. Die vorrangig verwendeten homöopathischen Konstitutionsmittel *Sepia, Tuberculinum, Natrium muriaticum, Silicea* und *Bambusa* erreichten eine langsame, stetig ansteigende Besserung des Allgemeinbefindens, der vegetativen Grundfunktionen und auch der intermittierend auftretenden leichten neurologischen Ausfälle, die sich fast ausschließlich nach den Infekten oder nach der Amalgam-Sanierung eines Gebiss-Quadranten einstellten. Sie wurden bezüglich ihrer Intensität, ihrer Ausbreitung und Zeitdauer ständig geringer. Wegen der geschwächten Vitalität der Patientin und der toxischen Belastung wurden höhere Potenzen (☞ 9.1), die einen rascheren Erfolg und eine Abkürzung des Verlaufs bringen können, erst nach Ende der Amalgamsanierung und deutlicher Besserung des Allgemeinbefindens verabreicht.

Krankheitsverlauf aus miasmatischer Sicht

Nach schrittweiser Stabilisierung kam es im Februar 2004 noch einmal zu einem schweren Infekt mit Ausbildung eines Erythema nodosum, das klinisch nicht eindeutig abgeklärt werden konnte, dessen Symptome aus miasmatischer Sicht aber eindeutig ein aktives tuberkulinisches Miasma anzeigten. Nach dieser bedeutenden Erkrankung hatten sich infolge des inzwischen trainierten Immunsystems (*Tuberculinum* und *Sepia* als Ergänzungsmittel) Heuschnupfensymptome und Infektanfälligkeit weiter deutlich vermindert – ein Effekt, der häufig unter einer homöopathischen Konstitutionsbehandlung zu beobachten ist. (Außer den genannten wurden keine weiteren Mittel, insbesondere keine Antibiotika eingesetzt.)
Aus miasmatischer Sicht erfolgte während der ersten sieben Behandlungsjahre zunächst ein Wechsel vom syphilinischen über das tuberkulinische zum psorischen Miasma (☞ 5.2.2). Eine offenbar nur geringfügige sykotische Belastung (Warzen, Candida-Vaginitis) klang rasch wieder ab (Folge der *Sepia*-Wirkung). Die psorische Schwäche hat trotz häufiger psychischer und körperlicher Belastungen kontinuierlich abgenommen.

Ausblick

Die Hoffnung, dass nach der sieben Jahre dauernden Schubfreiheit (und kontinuierlich abklingenden mäßigen Symptomaktivierungen durch Infekte und Amalgamsanierung) die syphilinische Belastung vergleichsweise gering sein dürfte, hat sich allerdings nicht bestätigt. Durch den unerwarteten neuen Schub im September 2006 mit nachgewiesenen neuen Herden wird die weitere Behandlung diesen Gesichtpunkt unbedingt berücksichtigen müssen.
Konsequenz: Neue Fallaufnahme und weitere Behandlung mit der Bevorzugung eines antisyphilinischen Mittels in naher Zukunft.

12.5 MS (sekundär progredienter Verlauf) mit rezidivierenden Vaginitiden, akuter Pyelitis

Anamnese

Die 38-jährige Patientin, verheiratet, zwei Kinder (sieben und fünf Jahre alt), Geschäftsfrau, kommt im Januar 1999 zur Erstkonsultation.
Behandlungszeitraum: (mit kurzer Unterbrechung) von 1999 bis 2007. Die Behandlung dauert an.
Erster MS-Schub sieben Jahre zuvor im Jahr 1992. Klinische Diagnostik mittels MRT- und Liquorbefund. Zunächst Behandlung mit gepulster Hochdosis-Cortison-Therapie (☞ 4.2.7).

Aussehen, Zeichen und Verhalten

Groß, blond, leptosomer Körperbau. Freundlich, aufgeschlossen und zugewandt. Weiße Flecken an den Nägeln.

Spontanbericht

„Im Jahr 1992 entwickelten sich nach der Geburt meines ersten Kindes plötzlich Doppelbilder, die über zwei bis drei Wochen anhielten, und ein mäßig ausgeprägtes Taubheitsgefühl der rechten Wange. Zuvor war mir schon aufgefallen, dass ich bei längerem Gehen ermüdete und nicht mehr schnell laufen oder gar rennen konnte.

Nach der Geburt des zweiten Kindes im August 1994 hatte ich keine Doppelbilder mehr, aber eine ausgeprägte Schwäche beider Beine und allgemeine Erschöpfung."
Die Patientin lenkt dann spontan die Anamnese auf die Kindheit:
„Als Kind war ich Bettnässerin, nässte Tag und Nacht ein. Teils konnte ich das Wasser nicht halten, teils ließ ich es einfach laufen, weil ich z. B. in der Schule so schüchtern war, dass ich mich nicht zu melden wagte, um austreten zu dürfen. Meine Mutter setzte mich deswegen nie unter Druck.
Oft hatte ich Blasen- und Nierenbeckenentzündung und wurde mit Antibiotika behandelt. Bei der Einschulung bekam ich z. B. hohes Fieber und starke Nierenschmerzen. Während der zweiten Schwangerschaft hatte ich einen Stau im Nierenbecken.
Ich bin das erste von vier Kindern. Meine Großmutter lehnte meinen Vater ab und stellte sich ständig zwischen meine Eltern. Ich musste schon früh Pflichten übernehmen und auf meine jüngere Schwester aufpassen. Meine Schulzeit war aber schön, ich habe mich in der Familie immer wohl gefühlt.
Am auffälligsten erscheint mir meine übergroße Schüchternheit während der Kindheit. Immer habe ich darauf gehofft, dass jemand auf mich zugeht. Trost bereitete mir regelrechte Glücksgefühle, was auch heute noch so ist. Ich weine leicht, was mir aber eher gut tut.
Meiner Mutter habe ich niemals Probleme gemacht.
Ich möchte gern ein drittes Kind. Das Zusammensein mit meinen Kindern habe ich immer sehr genossen.
Ich arbeite voll im Geschäft und mache auch die Büroarbeit und die Steuererklärung ganz allein. Mit meiner Schwiegermutter, die vor mir diese Aufgaben hatte, gibt es gelegentlich Unstimmigkeiten. Ich kann zornig werden. Kritik vertrage ich nicht besonders gut. Aus geringfügigen Anlässen kommen mir schnell die Tränen, z. B. wenn mein Ehemann sehr impulsiv ist und rasch einmal die Türen schlägt. Ich bin aber nicht nachtragend. Am wichtigsten ist mir der Friede in der Familie. Im Grunde genommen bin ich wohl eher zu nachgiebig. Ich habe deshalb auch mitunter Schwierigkeiten, meine Kinder konsequent zu erziehen. Ich möchte gerne Ordnung in meinem Leben haben, deshalb soll immer alles passen."

Gelenkter Bericht

Eigenanamnese

Die meiste Energie kostet sie die Berufstätigkeit. In Gegenwart der Kinder kann sie sich eher erholen.
Keine gesteigerte Infektanfälligkeit. Ungefähr dreimal im Jahr Schnupfen mit festem, gelbem eitrigem Ausfluss. Bislang immer Behandlung mit Phytotherapeutika. Einmal leichte Lungenentzündung vor etwa drei Jahren (Antibiose).

Aktuelle MS-Symptomatik

Ständige Taubheit des gesamten linken Beins, besonders der linken Wade, des kleinen Fingers der linken Hand und Schwäche der drei äußeren Finger links.
Starke Koordinationsstörungen im linken Bein, weswegen Skilaufen kaum noch möglich ist.

Ängste und individuelle Empfindlichkeiten

Ängste in Menschenansammlungen, engen Räumen und Aufzügen sowie in vollen Zugabteilen.
Erwähnt spontan, Haustiere nicht besonders zu mögen. Hatte auch als Kind nie den Wunsch verspürt, Tiere zu besitzen, sondern eher Furcht vor Katzen und Hunden. Furcht vor Spinnen, die bis heute anhält [2].
Ihr Mitgefühl ist „eher mittelmäßig" ausgeprägt, sie kann sich gegen andere angemessen abgrenzen.

Schlaf und Träume

Schläft tief, aber sehr unruhig und wacht morgens wie gerädert auf. „Dann brauche ich ungefähr eine Stunde zum Anlaufen und bin auch später noch etwas müde."
Träumt viel, meistens hat sie dabei Sorgen um die Kinder. „Einige Male träumte ich auch, beim Rennen nicht von der Stelle zu kommen."

Alle drei bis sechs Monate starke Nachtschweiße, die einige Tage anhalten (eine Abhängigkeit von Temperatur, Menses, Krankheit etc. kann nicht gefunden werden).

Thermische Modalitäten und Witterungseinflüsse

Die Patientin ist seit jeher fröstelig, kann aber Hitze überhaupt nicht vertragen; ihr wird dabei rasch schwindelig. „Ab 30 °C fühle ich mich völlig matt". Außerdem extreme Empfindlichkeit gegenüber direkter Sonneneinstrahlung.
Sauna und heißes Baden konnte sie schon vor Ausbruch der MS-Erkrankung nicht aushalten. Bei einem Urlaub in der Südsee ist der Stress durch die Hitze so groß, dass sich die Krankheit deutlich verschlechtert, obwohl sie im Übrigen völlig entlastet ist. Am besten bekommen ihr milde Herbsttemperaturen.
Nachts braucht sie nur eine leichte Bettdecke, bleibt aber immer zugedeckt. Frischluft ist ihr besonders wichtig. Zugluft verträgt sie dagegen sehr schlecht, es stellt sich dann meistens ein Schnupfen ein.
Sie bekommt leicht Schweiße an Bauch und Achseln.

Nahrungsmodalitäten

[V]: Süßes [2] („schon immer"), danach dann oft zur Abwechslung wieder etwas Herzhaftes. Milde, aber gut gewürzte Speisen. Essig [2], Senf [2]. Lieber Käse als Fleisch. Gemüse [2], Nudeln [2]. Bananen, Äpfel und Pfirsiche [1]
[A]: Milch und Joghurt [1], Fett [2], v. a. Milchfett. Nur wenig Butter.
Schon seit der Kindheit nahezu ständig durstlos [3].

Gynäkologische Auffälligkeiten

Regel „normal" alle 28 Tage. „Davor muss ich oft heulen und bin aggressiv." Benutzt seit der Geburt der Kinder eine Kupferspirale, die ihr gut bekommt.
Unter der Ovulationshemmereinnahme vor der Geburt der Kinder ausgeprägte Krampfadern mit Zunahme der Beschwerden bei Hitze.

Haut

Krampfadern: Regelmäßige Schmerzen an der rechten Wade und am rechten Oberschenkel, gelegentlich mit Bildung blauer Flecken oder oberflächlicher Venenentzündungen. Kühle Anwendungen bessern deutlich. Bei langem Stehen im Geschäft muss sie Kompressionsstrümpfe tragen.
Mäßige allergische Reaktionen. Manifeste Nickelallergie. Gelegentlich Jucken am Kinn und tränende Augen. Über lange Zeit sehr trockene Haut der Hände.

Impfungen

Diphtherie, Polio, Tetanus. Komplette Grundimmunisierung und Auffrischung Ende der 1980er Jahre (kann das genaue Datum nicht mehr angegeben).

Schwermetallbelastung

Auffallend viele Amalgamfüllungen, über alle vier Quadranten verteilt. Die zahnärztliche Testung mittels EAV sowie der LTTS-Test (Lymphozytentransformationstest) ergeben eine Typ-IV-Allergie gegen Palladiumchlorid (↑↑), Kobaltchlorid (↑), Nickel-II-Sulfat (↑↑), Vinylquecksilberacetat (↑).

Orientierende neurologische Untersuchung

Hirnnerven: o. B.
Tonus: regelrecht.
Motorik: Grobe Kraft nicht wesentlich eingeschränkt. Ausgenommen: monopedales Hüpfen beidseits plump, mit eingeschränkter Kraft, diskret links betont.
Sensibilität: Hypästhesie der linken Hand, besonders im Bereich des kleinen Fingers. Mäßige Hypästhesie und gestörtes Vibrationsempfinden im Bereich beider Füße, links betont und bis zum Unterschenkel reichend.
Reflexverhalten: Eigenreflexe seitengleich deutlich gesteigert. Keine sicheren pathologischen Reflexe. Bauchhautreflexe: fehlend.
Koordination: mäßige Ataxie bei den Zeigeversuchen (FNV und KHV), links betont. Seiltänzergang deutlich ataktisch.

Arzneidiagnose I

Wahl der Symptome

Die erste Arzneidiagnose wird in diesem Fall auch wenig fortgeschrittenen Homöopathen kaum Schwierigkeiten bereiten. Auf allen Ebenen entfaltet sich ein stimmiges *Pulsatilla*-Bild, sodass die Repertorisation lediglich der Bestätigung und einer möglichen Differentialdiagnose dient.

Repertorisation I (Ergebnis RADAR-Analyse, Vers. 9.1)

1	1234	3	Gemüt – Schüchternheit, Zaghaftigkeit	139
2	1234	2	Gemüt – Trost – amel.	23
3	1234	2	Gemüt – Furcht – Spinnen, vor	10
4	1234	2	Gemüt – Furcht – engen Räumen, in	52
5	1234	2	Gemüt – Furcht – Menschenmenge, in einer	80
6	1234	2	Gemüt – Weinen – Kleinigkeiten, über	48
7	1234	2	Magen – durstlos	154
8	1234	2	Schlaf – ruhelos	414
9	1234	2a	Träume – Anstrengung – von körperlicher	19
10	1234	2a	Träume – erfolglose Anstrengungen	26
11	1234	2	Schweiß – Schlaf, im – agg.	129
12	1234	2	Allgemeines – Sonne – Aufenthalt in der Sonne	83
13	1234	2	Allgemeines – Speisen und Getränke – Essig – Verlangen	26
14	1234	2	Allgemeines – Speisen und Getränke – Fett – Abneigung	91
15	1234	2	Allgemeines – Speisen und Getränke – Senf – Verlangen	19
16	1234	3	Allgemeines – Wetter – heißes Wetter – agg.	38
17	1234	2	Extremitäten – Krampfadern – Unterschenkel	22
18	1234	2	Extremitäten – Krampfadern – Unterschenkel – entzündet	12
19	1234	2	Extremitäten – Krampfadern – Unterschenkel – empfindlich	5
20	1234	1	Allgemeines – Kälte – Anwendungen – kalte – amel.	25

	puls.	nat-m.	calc.	ars.	sulph.	phos.	tritic-vg.	lyc.	sil.	nux-v.
	37/85	30/52	27/41	26/45	25/41	23/33	23/28	22/42	22/41	22/31
1	4	2	3	2	3	3	2	3	4	2
2	4	–	–	–	–	2	1	–	1	–
3	1	1	1	–	–	1	–	–	–	–
4	2	1	2	1	1	–	2	2	1	1
5	2	2	1	1	1	1	–	2	1	2
6	1	1	1	–	1	–	1	1	1	1
7	3	1	1	2	1	1	1	2	–	1
8	3	2	2	3	3	1	1	3	3	2
9	1	1	–	2	–	1	1	–	–	1
10	–	–	1	–	–	1	1	–	–	–
11	3	2	1	2	2	2	1	1	3	1
12	3	3	1	2	1	–	1	–	–	2
13	1	2	–	1	1	–	–	–	–	–
14	3	2	1	2	2	1	1	1	2	1
15	–	–	–	1	–	–	1	–	–	–
16	2	2	–	–	–	1	–	–	–	–

Repertorisation I (Ergebnis RADAR-Analyse, Vers. 9.1) *(Fortsetzung)*										
	puls.	**nat-m.**	**calc.**	**ars.**	**sulph.**	**phos.**	**tritic-vg.**	**lyc.**	**sil.**	**nux-v.**
	37/85	**30/52**	**27/41**	**26/45**	**25/41**	**23/33**	**23/28**	**22/42**	**22/41**	**22/31**
17	3	2	2	–	2	–	–	3	1	–
18	2	–	2	2	1	–	–	1	1	–
19	1	–	–	–	–	–	–	–	–	–
20	1	–	–	1	–	1	–	1	1	1

Verordnung

Januar 1999: *Pulsatilla* LM 6.

Verlauf

12. Februar 1999

Ca. 4 Wochen nach der Erstkonsultation muss die Konstitutionsbehandlung unterbrochen werden, da sich am 12. Februar zunächst eine Laryngo-Pharyngitis und einige Tage später eine mittelschwere Influenza einstellen. Sie werden unter *Spongia* und später unter *Bryonia* C 30 (Akutlösung) relativ rasch überstanden.
Nach Bryonia ist keine Verstärkung der neurologischen Symptomatik eingetreten, allerdings wird der Schlaf noch unruhiger, die starken Schweiße und aufwühlenden Träume nehmen zu. Deutlich reduzierte Energie.

24. Februar 1999 (nach weiteren zwölf Tagen)

Fortsetzung der Behandlung mit *Pulsatilla* LM 7/8.

1. März 1999

Deutliche Verbesserung der Energie. Die Nachtschweiße sistieren, die Grundstimmung ist gut. „Kann mich bei Unstimmigkeiten in der Familie besser wehren".
Verordnung: Im Rahmen der bevorstehenden Amalgamsanierung Ausleitungsmittel (Vitamin C, Selen).

14. April 1999 (nach weiteren sechs Wochen)

Während der beginnenden Amalgamsanierung im April hat die Patientin irrtümlich vier Wochen mit *Pulsatilla* pausiert und lediglich die ausleitenden Medikamente eingenommen.
Einige Tage nach der lege artis ausgeführten Zahnsanierung (Kofferdamm, Ringabsaugung) kommt es zu deutlichen Gleichgewichtsstörungen, verstärkter Paraparese und Verschlechterung der allgemeinen Energie.
Dabei erlebt sie die Wiederholung eines alten Traums: Sie versucht vergeblich, schnell aus dem Auto auszusteigen und ihrem ausreißenden Kleinkind hinterherzurennen. Die Beine kleben förmlich am Boden. Sie empfindet im Traum Betroffenheit, Angst und Traurigkeit wegen ihres Unvermögens.
Nach wie vor durstlos.
Verordnung: *Pulsatilla* LM 8/9 zyklusgerecht (☞ 9.2).

Telephonisches Follow-up am 15. Juli 1999 (nach weiteren drei Monaten)

Kurze Rückmeldung: Es geht der Patientin allgemein gut. Die neurologischen Symptome haben sich etwas zurückgebildet.
Verordnung: *Pulsatilla* LM 10/11 zyklusgerecht.

19. November 1999 (nach weiteren vier Monaten)

Die Patientin meldet sich erst im Herbst wieder, nachdem es ihr im Sommer recht gut ergangen war: Hitzetage viel besser vertragen. Venenbeschwerden jedoch noch deutlich ausgeprägt mit lokalen Überwärmungsgefühlen, aber keine Phlebitis mehr.
Neurologische Symptome merklich gebessert; kann wieder schneller laufen. Insgesamt fühlt sie sich viel gesünder.
Allerdings stellt sich heraus, dass sie in den vergangenen Monaten zweimal eine ausgeprägte Kolpitis mit Brennen, Stechen, Schwellung und reichlich Fluor (a. Sy.) absolviert hatte, für die sie allein den Gynäkologen zuständig glaubte (allopathische Be-

handlung). Außerdem ist sie einmal beim Gehen umgeknickt und hat sich dabei ein Band am rechten Knöchel angerissen (bei MS-Patienten sollte bei bedeutenden Traumata immer eine homöopathische Traumabehandlung erfolgen).
Verordnung: weiterhin *Pulsatilla* LM 14/15 (Einnahme alle 2 Tage). Lokal unterstützende Behandlung mit Vagiflor®.

24. Februar 2000 (nach weiteren drei Monaten)

Es geht weiterhin gut. Zurzeit wird erneut eine Amalgamsanierung geplant (zweiter Quadrant). Ausleitende Unterstützung mit Vitamin C, Selen und Bio-Reu-Rella®-Algen.
Verordnung: *Pulsatilla* LM 16 (bislang keine ganz regelmäßige Einnahme erfolgt).

25. April 2000 (nach weiteren zwei Monaten)

Allgemein und von Seiten der Grundkrankheit relativ guter Verlauf, allerdings treten auch unter der Konstitutionstherapie unverändert leichte Vulvitiden auf.
Unter der letzten quadrantenweisen Zahnsanierung (vor sechs Wochen) kam es unmittelbar darauf während der ersten zwei bis drei Wochen wieder zu mäßiger Verstärkung der Paresen (deutliche Einschränkung bei raschem Gehen).
Verordnung: *Pulsatilla* LM 18, 2 × wöchentlich zyklusgerecht. Zur Ausleitung weiterhin Bio-Reu-Rella®-Algen, Selen und L-Ascorbinsäure für weitere vier bis acht Wochen.

4. Juli 2000 (nach weiteren zweieinhalb Monaten)

Das Schweregefühl der Beine und das „lahme Gefühl beim Gehen, besonders in den Oberschenkeln", das sich nach der Amalgamsanierung eingestellt hatte, war in den letzten drei Wochen etwas abgeklungen, nimmt jedoch während heißer Sommertage wieder zu. Besonders unangenehm: Die Füße berühren sich dann beim Gehen an den Fersen, Tendenz zum Umknicken der Knöchel. Immer wieder einmal mäßiger vaginaler Juckreiz, obwohl kaum noch Fluor auftritt.
Bei heißem Wetter Zunahme der Müdigkeit am frühen Nachmittag.
Stimmungslage und Energie trotzdem besser als vor der Behandlung. Retrospektiv gesehen, hat die Amalgamsanierung wieder zu einem Rückschritt geführt, was sich nach Beobachtung der Patientin besonders während Erhitzung bemerkbar macht.
Besonders belastend: Büroarbeit, künstliches Licht und schlechte Raumluft [2].
Vor der Regel vermehrte Nervosität, in letzter Zeit auch Weinen aus geringem Anlass.
Nach wie vor wenig Durst.
Strategie: vorläufige Beendigung der Konstitutionsmittelgaben (zuletzt: *Pulsatilla* LM 22) wegen Verdachts der Sättigung des Organismus unter der langfristigen Gabe von ansteigenden LM-Potenzen (inzwischen ca. 17 Monate unter *Pulsatilla*-Wirkung bei mitunter lückenhafter Einnahme).

15. August 2000 (einen Monat nach der Einnahmepause von Pulsatilla)

Zwei Wochen zuvor leichte Zystitis („wie während der Kindheit"), wenig Durst, weitgehendes Abklingen nach ausreichend Flüssigkeitszufuhr.
Erfreulich: Familienurlaub am Mittelmeer wurde dieses Jahr zum ersten Mal recht gut vertragen, d. h. ohne Venenentzündungen. Allerdings noch ausgeprägtes Schweregefühl beider Oberschenkel an heißen Tagen.
Regelabstände und -modalitäten unverändert (Anmerkung: Bei Sättigung mit *Pulsatilla* treten oft Mensesunregelmäßigkeiten auf).
Die Kraft der unteren Extremitäten nimmt langsam ab, verbunden mit ausgeprägtem Schweregefühl der Oberschenkel, sodass ein langsam-progredienter Verlauf (☞ 2.1.3) befürchtet wird.
Manchmal unsicheres Gefühl im Rektum, als könne sie den Stuhl nicht richtig halten (a. Sy.), dabei aber weiterhin Obstipation [2]. Häufig auftretender, unmotivierter Tränenfluss (a. Sy.).
Diskret zunehmende Schwäche der Beine beim Gehen.
Erneut Furcht in engen Räumen, in Menschenmengen und vor Tieren, weint leicht, Träume von erfolglosen Anstrengungen, wiederum unruhiger

Schlaf mit vielen Schweißen, Sonnenempfindlichkeit, Varizenbeschwerden.
Akutverordnung: Behandlung der Restzystitis mit *Pulsatilla* LM 22 (letzte Einnahmestärke) als Akutlösung. Unterstützende Maßnahme: reichliche Flüssigkeitszufuhr. Nach völligem Abklingen der Zystitis Fortsetzung der Konstitutionsbehandlung mit *Calcarea carbonica* LM 6.

13. September 2000 (nach einem weiteren Monat)

Allgemeinbefinden und Schwäche der Beine besser. Obstipation unverändert.

Arzneidiagnose II

Akuter Harnwegsinfekt. Rückenschmerzen. Temperatur 39,5 °C, frostig, leichte Übelkeit, Besserung durch Liegen und lokale Wärme. Die Obstipation hat in letzten Tagen zugenommen. Urinbefund: Leukos ↑↑, Eiweiß ↑↑, Nitrit ↑.
Am auffälligsten ist der Schmerz in der rechten Niere: schlechter beim Sitzen, beim Gehen, beim tiefen Atmen und Husten. Schmerzcharakter: stechend, erstreckt sich bis in den Thorax. Jede Bewegung und Erschütterung verschlechtern.
Warmer Kopf, kalte Extremitäten. Auffallendes Frösteln während des Fiebers. Wenig Durst. Große Empfindlichkeit gegenüber Geräuschen [2]. Ausgeprägte Kopfschmerzen [2]. Katarrh mit auffallend hoher und „piepsiger" Stimme.

Repertorisation II (Ergebnis RADAR-Analyse, Vers. 9.1)

1	1234	2	Fieber – Frösteln, mit	56
2	1234	2	Extremitäten – Kälte – Fieber – während	35
3	1234	2	Nieren – Schmerz – stechend	78
4	1234	3	Nieren – Schmerz – Erschütterung agg.	7
5	1234	2	Nieren – Schmerz – Atmen agg. – tiefes	6
6	1234	2	Allgemeines – Atmen – tiefes Atmen – agg.	66
7	1234	2	Nieren – Schmerz – ausstrahlend	32
8	1234	1	Nieren – Schmerz – Sitzen agg.	7
9	1234	1	Nieren – Schmerz – Gehen agg.	9
10	1234	2b	Kehlkopf und Trachea – Stimme – quiekend, piepsig	5
11	1234	2b	Kehlkopf und Trachea – Stimme – höher	16
12	1234	2	Rektum – Obstipation	424

	bell.	arn.	lach.	berb.	lyc.	ars.	calc.	sulph.	acon.	phos.
	17/32	**12/20**	**12/18**	**10/22**	**10/20**	**10/18**	**10/18**	**10/18**	**10/16**	**10/16**
1	2	2	1	–	–	2	3	2	1	1
2	2	2	1	–	1	1	1	1	–	–
3	2	2	2	3	2	2	–	1	2	1
4	2	–	–	2	–	–	–	–	–	–
5	–	–	–	–	–	–	–	–	–	–
6	2	2	1	–	2		1	2	3	2
7	2	1	1	2	2	–	1	–	–	1
8	–	–	–	2	–	–	–	–	–	–
9	–	–	–	–	–	–	–	–	–	–
10	1	–	–	–	–	1	–	–	–	–
11	2	–	–	–	–	1	–	–	1	–
12	1	1	3	2	3	3	3	3	1	3

Die Wahl fällt auf *Belladonna*, wobei dem „pathologiefernen" Symptom (auffallend hohe Stimme) und der vermuteten verwandtschaftlichen Beziehung zu *Calcarea carbonica* sowie der starken Geräuschempfindlichkeit neben dem Inbegriff der Symptome besonderes Gewicht beigemessen werden.

Verordnung

15. September 2000: *Belladonna* C 30 als Akutlösung (4 – 3 – 2 – 1 KL).

Verlauf

16. September 2000

Auf die Akutverordnung *Belladonna* deutliche Besserung der Schmerzen (um 80%), sowohl der Kopf- als auch der Nierenschmerzen. Kann das rechte Bein wieder ohne Schmerz im rechten Nierenlager anheben. Kontrolle am nächsten Tag: Besserung hält an: Schlaf besser, Energie viel besser. Nachlassen der Schweiße.

18. September 2000 (nach weiteren zwei Tagen)

Stagnieren der Besserung. Kopfschmerz und Obstipation inzwischen verschwunden, aber wieder Schmerzen in der rechten Niere beim Husten und beim Einatmen.

Entwicklung einer erneuten Vaginitis mit heftigem Jucken und grünlich-gelbem Ausfluss.

Verordnung: *Belladonna* C 200 als Akutlösung.

19. September 2000 (nach einem weiteren Tag)

Trotz Besserung des Allgemeinbefindens und leichter Besserung des Harnbefundes (Leukos ↑↑, EW ↑, Nitrit ↑) zunehmender Husten, unveränderte Obstipation, unruhigerer Schlaf mit Erwachen um 4 Uhr morgens. Weiterhin Einnahme von *Belladonna* C 200.

20. September 2000 (nach einem weiteren Tag)

Nierenschmerzen um ca. 70 – 80% besser, aber nicht verschwunden.

Die Symptome vaginaler Juckreiz und Fluor bleiben bestehen. Noch leichte subfebrile Temperaturen. Heiserkeit nahezu verschwunden. Erwachen um 4 Uhr morgens mit Hustenanfällen (zunehmend heftiger Reizhusten mit Brechreiz). Urinbefund im Wesentlichen unverändert (Leukos ↑↑, Blut ↑, Nitrit ↑).

Die Patientin versichert wiederholt, es handele sich um einen nahezu identischen Zustand wie im Verlauf der Nierenbeckenentzündungen ihrer Kindheit. Während der letzen zwei Tage wieder Zunahme von Schwächegefühlen der Beine.

> **Beurteilung der Akutsituation**
>
> Es ist klar, dass das Simillimum rasch gefunden werden muss, da ein längeres Abwarten nicht mehr vertretbar ist. Positiv zu beurteilen ist, dass Allgemeinzustand und Energie relativ gut sind. Es ist aber auch klar, dass jetzt eine bedeutende Station bei der Rückentwicklung der chronischen Krankheit erreicht ist.
>
> Der Körper setzt deutliche Signale: Alle nicht bewältigten Symptome der Vergangenheit erscheinen zur gleichen Zeit (Harnwegsinfekt mit Nierenbeteiligung, Vaginitis, wiederum zunehmende Paraparese mit gestörter Koordination) mit Tendenz zur Verschlechterung. Außerdem ist noch ein Infekt der Luftwege hinzugekommen.
>
> Wenn es nicht gelingt, in dieser Situation das richtige Mittel zu finden, werden sich aller Erfahrung nach nicht nur die aktuellen Probleme, sondern auch die Grundkrankheit wieder verschlechtern. Die weitere Behandlung würde durch Löschen der Symptome wesentlich schwieriger werden (☞ 7.5).

Arzneidiagnose III

Wahl der Symptome

Bei der weiteren Suche nach individuellen Symptomen fragt die Patientin plötzlich: „Ist es eigentlich normal, dass man bei einer Nierenbeckenentzündung ein taubes Gefühl an der Niere hat? Das habe ich jetzt und hatte ich auch früher immer". Nach Mitteilung dieses ungewöhnlichen Symptoms und seinem Auffinden im Repertorium steht die Arzneidiagnose fest. Neben der restlichen Akutsymptomatik werden alle unbewältigten Symptome der Vergangenheit mit aufgenommen, um einen umfassenden Einruck von der Wirkung des Arzneimittels *Alumina* zu gewinnen:

Repertorisation III (Ergebnis RADAR-Analyse, Vers. 9.1)

1	1234	2	Nieren – Gefühllosigkeit, Taubheit in der Nierengegend	7
2	1234	2	Nieren – Schmerz – Gehen agg.	9
3	1234	2	Nieren – Schmerz – Erschütterung agg.	6
4	1234	2	Rektum – Obstipation	345
5	1234	1	Rektum – Schwäche, Schwächegefühl	18
6	1234	1	Rektum – unwillkürlicher Stuhl	135
7	1234	2	Weibliche Genitalien – Entzündung – Vagina	54
8	1234	2	Weibliche Genitalien – Fluor	296
9	1234	1	Weibliche Genitalien – Jucken – Fluor, durch	49
10	1234	2a	Extremitäten – Gehen – unsicher	8
11	1234	2a	Extremitäten – Koordination – fehlende, gestörte – Beine	19
12	1234	2	Extremitäten – Schweregefühl – Oberschenkel	68
13	1234	2	Extremitäten – Schwäche – Knöchel	73
14	1234	2b	Extremitäten – Zusammenstoßen, Zusammenschlagen	2
15	1234	2b	Extremitäten – Zusammenstoßen, Zusammenschlagen – Füße, der	1
16	1234	2	Schweiß – Nachts (22 Uhr bis 6 Uhr)	219
17	1234	3	Allgemeines – Krampfadern	130
18	1234	2	Allgemeines – nachts – Mitternacht, nach – 4 Uhr	34
19	1234	3	Allgemeines – Wärme – agg.	176

	alum.	**nux-v.**	**sulph.**	**caust.**	**sep.**	**kali-c.**	**calc.**	**sil.**	**phos.**	**bell.**
	31/55	**27/43**	**25/57**	**24/45**	**23/45**	**22/35**	**21/46**	**21/39**	**21/38**	**21/30**
1	1	1	–	–	–	–	–	–	–	–
2	1	2	–	–	–	–	–	–	–	–
3	1	–	–	–	–	–	–	–	–	2
4	3	3	3	3	3	2	3	3	3	1
5	1	–	1	–	2	1	2	–	2	–
6	1	2	3	2	1	2	2	–	3	3
7	1	2	1	1	1	1	1	1	–	1
8	3	1	3	3	3	3	3	3	2	1
9	1	–	2	2	3	1	3	1	1	–
10	–	–	1	1	–	1	–	–	1	–
11	2	1	2	–	–	–	–	2	2	1
12	2	1	2	1	2	2	2	–	1	2
13	2	1	2	2	2	1	1	3	1	–
14	–	–	–	–	–	–	–	–	–	–
15	–	–	–	–	–	–	–	–	–	–
16	2	1	3	3	3	3	2	3	1	1
17	1	2	2	2	2	–	3	1	2	2
18	2	3	2	2	1	1	–	1	–	–
19	3	1	3	1	1	1	2	1	2	1

Verordnung

20. September 2000: *Alumina* LM 6 als Akutlösung, 3 – 4 × tgl. 1 KL.

Verlauf

22. September 2000 (nach zwei weiteren Tagen)

Die Nierenschmerzen sind verschwunden, die Parese der Beine wird besser.
Verordnung: *Alumina* in ansteigenden LM-Potenzen (bis LM 12).

26. September 2000 (nach weiteren vier Tagen)

Die Energie ist sehr gut. Die Nierenbeschwerden sind völlig verschwunden, der Harnbefund (bis auf Leukos ↑) hat sich normalisiert. Schwäche der Beine um 80%, Ataxie um 60 – 70% gebessert (eigene Einschätzung). Obstipation völlig verschwunden, Vaginitis deutlich in Rückbildung.
Neues Symptom: Auftreten eines mäßig ausgeprägten, trockenen Ekzems im Bereich der Hände, besonders im Bereich des linken Ringfingers (Metallallergie?).
Verordnung: weiterhin *Alumina* in ansteigenden LM Potenzen, zyklusgerecht (☞ 9.2).

6. Februar 2001 (nach weiteren viereinhalb Monaten)

Weiterhin völlig stabil. Um die Jahreswende hatte die Patientin einmal für vier Wochen aus Unachtsamkeit mit der Einnahme von Alumina pausiert, woraufhin sich bald wieder die Obstipation in Form „kleiner harter Hasenkötchen" einstellte. Ein weiteres hartnäckiges Symptom, die Müdigkeit nach warmem Essen (das erst jetzt mitgeteilt wird), ist vollständig verschwunden. Die Rubrik „Allgemeines - Schwäche - Mittagessen, nach - agg." bestätigt die Arzneidiagnose *(Alumina)*.
Alumina verbesserte bisher die allgemeine Energie (nach eigener Einschätzung der Patientin) auf nahezu 100%, die Paresen und die Ataxie um 70 – 80%.
Verordnung: *Alumina* LM 10/11. Planung der weiteren Amalgamsanierung.

5. März 2001 (nach weiteren vier Wochen)

Amalgam-Sanierung des dritten Quadranten unter laufender Einnahme von Alumina LM 11 (täglich), begleitet von den üblichen Ausleitungsmitteln (☞ 8.2.5) abgeschlossen. Dieses Mal keine Verstärkung der Paresen, aber deutliche Verschlechterung des Handekzems, besonders am linken Ringfinger.
Beurteilung: Deutlich bessere Reaktionslage des Organismus. Regression der Pathologie vom ZNS auf die Haut.
Verordnung: weiterhin *Alumina*.

19. Juni 2001 (nach weiteren dreieinhalb Monaten)

Beendigung der Einnahme von *Alumina* (LM 13). Schlaf und Energie gut. Allerdings wieder diskrete Verschlechterung der Paresen (vermehrt Schweregefühl beim Laufen, Gang wieder etwas unsicherer, „möglicherweise wegen des heißen Sommerwetters").
Die Patientin berichtet von einer „gewissen Steifigkeit" beim Aufstehen. Gelegentlich ruckende, zuckende Bewegung des gesamten Beins im Sitzen (a. Sy.). Einmal aus Unsicherheit den linken Knöchel leicht verstaucht.
Strategie: vierwöchige Einnahmepause in der Annahme einer Sättigung mit *Alumina*.

Arzneidiagnose IV

Planung der Amalgamsanierung des letzten Quadranten.

Wahl der Symptome

Aktuelle Symptomatik: Reduziertes Allgemeinbefinden in starker Sommerhitze und anhaltender rezidivierender Schnupfen, der an heißen Tagen schlimmer wird. Schwellung der Knöchel. Emotionale und körperliche Empfindlichkeit vor der Regel. Neurologisch stabil.

Repertorisation IV (Ergebnis RADAR-Analyse, Vers. 9.1)										
1	1234	2	Gemüt – Reizbarkeit, Gereiztheit – Menses, vor							47
2	1234	1	Nase – Erhitzung, Warmwerden, durch							3
3	1234	1	Nase – Schnupfen – chronisch, lang anhaltend							59
4	1234	1	Nase – Schnupfen – Menses – vor – agg.							6
5	1234	1	Nase – Schnupfen – Überhitzung, nach							12
6	1234	2	Extremitäten – Schwellung – Knöchel							92
7	1234	2	Allgemeines – Menses – vor – agg.							117

	sep.	**puls.**	**sulph.**	**lyc.**	**calc.**	**nat-m.**	**cham.**	**hep.**	**kali-c.**	**bry.**
	10/17	**8/17**	**8/13**	**7/16**	**7/14**	**7/13**	**7/11**	**7/9**	**7/9**	**7/7**
1	2	2	1	2	1	2	2	1	1	–
2	1	–	–	–	–	–	–	–	–	1
3	1	1	2	2	2	1	–	1	1	1
4	1	–	–	–	–	–	–	–	–	–
5	2	2	1	–	–	–	1	–	–	1
6	1	2	1	2	2	1	2	2	1	1
7	3	3	3	3	3	3	1	1	2	1

Beurteilung

Die Entwicklung einer *Sepia*-Symptomatik (wichtiges Ergänzungsmittel zu *Alumina*) wirft die Frage auf, ob es Störungen im hormonellen Bereich gegeben hat. Tatsächlich berichtet die Patientin, ihre Kupferspirale wegen der vermuteten Metallallergie vor ca. vier Monaten gegen eine „Hormonspirale" ausgetauscht zu haben (das Handekzem ist inzwischen verschwunden).

Verordnung

1. August 2001: *Sepia* LM 6 – LM 7. Danach bricht die Patientin die homöopathische Therapie bis zum Sommer 2005 ab.

Zwischenanamnese am 28. Juli 2005

Im Sommer 2005 meldet sich die Patientin erneut mit akuten MS-Symptomen. Die Besserung aller Symptome hielt bis dahin an.

Im Mai 2005 war es nach einer dreiviertelstündigen Wanderung plötzlich zu akuter Muskelschwäche mit Fallneigung und Ataxie gekommen. Auffallende Unsicherheit der Beine, besonders beim Aufstehen vom Sitzen (a. Sy.).

Aktuelle MS-Symptomatik

Während eines Urlaubs am südlichen Mittelmeer (sehr hohe Temperaturen) drastische Verschlechterung der Energie, der Paraparese und mäßige Verschlechterung von Spastik und Ataxie. Nach der Einnahme hochdosierter Steroide (Verordnung durch einen Neurologen) bessern sich Spastik und Muskelkraft zunächst um bis zu 80%. Zwei bis drei Monate darauf erfolgt jedoch wieder eine schleichende Verschlechterung. Sie hofft auf spontane Besserung und unternimmt bis zum Zeitpunkt der erwähnten Wanderung (s. o.) nichts.

Resümee der vergangenen Jahre:

- Unmerklich zunehmende Gangunsicherheit. Spürt den Boden nicht mehr richtig unter den Füßen. „Keine Bodenhaftung, Schwanken wie betrunken".
- Ab mittags (13 Uhr, Sommerzeit) Energie deutlich schlechter.
- In letzter Zeit wieder imperativer Harndrang und leichte Unsicherheit des Afters. Muss sich sehr konzentrieren, um den Stuhl noch 20 bis 30 Minuten nach dem ersten Drang zu halten.
- Im Liegen „driften Knie und Füße nach außen".

Sonne und vor allem Hitze haben die MS-Symptomatik am stärksten verschlechtert („auffallende

Sonnen- und Hitzeunverträglichkeit seit meiner Kindheit"). Kälte bekommt ihr jedoch auch nicht gut, schon leichte Zugluft stört, besonders am Kopf.

Weitere Körpersymptome

Seit Anfang 2005 wieder starke Verstopfung.

Varizenstripping rechts im Herbst 2004 (aus kosmetischen Gründen).

Seit längerer Zeit keine Hautreizungen mehr. Eine Dornwarze an der linken Fußsohle.

Menses sehr schwach ohne sichere Modalitäten (wegen der noch liegenden Gestagen-Spirale nicht zu beurteilen).

Nahrungsmodalitäten

[V]: süß-saure Speisen, Reis [2]. Wenig Fleisch, lieber Fisch [1]. Gemüse [1], lieber roh als gekocht. Wenig Durst (eher auf Kaltes).

Psyche

In letzter Zeit fällt eine Verschlechterung der Konzentration auf. „Muss mich zwingen, um bei der Sache zu bleiben. Verzettele mich unheimlich leicht. Bringe vieles nicht mehr so auf die Reihe, weil es einfach zu viel ist." Merkfähigkeit allerdings ungestört. Leicht Tränen bei Ärger.

Weitere Belastungen: Die Fülle der Aufgaben erschöpft (Arbeit im Geschäft, Erledigung der Büroarbeiten, Schulstress der Kinder). Unstimmigkeiten mit der Familie, insbesondere mit dem Ehemann, der ein unruhiger Geist ist und viele außerfamiliäre Aktivitäten pflegt. „Er merkt nicht, dass es mir schlecht geht, was mich tief verletzt."

Die Kraft der Beine lässt bei Aufregung und Wut nach (z. B. Fehlverhalten der Angestellten).

Schlaf

Erwachen durch Unruhe des Ehemanns nachts zwischen 1 Uhr und 3 Uhr, schläft schlecht wieder ein, wird häufig wach. Morgens unausgeschlafen und erschöpft.

Schlaflage seitlich, v. a. auf der linken Seite.

Arzneidiagnose V

Wahl der Symptome

Repertorisation V (Ergebnis RADAR-Analyse, Vers. 9.1)				
1	1234	2	Gemüt – Hast, Eile	176
2	1234	2	Gemüt – Konzentration – schwierig	381
3	1234	2	Rektum – Lähmung	62
4	1234	1	Rektum – Obstipation	424
5	1234	1a	Blase – Urinieren – Harndrang – plötzlich	85
6	1234	1a	Blase – Urinieren – unwillkürlich – Urinieren – nachgekommen wird, wenn dem Harndrang nicht	11
7	1234	1a	Extremitäten – Lähmung – Beine – begleitet von – Urinieren, unwillkürlichem	24
8	1234	2	Extremitäten – Gefühllosigkeit, Taubheit – Füße – Fußsohle	39
9	1234	2	Extremitäten – Gehen – unsicher	8
10	1234	2	Extremitäten – Koordination, fehlende, gestörte – Gehen agg.	21
11	1234	1	Extremitäten – Lähmung – Zorn, nach	3
12	1234	2	Extremitäten – schwankender Gang	171
13	1234	2	Extremitäten – Ungeschicklichkeit – Beine	22
14	1234	2	Allgemeines – mittags	40
15	1234	2	Allgemeines – Speisen und Getränke – Gemüse – Verlangen	41
16	1234	2	Allgemeines – Speisen und Getränke – Reis – Verlangen – trockener	6
17	1234	1	Allgemeines – Menses – unterdrückte Menses, durch	68
18	1234	1b	Schlaf – ruhelos	467
19	1234	1b	Schlaf – Schlaflosigkeit – nachts – Mitternacht – nach	122

Repertorisation V (Ergebnis RADAR-Analyse, Vers. 9.1) *(Fortsetzung)*										
	alum.	phos.	sulph.	ars.	bell.	sil.	nux-v.	caust.	zinc.	sec.
	24/44	22/42	20/40	18/28	18/28	17/40	16/35	16/33	16/24	16/23
1	1	1	3	2	2	3	2	1	1	–
2	2	3	2	1	1	3	4	3	2	1
3	2	3	1	1	2	3	1	1	–	3
4	3	3	3	3	1	3	3	3	3	2
5	–	2	3	–	1	–	1	1	–	–
6	–	–	3	–	–	–	–	–	–	–
7	2	1	1	1	1	–	1	2	1	1
8	2	2	1	2	–	–	2	–	1	2
9	–	1	1	–	–	–	–	1	–	–
10	1	–	–	–	1	1	–	–	2	1
11	–	–	–	–	–	–	2	–	–	–
12	3	3	2	2	3	2	3	3	1	1
13	2	–	–	–	1	2	–	3	–	1
14	1	1	2	1	–	2	1	–	2	–
15	2	1	2	1	1	–	–	–	–	–
16	2	2	–	–	–	–	–	–	–	–
17	1	2	3	1	1	2	–	2	1	1
18	2	1	3	3	3	3	2	2	1	1
19	1	1	1	3	1	3	3	1	–	–

Der Inbegriff der Symptome spricht erneut für *Alumina*.

Verordnung

28. Juli 2005: *Alumina* in ansteigenden LM-Potenzen beginnend mit LM 6.

Verlauf

5. September 2005

Die Patientin hat die Sommerhitze am Mittelmeer viel besser vertragen. Auch Paresen und Ataxie sind auffallend besser. Sie kann zum ersten Mal wieder allein ohne Unterstützung des Ehemanns im Meer baden. Kaum noch Schweregefühl der Beine. Völlige Normalisierung der jahrelang anhaltenden Obstipation.
Verordnung: *Alumina* LM 7 – LM 8.

25. Oktober 2005 (nach weiteren sieben Wochen)

Konstant anhaltende Besserung der Energie und der neurologischen Symptome.
Unverändert: Müdigkeit mittags (14 Uhr, Sommerzeit, „reale" Zeit 13 Uhr). Ab und zu imperativer Stuhldrang. Fast keine Nachtschweiße mehr (waren im vergangenen Jahr wieder verstärkt aufgetreten).
Wieder Hautreizung (trockene rote Flecken unter den Augen) und etwas Haarausfall während der vergangenen Wochen. Nahrungsverlangen unverändert, Verlangen besonders nach Reis [2], Gemüse [2], Suppen [3].
Verordnung: weiter *Alumina* in ansteigenden LM-Potenzen (LM 9 – LM 10).

17. Januar 2006 (nach weiteren drei Monaten)

Bis Ende des Jahres 2005 unter fortlaufender Medikation mit *Alumina* gute Stabilität auf allen Ebenen. Gute Stimmung, sehr leistungsfähig.
Die Paresen und die Ataxie der vergangenen Jahre haben sich seit Wiederaufnahme der homöopathischen Behandlung im Sommer 2005 nach Einschätzung der Patientin um 35 – 40% gebessert.

Allgemeinbefinden und Psyche um ca. 70–80% gebessert.

6. Februar 2006 (nach weiteren drei Wochen)
Alumina wurde bisher bis zur Stärke LM 15 gegeben. Aktuell gibt es eine ständige Belastung durch Kummer und Enttäuschungen. Die neue Fallaufnahme ergibt jetzt ein klares *Natrium-muriaticum*-Bild.

7. Januar 2007 (nach weiteren elf Monaten)
Letzte Konsultation: unter der fortlaufenden Gabe von *Natrium muriaticum* ist es bisher sehr gut gegangen. Die neurologischen Symptome haben sich während des vergangenen Jahres weiterhin langsam stabilisiert. Zu einer MRT-Kontrolle konnte sich die Patientin noch nicht entschließen.

Zusammenfassende Beurteilung
Das zu Anfang verabreichte Konstitutionsmittel *Pulsatilla*, das mehrere Schichten der Krankheitsentwicklung zu umfassen schien, wirkte eine Zeit lang stabilisierend, traf aber nicht den Kern der Pathologie. Dieser kristallisierte sich im September 2000 als hochakutes Geschehen heraus. Durch die klare Entwicklung der Symptome zeigte sich eindeutig das für den pathologischen ZNS-Prozess wichtigste Mittel, *Alumina*, das auch in der erneuten Fallaufnahme nach fast vierjähriger Therapieunterbrechung erneut bestätigt werden konnte.
Während der arzneifreien Zeit wurden außerdem „Unterdrückungen" vorgenommen: möglicherweise bei der Varizenoperation, ziemlich sicher durch die Hormonspirale, die die natürliche Regel veränderte (*Alumina* hat im Arzneibild die nachteiligen Folgen „unterdrückter" Menses).
Aus miasmatischer Sicht wurde das syphilinische Bild zwischenzeitlich durch ein sykotisches Geschehen überlagert. Wie so oft kam die syphilinische Belastung nach Heilung der Vaginitiden und des Fluors (ebenfalls durch die plurimiasmatische Potenz von *Alumina* beeinflusst) stärker zum Vorschein.
Die Zukunft wird zeigen, ob und wann noch einmal das Arzneimittel *Alumina* gefragt sein wird oder welche weiteren Mittel sich zeigen werden.

12.6 Zustand nach drei Entzündungsschüben

Anamnese
Die 24-jährige ledige Studentin kommt im Juli 1994 zur homöopathischen Erstanamnese.
Behandlungszeitraum: von Juli 1994 bis Juli 2001.
Erster Schub: im Sommer 1993 plötzlich Taubheitsgefühle, gestörte Empfindung an Armen und Beinen, Gleichgewichtsstörungen, Einwärtsschielen links. Die Diagnose einer Encephalomyelitis disseminata erfolgte an einer deutschen Universitätsklinik mittels MRT und Liquoruntersuchung.
Übliche schulmedizinische Behandlung mit hochdosiertem Cortison.

Aussehen, Zeichen und Verhalten
Die Patientin ist von einem frischen, zupackenden Wesen, wirkt aber gleichzeitig sehr sensibel.
Es fällt ein rotes Mittelgesicht auf. Eine ca. zweifingerbreite Zone um die Nase herum zeigt eine rosazeaähnliche flammende Röte.

Spontanbericht
Vorgeschichte/MS-Symptomatik
Vor und während des Abiturs sowie während des anschließenden Studiums mit Vordiplom war sie selbst unter starker körperlicher und geistiger Belastung noch sehr leistungsfähig.
Einen gesundheitlichen Einbruch gab es erst, als ihr damaliger Freund sie unmittelbar nach Abschluss des Vordiploms vor vollendete Tatsachen stellte und sich abrupt von ihr trennte. „Seine Entscheidung traf mich plötzlich aus heiterem Himmel, zumal er mich vorher auf Händen getragen hatte. Im Nachhinein erbittert mich am meisten, dass er lange Zeit total unehrlich zu mir gewesen sein muss." Reaktion auf die Trennung: völliger sozialer Rückzug. Sie hat in dieser Zeit viel gelesen und sich mit philosophisch-psychologischen Gedanken auseinandergesetzt.
Der Entschluss, für ein halbes Jahr ins Ausland zu gehen, wurde durch den bald darauf eintretenden ersten Schub der MS-Erkrankung (Juli 1993) ver-

hindert, was zusätzlich eine herbe Enttäuschung bedeutete.
Zweiter, etwas weniger stark ausgeprägter Schub im Januar 1994, ein halbes Jahr nach dem ersten Ereignis. Nachdem beim ersten Schub die Lähmungen vorwiegend die linke Körperhälfte betroffen hatten, entwickelten sich jetzt Paresen des rechten Arms und des rechten Beins, leichte Blasenentleerungsstörungen sowie Probleme in der Feinmotorik, v.a. beim Schreiben. „Außerdem fühlte ich mich tonnenschwer".
Behandlung ambulant mit 80 mg Urbason®/d in absteigender Dosierung.
Dritter Schub im April 1994, dieses Mal mit ausgeprägter Optikusneuritis rechts. Erneute ambulante Behandlung mit 80 mg Urbason®/d in absteigender Dosierung.
Subjektive Wahrnehmung: „Ich konnte rechts fast nichts mehr sehen, alles war trüb, verschwommen, wie durch einen Schleier oder Nebel".

Impfungen
Die Patientin erwähnt spontan, dass sie vor der Erstmanifestation mehrfach Tetanus-, Hepatitis-A- und weitere Impfungen (ergänzender Impfpass nicht verfügbar) wegen häufiger Auslandsaufenthalte erhalten hatte.
Als Kind viermal Verabreichung von Quatro-Virelon®, einmalig Pockenschutzimpfung.

Gelenkter Bericht

Eigenanamnese
Im Alter von drei Jahren anhaltend hochfieberhafter Zustand mit Verdacht auf Meningitis, der letztlich nicht geklärt werden konnte. Seit dieser Zeit Einwärtsschielen links. Besserung, nachdem das rechte Auge abgeklebt wurde, jedoch später bei jeder Anstrengung erneute Verschlechterung des linksseitigen Schielens. Erinnert sich, dass in der Kinderzeit „immer die Augen irgendwie betroffen waren". Mitunter sah sie doppelt. Auch in den vergangenen Jahren bemerkte sie gelegentlich noch kurze Episoden von Flackern oder Flimmern des Gesichtsfeldes. Im Alter von acht Jahren „Wachstumsstörungen" mit unklaren Schmerzen in beiden Knien (inzwischen völlig ausgeheilt). Vorübergehendes Verbot, den Schulsport zu besuchen. Als Jugendliche „ewig Schnupfen."
Vor fünf Jahren Studienaufenthalt in Mexiko mit anhaltenden subakuten Magen-Darm-Problemen. Seitdem sehr empfindlicher Magen mit raschem Völlegefühl nach dem Essen. Erwägt einen Zusammenhang mit einer Hepatitis-Prophylaxe durch Gammaglobuline.
Seit ca. vier Jahren fühlt sie sich nicht mehr leistungsfähig.

Familienanamnese
Die Mutter hatte ein unklares Exanthem (Röteln?) während der Schwangerschaft. Sonst keine besonderen Erkrankungen bekannt.

Psyche
Die Patientin schildert sich als sehr idealistisch. Inzwischen hat sie sich dem Thema „zunehmende Umweltbelastung", das sie seit der Jugend bedrückt, auch beruflich zugewandt.
Sie war immer schon „unglaublich sensibel", konnte es z.B. nicht ertragen, wenn ein Tier getötet wurde, und aß aus diesem Grunde kein Fleisch. Als Kind großes Mitgefühl mit Weinen bei der Schilderung trauriger Geschichten.
Sie empfindet Streit und kriegerische Auseinandersetzungen als furchtbar und ist anhaltend erbittert über die Zustände in der Dritten Welt. Beim Ausbruch des Golfkriegs bricht fast ihre Welt zusammen. „Ich stehe dann förmlich neben mir." Versucht immer zu schlichten oder zu vermitteln, wenn Menschen in Not sind, besonders auch bei Übergriffen auf Ausländer. Sie ergreift dann die Initiative und kämpft.
Andererseits ist sie sehr abhängig von der Sympathie anderer.
Grundstimmung: früher immer optimistisch und fröhlich. In der Schulzeit sehr aktiv, war Klassensprecherin. In der Arbeitsweise ist sie genau, aber nicht pedantisch.
Ängste: Unerklärliche Angst, es könnte sie jemand von hinten im dunklen Keller packen. Auch heute noch „grauenhafte Angst" vor Schlangen, sodass sie sie nicht einmal in einem Buch betrachten kann.

Schlaf
Bevorzugte Schlaflage auf dem Bauch oder auf dem Rücken, nicht auf der Seite. Braucht morgens eine lange Anlaufphase.

Thermische Modalitäten
Seit vielen Jahren (schon lange vor dem ersten MS-Schub) immer überwärmt. Hat mit zunehmender Tendenz unter den warmen Sommermonaten der vergangenen Jahre gelitten. Ist bei Hitze sehr gereizt. Nach den beiden Cortisonbehandlungen (1994) wurde die Hitzeunverträglichkeit noch viel schlimmer.
Am schlimmsten ist schwüle Wärme, trockene Hitze wird etwas besser vertragen. Kühle tut immer gut und stärkt die Energie. Die Patientin meidet die Sonne, auch wegen der Lichtempfindlichkeit der Augen. Liebt Wasser, schwimmt für ihr Leben gern. Bei Regenwetter fühlt sie sich meistens besonders gut.
Besseres Befinden im Frühling und Herbst, schlechter im Sommer, teilweise auch im Winter. Geht nie in die Sauna, meidet heiße Bäder.

Gynäkologische Anamnese
Vor der MS-Erkrankung unregelmäßiges Auftreten der Menses (alle vier bis acht Wochen). Hat nach dem ersten MS-Schub sogar 21 Wochen lang keine Periode gehabt. In letzter Zeit kommen die Menses alle zwei Monate. Prämenstruell reizbar und schlecht gelaunt.

Nahrungsmodalitäten
[V]: Rohkost, saure Speisen [2].
[A]: Kann keine warme Nahrung mehr essen. Entwickelte unter der ersten Cortisonbehandlung eine große Abneigung gegenüber allen Süßigkeiten, was geblieben ist. Selbst Obst wird ihr rasch zu süß.
Mag zwar den Fleischgeschmack, lehnt Fleisch aber aus weltanschaulichen Gründen ab.
Im Zuge der Cortisonbehandlung bekam sie extremen Durst. Starker Durst abends. Trank angeblich acht Liter Wasser am Tag.

Allgemeinsymptome
Zittern (feinschlägiger Tremor der Hände, diskret auch des ganzen Körpers) nach kleinen Mengen Alkohol, bei Erregung, nach Schwarztee und Kaffee.
Sie mag gern Musik, spielte früher ein Streichinstrument (was wegen der unsicheren Motorik der linken Hand inzwischen nicht mehr möglich ist).

Auffällige aktuelle Körpersymptome
Die äußeren drei Zehen am linken Fuß sind auffallend blau-rötlich verfärbt mit einer Empfindung „wie abgestorben" (seit dem zweiten Schub). Hände und Füße sind oft kalt, was sie nicht als störend empfindet; im Gegenteil fühlt sie sich allgemein schlechter, wenn Hände und Füße sich erwärmen.
Es bestehen noch leichte Paresen aller vier Extremitäten mit Betonung der linken Seite, eine mäßige Pelzigkeit der rechten Hand sowie eine erhebliche feinmotorische Störung der linken Hand. Nachts oft kalte Füße.

Arzneidiagnose I
Wahl der Symptome
Die Arzneidiagnose scheint zunächst einfach. Die psychischen Symptome lesen sich wie der Auszug eines *Causticum*-Bildes aus einer homöopathischen Arzneimittellehre:
- Idealismus, extrem umweltbewusst.
- Extremes Mitgefühl, weint beim Leid anderer. Isst kein Fleisch aus Mitgefühl mit Tieren.
- Erbitterung über die Zustände in der „Dritten Welt".
- Ausgeprägter Gerechtigkeitssinn, kämpft für die Rechte anderer, ist voller Zorn, wenn Unrecht geschieht.
- Großes Verlangen nach Sympathie.
- Beschwerden durch enttäuschte Liebe.
- Sehr hitzeempfindlich bei trockenem und schwülem Wetter. Liebt Regenwetter.
- Abneigung gegen Süßigkeiten.

Die folgende Aufstellung soll das noch einmal verdeutlichen:

Repertorisation I (Ergebnis RADAR-Analyse, Vers. 9.1)				
1	1234	3	Gemüt – Beschwerden durch – Liebe – enttäuschte	45
2	1234	2	Gemüt – Idealist	6
3	1234	3	Gemüt – Ungerechtigkeit – erträgt keine	44
4	1234	3	Gemüt – Mitgefühl, Mitleid	57
5	1234	1	Gemüt – Weinen – Mitleid mit anderen, Mitgefühl für andere, durch	15
6	1234	2	Gemüt – Mitleid anderer Menschen – Verlangen nach Mitleid	12
7	1234	2	Allgemeines – Speisen und Getränke – Süßigkeiten – Abneigung	70
8	1234	2	Allgemeines – Wärme – agg.	176
9	1234	2	Allgemeines – Wetter – warmes Wetter – trocken warmes – agg.	7
10	1234	2	Allgemeines – Wetter – warmes Wetter – nasses warmes – agg.	39
11	1234	2	Allgemeines – Wetter – regnerisches Wetter – amel.	3
12	1234	1a	Auge – Strabismus, Schielen – convergens	17
13	1234	1a	Sehen – Diplopie, Doppeltsehen	109
14	1234	2b	Auge – Lähmung – Sehnerv	140
15	1234	2b	Auge – Entzündung – Sehnerv	21
16	1234	2	Magen – Durst – abends	100
17	1234	2	Extremitäten – Kälte – Füße – nachts	41

	caust.	**phos.**	**sep.**	**nat-m.**	**ign.**	**ham.**	**sulph.**	**iod.**	**puls.**	**aur.**
	25/50	**24/46**	**23/29**	**22/49**	**21/38**	**21/28**	**19/30**	**19/28**	**18/30**	**18/28**
1	2	1	1	4	4	1	1	1	–	3
2	3	–	–	–	2	–	–	–	–	–
3	3	1	1	2	2	2	1	–	2	1
4	2	3	1	2	2	1	–	1	1	1
5	1	–	1	–	–	–	–	–	1	–
6	1	4	1	1	–	2	–	–	1	–
7	2	2	–	1	1	1	2	1	1	–
8	1	2	1	3	1	2	3	3	3	1
9	–	–	–	–	–	–	–	–	–	–
10	1	1	3	1	–	1	1	2	–	1
11	3	–	–	–	1	–	–	–	–	–
12	–	–	–	–	–	–	–	–	–	–
13	2	1	1	3	–	–	2	2	2	3
14	2	3	2	3	1	–	3	1	3	1
15	–	2	–	–	–	–	–	–	2	–
16	–	1	1	2	1	1	1	2	1	–
17	–	2	1	–	–	1	1	1	–	2

Verordnung

7. Juli 1994: Beginn der Behandlung mit *Causticum* LM 6, stufenweise ansteigend bis zur Stärke LM 12.

Verlauf

2. September 1994

Unter *Causticum* wesentliche Verbesserung der Grundenergie, Steigerung des Antriebs und Konzentrationsvermögens sowie Besserung der Leistungsfähigkeit.

Der Verlauf folgt der Hering'schen Regel (☞ 7.1.1). Bei Besserung der verbliebenen Paresen kommt es zu vorübergehender Betonung des Pelzigkeitsgefühls in den Unterschenkeln, etwas verstärktem Harndrang und kurzfristig zu Gelenkschmerzen.
Ein oberflächliches Panaritium am rechten Zeigefinger wird zwischenzeitlich von der Patientin selber aufgestochen und heilt rasch ab. Die Pelzigkeit der rechten Hand wird deutlich besser („sie wacht auf"), die gestörte Feinmotorik der linken Hand bleibt dagegen unverändert.
Neues Symptom: Vor ca. vier Wochen schmerzten die Füße ca. acht Tage lang wie wund (häufig beobachtetes *Causticum*-Symptom bei MS).
Ein viraler Infekt im Dezember 1994 wird rasch und folgenlos überwunden. *Causticum* zeigt gute Wirkung auf den Allgemeinzustand bis Ende April 1995.

5. Mai 1995 (nach weiteren acht Monaten)
Während einer plötzlich aufgetretenen ungewöhnlich starken Hitzeperiode Anfang Mai 1995 fühlt sich die Patientin insgesamt wieder deutlich schlechter. Gleichzeitig zeigen sich wieder „neue alte" Symptome:

- Zeitweise auftretende, sehr belastende Sehstörungen, was zu deutlicher Einschränkung der Studienleistungen führt (bei Überanstrengung der Augen latentes Schielen bzw. Aktivierung der früher absolvierten Abduzensparese links, unklares Sehen, Trübsehen, Lichtempfindlichkeit der Augen etc.).
- Die rosazeaähnliche Rötung im Gesicht ist noch auffälliger geworden.
- Ab und zu Druckschmerz über der Stirn (hatte vor einigen Jahren lang anhaltende Kopfschmerzen in diesem Bereich). Amenorrhoe seit acht Monaten. Hände oft eiskalt, wodurch die Kraft der Finger zusätzlich beeinträchtigt wird, was sich jedoch durch heißes Baden ebenfalls verschlechtert. Livide Verfärbung der Zehen unverändert.
- Braucht auffallend viel bewegte frische Luft, stickige Räume sind unerträglich.

Trotz allem ist die Vitalität wesentlich besser als ein Jahr zuvor. Die Patientin tanzt jetzt gern, macht Gymnastik, fährt bei Wind und Wetter mit dem Rad zur Universität, fühlt sich sehr leistungsfähig.
Nahrungsverlangen im Wesentlichen unverändert. Verstärktes Verlangen nach Saurem [2]. Kann nur kalte Nahrung essen [4], nach wie vor starkes Verlangen nach Rohkost, frischem Obst und Saftigem. Bei Diätfehlern rasch aufgetriebener Leib, Verschlechterung des Allgemeinbefindens, Blähungen.
In letzter Zeit auffallend trockene Haut. Feine Risse an Fingerspitzen und Handrücken. Zunahme der rosazeaähnlichen Rötung im Gesicht. Extreme Empfindlichkeit gegen schwül-warmes Wetter mit großem Verlangen nach bewegter Luft, frischem Wind, Schatten. Erinnert sich jetzt, früher beim Klettern in den Bergen zweimal einen Hitzschlag erlitten zu haben.
Anhaltender Schnupfen (früher jahrelang bestehendes Symptom) und Augentränen. Seit dem Vortag wieder Auftreten der Menses und deutlich beeinträchtigtes Sehen.

Arzneidiagnose II

Wahl der Symptome

Der Schwerpunkt der aktuellen Symptome liegt jetzt klar bei den sehr auffallenden Wärmemodalitäten. Das charakteristische Frischluftverlangen, die offensichtliche Verschlechterung aller Symptome bei schwül-warmer Witterung und plötzlicher Erwärmung, die verbliebenen bzw. wieder neu aufgetretenen Sehstörungen, die Flatulenz und nicht zuletzt die Hautsymptome lassen die Wahl von *Carbo vegetabilis* sehr logisch erscheinen, das zudem als wichtiges Reaktionsmittel bei chronischen Krankheiten bekannt ist.

Repertorisation II (Ergebnis RADAR-Analyse, Vers. 9.1)				
1	1234	2	Kopf – Schmerz	584
2	1234	1	Auge – Strabismus, Schielen – convergens	17
3	1234	1a	Sehen – Schwach, Schwachsichtigkeit	145

Repertorisation II (Ergebnis RADAR-Analyse, Vers. 9.1) *(Fortsetzung)*

4	1234	1a	Sehen – Trübsichtigkeit, trübes Sehen	274
5	1234	2b	Gesicht – Hautausschläge – Akne – rosacea	71
6	1234	2b	Gesicht – Hautausschläge – Akne – rosacea – Nase, an der	10
7	1234	3	Abdomen – Auftreibung – Essen – nach – agg.	98
8	1234	2c	Extremitäten – Farbe – Zehen – blau	4
9	1234	2c	Extremitäten – Farbe – Zehen – rot	22
10	1234	2d	Extremitäten – rissige Haut – Finger – Fingerspitzen	22
11	1234	2d	Extremitäten – rissige Haut – Hände	64
12	1234	3	Allgemeines – Angefächelt zu werden, Luft zugefächelt zu bekommen – Verlangen, angefächelt zu werden	25
13	1234	2	Allgemeines – Hitze – Lebenswärme, Mangel an – Wärme agg., und	45
14	1234	2	Allgemeines – Speisen und Getränke – gekochte Speisen – Abneigung	29
15	1234	2	Allgemeines – Speisen und Getränke – rohe Speisen – Verlangen	23
16	1234	2	Allgemeines – Speisen und Getränke – saure Speisen, Säuren – Verlangen	153
17	1234	2	Allgemeines – Wärme – Anwendungen, warme – agg.	24
18	1234	3	Allgemeines – Wärme – Luft, warme – agg.	72

	sulph.	carb-v.	lyc.	calc.	lach.	phos.	puls.	nat-m.	alum.	sep.
	26/57	25/53	23/45	22/36	21/41	21/34	20/45	19/38	19/32	17/35
1	3	2	2	3	3	3	3	3	2	3
2	–	1	2	1	–	–	–	–	1	–
3	2	1	2	2	2	3	2	2	1	2
4	3	2	3	3	3	3	3	2	2	3
5	2	3	–	2	3	1	–	–	1	2
6	–	–	–	–	–	–	–	–	–	–
7	3	3	3	1	–	1	2	2	1	2
8	–	–	–	–	–	–	–	–	–	–
9	–	2	–	–	–	1	–	1	2	1
10	1	–	–	–	–	–	–	1	1	–
11	3	1	2	3	2	1	2	2	3	2
12	1	3	1	–	1	–	1	–	–	–
13	2	1	3	–	1	2	4	2	3	–
14	1	–	2	1	1	1	–	–	–	–
15	3	–	–	1	–	–	–	–	1	–
16	2	2	1	2	2	2	2	2	1	2
17	2	2	1	1	1	–	1	2	–	–
18	2	2	2	1	3	2	3	2	–	2

Verordnung

Mai 1995: *Carbo vegetabilis* in ansteigenden LM-Potenzen, beginnend mit der Stärke LM 6.

Verlauf

1. Juni 1995

Unter *Carbo vegetabilis* geht es mit dem Lesen eher schlechter (v. a. linkes Auge). Verschlimmerung der Sehstörungen nach körperlicher Anstrengung; die Patientin beginnt dann bald zu schielen.

Die Empfindlichkeit gegenüber Erhitztwerden und Anstrengung ist größer als zuvor (bei kühlem Wetter erholt sich der gesamte Körper dagegen rasch). Kann nur noch kalte Speisen essen. Weitere Zunahme der Blähungen. Schnupfen mit gelber Absonderung.
Die Patientin hat zum ersten Mal wieder einen zweiwöchigen Urlaub in einem Zeltlager (Mitteleuropa) gewagt, was bei moderater Witterung trotz körperlicher Anstrengung recht gut vertragen wurde.
Verordnung: Zunächst weiter *Carbo vegetabilis* LM 8. (Frage: Ist die Wirkung des so gut passend scheinenden Mittels vielleicht unbeabsichtigt antidotiert worden?)

21. Juni 1995 (nach weiteren drei Wochen)
Unter *Carbo vegetabilis* LM 8 weitere Besserung des Allgemeinbefindens, aber Zunahme der Augensymptome. Schräge und nebeneinander sowie übereinander stehende Doppelbilder. Trübes Sehen auf dem rechten Auge. Weiterhin sehr empfindlich gegen schwüle Wärme. Füße nachts sehr kalt, wobei Erwärmung aber unangenehm ist. Morgens geschwollenes Gesicht. Zunahme der Mittelgesichtsrötung. Periode inzwischen regelmäßig. Rissige Haut der Hände.

Beurteilung
In den Vordergrund rücken immer mehr die weiterhin zunehmende Verschlechterung der Augensymptome, die immer noch große Empfindlichkeit gegen Hitze, insbesondere schwüle Wärme, die eher zunehmende Rötung des Mittelgesichts und die weiterhin bestehende rot-blaue Verfärbung der Zehen.

Carbo vegetabilis hätte nach drei aufeinanderfolgenden dreiwöchigen Phasen ansteigender LM-Potenzen längst einen therapeutischen Erfolg bringen müssen.
Verordnung: Da die meisten Symptome der Patientin (s. o. Repertorisation) auch durch *Sulphur* abgedeckt werden, wird bei Schlüssigkeit der Symptome und unter Annahme einer früheren Unterdrückung kurzfristig ein Versuch mit *Sulphur* LM 6 unternommen. Das Mittel bringt jedoch keine Änderung.

Arzneidiagnose III
Bei kritischer Betrachtung und unter Beachtung der Fallstrategie der zweiten Verschreibung kristallisiert sich nun das Simillimum durch zunehmende Betonung der relevanten Symptome unter *Carbo vegetabilis* und *Sulphur* voll heraus:

Wahl der Symptome
Die Symptome, die unter den zwei letzten Mitteln stetig an Intensität zugenommen haben, bilden die Grundpfeiler des neuen Symptomeninbegriffs. Die erneute, ausführliche Repertorisation aller Symptome und das intensive Literaturstudium, insbesondere der auffallenden Augensymptome, weisen auf *Carboneum sulfuratum* hin, das zur damaligen Zeit in den gängigen Repertorien noch deutlich unterrepräsentiert war.
Wie bei einem nur wenig geprüften Mittel nicht anders zu erwarten, steht *Carboneum sulfuratum* in der Repertorisation „weit hinten". Die an den beiden ersten Stellen stehenden Komponenten dieser Legierung schaffen jedoch eine gute Verordnungssicherheit.

Wahlanzeigende Symptome
- Diplopie, Doppelsehen (*Carboneum sulfuratum* einwertig)
- Trübsehen (*Carboneum sulfuratum* dreiwertig)
- Nebeligsehen (*Carboneum sulfuratum* einwertig)
- Flimmern, Flackern (*Carboneum sulfuratum* dreiwertig)
- Nase, Farbe, Röte (*Carboneum sulfuratum* einwertig)
- Farbe rot, Nasenspitze (*Carboneum sulfuratum* zweiwertig)

Ergänzung der Arzneidiagnose durch Arzneimittellehren
Clarke beschreibt bei *Carboneum sulfuratum* toxische Symptome mit multiplen Sehstörungen, Schwäche der Extremitäten, Ataxie etc. sowie:

- Ausschlag an Nase und Wangen ähnlich der Akne bei Trinkern.
- Schnelle Sättigung beim Essen. Extreme Empfindlichkeit des Magens. Völle und Auftreibung des Abdomens. Warme Speisen verschlechtern.
- Großer Durst. Hitze (heißes Wetter) und Kälte verschlechtern.
- Allmählicher Empfindungsverlust in der rechten Hand. Lahmheit und Schmerz im linken Arm, der Arm schläft ein.
- Große Schwierigkeiten beim Gehen, linkes Bein stärker betroffen als rechtes.
- Plötzlicher Anfall allgemeinen Zitterns mit Trübsichtigkeit. Ein Gefühl des Vibrierens und Zitterns besonders in den Händen (gelegentlich von der Patientin beobachtetes a. Sy.).
- Kälte der Hände und Füße.

Bei Boericke findet sich eine besondere Affinität des Mittels zu den Augen sowie chronischer Rheumatismus:

- „Sensibel und kalt".
- Optikusneuritis, zur Atrophie fortschreitend. Papille blass.
- Alles erscheint wie im Nebel. Sehvermögen stark geschwächt.
- Verringerte Sensibilität in den Armen, Händen und Füßen.
- Finger gefühllos, starr, steif. Gang unsicher und taumelnd. Füße gefühllos.

Verordnung

21. Juni 1995: *Carboneum sulfuratum* in ansteigenden LM-Potenzen (LM 3 – LM 14).

Verlauf

Mitte Juli 1995

Während der nächsten Monate erfolgt eine stetige schrittweise Besserung, die bereits nach drei Wochen deutlich einsetzt. Zuerst reagieren die Augensymptome: Sehen und Lesen sind ab September 1995 praktisch nicht mehr beeinträchtigt. Störungen treten nur noch ganz gelegentlich nach stärkerer Überanstrengung (z. B. Vorbereitung von Klausuren) auf.

Die Hitzeempfindlichkeit ist fast verschwunden. Die Patientin braucht aber weiterhin viel frische Luft.

29. September 1995 (nach weiteren zweieinhalb Monaten)

Hervorragende Energie.

Entwicklung von einzelnen eitrigen Pusteln auf der Kopfhaut. Trockene Haut mit Verschlimmerung der kleinen Risse an den Fingerspitzen.

Kurz Wiederauftreten von Kopfschmerzen (a. Sy.), wobei Kühle und Schwimmen deutlich bessern.

Es folgen euphorisch gestimmte Briefe über das Wohlergehen. Im Herbst 1995 kann die Patientin zum ersten Mal wieder ihr Saiteninstrument spielen, ab Februar 1996 wieder im Trio musizieren.

23. April 1996 (nach weiteren sieben Monaten)

Der Patientin geht es sehr gut (zurzeit *Carboneum sulfuratum* LM 14). Trotzdem hatte sie während der vergangenen zwei Wochen das Gefühl, „den Zenit des Wohlbefindens" unter der letzten Stärke von *Carboneum sulfuratum* überschritten zu haben. Inzwischen hat sie ihr Diplom mit sehr gutem Abschluss geschafft.

Die Paresen haben sich völlig zurückgebildet. Nur noch ganz leichte sensible Störungen an Händen und Füßen, die sie aber nicht mehr beeinträchtigen. Die Blaufärbung der Zehen hat sich zurückgebildet. Die Gesichtsrötung ist allerdings weiterhin in diskreterer Form vorhanden (erinnert sich, diese Rötung seit dem 16. Lebensjahr zu haben).

Die Energie ist hervorragend: „Ich habe jetzt überhaupt keine Angst mehr, dass ich noch einmal einen Rückfall bekommen könnte". Geht voller Zuversicht für ein halbes Jahr ins nördliche Ausland.

Strategie: *Carboneum sulfuratum* wird vorerst wegen Sättigung des Organismus nach Einnahme einer langen Reihe von LM-Potenzen abgesetzt.

3. September 1996 (nach weiteren knapp fünf Monaten)

Seit kurzer Zeit wieder leichtes Nachlassen der Kräfte. Aus neurologischer Sicht weiterhin beschwerdefrei.

Verordnung: weiterhin *Carboneum sulfuratum*, zyklusgerecht LM 14,15,16 (☞ 9.2). (Die Menses sind schon seit einem Jahr wieder regelmäßig.)

8. Januar 1997 (nach weiteren vier Monaten)
Es ging wunderbar, die Patientin „konnte wieder richtig rennen".

24. Juli 1997 (nach weiteren sechseinhalb Monaten)
Die Patientin absolviert während eines Auslandsaufenthalts eine heftige hochfieberhafte Grippe („es hat mich richtig zerlegt"), die sie unter Einnahme einer Akutlösung von *Carboneum sulfuratum* LM 14 ohne Folgen übersteht. Auch danach treten keine neurologischen Symptome mehr auf.

Verlauf von Juli 1997 bis Juli 2001
Im Verlauf der Jahre wird bei nachlassender Vitalität immer wieder einmal sporadisch *Carboneum sulfuratum* eingesetzt. Es treten weiterhin keine neurologischen Symptome mehr auf.
Die Patientin verlegt ihren Wohnsitz in einen anderen Erdteil mit schwierigen Kommunikationsmöglichkeiten und bricht die homöopathische Behandlung im Juli 2001 vorerst ab.

Weiterer Verlauf bis zum Sommer 2006
Rückmeldung im Sommer 2006: Die Patientin hat im Jahre 2005 eine schwere Borreliose absolviert, die antibiotisch behandelt wurde. Danach wesentliche Besserung des inzwischen seit drei Jahren erneut aufgetretenen, erheblich gestörten Allgemeinbefindens.
Auch danach sind keine MS-spezifischen Symptome mehr aufgetreten. Sie wird wegen der großen Entfernung an einen ortsansässigen homöopathischen Arzt überwiesen.

Zusammenfassende Beurteilung

Nachdem das zunächst äußerst passend erscheinende Konstitutionsmittel *Causticum* zwar das Allgemeinbefinden deutlich besserte, die Pathologie jedoch nicht nachhaltig beeinflussen konnte, erforderte der Verlauf dieser MS-Erkrankung eine ganz besondere Arzneidiagnose. Erst durch den Einsatz des „kleinen" Mittels *Carboneum sulfuratum* konnte der pathologische Prozess unterbrochen werden. Die Arzneidiagnose erwies sich als schwierig, nachdem die überzeugend indiziert erscheinenden Mittel *Carbo vegetabilis* und *Sulphur* nicht die erhoffte Wirkung zeigten. Die konsequente Beobachtung der Entwicklung und Intensität der Symptome ermöglichte dann schließlich unter Einbeziehung des Literaturstudiums die richtige Arzneidiagnose.
Der Verlauf gestaltete sich vom Sommer 1994 bis zum Sommer 2001 äußerst günstig. Es traten niemals wieder neurologische Symptome auf. Dennoch reichte die relativ kurze homöopathische Behandlung nicht aus, um die offensichtlich starke (tuberkulinisch-syphilinisch geprägte) miasmatische Belastung auszuheilen, die sich bereits während der Kindheit (im Alter von drei Jahren) in Form des zentralnervösen entzündlichen Geschehens mit Auftreten einer Abduzensparese angekündigt hatte. Die MS kam zwar zur Vollremission, die miasmatische Belastung konnte jedoch noch nicht vollständig ausgeheilt werden, was sich später in der ausgeprägten Entwicklung einer Borreliose zeigte. Eine weitere konstitutionelle Behandlung ist deshalb dringend anzuraten.

12.7 Zustand nach Myokarditis

Anamnese

Der 32-jährige Patient, Handwerker, Vater zweier Kleinkinder kommt im November 1992 zur Erstanamnese. Wohnort ca. 90 Kilometer von der Praxis entfernt.
Behandlungszeitraum: von 1992 bis 2007. Die Behandlung dauert an.
Laut Klinikbericht erster, deutlich ausgeprägter Krankheitsschub mit Diagnose „Encephalomyelitis disseminata" im Dezember 1991.
Dokumentierte pathologische Symptome:

- Ausgeprägte Hypalgesie und Hypästhesie beider Beine bis zum Bauchnabel reichend, Vibrationsempfinden beider Füße völlig aufgehoben.
- Kribbelparästhesien der lateralen Finger beider Hände.

- Kraft relativ gut erhalten.
- Lebhafte Eigenreflexe.
- Angedeutete Fußkloni beidseits.
- Zeigeversuche relativ zielsicher.

Zwei Monate vor diesem Schub hatte er eine Grippe, die nicht richtig ausheilte.

Es bestanden allerdings bereits im Jahr 1988 und zwei Jahre später ähnliche Sensibilitätsstörungen, die mit Vitamin B behandelt wurden und spontan abklangen. Man ging deshalb zu diesem Zeitpunkt von einem möglicherweise dritten Ereignis aus.

Behandlung des akuten Schubes im Dezember 1991 mit hohen Dosen Cortison (500 mg Solu-Decortin® tgl. über 3 Tage).

Aussehen, Zeichen und Verhalten

Muskulöser, kräftiger Mann. Offenes, fröhliches Temperament. Raue Haut der Hände. Auffallend viele Amalgamfüllungen des im Übrigen gut sanierten Gebisses.

Spontanbericht

Der Patient hat den Handwerksbetrieb seines Vaters übernommen, der an einer schweren endogenen Depression leidet. Er ist beruflich sehr gefordert und kann selten ausruhen.

Der zweite MS-Schub nach offizieller Diagnosestellung im Dezember 1991 geschieht vier bis fünf Monate später, im April 1992 (4. Ereignis?). Zunächst Erkrankung an einer mittelschweren Grippe mit sofortiger Antibiose durch den Hausarzt. Anschließend erhebliche Störungen des Allgemeinbefindens, er fühlt sich „furchtbar elend und kaputt". Die internistische Untersuchung ergibt eine Myokarditis, die mit Cortison behandelt wird. Weitere vier Woche später, im Mai 1992, eitrige Mandelentzündung mit erneuter Antibiose. Seit dieser Zeit hat er sich nie mehr richtig wohl gefühlt.

Dritter Schub im Herbst 1992 (5. Ereignis?), nachdem er drei Wochen zuvor wieder eine Angina tonsillaris absolviert hatte.

Als Kind häufig Mittelohrentzündungen, später Ekzem beider Hände. Zusätzlich extrem ausgeprägte Risse an allen Fingerendgliedern, besonders während er beim Hausbau mit Zement arbeitete. (Der Großvater hatte ein ähnliches Handekzem und musste seinen Beruf als Maler aufgeben, „weil die Fingerhaut aussah wie rohes Fleisch" und ständig blutete.) Nach Anwendung einer Corticoidsalbe heilen die Risse schnell ab.

Zwei Jahre vor dem ersten MS-Schub Grundimmunisierung gegen Tetanus, Diphtherie und Polio.

Zum Zeitpunkt der Erstanamnese nur ganz diskrete neurologische Symptomatik. Der Patient hat sich aber seit Beginn der Erkrankung nie mehr erholen können und ist in seinem Allgemeinbefinden stark beeinträchtigt, was nach seiner Erfahrung sehr ungewöhnlich ist, da er zuvor immer extrem leistungsfähig war.

Neurologischer Befund laut Arztbericht vom Herbst 1992 (3. Schub)

Ähnliche sensible Ausfälle wie beim vorherigen Schub.

Allerdings jetzt fast unerschöpflicher Fußklonus links, positiver Babinski links.

Keine deutlichen Paresen bis auf unsicheres monopedales Hüpfen links. Zeigeversuche weitgehend zielsicher.

Nach erneuter Cortisontherapie wird seitens der Klinik eine Behandlung mit Imurek® vorgeschlagen. Da sich der Patient und seine Ehefrau nicht dazu entschließen können, erfolgt die Vorstellung in der homöopathischen Praxis.

Gelenkter Bericht

Psyche

Ist mit seinem Leben sehr zufrieden. Bezeichnet sich als „starken Menschen". Sagt mit entwaffnender Offenheit: „Von Ärzten halte ich nicht viel".

Kann sich nicht an Ängste erinnern.

Arbeitet extrem viel. „Wenn ich keine Arbeit hätte, wäre ich vielleicht depressiv". Am wichtigsten ist ihm, dass das Geschäft gut läuft. Legt großen Wert auf Geselligkeit, „Spaß und Gaudi". Setzt sich aber auch gern für andere ein, übernimmt z. B. Ehrenämter.

Kann es nicht vertragen, wenn ihm ständig „einer dreinredet".

Angewohnheit: Er muss immer etwas in der Hand

haben, mit dem er herumspielen kann. Nägelkauen.

Nahrungsmodalitäten

[V]: deftige fränkische Küche, Pizza [2], Fisch [2], Fleisch [3], überhaupt gern schwere Speisen. Gern Fruchtjoghurt, macht sich aber ansonsten nicht viel aus Süßspeisen.
[A]: Isst kaum Gemüse oder Obst.

Thermische Modalitäten und Witterungseinflüsse

Von Natur aus gut durchwärmt. Braucht niemals Handschuhe. Nachts oft aufgedeckt. Nicht empfindlich gegen Wetterwechsel.
Erinnert sich an extrem starke Schweiße während seiner Grippeerkrankung (s. o.). In letzter Zeit gelegentlich einmal Nachtschweiße.
Kann Sonne und Hitze gut vertragen, feucht-kaltes Wetter ist unangenehm. Geht nicht gern ins Schwimmbad, Wasser ist ihm unbehaglich.

Arzneidiagnose I

Wahl der Symptome

Aufgrund der individuellen und Allgemeinsymptome, der Art der Hauterscheinungen sowie der Vorgeschichte mehrerer „Unterdrückungen" erscheint die Wahl von *Sulphur* für jeden Homöopathen gut nachvollziehbar.

Verordnung

9. November 1992: *Sulphur* LM 6 (alle 2 Wochen um einen Potenzschritt gesteigert bis zur Stärke LM 10).

Verlauf

15. Dezember 1992

Allgemeinbefinden recht gut. Wieder leichtes Auftreten von Rissen an den Fingerspitzen.

25. Januar 1993 (nach weiteren vier Wochen)

In der vergangenen Woche sehr müde, zurzeit wieder abklingend. Das Ekzem der Hände nimmt zu.

10. Mai 1993 (nach weiteren dreieinhalb Monaten)

Während der vergangenen Monate auffallende Besserung des Allgemeinbefindens.
Sehr gute Zunahme der Energie. Ein viraler Infekt im März 1993 wird ohne Probleme überwunden. Das Ekzem der Hände verhielt sich wechselhaft, ist seit einigen Tagen stark ausgeprägt. Sehr unangenehmer Juckreiz. Gelegentlich einmal Kopfschmerzen (a. Sy.).
Verordnung: *Sulphur* LM 12, daraufhin sehr stark ausgeprägtes Handekzem. Deshalb zunächst Einnahmepause.

25. Januar 1994 (nach weiteren acht Monaten)

Rückmeldung erst acht Monate später. Gutes Allgemeinbefinden. Hat inzwischen zwei grippale Infekte, davon einen fieberhaften, mithilfe von Symbioflor® 1 (Probiotikum) ohne Probleme absolviert. Haut völlig in Ordnung. Trotz Terminvereinbarung meldet sich der Patient erst wieder ein Jahr später.

26. Februar 1995 (nach einem weiteren Jahr)

Hatte sich im vergangenen Jahr völlig beschwerdefrei gefühlt. Seit drei Tagen wieder diskrete neurologische Symptome: Schweregefühl der Arme und Beine, allgemeine Müdigkeit.
Handekzem während der letzten Wochen wieder diskret aufgetreten.
Einige Familienangehörige sind an Influenza erkrankt, er selbst verspürt ein mittelgradig ausgeprägtes unklares Krankheitsgefühl.
Verordnung: *Sulphur* LM 6 als Akutlösung, 3–4 × tgl. 1 KL (erneuter Beginn der *Sulphur*-Therapie nach einer Pause von zwei Jahren). Darauf Besserung der Energie und langsame Rückentwicklung aller Symptome. Rückmeldung nach acht Tagen: deutliche Besserung. Anschließend Weiterbehandlung mit *Sulphur* LM 7 und LM 8.

10. April 1995 (nach weiteren sechs Wochen)

Plötzlich aufgetretenes Lhermitte-Zeichen (a. Sy.).
Verordnung: *Sulphur* LM 8 als Akutlösung, dann

wieder tägliche Einnahme. Erneute Terminvereinbarung.

24. April 1995 (nach weiteren zwei Wochen)
Am Vortag wieder verstärktes Kribbeln der Hände, Taubheitsgefühl der unteren Körperhälfte bis zum Nabel.
Strategie: kurze Pause mit *Sulphur*, bis sich klarere Symptome abzeichnen.

Arzneidiagnose II

Beurteilung der Entwicklung

Nach vorübergehender Stabilisierung hat es einen Rückfall gegeben: Pelzigkeit und Kribbeln der Hände und Beine, Kraftminderung in den Händen. Kann das Besteck nicht mehr richtig halten. Schwäche auch in den Beinen mit Schweregefühl beim Laufen. Ist ausgesprochen müde und niedergeschlagen.
Neues auffälliges Symptom: Gefühl von starker Schwellung der Hände und Finger. Allerdings handelt es sich nicht allein um eine Empfindung, sondern auch um eine objektiv wahrnehmbare Verdickung der Finger, die er und seine Ehefrau in diskreter Form, aber stetig zunehmend bereits über ungefähr drei Jahre beobachtet haben. Im Augenblick hat sich diese Schwellung ganz akut verstärkt. Ihm ist sehr heiß, kein Fieber. Er verlangt nach kühler Umgebung. Auffallende völlige Durstlosigkeit. (Einige Familienmitglieder sind an Influenza erkrankt.)

Repertorisation II (Ergebnis RADAR-Analyse, Vers. 9.1)

1	1234	2	Allgemeines – Hitze – Gefühl von	181
2	1234	2	Allgemeines – Wärme – agg.	176
3	1234	3	Magen – durstlos	154
4	1234	2a	Extremitäten – Schwellung – Hände – ödematös	19
5	1234	2a	Extremitäten – Schwellung – Hände	128
6	1234	2b	Extremitäten – Ungeschicklichkeit – Hände – fallen, lässt Dinge	33
7	1234	2b	Extremitäten – Ungeschicklichkeit – Hände	25
8	1234	2c	Extremitäten – Lähmung – Hände	44
9	1234	2c	Extremitäten – Schwäche – Hände – lähmungsartig	12

	apis	nat-m.	lach.	phos.	agar.	cocc.	nux-v.	ruta	sulph.	colch.
	13/37	13/23	13/21	13/21	13/19	13/17	13/15	13/13	11/23	11/21
1	3	3	2	2	1	1	2	1	3	1
2	3	3	2	2	2	1	1	1	3	1
3	3	1	1	1	1	1	1	1	1	3
4	3	–	–	2	–	–	–	–	–	–
5	3	1	2	2	2	2	1	1	2	3
6	3	2	2	–	1	1	1	1	2	–
7	2	–	2	2	2	–	–	1	–	–
8	2	1	1	1	1	2	1	1	–	1
9	–	1	–	–	–	–	–	–	–	–

Verordnung

28. April 1995: *Apis* C 30 als Akutlösung. Da es bereits nach zwei Tagen eine deutliche Besserung hervorruft, Übergang auf die (vorher nicht verfügbare) Stärke C 200.

Verlauf

Die Besserung durch die Akutverordnung von *Apis* ist nur vorübergehend und stagniert bald. Auch das Allgemeinbefinden und das Leistungsvermögen bessern sich nicht weiter.

Das Handekzem ist dagegen vollständig verschwunden, was im Zusammenhang mit der Verschlechterung des Allgemeinbefindens und der neurologischen Symptome als alarmierend angesehen wird.

Beurteilung

Es ist nach über zwei Jahren zu einem erneuten Schub der Multiplen Sklerose gekommen. Wahrscheinlich besteht eine Inkubation mit Influenza. Der Abwehrmechanismus dieses chronisch kranken Patienten reagiert auf die Herausforderung seines Immunsystems nicht wie ein gesunder Organismus mit einem Katarrh an der „Peripherie", sondern auf einer hierarchisch höheren Ebene in Form eines Schubs des Autoimmungeschehens – ein Phänomen, das sich auch bei anderen Autoimmunkrankheiten beobachten lässt (☞ 7).
Für den Homöopathen ist diese Beobachtung ein deutlicher Hinweis, dass ein neuer Weg beschritten werden muss. In diesem Fall waren die bisherigen Ergebnisse durch *Sulphur* insgesamt unzureichend, auch wenn sich längere Zeit eine durchaus positive Entwicklung zeigte. Spätestens jetzt sind neben einem noch besser passenden Simile auch miasmatische Gesichtspunkte mit einzubeziehen.

Arzneidiagnose III

Erneute Fallaufnahme im Mai 1995.

Wahl der Symptome

Der Patient empfindet die Hände als doppelt so dick wie im normalen Zustand. Er ist überzeugt, dass während der vergangenen Jahre – seit Absolvierung der Myokarditis (s. o. „Spontanbericht") – ganz langsam zunehmend eine auch objektiv wahrnehmbare Verdickung der Finger stattgefunden habe. (Die Hände haben tatsächlich eine etwas tatzenartige Form.) Ausgeprägtes Gefühl von Hypästhesie, Hypalgesie und Kraftlosigkeit der Hände. Lagesinn der Finger extrem gestört, Temperatursinn und Reaktion auf Schmerzreize dagegen auffallend gut erhalten (DD zur Syringomyelie). Ausgeprägte Ataxie der Hände. Der Patient kann kaum noch einen Gegenstand greifen und festhalten, was für seinen Beruf als Feinmechaniker katastrophal ist. Die unteren Extremitäten weisen ebenfalls eine leichte Parese mit sensiblen Störungen und mäßiger Ataxie auf, jedoch wesentlich geringer als an den Händen. Deutlich ist dagegen eine unangenehme Steifheit der Beine.
Von allen Symptomen ist die Empfindung, als seien die Finger doppelt so dick („wie Wurstfinger"), das bei weitem unangenehmste.

Thermische und Nahrungsmittelmodalitäten

Wenig Änderung im Bereich des Wärmehaushalts. Nicht mehr ständig überhitzt, fühlt sich aber weiterhin oft noch sehr warm. Im Gegensatz zu früher ist feucht-kaltes Wetter jetzt allerdings nicht mehr belastend, sondern sogar sehr angenehm.
Keine Änderung der Nahrungsmodalitäten.

Psyche

„Meine Arbeit ist mir unheimlich wichtig. Ich brauche den ständigen Stress. Wenn ich keine Arbeit hätte, wäre ich vielleicht auch so depressiv wie mein Vater. Ich kann viele Dinge auf einmal tun. Genauso wichtig ist mir aber auch Geselligkeit. In den Menschen sehe ich meistens das Gute und setze mich aktiv für andere ein, bin in mehreren gemeinnützigen Vereinen tätig und eigentlich immer dort, wo Leistung gefragt ist.
Von meinen Mitarbeitern verlange ich viel, übertreffe aber alle an Leistung. Alles, was ich mache, muss hundertprozentig sein. Ich muss besser sein als jeder andere. Ich sehe sofort jedes Problem und muss es bewältigen. Schwierige technische Fragen fordern meinen Ehrgeiz noch mehr heraus.
Enttäuschungen und Kränkungen lassen mich stur werden wie ein Panzer. Dann breche ich jede Beziehung ab.
Arbeit ist für mich wie ein Hobby, ich brauche daneben nichts anderes.
Ich bin eher ein nüchterner Mensch und nicht für Romantik zu haben, ziemlich unmusikalisch, keine Rührung bei Musik. Als junger Bursche und als Kind habe ich mich am ehesten für Mathematik und Zahlen interessiert."

Arzneimitteldifferenzierung

Mit dieser spontanen Schilderung hat der Patient eine einprägsame Essenz von *Aurum metallicum* gezeichnet, die bis auf den fehlenden Bezug zur Musik die wichtigsten Aspekte der *Aurum*-Persönlichkeit umfasst. Allerdings fehlt das sehr auffällige Symptom der subjektiv und objektiv geschwollenen Hände, was nun ein eingehendes Arzneimittelstudium erfordert.

Das besonders auffällige Symptom der sowohl subjektiv als auch objektiv wahrnehmbaren Schwellung der Hände und Finger sowie die (früher vorhandenen) rissigen Fingerspitzen und das Handekzem deuten zweifelsfrei auf *Aurum muriaticum* hin.

Die Arzneidiagnose wird gestützt durch das Reperorium von Kent durch die Symptome: „Finger – dick" und „Extremitäten – Schwellung der Hände bei Endokarditis", die unter Einbeziehung des Symptoms „Brust – Entzündung – Herz" den Zusammenhang zwischen Schwellung der Finger und der entzündlichen Herzkrankheit wahrscheinlich machen. Der Patient hatte den Beginn der Fingerschwellung direkt auf die Zeit nach der Myokarditis datiert (s. o.).

In der Arzneimittellehre „Der neue Clarke" wird ein Fall von Syringomyelie (die Symptomatik dieses Falls erinnert tatsächlich stark an diese Ausprägung der MS) geschildert, die durch *Aurum muriaticum* geheilt wurde. Empfehlung: *Aurum muriaticum* bei disseminierter Sklerose, Rückenmarksentzündung und entzündlichen Herzerkrankungen.

Die über lange Zeiträume immer wieder auftretenden tiefen Risse der Fingerspitzen im Rahmen des Handekzems und sogar die veränderten Witterungsmodalitäten („Feucht – kaltes Wetter tut jetzt im Gegensatz zu früher gut") ergänzen die Arzneidiagnose.

Weiterhin passt das Mittel zu der fröhlichen Gemütsverfassung des Patienten. Besonders zutreffend ist die Eigenschaft: „Rau, aber herzlich."

Die damalige Repertorisation erfolgte ausschließlich nach dem Kent'schen Repertorium und dem „Neuen Clarke". Zur besseren Verdeutlichung wird eine Nachkonstruktion mittels RADAR vorgenommen.

Repertorisation III (Ergebnis RADAR-Analyse, Vers. 9.1)

1	1234	2	Gemüt – kurz angebunden – herzlich, rau aber	6
2	1234	2a	Brust – Entzündung – Herz	36
3	1234	2a	Brust – Entzündung – Herz – Endokard	46
4	1234	2	Extremitäten – Schwellung – Hände – Endokarditis, bei	2
5	1234	2b	Extremitäten – dick – Finger	1
6	1234	2b	Extremitäten – Schwellung – Finger – Gefühl von	6
7	1234	2b	Extremitäten – Schwellung – Hände	136
8	1234	2b	Extremitäten – Schwellung – Hände – Gefühl von	33
9	1234	2	Extremitäten – rissige Haut – Finger – Fingerspitzen	22
10	1234	2	Extremitäten – Steifheit – Beine	117
11	1234	2	Extremitäten – Schwellung – Hände – ödematös	19
12	1234	2	Allgemeines – Hitze – Gefühl von	215
13	1234	2	Allgemeines – Wetter – kaltes Wetter – nasskaltes – amel.	2

	aur-m.	aur.	lyc.	nat-m.	bell.	phos.	cocc.	kali-c.	apis	acon.
	16/28	12/22	12/22	12/18	12/16	10/18	10/14	10/12	8/20	8/18
1	2	–	1	1	–	–	–	–	–	–
2	–	3	–	–	–	2	1	–	1	2
3	2	3	–	1	1	2	1	2	–	3
4	2	–	–	–	–	–	–	–	–	–

Repertorisation III (Ergebnis RADAR-Analyse, Vers. 9.1) *(Fortsetzung)*										
	aur-m.	aur.	lyc.	nat-m.	bell.	phos.	cocc.	kali-c.	apis	acon.
	16/28	12/22	12/22	12/18	12/16	10/18	10/14	10/12	8/20	8/18
5	1	–	–	–	–	–	–	–	–	–
6	–	–	–	–	–	–	–	–	–	–
7	–	2	2	1	2	2	2	1	3	1
8	–	–	1	–	1	–	1	–	–	–
9	2	1	–	1	1	–	–	–	–	–
10	2	1	2	2	2	1	2	1	1	2
11	–	2	2	–	–	2	–	1	3	–
12	2	2	3	3	1	2	1	1	3	3
13	1	–	–	–	–	–	–	–	–	–

Außerdem passen die mehrfach absolvierten schweren Tonsillitiden der früheren Jahre gut in das Bild von *Aurum muriaticum*. Zudem überzeugt die Arzneidiagnose auch aus miasmatischer Sicht (MS, Myokarditis und Tonsillitiden gehören zum syphilinischen Miasma, ☞ 5.2.2).

Verordnung

2. Mai 1995: *Aurum muriaticum* LM 6 in ansteigenden Potenzen.

Verlauf

29. Mai 1995

Unter *Aurum muriaticum* (während der ersten zehn Tage als Akutlösung gegeben) bald deutlich bessere Funktion der Hände. Gleichzeitig stellt sich ein akutes Ekzem in den Ellenbeugen und an den Unterarmen ein.
Verordnung: *Aurum muriaticum* LM 7.

29. Juni 1995 (acht Wochen nach Beginn der Einnahme von Aurum muriaticum)

Vor zwei Wochen Wiederauftreten von Heuschnupfen (hatte das letzte Mal Heuschnupfen vor acht bis neun Jahren, was er bisher nicht erwähnt hatte), bei deutlicher weiterer Verbesserung der Energie und der neurologischen Symptomatik.

Beurteilung

Das Auftreten von Hauterscheinungen und Heuschnupfen signalisiert bei gleichzeitiger Besserung der neurologischen Symptomatik eine positive Entwicklung.

Verordnung: *Aurum muriaticum* LM 8 – LM 10.

21. August 1995 (nach weiteren zwei Monaten)

Akuttermin (zurzeit *Aurum muriaticum* LM 10): plötzlich Auftreten einer neurologischen Symptomatik mit Pelzigkeit, Kribbeln und Spannungsgefühlen im linken Bein und an den linken Fingern.
Nach der ersten Enttäuschung über die möglicherweise nicht ganz passende Arzneidiagnose stellt sich heraus, dass fünf bis sieben Tagen zuvor eine umfangreiche Amalgamsanierung abgeschlossen wurde, ohne dass gleichzeitig eine Beratung bzw. eine umfassende Ausleitung stattgefunden hatte. Das aktuelle Bild ist nicht mit der Schwere früherer neurologischer Ausfälle zu vergleichen. Aussage des Patienten: „Ich schone mich, aber im Prinzip wäre ich arbeitsfähig."
Die Funktion der Hände ist trotz der Sensibilitätsstörung vollständig erhalten. Die Verschlechterung hat sich lediglich im Sinne von Hypästhesien und Parästhesien also auf der unteren hierarchischen Ebene einer MS-Symptomatik abgespielt, was als gutes Zeichen gewertet werden kann (☞ 7.1).
Strategie und Verordnung: verstärkte Ausleitung mithilfe von Vitamin C sowie zeitversetzte Selengaben (☞ 8.2.5). Empfehlung zu reichlicher Flüssig-

keitsaufnahme. Das Konstitutionsmittel *Aurum muriaticum* wird beibehalten.

25. Oktober 1995 (nach weiteren zwei Monaten)

Hochakute Influenza, Temperatur 39,5 °C, Kopf- und Gliederschmerzen, ausgeprägte Halsschmerzen mit starker (subjektiver und objektiver) Schwellung des Larynx. Der Patient möchte bei sehr wenig Durst nur Kühles trinken.
Verordnung: *Apis* C 200 als Akutlösung, was zur raschen Besserung führt. Begründung der Mittelwahl: *Apis* ist abgesehen von seiner Beziehung zu Larxnx- und Pharynx-Schwellungen mit den genannten Modalitäten auch ein Influenza-Mittel. Keine neurologische Symptomatik in der Folgezeit. Anschließend weitere Verordnung von *Aurum muriaticum* LM 13 in weiter ansteigender Potenzreihe.

Weiterer Verlauf bis zum 15. November 1996

Allgemeinbefinden sehr gut. Sehr gute Leistungsfähigkeit. Das Handekzem tritt langsam wieder auf.

Orientierender neurologischer Befund vom 15. November 1996

Hirnnerven völlig o. B.
Obere Extremitäten: Tonus, Trophik, grobe Kraft und Sensibilität o. B. (insbesondere ist das unangenehme Schwellungsgefühl vollständig verschwunden), Feinmotorik o. B. (keine Einschränkung bei der diffizilen beruflichen Tätigkeit). Reflexverhalten: Eigenreflexe seitengleich mittellebhaft auslösbar. Knipsreflex angedeutet beidseits positiv. BHR nicht sicher zu erhalten.
Untere Extremitäten: Tonus geringfügig erhöht. Grobe Kraft regelrecht. Einbeinstand und monopedales Hüpfen etwas plump und unsicher, links < rechts. Leichte Hypästhesie im Bereich beider Füße. Etwas abgeschwächtes Vibrationsempfinden. Lagesinn diskret gestört. Reflexverhalten: PSR übermittellebhaft mit verbreiterter reflexogener Zone, links > rechts auslösbar. ASR rechts lebhaft, links mit wenigen klonischen Nachzuckungen zu erhalten.
Babinski-Reflex rechts angedeutet positiv, Oppenheim und Gordon beidseits negativ.
Koordination: Zeigeversuche der oberen Extremitäten völlig o. B. Knie-Hackenversuch: geringfügige Unsicherheit beidseits. Seiltänzergang mäßig unsicher.
Verordnung: Das Konstitutionsmittel *Aurum muriaticum* wird weiterhin in ansteigenden LM-Potenzen bis zur Stärke LM 23 eingenommen. Während dieser Zeit existiert ununterbrochen das Handekzem. Allgemein geht es hinsichtlich der neurologischen Erkrankung und der Grundenergie gut bis sehr gut.

25. März 1997 (nach weiteren vier Monaten)

Bisher anhaltende Stabilität (zurzeit *Aurum muriaticum* LM 23). In letzter Zeit leichte „Kreislaufstörungen“ und Kopfschmerzen bei Wetterwechsel, „wie zu Beginn der Behandlung“.
Strategie: Unter der Annahme einer Sättigung mit LM-Potenzen wird mit der Einnahme von *Aurum muriaticum* pausiert.

Ende April 1997 (nach weiteren vier Wochen)

Die Symptome sind vollständig verschwunden, die Haut dagegen ist noch nicht in Ordnung.

4. Juli 1997 (nach dreieinhalb Monaten Behandlungspause)

Aussage der Ehefrau: „Es geht super. Mein Mann arbeitet voll“.

Follow-up und neurologischer Befund am 30. Juni 1998

Nach einem weiteren Jahr Behandlungspause berichtet der Patient von einem gelegentlichen Schweregefühl in den Beinen und einer gewissen Steifigkeit, besser nach Einlaufen morgens. Einmal Auftreten eines Lhermitte-Zeichens (sehr diskret). Abgesehen davon vollständiges Wohlbefinden. Keine nennenswerten Infekte gehabt.
Nach wie vor besteht das wechselnd auftretende Ekzem im Bereich beider Hände. Im Sommer war wieder (wie schon früher) kurzfristig der Heuschnupfen aufgetreten, allerdings in diskreter und gut zu tolerierender Form.

Neurologischer Befund: Der Befund ist praktisch identisch mit dem des Vorjahres. Abgesehen davon, dass der Patient nicht schnell laufen oder gar rennen kann, fühlt er sich in keiner Weise behindert.

Kontrolle der Allgemeinsymptome: Nahrungsmittelverlangen: Herzhaftes, Braten, Fleisch, auch Fett [2] und Süßes [2]. Verträgt heißes Wetter zunehmend schlechter: „Sommerwetter ist eine Qual. Sonne macht mich müde".

Schlaf: „Bin meistens nachts nicht zugedeckt, weil mir zu warm ist. Schlafe aber sonst ruhig und tief auf beiden Seiten, nie auf dem Bauch".

Psyche: keine Veränderungen, was von der ihn immer begleitenden Ehefrau bestätigt wird. Immer gut gelaunt. Sehr penibel. Ordnung ist ihm im beruflichen Bereich sehr wichtig.

Verordnung: *Sulphur*, beginnend mit der Stärke LM 6, fortgeführt bis zur Stärke LM 20.

> **Kommentar**
> Nachdem die längere Behandlung mit *Aurum muriaticum* offenbar die syphilinische Belastung abgetragen hat, sprechen die aktuellen Symptome unter Berücksichtigung des Hautausschlages wieder vorrangig für *Sulphur*.

Vorläufig letzte Konsultation am 30. November 2006

Der Patient stellt sich regelmäßig einmal jährlich zur Kontrolluntersuchung vor. Eine Operation (Motorradunfall mit Knieverletzung im Sommer 2004) wird homöopathisch begleitet und folgenlos überstanden.

Der Patient ist sehr leistungsfähig bei unverändert gutem neurologischem Befund. Er hat weder nennenswerte Infekte noch MS-Schübe absolviert. Kardiale Situation laut internistischer Untersuchung völlig o. B.

Strategie: Der Patient benötigt weiterhin *Sulphur* in größeren Abständen, sobald das Handekzem wieder diskret in Erscheinung tritt. *Sulphur* wird jetzt als Akutlösung in der Stärke C 200 (etwa ein- bis zweimal jährlich) verordnet.

Zusammenfassende Beurteilung

Es handelt sich um einen MS-Fall, bei dem sich bereits vier bis fünf Schübe – teilweise in relativ kurzen Abständen – vor Beginn der homöopathischen Behandlung ereignet hatten.

Seit Beginn der Konstitutionstherapie im Jahre 1992 wurden bis dato im Wesentlichen die Arzneien *Sulphur* und *Aurum muriaticum* benötigt. Während der ersten Jahre der Behandlung ereignete sich lediglich noch ein bedeutender Schub im April 1995, der durch seine Symptome klar ein antisyphilinisches Mittel, *Aurum muriaticum*, erforderte. Zu einem weiteren kleinen Schub kam es vier Monate später nach einer unvorsichtigen Amalgamsanierung. Die syphilinische Belastung konnte offensichtlich durch *Aurum muriaticum* gut beeinflusst werden, da seit dem Jahre 1995 keine neurologischen Störungen mehr auftraten.

Anmerkung zur Belastung mit Schwermetallen

Wie bei allen Patienten, die als Simile ein Metall verordnet bekommen, wurde auch bei diesem Patienten auf eine EAV-Testung bei einem erfahrenen Zahnarzt gedrängt (☞ 8.2.5). Das Ergebnis war eine besonders starke individuelle Empfindlichkeit auf Quecksilbersalze, die aber überraschenderweise durch eine noch stärkere auf Goldlegierungen übertroffen wurde. Der Test ließ sich bei zwei weiteren Messungen verifizieren. Da es naheliegend war, dass der Patient auf Gold ebenfalls nachteilig reagieren würde, wurde zur Zahnsanierung Titan verwendet, auf das der Patient im Test indifferent reagiert hatte (Keramikfüllungen waren seinerzeit wegen des problematischen Klebers noch nicht üblich).

In der Praxis der Verfasserin gibt es weitere Fälle, bei denen als homöopathisches Arzneimittel *Aurum* indiziert war, und bei denen im Vorfeld der homöopathischen Behandlung von einem versierten Elektroakupunkteur eine starke Unverträglichkeit auf dieses Metall gefunden wurde. In einem Fall war es durch Einbringen von Goldinlays zu starken, schwer einzuordnenden Unverträglichkeitsreaktionen gekommen, die der Hautarzt mittels Epikutantest bestätigen konnte.

12.8 MS mit hochgradiger Paraspastik, neurogenen Schmerzen und ausgeprägten Dysästhesien

Anamnese

Die Patientin, 58 Jahre alt, verheiratet, zwei erwachsene Kinder, früher tätig als Verkäuferin, kommt im April 1988 zur Erstanamnese.
Behandlungszeitraum: von April 1988 bis September 1995.
Diagnosestellung der Multiplen Sklerose im Jahre 1987. Sie leidet vorrangig unter einer fortgeschrittenen Paraparese und ist bereits Rollstuhlfahrerin. Der Hauptleidensdruck besteht in einer ausgeprägten Spastik und quälenden neurogenen Schmerzzuständen.

Aussehen, Zeichen und Verhalten

Die Patientin ist mittelgradig übergewichtig und in ihrer Gehfähigkeit bereits seit Jahren stark eingeschränkt (Gehstrecke ca. 50 – 100 Meter). Temperament: sehr lebhaft, redselig und weitschweifig. Sie bestimmt die Gesprächsführung während der Anamnese und lässt kaum einen der Beteiligten zu Wort kommen. Die Schilderung der Schmerzen geschieht unter viel Jammern und Klagen. Gegenüber dem sie stets begleitenden Ehemann verhält sie sich rasch gereizt und diktatorisch.

Spontanbericht

„Nachdem ich 1979 am Kropf operiert wurde, war nichts mehr gut. Gleich nach der Operation konnte ich nicht mehr laufen, was den Ärzten zunächst unerklärlich war. Nach einigen Wochen wurde das langsam ohne jede Behandlung wieder besser, und ich konnte schließlich wieder arbeiten."
1983 Totaloperation wegen eines großen Uterusmyoms: „Es wurde angenommen, das Myom läge auf den Nerven. Nach der Operation konnte ich wegen Schwäche und schlechten Allgemeinbefindens nicht mehr arbeiten."
„Seit 1986 habe ich starke Schmerzen in beiden Beinen, besonders beim Auftreten. Niemand hat mir das geglaubt. Schließlich hielt ich es vor Schmerzen nicht mehr aus."
Die klinische Durchuntersuchung im Jahr 1987 ergab die Diagnose „Encephalomyelitis disseminata", gestützt durch CT und Liquordiagnostik. In der Folgezeit erhielt die Patientin die Medikamente Noveril®, Lioresal®, Akatinol®, Musaril®, Ergoplus® spezial und Neurobion®. Keines der Präparate hatte wirklich geholfen.

Gelenkter Bericht

Psyche und individuelle Empfindlichkeiten

„Ich möchte unbedingt arbeiten. Arbeit war mir immer wichtig, war mein Leben! Ich habe in einem großen Supermarkt gearbeitet und war dort immer unter Menschen. Das war so schön!"
Die Patientin ist wegen der Schmerzen sehr depressiv, muss häufig weinen, besonders wenn die Schmerzen unerträglich sind.
„Durch die Krankheit bin ich sehr reizbar geworden, schreie immer gleich bei jeder Kleinigkeit. Geräusche verschlimmern die Reizbarkeit, das Radiogedudel kann ich nicht anhören. Aufregung führt dagegen zu einschießenden Schmerzen in die untere Körperhälfte, sogar schon jeder kleine Wortwechsel".

Eigenanamnese

Alles begann mit der Strumektomie (1979). „Im Laufe der Zeit ist mein Kropf immer mehr gewachsen, bis ich fast keine Luft mehr bekommen habe und mich vor neun Jahren zur Operation entschloss. Bis dahin hat mir sonst nie etwas gefehlt. Ich konnte noch nie enge Kleidung oder Ketten am Hals ertragen."
Die Menopause setzte mit 50 Jahren ein, im Alter von 56 Jahren wurde das große Myom (1983) entfernt. „Eigentlich hatte ich vorher keine nennenswerten Beschwerden, auch keine starken Blutungen."

Schmerzsymptomatik

„Die Hauptschmerzen bestehen in den Kniekehlen, sind stechend, wie mit fünf Messern. Es fühlt sich an, als ob die Sehnen dort ständig zu kurz wären, besonders nachts. Dann erwache ich oft mit einer

Steifheit, die mir regelrecht die Beine hochzieht. Sie müssen dann von meinem Mann gedehnt werden, bis ich wieder weiterschlafen kann.
Die Nächte sind überhaupt am schlimmsten. Schon nach eineinhalb Stunden wache ich wegen der Schmerzen regelmäßig wieder auf, je nach Wetterlage mehrere Male. Oft habe ich auch das Gefühl, die Beine seien viel zu dick, wie vergrößert."
Nachts brennende Gefühle im Bereich der Waden, wobei die Beine meistens sehr kalt, die Füße eisig sind. Ganz milde Wärme (eine leichte Wolldecke) bessert. Verschlechterung durch Steigen, Gehen, besonders Abwärtsgehen. Besserung im Sitzen.
„An den Beinen bin ich so empfindlich, dass der kleinste Luftzug schon schmerzt. Alle Symptome sind auf der linken Seite schlimmer. Ich war schon zweimal zur Kur, ohne großen Erfolg."

Weitere Körpersymptome

„In letzter Zeit kann ich das Wasser nicht mehr halten, besonders morgens. Die Stuhlentleerung ist schwierig, ich muss aber gestehen, dass ich schon seit 30 Jahren Abführmittel nehme."

Thermische Modalitäten und Witterungseinflüsse

Bei klarer Witterung erträgliche Beschwerden, Verschlechterung bei Wind und v. a. bei Regenwetter. Kühle klare Winterluft bekommt am besten.
Sonne, Hitze und schwüles Wetter verschlechtern stark, sowohl das Allgemeinbefinden als auch die Schmerzen.
Obwohl der Patientin schnell zu warm ist, friert sie andererseits selbst bei einer Zimmertemperatur von 27 °C an den Beinen. „Da, wo es schmerzt, ist es eiskalt. An der oberen Körperhälfte ist mir dagegen meistens zu warm. Ich brauche z. B. nie ein Kopftuch."

Schlaf

Der Schlaf ist ausschließlich durch die Schmerzen gestört, durch die sie nachts mehrfach erwacht.

Nahrungsmodalitäten

[V]: Brot, Wurst, Käse, Süßigkeiten ohne besondere Bevorzugung.
[A]: keine.

Ergänzende Anamnese durch den Ehemann

Dem Ehemann, der sich sehr geduldig verhält, aber offensichtlich deutlich erschöpft ist, fällt vor allem auf, dass Allgemeinbefinden und Schmerzen abends ab 18 Uhr schlechter werden, dass die Patientin gegen Mitternacht zum ersten Mal wegen der Schmerzen erwacht und die Nächte in der Regel schlimmer sind als die Tage.

Arzneidiagnose

Wahl der Symptome

Die geschilderten Symptome konnten erst im Laufe der Zeit durch mehrfache Konsultationen zu dem berichteten Gesamtbild ergänzt werden. Bei der vollständigen Anamnese drängt sich auch dem wenig erfahrenen Homöopathen ein geradezu beispielhaftes *Lachesis*-Bild auf: Redseligkeit, rasche Erregbarkeit, Nacht- bzw. Schlaf-Verschlimmerung, Linksseitigkeit der Beschwerden, Witterungsmodalitäten und die Empfindlichkeit gegen einengende Kleidung am Hals (abgerundet durch die Strumaoperation), besonders aber die plötzliche Unterbrechung der Menstruation durch die Uterusexstirpation („Beschwerden durch unterdrückte Menses") lassen diesen Fall geradezu lehrbuchhaft erscheinen.

Zusammenstellung der individuellen Gemüts- und Allgemeinsymptome sowie der „Causa"

Repertorisation I (Ergebnis RADAR-Analyse, Vers. 9.1)				
1	1234	2	Gemüt – Jammern – Krankheit, über seine	6
2	1234	2	Gemüt – Redseligkeit, Geschwätzigkeit	203
3	1234	2	Gemüt – Weinen – Schmerzen – während den Schmerzen	38
4	1234	2	Weibliche Genitalien – Menses – unterdrückt	183

Repertorisation I (Ergebnis RADAR-Analyse, Vers. 9.1) *(Fortsetzung)*

5	1234	2	Allgemeines – abends	240
6	1234	2	Allgemeines – nachts	276
7	1234	2	Allgemeines – Schlaf – im – agg.	136
8	1234	2	Allgemeines – Wetter – heißes Wetter – agg.	38
9	1234	2	Allgemeines – Wetter – regnerisches Wetter – agg.	25
10	1234	2	Allgemeines – Wetter – warmes Wetter – nasses warmes – agg.	41
11	1234	1	Allgemeines – Wärme – Einhüllen, warmes – amel.	37
12	1234	2	Allgemeines – Kleidung allgemein – Unverträglichkeit von	67

	lach.	**phos.**	**nat-m.**	**nux-v.**	**puls.**	**bell.**	**sulph.**	**lyc.**	**carb-v.**	**dulc.**
	23/57	**17/33**	**17/30**	**17/29**	**16/36**	**16/34**	**16/34**	**16/32**	**16/30**	**16/30**
1	3	–	–	1	–	–	–	–	–	–
2	4	2	1	1	1	2	1	1	–	3
3	2	–	–	2	1	1	–	1	1	1
4	3	2	2	1	3	3	3	3	1	3
5	3	3	2	2	3	3	3	3	3	2
6	3	3	2	2	3	2	3	2	2	3
7	2	2	2	1	3	3	3	2	1	1
8	1	1	2	–	2	2	–	–	2	1
9	1	–	–	–	–	–	2	–	–	1
10	3	1	1	–	–	1	1	1	3	–
11	1	1	2	3	–	–	–	–	–	–
12	3	2	2	3	2	–	1	3	2	–

Summe der aktuellen pathologischen Symptome

Um zu erfahren, ob die auffälligen Allgemeinsymptome auch mit der lokalen Pathologie vereinbar sind, werden die relevanten Symptome noch einmal gesondert repertorisiert. Auch bei dieser Zusammenstellung liegt *Lachesis* weit vorn.

Repertorisation Ib (Ergebnis RADAR-Analyse, Vers. 9.1)

1	1234	2	Blase – Urinieren – unwillkürlich	245
2	1234	2	Extremitäten – gezogen – oben, nach – Beine	6
3	1234	2a	Extremitäten – Kontraktion von Muskeln und Sehnen – Beine	37
4	1234	2a	Extremitäten – Kontraktion von Muskeln und Sehnen – Kniekehle	58
5	1234	2a	Extremitäten – Krämpfe – Unterschenkel – Waden – Bett, agg. im	28
6	1234	2b	Extremitäten – Kälte – Füße – eisige Kälte	83
7	1234	2b	Extremitäten – Kälte – gelähmte Glieder	8
8	1234	2b	Extremitäten – Kälte – Unterschenkel	134
9	1234	2	Extremitäten – Schmerz – Beine – Frost – während	43
10	1234	2	Extremitäten – Schmerz – Beine – reißend	109
11	1234	2	Extremitäten – Schmerz – Beine – schießend	12
12	1234	2	Extremitäten – Schmerz – Beine – stechend – Nadeln, wie durch	5
13	1234	2	Extremitäten – Schmerz – gelähmte Teile	16
14	1234	2	Extremitäten – Schmerz – nachts	55

Repertorisation Ib (Ergebnis RADAR-Analyse, Vers. 9.1) *(Fortsetzung)*										
15	1234	1c	Extremitäten – Schwellung – Gefühl von							13
16	1234	1c	Extremitäten – Vergrößerung – Gefühl von							5
17	1234	3	Extremitäten – Steifheit							198
18	1234	2d	Frost – einzelne Körperteile							115
19	1234	2d	Frost – erkrankter Teile							23
20	1234	2d	Frost – Körper – unterer Teil							5
	ars.	**phos.**	**lach.**	**nux-v.**	**bell.**	**rhus-t.**	**caust.**	**sulph.**	**calc.**	**plb.**
	24/50	**24/39**	**23/38**	**21/36**	**20/33**	**19/47**	**19/43**	**19/37**	**19/34**	**19/33**
1	3	3	2	2	3	3	3	2	1	1
2	1	1	1	–	–	–	–	–	–	–
3	2	2	2	1	–	2	3	1	–	1
4	1	1	1	1	1	2	3	2	1	–
5	1	–	1	1	–	3	2	3	3	–
6	1	3	3	–	1	1	–	2	1	1
7	2	–	–	2	–	3	1	–	–	–
8	2	2	3	2	1	3	2	2	3	1
9	3	1	1	3	1	2	1	1	1	–
10	3	1	1	1	2	3	3	2	2	3
11	–	1	2	2	3	–	–	–	–	3
12	1	–	1	–	–	1	1	–	–	–
13	2	2	–	1	1	–	2	1	1	2
14	2	1	2	2	–	2	–	2	1	3
15	1	1	–	–	1	–	–	–	–	–
16	–	–	–	–	–	–	–	–	–	–
17	3	2	2	2	2	3	3	3	2	1
18	1	1	1	1	1	1	2	1	2	1
19	1	–	1	1	–	2	1	–	–	1
20	–	–	–	1	–	–	–	–	–	–

In Unkenntnis des Gesamtbildes und bei noch relativer Unerfahrenheit in der Behandlung schwerer neurologischer Zustände traut die Verfasserin dem Mittel *Lachesis* nicht genügend Wirkung auf die neurologischen Symptome zu und beginnt die Therapie nach rein organotropen Gesichtspunkten mit *Manganum aceticum.*

Verordnung

19. April 1988: Beginn der homöopathischen Behandlung mit *Manganum aceticum* D 12, 3 × tgl. 5 Trp.

Verlauf

5. Januar 1989

Manganum zeigt zunächst eine durchaus positive Wirkung auf Spastik und Schmerzzustände, die jedoch auch nach Übergang auf eine Serie von LM-Potenzen (über ca. acht Monate) nicht von Dauer bleibt.

Dafür kristallisieren sich im weiteren Verlauf die lokalen Lachesis-Symptome immer stärker heraus (s. o. Repertorisation).

Verordnung: *Lachesis* in ansteigenden LM-Potenzen (beginnend mit LM 6) zunächst über 16 Monate. Danach muss wegen der Sättigung des Organismus mit LM-Potenzen vorübergehend eine Pause von ca. zwei Monaten eingelegt werden. Die Medikation von Musaril®, Akathinol® und Lioresal® wird im Wesentlichen beibehalten.

Verlauf bis Juni 1996 (siebeneinhalb Jahre)

Lachesis führt in den folgenden Jahren bis zum Juni 1996 unter mehrfach verordneten ansteigenden Serien von LM-Potenzen und zwischenzeitlichen Einnahmepausen zu einer wesentlichen Minderung der schmerzhaften Spasmen und Dysästhesien – an guten Tagen um bis zu 60 – 70%, vor allem während des Schlafs.

Im Juni 1996 konsultiert die Patientin wegen eines akuten Infektes mit starker Zunahme der Spastik einen Allgemeinarzt, der sie in die Klinik einweist. Dort kommt es zu einem Rückfall der neurologischen Symptome mit neuer Einstellung auf Analgetika, Antidepressiva und Antispastika sowie deutlicher Verschlechterung der Paraplegie.

Als der Ehemann gleichzeitig schwer erkrankt und ebenfalls hospitalisiert werden muss, werden die Eheleute zusammen in ein entferntes Pflegeheim eingewiesen. Die Patientin bricht die homöopathische Behandlung ab. Eine Nachbeobachtung ist nicht mehr möglich.

Zusammenfassende Beurteilung

Die Vermutung der Patientin, dass ihre neurologischen Symptome mit den zwei absolvierten Operationen in Zusammenhang stehen könnten, muss – wenngleich schulmedizinisch keinesfalls nachvollziehbar – aus der höchst individuellen Sicht des Homöopathen bestätigt werden. Natürlich sind die Operationen nicht Auslöser einer Autoaggressionskrankheit wie der Multiplen Sklerose, die sicher schon lange latent in diesem Organismus vorhanden war, wohl aber Eingriffe, die bei der speziellen *Lachesis*-Pathologie die Vitalität stark beeinträchtigen können. Wahrscheinlich wäre eine Schadensbegrenzung durch rechtzeitige *Lachesis*-Gaben möglich gewesen.

Die Betrachtung des Falls aus miasmatischer Sicht zeigt nach „Unterdrückung" einer sykotischen Pathologie (Struma, Uterus myomatosus) die Demaskierung des syphilinischen Miasmas (☞ 5.2.2).

12.9 MS mit chronischer Rhinosinusitis und rezidivierendem Wurzelkompressionssyndrom

Anamnese

40 Jahre alter Patient, verheiratet, vier zum Teil noch kleine, minderjährige Kinder. Er arbeitet in der Verwaltung einer sozialen Einrichtung. Wohnort ca. 250 Kilometer entfernt. Homöopathische Fallaufnahme im Juli 1986 mit Ergänzungstermin im Oktober 1986.

Behandlungszeitraum: von Juli 1986 bis Mai 1995.

Diagnose: Encephalomyelitis disseminata, Diagnosesicherung durch CT (multiple kleine Entmarkungsherde periventrikulär) und Liquorbefund.

Aussehen, Zeichen und Verhalten

Schlank, hellhäutig (Haut, Haare, Augen). Etwas nachlässig gekleidet.

Mitunter mürrischer, unzufriedener Gesichtsausdruck. Wirkt erschöpft, etwas schwerbesinnlich und leicht benommen. Leichter Tremor der Hände bei anhaltender Anstrengung.

Spontanbericht

Ungefähr zwei Monate zuvor plötzlich Sehstörung, „als ob etwas im rechten Auge war", Nebelsehen und die Empfindung, als seien die Farben verblasst. Vorher hatte er drei Tage lang sehr starke Kopfschmerzen gehabt.

Augenärztliche Diagnose: Neuritis nervi optici. Visus unter 25%, rechts schlechter als links. Behandlung mit einem Cortisonstoß, woraufhin sich der Visus bald und kontinuierlich besserte.

Seit dem 18. Lebensjahr sehr häufig Schnupfen, fast das ganze Jahr über, mit einem Höhepunkt im Juni. Bekannte Allergie gegen Gräser und verschiedene Blüten. Verschlechterung (!) während eines Aufenthalts an der Ostsee. Die Nasenatmung ist fast ständig behindert, besonders im Liegen. Häufige Behandlung mit Antihistaminika, was wegen großer Müdigkeit jedoch nicht gut toleriert wird.

Gelenkter Bericht

Eigenanamnese

Im Vorschulalter Masern ohne wesentliche Komplikationen.
Vor dem Staatsexamen „vereiterter" Weisheitszahn und Ischiasbeschwerden.
Die Mandeln waren früher regelmäßig entzündet (subakut, mit Detrituspfropfen).
Kann sich nicht erinnern, jemals Fieber gehabt zu haben.
Insgesamt zweimal ausgeprägte Ischialgie links, sehr schmerzhaft und hartnäckig, oft verbunden mit uncharakteristischen Kopfschmerzen (CT: Wurzelkompression L 5 links).

Familienanamnese

Hat noch drei Geschwister, einen (zweieiigen) Zwillingsbruder. Mutter litt an starkem Asthma, starb mit 60 Jahren. Vater lebt, ist gesund.
Keine besonderen weiteren Krankheiten in der Familie bekannt.

Psyche und individuelles Stressmuster

Körperliche und geistige Anstrengung verschlimmern die Augenbeschwerden deutlich (dumpfer Druck im Auge, Sehstörung etc.).
Prüfungssituationen sind sehr unangenehm, er kann sich schlecht konzentrieren, neigt zum Zittern. Stress bedeutet für ihn Zeitnot oder wenn er sich beim Arbeiten beobachtet fühlt.
Diese Probleme bestanden schon während der Schulzeit.
Ist mit seiner beruflichen Tätigkeit eigentlich immer unzufrieden. Hat jetzt schon die vierte Stelle. Dabei stört ihn besonders, dass er sich nicht in das Arbeitsteam einbezogen fühlt. Hat inzwischen wegen seiner Grundkrankheit einen Schwerbehindertenausweis bekommen, wurde deshalb zur Computerarbeit umgeschult, was acht bis neun Stunden Computertätigkeit täglich bedeutet.
Als unerträglich empfindet er Besserwisser, fühlt sich durch sie gekränkt. Kann sich schlecht wehren. Neigt zum Rückzug, wenn er sich ungerecht behandelt fühlt. Bei Streit fehlen ihm die Argumente, er muss danach noch lange über solche Situationen nachdenken. Geht deshalb lieber jedem Streit aus dem Weg und „schaltet auf stur". Wartet ab, bis alles in einem sachlichen Gespräch geklärt werden kann.
Persönliche Angriffe treffen ihn tief. Wenn ihm „einmal der Kragen platzt", kann er sehr wütend werden, auch zornig und ungeduldig mit sich selber sein, z. B. wenn er für seine Kinder etwas bastelt und es nicht gleich klappt. Er wirft dann die Gegenstände voller Zorn weg.
Wichtig ist ihm Harmonie. Gegen Missstimmung ist er sehr sensibel. Üblicherweise zieht er sich dann zurück und ist schweigsam. Er zeigt seine Gefühle nicht. Trost und Mitleid hat er nicht gern. Nach eigener Einschätzung kann er sich hinsichtlich seines Mitgefühls von anderen angemessen abgrenzen.
Er „bewahrt bei Begegnungen mit anderen Menschen gern die Etikette" und fühlt sich dadurch selber „wie in einem Käfig". Seine Frau reagiere dagegen ganz anders, gehe eher aus sich heraus: „Sie ist wie ein freier Vogel".
Bedürfnisse: Würde sich gerne zurückziehen und mehr Ruhe haben.
Ist eher ein Morgenmuffel. Romantische Stimmungen kann er genießen, neigt aber nicht zum „Bauen von Luftschlössern". Beschäftigt sich gern mit Basteln und Töpfern, hat aber keine besonders hohen ästhetischen Ansprüche, ist nicht besonders „pingelig". Was er macht, soll allerdings ordentlich sein. Ein gewisses Durcheinander in seiner Umgebung kann er ganz gut ertragen.
Oft Unruhegefühle beim Liegen im Bett. Er muss dann vor allem die Beine bewegen und wälzt sich immerzu hin und her. Auch im Sitzen oft Unruhe der Beine.
An den Fußsohlen empfindet er das Tragen von Strümpfen mitunter als unangenehm. Sie verursachen ein Gefühl „wie Kitzeln oder Prickeln der Sohle".

Impfungen

Bei der Bundeswehr: Tetanus, Diphtherie, Polio, Paratyphus.

Nahrungsmodalitäten

[V]: mäßiges Verlangen nach Süßigkeiten [1], Schokolade [2]. Kaffee und Schwarztee [2]. Früher Verlangen nach Fleisch [2], seit bewusster Nahrungsumstellung kaum Fleischverzehr. Seitdem mehr Verlangen nach Fisch [2]. Gern alle Formen von Kohlehydraten [2], besonders Brot [2]. Obst indifferent.
[A]: streng riechender Käse [3]. Spinat [3], Gemüse [2] und Saures [2]. Ekel vor Fett, insbesondere fettem Schweinefleisch, was bis zum Erbrechen führen kann [3].
Mag Getränke weder heiß noch sehr kalt. Bier trinkt er nicht besonders gern, Wein überhaupt nicht.

Thermische Modalitäten und Witterungsverhältnisse

Ist eigentlich nicht sehr verfroren, braucht keine besonders aufwändige Kleidung im Winter, nachts nur ein leichtes Deckbett.
Mag eine Zimmertemperatur von 19 – 20 °C, solange er in Bewegung ist, in Ruhe sind 22 – 23 °C angenehm. Ofenwärme wird immer gut vertragen. Liebt mildes Klima zwischen 20 und 25 °C und kühlen Wind. Fühlt sich bei Frühlingswetter um 20 °C am besten.
Hält sich gern an der Nordsee auf. Das raue und kühle Klima und der kalte Wind verursachen aber Unbehagen. Eigentlich geht es am Meer trotz der Vorliebe für diese Landschaft allgemein eher etwas schlechter. Hat während eines Ostsee-Aufenthaltes sogar einmal eine sehr starke Pollinose gehabt.
Seebäder tun gut. Einmal hat er allerdings während des Schwimmens im Meer einen Bandscheibenvorfall bekommen, „eine falsche Bewegung reichte".
Er leidet auffallend häufig unter einer lokalen Hitze bzw. einem intensiven Wärmegefühl in der Stirn, Verschlechterung bei jedem Schnupfen, nach jedem viralen Infekt. Ein kalter Waschlappen ist dann angenehm.
In letzter Zeit oft warme, feuchte Handflächen.
Braucht in der Sauna lange, bis er einen Schweißausbruch bekommt.

Schlaf

Schläft viel (tiefer erholsamer Schlaf), „wie ein Murmeltier". Fühlt sich trotzdem niemals ausgeschlafen. Je länger der Schlaf, desto geräderter fühlt er sich.
Liegt beim Schlafen gern auf dem Bauch.

Orientierende neurologische Untersuchung

Relativ diskreter Befund:

- Temporale Sehnervenabblassung beidseits.
- Eigenreflexe seitengleich gesteigert, rechts betont.
- Bauchhautreflexe rechts fehlend.
- Mäßig ausgeprägte finale Ataxie bei den Zeigeversuchen der Arme und Beine.
- Spontangang nicht beeinträchtigt. Blindgang leicht unsicher. Monopedales Hüpfen rechts etwas unelastischer.

Arzneidiagnose I

Wahl der Symptome

Die Erstanamnese muss aus technischen Gründen in zwei Etappen erfolgen. Die Symptom-Ausbeute ist während der ersten Fallaufnahme noch gering und ohne besondere Charakteristika. Gewertet werden:

- Folgen einer Sehnerventzündung mit beeinträchtigtem Visus.
- Folgen geistiger Überanstrengung (anstrengender Beruf, vier kleine Kinder).
- Starke Erwartungsängste, vor allem in Examenssituationen.
- Wirkt beim Reden leicht benommen.
- Kraftlosigkeit, Zittern, besonders bei Erschöpfung und Erregung.
- Anhaltende Hitze der Stirn.

Arzneimitteldifferenzierung

Es wird zunächst *Gelsemium* ausgewählt. *Gelsemium* ist ein häufiges Mittel bei Multipler Sklerose nach Anspannung und Erschöpfung, Influenza sowie bei Optikusneuritis. Bevorzugt erfolgt sein Einsatz auch bei (zittrigen) Schwächezuständen nach seelischer Belastung und bei großen Erwartungsängsten. Ferner ist *Gelsemium* auch bei Pollinose indiziert, besonders wenn sie mit großer Müdigkeit und Schwäche verbunden ist.

Verordnung

Juli 1986: *Gelsemium* LM 6.

Arzneidiagnose II

Wahl der Symptome

Ergänzende Anamnese im Oktober 1986. Im Wesentlichen unverändertes Beschwerdebild, die Energie ist geringfügig besser. Verstärkte Symptome nach *Gelsemium*:

- Klagt über ständige Überhitzung, besonders nachts.
- Muss nachts die Beine aus dem Bett strecken.
- Hitzegefühle in der Stirn unverändert.
- Ist mürrisch und missmutig.
- Fühlt sich nach wie vor leicht gestresst, besonders vor wichtigen Terminen und nach langer Computerarbeit.
- Wirkt ungepflegt, als ob er sich selbst zu wenig Beachtung schenke.

Repertorisation II (Ergebnis RADAR-Analyse, Vers. 9.1)

1	1234	2	Gemüt – Beschwerden durch – Erwartungsspannung	90
2	1234	2	Gemüt – geistige Anstrengung – agg.	165
3	1234	2	Kopf – Hitze – Stirn	154
4	1234	2	Kopf – kalt – Anwendungen, kalte – amel.	8
5	1234	2	Extremitäten – Hitze – Füße – Entblößen des Fußes, mit	20
6	1234	2	Extremitäten – Ruhelosigkeit – Beine	94
7	1234	2	Allgemeines – Hitze – Gefühl von – nachts	31
8	1234	2	Allgemeines – Krankengeschichte von, persönliche – Tonsillitis, von wiederkehrender	28
9	1234	2	Allgemeines – Meer, am – agg.	41
10	1234	1	Allgemeines – Speisen und Getränke – Bier – Abneigung	41
11	1234	2	Allgemeines – Speisen und Getränke – Fleisch – Abneigung – fettes	10
12	1234	2	Allgemeines – Speisen und Getränke – Käse – Abneigung – kräftiger Käse	4
13	1234	1	Allgemeines – Speisen und Getränke – Wein – Abneigung	38

	sulph.	**nat-m.**	**sil.**	**phos.**	**ars.**	**puls.**	**rhus-t.**	**sep.**	**nux-v.**	**staph.**
	20/34	**18/28**	**17/29**	**15/26**	**14/26**	**14/24**	**14/24**	**13/23**	**12/26**	**12/20**
1	1	1	3	2	2	3	1	1	1	1
2	2	3	3	2	1	2	1	3	3	3
3	2	1	1	2	2	2	2	1	3	1
4	1	–	2	1	2	–	–	–	–	–
5	1	1	–	–	–	2	–	–	–	2
6	2	2	1	2	3	1	3	2	2	1
7	3	1	1	2	–	1	1	–	–	–
8	1	1	2	–	–	–	–	1	–	–
9	–	3	1	–	2	–	2	3	2	2
10	2	1	–	2	–	1	2	1	3	–
11	–	–	–	1	1	–	–	–	–	–
12	2	–	–	–	–	–	–	–	–	–
13	2	1	1	–	–	1	2	–	1	–

Begründung der Mittelwahl

Die zunehmende Überwärmung, vor allem nachts, die unverändert heiße Stirn (subjektiv als sehr unangenehm empfunden), nicht zuletzt das äußere Erscheinungsbild mit mürrischer Unzufriedenheit und Verlegenheit sowie häufige Unterdrückungen durch Antihistaminikabehandlungen lassen in erster Linie an das Arzneimittel *Sulphur* denken. Zu der damaligen, noch sehr durch die organotrop ausgerichtete Homöopathie geprägten Zeit galt es außerdem als sehr sinnvoll, die Behandlung chronischer Krankheiten mit *Sulphur* einzuleiten.

Verordnung

16. Oktober 1986: *Sulphur* LM 4.

Verlauf

7. November 1986

Der Patient fühlt sich weiter überwärmt. Energie bleibt schlecht. Stimmung weiter mürrisch. Ist unzufrieden mit seiner Dienststelle und mit sich selbst. Leichte Visusverschlechterung des rechten Auges bei hoher Belastung durch Computerarbeit. Nach weiterer Einnahme von *Sulphur* LM 5 macht er von sich aus eine längere Behandlungspause.

Telefonischer Zwischenbericht am 7. Januar 1988 (nach zwei Jahren)

Der Patient wird von einem Neurologen am Heimatort untersucht.
Sechs Wochen zuvor Auftreten einer eitrigen Angina, die antibiotisch behandelt wurde. Unmittelbar darauf Erkrankung an einem banalen Virusinfekt, gefolgt von einem Wurzelreizsyndrom L5 links. Hatte bereits zweimal Diskusprolaps L5 in der Vorgeschichte (s. o. Anamnese). Unter dem Schmerzstress kommt es erneut zu einem Schub der Multiplen Sklerose mit folgenden Symptomen:

- Ameisenlaufen und ausgeprägte Kribbelparästhesien der gesamten linken Körperhälfte,
- ziehende „Nervenschmerzen" im mittleren Thoraxbereich links,
- Taubheit der Fingerkuppen und Handfläche links.
- Leichte Schwäche des gesamten linken Arms:

Am unangenehmsten sind schmerzhafte Dysästhesien im oberen Quadranten links mit Stechen und Jucken unter dem linken Schlüsselbein, Kribbeln der linken Schulter mit Brennen, wobei die kleinste Berührung zu einer starken Verschlimmerung der Missempfindung führt. Der Verdacht auf einen sich entwickelnden Herpes zoster bestätigt sich nicht.
Lokalbeschwerden:

- Haut empfindlich (Brennen wie von Nesseln), Jucken mit Brennen, Jucken mit Brennen nach Kratzen, Jucken mit Stechen.
- Haut, Schmerz nach Kratzen.
- Ameisenlaufen sowie Ameisenlaufen „in gelähmten Teilen".
- Elektrisierende Gefühle (zum Teil wie elektrische Schläge) im linken Arm.
- Kältegefühle im linken Arm, jedoch gleichzeitig empfindlich gegen lokale Wärme.
- Insgesamt empfindlich gegen Kälte und Hitze.
- Kälte im „gelähmten Glied", Kälte der erkrankten Teile.

Die Sehkraft hatte sich dagegen in der Zwischenzeit deutlich gebessert.
Der Patient erwähnt erst jetzt, dass er während der früheren Sehnervenentzündungen oft Handschweiße gehabt habe. Symptom im Kent'schen Repertorium „Schweiße der Hände während der Augenentzündung" (*Sulphur* dreiwertig).
Weiterhin Abneigung gegen Fett [3], sehr tiefer unerquicklicher Schlaf [2], Zittern der Hände, Nebelsehen während der Kopfschmerzen [2], chronischer Schnupfen.
Verordnung: Da die auffallenden und Allgemeinsymptome sowie die Unterdrückung der akuten Tonsillitis weiterhin für *Sulphur* sprechen, besonders aber das auffallende Symptom „Handschweiß bei Augenentzündung" als §-153-Symptom gewertet wird (☞ 6.2.2) erneuter Therapieversuch mit *Sulphur*, jedoch ohne Erfolg. Im Gegenteil verstärken sich die akuten neurologischen Symptome während der ersten zwölf Einnahmetage deutlich, sodass *Sulphur* nun endgültig verlassen wird.
Die ergänzende Anamnese ergibt, dass die Schmerzen durch die Ischialgie (weitgehend abgeklungen) und nächtliche Unruhe der Kinder seit längerem zu wesentlichem Schlafmangel geführt haben.

Arzneidiagnose III

Wahl der Symptome

Repertorisation III (Ergebnis RADAR-Analyse, Vers. 9.1)				
1	1234	2	Allgemeines – Schlaf – Schlafmangel, durch	51
2	1234	2	Extremitäten – Ameisenlaufen – gelähmte Teile	1
3	1234	2	Extremitäten – Ameisenlaufen – Schultern	17
4	1234	1	Extremitäten – Gefühllosigkeit, Taubheit – eine Seite	3
5	1234	2	Extremitäten – Kribbeln – gelähmten Körperteilen, in	1
6	1234	2	Extremitäten – Kälte – gelähmte Glieder	8
7	1234	2	Extremitäten – Schmerz – Arme – Berührung agg.	8
8	1234	2	Extremitäten – Schmerz – Arme – gelähmtes Glied	12
9	1234	1	Extremitäten – Schmerz – Arme – links – brennend	3
10	1234	2	Haut – Jucken – brennend	178
11	1234	2	Haut – Jucken – kitzelnd	63
12	1234	1	Allgemeines – Kälte – Hitze und Kälte	64
13	1234	2	Allgemeines – Kälte erkrankter Teile	70

	cocc.	caust.	sulph.	lach.	rhus-t.	ars.	chin.	agar.	nux-v.	puls.
	19/30	16/23	11/24	11/18	10/24	10/18	10/16	10/12	9/19	9/19
1	3	2	2	1	–	1	1	–	3	1
2	–	–	–	–	1	–	–	–	–	–
3	1	1	–	1	–	–	–	–	–	–
4	3	1	–	–	–	–	–	–	–	–
5	–	–	–	–	–	–	–	–	–	–
6	1	1	–	–	3	2	–	–	2	–
7	1	–	–	–	–	–	3	1	–	–
8	2	1	1	–	–	2	–	1	–	–
9	1	–	–	–	–	–	–	–	–	–
10	1	2	3	3	3	3	1	2	1	3
11	1	1	2	2	2	–	1	1	3	2
12	2	2	2	2	–	–	–	–	1	1
13	2	2	3	1	3	1	2	1	–	3

Begründung der Mittelwahl

Mittelweisend ist jetzt, dass der Patient in letzter Zeit sowohl beruflich als auch durch die Anforderungen seiner Familie körperlich und seelisch stark überfordert war. Hinzu kamen viele schlaflose Nächte durch die L5-Wurzelkompression.

Die lokalen Beschwerden sind für eine Multiple Sklerose sowohl von der Lokalisation als auch von der Art der schmerzhaften Missempfindungen und ihrer Modalitäten her ungewöhnlich, sodass sie – obwohl es sich nur um Lokalsymptome handelt – in den Symptomeninbegriff übernommen werden.

Verordnung

21. Januar 1988: *Cocculus* C 12, 3 – 4 × tgl. 7 Glob.

Verlauf bis Herbst 1991

Die zeitgleiche Einweisung des Patienten durch den Hausarzt in eine naturheilkundlich ausgerichtete und auf MS spezialisierte Reha-Klinik erleichtert die aktuelle Situation erheblich. Die Behandlung wird lediglich mit milden physikalischen Reizen ohne Einsatz von Allopathika durchgeführt. Medikamentös werden ausschließlich Enzyme und Berolase®-Injektionen verabreicht.

Unter *Cocculus* C 12 klingt der akute Schub noch während des Klinikaufenthaltes kontinuierlich ab. Nach drei Wochen wird auf *Cocculus* LM 6 umgestellt. Weitere drei Wochen später sind Schmerzen und Missempfindungen vollständig verschwunden, das Allgemeinbefinden ist gut.

In den Folgejahren kommt es zu keinem weiteren Schub mehr, jedoch noch häufig zu banalen Infekten, die mit *Thuja*, *Tuberculinum* und *Barium carbonicum* gut beherrschbar sind. Die verordneten Arzneimittel wirken gut auf die körperlichen Symptome, beeinflussen aber Allgemeinbefinden und Psyche nicht so positiv, wie das von gut gewählten Konstitutionsmitteln zu erwarten ist.

Arzneidiagnose IV

Folgende Symptome bleiben durch die bisherige homöopathische Behandlung unverändert:

- Schnupfen mit Hitzegefühl in der Stirn oder auch im ganzen Kopf (völlig unbeeinflusst).
- Antwortet nicht besonders gern auf Fragen, ist aber im Übrigen durchaus kooperativ.
- Etwas mürrische, unwirsche Stimmung und Unzufriedenheit mit sich selber.

Wenn der Patient von Schwierigkeiten berichtet, dann meist darüber, dass ihm seine Arbeit keinen Spaß macht, dass er überlastet ist, seine Tätigkeit nicht ausreichend gewürdigt wird. Dabei betont er besonders, dass er Streitsituationen – ob in Beruf oder Familie – besonders schlecht aushält.

Thermische und Nahrungsmodalitäten sind im Wesentlichen unverändert.

Bei einem Urlaub an der Nordsee stellt sich heraus, dass er das Baden im Meer schlecht verträgt (bereits früher hatte er beim Baden im Meer eine akute Ischialgie bekommen) und das Hitzegefühl in der Stirn deutlich schlimmer wird. Gleichzeitig treten wieder – wie in letzter Zeit schon häufiger – Lymphknotenschwellungen an verschiedenen Stellen des gesamten Hinterhaupts auf.

Wahl der Symptome

Die im Folgenden aufgelisteten Symptome weisen auf *Magnesium muriaticum* hin – ein Mittel, das neben der Unverträglichkeit von Seebädern auch die mürrisch-gereizte Stimmung, die völlige Unfähigkeit zu streiten (DD: *Staphisagria*) und die körperlichen Symptome gut abdeckt.

Repertorisation IV (Ergebnis RADAR-Analyse, Vers. 9.1)

1	1234	2	Gemüt – mürrisch	337
2	1234	3	Gemüt – Streiten – Abneigung gegen	15
3	1234	3	Gemüt – unzufrieden	197
4	1234	2	Kopf – Hitze – Schnupfen, beim	13
5	1234	2	Kopf – Hitze – Stirn	151
6	1234	2	Kopf – Schwellung – Drüsen des Kopfes – Hinterkopfe – Drüsen des	2
7	1234	2	Allgemeines – Baden, Waschen – Meer, Baden im – agg.	13

	mag-m.	nat-m.	lyc.	staph.	dulc.	ruta	vanil.	nux-v.	rhus-t.	bell.
	16/20	12/20	12/17	10/15	10/10	10/10	10/10	9/20	9/20	9/19
1	2	2	2	2	1	1	1	3	3	3
2	1	1	1	1	1	1	1	–	–	–
3	1	3	2	2	1	1	1	2	2	1
4	1	–	1	–	–	–	–	1	–	2
5	1	1	1	1	1	1	1	3	2	3
6	1	–	–	–	–	–	–	–	–	–
7	2	1	–	–	–	–	–	–	2	–

Verordnung

31. Oktober 1991: *Magnesium muriaticum* LM 6 (bis LM 12 in ansteigenden Potenzen).

Verlauf bis September 1993

Die große Hoffnung auf dieses so passend scheinende Mittel erfüllt sich jedoch nicht: *Magnesium muriaticum* stabilisiert zwar das Allgemeinbefinden mäßig und verbessert ein wenig die Infektanfälligkeit, im Übrigen bleiben die immer noch unvermindert vorhandenen, unangenehmen Hitzegefühle des Kopfes unverändert. Der erwartete „Quantensprung" im Befinden bleibt aus.
Während der Jahre 1992 und 1993 werden weiterhin LM-Potenzserien von *Calcium carbonicum, Natrium muriaticum* und *Baryta carbonica* verabreicht. Es treten zwar keine neurologischen Symptome mehr auf, und der Patient ist deutlich belastungsfähiger – allein das Hitzegefühl in der Stirn, die Neigung zu Rhinitis (beides HNO-fachärztlich als chronische Sinusitis diagnostiziert) bleiben unverändert. Außerdem bessern sich die pessimistisch-unzufriedene Grundhaltung und das Konzentrationsvermögen nicht.

> **Beurteilung**
> Nachdem sorgfältig ausgewählte Konstitutionsmittel bisher nicht den vollständigen Durchbruch erreicht haben, wird gezielter nach einem kleinen Mittel gesucht.

Arzneidiagnose V

Entwicklung der Symptome

Erneute Fallaufnahme (22. September 1993) mit intensiver Befragung und dem Appell an eine zuverlässigere Selbstbeobachtung.
Neue Gesichtspunkte:

- Körper und Extremitäten sind während des Hitzegefühls im Kopf meistens kalt.
- Außerdem relativiert er die früheren Angaben, dass das Hitzegefühl vorwiegend morgens auftrete. Die genauere Beobachtung ergibt: Die Hitze entsteht im Liegen.

Arzneifindung und Begründung der Mittelwahl

Einstieg ist das Symptom „Kopf, Hitze schlimmer im Liegen". Es findet sich im Repertorium lediglich unter der Rubrik „Kopf – Hitze – Hinlegen – agg.". Unter den drei angegebenen Mitteln steht *Juglans regia* (Walnuss oder Jupiter-Nuss). Wegen der seinerzeit noch unzureichend ergänzten Repertorien erfolgt eine Literaturrecherche.
Im „Clarke" findet sich:

- Kopf, Hitze, im Liegen schlimmer,
- Kopf, Hitze brennend, Körper kalt, eiskalte Extremitäten, abends im Bett,
- Heißer Kopf (abends),
- Schnupfen,
- Empfindung in Stirn, Augen, Nase wie bei eintretendem Schnupfen (ständiges Gefühl des Patienten),
- Bei Erkältung plötzlich überlaufende Hitze, mehrmals am Tage (wird vom Patienten bestätigt).

Besonders interessant ist jedoch der Abgleich mit den psychischen Symptomen:

- Erschöpfung und Abneigung gegen seine normale Beschäftigung,
- Unlust und Unfähigkeit zur Arbeit,
- Ärgerlichkeit und geistige Trägheit,
- Unzufriedenheit am Abend,
- Keine Lust zum Sprechen und Streiten.

Clarke bezeichnet *Juglans regia* außerdem als antisyphilinisches Mittel.

Verordnung

25. September 1993: *Juglans regia* LM 6 (alle drei Wochen um eine Stufe ansteigend bis zur Stärke LM 10).

Verlauf

9. Dezember 1993

Obwohl die Arzneidiagnose von *Juglans regia* auf wesentlich schwächeren Füßen zu stehen scheint als die oben angegebenen Arzneidiagnosen (I – IV) stellt sich die Wirkung als sehr erfreulich heraus:
Die ständige Erkältungsneigung, das Hitzegefühl

im Kopf und das Verstopfungsgefühl der Nase klingen ebenso ab wie der allergische Schnupfen.
Aktuell: Der Patient meldet sich jetzt, weil erneut eine Ischialgie links (a. Sy.) aufgetreten ist. Kurzes Abwarten und ein Vergleich der Symptome zeigt, dass das Schmerzsyndrom nicht durch *Juglans regia* abgedeckt wird.
Verordnung: *Bryonia* C 30 – auf klare Modalitäten hin verordnet – lässt die Ischialgie rasch abklingen.
Strategie: Weitere Gaben *Juglans regia* bis zum Juni 1994.

21. Juni 1994 (nach weiteren sechseinhalb Monaten)

Hinsichtlich seiner chronischen Sinusitis ist der Patient weiterhin stabil.
Neu aufgetreten: Sehr starke Empfindlichkeit gegen Hitze (wenn die Temperatur über 25 °C steigt). Der Patient erwähnt spontan, am liebsten ans Meer ziehen zu wollen, obwohl er dort früher öfter gesundheitliche Probleme hatte (s. o. Anamnese).
Er berichtet nun zum ersten Mal spontan über Kummer in der Kindheit, die Trennung der Eltern, den Tod der Mutter, die Leistungsanforderungen in der Schule, denen er nicht genügen konnte. Auch bei intensiven früheren Befragungen hatte er sich nie in dieser Hinsicht geäußert. Es stellt sich jetzt ein klares *Natrium muriaticum*-Bild heraus („stiller Kummer", Abneigung von Trost). Obwohl die frühere Verabreichung dieses Mittels nicht besonders überzeugend war (s. o. Arzneidiagnose IV), wird noch einmal ein Versuch unternommen.
Verordnung: *Natrium muriaticum* LM 6 in ansteigenden Potenzen.

11. Juli 1994 (nach weiteren drei Wochen)

Plötzlich akute Beschwerden:
Brennender Schmerz im linken Bein und in der linken Fessel, wie er ihn noch niemals zuvor erlebt hatte. Erstreckung über den gesamten Oberschenkel. Empfindung wie von heißen Nadeln. Das ganze Bein brennt wie Feuer, ist aber nicht heiß. Tagsüber beim Laufen geht es besser, nachts wird der Schmerz unerträglich, der Schlaf ist aber relativ gut.
Der Patient hatte große berufliche Aufregungen.
Übermittelter neurologischer Befund: Leichte Gangunsicherheit bei Ermüdung. Im Übrigen keine wesentlichen Veränderungen gegenüber den Vorbefunden, leichte Differenz in der Nervenleitgeschwindigkeit. Es wird diskutiert, ob es sich um MS-induzierte neurogene Schmerzen oder um eine erneute Wurzelkompressionssymptomatik handelt. Auch das MRT von Gehirn und Rückenmark ergibt keine plausible Ursache für das Schmerzsyndrom. Der Gesamtbefund hinsichtlich der MS hat sich im Gegenteil so wesentlich gebessert, dass die ursprüngliche Diagnose sogar angezweifelt wird und der Patient im weiteren Verlauf Probleme bei der Gewährung seiner Teilrente bekommt.
Der ortsansässige Neurologe behandelt mit Keltican® und Phlogenzym®.
Verordnung: weiterhin *Natrium muriaticum* in ansteigenden LM-Potenzen (bis April 1999).

Weiterer Verlauf bis zum April 1999

Natrium muriaticum wird beibehalten. Die brennenden Schmerzen am linken Bein klingen unter der fortgeführten *Natrium muriaticum*-Therapie und milder physikalischer Behandlung bis zum August vollständig ab.
Unter *Natrium muriaticum* wird dem Patienten seine seelische Problematik weiterhin immer mehr bewusst, sodass er auf eigenen Wunsch eine Psychotherapie beginnt. Er bittet darum, an einen klassisch-homöopathischen Arzt an seinem Heimatort überwiesen zu werden, was vermittelt wird. Am Ende der Behandlungszeit wird *Psorinum* verordnet, über dessen Wirkung es jedoch keine Rückmeldung mehr gibt.
Letzter „Kontrollanruf" am 8. April 1999: Der Patient hat keine neurologischen Beschwerden und keine Ischialgien mehr gehabt. Ein erneut angefertigtes MRT im Jahre 1997 hatte den gleichen günstigen Befund wie im Jahr 1994 ergeben.
Nach einem Umzug war der Patient nicht mehr erreichbar.

Zusammenfassende Beurteilung

Der Patient wurde über einen Zeitraum von sieben Jahren (mit zweijähriger Unterbrechung) konsequent homöopathisch behandelt. Obwohl trotz sorgfältig ausgesuchter Konstitutionsmittel über Jahre hinweg kein spektakuläres Ergebnis hinsichtlich seines psychischen Befindens zu erreichen war, gelang es, seine Grundkrankheit Multiple Sklerose zu stabilisieren. Ein mäßig ausgeprägter akuter Schub mit schmerzhaften Dysästhesien trat noch einmal nach zweijähriger Unterbrechung der homöopathischen Therapie auf und konnte ohne allopathische Behandlung gut beherrscht werden. Danach ereigneten sich keine neurologischen Ausfälle mehr; das MRT zeigte nach sieben und zehn Jahren eine auffällige Rückbildung aller Herde.

Es gelang jedoch lange nicht, die chronisch-depressive Verstimmung des Patienten zu beeinflussen. Erst nach Einsatz des „kleinen" Mittels *Juglans regia,* durch das eine hartnäckige chronische Sinusitis weitgehend ausheilte, zeigte der Patient ein klares Arzneimittelbild von *Natrium muriaticum,* das zuvor schon über ein halbes Jahr fast ohne Erfolg gegeben worden war. Es traten Belastungen aus der Vergangenheit zu Tage, die der Patient zuvor offensichtlich völlig verdrängt hatte. Gleichzeitig erkannte er die Notwendigkeit einer Psychotherapie.

Es sieht so aus, als hätte (das immerhin als antisyphilinisch eingestufte) Mittel *Juglans regia* eine Tür aufgestoßen, nach deren Öffnung die ältere, zuvor verdeckte *Natrium-muriaticum*-Schicht klar hervortrat (☞ 8.1).

12.10 Langjähriger benigner Verlauf

Anamnese

Die 33 Jahre alte Patientin ist halbtags berufstätig, verheiratet und hat eine Tochter im Alter von fünf Jahren. Homöopathische Fallaufnahme am 27. Mai 1991.

Behandlungszeitraum: von Mai 1991 bis 2007. Die Behandlung dauert an.

Aussehen, Zeichen und Verhalten

Mittelgroß, normales Gewicht, mittelblond. Blasses, gelegentlich etwas teigig wirkendes Gesicht. Kooperativ, sachlich, aufrichtig, mitunter etwas distanziert, ganz gelegentlich auch etwas überheblich wirkend.

Spontanbericht

Erste Symptome der MS-Erkrankung vor zwölf Jahren, im Herbst 1979, in Form von Kribbeln in den Füßen, langsam aufsteigend bis zur Gürtellinie. Dabei Erschöpfung, Müdigkeit und extrem niedriger Blutdruck. Diagnose „Encephalomyelitis disseminata" in einer neurologischen Klinik mittels CT (MRT damals noch keine Routine) und Liquoruntersuchung. Behandlung mit Cortison.

Vorgeschichte

Weihnachten 1980 während eines sehr anstrengenden Skiurlaubs gestürzt. Obwohl sie keine größeren Verletzungen hatte, war sie danach gehunfähig. Es kam zu einem akuten MS-Schub mit fast kompletter Paraparese und zeitweiliger Rollstuhlabhängigkeit. Anschließend zehn Wochen Aufenthalt in einer Rehaklinik. Danach konnte sie wieder einwandfrei laufen, behielt aber ein leichtes Taubheitsgefühl der Beine zurück.

1985 Schwangerschaft. Gegen Ende der Gravidität Gefühl sehr heißer Füße, was sie stark ängstigte. Behandlung mit Lexotanil® und Ludiomil®. Komplikationslose Geburt. Die gesunde Tochter wurde von der Mutter der Patientin mitversorgt. Als die Mutter durch eine Operation mit nachfolgender Lungenembolie für längere Zeit ausfiel, kam es stressbedingt im Februar 1987 zum dritten Schub, wiederum mit ausgeprägter Paraparese. Nach Cortisonbehandlung weitgehende Rückbildung der Symptome bis auf eine seit dem vorangegangenen Schub leicht verstärkte Pelzigkeit der Beine. 1988 Einstellung auf Azathioprin (Imurek®).

Im darauf folgenden Jahr (1989) ausgeprägte Tonsillitis während eines Urlaubs an der See. Aus Furcht, ihr Immunsystem durch Imurek® geschädigt zu haben, setzte die Patientin das Mittel ab

und wendete sich alternativen Behandlungsmethoden zu (Enzym-Therapie, orthomolekulare Medizin).
Im weiteren Verlauf wurden kleine Schübe bzw. Symptomaktivierungen (die sie während der nächsten Jahre nicht mehr gezählt hatte), unter anderem durch „furchtbare Ängste“ ausgelöst, z. B. im Frühjahr 1990 anlässlich einer Flugreise, während der sie unter starker Panik litt. In der Folgezeit kam es ein- bis zweimal pro Jahr zu neurologischen Symptomen, die aber nicht mehr so schwer waren wie zu Beginn der Erkrankung. Sie wurden meistens durch Überanstrengung, Stress und Ärger ausgelöst. Ihr behandelnder Neurologe sprach von „psychosomatischen Ursachen“.
Vor jedem Schub Rückenschmerzen beidseits paralumbal, so gut wie immer drei bis vier QF rechts neben dem 3. LWK lokalisiert. Als weiteres Symptom stellt sich meistens ein Schweregefühl der Beine und ein „Gefühl des Muskelhüpfens“ (ohne objektivierbaren Bewegungserfolg) im linken Oberschenkel ein.
Sie kann sich nur selten ausruhen, hat ständig das Gefühl, tätig sein zu müssen. Beim Versuch zu lesen, muss sie immer daran denken, was alles in Haushalt und Garten zu tun ist. „Wenn ich mich wohl fühle, bin ich ein Arbeitstier!“ Sie hat verschiedene Hobbys wie Herstellen von Kosmetika, Seidenmalerei, Brotbacken etc.

Gelenkter Bericht

Eigenanamnese

Die Patientin hatte als Kleinkind fast alle Kinderkrankheiten (kann im Einzelnen keine genauen Angaben machen).

Familienanamnese

Mutter: Gicht und Gallensteine. Vater gesund. Familienanamnese der Großeltern ist nicht weiter bekannt. Keine Nervenleiden in der Familie.

Psyche und individuelle Stressmuster

Als größten Stress empfindet sie, sich um ihr lebhaftes Kind kümmern zu müssen, das äußerst eigenwillig und ungehorsam sei. Es regt sie auch „wahnsinnig“ auf, wenn andere Kinder zu Besuch kommen und lärmen. Sie kann dann sehr zornig und reizbar werden, obwohl sie ihre Tochter sehr liebt. Die Berufstätigkeit (Büro) bedeutet dagegen eher Erholung. Lediglich Zeitdruck während der Arbeit ist für sie sehr anstrengend.
Ängste: Prüfungsängste [2], Flugangst (v. a. das Absacken in einem Luftloch) [3]. Furcht vor Einbrechern [2], gelegentlich vor großen Hunden [1]. Ist zwar gern allein in einem Raum und ungestört, aber nicht gern völlig allein in der Wohnung. Große Angst davor, nachts allein durch die Dunkelheit gehen zu müssen, besonders im Wald.
Sie hatte im Leben nie besonders großen Kummer oder einschneidende belastende Erlebnisse. Macht sich allerdings jetzt sehr große Sorgen wegen ihrer Krankheit.
Trost kann sie von wohlmeinenden Menschen gut annehmen.
Ärgert sich sehr leicht über Kleinigkeiten, poltert dann und schimpft, kann sich kaum zurückhalten. Ungerechtigkeiten kann sie – auch wenn andere betroffen sind – schlecht hinnehmen, hat dann oft das Gefühl, einschreiten zu müssen. Schwere Leiden anderer Menschen nehmen sie sehr mit und kosten sie Energie.
Sie ist im Haushalt pingelig und auch ziemlich diktatorisch, will immer Ordnung haben. In der Ehe fällt sie die Grundsatzentscheidungen.
Religiosität und Glaube sind ihr wichtig.

Impfungen

Wurde gegen Polio, Tetanus, Diphtherie geimpft (mehrere Auffrischimpfungen), sowie zweimal gegen Pocken.

Auffallende körperliche Empfindlichkeit

Die Patientin verträgt sehr schlecht verrauchte Luft, muss die Kleidung waschen, wenn sie abends in einem verrauchten Lokal war, sonst wird ihr übel. Starke Übelkeit (schon seit vielen Jahren) auch beim Fahren mit dem Schiff oder Auto, wenn es sich um kurvenreiche Strecken handelt.

Nahrungsmodalitäten

[V]: Süßes, Eis und Pralinen [3]. Herzhafte Speisen [2], gerne auch Saures, Essigmarinaden. Großes

Verlangen nach Obst [3] jeder Art, isst mindestens zehn Äpfel pro Tag.
Ständiger Hunger mit dem Verlangen, eine Kleinigkeit zu essen. Ständiger Appetit, besonders nachmittags. Ernährt sich gesundheitsbewusst von biodynamisch erzeugtem Obst und Gemüse.
Unverträglichkeiten: ab und zu Blähungen nach Knoblauch, Zwiebeln und Lauch.
Durst: Trinkt relativ viel, warme und kühle Getränke, gerne große Mengen Kaffee und Schwarztee. Öfter einmal kleine Schlucke Sekt „zur Stützung des Kreislaufs". Schläft besser nach kleinen Mengen Alkohol, besonders nach Bier.

Thermische Modalitäten und Witterungseinflüsse

Erhebliche Infektanfälligkeit, besonders bei Aufenthalt in kaltem Wind: zunächst Ohrenschmerzen, anschließend Halsentzündung. Früher oft (ca. sieben Mal in den vergangenen Jahren) eitrige Mandelentzündungen, die antibiotisch behandelt wurden.
Die Patientin ist eher frostig. Der letzte Nordseeurlaub war ihr zu kalt, sie bevorzugt das südliche Meer. Immer wieder Harnwegsinfekte und Pilzinfektionen des Genitale, besonders häufig, wenn das Gesäß kalt wird. Braucht ständigen Schutz durch Angorawäsche, auch während der Übergangszeiten. Den Winter mag sie überhaupt nicht, am liebsten würde sie ihn auf einer Mittelmeerinsel verbringen.
Wärme kann sie immer gut vertragen, besonders gern hat sie lange Sonnenbestrahlungen, meidet sie aber in letzter Zeit, weil sie vor Sonnenbädern gewarnt wurde. Saunabaden ist ihr seit der Erkrankung nicht mehr angenehm. Wohlfühltemperatur in der Wohnung ca. 23 °C.
Nachts braucht sie ein dickes Deckbett und oft eine Wärmflasche an den Füßen bis zum Einschlafen.
Schweiße und Hitzegefühle bei heißem Essen.
Extreme Wetterlagen bereiten ihr keine Probleme. Bei Gewitter fühlt sie sich zwar nicht besonders wohl, hat aber keine Angst davor.

Gynäkologische Anamnese

Menses alle 28 – 30 Tage, stabiler Rhythmus. Die Blutungen sind ziemlich stark und dauern sieben Tage. Meistens mittelgradig ausgeprägte Leibschmerzen.
Sie ist prämenstruell gespannt und schon durch Kleinigkeiten gereizt, „besonders wenn die Tochter im Kinderzimmer etwas isst und krümelt" etc. Sie muss sie dann anschreien. Sie räumt täglich die Wohnung auf und ist sehr penibel. Vor der Regel kann sie Unordnung noch schlechter tolerieren als sonst.
Während der Regel oft Schweiße, besonders nachts zwischen 2 Uhr und 5 Uhr. Lokalisation am Rumpf, im Bereich des behaarten Kopfes, aber auch im Bereich des Genitale und der Oberschenkel. Den Schweißgeruch empfindet sie als unangenehm süßlich.

Schlaf

Der Schlaf ist eher unruhig, oberflächlich. Deshalb absoluter Morgenmuffel, kommt morgens schlecht aus dem Bett, könnte in den Morgenstunden erholsamer schlafen.
Kann sich an Träume kaum erinnern.

Orientierender neurologischer Befund

Hirnnerven und obere Extremitäten: bis auf eine ganz geringfügige, eher subjektiv empfundene Hypästhesie im Bereich aller Finger o. B.
Untere Extremitäten: Tonus eine Spur erhöht. Grobe Kraft nicht beeinträchtigt. Sensibilität: diskret abgeschwächtes Vibrationsempfinden im Bereich der Füße. PSR und ASR seitengleich sehr lebhaft, PSR beidseits mit verbreiterter reflexogener Zone nachweisbar. Babinski rechts positiv. Normalgang nicht beeinträchtigt. Seiltänzergang unsicher, besonders bei Augenschluss. Monopedales Hüpfen etwas unsicher und unelastisch, rechts betont.

Arzneidiagnose I

Wahl der Symptome

Repertorisation I (Ergebnis RADAR-Analyse, Vers. 9.1)				
1	1234	2	Gemüt – Aktivität – Verlangen nach	99
2	1234	2	Gemüt – Beschwerden durch – Zorn – Heftigkeit, mit	17
3	1234	2	Gemüt – Störungen, Abneigung gegen	23
4	1234	2	Ohr – Schmerz – Wind – kalter Wind – agg.	8
5	1234	2	Magen – Übelkeit – Fahren – Wagen, im – agg.	50
6	1234	2	Magen – Übelkeit – Seekrankheit	39
7	1234	2	Weibliche Genitalien – Schweiß	27
8	1234	1	Extremitäten – Kälte – Gesäß	7
9	1234	2	Extremitäten – Zucken – Oberschenkel	86
10	1234	2	Schweiß – Menses – während – agg.	31
11	1234	1	Schweiß – Trinken – warmen Getränken, von – agg.	11
12	1234	2	Schweiß – warm – Speisen, warme – nach	17
13	1234	2	Allgemeines – Krankengeschichte von – persönliche – Tonsillitis – von wiederkehrender	28
14	1234	2	Allgemeines – Müdigkeit – morgens	95
15	1234	2	Allgemeines – Rauch – Einatmen von Rauch – agg.	24
16	1234	1	Allgemeines – Sonne – Aufenthalt in der Sonne – amel.	27
17	1234	2	Allgemeines – Speisen und Getränke – Essig – Verlangen	28
18	1234	2	Allgemeines – Speisen und Getränke – Süßigkeiten – Verlangen	206
19	1234	1	Allgemeines – Speisen und Getränke – Zwiebeln – agg.	22

	sep.	**sulph.**	**nux-v.**	**lyc.**	**phos.**	**sil.**	**nat-m.**	**bry.**	**ars.**	**puls.**
	32/64	**25/38**	**21/37**	**19/29**	**19/26**	**19/23**	**17/23**	**16/29**	**16/20**	**15/20**
1	2	2	1	–	–	1	–	1	2	–
2	1	1	3	1	1	–	1	2	–	–
3	2	1	2	–	–	–	–	3	–	–
4	3	–	–	–	–	–	–	–	–	–
5	3	1	2	2	1	2	–	–	–	–
6	2	–	3	–	–	1	1	–	1	–
7	3	2	–	2	–	1	–	–	–	2
8	–	–	–	–	–	–	–	–	–	–
9	2	2	1	1	1	1	2	–	1	1
10	2	1	1	1	1	1	–	1	1	–
11	–	–	–	–	1	1	–	1	–	–
12	1	–	–	–	3	–	–	2	–	1
13	1	1	–	1	–	2	1	–	–	–
14	3	2	3	1	1	1	2	2	2	1
15	2	1	1	1	1	–	1	–	1	1
16	1	–	–	–	2	–	–	–	–	–
17	2	1	–	–	–	–	2	–	1	1
18	2	3	1	3	2	1	1	2	1	2
19	1	2	1	3	1	–	1	2	–	2

Begründung der Mittelwahl

Die Repertorisation weist klar auf das Arzneimittel *Sepia* hin. Nicht nur die Allgemeinsymptome, die Organanfälligkeiten der Vorgeschichte (z. B. rezidivierende Tonsillitiden, Ohrenschmerzen bei kaltem Wind, Trauma-Anfälligkeit hinsichtlich Verrenkungen und Zerrungen) indizieren das Mittel, sondern auch besonders das persönliche Stressmuster. *Sepia*-Menschen sind meistens eigenwillig und unabhängig, aber trotzdem gut in die Gesellschaft integriert. In der Regel sind sie sehr leistungswillig, brauchen Aktivität, um sich wohl zu fühlen, reißen wegen ihrer Tüchtigkeit vieles an sich, stellen hohe Anforderungen an sich selbst und überfordern sich dadurch leicht. Dann können sie sehr reizbar reagieren, besonders prämenstruell. Die Reizbarkeit richtet sich gegen diejenigen, die ihre gut strukturierten Pläne durchkreuzen und ihre Aktivitäten stören – besonders ausgeprägt gegen Familienmitglieder. Ihr größter Stress sind widerspenstige Kinder, die ihrerseits oft instinktiv durch ihr Verhalten mehr Entspannung und warmherzige Liebe einfordern.
Ärger (Folgen von Zorn etc.), Hektik, Überanstrengung führen direkt zu Verschlimmerungen im somatischen Bereich. *Sepia* ist bei MS-Patienten ein häufig angezeigtes Konstitutionsmittel mit einem – wie in diesem Fall – typischen Stressmuster. Besondere Empfindlichkeit besteht während hormoneller Umstellungsphasen wie Prämenstruum, Wochenbett, Stillzeit, Klimakterium. Fast immer sinkt die Libido unter Stresssituationen stark ab, was weitere Belastungen wie Partnerschaftsprobleme nach sich ziehen kann.

Verordnung

23. Juli 1991: *Sepia* LM 3.

Verlauf

6. September 1991

Zwei Wochen nach Beginn der *Sepia*-Einnahme werden die Hände wieder etwas pelziger (a. Sy.). Die Patientin hatte während des Praxisurlaubs eine Grippe mit kurzfristigem hohem Fieber absolviert. Verordnung von Antibiotika durch den Notdienst.

12. September 1991 (nach weiteren drei Tagen)

Weiterhin Verschlimmerung von Taubheit an Händen und Fingerspitzen. Allgemeinbefinden befriedigend bis gut. Empfindungen im Gesicht „wie ein Haar auf der Haut“ (a. Sy., nicht als *Sepia*-Symptom bekannt).

17. 10. 1991 (nach weiteren fünf Wochen)

Wiederauftreten eines anhaltenden Rückenschmerzes, der früher immer zu Beginn eines Schubes auftrat. Die Patientin hat große Ängste, dass ein Schub droht.
Auftreten einer Candida-Vaginitis.

> **Beurteilung**
> Bei Ausbleiben neurologischer Symptome gute Entwicklung: Regression in Richtung zu einem erträglichen LWS-Syndrom, „periphere“ Candidose als ausleitendes Symptom (☞ 7.1, ☞ 8.2.3).

Verordnung: weiterhin *Sepia* in ansteigenden LM-Potenzen.

28. November 1991 (nach weiteren sechs Wochen)

Mäßiger Haarausfall, teilweise auch des Schamhaares. Leichtes Gefühl von Zittern der Beine (objektiv nicht wahrnehmbar, a. Sy.). Dagegen nimmt die allgemeine Kraft deutlich zu, und der Schlaf bessert sich spürbar.
Strategie: engmaschigere Beobachtung.

13. Januar 1992 (nach weiteren sechseinhalb Wochen)

Kleiner Unfall mit unkomplizierter Unterarmfraktur.
Verordnung: weiterhin *Sepia* (LM 8). *Sepia* ist auch ein Traumamittel.

17. Februar 1992 (nach weiteren fünf Wochen)

Akute Zystitis.
Verordnung: der Harnwegsinfekt erfordert *Berberis* LM 6. Begründung der Mittelwahl: brennende Blasenschmerzen, in die Oberschenkel ausstrahlend, schlimmer bei jeder kleinen Bewegung und beim

Aufstehen (a. Sy. aus der Kindheit). Nach Abklingen der Zystitis weiter *Sepia* LM 8.

30. März 1992 (nach weiteren sechs Wochen)
Es kommt zum Wechsel der (allerdings von früher bekannten) Symptome:

- ausgeprägtes innerliches Zittern des gesamten Organismus, das auch im Bauch empfunden wird,
- Abends früh müde,
- regelmäßiges nächtliches Erwachen zwischen 2 Uhr und 3 Uhr,
- Frostiger als früher.

Strategie: kurze Einnahmepause, um das Bild zu klären.

15. April 1992 (nach weiteren zwei Wochen)
Erkältung, leichte Tonsillitis (Rötung der Tonsillen, zwei weißliche Detrituspfröpfe), Schnupfen, Husten. Das innerliche Zittern hat weiter zugenommen, Verschlimmerung nachts, gehäufte starke Schweiße nachts [2]. Gefühl eines Kloßes im Hals und weißlich belegte Tonsillen. Ist sehr unruhig, reagiert oft gereizt und heftig.
Verordnung: *Mercurius solubilis* LM 6 als Akutlösung, 4 × tgl. 1 KL.

24. Juni 1992 (nach weiteren zehn Wochen)
Unter *Mercurius* verbessern sich Allgemeinbefinden und Tonsillitis rasch, das innerliche Zittern lässt nach. Die Patientin hat noch gelegentlich die alten Ängste „vor dem Bodenlosen", z. B. starke Angst während eines längeren Fluges, jedoch keine Höhenangst.

Arzneidiagnose II

Wahl der Symptome

Repertorisation II (Ergebnis RADAR-Analyse, Vers. 9.1)										
1	1234	1	Gemüt – Angst – Bewegung – agg. – Abwärtsbewegung, nach unten							5
2	1234	1	Gemüt – Angst – Bewegung – agg. – Flugzeugs, des							1
3	1234	1	Gemüt – Furcht – fallen, zu stürzen, zu							43
	borx.	**gels.**	**sanic.**	**cupr.**	**lac-c.**	**lil-t.**	**stram.**	**symph.**	**acon.**	**alum.**
	3/8	**2/4**	**2/2**	**1/2**	**1/2**	**1/2**	**1/2**	**1/2**	**1/1**	**1/1**
1	3	2	1	–	–	–	–	–	–	–
2	3	–	–	–	–	–	–	–	–	–
3	2	2	1	2	2	2	2	2	1	1

Arzneimitteldifferenzierung

Die aktuellen Symptome sprechen vor allem für *Borax* und *Gelsemium*. Da die Symptome jedoch im täglichen Leben keine Rolle spielen und *Mercurius solubilis* gut gewirkt hat, wird auch unter miasmatischen Gesichtspunkten weiter mit *Mercurius* behandelt.

Verordnung

24. Juni 1992: *Mercurius solubilis* in ansteigenden LM-Potenzen bis zur Stärke LM 10.

Verlauf

2. September 1992
Während eines Urlaubs in Österreich ausgeprägte Tonsillitis ohne Fieber. Halslymphdrüsen stark geschwollen, nachts starke Schweiße. Antibiotikabehandlung vom ortsansässigen Arzt mit Erythromycin. Kurze Zeit darauf Verabreichung von Immunglobulinen wegen eines Zeckenbisses. Nach der Krankheitsepisode während des Urlaubs wieder deutliche Verschlechterung des Allgemeinbefindens (die Möglichkeit einer Behandlung mit Akutlösungen war nicht bekannt).

Verordnung: Nach der Rückkehr aus den Ferien weiter *Mercurius solubilis* bis zur Stärke LM 12.

Beurteilung
Die chronische latente Tonsillitis wird während des Urlaubs akut. Eine Behandlung mit dem Konstitutionsmittel hätte aller Voraussicht nach (unter der Voraussetzung weiterhin passender Symptome) eine raschere Stabilisierung und v. a. eine Ausheilung der Tonsillitis gebracht.

14. Dezember 1992 (nach weiteren dreieinhalb Monaten)

Körperlich ging es recht gut. Neurostatus stabil. Am Introitus vaginae haben sich kleine „Erhebungen" eingestellt (a. Sy.), die weder vom Gynäkologen noch vom Dermatologen eindeutig abgeklärt werden können (Aspekt: wie winzige Kondylome). Schweiße vor und während der Regel, erneut starke Schmerzen vor der Regel, die in den Oberschenkel hinein ausstrahlen (die prämenstruellen Beschwerden waren nach der *Sepia*-Therapie besser).

Die Patientin ist sehr frostig und verfroren, würde am liebsten am Kachelofen sitzen. Das Zittern hat in letzter Zeit wieder zugenommen.
Strategie: Einnahmepause von *Mercurius* für einige Tage, um das Bild zu klären. Die Patientin legt danach eine Behandlungspause ein.

Arzneidiagnose III

Wahl der Symptome

Neues Symptom: plötzlicher Angstanfall während des Abendessens. „Jeder Bissen bleibt im Hals stecken. Es ist fast wie eine Todesangst, ein Gefühl umzufallen." Die Patientin kann sich das nicht erklären, es gab keine belastenden Erlebnisse. Die Panikzustände wiederholen sich mehrere Male in abgeschwächter Form – immer abends. Sie werden als „Kreislaufattacken" interpretiert und führen zu einer ausgeweiteten Diagnostik.
Auffallend ist, dass sich die Angst immer während des Essens einstellt.

Repertorisation III (Ergebnis RADAR-Analyse, Vers. 9.1)

1	1234	2	Gemüt – Angst – Essen – beim								7
2	1234	2	Gemüt – Angst – abends								92
	carb-v.	sep.	kali-sil.	mag-c.	mez.	ran-b.	ars-s-f.	ars.	calc-ar.	calc-s.	
	4/10	4/10	4/4	4/4	4/4	4/4	2/6	2/6	2/6	2/6	
1	2	2	1	1	1	1	–	–	–	–	
2	3	3	1	1	1	1	3	3	3	3	

Verordnung

4. Februar 1993: Da die neu auftretenden Symptome mit den seit Dezember anhaltenden Beschwerden stimmig sind, erneute Verordnung von *Sepia* LM 6 (bis LM 8). (Heute würde die Verfasserin bei Panikzuständen hohe C-Potenzen bevorzugen.)

Verlauf

19. April 1993

Unter *Sepia* geht es zunächst für zwei Monate recht gut. Dann jedoch Rückkehr der Panikattacken mit Zunahme der Intensität, extremer Erwartungsspannung, auffallender Verschlechterung vor einem Gewitter.

Körperliche Begleitsymptome der Panik: nervöses Zittern und Schütteln sowie „eine Art nervösen Frostes" (Repertorium „Synthesis" unter „Frost – Angst, durch" *Aconitum, Arsenicum, Gelsemium, Tuberculinum*).
Verordnung: Entscheidung für *Gelsemium,* das oft als Akutmittel bei Sepia-Konstitutionen hilft.
Verordnung: *Gelsemium* LM 6 als Akutlösung, danach Weiterbehandlung bis zur Stärke LM 8.

17. Juni 1993 (nach weiteren zwei Monaten)

Gelsemium bringt zwar eine mäßige Besserung (um ca. 33%), aber keinen bleibenden Erfolg (stärkere Panikreaktionen drei- bis viermal monatlich).

Die Patientin nimmt gelegentlich mit gutem Erfolg Kava-Kava-Extrakte, in erster Linie wegen der „Angst vor der Angst".
Keine wesentliche Änderung der psychischen Symptomatik. Die letzte Panikattacke von mittlerer Intensität liegt ca. 14 Tage zurück. Die Rückkehr zu *Sepia*, „das doch so gut getan hatte", verbessert das Krankheitsbild nicht weiter.

11. November 1993 (nach weiteren fünf Monaten)
In der Folgezeit fällt auf, dass die Patientin auf geringste körperliche Befindensstörungen oder Schmerzen mit großer Niedergeschlagenheit reagiert. Die Stimme ist dann auffallend monoton und gedrückt. Die Panikattacken nehmen wieder an Häufigkeit zu. Die genaue Exploration ergibt, dass sie über die ganze Zeit hinweg große Mengen Kamillentees getrunken und damit vermutlich die homöopathischen Arzneien antidotiert hatte.
Im November Harnwegsinfekt, der sich jedoch unter den gleichen Modalitäten wie im Februar 1992 rasch durch *Berberis* beherrschen lässt. Im Anschluss kommt es erneut zu einer Fülle von winzigen Wärzchen (Condylomata?) am Introitus vaginae, die auch jetzt nicht genauer diagnostiziert werden können (Gynäkologe, Hautarzt). Die Patientin hatte früher oft Warzen an den Händen und Füßen, die teilweise unterdrückt wurden.
Verordnung: *Thuja* LM 6 in ansteigenden LM-Potenzen. Begründung der Mittelwahl: *Sepia* scheint hinsichtlich der Gesamtheit der Symptome und auch unter Berücksichtigung der jetzt vorherrschenden, lokalen miasmatischen Pathologie gut indiziert, zeigt jedoch keine Fortschritte mehr. Im Hinblick auf die Entwicklung der lokalen Symptome wird jetzt ergänzend *Thuja* (LM 6) gewählt.

14. Januar 1994 (nach weiteren zwei Monaten)
Akuter Herpes zoster auf dem Rücken, ca. Dermatom Th 8 rechts, mäßig ausgeprägt, Herpes zoster an der rechten unteren hinteren Thoraxwand (Befund: handflächengroße Pusteln, z. T. mit Bläschen besetzt, juckend und brennend).
Begleitende Symptome: massives Zittern der Beine, starke nächtliche Schweiße des Oberkörpers, zwei- bis dreimal pro Nacht auftretend, vermehrter Speichelfluss tagsüber und nachts. Wieder leichte Pelzigkeit der Hände.
Es liegt erneut ein klares *Mercurius*-Bild vor.
Verordnung: *Mercurius solubilis* LM 8 als Akutlösung, zusätzlich 3 × 2 Wobenzym®-Dragees.

25. Januar 1994 (nach weiteren elf Tagen)
Der Herpes zoster ist ohne weitere Probleme unter Normalisierung der allgemeinen Begleitsymptome abgeklungen.

Arzneidiagnose IV

Wahl der Symptome

Akute Schwindelzustände. Erneut stärkeres Wundheitsgefühl am Introitus vaginae im Bereich der wieder verstärkt aufgetretenen „Condylomata". Starke Schweiße. Sensible Störungen vollständig verschwunden.
Neues Symptom: Schwindelattacken mit einem Gefühl „wie auf hoher See" (HNO-Abklärung o. B.). Fragliches MS-Symptom? Auftreten des Schwindels schubweise, vormittags und abends, Besserung ab 20 Uhr. Keine Abhängigkeit von der Körperlage oder davon, ob die Augen offen oder geschlossenen sind. Trotzdem hat die Patientin das Gefühl, der Schwindel gehe von den Augen aus (Visus intakt, kein Nystagmus, keine Doppelbilder).

Repertorisation IV (Ergebnis RADAR-Analyse, Vers. 9.1)				
1	1234	2	Schwindel – abends (18–22 Uhr)	89
2	1234	2	Schwindel – anfallsweise	30
3	1234	1	Schwindel – Augen – in den	3
4	1234	1	Schwindel – morgens (6–9 Uhr) – Aufstehen – agg.	70
5	1234	2	Schwindel – plötzlich	40
6	1234	1a	Schwindel – Schaukeln – Gefühl wie	11

Repertorisation IV (Ergebnis RADAR-Analyse, Vers. 9.1) *(Fortsetzung)*										
7	1234	1a	Schwindel – Schwanken – hin und her							20
8	1234	1a	Schwindel – Taumeln							100
9	1234	1	Schwindel – Übelkeit – mit							160
10	1234	2	Weibliche Genitalien – Kondylome							16
11	1234	2	Weibliche Genitalien – Kondylome – empfindlich							2
12	1234	2	Weibliche Genitalien – Kondylome – Vagina							9
	thuj.	**sep.**	**nit-ac.**	**phos.**	**lyc.**	**calc.**	**staph.**	**kali-bi.**	**nux-v.**	**nat-m.**
	13/21	**13/16**	**11/21**	**11/18**	**9/15**	**9/14**	**9/14**	**9/10**	**7/13**	**7/12**
1	1	1	2	2	1	2	1	1	2	1
2	1	1	–	1	–	1	–	1	2	2
3	–	–	–	–	–	–	–	–	–	–
4	1	1	2	3	3	1	–	1	1	3
5	1	1	–	–	–	–	–	1	–	–
6	1	–	–	–	–	–	–	–	–	–
7	1	–	–	–	–	–	–	–	2	–
8	1	1	1	1	2	1	–	1	2	1
9	1	2	2	2	2	2	2	2	2	2
10	3	2	3	1	2	2	2	–	–	–
11	–	–	1	–	–	–	1	–	–	–
12	3	1	2	2	1	–	2	–	–	–

Verordnung

2. Februar 1994: *Thuja* (LM 6 – LM 7).

Verlauf bis 25. März 1994

Unter *Thuja* klingt der Schwindel rasch ab. In den letzten Wochen keine deutliche Besserung mehr. Vergleichweise geringe Befindensstörungen führen, wie früher, zu großer Niedergeschlagenheit. Die Patientin erwähnt, dass sie zurzeit ähnliche traurige Empfindungen wie während ihrer Kindheit hat, die durch häufige Blasenentzündungen gekennzeichnet war.

Arzneidiagnose V

Wahl der Symptome

Erneute Repertorisation.

Repertorisation V (Ergebnis RADAR-Analyse, Vers. 9.1)										
1	1234	3	Gemüt – Traurigkeit – Schmerz, durch							9
2	1234	2	Weibliche Genitalien – Kondylome							18
3	1234	2	Allgemeines – Krankengeschichte von, persönliche – Zystitis, von wiederkehrenden – Kindern, bei							13
4	1234	1	Verwandte Arzneimittel – Sepia – Sepia Komplementärmittel							51
5	1234	1	Verwandte Arzneimittel – Thuja – Thuja Komplementärmittel							43
	sars.	**staph.**	**med.**	**lyc.**	**sep.**	**nit-ac.**	**merc.**	**tub.**	**dulc.**	**nat-s.**
	9/14	**8/14**	**6/11**	**6/8**	**5/9**	**4/8**	**4/6**	**4/5**	**4/4**	**3/8**
1	2	1	–	–	–	–	–	–	1	–
2	2	2	1	2	2	3	2	–	–	3
3	1	3	3	1	2	–	–	1	–	–
4	1	–	1	1	–	1	1	2	–	–
5	1	1	2	1	1	1	1	1	1	2

Begründung der Mittelwahl

Sarsaparilla wird als Folge- und Ergänzungsmittel zu *Sepia* und *Thuja* gewählt, da es ein wichtiges antisykotisches Mittel ist, die Bildung der Condylomata-ähnlichen Neubildungen gut abdeckt, die lange Belastung mit den rezidivierenden Zystitiden der Kindheit berücksichtigt, vor allem aber den psychischen Zustand der Patientin (die keinesfalls hypochondrisch ist) spiegelt: „Traurigkeit durch Schmerz".

> **Beurteilung**
> Das sichtbare Krankheitsgeschehen hat sich inzwischen von der syphilinischen Ebene in Richtung sykotisches Miasma verlagert. Erfahrungsgemäß ist damit die Gefahr neuer MS-Schübe zunächst weitgehend gebannt (☞ 6.3.4). Es hat eine Ausleitung in Form gutartiger Neubildungen auf die Haut stattgefunden, die allerdings subjektiv als unangenehme Empfindlichkeit der Vagina wahrgenommen werden.

Verordnung

19. März 1994: *Sarsaparilla* LM 4.

Verlauf

28. März 1994

Acht Tage nach der *Sarsaparilla*-Gabe Hüftschmerzen, „Knochenhautreizung" im Bereich der Hüftschaufeln beidseits bei allgemein gutem Befinden. In der zweiten Woche nach der Mittelgabe Auftreten einer Panikattacke, die aber ohne weitere Medikamente gut bewältigt wird. Die Patientin benötigt weiterhin „zur Sicherheit" Kava-Kava-Präparate.
Verordnung: weiterhin *Sarsaparilla* (bis zur Stärke LM 12 bis zum Januar 1995).

14. September 1994 (nach weiteren fünfeinhalb Monaten)

Unter der Einnahme von *Sarsaparilla* gutes Allgemeinbefinden, langsames Nachlassen der Panikattacken.
Erneutes Auftreten alter Symptome wie z. B. das innere Zittern und Vibrieren der Beine. Erneuter kleiner Harnwegsinfekt, der aber ohne weitere Therapie abklingt. Die Patientin ist psychisch zunehmend stabil und sehr positiv eingestellt. Gelegentlich noch nächtliche Schweiße an Brustkorb und Kopf. Die Condylomata-ähnlichen Auswüchse bilden sich etwas zurück, v. a. schmerzen sie nicht mehr. Vorübergehend Auftreten von drückenden Magenbeschwerden (a. Sy.). Ab und zu rezidivierende Schmerzen im Beckenbereich (a. Sy.).
Verordnung: weiterhin *Sarsaparilla* LM 11 und LM 12.

16. Januar 1995 (nach weiteren vier Monaten)

Die Patientin hat mittlerweile *Sarsaparilla* bis zur Stärke LM 14 genommen, das einen guten Erfolg bei der körperlichen Symptomatik und allgemeinen Energie gebracht hat. In letzter Zeit jedoch nur noch mäßiger, zögerlicher Erfolg hinsichtlich der Panikstörung. Die Patientin muss zwischenzeitlich ab und zu wieder Kavain, ganz selten sogar Benzodiazepin (Valiquid®) nehmen.
Während der letzten zwei Wochen wieder deutliche Zunahme der Panikreaktionen.

Arzneidiagnose VI

Erneute Fallaufnahme.

Wahl der Symptome

Die Paniksymptome sind jetzt präziser:

- Die Angst wird im Magen empfunden und steigt dann aufwärts zum Kopf.
- Angst abends „um die Essenszeit herum".

Weitere Allgemeinsymptome:

- Erhebliche Obstipation (wie jahrelang während der Kleinkindzeit mit ständigem Gebrauch von Abführmitteln).
- Äußert plötzlich große Furcht vor Spinnen, Schlangen und Mäusen.
- Erneutes Wundheitsgefühl des Genitale.
- Übelkeit während des Stuhlgangs.
- Schweiße bei geringer Anstrengung.
- Deutliche Gewichtszunahme bei stetigen Hungergefühlen. Keine Änderung der Nahrungsmodalitäten.

Kindheitstraumata und besondere seelische Belastungen werden glaubhaft verneint. Eine Psychotherapie wird weiterhin von der Patientin konsequent abgelehnt.

Repertorisation VI (Ergebnis RADAR-Analyse, Vers. 9.1)

1	1234	2	Gemüt – Angst – abends	92
2	1234	2	Gemüt – Angst – Essen, beim	7
3	1234	2	Gemüt – Furcht – Mäuse	5
4	1234	1	Gemüt – Furcht – Schlangen, vor	20
5	1234	2	Gemüt – Furcht – Spinnen, vor	10
6	1234	2	Magen – Angst	101
7	1234	2	Weibliche Genitalien – Exkoriation, Wundheit	41
8	1234	2	Schweiß – Anstrengung – agg. – geringe Anstrengung	134
9	1234	2	Allgemeines – Fettleibigkeit	142
10	1234	2a	Allgemeines – Konvulsionen – epileptisch – Aura – Magen, im – Kopf, zum	1
11	1234	2a	Allgemeines – Konvulsionen – epileptisch – Aura – Solar plexus aus, vom	12
12	1234	2a	Allgemeines – Konvulsionen – epileptisch – Aura – Solar plexus aus, vom – Kopf, zum	2

	calc.	sep.	sulph.	nat-m.	puls.	carb-v.	caust.	sil.	ars.	kali-c.
	17/41	15/27	13/27	13/23	13/23	12/22	12/20	12/18	11/23	10/20
1	3	3	3	2	2	3	2	1	3	1
2	–	2	–	–	–	2	–	–	–	–
3	3	1	–	–	1	–	–	–	–	–
4	1	1	1	1	1	–	–	–	1	–
5	1	–	–	1	1	–	–	–	–	–
6	2	1	1	1	2	2	2	2	3	2
7	2	2	1	2	–	2	2	1	1	2
8	3	3	3	2	3	1	1	2	2	3
9	3	1	2	3	2	1	1	1	2	2
10	3	–	–	–	–	–	–	–	–	–
11	2	–	3	–	–	–	2	2	–	–
12	1	–	–	–	–	–	–	2	–	–

Begründung der Mittelwahl

Der Inbegriff der Symptome spricht für *Calcarea carbonica*. Besonders auffällig ist das von der Patientin zuletzt geäußerte Symptom: ein nicht genau zu definierendes Angstgefühl, das aus dem Magen nach oben hin zum Kopf aufsteigt. Dieses Gefühl findet sich bei *Calcarea carbonica*, ist im Repertorium allerdings nur als Aura bei epileptischen Konvulsionen verzeichnet. Aller Erfahrung nach handelt es sich aber um eine bei *Calcarea carbonica* häufige, auch bei Angst vorkommende Empfindung, auf die diese Rubrik ebenfalls zutrifft.

Verordnung

16. Januar 1995: *Calcarea carbonica* in ansteigenden LM-Potenzen (LM 6 – LM 12).

Verlauf

2. Mai 1995

Nach der Gabe von *Calcarea carbonica* wird die Energie sehr gut, die Panikzustände verschwinden. Vorübergehend treten verstärkt Schweiße auf. Nach Erschöpfung kommt es gelegentlich zu einem Taubheitsgefühl der Hände. Weiter *Calcarea carbonica* bis zur Stärke LM 16.

Verlauf bis Ende 1998

In der Folgezeit benötigt die Patientin in Abständen immer wieder *Sepia*, *Calcarea carbonica*, gelegentlich auch *Thuja*. Ein zwischenzeitlicher Auto-Unfall mit Schock und Schädelprellung lässt sich gut mit *Gelsemium* behandeln. Sie wird insgesamt deutlich stabiler, die Konsultationen werden viel seltener.

Am besten reagiert die Patientin nach wie vor auf *Sepia*. Sie bemerkt einmal dazu: „Sepia gibt mir immer viel Energie. Dann übernehme ich mich und dann geht es mir wieder schlechter." Damit schildert sie ein typisches Sepia-Verhalten.

Arzneidiagnose VII

Wahl der Symptome

Im Januar 1999 tritt erneut Schwindel auf, aber mit anderen Modalitäten und Empfindungen als im Januar 1994. Die Patientin hat das Gefühl „wegzukippen" oder hinzufallen, was sie sehr ängstigt. Der Schwindel wird besser nach Essen.

Ständig zunehmende Obstipation, besonders auf Reisen und vor der Regel (trotz sorgfältig abgestimmter Ernährung und fast ausschließlichem Verlangen nach Obst und Gemüse). Heißhungergefühle.

Erneutes Jucken und Wundheitsgefühle am Introitus vaginae (kleine „Condylomata" kaum noch vorhanden).

Wieder Gefühl des Zitterns der Beine, besonders wenn sie sich über etwas ärgert. Starke Unruhegefühle der Beine abends und beim Liegen.

Aussehen und Verhalten: Das Gesicht ist etwas gedunsen bzw. geschwollen (internistische Untersuchung o. B.). Es fällt jetzt verstärkt eine etwas gezierte Gestik auf, die schon früher ansatzweise beobachtet wurde.

Repertorisation VII (Ergebnis RADAR-Analyse, Vers. 9.1)

1	1234	2	Gemüt – Furcht – fallen, zu stürzen, zu	43
2	1234	2	Schwindel – begleitet von – Taumeln	83
3	1234	2	Schwindel – Essen – nach – amel.	14
4	1234	2	Gesicht – Schwellung	209
5	1234	3	Rektum – Obstipation	424
6	1234	3	Rektum – Obstipation – Reisen, beim	10
7	1234	2	Weibliche Genitalien – Exkoriation, Wundheit	41
8	1234	2	Weibliche Genitalien – Jucken	133
9	1234	2	Extremitäten – Ruhelosigkeit – Beine – abends	18
10	1234	2	Extremitäten – Ruhelosigkeit – Beine – Liegen – agg.	7
11	1234	2	Extremitäten – Zittern – Beine	109
12	1234	2	Allgemeines – Speisen und Getränke – Gemüse – Verlangen	41
13	1234	2	Allgemeines – Speisen und Getränke – Obst – Verlangen	85
14	1234	2	Allgemeines – Zittern – äußerlich – Zorn – durch	28

	alum.	lyc.	kali-c.	nux-v.	sep.	caust.	phos.	calc.	sulph.	ars.
	28/43	22/34	21/30	20/41	20/38	19/31	19/31	17/37	17/31	17/29
1	1	–	1	1	–	1	1	1	–	1
2	1	1	1	3	2	1	3	2	1	–
3	1	–	1	1	–	–	–	–	–	–
4	1	3	2	2	2	1	2	3	1	3
5	3	3	2	3	3	3	3	3	3	3
6	2	1	–	2	1	–	–	–	–	–
7	2	1	2	–	2	2	–	2	1	1

Repertorisation VII (Ergebnis RADAR-Analyse, Vers. 9.1) *(Fortsetzung)*										
	alum.	lyc.	kali-c.	nux-v.	sep.	caust.	phos.	calc.	sulph.	ars.
	28/43	22/34	21/30	20/41	20/38	19/31	19/31	17/37	17/31	17/29
8	1	2	2	2	3	2	–	3	3	1
9	1	1	1	–	2	1	1	–	2	–
10	1	1	–	–	–	–	–	–	–	–
11	–	1	1	3	1	2	1	2	1	2
12	2	–	–	–	–	–	1	–	2	1
13	2	–	1	–	–	1	1	1	–	1
14	1	1	–	1	1	–	1	–	–	–

Begründung der Mittelwahl

Wie oft nach einer längeren Konstitutionsbehandlung (unter gleichzeitiger Vermeidung von Unterdrückungen) zeigt sich jetzt ein klares Bild. Es wird besonders dadurch bestätigt, dass bei einem MS-Fall, der vorrangig *Sepia* benötigt, fast immer irgendwann ein *Alumina*-Bild (Ergänzung zu *Sepia*) auftritt. *Alumina* klang schon früher einmal bei einem kurzzeitig vorhandenen, auffallenden Symptom an: „Blase – Urinieren – Stuhlgang, beim – agg. – nur beim Stuhlgang", passte seinerzeit aber noch nicht zum Inbegriff der Symptome.

Die Arzneidiagnose wurde außerdem durch eine Neigung zu leicht deformierten Fingernägeln und die mitunter etwas gezierte Gestik der Patientin bestätigt.

Verordnung

19. Januar 1999: *Alumina* in ansteigenden LM-Potenzen (LM 6 – LM 12).

Verlauf bis November 2006

Alumina beseitigt im Wesentlichen die in der Repertorisation VII aufgelisteten Symptome, besonders aber Schwindel und Obstipation. Die Obstipation war 1998 in der gleichen extremen Weise wieder aufgetreten wie während der Kindheit. Die Patientin erinnert sich, über viele Jahre Laxanzien mit Sennesblättern genommen zu haben.

Die folgenden Jahre sind gekennzeichnet durch große Anstrengungen, bedingt durch eine schwere Erkrankung der Eltern und den Tod der Mutter. Einige Male tritt eine subakute Episkleritis auf, die *Sulphur* und *Sepia* erfordert.

Die Patientin ist weiterhin in homöopathischer Behandlung. In dem mittlerweile 15-jährigen Verlauf ist es unter stetiger konstitutioneller Behandlung zu keinem weiteren Schub mehr gekommen. Bei großem Stress, Erregung oder Ärger tritt lediglich – gleichsam als Relikt – immer wieder einmal das Taubheitsgefühl der Hände oder das Zittern der Beine auf.

Zu einem MRT konnte sich die Patientin bisher nicht entschließen.

Das Hauptmittel *Sepia*, das in den vergangenen Jahren in seltenen Gaben hoher C-Potenzen (M, XM) verabreicht wurde, kann immer wieder sowohl die gynäkologischen Symptome (einschließlich inzwischen eingetretener präklimakterischer Beschwerden) als auch die Psyche gut stabilisieren. Als „mitsinnige" Therapie wurden gelegentlich Probiotika (Symbioflor®) und Enzyme (Wobenzym®) verordnet.

Zusammenfassende Beurteilung

Die inzwischen 38-jährige Patientin hat seit Behandlungsbeginn keinen erkennbaren Schub mehr absolviert. Die diskreten neurologischen Symptome haben sich bei gelegentlichen Überprüfungen nicht verändert.

Die ersten Behandlungsjahre erforderten wegen häufiger, zum Teil auch bedeutender Infekte (virale Infekte, eitrige Tonsillitiden, Zystitiden) sowie Angst- und Panikreaktionen sorgfältig angepasste Arzneimitteldiagnosen.

Miasmatische Aspekte: Die Pathologie schwankte zwischen syphilinischen und sykotischen Krankheitsphasen, was mehrfach die Arzneimittel *Mercurius solubilis* bzw. *Sepia, Thuja* und *Sarsaparilla* erforderte. Die psorische Ebene (Ängste, Panik) wurde schließlich durch *Calcarea carbonica* abgedeckt.

12.11 Früher Erkrankungsbeginn

Anamnese

Patientin, 14 Jahre alt, vor drei Monaten diagnostizierte MS, stellt sich im Juli 1994 zur Konstitutionsbehandlung vor.
Behandlungszeitraum: von 1994 bis 2007. Die Behandlung dauert an.
Die knapp 14-jährige Patientin absolvierte im April 1994 den ersten Schub einer MS. Diagnosestellung in der örtlichen Kinderklinik, weitere Bestätigung an einer Universitätsklinik. Behandlung mit hochdosierten Corticoiden.

Aussehen, Zeichen und Verhalten

Schlank, dunkelhaarig, von straffer Faser. Auffallend weiß belegte Zunge. Ernst, kooperativ. Gibt sich sichtlich Mühe, möglichst genaue Angaben zu machen.

Spontanbericht

Die Anamnese erfolgt in Anwesenheit der Eltern.
Die junge Patientin berichtet, ca. drei bis vier Monate zuvor langsam zunehmend „merkwürdige" Empfindungen am linken Unterschenkel bekommen zu haben. Gefühl „wie von Hitze", besonders bei Kontakt mit Kleidung. Anschließend zunehmendes Pelzigkeitsgefühl, das langsam bis zum Oberschenkel aufstieg. Nach einiger Zeit auch Sensibilitätsstörungen mit Hitzegefühl am rechten Bein, sich langsam über den Rumpf bis zum Schlüsselbein ausdehnend, Verschlimmerung durch lokale Kälte.
Als weiterhin merkwürdig empfindet sie ein – auch jetzt noch anhaltendes – Pulsieren in beiden Oberschenkeln.
Die Mutter, die in einem Medizinberuf tätig ist, händigt während der Anamnese ohne Fragen der Untersucherin den Impfpass aus, in dem die üblichen Standardimpfungen mit Auffrischimpfungen eingetragen sind: Tbc, Polio, Diphtherie, Tetanus, Keuchhusten, Haemophilus influenzae, Hepatitis B, Mumps, Masern, Röteln. Zusätzlich wurde das Mädchen in den vergangenen zwei Jahren vollständig gegen FSME immunisiert, außerdem wurde eine Auffrischung mit Hepatitis-B-Impfstoff durchgeführt.
Die Geburt geschah vier Wochen zu früh. Wegen Verdachts auf Meningitis Einleitung einer Antibiose während der Neugeborenenphase. In der Kindheit mehrere Infekte mit Antibiotikabehandlung absolviert. Im Übrigen hatte es bisher keine größeren gesundheitlichen Probleme gegeben.

Gelenkter Bericht

Familienanamnese

Der jüngere Bruder ist seit Geburt geistig und körperlich behindert (die Behinderung wird von keinem Familienangehörigen als Problem empfunden). Eltern weitgehend gesund, Großeltern bereits verstorben (zu ihren Erkrankungen können keine weiteren Angaben gemacht werden). Eine Tante ist im Alter von 45 Jahren an Pankreaskrebs verstorben.

Psyche und individuelle Empfindlichkeiten

Ängste: Eine Zeit lang hatte die Patientin als Kind so große Furcht vor Verbrechern, dass sie Angst hatte, das Haus zu verlassen. Weiterhin befürchtete sie ständig, den Eltern könne etwas zustoßen. Diese Ängste stellen sich gelegentlich auch heute noch ein, allerdings nur abends und bei Dunkelheit. Besonders schlimm ist es, wenn sie allein zu Haus ist. Sie versucht dann, „sich zu verkriechen". Während eines Urlaubs am Meer große Furcht vor Haien und jeglichem Getier im Wasser, auf das sie hätte treten können, auch Quallen. An einem Gebirgssee ebenfalls völlig haltlose Furcht vor einem Riesenfisch oder Dingen, die sie verletzen könnten. Tagsüber

kann sie gut allein sein und braucht das sogar; abends treten jedoch fast immer die Ängste auf.
Als Kind mochte sie niemals bei einer Freundin übernachten, weil sie die fixe Idee hatte, dort nicht einschlafen zu können. Aus ihr selbst unerklärlichen Gründen fand sie es schlimm, wenn jemand vor ihr einschlief, was sie ständig hinterfragte, um dann erst recht nicht schlafen zu können.
Sie plant fast alles, rechnet sich alles vorher aus. Mitunter führt sie sogar eine kleine Liste und streicht ab, was sie schon erledigt hat. In ihrem Zimmer ist sie ziemlich genau und ordentlich und räumt freiwillig auf.
Sie ist ein geselliges Mädchen und pflegt gezielt ihre Kontakte. Ihre Familie und ihre Freundinnen sind ihr sehr wichtig. Sie hält Verabredungen genau ein, will auf keinen Fall den Zeitpunkt verpassen.
Sie ist sehr fleißig und arbeitet viel fürs Gymnasium. Bisher hat sie sehr gern Sport getrieben, sich gern regelmäßig bewegt.
Sie ist sehr mitfühlend, möchte unbedingt, dass die Gewalt auf der Welt aufhört und betet abends für Katastrophenopfer. Ihr kommen schnell Tränen, wenn sie von „schlimmen Dingen“ hört. Grundsätzlich hilft es ihr, wenn sie mit ihrer Mutter über ihre Probleme sprechen kann, bei Trost geht sie aber eher auf Distanz. Sie will auch nicht unbedingt in den Arm genommen werden.
Streit empfindet sie als sehr belastend. Sie kann sich bei Angriffen schlecht wehren, weil sie niemanden verletzen will.
Sie ist schnell gekränkt und kann rasch zornig werden. Oft hat sie Gewissensbisse, wenn sie patzig zu ihrer Mutter war. Sie stellt sich dann vor, wie es wäre, wenn ihre Mutter sterben würde.
Ergänzung der Eltern: Ihre Tochter ist sehr ehrgeizig, muss aber regelmäßig lernen, um ihre guten Noten zu halten. Sie ist sehr sensibel und heikel und fühlt sich durch viele Dinge in der Umgebung gestört.

Schlaf

Schlaf unruhig, vorwiegend auf der rechten Seite, ein Bein angewinkelt, das andere gestreckt. Auch gern Bauchlage, Rückenlage dagegen unangenehm. Nachts ist sie oft sehr unruhig, muss sich viel bewegen, steht gelegentlich auch auf, wenn sie wach wird.
Träume: Hin und wieder träumt sie, und zwar immer von Personen, die sie kennt. Sie sagt: „Im Traum merke ich, dass ich das gleiche schon einmal geträumt habe“. Leider geht der Traum immer zu Ende, „wenn etwas Schönes kommt“. Albträume hat sie fast nie. Sie kann sich nur an einen einzigen sehr unangenehmen Traum erinnern, in dem sie versucht, mit ihrem Bruder fortzulaufen, während ein Räuber hinterherrennt. Gelegentlich fühlt sie sich im Traum von bösen Menschen verfolgt.

Nahrungsmodalitäten

[V]: Pizza [2], Spaghetti [2], Klöße [2]. Fleisch [2], gern auch fettes Fleisch, schneidet beim Schinken den Fettrand nicht ab. Verlangen nach frischem Gemüse. Alles soll gut gewürzt [2] und gesalzen [2] sein. Süßes ist nicht so wichtig, außer Schokolade [2].
[A]: Fisch [2]. Nicht versessen auf Obst.
Viel Durst auf Mineralwasser, auch nachts hat sie immer eine Flasche neben dem Bett stehen [2].

Thermische Modalitäten und Witterungseinflüsse

Als auffallend stellt die Patientin heraus, dass die brennenden Schmerzen, die von den unteren Extremitäten bis zum Schlüsselbein reichen, durch Kälte schlechter werden. Sonst war sie eigentlich nie frostig. Die Mutter wendet allerdings ein, dass das Zimmer ihrer Tochter immer ziemlich gut geheizt ist.
Sie mag Sonne und Wärme, kann aber auch ohne große Probleme kühl baden. Nachts dickes Federbett, ausgenommen in der sehr warmen Jahreszeit.
Häufig nächtliches Schwitzen am Nacken.

Gynäkologische Anamnese

Menarche mit zwölf Jahren. Menses sehr regelmäßig mit mittelstarken Blutungen. Gelegentlich während der ersten zwei Tage leichtere Schmerzen im Unterleib, sonst aber keine weiteren Probleme.

Neurologischer Aufnahmebefund in der Klinik anlässlich des ersten MS-Schubs (April 1994)

Keinerlei Hirnnervenausfälle. Tonus, Trophik, Motilität und grobe Kraft der Extremitäten ungestört.

Sensibilität: Spitz-stumpf-Diskrimination nahezu komplett unauffällig, jedoch unterhalb von Th 5 links vermehrtes Schmerzempfinden bei „Spitz" im Sinne einer Dysästhesie. In diesem Bereich auch schmerzhafte Dysästhesie während Kälteexposition, besonders im Bereich des linken ventralen Oberschenkels.

Reflexverhalten: rechts unauffällige Eigenreflexe, links PSR deutlich lebhafter als rechts. BHR links deutlich abgeschwächt. Keine Reflexe der Babinski-Gruppe.

Keine Koordinationsstörungen.

Blasen- und Mastdarmfunktionen regelrecht.

Bei der homöopathischen Anamnese sind die Dysästhesien nach gepulster Hochdosis-Cortison-Therapie (☞ 4.2.7) bereits teilweise abgeklungen und nur am linken Oberschenkel vorhanden.

MRT: kranial kleinfleckige Signalanhebungen ohne Hinweis auf eine Schrankenstörung nach KM-Gabe. Spinales MRT ohne Befund.

Liquor: geringfügige Pleozytose (16 Zellen/µl), Nachweis oligoklonaler Banden.

Neurophysiologische Untersuchung: keine Auffälligkeiten, insbesondere VEP, AEP und SSEP o. B.

Arzneidiagnose I

Wahl der Symptome

Repertorisation I (Ergebnis RADAR-Analyse, Vers. 9.1)

1	1234	2	Gemüt – Angst – allein, wenn	22
2	1234	2	Gemüt – Angst – nachts	130
3	1234	3	Gemüt – gewissenhaft, peinlich genau in Bezug auf Kleinigkeiten	87
4	1234	2	Gemüt – Schreckliches und traurige Geschichten greifen sie stark an	51
5	1234	3	Mund – Farbe – Zunge – weiß	277
6	1234	2	Magen – Durst – nachts	91
7	1234	2	Extremitäten – Pulsieren – Oberschenkel	21
8	1234	2	Extremitäten – Schmerz – Abkühlung, Kaltwerden – agg.	15
9	1234	2	Extremitäten – Schmerz – brennend	52
10	1234	2	Extremitäten – Schmerz – kalt – Wasser, kaltes – agg.	6
11	1234	2	Schlaf – ruhelos	414
12	1234	3	Allgemeines – Impfung – Beschwerden nach	38
13	1234	2	Allgemeines – Kälte – Anwendungen – kalte – agg.	10
14	1234	2	Allgemeines – Schmerz – kalt – agg. – Kälte	3
15	1234	2	Allgemeines – Speisen und Getränke – Fleisch – Verlangen	78
16	1234	2	Allgemeines – Speisen und Getränke – Gewürze, Würzmittel – Verlangen	68
17	1234	2	Allgemeines – Speisen und Getränke – Mehlspeisen, Teigwaren – Verlangen	30
18	1234	2	Allgemeines – Speisen und Getränke – Salz – Verlangen	96

	phos.	ars.	nit-ac.	sulph.	calc.	sep.	ruta	sil.	hep.	tub.
	33/60	31/71	27/41	25/64	25/51	25/38	24/26	23/53	23/33	23/27
1	3	3	1	–	–	1	–	–	1	–
2	2	3	2	2	2	1	–	1	2	2
3	1	4	–	3	1	3	1	3	1	1
4	2	1	2	2	4	2	2	2	2	–

Repertorisation I (Ergebnis RADAR-Analyse, Vers. 9.1) *(Fortsetzung)*										
	phos.	**ars.**	**nit-ac.**	**sulph.**	**calc.**	**sep.**	**ruta**	**sil.**	**hep.**	**tub.**
	33/60	**31/71**	**27/41**	**25/64**	**25/51**	**25/38**	**24/26**	**23/53**	**23/33**	**23/27**
5	2	3	3	3	3	2	1	2	1	1
6	2	2	1	2	2	1	1	3	2	1
7	–	1	1	–	–	–	1	2	–	–
8	2	3	–	–	2	–	–	–	–	–
9	1	2	1	–	–	–	1	–	–	–
10	2	2	–	–	–	–	–	–	–	–
11	1	3	2	3	2	2	1	3	2	1
12	1	2	–	4	1	1	–	4	1	1
13	–	1	1	–	–	–	1	1	1	–
14	–	–	–	–	–	–	1	–	–	–
15	1	–	1	2	2	1	–	–	–	1
16	3	1	1	3	–	1	1	–	2	1
17	1	–	1	2	2	–	–	–	–	1
18	4	–	2	1	2	1	1	1	–	2

Arzneimitteldifferenzierung

Die Hauptbeschwerden bzw. die neurologische Symptomatik werden sowohl durch *Phosphorus* als auch durch *Arsenicum album* abgedeckt. Auch die starken Ängste und das Mitgefühl bzw. die Empfindlichkeit gegenüber „schrecklichen Geschichten" finden wir bei beiden Arzneimitteln. Während die Nahrungsmodalitäten eindeutig für *Phosphorus* sprechen, führt *Arsenicum* bei der außerordentlichen, fast zwanghaften Gewissenhaftigkeit und dem für dieses Alter auffallenden Ordnungssinn, der Ernsthaftigkeit und dem geringen Ansprechen auf Trost.

Der sehr unruhige Schlaf, die Frostigkeit, die lokale Kälteempfindlichkeit und der nächtliche Durst sichern die Arzneidiagnose hinsichtlich der Allgemeinsymptome. Vor allem sprechen aber zwei auffallende Lokalsymptome für *Arsenicum*: das sehr auffällige Zeichen einer ständig intensiv weiß belegten Zunge und das pulsierende Gefühl im Bereich der Oberschenkel, das nicht eindeutig der MS-Erkrankung zuzuordnen ist und deshalb als „pathologiefernes" Lokalsymptom eine hohe Wertigkeit hat.

Verordnung

Mitte Juli 1994: *Arsenicum album*, zyklusgerecht (☞ 9.2) in ansteigenden Potenzen, beginnend mit Stärke LM 3.

Verlauf

Anfang August 1994

Das Kontroll-MRT (erhoben in einer Universitätsklinik) ergibt einen ähnlichen Befund wie im April (s. o.): keine großen Veränderungen.

14. September 1994

Die neurologischen Symptome haben sich langsam zurückgebildet.

17. Oktober 1994 (zwei Monate nach Behandlungsbeginn)

Bildung einer Mundaphthe (a. Sy., früher häufig Aphthen).

Verordnung: weiterhin *Arsenicum album*, jetzt Übergang auf Stärke LM 7.

4. November 1994 (nach weiteren drei Wochen)

Bei weiter laufender *Arsenicum*-Medikation entsteht ein Infekt mit Magen-Darmstörung, dessen Symptome auch in das *Arsenicum*-Bild passen.

Inzwischen besteht von neurologischer Seite vollständige Beschwerdefreiheit. Die Grundenergie ist gut bis sehr gut.
Verordnung: Das Konstitutionsmittel *Arsenicum* wird beibehalten und während des Infektes als Akutlösung LM 8 verabreicht.

9. Januar 1995 (nach weiteren zwei Monaten)

Es geht weiterhin sehr gut, allerdings sind immer wieder nacheinander einzelne Aphthen aufgetreten.
Die neurologische Untersuchung verläuft völlig regelrecht. Nur gelegentlich bemerkt die Patientin eine angedeutete diffuse Pelzigkeit am rechten Arm.
Die Ängste haben insgesamt deutlich abgenommen, allerdings ist sie abends immer noch gern daheim, weil sie sonst Angst um die Familie hat.

> **Kommentar**
> Guter Krankheits-Verlauf. Das Auftreten der Aphthen signalisiert bei stabilen neurologischen Verhältnissen eine Verlagerung der Pathologie auf die Peripherie (☞ 7.1).

Verordnung: *Arsenicum album* LM 9 und LM 10.

12. März 1995 (nach weiteren zwei Monaten)

Zwei Tage zuvor plötzlicher Beginn einer Influenza mit 40 °C Fieber und lediglich geringfügigen katarrhalischen Symptomen.
Verordnung: *Arsenicum album* LM 11 als Akutlösung, woraufhin das Fieber rasch und ohne größere Beschwerden zurückgeht.
Neues Symptom: Bei Abklingen des Infektes bildet sich ein roter Hautausschlag im Gesicht. Allgemein hat sie den Infekt sehr gut überstanden.
Sie bemerkt, dass sich die Haut an den Füßen stark schält und erinnert sich jetzt, früher Dornwarzen an den Sohlen gehabt zu haben.

> **Kommentar**
> Das rasche Absolvieren einer fieberhaften Grippe ohne Folgekrankheit bei gleichzeitigem Auftreten eines Hautausschlags bestätigt die Arzneidiagnose *Arsenicum album*.

Verordnung: weiterhin *Arsenicum album* (LM 11 – LM 12).

13. November 1995 (nach weiteren acht Monaten)

Die Patientin meldet sich in Unkenntnis der üblichen, regelmäßigen Verlaufskontrollen während einer homöopathischen Therapie erst wieder im November mit der Mitteilung an die Praxishelferin, dass die erneute klinische Untersuchung im Sommer 1995 eine vollständige Beschwerdefreiheit ergeben habe und eine Wiederholungsuntersuchung erst wieder ein Jahr später geplant sei. Daraus zog die Familie den Schluss, mit der homöopathischen Therapie sistieren zu können. Vorerst keine Behandlung.

6. Mai 1996 (nach weiteren fünfeinhalb Monaten)

Akuttermin: Hochfieberhafte Influenza mit remittierendem Fieber. Bei Auskultation der Lungen links basal diskrete Rasselgeräusche. Große Schwäche. Das Fieber steigt immer wieder an, wenn sie kurz aufsteht und ein wenig umhergeht (typisches *China*-Symptom!).
Verordnung: *China* C 30 als Akutlösung. Daraufhin deutliche Besserung mit Ausnahme der Schwäche, weshalb nach drei Tagen noch eine Akutlösung *China* C 200 gegeben wird. Daraufhin rasche Erholung. Bei Abklingen der Erkrankung kommt es zu einem Exanthem an den Achseln und in der Leistengegend. Danach meldet sie sich für lange Zeit nicht wieder.

25. April 1997 (nach weiteren elf Monaten)

Die Eltern hatten keine weitere Behandlung mehr für nötig erachtet, da es der Patientin in jeder Hinsicht sehr gut ging.
Das mittlerweile 16-jährige Mädchen meldet sich aktuell nach einem sechstägigen Klinikaufenthalt wegen eines plötzlichen bedeutenden Gesichtsfeldausfalls am rechten Auge (Neuritis nervi optici), der über sechs Tage mit hochdosiertem Cortison behandelt wurde, zunächst ohne Besserung. Kurz vor der Optikusneuritis diskrete Pelzigkeit der Füße. Die Aktivierung der neurologischen Sympto-

matik geschah ohne ersichtlichen Grund, es gab keinen vorausgegangenen Infekt.

Die genaue Exploration ergibt jedoch einen ausgeprägten seelischen Stress drei Wochen vor dem Ereignis: Ihr erster Freund, an dem sie sehr hing, ist nicht nur in eine entfernte Stadt gezogen und damit für sie unerreichbar geworden, er hat auch jeden Kontakt zu ihr abgebrochen. Sie ist tief enttäuscht, schläft schlecht, hat zusätzlich zu den neurologischen Symptomen wieder verstärkt Ängste. Wie viele homöopathisch unerfahrene Patienten ist sie sehr erstaunt zu hören, dass man fast jeden seelischen Stress – besonders auch Liebeskummer – homöopathisch behandeln kann (☞ 6.1.2).

Die Folgen dieses Erlebnisses wirkten noch lange nach: „Ich habe immer Angst, jemanden zu verlieren. Ich bin ein totaler Familienmensch, das ist mir jetzt richtig bewusst geworden". Die lange Zeit überwunden geglaubten Ängste sind jetzt wieder sehr aktuell. Wenn sie von Wunden oder Verletzungen hört, kann sie das nicht aushalten. Reagiert zunehmend empfindlicher auf die „Ungerechtigkeit dieser Welt".

Am schlimmsten ist aber der Verlust ihres Freundes, womit sie sich einfach nicht abfinden kann.

Verordnung: *Ignatia* (LM 6 – LM 11) anfangs für eine Woche als Akutlösung gegeben.

2. Mai 1997 (nach einer weiteren Woche)

Die restliche Sehstörung bildet sich völlig zurück. Es gelingt ihr, sich von ihrem Ex-Freund zu lösen.

Verlauf im Sommer 1997

Als sie einmal zwischenzeitlich vergisst, sich in der homöopathischen Praxis zu melden und mit *Ignatia* über drei Wochen pausiert, tritt wieder eine leichte Sensibilitätsstörung in den Füßen auf, ein anderes Mal nach großem Schulstress Anfang Juli eine leichte Visusverschlechterung.

Arzneidiagnose II

Wahl der Symptome

Die Patientin kann jetzt im August die Sommerhitze tagsüber schlecht vertragen, ist nachts aber merkwürdigerweise völlig eingehüllt. Das rechte Auge ist noch nicht ganz beschwerdefrei: Zwar ist der Visus nicht mehr gestört, aber sie hat ständig ein sehr störendes Gefühl von Spannung um das rechte Auge herum, als „bekäme sie es nicht ganz auf", und dabei dauernd den Impuls, es aufreißen zu müssen (objektiv keine Veränderung wahrnehmbar).

An der rechten Fußsohle wieder zwei bis drei Dornwarzen.

Großer Appetit, isst große Mengen, hat bei sonst sehr schlankem Körperbau fast einen kleinen Bauch bekommen.

Die Ängste und die Neigung, alles zu kontrollieren und zu planen, haben wieder zugenommen.

Repertorisation II (Ergebnis RADAR-Analyse, Vers. 9.1)

1	1234	2	Gemüt – gewissenhaft, peinlich genau in Bezug auf Kleinigkeiten	102
2	1234	2	Gemüt – Überprüfen – zweimal oder öfter kontrollieren, muss alles	14
3	1234	2	Auge – Spannung – Lider	18
4	1234	2	Auge – Öffnen der Augen, der Lidspalte – schwierig, ist	70
5	1234	2	Magen – Appetit – Heißhunger	234
6	1234	3	Magen – Appetit – vermehrt	316
7	1234	1a	Extremitäten – Hühneraugen – Füße – Fußsohlen – verhornt, hornig	6
8	1234	1a	Extremitäten – Warzen – Füße – Fußsohlen	13

	ars.	nat-m.	puls.	spong.	lyc.	calc.	sulph.	sil.	phos.	sep.
	14/37	12/22	11/27	11/15	10/26	10/25	10/24	10/23	10/22	10/19
1	4	1	3	2	3	1	3	3	1	3
2	1	1	–	1	–	–	–	–	–	–

Repertorisation II (Ergebnis RADAR-Analyse, Vers. 9.1) *(Fortsetzung)*										
	ars.	nat-m.	puls.	spong.	lyc.	calc.	sulph.	sil.	phos.	sep.
	14/37	12/22	11/27	11/15	10/26	10/25	10/24	10/23	10/22	10/19
3	2	–	2	–	–	–	1	–	–	–
4	3	1	1	1	2	3	–	2	2	1
5	3	3	3	2	3	3	3	3	3	2
6	3	3	3	1	3	3	3	2	3	2
7	2	–	–	–	–	2	–	1	1	–
8	–	1	–	–	1	1	1	1	1	1

Verordnung

1. August 1997: erneute Verordnung des Konstitutionsmittels *Arsenicum album* in ansteigenden LM-Potenzen, beginnend mit der Stärke LM 6.

Verlauf

4. November 1997

In der Zwischenzeit nur zweimal für wenige Minuten leichtes Kribbeln links im Fuß (a. Sy.). Energie gut, Schlaf sehr gut, Visus o. B. Missempfindung im rechten Auge sehr viel besser (ca. 80%).

12. Dezember 1997 (nach weiteren fünf Wochen)

Allgemeine Verfassung und Schlaf gut. Seit einer Woche zum ersten Mal wieder leichte Sensibilitätsstörungen der rechten Körperhälfte (Ausdehnungsgebiet wie zu Beginn der Behandlung: ausgehend vom rechten Fuß bis zur Oberschenkelmitte sowie am rechten Unterarm und der rechten Handfläche). Alles ist ähnlich wie zu Beginn ihrer Krankheit, nur dass sich jetzt alles auf der rechten Körperhälfte abspielt. Gefühl „wie erfroren“ und „wie eingeschlafen“. Wärme bessert nicht.
Die neurologische Untersuchung ergibt eine sehr diskrete Empfindungsstörung in den genannten Bereichen. Einmal ist ein Lhermitte-Zeichen aufgetreten.
Die Patientin ist aktuell in der Schule sehr gestresst und erhält ein Sportattest.

Überprüfung der Arzneidiagnose

Die Allgemeinsymptome sprechen wieder für *Arsenicum album*. Auch der Seitenwechsel der Symptome ist kein Widerspruch.

Die Rubrik „Allgemeines – Seite – links – dann rechte Seite“ führt 37 Arzneimittel auf, darunter einwertig *Arsenicum album*.

Verordnung: weiter *Arsenicum album* LM 10 – LM 11.

2. März 1998 (nach weiteren drei Monaten)

Mäßige Erkältung mit Schnupfen und wundem Hals, ohne Fieber. Die Sensibilitätsstörungen hatten sich bald vollständig zurückgebildet. Der Infekt bleibt ohne Folgen.
Verordnung: *Arsenicum album* LM 12 – LM 13.

Verlauf von März 1997 bis November 1998

Unter intermittierenden Gaben von *Arsenicum album* bis zur Stärke LM 20 keine Probleme.

Arzneidiagnose III

Erneut gestellte Arzneidiagnose am 18. November 1998.

Wahl der Symptome

Seit zwei Wochen plötzlich kurze Sehstörung, „als ob Schlieren über das linke Auge liefen“. Ganz diskreter Schmerz im linken Augapfel.
Im Übrigen keine neurologischen Symptome. Seit langer Zeit keinen Infekt mehr gehabt. Allerdings ausgeprägter Schulstress und „frisch unglücklich verliebt“, was sie viel Energie kostet.
Wärmehaushalt ausgeglichen. Möchte sich jetzt nicht mehr in überheizten Räume aufhalten, da diese Wärme nicht mehr angenehm ist, braucht nachts nur noch ein dünnes Deckbett. Keine Schweiße.

Nahrungsmittelverlangen: nach Unmengen Obst [3], Schokolade [2], Gebäck [2], Butter, Speck und Sahne [1 – 2].
Träume von Tagesereignissen
Psyche: Mag gern harmonische Gesellschaft. Ist sehr auf die Mutter fixiert, hat Angst um sie, aber auch um die anderen Familienangehörigen. Tanzt jetzt leidenschaftlich gern, träumt sogar davon zu tanzen. Möchte unbedingt einen sozialen Beruf erlernen. Muss häufig voller Horror an Krieg und Krankheit denken. Ihr Handeln wird bestimmt durch das Verlangen nach Gerechtigkeit und dass es nicht zu Menschenrechtsverletzungen kommt. Weiterhin (wenn auch deutlich abgeschwächt) noch leichte Neigung zu Zwanghaftigkeit. Als größtes Bedürfnis gibt sie an: „Erholung, Sehnsucht nach dem Meer, an einen warmen Strand in ein südliches Land zu fahren". Ist in letzter Zeit sehr reiselustig geworden.

Repertorisation III (Ergebnis RADAR-Analyse, Vers. 9.1)				
1	1234	2	Gemüt – Angst – andere, um	33
2	1234	2	Gemüt – Beschwerden durch – Unglücklichsein	22
3	1234	2	Gemüt – Reisen – Verlangen nach	38
4	1234	2	Gemüt – Schreckliches und traurige Geschichten greifen sie stark an	51
5	1234	2	Gemüt – Tanzen	44
6	1234	2	Gemüt – Ungerechtigkeit – erträgt keine	44
7	1234	2	Träume – Ereignisse – zurückliegende, kurz – Vortag, vom	46
8	1234	2	Allgemeines – Hitze – Gefühl von	181
9	1234	2	Allgemeines – Speisen und Getränke – Butter – Verlangen	27
10	1234	2	Allgemeines – Speisen und Getränke – Fett – Verlangen	46
11	1234	3	Allgemeines – Speisen und Getränke – Obst – Verlangen	69
12	1234	2	Allgemeines – Speisen und Getränke – Schokolade – Verlangen	65
13	1234	2	Allgemeines – Speisen und Getränke – Speck – durchwachsener – Verlangen	17
14	1234	2	Allgemeines – Wärme – agg.	176

	carc.	caust.	phos.	ign.	vanil.	sulph.	spong.	puls.	nat-m.	calc.
	27/41	**23/31**	**21/33**	**21/27**	**21/23**	**20/36**	**20/30**	**19/33**	**19/31**	**19/29**
1	1	1	3	–	1	2	–	–	–	–
2	1	1	1	2	–	1	1	–	1	–
3	2	1	–	2	–	–	1	–	–	1
4	1	2	2	1	2	2	3	2	2	4
5	3	1	–	1	1	–	1	–	1	–
6	3	3	1	2	–	1	2	2	2	1
7	–	–	1	–	1	–	1	2	–	–
8	1	1	2	1	1	3	2	3	3	2
9	1	–	–	1	1	1	1	1	–	–
10	2	–	1	1	1	2	–	1	1	1
11	1	1	1	1	1	–	–	1	1	1
12	2	1	2	–	1	2	1	1	1	1
13	1	2	–	–	–	1	–	–	–	1
14	1	1	2	1	1	3	2	3	3	2

Begründung der Arzneidiagnose

Die Patientin zeigt jetzt ein klares Bild von *Carcinosinum*. Die Diagnose wird durch neu aufgetretene Wärmemodalitäten und Nahrungsmodalitäten gefestigt. Solche Veränderungen der Allgemeinsymptome zeigen meisten eine neue Schicht an. Außerdem ist *Carcinosinum* neben *Arsenicum* eines der wichtigsten Mittel, wenn die Vermutung eines Impfschadens besteht (FSME-Impfung und Hepatitis B-Impfung während der letzten zwei Jahre vor Manifestierung der MS).

Verordnung

20. November 1998: *Carcinosinum* in ansteigenden Potenzen (LM 6 – LM 11).

Verlauf

12 April 1999

Während der vergangenen Monate unter *Carcinosinum* sehr gute Stabilisierung. Die Patientin war voll belastbar, fühlte sich „richtig gut". Keine Infekte absolviert.

Unter aktuellem seelischen und Schulstress seit acht Tagen wieder leichte sensible Störungen: „Pelzigkeit der Füße bis zum Schienbein, dabei Gefühl wie eingefroren", extrem kalt „wie noch nie".

Wieder übergroße Angst, allein zu sein, Angst vor Räubern, Angst um andere, Träume vom Krieg.

Verordnung: erneut *Arsenicum album* LM 18.

> **Anmerkung**
>
> Wenn das ursprüngliche Konstitutionsmittel (in diesem Fall *Arsenicum album*) erneut angezeigt ist, wirkt es nach einer Nosode (wie *Carcinosinum)* meistens besonders gut.

Orientierende neurologische Untersuchung

Verdacht auf temporale Abblassung der Sehnervenpapillen (Fundus ohne Mydriatica untersucht).

Tonus und grobe Kraft völlig ungestört. Eigenreflexe seitengleich lebhaft – nicht sicher gesteigert – auslösbar. Keine Reflexe der Babinski-Gruppe. Koordination nicht beeinträchtigt.

Sensibilität: angedeutete diffuse Hypästhesie im Bereich des linken Beins. Zahlenerkennen am linken Unterschenkel etwas unsicher, Vibrations- und Lagesinn ungestört.

Verordnung: *Arsenicum album* LM 18, 1 × tgl. Einnahme von 4 Trp. über 5 Tage, danach weiterhin in ansteigenden Potenzen 2 × wöchentlich je 4 Trp.

7. Juli 1999 (nach weiteren drei Monaten)

Alle Symptome haben sich weitgehend zurückgebildet, bis auf ein jetzt wieder neu und ganz gelegentlich aufgetretenes Lhermitte-Zeichen. Ab und zu kurz anhaltendes Kribbeln der Beine. Rasch vorübergehende, kurz anhaltende Visusstörungen, gelegentliches „Unwohlsein wie früher", trotz guter Energie und stabiler Psyche. Alle Symptome sind diskret und erinnern sie an frühere Zustände.

Allgemeinbefinden und Schlaf gut. Regelsymptome und Verdauung o. B.

Strategie: Vermutung einer vorläufigen Sättigung des Organismus unter LM-Potenzen von *Arsenicum album* (LM 20). Behandlungspause.

27. Juli 1999 (nach weiteren drei Wochen)

Alle Symptome sind abgeklungen. Das Befinden ist selbst nach einer strapaziösen Klassenfahrt sehr gut: „Es geht so gut wie nie!".

Strategie: weiterhin Einnahmepause.

Arzneidiagnose IV

Wahl der Symptome

Nach einem Wespenstich in die Schulter vor ca. zwei Wochen plötzlicher Hautausschlag mit generalisierender Urtikaria und Gefühl einer „Anspannung der Lunge". Verordnung durch den Notarzt: Cortison und Antihistaminika. Es handelt sich um eine bekannte Wespenstichallergie, die bisher nie erwähnt und zehn Jahre zuvor unter stationären Bedingungen getestet worden war.

An den nächsten Tagen weiterhin Schmerz an der Einstichstelle, ungewohnt depressives Gefühl mit Weinerlichkeit, vor allem morgens und vormittags. „Zappeligkeit" trotz großer Müdigkeit. So gut wie keine Durstgefühle. Verlangen nach ständiger Kühlung der Stichwunde. Jucken der Kopfhaut. Unmittelbar darauf Entwicklung einer Pityriasis rosea, die ziemlich stark juckt.

Repertorisation IV (Ergebnis RADAR-Analyse, Vers. 9.1)				
1	1234	2	Gemüt – Ruhelosigkeit	481
2	1234	2	Gemüt – Ruhelosigkeit – Traurigkeit, mit	5
3	1234	1	Gemüt – Traurigkeit – morgens	79
4	1234	1	Gemüt – Traurigkeit – vormittags	15
5	1234	2	Kopf – Jucken der Kopfhaut	191
6	1234	2	Magen – durstlos	154
7	1234	2	Haut – Hautausschläge – Urtikaria	197
8	1234	2b	Haut – Insektenstiche – Bienen, von	7
9	1234	2b	Haut – Insektenstiche – Wespen, von	2
10	1234	2	Allgemeines – Kälte – Anwendungen – kalte – amel.	25
11	1234	2	Allgemeines – Wunden – Bisswunden, Bisse – giftiger Tiere	33

	apis	**led.**	**puls.**	**ars.**	**bell.**	**am-c.**	**arn.**	**lyc.**	**calc.**	**caust.**
	16/34	**14/24**	**13/24**	**12/24**	**12/18**	**12/16**	**12/12**	**11/24**	**11/23**	**11/21**
1	2	2	3	3	3	1	1	3	3	2
2	–	–	–	–	–	–	–	–	1	–
3	1	–	2	–	–	1	–	2	1	1
4	1	–	–	–	–	1	–	–	–	–
5	2	1	1	1	1	2	1	3	3	2
6	3	1	3	2	2	1	1	2	1	1
7	3	3	2	3	1	1	1	2	3	3
8	1	1	–	–	–	–	1	–	–	–
9	–	–	–	–	–	–	1	–	–	–
10	3	1	1	1	1	–	–	1	–	–
11	2	3	1	2	1	2	1	–	–	2

Beurteilung

Trotz der Notfallmedikation (oder gerade deshalb?), die die akuten Symptome rasch zum Abklingen brachte, entwickelt sich an den folgenden Tagen ein klares *Apis*-Bild.

Verordnung

5. November 1999: *Apis* M, 1 Glob.

Verlauf

Nach *Apis* geht es psychisch rasch besser, und die Pityriasis blasst langsam etwas ab.

25. April 2000

Die Patientin ist mittlerweile 19 Jahre alt und steht aktuell unter Abiturstress. Ganz diskrete Kribbelgefühle der Beine. Etwas mehr Ängste, sonst keine auffallenden Symptome.

Der Bruder hat zurzeit Pfeiffersches Drüsenfieber. Verordnung: *Arsenicum album* LM 21, 3 Tage lang täglich, dann für 10 Tage jeden 2. Tag.

12. April 2001 (nach einem weiteren Jahr)

Das vergangene Jahr verlief ohne Zwischenfälle. Aktuell ist die Patientin etwas unglücklich über das gewählte Studium: „Vorher war alles so strukturiert und vorgegeben. Das hat mir gut getan. Ich möchte Leistung bringen, was in diesem Studium aber kaum möglich ist".

Sie ist wieder frostig. Ein „kribbelndes Gefühl die ganze Wirbelsäule herunter" erinnert etwas an ein Lhermitte-Zeichen. Wieder starke Kältegefühle tagsüber, nachts gute Eigenwärme, braucht nur dünne Decken.

Sie kann nichts mit sich allein anfangen, fühlt sich „eigentlich immer von einem Menschen abhängig".

Nahrungsmittelverlagen: Salz [2], Zwiebeln [2], Obst [2], Speckwürfel und fettes Fleisch [2], Süßes [1], scharfe Gewürze [2].
Viel Durst tagsüber und nachts auf kühle, aber nicht kalte Getränke.
Auftreibung des Bauches, „alle Luft bleibt im Bauch", v. a. abends.
Allgemein Verschlechterung aller Beschwerden ab 17 Uhr.
Auffallend: „Die Haut zieht ständig Insekten an".
Neues altes Symptom: häufiges Auftreten von Mundaphthen.
Verordnung: *Arsenicum album* M, 1 Glob.

Arzneidiagnose V

Der Rest des Jahres 2001 ist problemlos verlaufen. Die Patientin hat keine neurologischen Symptome mehr gehabt. Ausnahme: drei Wochen nach der Einnahme von *Arsenicum album* M im April des Vorjahres – leichtes Kribbeln des linken Beines im Rahmen einer Erstreaktion.

Wahl der Symptome

Psychisch ist sie viel stabiler als früher. Empfindet sich nicht mehr als so abhängig von einem Lebenspartner.
Allgemeinsymptome unverändert wie vor einem Jahr.
Die Aphthen sind nach *Arsenicum* M für ein halbes Jahr nicht mehr aufgetreten, dann wieder verstärkt. „Kleine, weiße, sehr schmerzhafte Stellen" an Zunge, Zahnfleisch und Oberkiefer.
Neues Symptom: Neigt jetzt zu Blasenentzündungen (Blasenmotorik nicht gestört!). Sehr schmerzhaftes Brennen in der Harnröhre beim Wasserlassen, das oft nur tropfenweise möglich ist.
Urinbefund: Leukos ↑ ↑, Nitrit ↑, kein Blut (als Kleinkind häufig Harnwegsinfekte gehabt).
Kein Verlangen mehr, sich warm anzuziehen. Neu: nasskaltes Wetter verschlechtert deutlich das Allgemeinbefinden, in der Sonne dagegen auffallend gute Energie und Stimmung.
Ab 17 Uhr (Winterzeit) allgemein alle Beschwerden schlechter.
Unangenehme Schweiße der Handflächen und Fußsohlen tagsüber, Schweiße an Oberkörper und Rumpf nachts (besonders beim Erwachen) sowie gegen Morgen beim Erwachen [2].
Auffallend: im vergangenen Jahr ständige Attacken durch Insekten (v. a. Stechmücken).
Nahrungsmittelverlangen: Trinkt jetzt sehr gern Tee [2]. Mag nach wie vor gern Zwiebeln, meidet sie aber wegen verstärkter Blähungsneigung.
Die Sohlenwarzen sind seit langem verschwunden.

Repertorisation V (Ergebnis RADAR-Analyse, Vers. 9.1)				
1	1234	2	Mund – Aphthen	153
2	1234	2	Abdomen – Auftreibung	279
3	1234	2a	Blase – Urinieren – Dysurie	184
4	1234	2a	Blase – Urinieren – unvollständig – muss fünf- oder sechsmal urinieren, bevor die Blase leer ist	1
5	1234	3a	Harnröhre – Schmerz – Uriniere, beim – agg. – brennend	188
6	1234	2	Extremitäten – Schweiß – Füße	120
7	1234	2	Extremitäten – Schweiß – Hände	110
8	1234	2b	Schweiß – Nachts (22–6 Uhr)	219
9	1234	2b	Schweiß – Nachts (22–6 Uhr) – Erwachen, beim	25
10	1234	2b	Schweiß – Nachts (22–6 Uhr) – Mitternacht, – nach	64
11	1234	2b	Schweiß – Morgens (6–9 Uhr) – Erwachen, beim	17
12	1234	2	Schweiß – Fliegen anziehend, die	6
13	1234	2	Allgemeines – Sonne – Aufenthalt in der Sonne – amel.	25
14	1234	2	Allgemeines – Speisen und Getränke – Zwiebeln – agg.	21

Repertorisation V (Ergebnis RADAR-Analyse, Vers. 9.1) *(Fortsetzung)*										
15	1234	2	Allgemeines – Speisen und Getränke – Zwiebeln – Verlangen							11
16	1234	2	Allgemeines – Wetter – kaltes Wetter – nasskaltes – agg.							137
17	1234	2	Allgemeines – Nachmittags (13 – 18 Uhr) – 17 Uhr							25
	thuj.	**sep.**	**phos.**	**bry.**	**sulph.**	**lyc.**	**puls.**	**nat-m.**	**rhus-t.**	**ruta**
	25/53	**20/36**	**19/36**	**19/28**	**18/46**	**18/44**	**18/40**	**18/32**	**18/32**	**18/22**
1	1	1	2	1	3	2	–	2	1	1
2	2	2	3	2	3	3	2	3	2	2
3	2	2	1	–	3	3	3	2	2	1
4	2	–	–	–	–	–	–	–	–	–
5	3	2	2	2	3	2	2	2	1	1
6	3	3	2	1	3	3	3	2	1	1
7	3	3	3	1	3	2	1	2	2	–
8	3	3	1	1	3	2	3	2	2	1
9	1	1	–	–	1	–	–	1	–	–
10	1	–	1	2	1	1	1	1	2	–
11	–	1	–	–	1	–	–	–	–	–
12	1	1	–	1	–	–	1	–	–	–
13	2	1	2	–	–	–	–	–	1	1
14	1	1	1	2	2	3	2	1	–	1
15	2	–	–	–	–	–	–	–	–	1
16	2	1	1	1	2	2	2	1	3	2
17	2	–	–	–	1	2	3	1	2	–

Begründung der Mittelwahl

Thuja deckt nicht nur die Symptome ab, die sich inzwischen neu herauskristallisiert haben, sondern ist auch das wichtigste Ergänzungsmittel zu *Arsenicum album*. Erfahrungsgemäß findet sich bei chronischen Krankheiten unter *Arsenicum album* sehr häufig eine *Thuja*-Schicht. Die erneut nach sehr langer Zeit auftretenden Harnwegsinfekte bei völlig ungestörter Blasenmotorik sind aus der Gesamtsicht dieser chronischen Krankheit als Regression anzusehen.

Verordnung

12. April 2002: *Thuja* M, 1 Glob.

Verlauf

3. Juli 2002

Wiederholung von *Thuja* M.

6. März 2003 (nach weiteren acht Monaten)

Stabilität bis vor drei Wochen. Jetzt eiskalte Füße und Missempfindung, „als steckten die Unterschenkel in Stützstrümpfen und wären irgendwie steif und wie eingefroren". Überprüfung vom Neurologen: keine auffällige Symptomatik. Unveränderte Allgemeinsymptome. Allerdings immer wieder erneut auftretende Mundaphthen. Die Gesichtshaut ist fettig geworden. Ab und zu leichte Dysurie.

Verordnung: *Medorrhinum* XM, 1 Glob. *Medorrhinum* bewirkt jedoch in den folgenden Wochen keine erkennbare Reaktion.

Arzneidiagnose VI

Wahl der Symptome

Erneutes Erscheinen von schmerzhaften Aphthen. Nach Stress gelegentlich vorübergehendes Auftreten der bekannten Missempfindungen der Unterschenkel (s. o. 6. März 2003). Ergänzung: ab und zu Härtegefühl der Waden.

Repertorisation VI (Ergebnis RADAR-Analyse, Vers. 9.1)										
1	1234 1	Gesicht – Fettig								65
2	1234 2	Mund – Aphthen – weiß								5
3	1234 1	Extremitäten – Härte – Unterschenkel – Waden								1
4	1234 2	Extremitäten – Kälte – Unterschenkel								129
5	1234 2	Extremitäten – Steifheit – Unterschenkel								39
6	1234 2	Extremitäten – Zusammenschnürung – Unterschenkel								22
	ars.	**nux-v.**	**petr.**	**plat.**	**chin.**	**rhus-t.**	**calc.**	**sulph.**	**merc.**	**arg-n.**
	10/14	**7/9**	**6/8**	**6/8**	**5/12**	**5/11**	**5/9**	**5/9**	**5/8**	**5/7**
1	1	1	–	–	2	3	1	1	2	1
2	2	–	–	–	–	–	–	–	–	–
3	1	–	–	–	–	–	–	–	–	–
4	2	2	2	1	2	3	3	2	2	2
5	1	1	1	1	–	1	1	–	1	1
6	1	1	1	2	3	–	–	2	–	–

Verordnung

27.08.2003: erneut *Arsenicum album* M als Akutlösung (3–2–1 KL). Wiederholung der gleichen Dosis am 4. November 2003.

Verlauf bis Dezember 2005

Zwischenbilanz

Die mittlerweile 25-jährige Patientin ist weiterhin neurologisch und psychisch sehr stabil. Die alten Ängste sind so gut wie verschwunden und schränken ihr Leben nicht mehr wesentlich ein. Allerdings hat sie in letzter Zeit einen bestimmten Zwangsgedanken, eine fixe Idee, eine sie manchmal überkommende kurze Panik entwickelt, die bisher nicht auf die homöopathische Behandlung angesprochen hat (zur Wahrung der Intimität wird der Inhalt des Gedankens nicht erwähnt).Versuche mit zwei weiteren gut passend scheinenden Mitteln (*Causticum* und *Ambra*) zeigen keinen Erfolg. Deshalb wird der Wunsch der Patientin unterstützt, eine Psychotherapie zu beginnen.

Die Jahre 2004 und 2005 sind gekennzeichnet durch neurologische Symptomenfreiheit sowie gute Energie und Leistungsfähigkeit.

Zwei Probleme ließen sich allerdings bisher nicht nachhaltig beeinflussen: In größeren Abständen kommt es nach wie vor zu Mundaphthen und schmerzhaften Harnwegsinfekten.

Der Kontakt ist wegen der großen Entfernung des Studienortes schwierig.

Mehrere Mittel (*Acidum nitricum, Nux vomica* und *Dulcamara*) – sorgfältig repertorisiert und als Akutmittel verordnet –, bringen keine überzeugende Hilfe. Einmal ist die Patientin sogar genötigt, während einer akuten sehr schmerzhaften Urethritis ein Antibiotikum zu nehmen, woraufhin es bald zum nächsten Rezidiv kommt.

Arzneidiagnose VII

Wahl der Symptome

Weitere, hartnäckig persistierende Allgemeinsymptome:

- Eiskalte Füße.
- Nach wie vor trotz allgemein guter Wirkung von *Thuja* übermäßige Belästigung durch Insekten.
- Verlangen, heiß zu duschen [2], bei Harninfekten heiße Sitzbäder zu machen.
- Schweiße (jetzt besonders der Achseln), die Wäsche gelb färbend [1].

Psyche: nicht mehr abhängig von anderen Menschen, keine Angst mehr beim Alleinsein – im Gegenteil: jetzt öfter Bedürfnis nach Rückzug und Bewahren der Intimsphäre. Allerdings gibt es nach wie vor die bereits oben erwähnte Zwangsidee, die ihr mitunter eine plötzliche, schwer zu ertragende Angst macht und große Ruhelosigkeit verursacht. Merkwürdige Träume, „über die sie sich wundert".

Kein Heißhunger mehr, keine besonderen Nahrungsvorlieben, isst nur, „wenn sie daran denkt".

Frage nach der Art der Blasenschmerzen: „Es ist nicht nur eine Brennen, sie gehen durch Mark und Bein, durch den ganzen Körper".

Oft pathologische Harnbefunde.

Repertorisation VII (Ergebnis RADAR-Analyse, Vers. 9.1)

1	1234	1	Gemüt – qualvolle Angst	153
2	1234	1	Gemüt – Ruhelosigkeit	539
3	1234	2	Träume – merkwürdig, wunderlich	28
4	1234	2a	Mund – Aphthen	177
5	1234	2a	Mund – Entzündung	85
6	1234	2	Harnröhre – Schmerz – Urinieren – beim – agg. – brennend	197
7	1234	2	Urin – blutig	166
8	1234	2	Urin – Sediment – Leukozyten	2
9	1234	2	Brust – Schweiß – Achselhöhlen	76
10	1234	1	Schweiß – färbt die Wäsche	28
11	1234	1	Schweiß – färbt die Wäsche – gelb	32
12	1234	2	Extremitäten – Kälte – Füße	296
13	1234	2	Haut – Insektenstiche	65
14	1234	2	Allgemeines – Schmerz – ausstrahlend	33
15	1234	2	Allgemeines – Wärme – Baden, warmes – amel.	25

	lach.	dulc.	lat-m.	merc.	ars.	bell.	sulph.	lyc.	nit-ac.	sep.
	18/35	18/23	18/19	16/34	16/33	14/35	14/34	14/29	14/29	14/28
1	1	–	2	2	4	3	1	3	1	1
2	2	2	1	3	3	3	3	3	2	3
3	2	1	1	–	–	–	–	–	1	–
4	2	1	–	3	3	1	3	2	2	1
5	1	1	1	3	1	2	1	–	2	1
6	1	1	1	2	1	3	3	2	3	2
7	2	1	1	2	3	2	2	2	2	2
8	–	–	1	–	–	–	–	–	–	–
9	1	3	–	–	–	–	3	1	2	3
10	3	1	–	2	1	3	–	2	–	–
11	3	–	–	3	1	2	–	1	–	–
12	3	1	–	3	3	3	3	3	3	3
13	2	1	1	1	1	2	1	–	–	1
14	–	–	1	1	1	–	–	–	–	–
15	–	1	1	–	–	–	–	–	–	–

Arzneimitteldifferenzierung

Die verbliebenen Symptome scheinen weiterhin für *Arsenicum album* zu sprechen, das aber schon sehr oft gegeben wurde und weder Aphthen noch Zystitis nachhaltig beeinflusst hat. Die rangnächsten Mittel auf der Skala scheinen der Verfasserin nicht gut genug zur Gesamtsituation zu passen. Möglicherweise ist ein „kleines Mittel" gefragt, ein „Spezialist" für die verbliebenen Symptome. Die Nähe der Symptomatik zu *Arsenicum album* und

die rezidivierenden Harnwegsinfekte assoziieren ein Mittel, das bei hartnäckigen, sehr schmerzhaften Harnwegsinfekten mit Neigung zu innerer Anspannung, zu fixen, Angst auslösenden Ideen sowie einem psychischen „Festhalten" an Ideen oder Körpersymptomen ein „Geheimtipp" und ein Ergänzungsmittel zu *Arsenicum album* ist: das Spinnenmittel *Latrodectus mactans*.
Besonders charakteristisch erscheint die Beschreibung des Blasenschmerzes: „durch Mark und Bein gehend".

Verordnung

7. Dezember 2005: *Latrodectus mactans* C 200 als Akutlösung (4 – 3 – 2 – 1 KL).

Verlauf bis August 2006

Nach der *Latrodectus*-Gabe im Januar 2006 erneut viele Aphthen, zwei bis drei Wochen anhaltend. Die Patientin benötigt viel Schlaf. Psyche sehr gut. Blase o. B.
Verordnung: Wiederholung von *Latrodectus mactans* C 200 als Akutlösung (4 – 3 – 2 – 1 KL) wegen noch anhaltender leichter Entzündung der Mundschleimhaut sechs Wochen später.
Bis zum 17. Oktober 2006 sind kein weiterer Harnwegsinfekt und nur noch ganz vereinzelt Aphthen aufgetreten.
Bisher konnte die Patientin sich nicht entschließen, ein Kontroll-MRT anfertigen zu lassen.

Zusammenfassende Beurteilung

Die bereits im Alter von 14 Jahren an MS erkrankte Patientin wurde bisher zwölf Jahre lang bei allen körperlichen Störungen homöopathisch behandelt. Sie ist seit mindestens acht bis neun Jahren in neurologischer Hinsicht symptomfrei und voll belastbar. Es spricht vieles dafür, dass die syphilinische Komponente des Krankheitsgeschehens durch *Arsenicum album* sehr gut zu behandeln war.
Wie relativ häufig zu beobachten, verharrte der Organismus anschließend in einem sykotischen Krankheitsbild, das längere Zeit nur wenig beeinflussbar schien. Es ist aber wichtig, solche sykotischen Bilder nicht zu unterdrücken und konsequent auszuheilen, da es sonst zum Rückfall in die alte Pathologie kommen kann. Dieser Schritt scheint vorläufig durch den Einsatz von *Latrodectus mactans* gelungen zu sein. (Über die Entwicklung der Zwangsideen war bis Anfang 2007 nichts zu erfahren.)

12.12 MS mit Angststörung und Hypersensitivität

Anamnese

Die 28-jährige Patientin, verheiratet, Mutter einer 13 Monate alten Tochter, kommt im Februar 1999 zur homöopathischen Erstanamnese.
Behandlungszeitraum: von 1999 bis 2007. Die Behandlung dauert an.
Erstdiagnose „Encephalomyelitis disseminata" ein halbes Jahr zuvor im August1998.
Aktuell besteht die zweite Schwangerschaft (20. SSW). Die Patientin fürchtet, dass sich das Krankheitsbild der MS im Wochenbett weiter verschlechtern könnte und bittet deshalb dringend um eine Konstitutionstherapie.

Aussehen, Zeichen und Verhalten

Klein, schmal, hellblondes glattes Haar, ovales Gesicht, regelmäßige Gesichtszüge. Auffällig: weiße Haut und ein relativ großer, stark geschminkter Mund.
Während der Anamnese fällt immer wieder ein unnatürliches, lautes Lachen [2] auf, das zeitweise sogar etwas schrill wirkt und mitunter völlig inadäquat ist (z. B. wenn sie über den Ärger mit ihrer Schwiegermutter oder ihre Ängste berichtet).

Spontanbericht

MS-Symptomatik

Erste Symptome ca. einen Monat nach Geburt des ersten Kindes im Juli 1998: zunehmender Schwindel, Schmerzen im linken Auge mit Sehstörungen [2], Zittern [3] und Lhermitte-Zeichen [2] in Form eines „Stroms vom Hinterkopf zum Steißbein".
„Vor fünf bis sechs Jahren habe ich schon einmal für einige Sekunden verzerrt gesehen, mir aber kei-

ne besonderen Gedanken gemacht." Ebenfalls vor ca. fünf Jahren häufig schlimme Kopfschmerzen, auch Gelenkschmerzen, die zeitweilig mit Fieber verbunden waren „wie bei einer Grippe" (Behandlung durch den Hausarzt). Später Übergang der Sehstörungen vom rechten auf das linke Auge, dabei schmerzte das linke Auge, besonders bei Einwirkung von Wind.
Ankündigung des ersten Schubs im Wochenbett: Müdigkeit, Übelkeit und Gliederschmerzen ähnlich einem Muskelkater. Später Kopfschmerzen und erst dann Sehstörungen in Form von weißen Flecken im Gesichtsfeld. Die Sehstörungen verschwanden plötzlich und wurden von starkem Kribbeln in den Beinen gefolgt. Außerdem Schmerzen in der rechten Nierengegend, in den Unterbauch ausstrahlend. Häufiges Zittern [3] (einmal sogar nachts um 3 Uhr in Form eines „Anfalls" über zehn Minuten „wie Espenlaub").
Öfter stechender, einschießender Schmerz in die Großzehen und Ohrläppchen [1].
Vor Jahren anlässlich einer Angst- und Panikreaktion pelziges Gefühl der linken Kopfhälfte und starkes Zittern [3]. Die Patientin war damals sehr aufgeregt, weil ihr jetziger Ehemann noch an eine ältere Beziehung gebunden war.

Menses

Häufige Kopfschmerzen, besonders vor den Menses unter Einnahme von Ovulationshemmern. Menses in letzter Zeit (nach Schwangerschaften und Stillperiode) unproblematisch, früher starke dunkle Blutungen mit starken Schmerzen.

Psyche

„Ich hasse Fehler, mache selten Fehler, will keine Misserfolge." Wichtig ist ihr, Geld zu verdienen, Karriere zu machen, reisen zu können. Interessen: Geschichte und Kultur fremder Länder.
Die Patientin ist „total gern in Gesellschaft". Sie mag es, wenn man ihr Komplimente macht, und schmeichelt auch selber gern.
Sie ist leicht gereizt und dann sehr energisch und patzig und beschreibt ihr Verhalten gegenüber den Eltern während der Kindheit als „rotzfrech und aufsässig". War von religiösen Themen und der Bibel fasziniert, obwohl die regelmäßigen Sonntagsgottesdienste sie „nervten".
„Schreckliche Dinge, Unglücksfälle, schlimme Schicksale von Bekannten kann ich nicht aushalten. Zurzeit geht es mir in der Schwangerschaft so gut, dass mir ganz unheimlich ist und ich befürchte, es müsse ein Schicksalsschlag kommen."
Als schrecklich empfand die Patientin auch die Atmosphäre im Krankenhaus bei der Diagnosestellung ihrer MS im Jahr zuvor (1998). Man nötigte sie zu einer Cortisonbehandlung, die ihr hinsichtlich des Allgemeinbefindens (Müdigkeit, Schwäche) sehr schlecht bekam, die neurologische Symptomatik nicht nennenswert verbesserte und wegen der Wochenbettsituation, während der sich die Diagnostik abspielte, mit großer Angst verbunden war. „Im Krankenhaus muss ich immer aufpassen, dass man nicht Dinge mit mir tut, die ich nicht für richtig halte."

Ängste

Ein großes Problem in ihrem Leben sind Ängste.
Kindheit und Adoleszenz: „Ich war schon immer extrem ängstlich. Am schlimmsten war das Gefühl, allein gelassen zu werden, was man mir oft angedroht hat, weil ich immer gereizt und weinerlich war. Um mir das auszutreiben, haben sich meine Eltern z. B. auf dem Spaziergang im Wald versteckt. Ich bin dann fast hysterisch geworden, habe geschrien und Wutanfälle bekommen. Diese Angstbesessenheit ging später so weit, dass ich nie von zu Hause fort wollte, auch nicht zu einer Klassenfahrt".
„Die Schule war für mich ein Graus, obwohl ich die Drittbeste meines Jahrgangs war. Ich habe fleißig gelernt, hatte großen Ehrgeiz. Schlechte Leistungen hatte ich nur in Sport, der an der Schule hoch bewertet wurde. Ganz schlimm war der Schwimmunterricht!" (Panikanfälle und Schwindelgefühle beim Tauchen). Diese panischen Ängste wurden von den Eltern niemals ernst genommen.
„In der Jugend war ich extrem schüchtern, offenbar weil mir die Bestätigung im Elternhaus fehlte. Im Alter von 19 bis 20 Jahren konnte ich kaum eine Bestellung im Restaurant aufgeben."

Erwachsenenalter: „Am schlimmsten ist die Angst um meinen Ehemann. Wenn er auf Geschäftsreise ist und sich nicht rechtzeitig meldet, drehe ich fast durch. Ich bin dann der festen Überzeugung, dass ihm etwas passiert ist. In solchen Situationen habe ich schon hysterische Anfälle bekommen und bin nachts zu den Schwiegereltern gelaufen. Dabei versucht mein Mann, alles für mich zu tun".
„Wenn ich Ängste habe – z. B. Angst, meinen Mann zu verlieren oder Angst vor Krankheit –, flippe ich aus und schreie völlig hysterisch herum." Große Angst vor Aids, BSE, Geschlechtskrankheiten, Tod, Betrug, angelogen zu werden. Die Mutter hatte ihre Angst vor schlimmen Krankheiten weiter geschürt: „Es war schrecklich".
„Bei solchem Stress habe ich immer anhaltend chronische Verstopfung. Auf Reisen wechselt das mit gelegentlichen Durchfällen."
Die Patientin ist sehr schreckhaft [2] und zittrig [3], z. B. auch beim Autofahren. „Das geht meinem Mann stark auf die Nerven."

Eigene Angaben zu Wesen und Charakter

„Ich bin ehrlich. Ich lüge nicht. Ganz schlecht sind für mich Untreue, Unehrlichkeit und wenn ich mit Frauen konfrontiert werde, die anscheinend über allem stehen. Mein Äußeres ist mir sehr wichtig. Ich lege viel Wert auf eine gepflegte Erscheinung."

Gelenkter Bericht

Vorfeld des ersten MS-Schubs

Zwei Wochen vor der Geburt des ersten Kindes stirbt der Schwager unter problematischen Umständen. Zusätzlich großer Stress durch den Umbau des Hauses. Äußerst anstrengende Geburt, die nach 16 Stunden durch Sectio beendet wird. Die Patientin ist während der starken Wehen total verkrampft (dreimaliger Versuch einer PDA).
„Während der Entbindung zitterte [3] ich wie Espenlaub – wie immer, wenn ich aufgeregt bin. Als das Kind da war, habe ich zunächst nur geheult. Das Stillen ging erstaunlich gut, ich hatte sehr viel Milch. Mein Kind strotzte vor Energie und Kraft: Es hat mich ausgenommen, mir alles genommen."
Unmittelbar nach der Geburt hatte sie sich zunächst „ganz high gefühlt", danach jedoch zunehmender Verlust an Energie, zwei bis drei Wochen später plötzlich sehr starker Schwindel und Unsicherheit beim Gehen (s. o.).

Schlaf

„Schlafen war für mich nie ein Problem. Ich schlafe gerne lange bis 10 Uhr und nutze das jetzt während der Schwangerschaft aus." Schlaflage jetzt rechts, ausgestreckt, früher mehr auf dem Rücken.
Träume: „Ich habe häufig Albträume. Erwachen mit Schrecken und Zittern [3] wie Espenlaub".

Thermische Modalitäten, Witterungseinflüsse

„Nachts kühle ich oft aus, bin frostig. Verlangen nach viel Wärme, auch tagsüber. Hitze über 30 °C bekommt allerdings nicht gut. Das bestverträgliche Klima erlebte ich in Kalifornien und in der Wüste von Nevada." Während der dunklen November- und Dezembermonate braucht sie viel künstliches Licht [3].
Füße, Nase und Hände sind oft kalt.

Eigenanamnese

Mit 19 Jahren Pfeiffersches Drüsenfieber mit stark geschwollenen eitrigen Mandeln. Sie war lange Zeit sehr matt, hatte Schwellungen der Augenlider, unklare Magenbeschwerden und trockene schuppige Handflächen, an denen sie immer zupfen musste. „Es war eine Katastrophe".

Ängste

Deutliche Höhenangst [2 – 3] seit dem 17. Lebensjahr. Hält sich ungern in engen Räumen auf (z. B. wenn viele Menschen in einen Aufzug gezwängt sind [1]).

Träume

Im Traum Furcht zu fallen [2]. Träumt, dass sie einen steilen Weg bergauf geht und nicht mehr abwärts gehen kann. Träumt von Bergabhängen und abschüssigen Straßen, die bedrohlich wirken.

Impfungen

Die Patientin ist „gegen alles" geimpft, außer gegen FSME. 1993 Gelbfieberimpfung sowie mehrere Auffrischimpfungen und Gaben von Gammaglobulinen anlässlich eines Auslandsaufenthaltes.

Nahrungsmodalitäten

Isst seit langem nur biodynamische und „gesunde" Nahrungsmittel und kann deshalb ihre genauen Verlangen und Abneigungen nicht sicher beschreiben.

[V]: Rindfleisch. Süßes [1], Rohmilch, verdünnte Obstsäfte.

[A]: Spinat, Fisch (wegen der Gräten).

Durst eher mäßig.

Orientierender neurologischer Befund

Hinnerven: Subjektiv: oft wiederkehrende leichte Sehstörungen, wechselnd auf beiden Augen, in Form „weißer Flecken".

Extremitäten: Tonus, Trophik, Motorik und Sensibilität ungestört.

Reflexverhalten: Eigenreflexe seitengleich sehr lebhaft, nicht sicher gesteigert (BHR wegen Gravidität nicht zu beurteilen). Keine pathologischen Reflexe.

Koordination ungestört.

Arzneidiagnose I

Wahl der Symptome

Die Arzneidiagnose erfordert zweifelsfrei eine Lösungsstrategie über die „Essenz" oder den „Geist der Arznei" (☞ 6.2.1, ☞ 6.3.1), da die individuellen psychischen Symptome sehr auffällig sind und wenig verwertbare Allgemeinsymptome vorliegen.

Im Grunde genommen ist die Arzneidiagnose schon aus dem Spontanbericht ersichtlich.

Bei der Gewichtung der Symptome fallen drei Mitteilungen der Patientin besonders auf:

- heftiges Zittern bei fast jeder Gemütsbewegung und bei Anstrengungen,
- die außerordentlichen Ängste, ganz herausragend: die Angst um ihren Ehemann,
- das häufige, fast immer völlig inadäquate Lachen,
- Die offensichtliche Neigung zu übertreiben. Es fallen häufig Ausdrücke wie „wahnsinnig", „irrsinnig", „furchtbar" etc. Diese vier Symptome lenken den Blick auf *Platinum*.

Repertorisation Ia (Ergebnis RADAR-Analyse, Vers. 9.1)				
1	1234	2	Gemüt – Furcht – geschehen, etwas werde	114
2	1234	2	Gemüt – Furcht – geschehen, etwas werde – Ehemann nie wieder zurückkommen werde, dass der	6
3	1234	2	Gemüt – Lachen – Ernstes, über	27
4	1234	1	Gemüt – Übertreiben	10
5	1234	2	Allgemeines – Zittern – äußerlich	352
6	1234	2	Allgemeines – Zittern – äußerlich – Angst – durch	47
7	1234	2	Allgemeines – Zittern – äußerlich – Anstrengung agg. – geringe Anstrengung, durch	14

	plat.	phos.	lyc.	ars.	rhus-t.	caust.	hydrog.	calc.	onos.	arg-n.
	13/23	10/16	9/13	8/18	8/16	8/14	8/10	7/15	7/9	6/12
1	2	3	2	2	1	3	1	3	2	2
2	2	–	–	1	–	1	–	–	–	–
3	2	1	1	–	–	–	1	–	–	1
4	1	–	1	–	–	–	–	1	1	–
5	1	2	2	3	3	2	2	2	1	3
6	2	1	1	3	2	1	1	2	–	–
7	2	1	–	–	2	–	–	–	1	–

Die folgenden Symptome vervollständigen das Bild.

Repertorisation Ib (Ergebnis RADAR-Analyse, Vers. 9.1)

1	1234	1	Gemüt – Argwöhnisch, misstrauisch	137
2	1234	1	Gemüt – beschimpfen, beleidigen, schmähen	92
3	1234	2	Gemüt – beschimpfen, beleidigen, schmähen – Kinder – Eltern, Kinder beschimpfen ihre	16
4	1234	2	Gemüt – Beschwerden durch – Kränkung, Demütigung	76
5	1234	2	Gemüt – Ehrgeiz – erhöht, vermehrt, sehr ehrgeizig	63
6	1234	1	Gemüt – Furcht – fallen, zu stürzen, zu	43
7	1234	2	Gemüt – Furcht – Unheil, Furcht vor	138
8	1234	2	Gemüt – Licht – Verlangen nach	30
9	1234	3	Gemüt – Schreckliches und traurige Geschichten greifen sie stark an	62
10	1234	2	Gemüt – Schreien – Angst, aus	9
11	1234	1	Gemüt – Traurigkeit – Dunkelheit, in der	9
12	1234	1	Extremitäten – Schmerz – Zehen – große Zehe	76
13	1234	1	Ohr – Schmerz – Ohrläppchen	14

	calc.	plat.	lyc.	phos.	nux-v.	lach.	nat-m.	ars.	caust.	cocc.
	16/31	16/26	15/33	15/22	14/28	13/24	13/24	13/17	12/21	12/15
1	1	1	4	2	2	3	–	3	3	2
2	–	1	3	1	3	1	–	1	1	–
3	–	3	3	–	2	1	2	–	–	–
4	1	1	3	1	2	2	3	1	1	1
5	1	3	1	1	3	2	1	1	2	1
6	1	–	–	1	1	–	–	1	1	–
7	3	2	1	2	1	2	2	2	2	2
8	2	–	–	1	–	–	1	–	–	–
9	4	1	2	2	2	2	2	1	2	1
10	1	1	2	–	–	–	–	–	–	1
11	1	1	–	2	–	–	–	1	–	–
12	1	1	2	1	–	–	–	1	–	–
13	–	–	–	1	–	–	1	–	–	–

Begründung der Arzneimittelwahl

Zweifelsfrei liegt ein überzeugendes *Platinum*-Bild vor, wobei sich die Arzneidiagnose bis zur Kindheit zurückverfolgen lässt: übertriebene Ängste, die Exzentrizität, die Heftigkeit der Emotionen (besonders gegenüber den Eltern), der außergewöhnliche Ehrgeiz, das große Interesse an Religion etc.

Auch während der ersten Entbindung hätte die Patientin dringend *Platinum* gebraucht (vgl. die Rubriken „Beschwerden während der Entbindung“, „quälende Wehen“, „vergebliche Wehen“ etc.).

Ein weiterer Hinweis ist das erste Manifestwerden der MS im Wochenbett (*Platinum* hat wichtige Bezüge zum Hormonhaushalt und ist auch ein häufiges Mittel bei Wochenbettpsychosen). Die Nahrungsmodalitäten sind wegen der extrem nach gesundheitlichen Richtlinien ausgewählten Lebensmittel nicht zu verwerten.

Für die Sicherung der Arzneidiagnose wären Allgemein- und auffallende Lokalsymptome wichtig. In diesem Fall sind – wie das bei dem Arzneibild *Platinum* häufig anzutreffen ist – nur wenige Allgemeinsymptome und Modalitäten vorhanden.

Von den klimatischen und Witterungseinflüssen passen besonders das Verlangen nach Licht und die Niedergeschlagenheit während der lichtarmen

Jahreszeit (Neigung zu Winterdepressionen infolge Lichtmangels bei *Platinum*).
Die Frostigkeit ergänzt ebenfalls das Bild.
Bei den Lokalsymptomen sind zwei Schmerzlokalisationen auffällig, nämlich Schmerzen an Ohrläppchen und großen Zehen. Sie waren allerdings nicht mehr aktuell und wurden nicht mit großer Intensität geäußert.

Verordnung

1. März 1999: *Platinum* LM 6, 1 × nüchtern 3 Trp. über 3 Wochen, anschließend Übergang auf LM 7 – LM 8.

Verlauf

14. April 1999

Nach Einnahme der Potenzen LM 6 und LM 7 sind die Sehstörungen wesentlich gebessert, Energie und Schlaf gut, Allgemeinbefinden gut.
Verordnung: *Platinum* LM 8. Danach kommt es zu einem viralen Infekt mit Laryngitis, der aber ohne weitere Medikation bald abklingt und ohne Folgen verläuft.

9. Juni 1999 (nach weiteren zwei Monaten)

Deutliche Besserung der Sehstörungen (80%). Keine Muskelschmerzen mehr.
Stimmung „noch leicht empfindlich". Ängste: Wenn, dann um ihr Kind und vor dem Tod. Mit Annäherung an den Geburtstermin verstärkt Ängste vor der Entbindung. Schlaf gut, Antrieb und Energie gut.
War noch längere Zeit ziemlich frostig, jedoch mit nachlassender Tendenz. Nur die Füße sind noch öfter kalt.
Verordnung: *Platinum* (LM 9 – LM 10).

22. Juli 1999 (nach weiteren sechs Wochen)

Beginnende Wehen. Die Hebamme vermutet eine Lageanomalie. Anfrage der Hebamme (per Handy auf der Fahrt zur Klinik) nach der homöopathischen Medikation.
Verordnung: *Platinum* LM 11 als Akutlösung vier bis sechs Mal (Abstände je nach Erfordernis). Daraufhin wird die Geburt in kurzer Zeit (drei Stunden) ohne weitere Komplikationen (erste Entbindung Sectio, s. o. Spontanbericht) beendet.
Verordnung: Im Anschluss an die Geburt läuft *Platinum* LM 11 und LM 12 weiter.

24. Juli 1999 (nach weiteren zwei Tagen)

Im Wochenbett plötzlich wieder auftretende Gliederschmerzen, Nackenschmerzen, die rasch wechseln (a. Sy.). Mitunter Gefühl einer Gänsehaut „wie Schauder", was auch früher schon häufig auftrat [2], jetzt aber deutlich schwächer ist (typisches *Platinum*-Symptom). Schlaf gut. Stillen: kein Problem.
Verordnung: Weiterbehandlung mit *Platinum*.

10. November 1999 (nach weiteren dreieinhalb Monaten)

Plötzlicher großer Schreck nachts, gefolgt von Herzrasen und Zittern. Auslöser: Ein Betrunkener hatte an der Tür geklingelt, als sie allein im Haus und ihr Ehemann auf einer Geschäftsreise war.
Verordnung: für einen Tag *Platinum* LM 15 als Akutlösung (das Mittel wird inzwischen zweimal wöchentlich als LM 15 danach als LM 16 gegeben).

29. März 2000 (nach weiteren viereinhalb Monaten)

Unter *Platinum* LM 18 Schlaf nicht mehr ganz so gut. Am linken Daumen „Ballenbrennen" (a. Sy.).
Ab und zu plötzliche Schwäche „wie früher", einmal starker Schwindel „wie früher". Gerstenkorn am linken Auge, sehr trockene Haut. Oft plötzliche, stechende Schmerzen („wie ein kleiner Stromstoß") ganz unterschiedlicher Lokalisation.
Wieder leichte Obstipation, die unter der bisherigen homöopathischen Behandlung bereits völlig verschwunden war.
Ihre Nerven sind nicht mehr so gut, sie schreit schon aus geringem Anlass. Besserung der Ängste (30%). Das Zittern ist ganz verschwunden.
Strategie: Annahme einer Sättigung des Organismus mit *Platinum* (vgl. Organon §§ 280 – 281), Einnahmepause.

6. April 2000 (nach einer weiteren Woche)

Starke Erkältung mit „laufender Nase".
Verordnung: Phytotherapeutika (Umckaloabo®,

Bronchicum plus®). Keine Entwicklung neurologischer Symptome.

23. Juni 2000 (nach weiteren elf Wochen)
Routinemäßiges Kernspintomogramm:
Kein Nachweis einer signifikanten Blut-Hirn-Schranken-Störung, somit weiterhin kein Nachweis florider Demyelinisierungen.
Im Vergleich zur letzten MRT-Diagnostik im August 1998 leichte Größenrückbildung der etwas größeren ovalären Läsion am dorsalen Balkenrand rechts.
Neu aufgetreten: je eine kleine Gliose rechts okzipital sowie am linksseitigen Temporalhorn.
Unverändert sehr diskrete kleine Glioseherde beidseits am Balkenrand sowie im Centrum semiovale links, weiterhin sehr diskret auch im Caput nuclei caudati und Thalamus links.
Infratentoriell keine signifikante Demyelinisierung.
Nebenbefund: Deutliche polypöse Läsionen in den basalen Kieferhöhlen.
Strategie: keine weitere Arzneimittelgabe, da es der Patientin gut geht.

21. Dezember 2000 (nach weiteren sechs Monaten)
Inzwischen ist das zweite Kind abgestillt, die Menses sind wieder aufgetreten (Stillperiode gut verlaufen). Seit zwei bis drei Wochen infolge des Weihnachtsstresses und eines viralen Infektes (Schnupfen, Magenverstimmung mit leichter Übelkeit), leichte, langsam zunehmende Beschwerden: Sie fühlt sich „schummrig, wie betrunken". Während der letzten Monate Menses wieder sehr dunkel, seit zwei Monaten PMS mit Schmerz in den Mammae, großer Reizbarkeit und „Hysterie" (alles a. Sy.).
Verordnung: *Platinum* LM 18, 1 × tgl. 3 Trp. über 5–7 Tage, anschließend jeden 2. Tag über 3 Wochen.

Arzneidiagnose II

Anfangs ging es unter *Platinum* LM 18 deutlich besser, seit zwei Tagen jedoch wieder bergab: Verschlechtert haben sich insbesondere Unsicherheit, Schwindel und „übergroße Nervosität".

Wahl der Symptome

Aktueller Zustand: Befindet sich einige Tage vor der Regel, sehr müde, hatte jetzt zum zweiten Mal eine starke prämenstruelle Brustschwellung, mit geringer Absonderung von Milch. „Hysterisches" Verhalten. Sie schreit beim geringsten Anlass, z. B. wenn sich ihr Sohn von ihrer Hand löst und wegläuft. „Ich schreie plötzlich [3], verhalte mich völlig unkontrolliert [2], habe keine Nerven, bin überempfindlich, ängstlich, mache jeden in meiner Umgebung verrückt. Mein Mann sagt ganz ernsthaft, dass er das bald nicht mehr ertragen kann."
Große Furcht vor ansteckenden Krankheiten (BSE, Aids, Hepatitis [3]).
Am schlimmsten sind die Unsicherheit [3] und der Schwankschwindel [2], besonders auffällig während des Aufenthaltes in einem Geschäft: plötzlich „komisches Gefühl" und „Schwindel beim Sehen nach links bzw. Kopfwenden nach links", „Gefühl wie betrunken". Sie kann dabei nicht richtig mit den Augen fixieren, „alles ist undeutlich, als würde alles verschwimmen" Hauptsächlicher Auslöser: intensive Gerüche [3].
Zucken in den Beinen, besonders links, abends im Sitzen. Kraftlosigkeit im rechten Arm. Ständige Schauer über den ganzen Körper sowie eisige Gefühle an kleinen Stellen, wie von einem Eiswürfel.
Nachts sehr frostig, eiskalte Füße. Die Patientin schläft spät ein, oft erst um 3 Uhr morgens. Magenschmerzen tagsüber und abends nach dem Essen „wie früher".
Obwohl sie vor sieben bis acht Monaten abgestillt hat, bemerkt sie wieder Absonderung von Milch aus der Brust (dreimal jeweils vor der Regel).

Repertorisation II (Ergebnis RADAR-Analyse, Vers. 9.1)				
1	1234	3	Gemüt – Erschreckt leicht	144
2	1234	2	Gemüt – Schreien – Angst, aus	9
3	1234	2	Schwindel – begleitet von – Sehen – Trübsichtigkeit	89

Repertorisation II (Ergebnis RADAR-Analyse, Vers. 9.1) *(Fortsetzung)*

4	1234	1	Schwindel – Drehen, beim – Kopfes, oder Bewegen des	63
5	1234	2	Schwindel – nervösen Erkrankungen, bei	29
6	1234	3	Nase – Geruch, Geruchssinn – überempfindlicher Geruchssinn	133
7	1234	1	Magen – Übelkeit – tagsüber	22
8	1234	2	Brust – Schwellung – Mammae – Menses – vor – agg.	34
9	1234	1	Extremitäten – Zucken – Beine	87
10	1234	2	Haut – Kälte – Flecken	11
11	1234	2	Allgemeines – Abends	240
12	1234	2	Allgemeines – Menses – vor – agg.	117
13	1234	2	Allgemeines – Schaudern, nervöses	127

	phos.	**bell.**	**calc.**	**cocc.**	**puls.**	**plat.**	**mosch.**	**lyc.**	**zinc.**	**cham.**
	21/45	**20/41**	**20/41**	**20/29**	**19/37**	**19/28**	**19/19**	**18/40**	**18/27**	**18/25**
1	2	3	2	1	2	1	1	3	1	1
2	–	–	1	1	–	1	1	2	–	–
3	3	2	3	–	1	1	1	–	1	1
4	2	2	2	1	–	–	1	–	1	–
5	1	1	–	1	2	–	1	1	–	1
6	3	3	2	2	1	2	–	3	1	2
7	1	–	–	–	–	–	1	1	–	–
8	2	1	2	2	2	–	–	–	1	1
9	3	1	1	1	2	1	–	1	2	–
10	–	–	–	–	–	1	1	–	–	–
11	3	3	3	2	3	3	1	3	3	3
12	2	1	3	1	3	2	1	3	3	1
13	1	2	1	2	2	1	1	1	1	1

Begründung der Arzneimittelwahl

Essenz und Gesamtheit der Symptome (☞ 6.3.1, ☞ 6.3.2) scheinen zwar noch für *Platinum* zu sprechen, seine Wirkung ist jetzt jedoch nicht mehr überzeugend. Es reichte in letzter Zeit nicht aus, um den übererregbaren Zustand der Patientin, den sie selbst als Hysterie bezeichnet, zu dämpfen. Von den in der Repertorisation auffälligen Mitteln scheint bei diesem Ausnahmezustand am ehesten ein „Hysterie-Mittel" zu passen. Dabei fällt der Blick auf *Moschus. Moschus*-Patienten geraten in völlig exaltierte Zustände mit Ohnmachtsneigung bei Erregung, lautem Schreien bei Schreck, „nervösem" Schwindel und vor allem extremer Geruchsempfindlichkeit (zwar keine Repertoriumsrubrik, hat aber als wichtiges Mittel bei der Parfümherstellung eine auffällige Beziehung zum Geruchssinn). Die prämenstruelle Milchabsonderung (Rubrik „Brust – Milch bei nicht schwangeren Frauen") ist weder bei *Platinum* noch bei *Moschus* zu finden, die relevante Rubrik aber auch relativ klein (dieses Symptom tritt bei erhöhten Prolaktinspiegeln auf und ist oft mit psychischen Störungen verbunden).

Das Arzneimittelstudium bei Clarke und Kent bestätigt die Mittelwahl. Interessant ist, dass K. J. Müller in seiner Kasuistiksammlung über *Moschus* dieses Mittel stark in die Nähe von *Platinum* rückt.

Verordnung

5. Januar 2001: *Moschus* in aufsteigenden LM-Potenzen, beginnend mit der Stärke LM 6.

Verlauf

14. Februar 2001

Bereits vier Tage nach der Einnahme von *Moschus* starke Verschleimung der Bronchien und starker Husten mit Kopfschmerzen, jedoch ohne die gewohnte Schwäche und das reduzierte Allgemeinbefinden.

Schlaf fast gut, die Magenschmerzen sind verschwunden. Nur noch leichte Erschöpfung mittags zwischen 13 und 15 Uhr. Die psychischen Überreaktionen haben sich vollständig gelegt: „Das Närrische, Extreme, Hysterische ist verschwunden".

Menses vier Tage früher, noch stark mit Koageln durchsetzt, aber etwas kürzer und ohne Absonderung aus der Brust.

Im linken Augapfel leichter Schmerz („wie früher"). Die Patientin ist sich nicht sicher, ob sie ein wenig schlechter sieht.

Insgesamt wesentliche Verbesserung.

Verordnung: *Moschus* LM 7 – LM 8.

14. März 2001 (nach weiteren vier Wochen)

Leichte Schmerzen am Augenhintergrund, „beim Drehen der Augen (wie früher)".

Schlaf wieder gut. Nervosität und Ängste deutlich besser.

Einen Tag vor den Menses ist sie sehr nervös, hat aber keine Milchabsonderung mehr.

Leichte Verstopfung für ca. fünf Tage („uraltes Symptom"). Hatte einen Schweißausbruch (Dauer ca. zehn Minuten), dabei zitterte sie „wie Espenlaub" (wie früher), hatte schwitzige und eiskalte Hände, war total verkrampft und musste hinaus an die frische Luft. Auslöser: ein übler Geruch, „ich war schon immer sehr empfindlich gegen Gerüche".

Verordnung: Weiterbehandlung mit *Moschus*.

20. März 2001 (nach weiteren sechs Tagen)

Sehen wieder etwas schlechter [2] (a. Sy.). Der Schwindel ist verschwunden, Energie zufriedenstellend bis gut, Schlaf ebenfalls gut. Übernervosität weiterhin deutlich gebessert.

Strategie/Verordnung: Abwarten. Weitere *Moschus*-Einnahme (LM 8).

5. April 2001 (nach weiteren zwei Wochen)

Sehstörung klingt langsam ab.

Kurz vor der Regel starke Blähungen, Frösteln, Eiseskälte, Zittern („wie früher").

Verordnung: *Moschus* LM 9.

16. Mai 2001 (nach weiteren sechs Wochen)

Stimmung gut. Die Patientin ist abends lediglich etwas abgespannt und „genervt" durch die zwei Kleinkinder. Fröstelt leicht. Seit Jahren zum ersten Mal wieder aufgetretenes altes Symptom: Pollenallergie mit leichten Niesattacken, Brennen und Jucken der Augen.

Gelegentlich leichte stechende Schmerzen in den Oberschenkeln. Menses regelmäßig ohne größere Probleme.

Verordnung: *Moschus* LM 10 – LM 11.

6. Juni 2001 (nach weiteren drei Wochen)

Routinemäßiges Kernspintomogramm:

Eine vor Jahren (1998) beschriebene hypodense Läsion ohne Größenveränderung im Vergleich zu den Voraufnahmen.

Im rechten okzipitalen Marklager in der Größe leicht rückläufige punktförmige Läsion. Der auf den Voraufnahmen erkennbare punktförmige Herd in Nachbarschaft des rechten Inselkortex ist jetzt nur noch flau nachzuweisen. Keine neu aufgetretenen Läsionen. Links im temporalen Marklager ein in der Größe unveränderter punktförmiger Herd.

Normales Signalverhalten des Hirnstamms und Kleinhirns.

Im linken Centrum semiovale sind unverändert drei punktförmige Läsionen nachweisbar.

Gesamtbeurteilung: „Insgesamt erfreulicher Befund."

Verordnung: weiter *Moschus* bis zur Stärke LM 11.

15. Juni 2001 (nach einer weiteren Woche)

Seit zwei Tagen leichte Zystitis, mäßige Bakteriurie, Müdigkeit, leichte Übelkeit.

Verordnung: Phytotherapeutika (Angocin®, Rhoival®).

27. Juni 2001 (nach weiteren zwölf Tagen)

Dysurie abgeklungen.

4. Juli 2001 (nach einer weiteren Woche)

Nach Eintreten der Periode Ende Juni deutliche Besserung aller Beschwerden. Sehr starke Periodenblutung.

Allgemeine Energie sehr gut, Schlaf gut, Gemütssymptome gut.

Lediglich bei „Schreckensnachrichten" (die Kinder waren einmal für kurze Zeit verschwunden) wieder große Angst. Außerdem „totale Wasserangst" (konnte früher niemals tauchen) wieder stärker ins Bewusstsein getreten. Extremes Mitgefühl, wenn andere Schmerzen haben. Sobald jemand sich verletzt, spürt sie die gleichen Schmerzen buchstäblich im eigenen Körper. „Wenn die Kinder vor Schmerz weinen, könnte ich verrückt werden." Bei einer banalen Verletzung der Tochter hat die Patientin „gezittert wie Espenlaub". Dabei Schmerzen im ganzen Körper und ohnmachtartiges Gefühl.

Empfindlichkeit gegen Geräusche und Licht hat sich gebessert, ist aber nicht verschwunden. Extreme Geruchsempfindlichkeit, v. a. gegen Waschmittel [3–4] (enthalten als Duftstoff Moschoide!) mit nachfolgender Übelkeit: „Ich denke dann, ich werde verrückt".

Einmalig kurzer Schwindel vor einem banalen Infekt.

Haut: zunehmend trocken („wie Hornhaut") an der rechten Hand (a. Sy.). Die fleckförmigen kalten Empfindungen an den Beinen (s. o. „Arzneidiagnose II") sind verschwunden.

Verordnung: Wechsel des Arzneimittels auf *Lyssinum* C 200, Doppeldosis 2 + 2 Glob (☞ 9.1) an zwei aufeinanderfolgenden Tagen.

Lyssinum ist eine Nosode und angezeigt, wenn starke Anspannung mit extremer Überempfindlichkeit der Sinne verbunden ist (Lichtreize, akustische Reize, Gerüche), vor allem aber, wenn eine durch nichts zu begründende Wasserangst besteht. Ein weiteres wichtiges Indiz ist das extreme Mitempfinden von Schmerzen (Repertorium „Synthesis": „Fühlt den gleichen Schmerz, über den sein Bruder klagt").

22. August 2001 (nach weiteren sieben Wochen)

Die Reaktion auf die Nosode *Lyssinum* ist nicht klar einzuschätzen.

Bei heißem Sommerwetter bestehen jetzt Schmerzen in der Brust mit Schwindelgefühlen beim tiefen Atmen. „Die Atmung ist wie eine Last, wie zum Ersticken, wie behindert". Die Patientin braucht unbedingt frische Luft. Einmal für einen Tag wieder geringe Milchsekretion aus der linken Brustdüse vor der Regel.

Verordnung: Die Patientin fragt, ob sie das vorletzte Mittel (*Moschus*) wieder einnehmen kann, da es ihr unter diesem Mittel deutlich besser ging. Nach Überprüfung der aktuellen Symptome weitere Behandlung mit *Moschus* LM 12, jeden 2. Tag 3 Trp.

26. September 2001 (nach weiteren fünf Wochen)

Diagnose einer frühen Schwangerschaft. Das Allgemeinbefinden der Patientin ist gut. Allerdings wieder extreme Empfindlichkeit gegen Gerüche. Eine leichte Erkältung hat kaum Probleme verursacht.

Verordnung: *Moschus* in ansteigenden LM-Potenzen, ab LM 14 jeden 3. Tag.

16. Januar 2002 (nach weiteren vier Monaten)

Die Schwangerschaft verläuft unter *Moschus* gut: „Alles passt". Voraussichtlicher Entbindungstermin Ende Mai 2002.

Ende Dezember 2001, vor Weihnachten, leichter Infekt mit Halsschmerzen, Schnupfen, Müdigkeit, Husten.

Am auffälligsten hat sich während der vergangenen Monate das Sehen verbessert.

Verordnung: *Moschus* in weiter ansteigenden LM-Potenzen, ab LM 17, 2 × wöchentlich 3 Trp.

14. März 2002 (nach weiteren zwei Monaten)

Die Lebendigkeit der zwei Kleinkinder und Differenzen mit den Schwiegereltern erfordern viel Energie: Die Patientin ist reizbar, explodiert wieder bei jeder Kleinigkeit, kann nach eigenen Angaben sehr ausfallend werden.

Geruchsempfindlichkeit (gegen Haarsprays und Waschmittel) hat nach lang anhaltender Toleranz in den letzten Wochen wieder stark zugenommen. Frostgefühle bei Erregung. (Sie bemerkte diese Symptome bereits seit drei bis vier Wochen, meldete sich aber nicht, weil sie sie für flüchtig hielt.)
Beurteilung und Verordnung: Es handelt sich offensichtlich um eine Sättigung des Organismus mit *Moschus*. Als nach zwölf Tagen noch keine Besserung eintritt (Moschus zu lange eingenommen?), wird vorübergehend als „dynamisches Antidot" *Ignatia* LM 6, 1 × tgl. 3 Trp. eingesetzt. Daraufhin rasche Besserung.

15. Mai 2002 (nach einem weiteren Monat)

Voraussichtlicher Entbindungstermin 25. Mai 2002.
Erwartungsspannung und Nachlassen der Energie wegen gestörten Nachtschlafs durch die Kinder. Wieder mehr Zittern.
Das erneute Auftreten von Zittern und die unruhige Erwartungsspannung, begleitet von erneutem exaltierten Verhalten und einem Flattergefühl im Ohr (*Platinum*), indizieren wiederum *Platinum*.
Verordnung: *Platinum* C 200, 2 Glob.

21. Mai 2002 (nach weiteren sechs Tagen)

Rasche, unkomplizierte Entbindung des dritten Kindes. Während des Wochenbetts Müdigkeit, Reizbarkeit, Gliederschmerzen (alles a. Sy. wie bei früherer Wochenbettsituation).
Verordnung: *Platinum* C 200 als Akutlösung (4 – 3 – 2 – 1 KL).

8. September 2002 (nach weiteren vier Monaten)

Erinnert sich am dritten bis vierten Tag der Einnahme von *Platinum* am 21. Mai eine leichte Erstreaktion gehabt zu haben, danach anhaltende Stabilität.
Seit drei Wochen leichter Rückfall mit den vertrauten Symptomen (übernervös, Zittern, Exaltiertheit).
Verordnung: *Platinum* M, 1 Glob.

Weiterer Verlauf bis Anfang 2007

Seit 2002 herrscht anhaltende Stabilität. Die Patientin meldet sich in großen Abständen, wobei je nach vorherrschender Problematik (anstrengender Alltag mit drei Kleinkindern, Unstimmigkeiten mit den Schwiegereltern) *Platinum* oder gelegentlich *Moschus* in den Potenzen C 200 oder C 1000 oder auch als Q-Potenz verabreicht werden (☞ 9).
Mehrere Infekte (Influenza, Sinusitis, Infekt der Luftwege mit ausgeprägter Adynamie) erforderten zwischenzeitlich akut *Bryonia* C 30, *Pulsatilla* C 30 und *China* C 30, jeweils als Akutlösung.
Bis Anfang des Jahres 2007 ist keine neurologische Symptomatik mehr aufgetreten.
Die Patientin ist psychisch in einem wesentlich stabileren Zustand.
Die angeratene Psychotherapie bzw. Familienaufstellung wurden bisher nicht durchgeführt.
Einziges begleitendes Mittel: Nahrungsergänzung mit Lachsölkapseln.

Zusammenfassende Beurteilung

Wenn davon auszugehen ist, dass die Multiple Sklerose eine der stressanfälligsten chronischen Krankheiten ist (☞ 1.3.2, ☞ 6.1.2), wird klar, dass in diesem Fall eine Vollremission ohne Dämpfung der Ängste und Übererregung nicht gelingen kann.
Bei dieser Patientin gibt es gleich mehrere Ebenen, auf denen Energieverluste stattfinden:

- Die außergewöhnliche Übersensitivität – von ihr selber als Hysterie bezeichnet – mit Neigung zu Angst und Panik.
- Der Stress häufiger hormoneller Umstellungen während dreier Schwangerschaften und eine konstitutionelle Neigung zu hormonellem Ungleichgewicht.
- Eine Infektanfälligkeit und häufige Erschöpfungsphasen durch die Versorgung dreier anstrengender Kleinkinder.

In *Platinum* haben wir ein Arzneimittel, das all diesen Aspekten gerecht wird. Man mag sich nicht vorstellen, welchen Aufwand es erfordert hätte, wenn diese Störungen einzeln hätten therapiert werden müssen – ganz abgesehen von den zu erwartenden Unstimmigkeiten, die das exaltierte

Verhalten der Patientin wahrscheinlich bei manchem Therapeuten provoziert hätte. Bei Kenntnis des *Platinum*- und *Moschus*-Bildes kann ein Homöopath dagegen aus einer wertneutralen, gelassenen Distanz reagieren und die Ausgestaltung des Arzneimittels mit Interesse verfolgen. Außerdem weiß er, dass *Platinum*-Menschen meistens auch ungewöhnlich positive Eigenschaften haben, die dann aufblühen können, wenn sie von ihrer Pathologie entlastet werden.

Darüber hinaus hat *Platinum* noch eine potente antisyphilinische Wirkung, die die Patientin hoffentlich für immer vor der weiteren Entfaltung dieses Miasmas schützen wird.

Platinum ist ein wichtiges, relativ häufiges Mittel bei Multipler Sklerose. Wahrscheinlich wird es wegen Unkenntnis seiner im gesunden Zustand überragend positiven, aber in den alten Arzneimittellehren oft einseitig und negativ dargestellten psychischen Eigenschaften viel zu selten diagnostiziert.

III Begleitende Maßnahmen

13 Ernährung

Thomas Lorz

Es gibt deutliche Hinweise, dass eine geeignete Ernährung den Verlauf der Multiplen Sklerose positiv beeinflussen kann und dass Mangel-, Über- oder Fehlernährung die neurologische Symptomatik verschlechtern.

Ein wichtiger Aspekt der Ernährung ist der Genuss und die Freude am Essen. Biophysiologisch gesehen, dient sie der Nährstoffzufuhr mit folgenden drei Zielen:

1. Zufuhr der Energie,
2. Zufuhr von „essentiellen" Nahrungsbestandteilen (z. B. Vitamine, Spurenelemente),
3. Zufuhr von Ballaststoffen und Wasser.

Tab. 13-1: DGE-Empfehlungen für die Nährstoffzufuhr im Erwachsenenalter (DGE 1991)

Fett	25–30% der Gesamtenergiezufuhr • > 3,5% essentielle Fettsäuren • > 3% Linolsäure (Omega-6-Fettsäure, 10 g) • > 0,5% Linolensäure (Omega-3-Fettsäure, 1 g) • > Omega-6-/Omega-3-Verhältnis: 5:1–15:1
Kohlenhydrate	55–60% der Gesamtenergiezufuhr
Eiweiß (Protein)	Ca. 0,8 g/Kg Körpergewicht/d

13.1 Energielieferanten

Energie ist zur Aufrechterhaltung aller Lebensvorgänge notwendig. Der Energiegehalt der Nahrung wird in Kilokalorien (kcal) oder in Kilojoule (kJ) angegeben.

Energieeinheiten

Kalorie (cal): ältere Einheit der Energie, definiert als die Wärmemenge, die nötig ist, um 1 g Wasser um 1 °C zu erwärmen.

Joule (J): SI-Einheit (Système International d'Unité) für die Messgrößen Energie, Arbeit und Wärmemenge. Ersetzt seit 1978 offiziell die Maßeinheit Kalorie.

1 kcal entspricht 4,18 kJ.

Auch in Ruhe wird Energie (Grundumsatz) verbraucht (z. B. Herzmuskel, Gehirn). Ohne besondere körperliche Betätigung beträgt der Energiebedarf zwischen 2000 und 2500 kcal pro Tag. Nimmt der Körper mehr Energie auf, als er benötigt, wird die überschüssige Energie vor allem in Form von Fett gespeichert. Energie kann durch drei verschiedene Energieträger aufgenommen werden:

- Kohlenhydrate,
- Eiweiße (Proteine),
- Fette.

Diese drei Energielieferanten sollten bei einer gesunden Ernährung in einem ausgewogenen Verhältnis zueinander stehen.

13.1.1 Kohlenhydrate

Kohlenhydrate sind chemische Zucker (Saccharide) und kalorisch die wichtigsten Energieträger. Die zum Teil großen Moleküle werden im Darm durch Enzyme gespalten und in den Blutkreislauf aufgenommen. Zucker stehen schnell zur Energiegewinnung zur Verfügung. Es wird empfohlen, 55–60% aller Kalorien über Kohlenhydrate zuzuführen. Besonders kohlenhydratreich sind Kartoffeln, Getreideprodukte (Mehl, Brot, Gebäck, Nudeln) und Reis.

Es ist zu empfehlen, beim Verzehr von kohlenhydratreichen Nahrungsmitteln solche zu wählen, die zusätzlich ausreichend Ballaststoffe enthalten (z. B. Vollkornbrot statt Weißbrot, ☞ 13.4.1). Kohlenhydrate werden unterschiedlich schnell aus dem Darm in den Körper resorbiert. Reine Kohlenhydrate (z. B. Traubenzucker) werden sehr schnell aufgenommen und führen zu einer raschen Insulinsekretion.

13.1.2 Eiweiße (Proteine)

Eiweiße (Proteine) werden im Darm in Aminosäuren gespalten und dann resorbiert. Sie werden entweder als Energielieferant verwendet oder in körpereigene Eiweiße (z. B. zum Aufbau von Muskelgewebe) eingebaut.
Die Deutsche Gesellschaft für Ernährung (DGE) empfiehlt, jeden Tag ca. 0,8 g Eiweiß pro Kilogramm Körpergewicht zu sich zu nehmen. Da tierische Produkte (Fleisch, Milchprodukte, Eier) auch Arachidonsäure enthalten, die die Bildung von Entzündungsmediatoren begünstigt (s. u.), ist es sinnvoll, mehr als 60% des Eiweißbedarfs durch pflanzliches Eiweiß abzudecken. Neben den Hülsenfrüchten (Erbsen, Bohnen, Linsen) sind besonders Sojabohnen und daraus hergestellte Produkte (z. B. Tofu) wertvolle Eiweißträger (☞ 13.4.1). Eine optimale Eiweißkombinationen pflanzlichen Ursprungs sind z. B. Pellkartoffeln mit Quark.

13.1.3 Fette

Fette sind ebenfalls ein unverzichtbarer Nahrungsbestandteil und sollten 25 – 30% der Energiezufuhr ausmachen. Darüber hinaus sind Fette Vehikel für fettlösliche Vitamine und dienen der Synthese von diversen Hormonen.
Fettsäuren bestehen aus Ketten von miteinander verbundenen Kohlenstoffatomen. Zwei Bindungsstellen der Kohlenstoffatome werden von Wasserstoffatomen besetzt. Werden der Fettsäure Wasserstoffatome entzogen (Entsättigung), treten Doppelbindungen auf, und es entstehen ungesättigte Fettsäuren. Gesättigte (z. B. Palmitinsäure) und einfach ungesättigte Fettsäuren (Ölsäure) kann der Organismus selbst herstellen (z. B. aus Zucker).

Ungesättigte Fettsäuren

Ungesättigte Fettsäuren haben mindesten eine oder mehrere chemisch reaktive Stellen (Doppelbindungen) und werden dementsprechend als einfach oder mehrfach ungesättigte Fettsäuren bezeichnet. Mehrfach ungesättigte Fettsäuren (PUFA: Polyunsatured fatty acid) wie z. B. Omega-3- und Omega-6-Fettsäuren können vom Organismus nicht synthetisiert werden. Da diese Fettsäuren aber lebenswichtig (essentiell) sind, müssen sie in ausreichender Menge mit der Nahrung zugeführt werden (☞ 13.4.1).

Tab. 13-2: Lebensmittel mit einem sehr hohen Fettanteil

Lebensmittel	Fett/100 g
Mayonnaise	80 g
Speck, durchwachsen	65 g
Erdnüsse	50 g
Salami	42 g
Milchschokolade	35 g
Sahne	32 g
Käse (60% Fett i. Tr.)	31 g
Blätterteig	28 g
Schweinefleisch	23 g
Marzipan	18 g

Bedarf an ungesättigten Fettsäuren
Der tägliche Bedarf an essentiellen Fettsäuren beträgt gemäß den Empfehlungen der DGE ca. 10 Gramm.

Tierische Fette enthalten überwiegend gesättigte Fettsäuren (v. a. Palmitin- u. Stearinsäure), pflanzliche Fette enthalten einen bedeutenden Anteil ernährungsphysiologisch wertvollerer ungesättigter Fettsäuren (u. a. Öl- u. Linolsäure). Fischöl ist reich an mehrfach ungesättigten Fettsäuren (Omegafettsäuren, EPA). Die wichtigste Fischölfettsäure ist die EPA (Eicosapentaensäure, ☞ Tab. 13-4). Lebertran hat etwa 40 mg/g, konzentrierte und gereinigte Fischöle (z. B. Ameu®, Eicosan®) haben 164 mg/g und hochkonzentrierte und gereinigte Fischöle (z. B. Epamax®, Omacor®) haben 300 mg/g.

Omegafettsäuren

Omega-3- (Linolensäure-Familie) und Omega-6-Fettsäuren (Linolsäure-Familie) sind essentielle Fettsäuren bzw. essentielle Nährstoffe. Ihr Fehlen in der Nahrung hat Mangelerscheinungen zur Folge. Omega-3- können vom menschlichen Organismus nicht in Omega-6-Fettsäuren umgewandelt werden. Das Gleiche gilt für den Umbau von Omega-6 in Omega-3.

> Omegafettsäuren haben entzündungshemmende Eigenschaften.

Natürliches Vorkommen von Omega-6-Fettsäure: In Pflanzenblättern wird Linolsäure, die Muttersubstanz der Omega-6-Fettsäure-Familie, aus gesättigten Fettsäuren gebildet. Linolsäure ist die wesentliche Speicherform pflanzlicher Fette und daher in hohen Konzentrationen in Pflanzensamen gespeichert. Besonders reich an Linolsäure sind vor allem Sojaöl, Sonnenblumenöl, Weizenkeimöl, Maisöl, Pflanzen- und Diätmargarine. Olivenöl enthält wesentlich weniger Linolsäure. Aber auch tierische Fette enthalten noch beträchtliche Mengen an Linolsäure, z. B. auch Butter.
Natürliches Vorkommen von Omega-3-Fettsäure: Der Umwandlungsschritt von Omega-6- zu Omega-3-Fettsäuren findet nur in grünen Blättern, Algen, Moosen und Farnen statt. Säugetiere, auch der Mensch, können diese Umwandlung nicht durchführen. Die Omega-3-Fettsäure Linolensäure kommt wie die Linolsäure in Pflanzenölen vor, allerdings meistens in weit geringerer Menge (nur ca. 1 – 10% des Gehaltes von Linolsäure). Nur Sojaöl, Leinsamenöl, Walnussöl und Rapsöl enthalten wesentliche Mengen an Linolensäure. Omega-3-Fettsäuren sind besonders reichlich in Lachs, Makrele und Hering enthalten.

Arachidonsäure

Arachidonsäure ist eine mehrfach ungesättigte Fettsäure, die auch aus Linolsäure produziert werden kann. Pflanzliche Lebensmittel sind frei von Arachidonsäure. Während man mit üblicher Mischkost täglich ca. 0,3 g Arachidonsäure zu sich nimmt, enthält eine vegetarisch orientierte Kost nur etwa 0,05 g Arachidonsäure pro Tag. Vor allem tierisches Fett (Fleisch, Eigelb, Milchfett, Butter) ist reich an Arachidonsäure.

> Arachidonsäure wirkt nachweislich entzündungsfördernd.

Einfluss ungesättigter Fettsäuren auf MS

Drei essentielle Fettsäuren haben eine Schlüsselfunktion im Körper: Linolsäure (s. o. Omega-6-Fettsäure), Linolensäure (s. o. Omega-3-Fettsäure) und Arachidonsäure (s. o.).

Arachidonsäure

Die Arachidonsäure kommt vor allem in tierischen Fetten vor und ist eine zentrale Vorstufe in der Entwicklung von Entzündungsbotenstoffen (Prostaglandine, Leukotriene). Je mehr Arachidonsäure vorhanden ist, desto mehr Entzündungsmediatoren werden gebildet. Bereits 1950 ergaben epidemiologische Untersuchungen, dass MS häufiger in Gegenden mit einem hohen Verzehr von tierischen Fetten auftritt als in küstennahen Gebieten mit höherem Fischverzehr (Swank 1950).

Omegafettsäuren

Linolsäure, die wichtigste Omega-6 Fettsäure (s. o.), hat in Tiermodellen einen entzündungshemmenden Effekt auf die Multiple Sklerose (Clausen 1967). Linolsäure wird zwar bedarfsgerecht im Körper

Tab. 13-3: Einfluss der Arachidonsäure auf das entzündliche Krankheitsgeschehen bei MS (nach Adam 2003)

Linolsäure (mit Nahrung aufgenommen)	Wird bedarfsgerecht in Arachidonsäure umgewandelt	→	Arachidonsäure, die kaum Einfluss auf die Entzündung hat
Arachidonsäure (mit Nahrung aufgenommen)	Wird zu fast 90% in die Zellen des Körpers eingebaut	→	Arachidonsäure, die entzündungsfördernd wirkt

auch in Arachidonsäure umgewandelt, die dann jedoch kaum Einfluss auf das entzündliche Geschehen hat (☞ Tab. 13-3). Eine Linolsäurezufuhr von 10 g pro Tag senkt die Menge der gebildeten Arachidonsäure. Eine Metaanalyse von Studien mit Linolsäure ergab insbesondere für die Untergruppe der gering behinderten MS-Patienten (EDSS 0 – 2, ☞ Tab. 4-5) ein signifikant positives Ergebnis (Dworking 1984). Größere Studien mit Linolsäure wurden – vermutlich wegen des fehlenden kommerziellen Potenzials – bislang nicht durchgeführt.

In Tierexperimenten wurden immunmodulatorische und antiinflammatorische Effekte mehrfach ungesättigter Fettsäuren (v. a. Omega-3-Fettsäuren) beobachtet, die bei MS günstig sind (Calder 2001). Die traditionelle Vorstellung, Omega-3-Fettsäuren (z. B. in Fischöl) wirkten „antiinflammatorisch“ und Omega-6-Fettsäuren (z. B. Arachidonsäure) „proinflammatorisch“, ist jedoch grob vereinfachend (Harbige 2003).

Tab. 13-4: Anteil Arachidon-/Eicosapentaensäure in Lebensmitteln (Adam 2003)

Lebensmittel (je 100 g verzehrbarer Anteil)	Arachidonsäure (mg)	Eicosapentaensäure (mg)
Nahrungsmittel tierischer Herkunft		
Kuhmilch (3,5% Fett)	4	–
Kuhmilch (1,5% Fett)	2	–
Speisequark (20% Fett i. Tr.)	5	–
Hühnerei (Gesamtei)	70	–
Eigelb	297	–
Kalbfleisch (Muskel)	53	–
Rindfleisch	70	–
Schweinefleisch	120	–
Fette und Öle		
Butter	83	–
Schweinschmalz	1700	–
Diätmargarine	0	–
Olivenöl	0	–
Fische und andere Meerestiere		
Heilbutt	57	190
Makrele	120	690
Forelle	30	150
Karpfen	190	210
Miesmuschel	40	50
Sonstige Lebensmittel		
Obst, Salat, Kartoffeln, Gemüse, Nüsse	–	–

Ungesättigte Fettsäuren (PUFA)

Die Bildung von Entzündungsmediatoren kann durch verminderte Zufuhr von Arachidonsäure (z. B. durch vegetarische Kost), aber auch durch die Gabe von chemisch anders strukturierten, mehrfach ungesättigten Fettsäuren verringert werden. Unter dieser Vorstellung wurde untersucht, ob die zusätzliche Zufuhr von Fischöl einen antiinflammatorischen und somit positiven Effekt auf die MS hat (Gallai et al. 1995, Nordvik et al. 2000, Weinstock-Guttman et al. 2003). In einer großen Übersichtsarbeit wurden die Forschungsergebnisse über ernährungsbedingte Einflüsse auf die MS zusammengefasst. Danach steht das Risiko, eine MS zu entwickeln, mit der Aufnahme von gesättigten Fettsäuren in Zusammenhang. Bei MS-Patienten wurden Mangel an mehrfach ungesättigten Fettsäuren (PUFA) und antioxidativen Stoffen sowie verringerte zelluläre antioxidative Verteidigungsmechanismen festgestellt. Darüber hinaus hat sich im Tiermodell der MS gezeigt, dass die Behandlung mit PUFA und Antioxidantien die klinischen Entzündungszeichen der MS senkt. Antioxidantien mit niedrigem molekularen Gewicht helfen möglicherweise zusätzlich, die zellulären Abwehrmechanismen zu unterstützen.

PUFA kann nicht nur immunsuppressive Aktivität entfalten, sondern auch die Zellfunktionen im ZNS beeinflussen. Sowohl mehrfach ungesättigte Fettsäuren als auch Antioxidantien in der Nahrung haben das Potential, Krankheitssymptome zu verringern, indem sie gezielt in bestimmte Pathomechanismen eingreifen (Van Meeteren et al. 2005).

Fettsäuren in der täglichen Nahrungsaufnahme

Der Anteil von Fett an der Energiezufuhr sollte 25% bis max. 30% ausmachen und ist mit Werten zwischen 33% und 38% in Deutschland zu hoch. Die Zufuhr gesättigter Fettsäuren liegt bei allen Personengruppen mehr oder minder deutlich über dem Referenzwert von höchstens 10% der Energiezufuhr. Die Zufuhr von mehrfach ungesättigten Fettsäuren erreicht knapp den angegebenen Richtwert von 7% der Energie, jedoch ist die Zusammensetzung nicht optimal, da das Verhältnis der Zufuhr von Linolsäure (Omega-6) und α-Linolensäure (Omega-3) im Durchschnitt über 7:1 liegt, im Gegensatz zu dem von der DGE empfohlenen Verhältnis von 5:1 (☞ Tab. 13-1) (DGE 2004). Eine tägliche Dosis mehrfach ungesättigter Fettsäuren von 3 g gilt als sicher (US Food and Drug Administration 1997). Hohe Dosen von Omega-3-Fettsäuren (> 3 g/d) können Nebenwirkungen (u. a. Blutungskomplikationen, Fischgeruch, Übelkeit) hervorrufen (Kris-Etherton 2002).

Hochdosierte Therapie mit Fettsäuren nur unter engmaschiger ärztlicher Kontrolle.

Zusammenfassung

Es gibt eindeutige Hinweise für den Nutzen von ungesättigten Fettsäuren bei MS. Dies spiegelt sich auch in der Empfehlung der Deutschen Gesellschaft für Ernährung wieder, den Konsum mehrfach gesättigter Fette (Fleisch) einzuschränken und ein bis zwei Fischmahlzeiten pro Woche zu konsumieren (DGE 1999).

Empfehlungen

- Zusätzliche tägliche Einnahme von Fischölpräparaten.
- Pflanzliche Lebensmittel bevorzugen, da sie die Zufuhr an Arachidonsäure senken und einen entzündungshemmenden Effekt haben.
- Mindestens zwei Seefischmahlzeiten pro Woche. Omega-3-Fettsäuren sind besonders reichlich in Lachs, Makrele und Hering enthalten.
- Vermehrter Konsum von Pflanzenölen wie Walnussöl, Sojaöl, Rapsöl, Sonnenblumenöl, Weizenkeimöl, Maisöl sowie von Pflanzen- und Diätmargarine.

13.2 Oxidativer Stress und Antioxidantien

13.2.1 Reaktive Sauerstoffverbindungen (ROS)

Stoffwechselvorgänge, körpereigene Abwehrprozesse und exogene Schadstoffe führen zur Bildung von reaktiven Sauerstoffverbindungen (ROS) im Organismus (Abdelmohsen et al. 2003). Zu diesen reaktiven Verbindungen zählen freie Radikale wie das Superoxidradikalanion, Peroxylradikale, Nitroxyl- und Hydroxylradikal, aber auch nichtradikalische Verbindungen wie Singulettsauerstoff, Wasserstoffperoxid oder Peroxynitrit. Zellmembranen, DNA und Proteine sind Zielstrukturen der ROS. Sie werden modifiziert und in ihrer Funktion beeinträchtigt. Diese Schädigungen spielen auch eine Rolle in der Pathogenese der Multiplen Sklerose (Gilgun-Sherki et al. 2004).

Über längere Zeiträume akkumulierte oxidative Schäden führen zu Funktionseinschränkungen der Zelle. Andererseits werden ROS gezielt vom Organismus synthetisiert. Aufgrund ihrer Reaktivität (Fähigkeit, auf Reize zu antworten) eignen sie sich zur Zerstörung eindringender Mikroorganismen und werden von Zellen des Immunsystems gebildet und freigesetzt.

Der unkontrollierten Bildung von ROS steht ein Netzwerk antioxidativer Verteidigungssysteme gegenüber. Dabei spielen folgende Nahrungsbestandteile eine wichtige Rolle:

- antioxidativ wirksame Vitamine, z. B. Ascorbat (Vitamin C) und Tocopherole (Vitamin E),
- sekundäre Pflanzenstoffe wie Carotinoide (Betacarotin, Lycopin, Zeaxanthin, Lutein etc.), Flavonoide und Anthocyane,
- Spurenelemente wie Selen und Zink.

Der Terminus „oxidativer Stress“ beschreibt eine Stoffwechsellage, die durch eine Auslenkung des Fließgleichgewichts zwischen Oxidantien auf der einen Seite und dem Netzwerk der antioxidativen Verteidigung auf der anderen Seite zugunsten der Oxidantien charakterisiert ist. Geringfügige Auslenkungen im Rahmen eines Normbereiches sind

als „physiologischer oxidativer Stress“ bezeichnet worden, während stärkere Auslenkungen zu Adaptationsprozessen führen, z. B. zur Induktion antioxidativ wirksamer Enzyme oder zu Prozessen wie Apoptose oder Nekrose.
Grundlage der biochemischen und medizinischen Forschung auf dem Gebiet des oxidativen Stresses ist der Gedanke, dass Antioxidantien der Schädigung durch Oxidantien entgegenwirken bzw. diese verhindern können.

13.2.2 Antioxidantien

Kalzium und Vitamin D

Vitamin D, das hauptsächlich durch UV-Strahlen im Körper produziert oder mit der Nahrung (v. a. Milchprodukte) aufgenommen wird, scheint das Risiko, an Multipler Sklerose zu erkranken um bis zu 40% zu senken (Munger et al. 2004). Die Effekte einer Vitamin-D-Therapie bei manifester MS wurden in der Studie von Munger et al. allerdings nicht untersucht. Vitamin D steigert die Kalziumresorption aus dem Darm und vermehrt den Kalziumeinbau in den Knochen. Bei MS-Patienten wird angesichts der hohen Rate an Osteoporose infolge Vitamin-D-Mangels, Inaktivität und Cortisontherapien die Indikation zu einer Prophylaxe mit Kalzium und Vitamin D weit gestellt (Smelzer et al. 2000). Unsicher ist, ob der Krankheitsverlauf dadurch beeinflusst wird.

Kalziumbedarf

Die Tagesmenge Kalzium sollte ca. 1000–1500 mg betragen (¼ Liter fettarme Milch, ein Joghurt oder zwei Scheiben Käse, ☞ Tab. 13-5).

Die körpereigene Bildung von Vitamin D wird durch Aufenthalt und Bewegung im Freien (UV-Licht) gefördert. Die Zufuhr von Phosphaten (Cola-Getränke, Wurstfleisch) vermindert die Kalziumresorption und sollte deshalb vermindert werden.
Vitamin D wird allerdings, wie die anderen fettlöslichen Vitamine auch, vom Körper nicht gut ausgeschieden und lagert sich in der Leber ab. Überdosierungen führen zu gesteigerter Osteoklastenaktivierung und Knochenentkalkung. Durch den daraus resultierenden erhöhten Kalziumspiegel kann es zur Nephrokalzinose und zur Entwicklung von Nierensteinen kommen.
Zur Vitamin-D-Substitution sollten pro Tag 1000–3000 IU eingenommen werden, bei nachweisbarer Minderung der Knochendichte unter ärztlicher Aufsicht auch mehr.

Tab. 13-5: Kalziumanteil in mg/100 g verzehrbarem Anteil

Haferflocken	55
Schichtkäse, Frischkäse, Quark	75–95
Sonnenblumenkerne	100
Vollmilch, Joghurt, Buttermilch	110–120
Spinat	125
Milchschokolade	215
Romadur (20% Fett i. Tr.), Camembert (30–50% Fett i.Tr.), Schmelzkäse	450–600
Edamer, Chester, Gouda, Tilsiter	650–800

Vitamin E

Auch Vitamin E wirkt antioxidativ. Als Bestandteil z. B. von hochwertigen Speiseölen verhindert Vitamin E deren Oxidation („Ranzigwerden“). Vor allem die Verwendung von Diätmargarinen und pflanzlichen Fetten im Rahmen einer vollwertigen Ernährung stellt eine ausreichende Aufnahme von Vitamin E sicher.

Vitamin-E-Bedarf

Der natürliche Bedarf wird von der DGE für Frauen auf 12 mg und für Männer auf 14 mg pro Tag beziffert. Dies sind weniger als 30 IU (1 mg = 1,49 IU). Ernährungswissenschaftler gehen davon aus, dass die Ernährungslage in Europa ausreichend gut ist, um diesen täglichen Bedarf problemlos abzudecken (☞ Tab. 13-6).

Epidemiologische Studien zeigten keinen klaren Zusammenhang zwischen Vitamin E und MS-Inzidenz (☞ 1.3.2) (Jimenez-Jimenez et al. 1998, Zhang et al. 2001).

Tab. 13-6: Vitamin-E-Gehalt in mg/100 g verzehrbarem Anteil	
Leinöl	2,1
Butter	2,2
Erdnüsse	9
Standardmargarine	10
Olivenöl	12
Sonnenblumenkerne	25
Haselnüsse, Mandeln	26
Maiskeimöl	31
Färberdistelöl	35
Sonnenblumenöl	56
Diätmargarine	67
Weizenkeimöl	215

Eine Zufuhr von Vitamin E in hohen Dosen kann sogar einen gesundheitsschädigenden Effekt haben. Dies zeigte eine Metaanalyse mit knapp 20 000 Probanden aus Nordamerika, Europa und China durch Nachweis einer dosisabhängigen Zunahme der Mortalität in Abhängigkeit der täglichen Zufuhr von Vitamin E in Dosen von mehr als 150 IU über mindestens ein Jahr. Die Vitamin-E-Dosis lag zwischen 16,5 und 2000 IU pro Tag. Bei Dosierungen von täglich über 150 IU zeigte sich eine höhere Sterblichkeitsrate, niedrigere Dosierungen zeigten weder einen negativen noch einen positiven Einfluss auf die Sterblichkeitsrate. Die Aussagekraft der Studienergebnisse wird durch das Alter der Studienteilnehmer eingeschränkt: Die Mehrheit war älter als 60 Jahre und litten zudem an chronischen Krankheiten. Die Dosierung der meisten Vitamin-E-Präparate liegt weit über dem in der Studie als kritisch aufgezeigten Wert und auch weit über dem natürlichen Bedarf (s. o.). Eine bedenkenlose Ergänzung durch Vitamin-E-Präparate ist daher nicht zu empfehlen (Miller et al. 2005).

Vitamin C

Das wasserlösliche Vitamin C wirkt ebenfalls antioxidativ. Es ist in vielen Obst- und Gemüsesorten anzutreffen.

Vitamin-C-Bedarf
Der tägliche Bedarf beträgt ca. 100 mg (DGE). Eine Zufuhr bis zu 1000 mg pro Tag ist wahrscheinlich nicht schädlich. Von „Megadosen" (mehrere Gramm pro Tag) ist abzuraten.

In einer amerikanischen Studie wurde nachgewiesen, dass hochdosiertes Vitamin C die Gefahr von Herz-Kreislauf-Erkrankungen erhöhen kann. Bei Diabetikern zeigte sich, dass nach Ausschluss sämtlicher Risikofaktoren einzig die erhöhte Zufuhr von synthetischem Vitamin C ein sehr hohes Risiko für eine bedrohliche Herzerkrankung darstellt. Warum künstliches Vitamin C das Herzinfarktrisiko deutlich steigert, ist noch unklar. Möglicherweise sind isolierte Vitamine nicht nur ausschließlich antioxidativ wirksam, sondern entfalten unvermutet ein entzündungsförderndes oxidatives Potential. Diese widersprüchliche Eigenschaft wird offensichtlich neutralisiert, wenn Vitamin C als natürlicher Bestandteil von Obst und Gemüse aufgenommen wird. Die Vorstellung, dass

Tab. 13-7: Vitamin-C-Gehalt in mg/100 g verzehrbarem Anteil	
Kuhmilch	1,7
Die meisten einheimischen Obstarten	< 10
Apfel, Pfirsich, Banane	10–12
Kopfsalat	13
Kartoffel	17
Ananas, Heidelbeeren	19–20
Himbeeren	20
Tomate	24
Mandarinen, Rote Johannisbeeren	25
Rettich	27
Pampelmuse	44
Weißkohl	45
Orange, Spinat	50
Zitrone	53
Kiwi	71
Paprikaschote	139
Petersilie	165
Hagebutten	1000

übermäßig hoher Vitamin-C-Konsum folgenlos bleibt, und überschüssiges Vitamin C einfach über den Urin wieder ausgeschieden wird, sollte aufgrund dieser Studienergebnisse überdacht werden (Lee 2004).

Vitamin A (Retinol)

Retinol kommt vor allem in tierischen Produkten vor (z. B. Fisch, Fischleberöl, Leber, Eier, Milchprodukte). Reich an Betacarotin (Vorstufe von Vitamin A) sind auch Süßkartoffeln, Karotten, Aprikosen, Pfirsiche, Kürbisse, Aprikosen. Die rötliche Farbe dieser Obstsorten stammt vom Carotin.

> **Vtamin-A-Bedarf**
> Der tägliche Bedarf eines Erwachsenen beträgt ca. 1 mg (DGE).

Ein eindeutiger Zusammenhang zwischen Vitamin A und Multipler Sklerose ist nicht erwiesen. Wissenschaftliche Belege für den Nutzen einer Substitution gibt es nicht. Betacarotin in hoher Dosierung (20 mg/d) vermindert nach fünf bis acht Jahren die Inzidenz koronarer Ereignisse im Vergleich zu Placebo bei männlichen Rauchern zwischen 50 und 69 Jahren nicht (Rapola et al. 1997). 1996 stellten Hennekens et al. fest, dass auch bei gesunden Männern durch Betacarotin (50 mg alle zwei Tage über zwölf Jahre) im Vergleich zu Placebo weder die Krebshäufigkeit noch die Häufigkeit kardialer Erkrankungen oder die Gesamtmortalität verändert wird.
Für Betacarotin wurde 2003 eine erhöhte Mortalität in einer Metaanalyse gefunden (Vivekananthan et al. 2003). Eine teratogene Wirkung von Betacarotin ist schon lange bekannt. Bei Rauchern kann die Einnahme von Betacarotin-haltigen Präparaten darüber hinaus die Lungenkrebsrate erhöhen (The Alpha-Tocopherol, Beta Carotene Cancer Prevention Study Group 1994).

Vitamin B_{12} (Cobalamin)

Cobalamin kommt in den täglichen Nahrungsmitteln hauptsächlich in Leber, Niere, Muskelfleisch, Fisch, Eiern und Milchprodukten vor; in geringen Mengen auch in vergorenen pflanzlichen Produkten (Sauerkraut, Bier).

> **Vitamin-B_{12}-Bedarf**
> Der tägliche Bedarf beträgt ca. 3 µg (DGE).

Beziehungen zwischen Vitamin B_{12} und Multipler Sklerose werden seit mehr als 50 Jahren angenommen (O'Connor et al. 1960, Simson et al. 1950). MS-Patienten haben häufig einen manifesten Vitamin-B_{12}-Mangel (Reynolds et al. 1991, 1992, Simpson 1964). Vitamin B_{12} spielt bei der Myelinsynthese eine wichtige Rolle, wobei der genaue Zusammenhang zwischen einem Vitamin-B_{12}-Mangel und MS derzeit jedoch noch unklar ist. Die Ergebnisse von zwei kleine Therapiestudien mit Vitamin B_{12} bei MS-Patienten waren enttäuschend (Kira et al. 1994, Wade et al. 2002), sodass es für eine Behandlung der MS mit Vitamin B_{12} momentan keine rationale Basis gibt. Weitere Studien sind erforderlich. Bei suspekten Symptomen sollte ein Vitamin-B_{12}-Mangel ausgeschlossen werden, weil das klinische Bild eines Vitamin-B_{12}-Mangels von MS-Symptomen maskiert oder imitiert werden kann (Ghezzi et al. 2001).
In einer Studie konnte nachgewiesen werden, dass es unter einer Interferon- oder Copaxone®-Therapie zu einem Absinken des Vitamin-B_{12}-Spiegels kommen kann (Korem et al. 2001). Der genaue Pathomechanismus ist noch nicht bekannt. Auf jeden Fall sollte während einer Interferontherapie der Vitamin-B_{12}-Spiegel bestimmt werden, um es bei Bedarf zu ergänzen (Miller a et al. 2005). In einer experimentellen Studie ließ sich eine erhebliche Verbesserung des klinischen und histologischen Befundes unter einer kombinierten Behandlung von Interferon und Vitamin B_{12} erzielen (Mastronardi et al. 2004).

Selen

Das Halbedelmetall Selen ist ein chemisches Element und gehört wie Eisen, Zink oder Jod zu den lebenswichtigen Spurenelementen. Der Chemiker Berzelius entdeckte 1871 im Bleikammerschlamm einer Schwefelsäurefabrik Selen und benannte es wegen seines Glanzes nach der Mondgöttin Selene. Erst 1957 wurde Selen als für den menschlichen Organismus essentiell erkannt. 1973 entdeckte man Selen als Bestandteil des Enzyms Glutathionperoxidase, das in der antioxidativen Abwehr eine wichtige Rolle spielt. Der Gesamtbestand im Körper beträgt etwa 3 – 15 mg. Selen kommt hauptsächlich in den Blutplättchen, in den Nieren, in der Leber und im Drüsengewebe vor.

Selen ist in der Nahrung an Eiweiß gebunden. Deswegen sind die Hauptselenquellen der Nahrung Fleisch, Fisch und Getreide. Der größte Teil der Selenzufuhr wird mit etwa 85% durch tierische Lebensmittel gedeckt. Getreideprodukte tragen ca. 5%, Gemüse ca. 3% und Obst etwa 1% zur gesamten Selenaufnahme bei. Wegen der großen Unterschiede im Selengehalt der Böden schwankt der Selengehalt in Lebensmitteln stark.

Selenbedarf

Über den Selenbedarf gibt es unterschiedliche Aussagen. Während die WHO den täglichen Selenbedarf auf 50 – 200 µg (0,05 – 0,2 mg) schätzt, nimmt die DGE an, dass ein Erwachsener täglich nur etwa 20 – 100 µg (0,02 – 0,1 mg) Selen benötigt. In der Schwangerschaft erhöht sich der Bedarf auf 75 – 150 µg, in der Stillzeit auf 100 µg. Die tatsächliche tägliche Aufnahme in Deutschland beträgt ca. 25 – 55 µg.

Den Tagesbedarf von ca. 50 µg Selen wird wahlweise gedeckt mit:

- 100 g Weizenvollkornbrot,
- 40 g Fisch (z. B. Hering, Thunfisch),
- 200 g weißen Bohnen,
- 100 g Sojabohnen.

Tab. 13-8: Selengehalt in µg/100 g verzehrbarem Anteil

Fleisch		Getreide	
Rind	2	Hirse	2
Pferd	3	Roggen	2
Lamm	4	Weizen	2
Huhn	10	Mais	4 – 16
Kaninchen	10	Gerste	7
Rinderleber	20	Hafer	7
Kalbsleber	25	Reis (poliert/natur)	7/10
Schweineleber	55	Buchweizen	8
Schweinenieren	205	Sorghum	13
Fleischprodukte		**Getreideprodukte**	
Salami	7	Roggenmehl	0,865
Cornedbeef	8	Weizenmehl	1
Frankfurter Würstchen	8	Weizenmischbrot (50%)	1
		Weizenkleie	2
		Cornflakes	3
		Roggenbrot	3
		Weißbrot	5
		Haferflocken	10
		Nudeln	20

Selensubstitution

Untersuchungen zur Häufigkeit von Selenmangel bei MS ergaben divergierende Ergebnisse (Jensen et al. 1986, Jensen et al. 1980, Mazzella et al. 1983, Smith et al. 1989, Wikstrom et al. 1976). Da oxidative Prozesse in der Pathogenese der MS eine wichtige Rolle spielen (Gilgun-Sherki et al. 2004), stellt sich die Frage nach dem Nutzen einer zusätzlichen Selensubstitution bei MS. Es liegen kleinere Studien vor, die den Einsatz von Selen theoretisch rechtfertigen. In einer Studie mit Selen, Vitamin C und Vitamin E stieg als positiver Effekt die Aktivität der Glutathionperoxidase in Blutzellen an (Jensen et al. 1986). Methodisch bedingt war jedoch ein Effekt auf den Krankheitsverlauf nicht erkennbar. In einer kleinen Therapiestudie konnte durch Substitution mit Selen und weiteren antioxidativ wirkenden Substanzen eine Reduktion der Schubfrequenz erzielt werden (Odinak et al. 2002).

Selentoxizität

Selen besitzt im Vergleich zu anderen Spurenelementen eine relativ geringe therapeutische Breite. Bereits die chronische Aufnahme von mehr 500 µg Selen pro Tag kann evtl. laborchemische Veränderungen bewirken Mengen von mehr als 3000 ug täglich über längere Zeit können zu toxischen Sym-

ptomen wie Haarausfall, Nagelverlust, gastrointestinale Störungen, Kopfschmerzen, knoblauchartige Atemluft und zu neurologischen Symptomen (z. B. Parästhesien) führen. Dieses Krankheitsbild wird als Selenosis bezeichnet und wurde erstmalig in China beschrieben. Empfehlungen für eine Obergrenze der täglichen Aufnahme von Selen sind in der Literatur nur spärlich zu finden. Bezugnehmend auf die derzeitigen Erkenntnisse, ist es jedoch wahrscheinlich, dass eine langfristige Aufnahme von max. 5 µg/d/kg Körpergewicht keine gesundheitlichen Störungen bewirkt (Bratter et al. 1996, Barceloux 1999).
Die gleichzeitige Einnahme von anorganischem Selen (Natriumselenit) und Vitamin C ist zu vermeiden, da hierdurch die optimale Verfügbarkeit von Natriumselenit beeinträchtigt werden kann. Eine zeitlich versetzte Einnahme, z. B. von einer Stunde, hat dagegen keine gegenteiligen Wechselwirkungen.

Selen in der Krebsprävention

Das amerikanische National Cancer Institute begleitete eine Doppelblindstudie über den Einfluss von Selen auf Haut-, Darm- und Prostatakrebs. Die Studie begann 1983 mit 1321 Patienten. Die eine Hälfte bekam täglich 200 µg Selen, die andere Placebos. Die Krebshäufigkeit in der Selengruppe war signifikant niedriger (77:119). Die Sterblichkeitsrate war um 17% niedriger. Am stärksten war der Einfluss auf Prostata- (13:35), Darm- (8:19) und Lungenkrebs (12:26) (Clark et al. 1996, 1998, Combs et al. 1997). In einer Fallkontrollstudie zeigte sich, dass Männer mit niedrigem Selenspiegel im Blut ein vier- bis fünffach erhöhtes Risiko haben, ein Prostatakarzinom zu entwickeln (Brooks et al. 2001).

Zusammenfassung

Obwohl bislang in der internationalen Literatur keine prospektive, multizentrische, placebokontrollierte, randomisierte, verblindete Studie über den Nutzen einer Selensubstitution mit den klinisch relevanten Endpunkten Lebensqualität, Morbidität und Mortalität bei MS-Patienten existiert, kann eine zusätzliche Selensubstitution bei Multipler Sklerose empfohlen werden. Hierfür sprechen theoretische Überlegungen aus experimentellen Studien sowie kleinere klinische Studien (s. o.). Da die Selenaufnahme größtenteils über tierische Nahrungsmittel (Fleisch, Innereien, Eier) gedeckt wird, bei MS jedoch von einem übermäßigen Konsum von tierischen Nahrungsmitteln abzuraten ist (s. o.), lässt sich mit einer überwiegend vegetarisch orientierten Ernährung eine ausreichende Selenzufuhr in der Regel nicht erreichen. Als positiver Nebeneffekt einer Substitution kann die inzwischen belegte vorbeugende Wirkung auf Krebserkrankungen (s. o.) angeführt werden.

> **Empfehlung**
> Eine tägliche zusätzliche Einnahme von 100 – 200 µg Selen ist für MS-Patienten, die sich vorwiegend vegetarisch ernähren, empfehlenswert. Nebenwirkungen sind bei dieser Dosis nicht zu erwarten.

13.3 Kritische Betrachtung von MS-Diäten

Trotz teilweise enthusiastischer Erfahrungsberichte wurde der Nutzen einer speziellen Ernährung bei MS bisher wissenschaftlich nicht mit ausreichender Evidenz nachgewiesen. Epidemiologische Studien sprechen für einen positiven Effekt von ungesättigten Fettsäuren auf den Krankheitsverlauf, wobei kontrollierte Studien widersprüchliche Ergebnisse liefern (☞ 13.1.3) (Schwarz 2005). Da es deutliche Hinweise auf den Einfluss der Ernährung auf den Verlauf der MS gibt, sind weitere adäquate Studien für diätetische Empfehlungen erforderlich. Im Folgenden werden exemplarisch drei Varianten der zahlreichen „MS-Diäten" beschrieben.

13.3.1 Evers-Diät

Der deutsche Arzt Joseph Evers machte in den 1940er Jahren Umweltfaktoren, insbesondere die zunehmend denaturierte Nahrung, für die Ent-

stehung und Progredienz der MS verantwortlich. Dem ging die Beobachtung voraus, dass bei Völkern mit hohem Lebensstandard MS häufiger auftritt als bei einfach lebenden Völkern.
Evers propagiert die Abwendung von denaturierter Ernährungsweise (weißes Mehl, raffinierter Zucker, Weißbrot ohne Ballaststoffe, Konservierung der Nahrungsmittel) und fordert eine Nahrung im ursprünglichen Zustand: rohe Eier, rohe Milch, rohes Fleisch, rohe Früchte, Nüsse, reiner Bienenhonig. Verboten sind nach Evers Kaffee, schwarzer Tee und Nikotin sowie alle gebratenen, gekochten, gebackenen und konservierten Nahrungsmittel (Evers 2002). Aus heutiger Sicht ist der hohe Anteil an vegetarischer Kost, Ballaststoffen und pflanzlichen Ölen in der Ernährung sinnvoll. Für die Grundannahme, dass die Zubereitung der Speisen (z. B. das Kochen) einen ungünstigen Einfluss auf die MS haben soll, liegen keine wissenschaftliche Daten vor.

13.3.2 Diät nach Dr. Fratzer/ Dr. Hebener

Die Diät nach Uwe Fratzer (1942 – 1994) wurde von Georg Heberer weiterentwickelt und geht von der Annahme aus, dass der Organismus aus der mit der Nahrung aufgenommenen Linolsäure die nachweislich entzündungsfördernde Arachidonsäure (☞ 13.1.3) aufbaut. Sie ist deshalb darauf ausgerichtet, die Zufuhr von Linolsäure zu vermindern, d. h. Meiden von Sojaöl, Sonnenblumenöl, Weizenkeimöl, Maisöl, Pflanzen- und Diätmargarine. Neuere Untersuchungen haben ergeben, dass Linolsäure beim Menschen kaum zu Arachidonsäure umgebaut wird (☞ Tab. 13-3). Eine Linolsäurezufuhr von über 10 g täglich führt über eine Enzymhemmung sogar zu einem Absinken des Arachidonsäurespiegels (☞ 13.1.3). Damit ist die Empfehlung von Dr. Fratzer, die tägliche Linolsäurezufuhr auf maximal 1,8 g zu reduzieren, hinfällig. Die von ihm ebenfalls empfohlene Zufuhr von Fischölen und adäquat dosierten Mineralien ist sinnvoll.

13.3.3 Diät nach Dr. Swank

Am konsequentesten verfolgte der amerikanische Arzt Roy Swank den Ansatz der Krankheitsmodulation durch Verminderung der Nahrungsfette und die Einnahme von Pflanzenöl und Lebertran. Er startete in den 1950er Jahren eine Diätstudie und publizierte 1990 Daten nach bis zu 35-jähriger Diätdauer der Patienten. Bei einer Gruppe von 150 Patienten hatten diejenigen Patienten, die sehr wenig Fett (< 20 g/d) gegessen hatten im Vergleich zu der Gruppe, die mehr Fette zu sich genommen hatte, weniger Schübe und eine geringere Verschlechterung. Vor Diätbeginn lag die Schubrate bei ca. einem Schub pro Jahr. Bei den Betroffenen, die die Swank-Diät strikt eingehalten hatten, lag die Schubrate nach zwei Jahren bei ca. 0,2 Schübe/Jahr und war nach fünf Jahren in den Bereich von 0,1 Schübe/Jahr abgefallen (Swank 1990). Die Studie war weder kontrolliert noch randomisiert, und die Patientenauswahl war nicht repräsentativ. Epidemiologische Studien sind anfällig für Verzerrungen und eignen sich daher nicht als Grundlage für generelle Therapieempfehlungen. Der Nutzen einer Intervention lässt sich nur mit randomisierten kontrollierten Studien anhand klinischer Endpunkte belegen. Die Studie von Swank liefert allerdings deutliche Hinweise für den Nutzen einer Ernährung mit ungesättigten Fettsäuren (☞ 13.1.3).

13.4 Ernährungsempfehlungen

Obwohl es keine erwiesenermaßen wirksame „diätetische Therapie" der MS gibt, sprechen klare Hinweise für die Bedeutung der Ernährung bei Multipler Sklerose. Das Ziel der Ernährung bei MS ist die Verminderung der Arachidonsäure (☞ 13.1.3) und die Normalisierung der erhöhten Produktion von Entzündungsstoffen (Eicosanoiden). Neben allgemeinen Empfehlungen zugunsten einer ausgewogenen Ernährung können nach aktuellen Erkenntnissen die folgenden Ernährungsempfehlungen für MS-Patienten gegeben werden.

13.4.1 Energie (Kalorien)

- Ausreichende, aber nicht überschüssige Kalorienzufuhr: ca. 1800 kcal (7540 Joule).
- Bei Gewichtszunahme begrenzte Reduktion der Kalorienzahl (keine Null-Diät oder drastische Abmagerungskuren).

Verteilung der Kalorien
- 50% Kohlenhydrate (4 kcal/g) = ca. 225 g
- 30% Fett (9 kcal/g) = ca. 60 g
- 20% Proteine (4 kcal/g) = ca. 90 g

Kohlenhydrate
- Bevorzugte Kohlenhydratlieferanten: Reis und Getreideprodukte (Vollkornbrot, Haferflocken, Graupen, Gries, Mais, Weizenschrot, bei Kartoffeln ist die Fettzufuhr durch Braten und Soßen zu berücksichtigen).
- Zucker, wenig Honig (Honig bietet, abgesehen von seinem angenehmen Geschmack, keine besonderen Vorteile gegenüber gewöhnlichem Zucker).
- Süßstoffe (Saccharin, Zyklamat, Azesulfam) sind erlaubt.
- Besonders kalorienreich: Kuchen und Süßbackwaren durch ihren hohen Fettgehalt.

Fette
- Bevorzugt Fette mit einem hohen Gehalt an mehrfach ungesättigten, physiologisch konfigurierten Fettsäuren (☞ 13.1.3) mit möglichst geringem Cholesteringehalt. Dieser Voraussetzung entsprechen Speiseöle (besonders geeignet auch wegen ihrer Geschmacksneutralität sind Sonnenblumenöl und Färberdistel(Saflor)-Öl) und Margarinen, die aus pflanzlichen Ölen hergestellt sind.
- Pflanzenmargarine enthält als Zusatz Vitamin E und wird deshalb weniger schnell ranzig. Zugleich ist eine ausgiebige Zufuhr von Vitamin E gewährleistet.
- Durch Braten wird der Gehalt der entsprechenden Speiseöle an mehrfach ungesättigten Fettsäuren nur geringfügig herabgesetzt.

Eiweiß (Proteine)
- 40% der Proteine sollte unter Berücksichtigung der Fettzufuhr zur Deckung des Bedarfs an essentiellen Aminosäuren tierischer Herkunft sein.
  - Fisch: Heilbutt, Forelle, Kabeljau, Schellfisch, Scholle (möglichst nicht: Aal, Hering, Lachs, Ölsardinen).
  - Fleisch: mageres Huhn, Truthahn, mageres Kalb-, Rind-, Hammel-, Schweinefleisch, Cornedbeef und andere gelierte Formen magerer Fleischsorten, Würstchen (nicht Schinkenwurst). Vermieden werden sollten Speck, fette Wurst, Innereien.
    Zubereitungsformen: Kochen, Braten (in Speiseöl mit hohem Gehalt an mehrfach ungesättigten physiologischen Fettsäuren), Grillen.
  - Eier sind wegen des hohen Cholesteringehaltes nur in begrenzter Menge erlaubt (ein Ei enthält im Eigelb 280 mg Cholesterin; die tägliche Cholesterinmenge sollte 300 mg nicht überschreiten).
- 60% der Proteine dürfen nicht-tierischer Herkunft sein. Von den üblichen Gemüsen sind nur die Leguminosen (Erbsen, Bohnen, Linsen) Proteinlieferanten von nennenswerter Bedeutung.
- Sojabohnen sind besonders wertvolle Lieferanten (Protein und Fett). Sie gewinnen in unserer Ernährung zunehmend an Bedeutung.

13.4.2 Milch und Milchprodukte

- Wichtige Lieferanten von Protein, Kalzium, Kalium und Vitamin A.
- Wegen des Fettgehalts von Vollmilch sind entrahmte Milch, Buttermilch und Magerjoghurt zu bevorzugen.
- Milch ist wegen seines Kalziumgehalts besonders für ältere, durch Behinderung inaktivierte Menschen wegen der Gefahr der Osteoporose ein wertvolles Nahrungsmittel.
- Ein zu hoher Anteil von Milch und Milchprodukten in der Ernährung (laktovegetabilische Diät) kann u. a. wegen der Gefahr des Eisenmangels bedenklich sein.

13.4.3 Gemüse, Obst, Getreide

Zur Ernährung von MS-Patienten gehören reichlich Gemüse und Obst, (möglichst frisch), dabei ist Tiefkühlkost chemisch konservierten Produkten vorzuziehen.

Gemüse, Obst und Getreideprodukte sind schlackenreiche Kost für die Förderung der Verdauung im Hinblick auf die Obstipationsneigung bei vielen MS-Kranken. Andererseits fördert schlackenreiche Kost die Gasbildung im Darm (Meteorismus). Besonders belastend: Hülsenfrüchte, Kohl, Zwiebelgemüse, unreifes Obst. Das infrage kommende Sortiment ist dennoch vielseitig:

- Gemüse: Gurken, Tomaten, Salat, Möhren, Steckrüben, rote Rüben, Rettich, Radieschen, Sellerie, grüne Erbsen, grüne Bohnen, Spargel, Paprika, Maisfrüchte, Kräuter (Dill, Estragon, Kresse, Petersilie, Schnittlauch, Lorbeer etc.).
- Obst: Äpfel, Birnen, Pfirsiche, Aprikosen, Pflaumen, Trauben, Melonen, Beeren, Apfelsinen, Zitronen, Pampelmusen, Ananas. Bei Bananen, Feigen, Datteln ist der Kohlenhydratgehalt zu berücksichtigen. Nüsse nur in begrenzter Menge (schwer verdaulich, hoher Fettanteil).

13.4.4 Flüssigkeit

- Eine ausreichende Flüssigkeitsmenge ist eine wesentliche Komponente der optimalen Ernährung bei MS. Unter Berücksichtigung des Flüssigkeitsgehaltes der meisten Speisen sollte die Flüssigkeitsmenge mindestens zwei Liter pro Tag betragen. Infrage kommen z. B.
  - Obst- und Gemüsesäfte (möglichst frisch),
  - Magermilch, Buttermilch,
  - mineralische Getränke (kohlensäurearm),
  - Tee,
  - Kaffee nur in Maßen, alkoholfreies Bier.
- Bei Blasenentzündungen ist eine erhöhte Flüssigkeitsmenge zur Blasendurchspülung eine der wirksamsten therapeutischen Maßnahmen.
- Die relativ eiweißreiche Diät, die bei der MS zu empfehlen ist, verlangt eine ausreichende Flüssigkeitsmenge zur Ausscheidung harnpflichtiger Substanzen.
- Alkoholische Getränke können schon in kleinen Mengen vorhandene Koordinationsstörungen verschlechtern, sodass Alkoholkarenz angebracht ist.

13.4.5 Zusammenfassung

Für MS-Patienten empfiehlt sich generell eine vollwertige Ernährung.

Tab. 13-9: Allgemeine Ernährungsempfehlungen bei Multipler Sklerose

Proteine	V. a. pflanzliches Eiweiß (Tofu, Pellkartoffeln mit Quark, Milchreis, Müsli etc.)	20% der Energiezufuhr, ca. 50 – 80 g/d
Fette	• Laktovegetabile Nahrungsmittel zur Senkung der Arachidonsäure-Zufuhr • Industriell hergestellte und tierische Fette meiden • Auf verborgene Fette (z. B. in Schokolade, Süßspeisen, Milcheis) achten • Fettsäuren: 4 bis max. 10 TL (20 – 50 g) Öl mit mehrfach ungesättigten Fettsäuren (z. B. Sojaöl, Sonnenblumenöl, Weizenkeimöl, Leinöl etc.) • Zusätzlich tägliche Einnahme von Fischölpräparaten; mind. 2 Meerfischmahlzeiten pro Woche	25 – 30% der Energiezufuhr, ca. 60 g/d
Kohlehydrate	• Zuckeranteil niedrig halten • Nicht-raffinierte Getreideprodukte (Vollkornmehl, Vollkornbrot, Naturreis, Haferflocken etc.) bevorzugen	55 – 60% der Gesamtenergiezufuhr, ca. 225 g/d
Ballaststoffe	Ballaststoffanteil der Nahrung mehren: Obst, Gemüse, Salate	Ca. 30 g/d

Tab. 13-9: Allgemeine Ernährungsempfehlungen bei Multipler Sklerose *(Fortsetzung)*		
Spuren-elemente	Zusätzliche Substitution von 100 – 200 µg Selen/d	Tagesbedarf: 50 µg/d
Tierische Nahrungsmittel	• Nahrungsanteil einschränken • Möglichst mageres Fleisch verwenden • Wurst meiden	
Milchprodukte	• Fettarme Milchprodukte verwenden, z. B. 1,5%ige Frischmilch, 1,5%iger Joghurt, 10%ige saure Sahne, 10%iger Kaffeerahm, Magerquark • Bei Osteoporose oder erhöhtem Risiko (Inaktivität, Cortisontherapie) zusätzliche Einnahme von Vitamin D	
Nahrungsergänzungsmittel	Keine unkontrollierte Einnahme von Vitaminen und antioxidativen Substanzen	
Rauchen, Alkohol	Nicht rauchen, kein Alkohol, Zigarettenrauch und Alkohol erhöhen den Gehalt an Sauerstoffradikalen und verstärken das Entzündungsgeschehen	

Literatur

Abdelmohsen K, Gerber PA, von Montfort C, Sies H: Epidermal growth factor receptor is a common mediator of quinone-induced signaling leading to phosphorylation of connexin-43: role of glutathione and tyrosine phosphatases, J Biol Chemistry 2003(278): 38 360 – 38 367

Adam O: Ernährungsrichtlinien bei Multipler Sklerose, Deutscher Medizin Verlag, Münster 2003

Barceloux DG: Selenium, Clin Toxicol 1999(37):145 – 172

Bratter P, Negretti de Bratter VE: Influence of high dietary selenium intake on the thyroid hormone level in human serum, J Trace Elem Med Biol 1996(10):163 – 166

Brooks JD, Metter EJ et al.: Plasma selenium level before diagnosis and the risk of prostate cancer development, J Urol 2 001 166(6): 2034 – 2038

Calder PC: Dietary fatty acids and the immune system, Lipids 1999, suppl. 34:S137 – 140

Calder PC: Polyunsaturated fatty acids, inflammation, and immunity, Lipids 200(36):1007 – 1024

Clark LC et al.: Effects of selenium supplementation for cancer prevention in patients with carcinoma of the skin, J Am Medic Ass 1996(276):1957 – 1963

Clark LC et al.: Decreased incidence of prostate cancer with selenium supplementation: results of a double-blind cancer prevention trial, Br J Urol 1998(81):730 – 734

Clausen J, Moller J: Experimental allergic encephalomyelitis provoked in rats after developmental lack of polyunsaturated tally acids, Acta Neurol Scand 1967(43), suppl. 31:74

Combs GF, Clark LC, Turnbull BW: Reduction of cancer mortality and incidence by selenium supplementation, Med Klinik 1997(92), Suppl. III:S42 – 45

Deutsche Gesellschaft für Ernährung (DGE): Empfehlungen für die Nährstoffzufuhr, 5. Aufl., Umschau, Frankfurt 1991

Deutsche Gesellschaft für Ernährung (DGE): Ernährungsbericht 2004, www.dge.de/modules.php?name=News&file=article&sid=471

Deutsche Gesellschaft für Ernährung (DGE): Tipps der Deutschen Gesellschaft für Ernährung e. V. zur Ernährung bei Multipler Sklerose 1999, www.dge.de/Pages/navigation/presse/akt1099.htm

Evers J: Die Evers-Diät, 13 Aufl., Haug, Stuttgart 2002

Gallai V, Sarchielli P, Trequattrini A, Franceschini M, Floridi A: Cytokine secretion and eicosanoid production in the peripheral blood mononuclear cells of MS patients undergoing dietary supplementation with n-3 polyunsaturated fatty acids, J Neuroimmunol 1995(56):143 – 153

Ghezzi A, Zaffaroni M: Neurological manifestations of gastrointestinal disorders, with particular reference to the differential diagnosis of multiple sclerosis, Neurol Sci 2001(22), suppl. 2: S117 – 122

Gilgun-Sherki Y, Melamed E, Offen D: The role of oxidative stress in the pathogenesis of multiple sclerosis: The need for effective antioxidant therapy, J Neurol 2004(251):261 – 268

Harbige LS: Fatty acids, the immune response, and autoimmunity: a question of n-6 essentiality and the balance between n-6 and n-3, Lipids 2003(38): 323 – 341

Lauer K: Diet and multiple sclerosis, Neurology 1997(49):S55 – 61

Hennekens CH, Buring JE, Manson JAE et al.: Lack of effect of long-term supplementation with beta carotene on the incidence of malignant neoplasms and cardiovascular disease, N Engl J Med 1996(334):1145 – 1149

Jensen C, Clausen J: Glutathione peroxidase activity, associated enzymes and substrates in blood cells from patients with multiple sclerosis – effects of antioxidant supplementatio, Acta Pharmacol Toxicol 1986(59):S450 – S453.

Jensen GE, Gissel-Nielsen G, Clausen J: Leucocyte glutathione peroxidase activity and selenium level in multiple sclerosis, J Neurol Sci 1980(48):61 – 67

Jimenez-Jimenez FJ, de Bustos F, Molina JA et al.: Cerebrospinal fluid levels of alpha-tocopherol in patients with multiple sclerosis, Neurosci Lett 1998(249):65 – 67

Kira J, Tobimatsu S, Goto I:Vitamin B12 metabolism and massive-dose methyl vitamin B12 therapy in Japanese patients with multiple sclerosis, Intern Med 1994(33):82 – 86

Korem M, Miller A: Vitamin B12 levels and auto-antibody formation associated with interferon-h and Copaxone therapy in multiple sclerosis patients, Proceedings of the ECTRIM (2001)

Kris-Etherton PM, Harris WS, Appel LJ: Fish consumption, fish oil, omega-3 fatty acids, and cardiovascular disease, Circulation 2002(106):2747 – 2757

Lee D-H, Folsom AR, Harnack L et al.: Does supplemental vitamin C increase cardiovascular disease risk in women with diabetes?, Am J Clin Nutr 2004(80):1194 – 1200

Mastronardi FG, Min W, Wang H, Winer S et al.: Attenuation of experimental autoimmune encephalomyelitis and nonimmune

demyelination by IFN-beta plus vitamin B12: treatment to modify notch-1/sonic hedgehog balance, J Immunol 2004(172):6418–6426
Mazzella GL, Sinforiani E, Savoldi F, Allegrini M et al.: Blood cells glutathione peroxidase activity and selenium in multiple sclerosis, Eur Neurol 1983(22):442–446
Miller A, Korem M, Almog R, Galboiz Y: Vitamin B12, demyelination, remyelination and repair in multiple sclerosis, J Neurol Sci 2005(233):93–97
Miller E et al.: Meta-Analysis: High-Dosage Vitamin E Supplementation May Increase All-Cause Mortality, Ann Intern Med 2005 (142):37–46
Munger KL et al.: Vitamin D intake and incidence of multiple sclerosis, Neurology 2004(62):60–65
Nordvik I, Myhr KM, Nyland H, Bjerve KS: Effect of dietary advice and n-3 supplementation in newly diagnosed MS patients, Acta Neurol Scand 2000(102):143–149
O'Connor JS, Davis RL, Langworthy OR, Chow BF: B12 metabolism and multiple sclerosis, Proc Soc Exp Biol Med 1960(103): 180–183
Odinak MM, Bisaga GN, Zarubina IV: New approaches to antioxidanttherapy in multiple sclerosis, Zh Nevrol Psikiatr Im SS Korsakova 2002, suppl:72–75
Rapola JM, Virtamo J, Ripatti S et al.: Randomised trial of alpha-tocopherol and beta-carotene supplements on incidence of major coronary events in men with previous myocardial infraction, Lancet 1997(349):1715–1720
Reynolds EH: Multiple sclerosis and vitamin B12 metabolism, J Neuroimmunol 1992(40):225–230
Reynolds EH, Linnell JC, Faludy JE: Multiple sclerosis associated with vitamin B12 deficiency, Arch Neurol 1991(48):808–811
Schwarz S, Leweling H: Multiple Sclerosis and Nutrition, Mult Scler 2005(11):24–32
Simpson CA: Vitamin B12 Levels in the serum and cerebrospinal fluid in multiple sclerosis, J Neurol Neurosurg Psychiatry 1964(27): 174–177
Simson G, Herfort A, Krim M, Meyer LM: Effects of vitamin B12 in multiple sclerosis, Proc Soc Exp Biol Med 1950(75):721
Smelzer S, Zimmerman V, Capriotti T: Osteoporosis risk factors and bone mineral densitiy in women with MS, Int J MS Care 2000(4): 17–29
Smith DK, Feldman EB, Feldman DS: Trace element status in multiple sclerosis, Am J Clin Nutr 1989(50):136–140
Swank RL: Multiple sclerosis a correlation of its incidence with dietary fat, Am J Med Sci 1950(220):421–430
Swank RL: Treatment of multiple sclerosis with a low-fat diet, J Am Diet Assoc 1960(36):322–325
Swank RL: Multiple sclerosis: twenty years on a low fat diet, Arch Neurol 1970(23):460–474
Swank RL, Dugan BB: The multiple sclerosis diet book, Doubleday, New York 1987
Swank Rl, Dugan BB: Effect of low saturated fat diet in early and late cases of multiple sclerosis, Lancet 1990 (8706):37–39
The Alpha-Tocopherol, Beta Carotene Cancer Prevention Study Group: The effect of vitamin E and beta carotene on the incidence of lung cancer and other cancers in male smokers, N Engl J Med 1994(330):1029–1035
US Food and Drug Administration (Department of Health and Human Services): Substances affirmed as generally recognized as safe: menhaden oil, Federal Register 1997, vol. 62, no. 108: 30 751–30 757
Van Meeteren ME, Teunissen CE, Dijkstra CD, van Tol EA: Antioxidants and polyunsaturated fatty acids in multiple sclerosis, Eur J Clin Nutr 2005(59):1347–1361
Vivekananthan DP et al.: Antioxidant Vitamins to Prevent Cardiovascular Disease, Lancet 2003(361):2017–2023
Wade DT, Young CA, Chaudhuri KR, Davidson DL: A randomised placebo controlled exploratory study of vitamin B12, lofepramine, and L-phenylalanine (the „Cari Loder regime") in the treatment of multiple sclerosis, J Neurol Neurosurg Psychiat 2002(73):246–249
Weinstock-Guttman B, Baier M, LeeKwen P, Feichter J et al.: A Randomized Study of Low Fat Diet withw-3 Fatty Acid Supplementation in Patients with Relapsing-Remitting Multiple Sclerosis (RRMS), Neurol 2003(60):A151
Wikstrom J, Westermarck T, Palo J: Selenium, vitamin E and copper in multiple sclerosis, Acta Neurol Scand 1976(54):287–290
Zhang SM, Hernan MA, Olek MJ, Spiegelman D et al.: Intakes of carotenoids, vitamin C, and vitamin E and MS risk among two large cohorts of women, Neurology 2001(57):75–80

14 Rehabilitation

Christine Holzinger (14.1, 14.4), Thomas Lorz (14.2, 14.3)

14.1 Physiotherapie

Definition
Oberbegriff für Verfahren der Bewegungstherapie und der physikalischen Therapie. Ersetzt die früher übliche Bezeichnung „Krankengymnastik". Physiotherapie nutzt als natürliches Heilverfahren die passive (z. B. durch den Therapeuten geführte) und die aktive, selbstständig ausgeführte Bewegung des Menschen sowie den Einsatz physikalischer Maßnahmen zur Heilung und Vorbeugung von Erkrankungen.

14.1.1 Therapieziele

Die physiotherapeutische Behandlung von Multiple Sklerose-Patienten dient der Erreichung folgender Ziele:

- Prävention, Therapie und Rehabilitation MS-typischer Beschwerden (☞ 14.1.1, ☞ 14.1.3).
- Erhaltung der größtmöglichen Selbstständigkeit des Patienten (Hilfsmittelversorgung ☞ 14.1.4).
- Entwickeln kompensatorischer Funktionen.
- Immobilitäts-Prophylaxe bzw. Beseitigung von Folgeerscheinungen der Unbeweglichkeit (Kontrakturen, Dekubitus, Haltungsschäden, Osteoporose).
- Einbeziehung des Umfeldes (Familie, Pflegepersonal, räumliche Umgebung) in die Behandlung.
- Fachübergreifende Kommunikation der behandelnden Therapeuten und Ärzte.

Der Alltag in Beruf, Freundeskreis, Freizeit und Familie ändert sich jäh mit der Diagnosestellung. Der Patient und sein Umfeld müssen erst lernen, mit der veränderten Situation umzugehen. Die Physiotherapeuten sollten auch dabei eine Stütze sein. Oft sind sie die letzte Verbindung zur Außenwelt.

Im Zentrum der Therapie steht die Eigenaktivität des Patienten in seiner Interaktion mit der Umwelt.

Die Therapie des Patienten sollte unter der Beachtung seiner individuellen Fähigkeiten und Schwierigkeiten im Kontext seiner Lebenswelt stattfinden, mit dem Ziel, seiner Würde, seiner Autonomie, seiner Entwicklung und Rehabilitation zu dienen.

14.1.2 Physiotherapeutische Methoden

Die Art der MS-Schädigungen kann je nach Lokalisation sehr unterschiedlich sein. Die physiotherapeutische Behandlung von MS-Patienten umfasst Störungen verschiedener medizinischer Fachgebiete:

- Orthopädie (z. B. Symptomatik einer Gelenkserkrankung, Wirbelsäulenbeschwerden),
- Innere Medizin (z. B. Lungenfunktionsstörungen, Kreislaufstörungen),
- Neurologie (z. B. schlaffe/spastische Lähmungen, Blasenstörungen, Ataxie, jeweils unter Berücksichtigung auch kognitiver Leistungsstörungen, ☞ 2.2).

Zu erwähnen sind auch die psychischen Belastungen, denen der Patient oft ausgeliefert ist. Die korrekte Hilfsmittelversorgung (☞ 14.1.4) ist z. B. eine große Unterstützung, um dem Patienten seine größtmögliche Selbstständigkeit zu bewahren.

Aufgrund der breit gefächerten MS-Symptomatik ist die physiotherapeutische Behandlung umso effizienter, je breiter die Ausbildung des Physiotherapeuten angelegt ist. Bei der Behandlung von MS-Patienten kommen erfahrungsgemäß Elemente verschiedener Methoden zum Einsatz. Der Physiotherapeut ist aufgefordert, sein Behandlungskonzept objektiv und der individuellen Situation des

Patienten angemessen auszurichten. Die Behandlungszeit beträgt 45 Minuten.
Das körperliche und das seelische Wohlbefinden des Patienten können sich von einem Tag auf den anderen ändern, was – in Abhängigkeit von der Krankheitsprogredienz – stets Auswirkungen auf die MS-Symptomatik hat. Folgende Besonderheiten sind bei Behandlung von MS-Patienten deshalb zu beachten:

- Starke Ermüdbarkeit (Fatigue) des Patienten berücksichtigen.
- Überanstrengung vermeiden.
- Spastizität sollte so früh wie möglich behandelt werden, um der Entwicklung von Kontrakturen bereits in den Anfängen entgegenzuwirken.
- Patienten mit fortgeschrittener Behinderung empfinden oft schon eine Stabilisierung als Erfolg, auch wenn trotz intensiver Behandlung keine objektive Verbesserung eingetreten ist.

Propriozeptive, neuromuskuläre Fazilitation nach Kabat/Knott (PNF)

Physiotherapeutische Technik, die auf Erkenntnissen der Neurophysiologie beruht. PNF basiert auf der Förderung zentral-motorischer Aktivitäten, d. h., Muskeln werden nicht einzeln, sondern nur in Kombination eingesetzt, sodass Bewegungsmuster erlernt werden. Dadurch lassen sich eine Koordinierung physiologischer Bewegungsmuster, eine Normalisierung des Muskeltonus sowie eine Muskeldehnung und -kräftigung erreichen.
PNF wird in der MS-Rehabilitation v. a. zur Behandlung paretischer Muskulatur und zur Kontrakturprohylaxe eingesetzt.

Manuelle Therapie (MT)

Diagnostik und Therapie (Schmerzlinderung, Muskelentspannung, Mobilisierung) von reversiblen funktionellen Störungen am Stütz- und Bewegungsapparat mithilfe von Handgriffen. Es gibt eine ganze Palette unterschiedlicher Ausbildungsrichtungen (z. B. Maitland-, Kaltenborn-Evjenth-, McKenzie-Konzept).
Die Manuelle Therapie dient bei der Behandlung von MS-Patienten v. a. der Kontrakturprophylaxe im Bereich der Wirbelsäule und der Extremitäten bei beginnenden Paresen. Außerdem ist sie eine bewährte Behandlungsmethode bei Beschwerden der Wirbelsäulengelenke und der Extremitäten, sowohl im Anfangsstadium, wenn orthopädische Probleme im Vordergrund stehen, als auch im fortgeschrittenen Stadium bei zunehmenden Gelenkbeschwerden, die durch fortschreitende Paresen in Rumpf und Extremitäten verursacht werden. Einen wichtigen Stellenwert bei der Tonussenkung spastischer Muskulatur sowie bei der Behandlung von Einschränkungen in der Beweglichkeit und bei der Schulung von normaler Bewegung hat die Mobilisation des Nervensystems (Butler1998).

Medizinische Trainingstherapie (MTT)

Intensivierte Form der Physiotherapie z. B. nach Verletzungen des Bewegungsapparates, entwickelt aus der Trainingslehre im Sport (Physiotherapie an Geräten).

> Zu beachten ist bei der MTT die Gefahr der Überanstrengung des MS-Patienten. Da in jedem Stadium der MS-Erkrankung kognitive Veränderungen auftreten können, ist die Sensibilität des Therapeuten in Bezug auf die Belastbarkeit seines Patienten besonders gefordert.

Das Laufband bietet sich bei ataktischen Störungen an: Durch die ständige monotone Reizwiederholung kann das Gangbild verbessert werden (Schmidt 2006). Bei Beschwerden der Extremitäten und der Wirbelsäule im Bereich der Gelenke und bei beginnenden Paresen kann der vorsichtige Einsatz von Geräten mit Widerstand und Gewichten ebenfalls zu einer Besserung der Symptomatik führen.
Bedingt durch die Progredienz der MS-Erkrankung, bleibt die Besserung der Beschwerden auf einen längeren oder kürzeren Zeitraum beschränkt und kann nicht von Dauer sein.

Bewegungsbad

Methode der aktiven physikalischen Therapie, bei welcher der Patient gemeinsam mit dem Therapeuten gymnastische Übungen im Wasser durchführt (Schwimmtherapie nach McMillan). Die Wassertemperatur sollte ca. 26 – 28 °C Grad betragen. Das warme Wasser wirkt tonussenkend bei Spastik und nimmt dem Körper die Eigenschwere ab. Bewegungen, die unter normalen Bedingungen nicht mehr möglich sind, kann der Patient im Wasser evtl. selbstständig durchführen, paretische Muskulatur kann gekräftigt werden (Kontrakturprophylaxe).

Eistherapie (Kryotherapie)

Lokale Applikation von Kälteträgern als Wärmeentziehende Maßnahme (z. B. Eisbeutel, Kältepackungen, Eistauchbäder, nasskalte Auflagen, Kaltluftbehandlung). Eisbeutel und Kältepackungen werden, zusammen mit (aktiver und passiver) Bewegung, zur lokalen Schmerz- und Kontrakturbehandlung angewendet. Eistauchbäder einer oder mehrerer Extremitäten eignen sich ebenfalls zur Kontrakturbehandlung. Kurzzeitig angewendet, wirken sie tonisierend auf paretische Muskulatur, über einen längeren Zeitraum von einigen Minuten detonisierend bzw. spastiksenkend. Bei peripheren Durchblutungs- und trophischen Störungen kann eine Eisbehandlung ebenfalls erfolgreich sein.

> Zu beachten ist das subjektive Temperaturempfinden des Patienten, ebenso die Neigung zu Blasenentzündungen bei Blasenentleerungsstörungen (☞ 2.2.4).

Vojta-Therapie

Form des Bewegungstrainings, mit der versucht wird, über das Auslösen von Reflexen bestimmte Bewegungen hervorzurufen und einzuüben.
Die Vojta-Therapie wird zur Kontrakturbehandlung, Kräftigung paretischer Muskulatur und Lösung spastischer Muster eingesetzt.

Bobath-Therapie

Training zur Herstellung der normalen Tonuslage, Anbahnung höherintegrierter Haltungs- und Bewegungsreflexe und zur Unterdrückung pathologischer bzw. primitiver Reflexmechanismen.

Mithilfe der Bobath-Therapie können bei MS-Patienten paretische Muskulatur gekräftigt, Kontrakturen behandelt und spastische Muster gelöst werden – angenähert an physiologische Bewegungsabläufe unter Berücksichtigung der Individualität des Patienten und seines Umfelds.

Atemtherapie (nach Middendorf, reflektorische Atemtherapie etc.)

Komplexe, vorwiegend krankengymnastische Behandlungsverfahren zur Beeinflussung des Atemablaufs. Ziele: Lösen von Widerständen der Atemmechanik, Schulung des Einsatzes der Atemmuskeln, Förderung der Sekretabgabe, Optimierung des Atemablaufs. Damit verbunden ist eine psychophysische Entspannung und evtl. eine körperliche Leistungssteigerung des Patienten.

Entspannungstechniken

Zum Einsatz kommen autogenes Training, progressive Muskelentspannung, F.M.-Alexander-Technik, Feldenkrais-Methode, Yoga etc. Die auf die jeweiligen Bedürfnisse des Patienten abgestimmten Entspannungstechniken können bei häufig auftretenden Schlafstörungen und in der Schmerztherapie (v. a. Kopfschmerz) hilfreich sein.

Psychomotorik

Unter Psychomotorik versteht man das durch die Psyche beeinflusste Ausdrucksverhalten, d. h. die Körpermotorik unter Einfluss der konstitutions- und temperamentsabhängigen psychischen Struktur. Psychomotorische Behandlungskonzepte haben in sämtliche Bereiche einer physiotherapeutischen Behandlung Eingang gefunden.
Psychomotorische Maßnahmen sind entwicklungs- und handlungsorientiert, fordernd und mehrdimensional. Sie sind ganzheitlich orientiert und werden mit dem Patienten aufgrund ärztlicher Indikation durchgeführt. Grundlage sind systematische Lernprozesse im Wahrnehmungs- und Bewegungsbereich (Bouacheba 1996, 1997).

Funktionelle Bewegungslehre nach Klein-Vogelbach

Die funktionelle Bewegungslehre unterstützt den Patienten dabei, sein natürliches Bewegungsverhalten zurückzugewinnen. Jede Gewichtsverlagerung im Schwerefeld verursacht ein reaktives Geschehen im Sinne der Mobilisierung eines Gegengewichtes, einer Gegenaktivität oder einer Veränderung der Unterstützungsfläche. Wenn die Bewegungsrichtung einmal bestimmt ist, bringt die Aktion Gewicht in die Bewegungsrichtung. Entscheidend für die Form des Bewegungsgeschehens ist, ob im reaktiven Bereich Gewicht oder Aktivität aus der Bewegungsrichtung hervorgeht oder Gewicht durch eine Veränderung der Unterstützungsfläche in oder aus der Bewegungsrichtung transportiert wird. Das Wissen vom Bau und von der Funktion des menschlichen Körpers bringt die Erkenntnis, dass der wichtigste Aktivierungsauftrag an unsere Muskulatur die Verhinderung möglicher Bewegungsausschläge in unseren Gelenken ist, damit ein normales Bewegungsverhalten im Sinne lebensnotwendiger Bewegungsfunktionen möglich ist (Klein-Vogelbach 2003).
Die funktionelle Bewegungslehre wird sowohl bei orthopädischen Problemen als auch bei neurologischen Beschwerden erfolgreich in der Therapie eingesetzt.

14.1.3 Physiotherapeutische Behandlung MS-typischer Störungen

Die Physiotherapie leistet in Zusammenarbeit mit Bezugspersonen des Betroffenen, mit Ärzten, Pflegepersonal und Therapeuten aus anderen Therapiebereichen einen wichtigen Beitrag zur Erhaltung der Selbstständigkeit von MS-Patienten.

Spastik

Die Hemmung und Lösung von Spastik ist eines der Hauptziele der physiotherapeutischen Behandlung im fortgeschrittenen Stadium (☞ Abb. 14-1 – 14-4) (Bobath 1983).

Seitlage

Beide Beine gebeugt, Lagerungskissen zwischen den Knien (☞ Abb. 14-1).

Rückenlage

Beide Beine an den Bauch gezogen, Hände bzw. Unterarme umfassen die Knie bzw. Unterschenkel, der Kopf ist leicht nach vorne geneigt abgelegt, das Kinn zeigt Richtung Brustbein (☞ Abb. 14-2).
Ein Bein in Hüft- und Knieflexion, mit der ganzen Fußsohle auf der Unterlage abgestellt, das andere Bein befindet sich in Hüftflexion. Abduktion und Knieflexion mit dem ganzen Fuß auf dem Boden. Der Kopf ist in HWS-Aufrichtung gelagert, das Kinn zeigt Richtung Brustbein, die Arme sind entspannt abgelegt (☞ Abb. 14-3).
Die Beine sind flektiert bzw. in Flexion gelagert, ein Arm befindet sich in Schulterflexion und Ellenbogenextension (Achtung bei Schulterschmerz!). Der Kopf ist in HWS-Aufrichtung gelagert (☞ Abb. 14-4).

Weitere Spastik lösende Übungen

Das Lösen einer Flexorenspastik der Finger erreicht man gut mithilfe zweier Waschlappen und

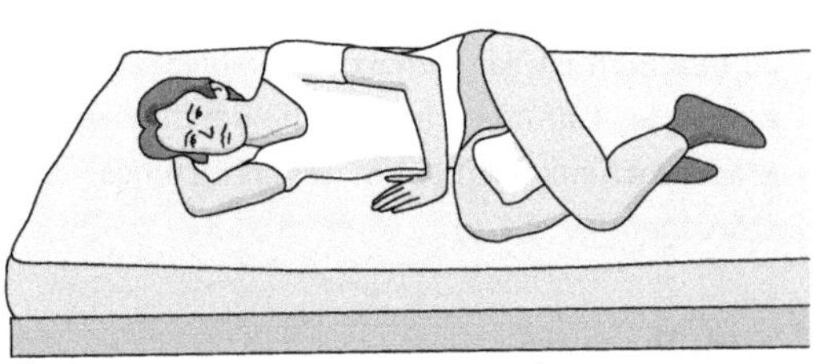

Abb. 14-1: Spastik hemmende Ausgangsstellung auf dem Bett oder Sofa.

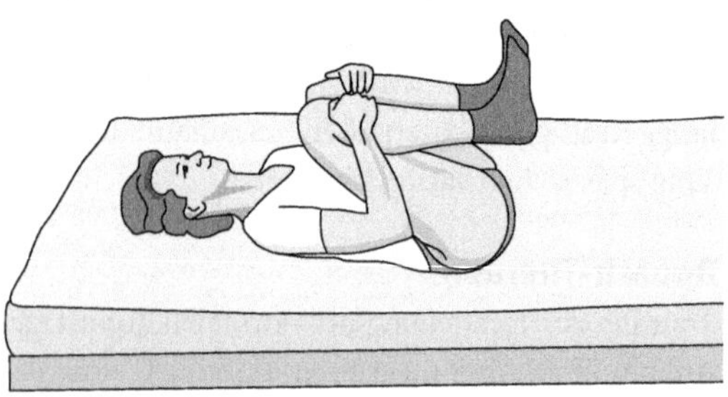

Abb. 14-2: Streckspastik lösende Ausgangsstellung auf dem Bett, Sofa oder Boden.

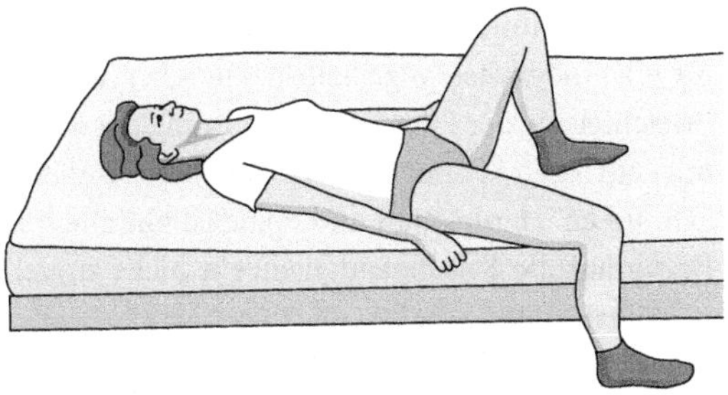

Abb. 14-3: Lösen der Adduktorenspastik beider Beine (Bett oder Sofa).

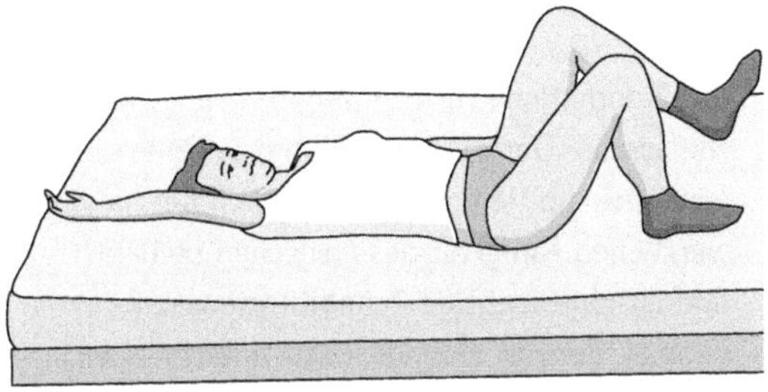

Abb. 14-4: Lösen der Flexorenspastik in den Armen.

einer Mullbinde: Die offene Mullbinde wird in zwei Waschlappen eingewickelt, die Waschlappen werden in die Handinnenfläche des Patienten gelegt. Der Unterarm wird dabei auf einer Unterlage abgelegt und befindet sich in spastiklösender Supinationsstellung. Der Daumen liegt in Abduktion und leichter Flexion in Grund- und Mittelgelenk am Lappen an, die Fingergrund-, Mittel- und Endgelenke sind ebenfalls leicht flektiert (Bobath 1983). Die Enden der Mullbinde auf dem Handrücken überkreuzen, um das Handgelenk wickeln und auf dem Handgelenk verknoten. Dadurch wird auch eventueller Schweißbildung in der Innenhand zeitweise Abhilfe geschaffen.
Rotationsbewegungen im Rumpf und langsames, vorsichtiges passives Durchbewegen wirken ebenfalls spastiklösend (Bobath 1983).
Patienten mit leichter Spastik können unter Anleitung des Physiotherapeuten spastiklösende Ausgangsstellungen einnehmen.

Kontraktur- und Dekubitusprophylaxe

Passives Durchbewegen, Aktivitäten nach unterschiedlichen Behandlungsarten (☞ 14.1.1) dienen der Kontrakturprophylaxe und beugen weiteren Spätschäden der MS-Erkrankung vor (v. a. Dekubitus bei Bettlägerigkeit). Ist der Patient noch weitgehend beweglich, kann er leichter umgelagert und die alltägliche Pflege unter wesentlich besseren Umständen durchgeführt werden.

Atemtherapie

Lungenentzündungen sind eine häufige Komplikation im fortgeschrittenen Stadium der Multiplen Sklerose. Die Atemtherapie (☞ 14.1.1) ist in diesen Fällen eine geeignete vorbeugende Maßnahme.

Blasentraining

Klopfen auf die Bauchdecke in Höhe der Blase in regelmäßigen Abständen, Drücken gegen die Blase mit der geschlossenen Hand während des Entleerungsvorgangs zur Vermeidung größerer Mengen von Restharn in der Blase, Einhaltung regelmäßiger Zeitabstände zum Toilettengang.

14.1.4 Hilfsmittelversorgung

Die Versorgung des Patienten mit Hilfsmitteln richtet sich stets nach dem Grundsatz „So viel wie nötig, so wenig wie möglich“ (Bobath 1983). Der Therapeut muss abwägen zwischen der Frage, wie viel dem Patienten noch an Eigenaktivität zuzumuten ist, und der Frage, wo er in seinem Alltag mit dem entsprechenden Hilfsmittel überfordert bzw. unterfordert ist.

Gehhilfen

Die Hilfsmittelversorgung des MS-Patienten sollte stets in Absprache mit dem Betroffenen, den Angehörigen, dem Pflegepersonal, Ärzten und Therapeuten unter Berücksichtigung der häuslichen Gegebenheiten geschehen. Ist der Patient noch gehfähig, ist die Frage nach der angemessenen Gehhilfe zu klären.

- Für die Psyche des Patienten ist es besser, möglichst lange auf „medizinische Gerätschaften“ zu verzichten und auf alltägliche Gehhilfen wie Nordic-Walking- oder Wanderstöcke zurückzugreifen.

- Ist mehr Stabilität notwendig, gibt es die Möglichkeit der Versorgung mit Vierpunktstöcken. Kann der Patient nur noch kurze Wegstrecken zurücklegen, ist der Kontroll- oder Retrowalker eine gute Unterstützung.
- Im Gegensatz zum Rollator kommt es beim Gebrauch des Retrowalkers zu einer Hüftextension mit gleichzeitiger Rumpfaufrichtung. Ausgestattet mit einer Sitzfläche, bietet er außerdem die Möglichkeit, jederzeit eine Pause einlegen zu können.
- Hat der Patient große Angst zu stürzen, bietet sich als Gehilfe der Rollator an. Der Patient hat das Gestell stets vor Augen, was auch psychischen Halt gibt.

Schienen

Unterschiedliche Schienenversorgungen bei spastischer oder paretischer Unterschenkel- und Fußmuskulatur sollten gemeinsam mit dem Orthopädiemechaniker und dem Therapeutenteam diskutiert werden.

Rollstuhl und barrierefreies Wohnen

Nimmt die Gehfähigkeit weiter ab, sollte ein Rollstuhl zur Verfügung stehen, um eine Überlastung der Gelenke zu vermeiden und eine möglichst große Selbstständigkeit im täglichen Leben zu erhalten. Entsprechend muss die häusliche Umgebung umgestaltet und mit Rampen statt Schwellen und Stufen sowie mit notwendigen Geländern versehen werden. Die Art der Rollstuhlausstattung ist abhängig vom Grad der Behinderung und des körperlichen Zustands des Patienten. Ein Stehbrett dient der Kontrakturprophylaxe vor allem der Sprung-, Knie- und Hüftgelenke und beugt der Osteoporose vor. Neuere Rollstühle bieten integrierte Stehvorrichtungen an.

Ein höhenverstellbares Bett ist zum einen für den Transfer vom Rollstuhl ins Bett und umgekehrt wichtig, zum anderen erleichtert es die Pflege. Die Gestaltung der sanitären Anlagen zur täglichen Pflege des Intimbereichs reicht von der Toilettenerhöhung, über den Toilettenstuhl, die variable Waschbeckenhöhe, den Duschstuhl bis hin zum Badewannenlifter und ist ebenfalls grundlegend für eine möglichst lange Selbstständigkeit und die Erleichterung der Pflege. Die Gestaltung der Küche mit für den Patienten erreichbaren Geräten, Schränken, Herdplatten und Spüle ist vor allem in Bezug auf die Selbstständigkeit ein nicht zu vernachlässigender Aspekt.

14.2 Ergotherapie

Definition

Die Ergotherapie (griech. ergon = Werk, Arbeit; therapeia = Dienst, Behandlung) ist eine medizinische Heilmethode, die sich der handwerklichen Fähigkeit des Menschen bedient, und ist eine wichtige Rehabilitationsmaßnahme. Sie wird bei motorisch-funktionellen, senso-motorisch-perzeptiven, neuropsychologischen, neurophysiologischen oder psychosozialen Störungen eingesetzt. Die ergotherapeutische Behandlung umfasst handwerkliche, gestalterische sowie spielerische Übungen.

14.2.1 Therapieziele

Wiederherstellung der Selbstständigkeit

Ein wichtiger Bereich der Ergotherapie ist das Üben von Tätigkeiten des täglichen Lebens. Durch Verbesserung, Wiederherstellung oder Kompensation der beeinträchtigten Fähigkeiten soll dem Patienten eine möglichst große Selbstständigkeit und Handlungsfreiheit im Alltag ermöglicht werden (z. B. Wasch-Anzieh-Training mit Schlaganfallpatienten, Förderung der Wahrnehmung). Neben geeigneten Übungen soll auch das Erlernen des Umgangs mit Hilfsmitteln dazu beitragen, dass die verbliebenen Fähigkeiten angepasst werden und so ein Optimum an Rehabilitation erreicht wird.

Die ergotherapeutischen Behandlungsverfahren (☞ 14.2.2) sind darauf ausgerichtet, Bewegungsfähigkeit, Körperwahrnehmung und Sensibilität, aber auch Gedächtnis, Konzentration, körperliche Leistungsfähigkeit und Ausdauer zu trainieren bzw. zu fördern. Durch die Behandlung sollen die eingeschränkten oder verloren gegangenen Funktionen und Bewegungsabläufe geübt, kompensiert bzw. durch Hilfsmittel ersetzt werden.

Therapie von ZNS-Störungen

In der Neurologie werden vor allem Erkrankungen des Zentralnervensystems behandelt. Eine ergotherapeutische Behandlung in diesem Fachbereich beinhaltet z. B.:

- Hemmung und Abbau krankhafter Haltungs- und Bewegungsmuster sowie Erlernen und Üben normaler Bewegungen,
- Umsetzung und Verinnerlichen von Sinneswahrnehmungen (z. B. taktile Reize),
- Verbesserung von Störungen der Grob- und Feinbewegungen,
- Verbesserung von Gleichgewichtsfunktionen,
- Verbesserung von neuropsychologischen Defiziten und Einschränkungen der geistigen Fähigkeiten (Aufmerksamkeit, Konzentration, Merkfähigkeit, Gedächtnis oder Lese-Sinn-Verständnis, Erkennen von Gegenständen, Erfassen von Räumen, Zeit und Personen),
- Erlernen von Ersatzfunktionen (modifizierte Bewegungsübungen zur Kompensation einer ausgefallenen Funktion, z. B. Greiffunktion der Hand),
- Entwicklung und Verbesserung der Fähigkeiten u. a. in den Bereichen der Gefühlssteuerung, der Affekte oder der Kommunikation,
- Training von Alltagsaktivitäten im Hinblick auf die persönliche, häusliche und berufliche Selbstständigkeit,
- Beratung bezüglich geeigneter Hilfsmittel und Änderungen im häuslichen und beruflichen Umfeld, eventuell Anpassung vorhandener Hilfsmittel (☞ 14.1.4),
- Erweiterung des psychosozialen Umfeldes (Öffentlichkeitstraining, Kontaktpflege),
- Förderung von Kreativität und Motivation,
- Beratung und Anleitung der Angehörigen.

14.2.2 Ergotherapeutische Maßnahmen

Es wird ein individueller Behandlungsplan aufgestellt, der die folgenden Maßnahmen enthalten kann: funktionelle Therapie, Selbsthilfetraining, Versorgung mit Hilfsmitteln, Hirnfunktionstraining.

Funktionelle Therapie

- Lockerung und Bewegungsbahnung der Muskulatur
- Mobilisation bei eingeschränkter Gelenkbeweglichkeit
- Übungen zur Zielsicherheit (Ataxiehemmung)
- Übungen zur Verbesserung des Gleichgewichts
- Haltungsschulung und Übungen zur Körperwahrnehmung
- Stehtraining mithilfe eines Stehtisches
- Kräftigung der Muskulatur
- Sensibilitätsschulung
- Training großräumiger Bewegungen (Grobmotorik)
- Verbesserung der Feinmotorik (Handgeschicklichkeit) und Koordination (Zusammenspiel beider Hände)
- Ausdauertraining
- Schreibtraining und graphomotorische Übungen zur Verbesserung des Schriftbildes und der Schreibgeläufigkeit

Selbsthilfetraining

Am Pflegemodell ATL (Aktivitäten des täglichen Lebens) orientierte Selbsthilfemaßnahmen unterstützen und fördern den Patienten entsprechend seinen Grundbedürfnissen:

- Rollstuhltraining in Wohnung und Öffentlichkeit,
- Übungen zum Um- und Übersetzen (Transfer),
- Küchen- und Haushaltstraining,
- Einkaufstraining,
- Essen und Trinken,
- Körperpflege,
- An- und Auskleiden.

Versorgung mit technischen Hilfen

- Hilfsmittelberatung und -versorgung
- Einüben im Umgang mit den Hilfsmitteln (☞ 14.1.4)
- Behindertengerechtes Wohnen: Beratung bei Um- und Neugestaltung

Hirnfunktionstraining

Die Förderung neuropsychologischer Fähigkeiten umfasst folgende Übungen:

- Gedächtnistraining,
- Konzentrationsübungen,
- Wahrnehmungsschulung,
- Planung von Handlungsabläufen im Alltag,
- Situationsverständnis, Umstellungsvermögen.

14.3 Logopädie

Definition

Stimm- und Sprachheilkunde (griech. logos = Wort, paideuein = erziehen). Die Logopädie umfasst die Diagnostik, Therapie und Beratung bei Patienten mit Störungen der Stimme, der Sprache, des Redeflusses, der Artikulation und des Schluckens.

Logopädisch relevante Störungen im Zusammenhang mit einer MS-Erkrankung sind v. a. dysarthrische Sprechstörungen (☞ 14.3.1) wie skandierende und verwaschene Sprache, die in fortgeschrittenen Stadien häufig mit ausgeprägter Sprechdyspnoe sowie Kau- und Schluckstörungen (☞ 14.3.2) kombiniert sind (Prosiegel 2004). Therapeutisch spielen die neuromotorische Entwicklungstherapie und die orofaziale Regulationstherapie nach Castillo Morales (1998) eine bedeutende Rolle.

14.3.1 Dysarthrie (Sprechstörung)

Klinik

Die Dysarthrie bezeichnet ein komplexes Störungsbild, das durch eine Läsion der neuromuskulären Strukturen der Sprechmotorik bedingt ist:

- Laute werden anders ausgesprochen als zuvor. Die betroffene Sprechmuskulatur hat sich verändert, sodass sich die Sprache verwaschen, undeutlich und angestrengt anhört.
- Die Sprechatmung ist gestört.
- Die Stimmqualität und die musischen Sprechanteile (Sprechmelodie, Sprechtempo, Lautstärke, Dynamik, Rhythmus) sind beeinträchtigt. Die Stimme klingt zum Teil rau und kratzig oder nasal.

Sprechstörungen können, in Abhängigkeit von dem geschädigten Hirnareal, sehr unterschiedlich in ihrem Erscheinungsbild sein. In der Praxis findet eine Einteilung nach funktionell-pathophysiologischen (am Schädigungsmuster orientierten) Gesichtpunkten (☞ Tab. 14-1) zunehmende Ak-

Tab. 14-1: Funktionell-pathophysiologische Einteilung von Dysarthrien

Sprechstörung	Kennzeichen
Hypotone (schlaffe) Dysarthrie	• Verminderter Tonus (Muskelspannung), verminderte Impulsaktivität • Verständlichkeit und Natürlichkeit des Sprechens sind vermindert
Spastische Dysarthrie	• Erhöhte Muskelspannung und Impulsaktivität • Die Natürlichkeit des Sprechens ist stark gemindert, gelegentlich entsteht der falsche Eindruck einer Affektstörung. Die Verständlichkeit ist meist nur gering beeinträchtigt
Ataktische Dysarthrie	• Skandierendes (jede Silbe betonendes) Sprechen • Natürlichkeit des Sprechens ist stark, Verständlichkeit leicht oder mäßig beeinträchtigt
Rigid (wächsern-zäh) hypokinetische Dysarthrie	• Stoßartiges Sprechen • Erheblich beeinträchtigte Verständlichkeit des Sprechens
Hyperkinetische Dysarthrie	• Überschießende Sprechbewegungen • Erheblich verminderte Verständlichkeit und Natürlichkeit des Sprechens

zeptanz, da sich daraus Rückschlüsse auf die Therapie ziehen lassen.
Bei der Multiplen Sklerose treten spastische und ataktische Dysarthrien und Mischformen besonders häufig auf.

Diagnostik

Sprechstörungen werden vorwiegend klinisch diagnostiziert, wobei alle Komponenten des Sprechvorgangs (Phonation, Artikulation und Atmung) sowie Muskeltonus und Atemexkursionen analysiert werden.
Apparative Untersuchungen wie Laryngoskopie oder Röntgenkinematographie sind in der Regel entbehrlich.

Therapie

Zur Anwendung kommen orofaziale (= den Mund- und Gesichtsbereich betreffende) Wahrnehmungsübungen, die sich aus passiven Ortungs- und Differenzierungsübungen zusammensetzen („Wo wird es jetzt auf der Zunge kalt?", „Können Sie beschreiben, ob der Geschmack eher süß oder sauer ist?" etc.). Auch aktive motorische Übungen für Zunge und Mund (z. B. Schnalzen, Zunge spitz in Richtung Nase führen etc.) spielen therapeutisch eine wichtige Rolle. Außerdem wird an der Atmung und Sprechlautstärke gearbeitet, die häufig infolge einer schlaffen Kehlkopfmuskulatur reduziert ist.

14.3.2 Dysphagie (Schluckstörung)

Unter Dysphagie versteht man eine Störung der Aufnahme, der Zerkleinerung oder des Transportes von Nahrung bzw. Flüssigkeiten während der verschiedenen Phasen des Schluckaktes. Schlucken ist ein komplexer neuromuskulärer Vorgang. Der Mensch schluckt in der Regel bis zu 2000 Mal pro Tag (Speichel, Flüssigkeit, Nahrung). Der Schluckakt erfolgt teilweise willkürlich, teilweise unwillkürlich und ist in drei Phasen gegliedert:

1. Die Nahrung wird in den Mund aufgenommen und für den Transport in den Rachen vorbereitet.
2. Gelangt die Nahrung in den Rachen, werden die Atemwege reflektorisch vor dem Eindringen von Nahrung geschützt.
3. Die Nahrung tritt in die Speiseröhre ein und wird in den Magen befördert.

Verschlucken: Durch gestörte Muskelaktivität oder Beeinträchtigung der Sensibilität im Rachen- und Kehlkopfbereich kann es zum Eintritt von Nahrung oder Flüssigkeiten in die Luftröhre kommen (Aspiration). Dieses Eindringen löst normalerweise einen Hustenreflex aus, der die Luftröhre reinigt. Bei aufgehobenem oder verzögertem Schluckreflex wird keine oder eine verzögerte pharyngeale Peristaltik ausgelöst. Bei stummen Aspirationen („Silent aspiration") reagiert der Patient nicht mit Husten, sodass Nahrung unbemerkt in die Atemwege eindringen kann.
Schluckstörungen haben weitreichende Konsequenzen: Unter- oder Fehlernährung, Gewichtsverlust, Bronchitis und Lungenentzündung. Bei einer Aspiration kann es zu lebensgefährlichen Komplikationen kommen.
Dysphagien treten bei MS häufig gemeinsam mit Sprach-, Sprech- und Stimmstörungen (☞ 14.3.1) auf.

Klinik

Zu unterscheiden ist zwischen einer ösophagealen und einer oropharyngealen Ursache der Schluckbeschwerden:

- Ösophageale Dysphagie: Störung des Schluckaktes im Bereich des Ösophagus, die durch ein mechanisches Hindernis, entzündlich, neuromuskulär oder psychisch verursacht sein kann. Wenn

Tab. 14-2: Einteilung der Dysphagie nach Schweregrad

Grad 1	Auslösung nur durch feste Nahrungsbestandteile
Grad 2	Auch weich gekaute Speisen können nicht geschluckt werden, Notwendigkeit der Nahrungsaufnahme durch pürierte Kost
Grad 3	Notwendigkeit der Nahrungsaufnahme durch flüssige Kost
Grad 4	Flüssigkeitsaufnahme nicht ausreichend möglich

die Störung schmerzhaft ist, wird sie als Odynophagie bezeichnet.
- Oropharyngeale Dysphagie: Störung des Schluckaktes bis zum Eintritt der Nahrung in den Ösophagus, meist bedingt durch eine neuromuskuläre Störung.

Häufige Symptome einer Dysphagie sind (Prosiegel 2003, 2005):
- Schwierigkeiten beim Schlucken von Nahrung oder Flüssigkeit,
- häufiges Verschlucken, Husten, Räuspern, Würgen, Kloßgefühl. Gefühl, die Nahrung bleibt im Hals stecken, Nahrungsreste verbleiben im Mundraum,
- belegte, raue, heisere Stimme,
- Nahrung/Speichel läuft aus dem Mund (Sabbern),
- gurgelnde Geräusche beim Schlucken,
- sehr langsame Nahrungsaufnahme,
- Schmerzen im Hals oder in der Brust,
- kein Schluckreflex sichtbar oder tastbar,
- eventuell Lungenentzündung, da Nahrung und Flüssigkeit in Luftröhre und Bronchien geraten können,
- Mangelernährung und Flüssigkeitsverlust,
- eventuell soziale Isolation, da es beim Verschlucken zu Nahrungsaustritt aus Mund und Nase kommen kann, was Peinlichkeit hervorruft.

Diagnostik

- Therapeutisches Essen: Beurteilung der am Schlucken beteiligten Muskelgruppen und klinische Beobachtungen.
- Apparative Diagnostik: funktionelle transnasale Fiberendoskopie oder videoflouroskopische Untersuchung (Röntgen). Bei beiden Untersuchungen nimmt der Patient Nahrungsmittel verschiedener Konsistenzen (flüssig, breiig, fest) zu sich. Während des Schluckaktes können mithilfe dieser bildgebenden Verfahren die am Schlucken beteiligten Strukturen und die Koordination des Schluckablaufs beurteilt werden.

Therapie

Die logopädische Behandlung von Patienten mit Dysphagie findet in Einzelsitzungen statt. Primäres Therapieziel ist eine suffiziente und aspirationsfreie orale Ernährung, die neben der Nahrungsaufnahme eine ausreichende Flüssigkeitszufuhr gewährleistet. Darüber hinaus strebt die Behandlung die Verbesserung und/oder Kompensation gestörter Funktionen sowie die Adaptation des dysphagischen Patienten an seine Situation an:
- Neben restituierenden Therapieverfahren zur Wiederherstellung der normalen Schluckfunktion durch Stimulation der oralen Schleimhaut und Bewegungsübungen gibt es kompensatorische Therapieverfahren (z. B. Haltungsänderungen, Erlernen bestimmter Schluckmanöver).
- Adaptationsverfahren beinhalten eine Anpassung an die Schluckstörung in Form von diätetischen Maßnahmen (Andicken der Nahrung). Auch Hilfsmittel (z. B. Schnabelbecher, Besteck mit rutschfesten Griffen, nasogastrale Sonde, perkutane endoskopische Gastrostomie) können erforderlich sein.

14.4 Hippotherapie

> **Definition**
> Hippotherapie (griech. hippos: Pferd) ist Physiotherapie auf neurophysiologischer Grundlage mit und auf dem Pferd.

Hippotherapie wird vom Arzt verordnet und als Einzelbehandlung von Physiotherapeuten oder Ärzten mit der Zusatzausbildung Hippotherapie durchgeführt. Die Behandlungszeit beträgt 20–30 Minuten.

14.4.1 Therapieziele

Der Übergang von der Physiotherapie ohne Pferd (☞ 14.1) zur Physiotherapie mit dem „Gerät" Pferd ist fließend. Folgende Behandlungsziele lassen sich mit Hippotherapie erreichen:
- Verbesserung des Haltungstonus,
- Verbesserung der Rumpfaufrichtung und Förderung der dynamischen Stabilisation der Wirbelsäule,

- Verbesserung der Koordination,
- Förderung automatischer Gleichgewichtsreaktionen,
- Aufdehnen verkürzter Muskulatur,
- Mobilisation der Gelenke,
- Regulierung und Ökonomisierung der Atmung,
- Verbesserung der Mundmotorik und der Lautgebung (Sprechen),
- Förderung der Konzentration,
- Stärkung des Selbstwertgefühls.

14.4.2 Therapeutischer Nutzen

Die hippotherapeutische Behandlung wird in der Gangart „Schritt" durchgeführt (Strauß 2000). Das Besondere an der Pferdegangart Schritt ist die dreidimensionale Bewegung, die sie am Becken des Reiters auslöst (hoch – tief, vor – zurück, seit – seit, ☞ Abb. 14-5 – 14-6). Sie entspricht exakt der menschlichen Bewegung im Rumpf beim aufrechten Gehen (physiologisches Rumpftraining).

Schwingungsimpulse

Das physiologische Rumpftraining ist ein „Laufen ohne Beine", d. h. das Pferd läuft für den Patienten. Dabei werden vom Pferd, abhängig von seiner Körpergröße, ca. 90 – 110 Schwingungsimpulse pro Minute ausgesendet, die am Patienten die entsprechende Anzahl von Stimuli setzen. Dabei kommt es zu direkter Stimulation neuromuskulärer Reaktionen aufgrund rhythmischer, stereotyp wiederholter, dreidimensionaler Bewegungsimpulse des Pferderückens. Die Impulse erfassen Muskel, Sehnen, Gelenkapparat sowie Vestibulum und Propriozeptoren. Zusätzlich kommt es zu sensorischen Impulsen über das okulomotorische, akustische, olfaktorische und das taktile System der Hautoberfläche.

Bahnfiguren

Der Therapeut kann in der Hippotherapie zusätzlich über die „Bahnfiguren" auf den Patienten einwirken (☞ Abb. 14-7a – c): Je enger die Wendungen des Pferdes, umso höher die Anforderungen an den Patienten. Der Patient ist aufgefordert, gegen die Zentrifugalkraft zu arbeiten.
Jede Biegung des Pferdes zum Richtungswechsel fordert vom Patienten differenzierte Bewegungsantworten. Durchreiten von Ecken, Schlangenlinien, Zirkel und Bogen sind eine erhebliche Mehr-

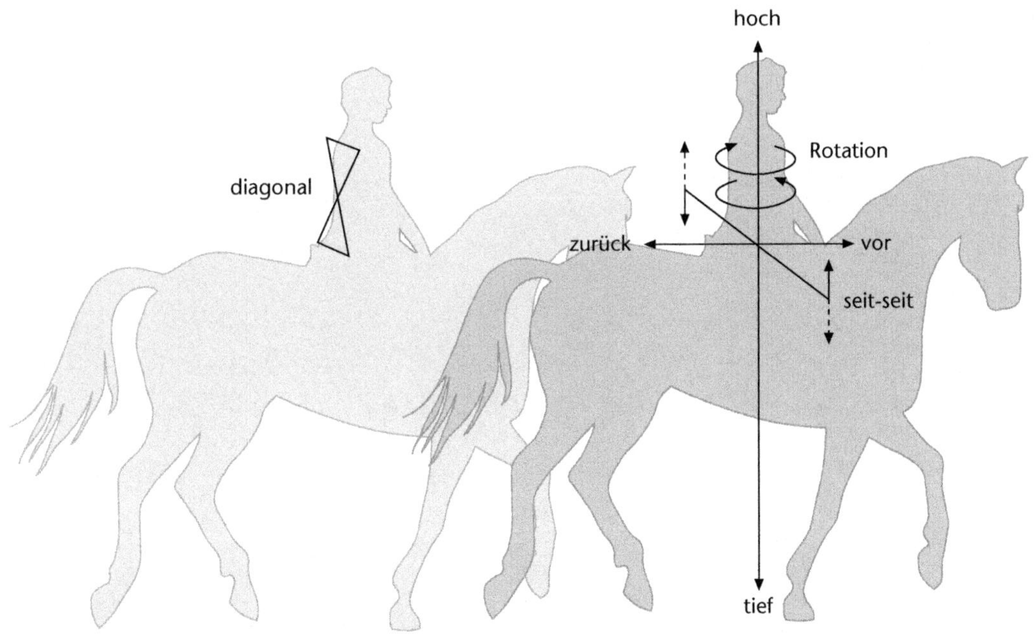

Abb. 14-5: Dreidimensionale Bewegung im Beckenbereich des Reiters bei Gangart „Schritt".

anforderung an den Patienten, die therapeutisch gezielt eingesetzt werden kann.

Tempi

Auswirkungen auf den therapeutischen Effekt haben auch die unterschiedlichen Tempi im Schritt, Anhalten und Anreiten („Stopp und Go“). Hält das Pferd an, muss der Patient der Propulsion entgegenwirken, tritt das Pferd an, wirkt die Retropulsion. Mithilfe von „Stopp und Go“ kann der Therapeut zusätzlich zu den dreidimensionalen Schwingungen des Pferderückens (s. o.) weitere Elemente in die Therapie einbringen. Von Seiten des Patienten sind dabei verschiedene Formen der Haltungskontrolle (s. u.) gefragt: Stiffness, Feedback, Feed-forward, Kokontraktion der Muskulatur, Kognition und Koordination. Die Hippotherapie entfaltet ihre Wirkung im gesamten Bereich des ZNS.

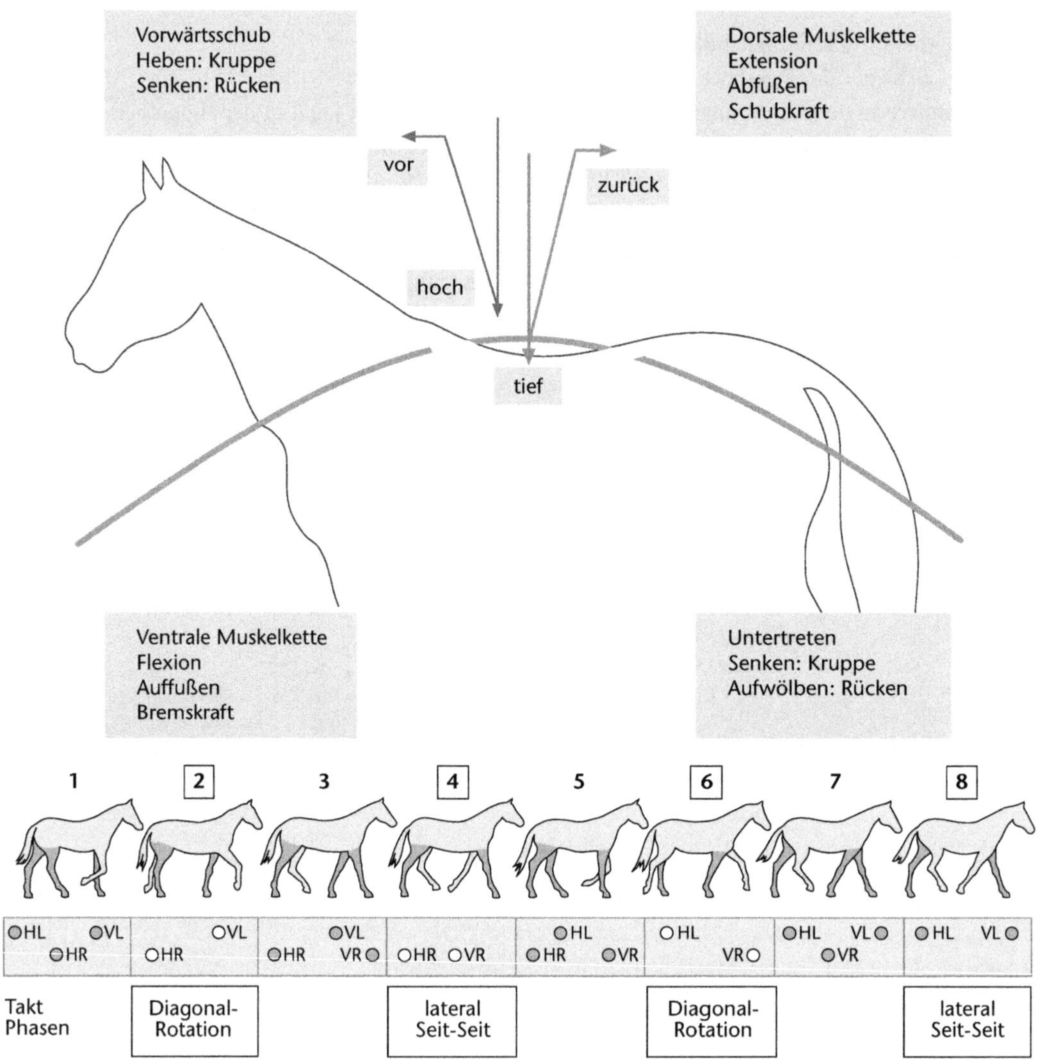

Abb. 14-6: Bewegungsübertragung des Pferdes in den acht Schrittphasen (farbige Beine haben Bodenkontakt; alternierend Dreibeinstand, Zweibeinstand).

Formen der Haltungskontrolle

- Dynamisches Gleichgewicht: Haltungskontrolle während der Bewegung.
- Statisches Gleichgewicht: Fähigkeit, stabile Positionen im Schwerefeld zu bewahren.
- Stiffness: Kokontraktion z.B. der Arm- und Handmuskulatur, um isolierte Fingerbewegungen möglich zu machen (z.B. Klavierspielen) (Orth 2004).
- Feed-back- Feed-forward-Mechanismen: Einbau von Haltungsanpassungen in das Bewegungsprogramm (vorausschauende Haltungskorrekturen, z.B. Fangen eines Balls mit den Händen) (Schmidt 2001).

Natürliche Körperwärme des Pferdes

Die natürliche Wärme des Pferdes wirkt sich günstig auf den gesamten Beckenbodenbereich des Reiters aus. Durch die Pferdewärme können vor allem Blasen- und Darmstörungen und Spastizität in diesem Bereich sowie im Bereich der Oberschenkelmuskulatur entsprechend positiv beeinflusst werden.

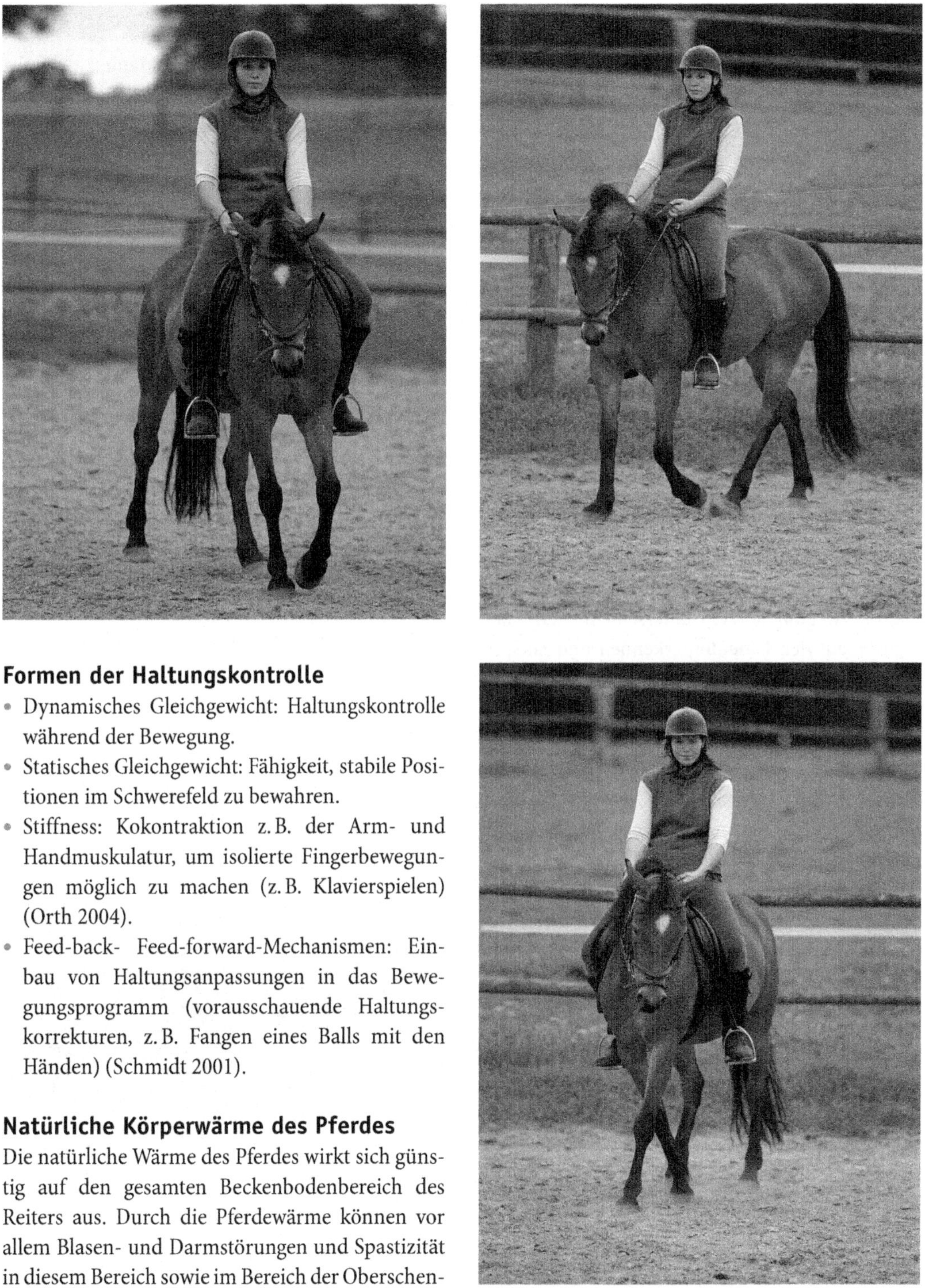

Abb. 14-7a–c: Richtungswechsel des Pferdes.

Kontraindikationen

- Mangelnde Rumpfkontrolle im Sitzen (Sturzgefahr)
- Heparin- bzw. Marcumar-Medikation (Gefahr innerer Blutungen, auch außen kann es bluten!)
- Anfallsleiden (Epilepsie: Sturzgefahr, Klemmen auf dem Pferd während des Anfalls)
- Akuter MS-Schub (Gefahr der Überanstrengung mit Verstärkung der Symptomatik)
- Dekubitus (Verschlechterung der Ulzera)

Sicherheitsaspekte

Die Sicherheit des Patienten muss durch ausreichend anwesendes, fachlich qualifiziertes Personal gewährleistet sein.

Voraussetzung für die Sicherheit des Patienten ist die Langzügelarbeit mit dem Pferd, d. h., der Therapeut geht am „verlängerten Zügel" (= Longe) hinter dem Pferd (☞ Abb. 14-8a – b). Am Langzügel kann der Therapeut genau die Einwirkungen der Pferdebewegung und der unterschiedlichen Bahnfiguren auf den Patienten erkennen und entsprechend reagieren bzw. agieren. Er kann dem Co-Therapeuten, der den Patienten am Pferd sichert, jederzeit Anweisungen im Handling des Patienten geben und die Arbeit mit dem Pferd den wechselnden Anforderungen anpassen. Ein Helfer muss ständig in unmittelbarer Nähe des Patienten sein, um diesen zu sichern.

Voraussetzung für die Durchführung einer Hippotherapie ist eine speziell für diesen Bereich abgeschlossene Versicherung für Patient, Pferd und Personal.

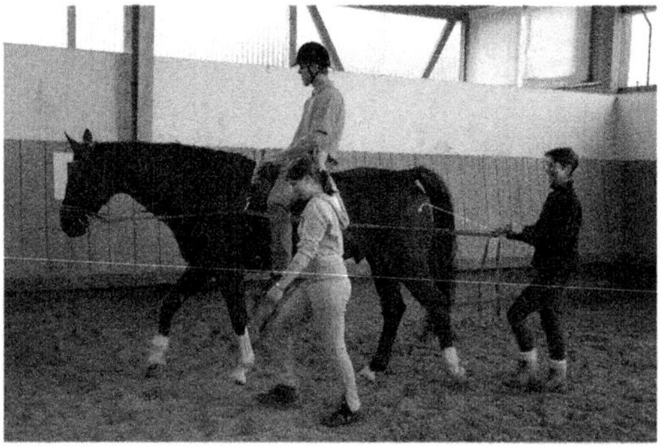

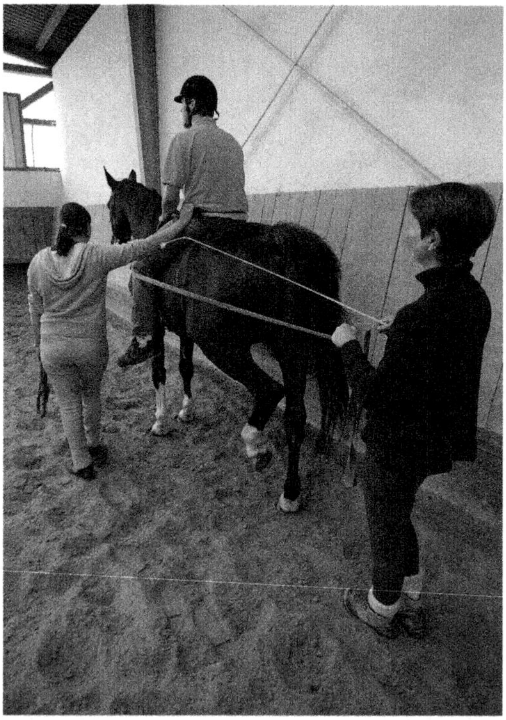

Abb. 14-8a – b: Langzügelarbeit mit dem Pferd.

14.4.3 Befunderhebung

Vorraussetzung für die Hippotherapie ist die Befunderhebung, aus der der Therapeut z. B. ersehen kann, welche Unterstützung notwendig ist, um auf die Rampe bzw. von der Rampe auf das Pferd zu kommen. Zudem muss der Therapeut mithilfe des Befundes den korrekten Gurt wählen. Im Reitstall gibt es normalerweise keinen abgeschlossenen Raum, um in Ruhe eine genaue Befunderhebung vornehmen zu können. Der Hippotherapeut muss deshalb die Informationen und Anhaltspunkte, die ihm in der Situation im Reitstall zur Verfügung stehen, als Kriterien für die Gestaltung der Therapie heranziehen:

- Wie erreicht der Patient den Stall? Fährt er selbst oder wird er gefahren?
- Welche Mobilisationshilfen (☞ 14.1.4) verwendet der Patient, z. B. Rollstuhl (Selbstfahrer?), Rollator, Retrowalker, Gehstützen (Art der Gehstützen)?
- Ist der Patient Fußgänger (mit oder ohne Hilfsperson)?

- Welchen Eindruck machen Gangbild, Bewegungsübergänge (Aussteigen aus dem Auto), Treppensteigen an der Rampe?
- Bewegungsübergänge beim Aufsetzen auf das Pferd: Ist genug Hüftabduktion vorhanden, um ein Bein über den Pferderücken zu bekommen? Wie steigt der Patient überhaupt auf? Braucht er Unterstützung? Und wenn ja, wie viel Unterstützung?

Entscheidend für den Therapieerfolg ist eine gute Zusammenarbeit zwischen Therapeut und Patient. Je mehr der Therapeut über den Patienten und seine Probleme weiß, desto individueller kann die Therapie auf seine Bedürfnisse zugeschnitten sein.

14.4.4 Hippotherapeutische Behandlung MS-typischer Störungen

Aufsteigen auf das Pferd

Der Weg des Patienten von der Rampe auf den Pferderücken bietet bereits zahlreiche Möglichkeiten, vorhandene Körperfunktionen zu nutzen und zu verbessern. Fehlende oder mangelnde Funktionen der Motorik, Kognition und der Sensomotorik können durch noch vorhandene Funktionen ersetzt bzw. gestärkt werden, z. B. durch die Wahl von Standbein und Spielbein in der Phase des Übersetzens von der Rampe auf das Pferd oder durch die Stützfunktion der Arme am Gurt. Von Kontrakturen bedrohte Strukturen können gedehnt werden (z. B. Adduktoren beim Aufsetzen mit Abduktion, Extension im Hüftgelenk des Spielbeins).

Schon der Bewegungsübergang von der Rampe auf den Pferderücken erfordert viel Hirnleistung in den verschiedenen Hirnregionen:

- Subkortikale Motivationsareale: „Ich möchte auf das Pferd! – Ich schaffe das trotz meiner Behinderung!".
- Limbischer, frontaler, assoziativer Kortex (Handlungsplan, Bewegungsentwurf): „Wie muss ich mich bewegen, um auf das Pferd zu kommen?".
- Prämotorischer Kortex, Kleinhirn, Basalganglien, motorischer Thalamus: Programmieren der erforderlichen Bewegungsabläufe.
- Motorischer Kortex, Hirnstamm, Rückenmark, Muskelrezeptor (Feed-back- und Feed-forward-Mechanismen, Stiffness): Kommando für den Beginn der Bewegung und ihre Ausführung.

Sitz auf dem Pferd

Sitzt der Patient auf dem Pferd, beginnt der eigentliche Teil der Hippotherapie mit der kontinuierlichen Abrufung sämtlicher Leistungen in den oben genannten Regionen des ZNS während der gesamten Dauer der Therapiestunde.

Somatosensorik

Nieren, Blase und Magen-Darm-Trakt werden in ihrem Aufhängemechanismus im physiologischen Gangbild gedehnt und stimuliert durch die dreidimensionale Bewegung des Pferdes im Schritt (☞ 14.4.1). Das Zwerchfell wird nach unten bewegt, was zu einer Vertiefung der Einatembewegung führt. Die Körpertemperatur des Pferdes liegt höher als die des Menschen, sodass Blase, Harnröhre und Enddarm vermehrt durchblutet werden.

Sensomotorik

Die dreidimensionale Bewegung des Pferdes fordert eine ständige Einstellung des Körpers im Raum, d. h. mittig auf dem Pferderücken. Feed-back- und Feed-forward-Mechanismen werden ständig abgerufen. Der Rumpf versucht, trotz der vom Pferderücken ausgehenden Impulse, die ihn ständig aus der Mitte drängen, das Gleichgewicht zu halten; die Extremitäten bleiben locker, gleichzeitig versuchen die Hände, sich am Griff des Therapiegurtes zu halten (Stiffness). Augen (Wahrnehmung der Umgebung), Ohren (Geräusche des Pferdes beim Auftreten, Schnauben, Wiehern), Nase (Geruch des Pferdes), und Sensibilität (Pferdewärme, Beschaffenheit des Fells und der Mähne) sind dabei ebenfalls ständig gefordert. Die Abduktionsstellung der Hüftgelenke und die Körpertemperatur des Pferdes wirken sich günstig auf spastische Beschwerden aus. Störungen in der Mundmotorik und im Zusammenhang damit Schluck- und Sprechstörungen werden über die Stimulation der vorderen Halsmuskulatur und

Zungenbeinmuskulatur positiv beeinflusst (Morales 1998). Aufgrund der Stabilisierung der Haltung im Rumpf kann sich die Augenmotorik verbessern.

Der Sitz auf dem Pferd, die erhöhte Position des Patienten auf dem Pferderücken kann vor allem für Rollstuhlfahrer eine Erfahrung sein, die das Selbstbewusstsein steigert: Endlich einmal (wieder) größer als die anderen zu sein.

Literatur

Adamek-Münz VV: Ergotherapie, in: Welter FL, Schönle PVV (Hrsg.): Neurologische Rehabilitation, Gustav Fischer, Stuttgart/Jena/Lübeck/Ulm 1997

Bartolome G, Buchholz DW, Feussner H, Hannig CH et al.: Schluckstörungen. Diagnostik und Rehabilitation, Urban & Fischer, München/Jena 1999

Bobath B: Die Hemiplegie Erwachsener. Befundaufnahme, Beurteilung und Behandlung, 3. Aufl., Thieme, Stuttgart 1983

Bouachba F: Lehrgang Psychomotorik, Seminarmitschrift, Mainz/Schwandorf 1996/1997

Butler DS: Mobilisation des Nervensystems, Springer, Heidelberg 1998

Castillo Morales R: Die Orofaziale Regulationstherapie, 2. Aufl., Pflaum, München 1998

Hein T, Hopfenmüller W: Hochrechnung der Zahl der an Multiple Sklerose erkrankten Patienten in Deutschland, Nervenarzt 2000 (71):288 – 294

Kiphard EJ: Psychomotorik als Prävention und Rehabilitation, Flöttmann, Gütersloh 1989

Klein-Vogelbach S: Funktionelle Bewegungslehre. Ballübungen, 5. Aufl., Springer, Heidelberg 2003

Morales C: Die orofaciale Regulationstherapie, Pflaum, München 1998

Ohrt B, Enders A: Bobath-Kurs (Dr. von Haunersches Kinderspital), Seminarmitschrift, München 2004

Prosiegel M, Bartolome G, Bieniek R, Fries W, Schröter-Morasch H, Steube D: Neurogene Dysphagien, in: Diener HC, Putzki N, Berlit P et al. (Hrsg.): Leitlinien für Diagnostik und Therapie in der Neurologie, 3. Aufl., Thieme, Stuttgart 2005

Prosiegel M, Schelling A et al.: Dysphagia and Multiple Sclerosis, The Internat MS Journal 2004(III):2 – 9

Prosiegel M: Qualitätskriterien und Standards für die Diagnostik und Therapie von Patienten mit neurologischen Schluckstörungen. Neurogene Dysphagien – Leitlinien 2003 der DGNKN. Neurol & Rehabil 9(2003):157 – 181

Pschyrembel Klinisches Wörterbuch, 259. Aufl., de Gruyter, Berlin 2002

Riede D: Therapeutisches Reiten in der Krankengymnastik, Pflaum, München 1986

Roche-Lexikon Medizin, 5.Aufl., Urban & Fischer, München 2003

Roth G: Das Gehirn und seine Wirklichkeit, Suhrkamp, Frankfurt am Main 1997

Schmidt RF, Schaible H-G: Neuro- und Sinnesphysiologie, 4. Aufl., Springer, Heidelberg 2001

Strauß I: Die Bedeutung der Hippotherapie für die Behandlung MS-Kranker. Schriftenreihe der DMSG, MS-Information Nr. 2.6.4, DMSG, Hannover 1997

Strauß I: Hippotherapie. Neurophysiologische Behandlung mit und auf dem Pferd, 3. Aufl., Thieme, Stuttgart 2000

IV Psychosoziale Aspekte

15 Lebensqualität und Krankheitsbewältigung

Thomas Lorz

15.1 Lebensqualität

„Lebensqualität" ist kein der Medizin vorbehaltener Begriff. Konzepte zur Lebensqualität sind in jüngerer Zeit nicht nur in der Gesundheitsforschung, sondern auch in anderen Wissenschaften (Ökonomie, Soziologie, Psychologie, Philosophie) entwickelt worden. Die wissenschaftliche Auseinandersetzung mit den verschiedenen Dimensionen von Lebensqualität findet also auf einem übergreifenden interdisziplinären Forschungsfeld statt, in dessen Rahmen sich die „gesundheitsbezogene Lebensqualität" konzeptionell einordnen muss. Gesundheitsbezogene Lebensqualität ist ein multidimensionales Konstrukt aus physischen, psychischen und sozialen Dimensionen und schließt mehr ein als lediglich Aussagen zum individuellen Gesundheitszustand.

Gesundheitsbezogene Lebensqualität

Es herrscht zunehmend Konsens darüber, dass subjektiv wahrgenommene Ressourcen (v.a. Zufriedenheit) bessere Prädiktoren für Wohlbefinden und Gesundheit sind, als objektiv vorhandene. Um Aussagen über die Lebensqualität und den Gesundheitszustand einer Bevölkerung treffen zu können, wird die Zufriedenheit mit verschiedenen Lebensbereichen wie Arbeit, Wohnsituation, finanzielle Lage, Gesundheit, familiäre Situation einerseits und mit dem Leben im Allgemeinen andererseits als wesentliches Barometer auch für Gesundheit in dem von der WHO vorgeschlagenen, umfassenden Sinne („Gesundheit als Zustand körperlichen, geistigen und sozialen Wohlbefindens und nicht als Fehlen von Krankheit und Gebrechen) angesehen (Li Zhan 1992).
Instrumente zur Messung von gesundheitsbezogener Lebensqualität sind in Abhängigkeit von der jeweiligen Zielstellung sehr vielfältig und in großer Anzahl entwickelt worden. Dabei unterscheidet man krankheitsübergreifende (generische) und krankheitsspezifische Verfahren. Bei der Bewertung der Ergebnisse ist einschränkend zu bedenken, dass das Verständnis von Lebensqualität kulturellen Einflüssen unterliegt. Trotzdem wird häufig eine kulturelle Übereinstimmung hinsichtlich des Stellenwerts psychischen und physischen Wohlbefindens angenommen.
Das international am häufigsten eingesetzte generische Instrument zur Messung der Lebensqualität ist der SF-36(Short form 36)-Fragebogen (Ware et al. 1992). Der SF-36, dessen deutsche Fassung von Bullinger und Kirchberger (1998) stammt, erfasst acht Dimensionen von Gesundheit (☞ Tab. 15.1).

Tab. 15-1: SF-36-Fragebogen zum Gesundheitszustand (Bullinger 1998)
Körperliche (physikalische) Funktionsfähigkeit
Rollenverhalten wegen körperlicher Funktionsbeeinträchtigung
Schmerzen
Allgemeiner Gesundheitszustand
Vitalität und körperliche Energie
Soziale Funktionsfähigkeit
Rollenverhalten wegen seelischer Funktionsbeeinträchtigung
Seelische (psychische) Funktionsfähigkeit

Lebensqualität bei Multipler Sklerose

Lebensqualitätsstudien bei MS stellen einen relativ neuen Forschungsbereich dar. Die erste Studie zu diesem Thema wurde 1992 veröffentlicht (Rudick et al.): MS-Patienten wurden mit Patienten mit entzündlichen Darmerkrankungen und Patienten mit rheumatoider Arthritis verglichen. MS-Patienten hatten dabei die niedrigsten Werte in der Lebenszufriedenheit. Das Interesse an derartigen Studien hat seitdem deutlich zugenommen.

Kernspintomographischer Befund (☞ 3.3) und Schubrate (☞ Tab. 3-2, ☞ Tab. 3-3) sind die Standard-Diagnosekriterien bei MS, geben aber keinen Aufschluss über die Lebenszufriedenheit der Patienten. Auch mit der EDSS-Skala (☞ Tab. 4-5) kann die Lebenszufriedenheit nicht ausreichend erfasst werden. In den vergangenen Jahren wurde eine Vielzahl von Studien publiziert, deren Vergleichbarkeit wegen der unterschiedlichen Messverfahren allerdings nur eingeschränkt ist. Eine große Übersichtsarbeit, in der 83 Studien miteinander verglichen wurden, verdeutlichte, dass der SF-36-Fragebogen (☞ Tab. 15-1) eine herausragende Rolle spielt, jedoch nicht alle Aspekte der Lebensqualität erfasst (Nortvedt 2003).

Die Mehrzahl der vorliegenden Studien über die Lebensqualität bei Patienten unter einer Interferonbehandlung ist nicht randomisiert und somit nicht aussagekräftig genug (Rice et al. 2001). Nur bei einer Studie zeigte sich eine moderate Verbesserung der Lebensqualität (Freeman et al. 2001). Es besteht Nachholbedarf an weiteren Studien zur Lebensqualität bei Multipler Sklerose.

> **Zusammenfassung**
> Daten zur Lebensqualität bei Multipler Sklerose liefern wichtige Zusatzinformationen als Ergänzung zur Beschreibung von Krankheitssymptomen und klinischer Behinderung, die für die Therapiebewertung immer mehr Bedeutung gewinnen. Dabei sollte die Bestimmung der Lebensqualität als Chance begriffen werden, den Patienten besser zu verstehen, ihn bei therapeutischen Entscheidungen besser beraten zu können und ihm bei der Entwicklung von Zukunftsperspektiven ein hilfreicher Partner zu sein (Pöllmann et al 2005).

15.2 Krankheitsbewältigung (Coping)

Die Multiple Sklerose als chronische Erkrankung erfordert von den Betroffenen Anpassung und neue Verhaltensmuster, wofür sie keine Vorerfahrung besitzen.

> **Definition „Coping"**
> Angemessener Umgang mit einer Erkrankung, der häufig in der Beziehung zu anderen Betroffenen erlernt und erarbeitet werden kann, sodass es gelingt, die Krankheit zu bewältigen und in das Leben aufzunehmen.

Es ist inzwischen erwiesen, dass es einen direkten Zusammenhang zwischen Stress und dem Verlauf einer Multiplen-Sklerose-Erkrankung gibt (☞ 1.3.2). In einer Studie zeigte sich, dass sich während stressreicher Perioden das Auftreten neuer Symptome verdoppelt, oder dass es zu einer Verschlechterung bestehender Ausfälle kommt (Buljevac et al. 2003). Auch eine große amerikanische Studie im „British Medical Journal" beleuchtet den Zusammenhang zwischen Stress und Multipler Sklerose (Mohr et al. 2004).

In einer neueren australischen Studie mit 381 MS-Patienten (144 Männer, 237 Frauen) und 291 gesunden Kontrollpersonen (101 Männer, 190 Frauen) wurde geprüft, ob und inwieweit sich MS-Kranke in der Wahl und Anwendung von Problemlösungsstrategien von gesunden Kontrollprobanden unterscheiden. McCabe und Mitarbeiter hielten in der Studiendokumentation Krankheitsschwere und Dauer ebenso fest wie das Maß der sozialen Unterstützung, das die Betroffenen erhielten. Es zeigte sich, dass Menschen mit MS (insbesondere Männer) weniger in der Lage waren, sich an Coping-Strategien zu orientieren, dementsprechend auch bei der Problemlösung schlechtere Ergebnisse erzielten und sich psychologisch als schlechter angepasst herausstellten als die gesunden Kontrollprobanden. In einer anderen Studie mit 210 MS-Patienten zeigte sich, dass die Hälfte der Patienten eher ungünstige Coping-Muster aufzeigte (Rumpf 1995). Konstruktives Coping war durch eine höhere Lebenszufriedenheit gekennzeichnet und korrelierte einerseits mit unterdurchschnittlichen Werten für depressive Verarbeitung, Bagatellisierung und Wunschdenken, andererseits mit hohen Werten für aktives, problemorientiertes Bewältigen, Ablenkung, Selbstaufbau und Religiosität. Patienten mit schlechterem Coping-Muster waren jünger, hatten eine kürzere Krankheitsdauer, eine geringere Lebenszufriedenheit und einen kleineren Freundeskreis. Diese Studien verdeutlichen die Wichtigkeit von pädagogischen Coping-Programmen, die es MS-Betroffenen ermöglichen, sich auf ihre Krankheit einzustellen und mit ihr leben zu lernen.

Charakteristische Themenfelder von Coping-Programmen

- Wie gehe ich damit um, wenn ich nicht mehr alles selbst machen kann und Hilfe in Anspruch nehmen muss?
- Wie gehe ich damit um, dass meine Zukunft ungewiss ist?
- Wem erzähle ich wann von meiner Erkrankung?
- Was bedeutet die Erkrankung für meine weitere Lebensplanung?

Kugler, Klewer und Pöhlau (2003) untersuchten die Effekte der Gruppentherapie auf die Psyche und das Immunsystem. Es zeigte sich bei den Teilnehmern eine deutlich geringere Depressivität und eine gesteigerte Lebensqualität nach der Gruppentherapie.

> Nach der gesicherten Diagnose „Multiple Sklerose" kommt es darauf an, dass die Betroffenen lernen, körperlich und seelisch mit der Erkrankung möglichst gut, bewusst und sozial aktiv zu leben. Dabei hängt die Lebensqualität nicht nur vom Ausmaß der Behinderung, sondern in hohem Maße auch von der psychischen Verarbeitung der Erkrankung und vom Lebensstil ab.

Literatur

Buljevac D et al.: Self reported stressful life events and exacerbations in multiple sclerosis: prospective study, BMJ 2003(327): 646 - 649

Bullinger M, Kirchberger I: SF-36 Fragebogen zum Gesundheitszustand (SF-36 Questionnaire concerning Health status), Hogrefe, Göttingen 1998

Freeman JA et al.: Interferon-beta1b in the treatment of secondary progressive MS: impact on quality of life, Neurology 2001(57):1870 - 1875

Kugler J, Klewer J, Pöhlau D: Bedarf für Coping-Training? Krankheitsverarbeitung von Patienten mit Multipler Sklerose, Psychoneuro 2003(29):354 - 357

Li Zhan MS: Quality of life: conceptual and measurement issues, J Advanced Nursing 1992(17):795 - 800

McCabe MP et al.: Coping and psychological adjustment among people with multiple sclerosis, J Psychosom Res 2004(56):355 - 361

Mohr DC, Hart SL, Julian L, Cox D, Pelletier D: Association between stressful life events and exacerbation in multiple sclerosis: a metaanalysis, BMJ 2004(328):731

Nortvedt MW, Riise T: The use of quality of life measures in multiple sclerosis research, Mult Scler 2003(9):63 - 72

Pöllmann W, Busch C, Voltz R: Lebensqualität bei Multipler Sklerose, Nervenarzt 2005(76):154 - 169

Rudick RA et al.: Quality of life in multiple sclerosis. Comparison with inflammatory bowel disease and rheumatoid arthritis, Arch Neurol 1992(49):1237 - 1242

Rumpf HJ, Wessel K: Copingmuster und Adaptivität bei multipler Sklerose, Nervenarzt 1995(66):624 - 629

Ware JE, Gandek B: Overview of the SF-36 Health Survey and the international quality of life assessment (IQOLA) project, J Clin Epidemiol 1998(51):903 - 912

Ware JE, Sherbourne CD: The MOS 36-item short-form health survey (SF-36). I. Conceptual framework and item selection, Med Care 1992(6):473 - 483

16 Familienplanung

Thomas Lorz

Kontrazeption

Eine spezifische Empfehlung zur Kontrazeption bei MS-Patientinnen gibt es nicht. Die relative Schutzwirkung von Östrogenen ist gut dokumentiert, so dass zur Schwangerschaftsverhütung orale Kontrazeptiva unbedenklich verwendet werden können (Hernán et al. 2000). In einer epidemiologischen Studie mit 106 MS-Patientinnen war sogar das Risiko an MS zu erkranken kurzfristig um 40 Prozent erniedrigt (Alonso et al. 2005).

Kinderwunsch

Die Tatsache, an Multipler Sklerose erkrankt zu sein, bedeutet kein Hindernis für die Erfüllung eines Kinderwunsches. Bei MS-Patientinnen und gesunden Frauen verlaufen Schwangerschaft und Geburt im Grunde genommen gleich. Das Risiko oder die Wahrscheinlichkeit, dass Kinder Betroffener auch an Multipler Sklerose erkranken, ist relativ gering. Ein Kind mit einem an MS erkrankten Elternteil hat im Vergleich zum Risiko von 0,2% in der Normalbevölkerung ein Risiko von ca. 3 – 5%, an einer MS zu erkranken. Das Risiko steigt, wenn in beiden Familien der Elternteile MS-Erkrankungen bekannt sind.

> Eine Schwangerschaft sollte bei Vorliegen einer MS-Erkrankung sorgfältig überlegt und langfristig geplant werden, da die Krankheit prinzipiell zu jedem Zeitpunkt in einen ungünstigen Verlauf münden und sich Beschwerden wie starke Erschöpfungszustände oder schwerwiegendere Behinderungen manifestieren können.

Medikamentöse Therapie in der Schwangerschaft

Wegen der Gefahr etwaiger Fehlbildungen müssen Immunsuppressiva oder -modulatoren frühzeitig abgesetzt werden. Auch darf während einer Schwangerschaft keine Behandlung mit Interferonen begonnen werden. Wenn es während einer medikamentösen Behandlung zu einer Schwangerschaft kommt, besteht prinzipiell keine Indikation für einen Schwangerschaftsabbruch.

Glucocorticoide

Kommt es während der Schwangerschaft zu einem akuten Schub, wird dieser wie sonst auch mit Glucocorticoiden behandelt (☞ 4.3.1) mit der Einschränkung, dass die Anwendung in den ersten drei Monaten streng vermieden und danach möglichst niedrig dosiert durchgeführt werden sollte.

Interferon-β

Eine Behandlung mit Interferon-β (☞ 4.2.1) ist keine Indikation für einen Schwangerschaftsabbruch. Bei einer Behandlung mit Interferon im 1. Trimenon kommt es zu einer erhöhten Rate von Fehlgeburten und zu einem geringeren Geburtsgewicht (Boskovic et al. 2005). Es ließ sich allerdings keine erhöhte Fehlbildungsrate der Kinder im Vergleich zur Normalbevölkerung feststellen (Ferrero et al. 2004). Die Interferontherapie sollte jedoch nach Feststellung der Schwangerschaft sofort abgebrochen werden. Eine Empfängnisverhütung bei männlichen Patienten ist nicht erforderlich.

Glatirameracetat (Copaxone®)

Obwohl keine negativen Erfahrungsberichte vorliegen, wird unter einer Behandlung mit Copaxone® (☞ 4.2.2) vom Hersteller ein Absetzen zwei bis drei Monate vor Eintritt bzw. spätestens mit Eintritt der Schwangerschaft empfohlen. Für Männer ist keine Empfängnisverhütung nötig.

Azathioprin

Bei einer Azathioprinbehandlung (☞ 4.2.3) gibt es keine Hinweise für eine erhöhte Fehlbildungsrate, obwohl die Substanz vom theoretischen Ansatz her (Eingriff in den Purinnukleotid-Stoffwechsel, Hemmung der Aktivierung und Teilung von Lymphozyten) eindeutig als mutagen und teratogen zu betrachten ist. In höheren als in der MS-Therapie üblichen Dosen war bei ungeplanten Schwangerschaften die Fehlbildungsrate signifikant erhöht. Wachstumsverzögerungen und eine Frühgeburtsneigung wurden gelegentlich beobachtet (Ferrero et al. 2004).

Das Medikament sollte auch beim zeugungswilligen Mann mindestens sechs Monate vor der geplanten Schwangerschaft abgesetzt werden. MS-betroffene Männer, die Azathioprin einnehmen, müssen vor diesem Hintergrund die Frage eines sicheren Konzeptionsschutzes mit ihrer Sexualpartnerin klären.

Methotrexat/Cyclophosphamid

Unter einer Therapie mit Methotrexat und mit Cyclophosphamid (☞ 4.2.6) ist eine erhöhte Fehlbildungsrate bekannt (Ferrero et al. 2004).

Immunglobuline

Bei gegebener Indikation für Immunglobuline (☞ 4.2.4) besteht keine Anwendungsbeschränkung vor und während einer Schwangerschaft sowie während der Stillzeit.

Spezielle Maßnahmen während der Geburt

Die Entbindung kann bei MS-Patientinnen auf normalem Weg geschehen, es gibt keinen Grund, eine Peri- oder Epiduralanästhesie abzulehnen. Ein Kaiserschnitt ist für den Fall zu bevorzugen, dass es aus geburtshelferischer Sicht erforderlich ist (z. B. Lage des Kindes). Außerdem sollte man eine Sectio erwägen, wenn der Geburtsvorgang durch MS-Symptome wie z. B. Lähmungen, Spastik oder vorzeitige körperliche Ermüdbarkeit (Fatigue) erschwert ist.

Einfluss von Schwangerschaft, Geburt und Wochenbett auf den Krankheitsverlauf

Der Effekt von Schwangerschaft und Wochenbett auf den Verlauf der Multiplen Sklerose bei jungen Frauen wurde erstmals 1998 anhand der Verlaufsbeobachtung von 254 Multiple-Sklerose-Patientinnen aus zwölf europäischen Ländern während insgesamt 269 Schwangerschaften untersucht. Dabei zeigte sich, dass sich die Zahl der Rückfälle während der Schwangerschaft, insbesondere im dritten Trimenon, verringerte. Allerdings traten innerhalb der ersten drei Monate post partum vermehrt Schübe auf. Danach pendelte sich die Schubanzahl meist wieder auf ähnlicher Höhe wie vor der Schwangerschaft ein. Epiduralanästhesien und Stillen zeigten keinen Effekt auf den Verlauf der Multiplen Sklerose (Confavreux et al. 1998, Vukusic et al. 2004).

Empfehlungen

MS-Betroffenen mit Kinderwunsch, die bislang noch keine immunmodulatorische Therapie durchführen, kann pragmatisch empfohlen werden, möglichst bald eine Schwangerschaft anzustreben. Bei laufender immunmodulatorischer Behandlung muss berücksichtigt werden, dass die Therapie je nach verwendeter Substanz (s. o.) längere Zeit vor Eintritt der geplanten Schwangerschaft ausgesetzt werden sollte, und dass es dadurch zu einer erhöhten Schubrate kommen kann. Dieses Risiko sollte in Bezug auf den aktuellen Grad der Behinderung individuell gesehen werden. Ein Beginn bzw. die Wiederaufnahme der medikamentösen Schubprophylaxe unmittelbar nach der Entbindung ist zu empfehlen.

Um nicht auf das Stillen verzichten zu müssen, kann eine Schubprophylaxe mit Immunglobulinen (☞ 4.2.4) begonnen werden. Da das Schubrisiko nach der Geburt in den ersten drei Monaten am höchsten ist, sollten die Immunglobuline möglichst innerhalb der ersten 24 Stunden nach der Geburt gegeben werden. Es bestehen keine Bedenken bezüglich des Übertritts der Immunglobuline in die Muttermilch. Die heutigen Herstellungsverfahren gewährleisten eine ausreichende Virussicherheit der Immunglobuline. Die europäischen Ethikkommissionen hatten keine Bedenken gegenüber dem Einsatz von Immunglobulinen während der Stillzeit im Rahmen der GAMPP-Studie.

Literatur

Alonso A, Jick S, Olek M et al.: Recent Use of Oral Contraceptives and the Risk of Multiple Sclerosis, Arch Neurol 2005(62):1362 – 1365

Boskovic R, Wide R, Wolpin J, Bauer DJ, Koren G: The reproductive effects of beta interferon therapy in pregnancy: a longitudinal cohort, Neurol 2005(6):807 – 811

Confavreux C et al.: Rate of pregnancy-related relapse in multiple sclerosis, N Engl J Med 1998(339):285 – 291

Ferrero S, Pretta S, Ragni N: Multiple sclerosis: management issues during pregnancy, Eur J Obstet Gynecol Reprod Biol 2004(115): 3 – 9

Freeman JA et al.: Interferon-beta1b in the treatment of secondary progressive MS: impact on quality of life, Neurology 2001(57): 1870 – 1875

Hernán MA, Hohol MJ et al.: Oral contrazeptives and the incidence of multiple sclerosis, Neurol 2000(55):848 – 853

Li Zhan MS: Quality of life: conceptual and measurement issues, J Advanced Nursing 1992(17):795 – 800

Rice GP et al.: Interferon in relapsing-remitting multiple sclerosis, Cochrane Database Syst Rev 200(4):CD002002

Vukusic S, Hutchinson M, Hours M, Moreau T et al. and the Pregnancy In Multiple Sclerosis Group: Pregnancy and multiple sclerosis (the PRIMS study): clinical predictors of post-partum relapse, Brain 2004(127):1353 – 1360

17 Beruf und Sport

Thomas Lorz

17.1 Berufsausübung

Eine Vielzahl der MS-Patienten bleibt auch mit der Krankheit berufstätig.

Information des Arbeitgebers

Es stellt sich die Frage, ob bei einem bestehenden Arbeitsverhältnis der Arbeitgeber über die Erkrankung informiert werden sollte oder informiert werden muss.

Informationspflicht des Arbeitgebers

Eine uneingeschränkte Offenbarungspflicht gibt es nicht. Ungefragt muss ein Arbeitnehmer grundsätzlich nicht auf seine MS-Erkrankung hinweisen, es sei denn, es steht schon beim Vorstellungsgespräch fest, dass die Arbeitsaufnahme zum vorgesehenen Termin wegen Arbeitsunfähigkeit nicht erfolgen kann (z. B. weil ein Schub noch andauert oder zum Zeitpunkt der Arbeitsaufnahme eine stationäre Rehabilitationsmaßnahme geplant ist), oder es liegt eine Behinderung/Beeinträchtigung vor, die die Aufnahme der Tätigkeit erschwert oder gar aussichtslos erscheinen lässt.

Die Entscheidung, den Arbeitgeber über die Krankheit zu informieren, sollte vom individuellen Krankheitsverlauf abhängig gemacht werden. Dazu gehört die realistische Einschätzung der eigenen Leistungsfähigkeit:

- Bei minimalen Einschränkungen besteht in der Regel kein Informationsbedarf.
- Bei einer zeitweise auftretenden oder dauerhaften Beeinträchtigung sollte eine Information überdacht werden.
- Bei einer möglichen Gefährdung der eigenen Sicherheit am Arbeitsplatz, der Sicherheit von Arbeitskollegen oder von Dritten oder wenn es aus anderen Gründen unmöglich geworden ist, die vereinbarte Arbeitsleistung zu erbringen, muss der Arbeitgeber vom MS-Patienten auf jeden Fall informiert werden.

Fragerecht des Arbeitgebers

> Die allgemein gehaltene Frage nach dem Gesundheitszustand ist unzulässig und muss nicht wahrheitsgemäß beantwortet werden.

Nach der ständigen Rechtsprechung des Bundesarbeitsgerichts hat der Arbeitgeber nur insoweit ein Fragerecht nach Krankheiten, als er ein berechtigtes, billigenswertes und schutzwürdiges Interesse an der Beantwortung seiner Frage für das Arbeitsverhältnis hat. Die Zulässigkeit einer konkreten Frage erfordert eine Abwägung der Interessen des Arbeitnehmers und derjenigen des Arbeitgebers. Fragen des künftigen Arbeitgebers, die als unzulässig einzuordnen sind (s. u.), müssen nicht wahrheitsgemäß beantwortet werden. Wird dagegen eine zulässige Frage (s. u.) falsch beantwortet, kann der Arbeitsvertrag angefochten werden bzw. der Arbeitgeber kann einen Anspruch darauf haben, sich ohne Kündigung vom Arbeitsvertrag zu lösen. Die Schutzmechanismen des Kündigungsschutzrechts greifen in diesem Fall nicht.

Grundsätzlich kommt es hinsichtlich des Fragerechts des Arbeitgebers darauf an, ob eine konkrete Gesundheitsbeeinträchtigung es dem Arbeitnehmer unmöglich macht, den Anforderungen des vorgesehenen Arbeitsplatzes zu entsprechen. Es wird u. a. die Auffassung vertreten, es dürfe nach Krankheiten gefragt werden, die die Eignung auf Dauer oder in periodisch wiederkehrenden Abständen einschränken. Grundsätzlich wird man davon ausgehen müssen, dass MS eine Erkrankung ist, die durchaus Einfluss auf die Arbeitsleistung haben kann.

Beispiele: Sind in der Vergangenheit mehrere Schübe pro Jahr aufgetreten, die jeweils Arbeitsunfähigkeit zur Folge hatten, müsste diese Frage in jedem Fall wahrheitsgemäß beantwortet werden. Eine weitere zulässige Frage ist „Waren Sie in den letzten beiden Jahren wegen einer schwerwiegenden oder chronischen Erkrankung, die Einfluss auf die vorgesehene Arbeitsleistung haben könnte, arbeitsunfähig krank?". Gab es in dem genannten Zeitraum einen Schub oder eine Verschlechterung mit folgender Arbeitsunfähigkeit, sollte auch diese Frage wahrheitsgemäß beantwortet werden.
Andererseits besteht keine Pflicht, auf eine latente Gesundheitsgefährdung hinzuweisen. Ist aktuell also keinerlei für den in Aussicht genommenen Arbeitsplatz relevante Beeinträchtigung vorhanden und sind die letzten beiden Jahre frei von Schüben oder Verschlechterungen mit daraus folgender Arbeitsunfähigkeit verlaufen, kann die allgemeiner gehaltene Frage „Leiden Sie an einer chronischen Erkrankung?" verneint werden. Ebenso verhält es sich nach einer Erstdiagnose, wenn sich die Symptome vollständig zurückgebildet haben. In diesem Fall ist es derzeit unmöglich, eine verlässliche Prognose über den Verlauf der Erkrankung abzugeben. Aus einem allenfalls statistisch zu ermittelnden Risiko eine Offenbarungspflicht abzuleiten, hieße, MS-Erkrankten ohne vernünftigen Grund die Chancen auf dem Arbeitsmarkt zu erschweren. Es kann allerdings nicht ausgeschlossen werden, dass dies in einem arbeitsgerichtlichen Verfahren im Einzelfall auch einmal anders gesehen wird.

Kündigung

Bei längeren oder wiederholten Fehlzeiten kann sich der Arbeitgeber unter Umständen veranlasst sehen, das Arbeitsverhältnis durch Kündigung zu beenden. In diesem Fall muss er eine Prognose über die Entwicklung von künftigen Fehlzeiten abgeben. Ist er über die Erkrankung nicht informiert, kann er für die Prognose die bisherigen Fehlzeiten heranziehen und darf aus Dauer und Anzahl der Fehlzeiten auf die künftige Entwicklung schließen. Kennt er die Diagnose „Multiple Sklerose", kann er die Erkrankung zum Schwerpunkt seiner Prognoseentscheidung machen. Es besteht also die Gefahr, dass dann der Arbeitgeber eine ungünstige Prognose annimmt und kündigt. Andererseits ist eine solche Prognose mit der bloßen Verwendung des „Schlagwortes" MS, ohne entsprechende Darlegung des Einzelfalls, nicht stichhaltig. Der Arbeitgeber hat in der Regel keine medizinisch korrekte Vorstellung von MS. Häufig besteht die irrige Annahme, MS habe in jedem Fall über kurz oder lang eine schwere Behinderung zur Folge, sodass entsprechende Informationen über die Krankheit gegeben werden müssen (s. o.).
Auch beim Vorliegen von Beeinträchtigungen und einer erforderlichen Anpassung des Arbeitsplatzes ist es oft durchaus im Interesse des Arbeitgebers, das Beschäftigungsverhältnis aufrecht zu erhalten. Investitionen in die Aus- und Fortbildung gehen so nicht verloren und die Berufserfahrung des Mitarbeiters kann weiterhin für den Betrieb nutzbar gemacht werden.

Behinderung und Schwerbehinderung

Seit Einführung des neuen § 81 Abs. 2 Nr. 2 SGB IX aus dem Jahr 2001 (Pflichten des Arbeitgebers und Rechte schwer behinderter Menschen) ist davon auszugehen, dass die Frage nach einer Schwerbehinderung unzulässig ist.
Der Arbeitnehmer muss auch nicht von sich aus darauf hinweisen, es sei denn, die Behinderung macht die vorgesehene Arbeit unmöglich, oder er verfügt für den vorgesehenen Arbeitsplatz nur über eine eingeschränkte Leistungsfähigkeit. In diesem Fall besteht eine Offenbarungspflicht.
Davon abzugrenzen ist die Frage nach körperlichen Behinderungen. Diese ist nicht generell zulässig, sondern nur insoweit, als sie der Ausübung der vorgesehenen Tätigkeit entgegenstehen oder sie jedenfalls erschweren.

Einstellungsuntersuchung

Für ärztliche Einstellungsuntersuchungen gilt, dass diese die Beschränkungen des Fragerechts des künftigen Arbeitgebers grundsätzlich nicht erweitern. Ärzte und Psychologen sind nicht berechtigt, dem Arbeitgeber Diagnosen oder detaillierte Befunde mitzuteilen. Sie dürfen den Arbeitgeber nur darüber unterrichten, ob der Bewerber für die zu besetzende Stelle tauglich, bedingt tauglich oder nicht tauglich ist.

17.2 Körpertraining

Sport und Bewegung sind für jeden Menschen gesund. Neben der Steigerung der allgemeinen Fitness und einer Verbesserung der Muskelkraft wirkt sich Bewegung auch positiv auf die häufigen Symptome der Multiplen Sklerose aus wie Spastik, Gleichgewichtsprobleme, Blasen- und Darmfunktionsstörungen, Müdigkeit und Depression.

Wichtig ist allerdings die Beachtung folgender grundlegender Aspekte:

- Überforderung sollte vermieden werden.
- Ein Training sollte keinesfalls bis zur Erschöpfung durchgeführt werden.
- Die Trainingsanforderungen sollten an Fitness, Tagesform und den Krankheitszustand des Patienten angepasst werden.
- In überhitzten Räumen oder bei sehr warmem Wetter im Freien ist es sinnvoll, die sportliche Aktivität einzuschränken bzw. zu unterbrechen.

Eine Metaanalyse in der Cochrane Database of Systematic Reviews (Rietberg et al. 2004) kommt zu dem Ergebnis, dass sportliche Betätigung die Progression der Multiplen Sklerose nicht aufhält. Das Training kann jedoch die Muskulatur stärken und möglicherweise die Mobilität der Patienten länger erhalten. Evidenzbasiert sind die Stärkung von Muskelkraft und Ausdauer sowie der Erhalt der Mobilität. Mäßig ist die Beweislage dagegen hinsichtlich der Auswirkungen des Sports auf die Stimmungslage der Patienten. Für eine Besserung der Abgeschlagenheit gibt es keine sicheren Hinweise. Tipps für besonders geeignete Sportarten lassen sich nicht ableiten.

Literatur

Buljevac D et al.: Self reported stressful life events and exacerbations in multiple sclerosis: prospective study, BMJ 2003(327):646 – 649

Rietberg MB, Brooks D, Uitdehaag BMJ, Kwakkel G: Exercise therapy for multiple sclerosis, Cochrane Database Syst Rev 2004(3): CD003980

V Anhang

18 Glossar

Einseitige Krankheit
Es bestehen lediglich ein oder zwei Lokalsymptome oder einige rein pathognomonische (bei dieser Krankheit üblicherweise vorkommende) Allgemeinsymptome. Weitere Reaktionen des Organismus (spezielle psychische Empfindlichkeiten, Reaktionen auf Umwelteinflüsse im weitesten Sinn, individuelle Störungen des Wärmehaushalts etc.) fehlen vollständig. Es mangelt dem Organismus also an lebendiger Ausdruckskraft. Nach homöopathischer Auffassung sind einseitige Krankheiten Ausdruck einer schwer gestörten Lebenskraft.

Erste Verschreibung
Erste, alle Ebenen des Organismus und alle auffälligen Symptome aus Vergangenheit und Gegenwart umfassende (konstitutionelle) Verschreibung mit dem Ziel, das zum gegenwärtigen Zeitpunkt am besten passende Mittel (☞ Simile, ☞ Simillimum) zu finden.

Erstreaktion (Erstverschlimmerung)
Verschlimmerung der Hauptsymptome nach Verabreichung einer homöopathischen Arznei. Sie tritt während einer Akutbehandlung in einigen Stunden, während einer chronischen Behandlung meistens in den ersten drei Wochen (z. T. abhängig von der Potenzhöhe) auf. Die Erstreaktion bestätigt die Wirksamkeit des verordneten Mittels.

Inbegriff der Symptome
Von allen bei einer großen Fallaufnahme aufgelisteten Symptomen und Zeichen werden die im homöopathischen Sinn auffälligen und sonderlichen ausgewählt und bilden dann den Symptomeninbegriff. Er enthält das Muster an Symptomen, das für ein bestimmtes Arzneimittel charakteristisch ist.

Kent'sches Interrogatorium
Technik der homöopathischen Fallaufnahme: Nachdem der Patient seinen Spontanbericht abgeschlossen hat, werden durch gezielte Fragen nach einem bestimmten, durch Kent vorgegebenen Schema weitere Informationen über Psyche und Reaktionen des Organismus eingeholt.

Prüfungssymptome
Symptome, die während der Einnahme einer homöopathischen Arznei auftreten und eindeutig aus dem Symptombild des eingenommenen Mittels stammen. Voraussetzung für die Ausbildung von Prüfungssymptomen ist eine bestehende Resonanz zwischen „Sender“ (homöopathisches Arzneimittel) und „Empfänger“ (Proband). Prüfungssymptome von gesunden Probanden sind die Voraussetzung für die Entstehung eines homöopathischen Arzneimittelbildes.
Prüfungssymptome treten häufiger bei der Behandlung chronischer Krankheiten als bei akuten Fällen auf. Der häufigste Grund für das Auftreten von Prüfungssymptomen: Das Mittel passt nicht genau zur gegenwärtigen Situation. Konsequenz: Es muss ein geeigneteres Mittel gefunden werden. Dabei weist das Prüfungssymptom meistens auf das Folgemittel hin und spielt somit in dem neu zu bildenden Symptomeninbegriff (☞) eine wichtige Rolle.

Simile
Gut passendes Arzneimittel, das die wichtigsten und auffallendsten Symptome auf allen Ebenen (Geist und Gemüt, Allgemeinsymptome, Lokalsymptome) abdeckt.

Simillimum
Das einzigartige, ähnlichste aller Arzneimittel, dessen „Idee“ auf allen Ebenen (Geist und Gemüt, All-

gemeinsymptome, Lokalsymptome) dem individuellen Kranksein eines Organismus vollständig entspricht und somit absolut stimmig ist.

Zeichen

Im Gegensatz zu den Symptomen, die der Patient selber fühlt, werden Zeichen durch den Untersucher festgestellt. Es handelt sich dabei also um objektiv wahrnehmbare Symptome, die bei der körperlichen Untersuchung auffallen (z. B. Zungensymptome, Hautsymptome, Nagelveränderungen, Wärme oder Kälte einzelner Körperteile).

Zweite Verschreibung

Feststehender Begriff, der Anweisungen für das Fallmanagement bei chronischen Krankheiten beinhaltet. Nach Kent gibt es zehn bis elf verschiedene Möglichkeiten des Organismus, auf ein gut gewähltes Konstitutionsmittel zu reagieren. Die zweite Verschreibung erfolgt, nachdem ein Mittel (es kann auch das dritte oder fünfte sein) eine wahrnehmbare Reaktion gezeigt hat, und der Krankheitsverlauf eine neue Arzneigabe erfordert. Diese Arzneigabe kann eine Wiederholung, Antidotierung, Komplementierung, günstige Folgeverschreibung oder auch eine miasmatische Verordnung sein.
Häufigste Konstellation: Ein Mittel hat gut gewirkt und einen Teil der Pathologie abgetragen. Es sind jedoch noch Restpathologien übrig geblieben. Bei der zweiten Verschreibung werden die übrig gebliebenen Symptome aufgegriffen und durch die weiterhin bestehenden Allgemeinsymptome sowie die eventuell hinzugekommenen neuen (alten) Symptome zu einem neuen Symptomeninbegriff (Arzneimitteldiagnose) ergänzt.
Die zweite Verschreibung entspricht also nicht der zweiten Einnahme eines homöopathischen Arzneimittels im Leben des Patienten, sondern ist die zweite gezielte Verordnung auf ein wirksames Mittel. Die Grundsätze der zweiten Verschreibung müssen auch auf spätere Verschreibungen angewendet werden, solange keine Gesundung eingetreten ist.

19 MS-Informationen

19.1 Gesellschaften

Deutsche Multiple Sklerose Gesellschaft (DMSG), Bundesverband e.V.

Küsterstraße 8
D-30519 Hannover
Tel.: +49(511) 9 68 34-0
Fax: +49(511) 9 68 34-50
E-Mail: dmsg@dmsg.de
Internet: www.dmsg.de
Anschriften der Landesverbände ☞ Homepage

Schweizerische Multiple Sklerose Gesellschaft

Josefstraße 129
CH-8031 Zürich
Tel.: +41(0) 43 44 43 43
E-Mai: info@multiplesklerose.ch
Internet: www.multiplesklerose.ch

Multiple Sklerose Gesellschaft Österreich

c/o Universitätsklinik für Neurologie
Medizinische Universität Wien
Währinger Gürtel 18 – 20
A-1090 Wien
Tel.: +43(1) 4 04 00-31 23
Fax: +43(1) 4 04 00-31 41
E-Mail: msgoe@gmx.net
Internet: www.msgoe.at

Multiple Sclerosis International Federation (MSIF)

Internet: www.msif.org
Weltweites unabhängiges MS-Netzwerk. Der MSIF gehören 43 internationale MS-Gesellschaften an.

The European MS Platform (EMSP)

Rue Auguste Lambiotte 144/8
B-1030 Brüssel
Tel.: +32(2) 3 05 80 12
Fax: +32(2) 3 05 80 11
E-Mail: ms-in-europe@pandora.be
Internet: www.ms-in-europe.org
Regierungsunabhängige Organisation (NGO), die von nationalen MS-Gesellschaften eingerichtet wurde (32 Mitglieder aus Europa).

19.2 Selbsthilfeinitiativen

Deutscher Paritätischer Wohlfahrtsverband – Gesamtverband e.V.

Oranienburger Straße 13 – 14
D-10178 Berlin
Tel.: +49(30) 2 46 36-0
Fax: +49(30) 2 46 36-110
E-Mail: info@paritaet.org
Internet: www.paritaet.org
Anschriften der Landesverbände ☞ Homepage
Wohlfahrtsverband von eigenständigen Organisationen, Einrichtungen und Gruppierungen der Wohlfahrtspflege, die soziale Arbeit für andere oder als Selbsthilfe leisten. Angebote auf der Homepage: überregionales Mitgliederverzeichnis, Fachinformationen zu Bereichen des öffentlichen Lebens sowie Dokumentenarchiv.

Bundesarbeitsgemeinschaft Selbsthilfe von Menschen mit Behinderung und chronischer Erkrankung und ihren Angehörigen e.V. (BAG SELBSTHILFE)

Kirchfeldstraße 149
D-40215 Düsseldorf
Tel.: +49(211) 3 10 06-0
Fax: +49(211) 3 10 06-48

E-Mail: info@bag-selbsthilfe.de
Internet: www.bag-selbsthilfe.de
Vereinigung der Selbsthilfeverbände behinderter und chronisch kranker Menschen und ihrer Angehörigen in Deutschland. Tritt für die rechtliche und tatsächliche Gleichstellung behinderter und chronisch kranker Menschen ein. Auf der Homepage gibt es eine umfangreiche Literaturliste und weiterführende Links.

Initiative Selbsthilfe Multiple Sklerose Kranker e. V. (M.S.K.)

Schelmengrubweg 29
D-69198 Schriesheim
Tel.: +49(6203) 6 58 31
Fax +49(6203) 6 58 31
E-Mail: MSKeV.Dittmann@t-online.de
Internet: www.multiple-sklerose-e-v.de
Gemeinnütziger und unabhängiger Verein (gegründet 1981) von Betroffenen für Betroffene zu MS-Themen wie Therapie, Akut- und Reha-Kliniken, Umgang mit Behörden und Institutionen. Eigene Zeitschrift „Blickpunkt".

19.3 Weiterführende Informationen

Lebensnerv – Stiftung zur Förderung der psychosomatischen MS-Forschung

Krantorweg 1
D-13503 Berlin
Tel.: +49(30) 4 36 35 42
Fax: +49(30) 4 36 44 42
E-Mail: lebensnerv@gmx.de
Internet: www.lebensnerv.de
Die Stiftung fördert Forschungsaktivitäten auf dem Gebiet der MS-Psychosomatik. Umfangreiche Literatur- und Linkliste auf der Homepage.

Deutsche Kontinenz Gesellschaft e. V.

Friedrich-Ebert-Straße 124
D-34119 Kassel
Tel.: +49(561) 78 06 04
Fax: +49(561) 77 67 70
E-Mail: info@kontinenz-gesellschaft.de
Internet: www.kontinenz-gesellschaft.de
1987 gegründeter gemeinnütziger Verein mit einem breiten Informations- und Beratungsangebot rund um das Tabuthema „Inkontinenz".

Barrierefrei Leben e. V.

Richardstraße 45
D-22081 Hamburg
Tel.: +49(40) 29 99 56 56
Fax: +49(40) 29 36 01
E-Mail: Vorstand@barrierefrei-leben.de
Internet: www.barrierefrei-leben.de
Verein für Hilfsmittelberatung, Wohnraumanpassung und barrierefreie Bauberatung.

Abbildungsnachweis

Abb. 1-1	Böcker W, Denk H, Heitz PU (Hrsg.): Pathologie (3. Aufl.), Elsevier/Urban & Fischer, München 2004
Abb. 2-1–2-3	Schmidt RM, Hoffmann F: Multiple Sklerose (3. Aufl.), Urban & Fischer, München 2002
Abb. 3-1	nach Schirmer M: Einführung in die Neurochirurgie (6. Aufl.), Urban & Schwarzenberg, München 1984, in: Roche-Lexikon Medizin (5. Aufl.), Urban & Fischer, München 2003
Abb. 3-2a–3-2d	Dr. Thomas Lorz, Bayreuth
Abb. 3-3–3-7, 4-1, 14-1–14-4	Susanne Adler, Lübeck
Abb. 11-1–11-7, 11-9	Schnorpfeil F, Reuter W: Neurologische Untersuchung (2. Aufl.), Elsevier/ Urban & Fischer, München 2006
Abb. 11-8	Klingelhöfer J, Rentrop M: Klinikleitfaden Neurologie Psychiatrie (3. Aufl.), Urban & Fischer, München 2003
Abb. 14-5–14-6	Mit freundlicher Genehmigung des Thieme-Verlags (Strauss I: Hippotherapie. Neurophysiologische Behandlung mit und auf dem Pferd (3. Aufl.), Thieme, Stuttgart 2000)
Abb. 14-7–14-8	Lars Scharl, Bayreuth

Die Wiedergabe der Repertorisationsergebnisse aus „Synthesis, Version 9.1“ (RADAR) erfolgt mit freundlicher Genehmigung des Hahnemann-Instituts in Greifenberg.

Abkürzungsverzeichnis

A

[A]	(Nahrungsmittel-)Abneigung
ACE	Angiotensin-converting-Enzym
ADEM	akute disseminierte Enzephalomyelitis
AEP	akustisch evozierte Potentiale
Aids	acquired immunodeficiency syndrome
ALS	amyotroph(isch)e Lateralsklerose
ASR	Achillessehnenreflex
a. Sy.	altes Symptom
ATL	Aktivitäten des täglichen Lebens

B

BDNF	brain-derived neurotrophic factor
bds.	beidseits, beidseitig
BHR	Bauchhautreflex
BKS	Blut(körperchen)senkungsgeschwindigkeit
BSE	bovine spongiforme Enzephalopathie
BWS	Brustwirbelsäule

C

CK	Die „Chronischen Krankheiten“ (Werk von Samuel Hahnemann)
CREAE	chronisch-rezidivierende EAE
CRP	C-reaktives Protein

D

D	Tag(e)
DGE	Deutsche Gesellschaft für Ernährung
DGN	Deutsche Gesellschaft für Neurologie
Dil.	Dilution
DMPS	2,3-Dimercaptopropan(1)sulfonsäure
DNA	deoxyribonucleic acid

E

EAE	1) experimentelle Autoimmun-Enzephalomyelitis 2) experimentelle allergische Enzephalitis
EAV	Elektroakupunktur nach Voll
ED	Encephalomyelitis disseminata
ELISA	enzyme-linked immunosorbent assay
einschl.	einschließlich
EP	evozierte Potentiale
EPA	eicosapentaenoic acid

F

FSME	Früh(jahr)-Sommer-(Meningo-)Enzephalitis

G

GKV	Gesetzliche Krankenversicherung
Glob.	Globulus/Globuli

H

HB	Hepatitis B
HCl	Chlorwasserstoffsäure, Salzsäure
HN	Hirnnerven
HHV	humane Herpesviren
HMG-CoA	Hydroxymethylglutaryl-Coenzym A

I

IE	internationale Einheit
IFN	Interferon
Ig	Immunglobulin
i. m.	intramuskulär
i. v.	intravenös
IVIG	intravenöse Immunglobuline

J

J.	Jahr(e)
Jh.	Jahrhundert

K

KHK	koronare Herzkrankheit
KM	Kontrastmittel

L

l	Liter
li.	links
LTT	Leukozytentransformationstest

M

MBP	major basic protein
MEP	magnetisch evozierte Potentiale
MOG	Myelin-Oligodendrozyten-Glykoprotein
MRT	Kernspin(resonanz)tomographie
ms	Millisekunde
MS	Multiple Sklerose
MSTKG	Multiple Sklerose Therapie Konsensus Gruppe
MTT	medizinische Trainingstherapie

N

NAP	Nervenaustrittspunkt

O

o. B.	ohne Befund
OR	Odds Ratio

P

PG	Paresegrade
PML	progressive multifokale Leukenzephalopathie
PMS	prämenstruelles Syndrom
PNF	propriozeptive neuromuskuläre Fazilitation
PPMS	primär progressive Multiple Sklerose
PSR	Patellarsehnenreflex
PUFA	polyunsatured fatty acid

Q

QF	Querfinger(breite)

R

RAL	„Reine Arzneimittellehre“ (Werk von Samuel Hahnemann)
re.	rechts
RM	Rückenmark
ROS	reactive oxygen species
RR	(Blutdruck nach) Riva-Rocci

S

s. c.	subkutan
SEP	somatosensibel evozierte Potentiale
SKAT	Schwellkörperautoinjektionstherapie
SPIR	systemische Postinjektionsreaktion
SPMS	sekundär progrediente Multiple Sklerose
SS	Schwangerschaftswoche
SSEP	somato-sensibel evozierte Potentiale
SSW	Schwangerschaftswoche

T

Th	thorakales Segment
TL	Teelöffel
TNF	Tumor-Nekrose-Faktor
TRAIL	tumor necrosis factor-related apoptosis-inducing ligand
Trp.	Tropfen

V

[V]	(Nahrungsmittel-)Verlangen
VEP	visuell evozierte Potentiale
Wo.	Woche(n)
WS	Wirbelsäule

Z

ZNS	Zentralnervensystem

Symbole

↑	hoch, erhöht
↓	tief, erniedrigt
>	mehr als
<	weniger als
☞	siehe (Verweis)
®	Handelsname

Stichwortverzeichnis

W

Y

Z

Homöopathisches Arzneimittelverzeichnis

Printed by Printforce, the Netherlands